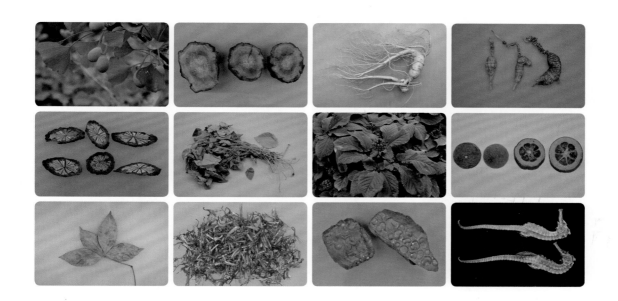

中药鉴定学通论

—— 方法·应用·图谱

上册

主编单位

范崔生全国名中医传承工作室

江中药业股份有限公司

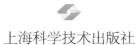

上海科学技术出版社

图书在版编目（CIP）数据

中药鉴定学通论 ： 方法·应用·图谱 / 范崔生等主
编. -- 上海 ： 上海科学技术出版社，2020.9
ISBN 978-7-5478-4908-8

Ⅰ．①中… Ⅱ．①范… Ⅲ．①中药鉴定学 Ⅳ.
①R282.5

中国版本图书馆CIP数据核字(2020)第071737号

中药鉴定学通论——方法 · 应用 · 图谱

主编　范崔生　钟虹光　易敏之　卢建中　谌瑞林

上海世纪出版(集团)有限公司 出版、发行
上海 科 学 技 术 出 版 社
（上海钦州南路71号　邮政编码200235　www.sstp.cn）
上海中华商务联合印刷有限公司印刷
开本　889×1194　1/16　印张　64
字数　1600千字
2020年9月第1版　2020年9月第1次印刷
ISBN 978-7-5478-4908-8 / R·2077
定价：980.00元

内容提要

　　本书为中药大家范崔生领衔撰写的一部系统介绍中药鉴定学理论与实践，特别是中药鉴定方法研究与应用的传承与创新并举的学术巨制。全书分总论与各论。总论深入阐述了中药鉴定的目的和意义、中药鉴定的发展历史、中药鉴定方法与进展，以及中药材市场概述等内容。各论收载常用中药材512种，详细阐述每味药材及其易混淆品种、部分地区习用品的鉴别要点及相关内容，重点突出传统鉴别内容、产地、采收加工、品质要求和药材情况。为了充分体现鉴别要点，便于读者在实践中更直观和更科学地鉴别与研究，附有原植（动）物及药材图谱、手绘显微墨线图达2 000余幅供读者鉴赏。本书收载的传统鉴别内容，为老一辈中药大师的经验鉴别方法总结，是中药经典鉴定方法的传承和发扬。本书对于促进中药鉴定理论及实践的发展，以及提升中药品质进而保障中医临床疗效的安全性和有效性均具有重要的现实意义。本书内容翔实，图文并茂，实用性强，可供广大中医药相关从业人员参考。

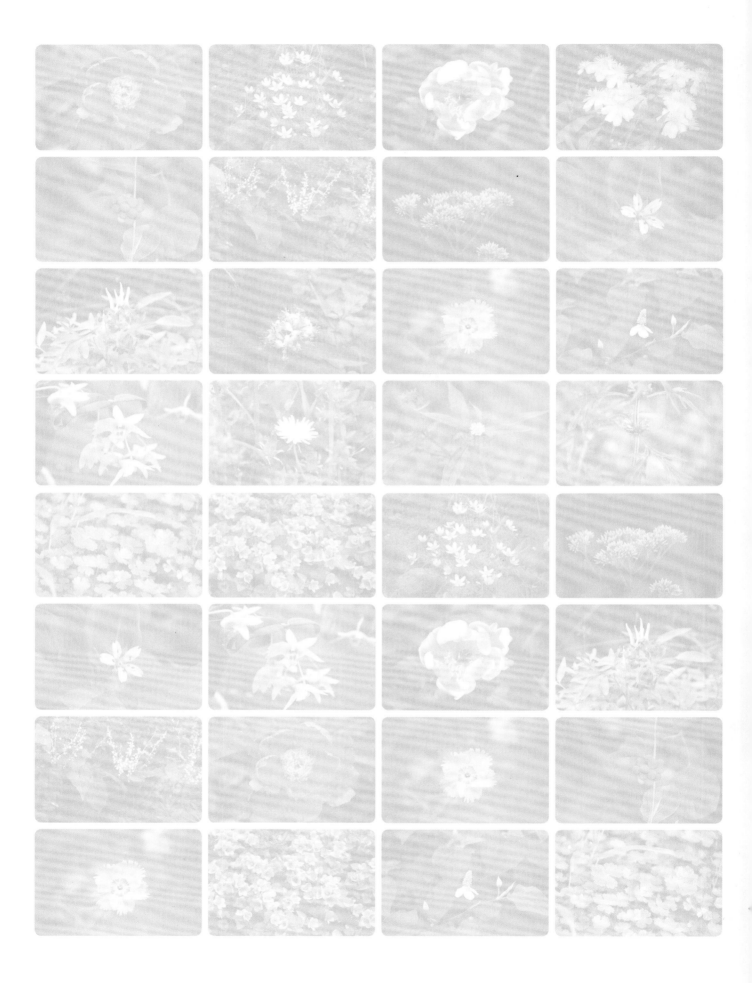

编撰委员会名单

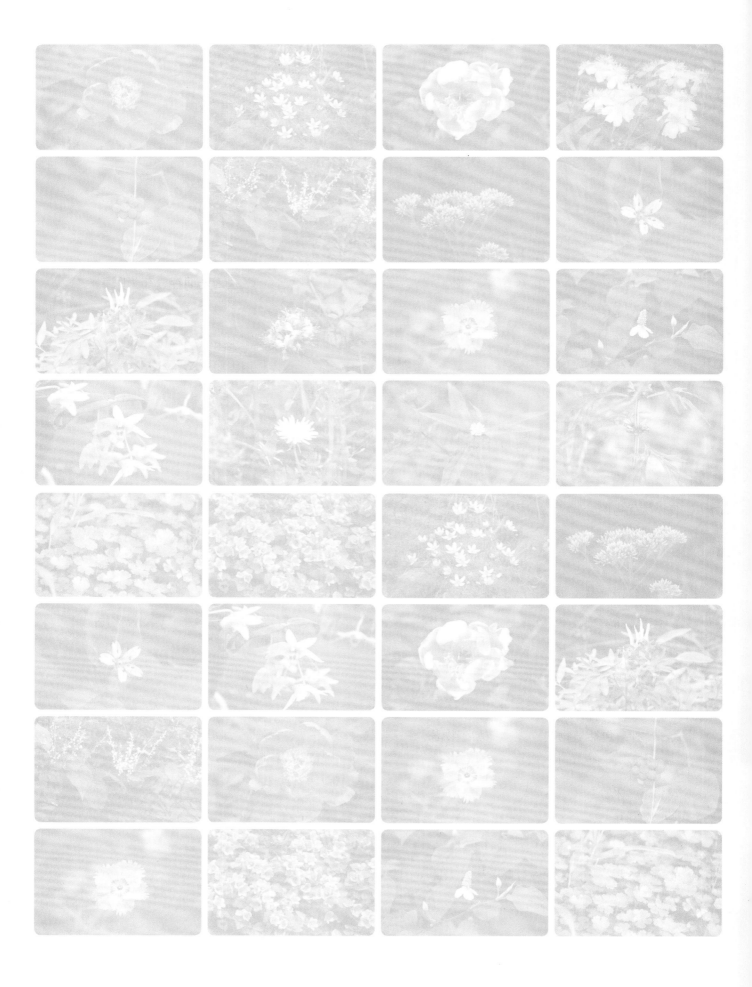

前　言

中医药是中华民族的瑰宝，也是华夏五千年文明的结晶，为中华民族繁衍昌盛以及世界文明的进步做出了巨大贡献。一直以来，中医中药密不可分、相互共存，医因药而存，药为医所用。中药是中医防病治病的物质基础，中药质量是确保中医临床疗效的关键所在。近20年来，由于中药专业人员锐减、新老更替不顺、监管力度不强和法规滞后等原因，中药质量事件时有发生，且向深度蔓延，表现在人为以伪品冒充正品，不同药材品种混用，非药用部位及杂质过多，非法染色、掺泥沙或增重，提取过的饮片药渣再回流市场，采收加工与贮藏不当等。而且，中药材种植过程中重产量轻质量，滥用化肥、农药、生长调节剂行为较为普遍，加上近年走私中药材盛行，导致中药材品质普遍下降，严重影响了中药质量和临床疗效，损害了中医药信誉。基于此，为了培养更多中药鉴定专业人员，传承并提高中药质量鉴别经验，提升专业人员对中药真伪优劣的分辨能力，推进中药产业的发展壮大，保证百姓用药的安全有效，在江中药业股份有限公司的支持下，首届全国名中医、江西中医药大学资深教授、著名中药界学术前辈范崔生老师领衔，组织一批省内外中药专家和弟子形成《中药鉴定学通论——方法·应用·图谱》编写组，将范师从事中药工作70余年的经验积累进行整理和汇总，并经过充分研究和推敲编撰而成本书，希冀给中药生产、经营、使用和教学科研等单位以及监督检验部门提供一本系统实用的中药鉴定学工具书。

本专著由总论、各论和索引三部分组成。总论介绍了中药鉴定的目的和意义、造成中药混乱的主要原因、中药鉴定内容、中药鉴定的历史和中药鉴定的方法等内容。各论收载常用中药材512种，包括植物药、动物药和矿物药，按药用部位分类。植物药及动物药总体上按照分类系统排序，矿物药以阳离子的分类排序。对每个品种按品名、本草论述、别名、来源、植（动）物形态、采收加工、产地、药材鉴别（性状鉴别、显微鉴别、理化鉴别）、成分、贮藏保管、功效、用法用量、注意、方例、论注等内容进行论述，重点突出鉴别方法、采收加工和论注评述等，并在植（动）物形态和药材性状、显微鉴别后附有原色图谱和显微墨线鉴别图，便于对照鉴别。索引设有中药中文名索引、药材拉丁名索引、植（动）物拉丁学名索引3种，便于读者查找和使用。传统鉴别项目，为老中药大师们的经典经验鉴别方法总结，多数为采访和座谈会的第一手记录资料。此原创内容是中药经典鉴定方法的传承和补充，可为中药考古提供有力证据，其中一些行业术语在以往中药书籍中尚未出现过。同时，我们对本书收载的品种，据科研教学积累的资料和市场使用变迁的情况，在论述中详述其有关品种历史、鉴定、地方用药、混淆品种或伪品的情况及鉴定方法，并在方例中收载使用该品种的经典名方，提供治疗范围和开发方向，有利于进一步整理研究和提高发扬。

本书内容系基于范崔生老师长期从事中药鉴定研究和应用的第一手珍贵资料的总结和发扬。字里行间，均蕴含着范师严谨的学理和精辟的药论；通篇始末，皆彰显出前辈丰厚的学养与深广的见识。范崔生老师是首届全国名中医，全国第一批老中医药专家学术经验继承工作指导老师，勤勉耕耘中药领域七十载，多次获得国家级和省部级奖项，对中医药学术发展做出了杰出贡献。长期以来，范师带领团队，始终坚持"中医药学理论为指导，传统经验与方法为基础，现代先进科学技术为手段"的原则，采用多学科交叉研究中药，尤其注重将植物学、生药学与传统中药鉴定技术相结合，孜孜以求，潜心学问，卓有建树，自成一家。本书内容融汇了范师许多独特的学术观点和丰富的学术经验，因而具有重要的学科参考价值。本书的出版，有望为中药鉴别领域增添一部极富特色的学术专著，有望为广大从事中药资源普查、种植、收购、经销、生产、使用、科研、教学、药监和药检等部门的人员提供有价值的借鉴和参考。

感谢参与本书有关工作的同仁，对本书的撰写提出了宝贵意见或提供了帮助，在此表示诚挚的谢意！

由于编写时间仓促，加上编者水平所限，未能全面总结中药鉴定的知识和技能，书中不妥之处难免。诚恳地希望广大读者批评和指正，我们将加以修改和不断完善。

范崔生全国名中医传承工作室
江中药业股份有限公司

2019年12月

编写体例

1 本书共收载中药512种（含附药）。各论按药用部位分类，植物类、动物类药材总体上按照分类系统排列，矿物药则以阳离子的分类编排。附有彩图约2 200幅，墨线图约270幅。书后有中药中文名、药材拉丁名和植（动）物拉丁学名索引。

2 每一种中药材大致按品名、本草论述、别名、来源、植（动）物形态、产地、采收加工、药材鉴别、成分、贮藏保管、功效、用法用量、注意、方例和论注等项论述。

3 附药：是指同一来源不同药用部分，或同一品名但来源科属不同的药物。采用附药的方式，以便说明其相关性。与主药相同的某些内容则略去不写，其余编写与主药相同。

4 品名：采用《中华人民共和国药典》2015年版的名称。药典未收载的品种，则采用本草文献或全国多数地区中医药人员习用的名称。

5 本草论述：重点介绍主要本草对该药有关品种鉴别的论述。对古今用药的不同变迁只作简要说明，未作深入考证。

6 别名：包括处方常用的别名、简称，多数地区的习用名和商品规格名。

7 植（动）物形态：着重描述与鉴别有关的形态特征。如动物形态与药材性状描述基本一致，则省略本项。如有两个以上的品种，重点描述前一种，后者只简要说明其区别点。植（动）物的生境分布，在本项下也作了简单的介绍。

⑧ 采收加工：主要详述采收季节和产地加工方法。有特色的产地加工方法均附图。

⑨ 药材鉴别：以描述药材性状鉴别为主，阐明形态、颜色、质地、断面、气味等方面的特征，并尽可能突出范崔生教授总结的传统经验鉴别要点。常用药材介绍了显微组织和粉末特征，并附有显微墨线图以资鉴别。

⑩ 成分：主要介绍与疗效和鉴别有关的化学成分。

⑪ 贮藏保管：根据药材的性质和贮藏药材的实践经验编写。

⑫ 功效：记述该药饮片的性味、功能和主治。原则上使用中医功能术语及病症名称，对于采用有些现代医学术语和病症名称更为确切者，则兼用之。

⑬ 用法用量：除另有规定外，均指成人一日的汤剂内服饮片常用量。根据《中华人民共和国药典》2015年版和有关文献编写。

⑭ 注意：介绍该药的饮片在使用上应特别注意的事项。

⑮ 方例：选编与该药的饮片主要功效有关的方例，并注明了原方的出处，以便查考。

⑯ 论注：介绍该商品药材与易混淆品种及部分地区习用品的鉴别要点。为本书的原创特色。

⑰ 本书显微图系自行绘制，其中显微特征部分参考了徐国钧教授的专著和有关文献。彩图主要为范崔生教授长期积累的图片（部分照片因年限久远而稍有褪色）及传承工作室成员自行拍摄的原图，少数图由同行提供（已在图下方标注），在此一并表示衷心的感谢。药材图片均附有比例尺。

⑱ 本书计量单位均采用国际法定通用单位，如长度以m（米）、cm（厘米）、mm（毫米）表示，重量以kg（千克）、g（克）、mg（毫克）表示。

总目录

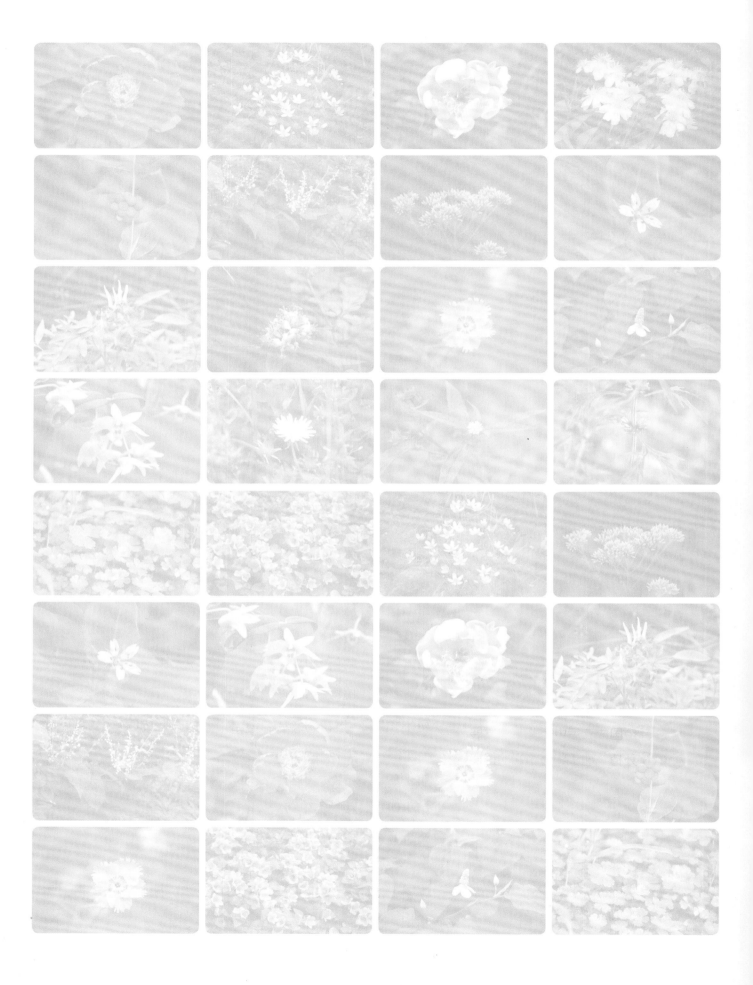

目录

上　册

各论

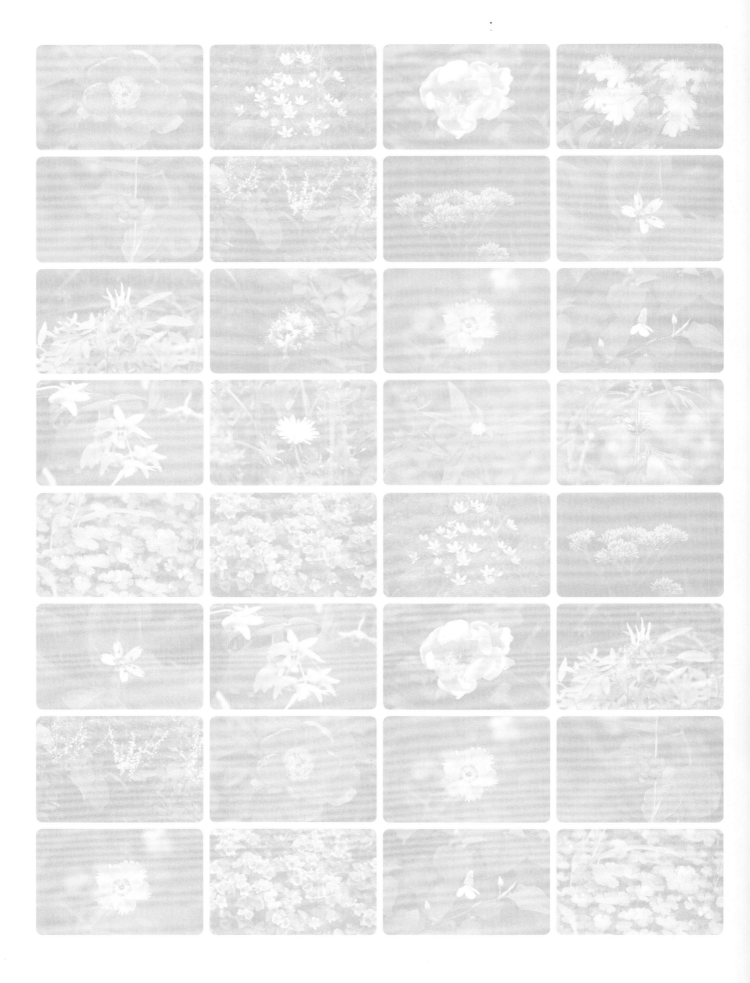

总 论

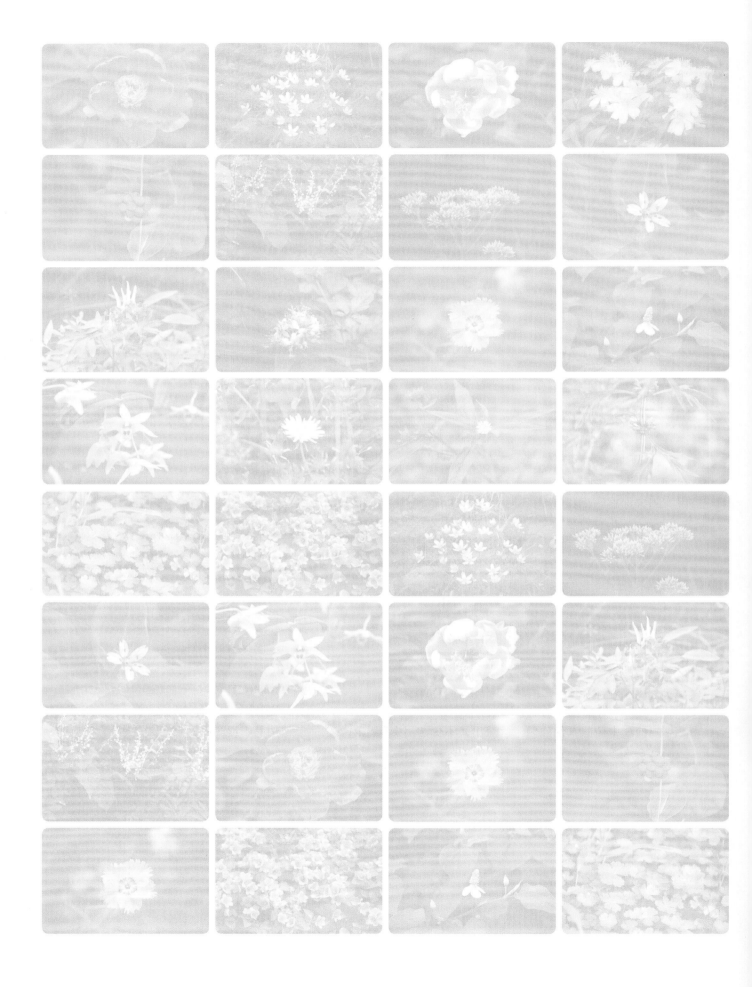

第一章

中药鉴定概述

中药是我国历代用以防病治病的药物，主要分为植物药、动物药和矿物药三大类。其中最多的是植物性药物，故古代记载这些药物的著作称为"本草"。19世纪以后，西方医药开始广为传入中国。相对之下，祖国医药才出现中医中药之名。因此，中药的定义应是按照中医药理论指导，用以防治疾病的药物。草药是指地区性使用的药物，以单方或验方的形式流传民间。但大多数草药在历代本草中已有记载。随着现代科学技术的不断发展，大量草药得到验证和临床推广使用，尤其创新药物常在草药中开发获得，因而使得草药的临床疗效获得认可并得以开发利用。所以说，草药与中药密不可分，草药是中药的萌芽，中药是草药的发展。

中药鉴定是指在继承传统经典鉴别经验的基础上，广泛运用现代科学的理论知识和技术方法鉴定中药是否合乎医药应用要求，以提高中药质量，确保临床用药安全和有效。狭义的中药鉴定就是按照国家标准评价其是否符合要求，并随着科学技术的进步，不断探索新的方法和技术，其核心是进行品种真伪和质量优劣的评价。鉴定内容主要包括品种真伪、质量优劣、纯度高低，以及产地、规格等级和储藏保管与质量变化等内容。

一、中药鉴定的目的和意义

中药是中医用以防病治病和保健的重要武器，也是现代中药产业化的物质基础。中药品种繁多，应用历史悠久，产地广泛。因历代本草记载简单，地区用语的差异，使用习惯的不同，类似品、替代品和民间用药的不断涌现，加上同科属中药外形相似等原因，中药的同物异名、同名异物现象普遍存在，影响到化学成分、药理作用等研究的科学性和制剂生产原料的正确性，乃至影响临床疗效。因此，鉴定中药品种的真伪和质量的优劣是非常有必要而且非常重要。

当前，中药的真伪问题十分突出，不少常用中药出现了伪品、掺伪品、混淆品及染色、增重等现象。如人参的伪品曾有豇豆根、山莴苣根、商陆根、栌兰根、紫茉莉根等10余种；天麻的伪品曾有大丽菊根、羽裂蟹甲草块茎、芭蕉芋根茎等；半夏与水半夏、山药与参薯等也常混用。同时，贵重中药因较为稀有，以假乱真、以次充好的现象时有发生，如进口中药血竭、熊胆、羚羊角、番红花等时有发现伪品或掺假现象。造成以上问题的原因：一为缺失具专业知识的人员把关，导致误种、误收、误售。二为市场有意掺伪、作假，牟取暴利。如有人从栽培的国产人参中选出类似西洋参外形者，加工成西洋参出售。再如为了假冒金钱白花蛇，有人采用银环蛇的成蛇纵切成条，黏接上其他蛇头后盘成小盘；也有人采用水赤链蛇的幼蛇或其他幼蛇用白色油漆在身上划出条纹等伪充正品。还有往红花、蒲黄等添加化工颜料和增重物者。因此，澄清中药混乱品种，加强中药的生产、采挖、收购、加工、供应、使用等环节上的质量监管，特别是进行真伪鉴别、正本清源，实为当务之急。

中药品种确定之后，还必须进行质量检查。虽然品种正确，如质量不符合药用要求时，仍然不能药用，否则影响临床疗效。现在中药质量问题较突出，如栝楼常见霉败，当归常见增重，独活时有虫蛀，藏红花有以提取过有效成分的药材重新上市，等等。因此，临床用药往往发现：大黄不泻，黄连不苦；病准，方对，药不灵。由于这些质量问题的出现，特别是伪品的出现，严重影响中医药的信誉和百姓用药安全。

中药的质量，除来源外，还受产地、栽培环境、技术和管理、采收加工、质量控制、贮藏运输等多个环节的直接影响。如菊科植物茵陈，临床原来只用春季采收的幼苗（绵茵陈），后来通过研究发现，茵陈的3个主要利胆有效成分以秋季的花早期和花蕾期含量高，所以《中华人民共和国药典》（简称《中国药典》）2015年版规定茵陈有2个采收期，于春季高6～10 cm幼苗时或秋季长成花蕾至花初开时采收，春季的称"绵茵陈"，秋季的称"茵陈蒿""花茵陈"。产地差异也影响产品质量。比如唇形科植物广藿香，道地产于广州石牌的广藿香香气较纯正，其含挥发油量较少，而广藿香酮的含量却很高；而产于海南省的广藿香，气较辛浊，其含挥发油量较高，而含广藿香酮的量却甚微。中药的贮藏时间也影响着质量。如芸香科植物陈皮和唇形科植物香薷、荆芥、薄荷等的挥发油含量，麝科动物麝香所含的麝香酮等，都随贮藏的时间延长而减少；新鲜马兜铃科植物细辛的镇咳作用强，但贮存6个月后则无镇咳作用。

因此，鉴定中药真伪优劣，确保中药质量，对用药安全、有效，有着重要的意义。

二、中药品种及质量问题

1. 历代本草描述不详，看法不一，造成后人揣测

由于不同历史时期的本草著作受当时科技水平的限制，古人只能靠个人认知来描述中药的外形、颜色、质地、气味、产地、生境等属性，不能将每一种中药品种从来源、植物形态、中药性状及经验鉴别等内容系统、清楚地描写，未能在逐步认知中加以归纳、补充和完善，造成后人在学习和使用过程中，单从文字上较难区别一些相似形态的中药品种。如描述毛茛科植物白头翁的"近根处有白茸，状似人白头"，相似外形植物有许多种；而唇形科植物益母草，在《救荒本草》中的图却为透骨草。

2. 谬种流传，采收错误

民间采药、辨药，完全凭经验。师传徒，父传子，采取随时口授心记方式，无完整统一的文字记载，误学误传，记错传错，谬种流传，在所难免。随着时代的发展，药用品种越来越多，同时又由于保守思想存在，不愿外传，加上有些商贾的欺骗行为，因此日久形成品种错误。如毛茛科植物威灵仙，考证本草图文结果是玄参科植物而不是毛茛科植物。尤其现在的医和药分立管理，采药者主要为产地农民，收药者都是药材经营户，未经培训，对相似外形的中药品种缺乏基本的鉴别知识，故出现了许多伪品，如假人参、假三七、假砂仁、假牛黄、假冬虫夏草等。

3. 地区用药习惯不同

全国各地药用历史情况和临床使用经验各具差异，均沿袭使用，固守习惯，因而逐渐形成了"习惯用药"。如豆科植物山豆根，大部分地区药用是豆科植物广豆根，而内蒙古则为豆科植物西豆根，山东、河北为豆科植物蝙蝠葛根。大青叶，本草记载是马鞭草科植物木本大青的叶，药典则是收载十字花科植物菘蓝叶，有的地区用蓼科植物蓼蓝或爵床科植物马蓝的叶。

4. 中药同名异物、同物异名非常普遍

中药因各地方言有别，产销地区不同，导致各地有不同的名称，形成了不同中药有相同的名称或者同一个中药却用不同名称，甚至其名称几个或达数十个，即同物异名、异物同名的现象普遍存在，形成中药严重混乱。如菊科植物木香、樟科植物香樟木和瑞香科植物沉香，都叫蜜香。中药金

钱草之名，有报春花科植物过路黄、唇形科植物连钱草、豆科植物广金钱草、伞形科植物积雪草和江西金钱草等。

此外，尚有受利益驱使作假者，手段恶劣。如出现人为添加非药用部位、增重物质，过量使用熏蒸剂、保鲜剂，扩大使用催化剂、膨大剂、壮根剂、壮果剂等，以及采取同科同属植物，由于其外形和化学成分类似而大量伪充。如麦角菌科真菌冬虫夏草上加增重粉，蔷薇科植物山楂、山茱萸科植物山茱萸生长过程中加壮果剂等。

以上问题出现，有历史原因，也有市场监管不到位的原因。需要政府相关部门和社会加强监管，寻找解决问题的手段和方法，营造良好发展环境，净化中药市场，确保临床的用药安全和有效。

三、中药的药源问题

随着人民生活水平的提高和养生意识的增强，中医中药的需求也随之增大。中药生产供应量虽然在增长，但对于满足人民的需要仍然有一定的距离。且中药大多数品种主要靠野生资源，经多年掠夺式、无计划采集，某些中药品种的野生产量逐年降低。同时，农村年轻人员外出打工，采收野生药材的只有老人和小孩，造成较多常用中药品种存量的奇缺现象。一些道地栽培药材，由于生产发展的速度赶不上需要的增长速度，也形成短货现象，尤其有些药材本来产量就小或为贵细药材，常常供不应求。要解决上述问题，除扩大种植面积，提高药材产量，大力研究野生药材为家种家养外，还必须进一步寻找新资源。可通过以下方法来缓解中药存量短缺。

1）调查整理和推广民间用药，以扩大新品种。如金粟兰科植物草珊瑚、菊科植物灯盏细辛、樟科植物樟（加工制得天然冰片）及百合科植物剑叶龙血树（加工制得国产血竭）。

2）开展药材资源普查。查清各地药材品种、资源，从中可以发现许多新资源，以便计划采收。目前，第四次全国中药资源普查已启动实施。

3）根据生物的科属、亲缘相近的含有相近成分的关系，寻找新的具有类似疗效的药物。这种方法已被国内外有关学科普遍重视，取得不少成果。

4）根据中药所含成分为线索，寻找新资源。如紫金牛科植物矮地茶的主要止咳成分为矮茶素（又称岩白菜素），此岩白菜素首次从虎耳草科植物岩白菜中提得，故已转到从虎耳草科植物中去寻找具有相同成分的植物。

同时，我国已完成牛科动物牛体培育牛黄、鹿科动物合成麝香、熊科动物引流熊胆、鹿科动物獐取香等研究，还出现了"新异品种"等，在保护我国野生动植物、缓解依赖野生药材资源方面取得了可喜成绩。

第二章

中药鉴定的历史

一、历代本草关于中药鉴定知识的记载

实践出真知，知识来源于实践。中药鉴定有关知识也是从实践中产生和发展起来的。我国人民通过与疾病做斗争，逐步积累了中药知识，感知和认识了中药的疗效，并学会了运用眼、鼻、舌、等感官来识别自然界的植物、动物和矿物的形、色、气、味，最终判断出哪些可供药用、哪些不可供药用，以及有毒、无毒等。《淮南子·修务训》记载："神农……尝百草之滋味，水泉之甘苦，令民知所避就。当此之时，一日而遇七十毒。"《史记·补三皇本记》也有"神农……始尝百草，始有医药"的记载。这些记载反映了我国劳动人民在长期生产实践中识别药物的历史事实。这些知识在古代被本草书籍所总结而传承下来。

从我国秦汉到清代，本草著作约有400种之多，这些著作中包含着我国人民与疾病做斗争的宝贵经验和鉴定中药的丰富史料。《神农本草经》为我国已知现存最早的药物学专著，总结了汉代以前的药物知识，载药365种，重在记述药物的药性、配伍及使用方面，对中药的鉴别知识很少收录。梁代陶弘景的《本草经集注》总结了汉代以后的本草经验，全书7卷，载药730种；该书就有了对药物的性味、产地、采集、形态和鉴别等方面的论述。如对菊科植物苍术和白术的鉴别："术有两种，白术叶大有毛而作桠，根甜而少膏……赤术叶细无桠，根小，苦而多膏。三方晶系矿物硝石以火烧之，紫青烟起，是真硝石也；硅酸盐类矿物云母向日视之，色青白多黑者名云母。"惜此书已遗失。唐代苏敬等人编著的《新修本草》（唐本草）是世界上最早的一部国家药典，载药850种，附图经7卷，药图25卷；该书出现了图文鉴定的方法，为后世图文兼备的本草著作打下了基础，现只存残卷了。宋代仁宗诏天下献上所产药物样本，命苏颂等撰为《本草图经》21卷，编入了药图，并说明产地、形色、用途等，为药物鉴定的又一部好书，但今已失传。继此书之后，蜀医唐慎微并《嘉祐补注本草》和《本草图经》加以校订增补，编撰成图文合一的《经史证类备急本草》，载药1 558种，对药物鉴定又推进了一步。明代李时珍参阅了历代医学著作，经过数十年的医疗、实地调查、采集的实践，总结了历代本草经验，自立分类系统，编写了闻名世界的《本草纲目》；该书有图、有论，并在"集解"项下总结了历代诸家本草的鉴别经验，给我们留下了一部极为宝贵的药学遗产，提供了前人鉴定中药比较全面的文献资料。伴随历史的发展，本草学也随之而发展，历代均有关于药物的应用、药材的原植物以及药材鉴定的专著。如宋代寇宗奭编撰的《本草衍义》，考究了宋前本草所载药物的真伪。明代陈嘉谟作《本草蒙筌》，对中药的"出产择土地""采收按时月""贸易辨真假"有专述，提出植物体与其生长环境统一的规律性，指出产地与药材品质的关系，不同药用部分采集的一般规律；特别对市售中药掺伪作假有详细的考察，如以劣充优的"当归酒酒取润、枸杞蜜拌为甜、螵蛸胶于桑枝、蜈蚣朱其足赤，此将歹作好"，以假乱真的"茅苍乱人参、木通混防己、苜蓿根谓土黄

芪、麝香捣荔枝核"，对中药鉴定知识的记载有了进一步的发展。同时，明代李中立作《本草原始》，着重药材性状描述，并绘有药材图，是我国绘有药材图的一本专书，也可以说是我国最早的一部中药鉴定的著作。继《本草纲目》之后，清代吴其濬的《植物名实图考》对植物性药材的来源作了更为详尽的考查，所绘药图更加精确，为植物性中药的基原考证的重要典籍，又是植物学方面科学价值很高的名著。

二、新中国成立前中药鉴定的状况

自1840年鸦片战争以后，中国逐步沦为半殖民地、半封建的国家，祖国医药受到了严重摧残。特别是国民党政府认为中医不科学，主张废弃中医中药，同时通过了"废止旧医以扫除医事卫生之障碍案"，导致中医药事业在这一时期遭受打击。但在广大中医药人员的坚持和努力下，祖国医药相继也有一些著作问世。如现存的《神农本草经》就是当时考证编撰的。在鉴定方面如曹炳章于1927年编写的《增订伪药条辨》著作，重点对110种中药的形态、产地、气味、主治等内容进行了真伪对比和详述。丁福保编写的《中药浅说》引进了化学鉴定方法，主要从化学实验角度解释和分析中药。由于国外医药学大量传入我国，药物鉴定也多受国外医药学的影响。如赵燏黄、徐伯鋆等于1934年编著了我国第一本《生药学》（上编），随后叶三多汇集日本及西欧有关书籍的资料，于1937年编著了《生药学》（下编），将《生药学》的上、下两编合并编著成《生药学》著作出版发行。该书内容着重介绍西医应用的或是外国书中收载的"生药"，对我国出产的中药及天然药物，则没有给予应有的重视，与祖国医药学缺乏联系。但是，它引进了现代鉴定方法，对后来应用生药学方法整理继承祖国药学遗产、发展中药鉴定起了先导作用。

三、新中国成立后中药鉴定的发展

新中国成立后，党和政府对于祖国医药学遗产极为重视，指出："中医药学是我国人民经几千年来与疾病做斗争的经验和成果总结，既包括我国人民与疾病做斗争的理论知识和丰富经验、成果，又是一个伟大的宝库，必须继续努力发掘，并加以提高。"要求组织力量认真地研究、学习，进行挖掘和整理，并号召把中医药与西医药知识相结合，开创我国规范和统一的新医学、新药学。因此，全国中医药工作者齐心协力，共同奋斗，提升了我国中医中药事业的面貌，促进了中药研究、生产、流通、教学等方面的发展。

在中药的产、供、销方面，1954年成立了中国药材公司，各省市后来也成立了相应的中药管理机构，对中药的产、供、销实行有计划的统一经营，从此结束了盲目的个体经营的混乱现象，为我国卫生事业的发展提供了可靠的物质基础。

为了保障百姓用药安全有效，国家对中药的质量加强了管理。全国各省市卫生局成立药品检验所，在药品检验所中设立了中药检验室，开展对中药材、中药饮片及中成药的质量监督检验工作，使中药材、中药饮片及中成药质量得以不断提高。

在中药研究方面，1955年中国中医研究院建立后，就成立了中药研究所，现已成为拥有现代科学技术装备的国家中药研究机构。特别是在1958年以后，中药的科研机构遍布每个省市。可喜的是，除这些卫生部门所属的研究机构外，商业部门的中药材公司于1976年相继也办起了中药研究所。中药的科学研究事业得到了空前的发展。

为了继承发扬祖国医药学遗产，满足科研、医疗等大量中医药人才的需要，国家在1956年建立了首批中医学院，先后建立了中药系，至今已遍及全国多数省区，从此中医中药教育成为国家教育事业的一个组成部分。

　　随着中医药研究机构、中药检验室以及中医药院校的建立，国家有计划地开展了中药普查工作，对大量的中药材进行了研究和整理，取得了辉煌的成就。就中药鉴定工作方面来说，成绩也是十分显著的。例如：在中药基原鉴定方面较为重要的著作有中国科学院裴鉴、周太炎编著的《中国药用植物志》，收载400种常用中药，并考证了历代本草，为中药品种鉴定的最早一部著作。这方面还有《中国药用植物图鉴》、中国科学院南京中山植物园编著的《江苏植物药材志》、东北土壤研究所编著的《东北药用植物志》以及各省的药物志或中药志相继出版。谢宗万编著的《中药材品种论述》，以及《中国高等植物图鉴》《中国植物志》等专著，均为中药基原鉴定的必备资料。

　　1967—1968年，全国各地开展中草药群众运动，各地为总结民间草药应用经验，编写了很多地方草药手册，还采用不同形式的草药展览。1969年5月卫生部为总结全国中草药运动的成果，成立《全国中草药汇编》编写组，由中国中医研究院牵头，中国科学院植物所和药物所参加，从全国各地抽调30多位从事植物分类、中药鉴定和中医临床的专家学者参加编写工作。《全国中草药汇编》是我国有史以来规模最大的中草药资料的汇集，在全国中草药运动的基础上比较系统、全面地总结了全国中草药认、采、种、养、制、用等方面的经验。全书分上、下两册，上册为常用中草药，下册为少用中草药。正文收载中草药2 202种，附录1 723种，总数约4 000种。在《全国中草药汇编》的基础上，又编写出版了《全国中草药汇编彩色图谱》，收有彩图1 152幅。三册合为汇编全套，由谢宗万担任主编，范崔生、朱兆仪担任副主编，由人民卫生出版社出版发行，印刷80 000余册。该书收载中草药之多，内容之丰富，资料之真实，编撰之严谨认真是前所未有的。1978年该书获得了全国科学大会奖。此后，该书于1996年推出了第二版、2014年推出了第三版。

　　之后，也陆续出版了较多具有影响力的中药鉴定专著和介绍中药鉴定新方法内容的书籍。由国家中医药管理局牵头编撰的《中华本草》，总结了我国2 000年来本草学成就并反映了当代中药学科研成果。全书共30卷，另立民族药4卷，载药8 000余种，附图10 000余幅，篇幅2 000余万字，内容涵盖中药品种、栽培、药材、化学、药理、炮制、制剂、药性理论、临床应用等中医药学科的各个方面，是继《本草纲目》以后对我国本草学发展的又一次划时代总结。崔月犁、冉先德等编著的《中华药海》，载药8 488种，参阅古籍本草150余种，旁及古籍、经史百家书1 000余种，兼收1820年至1991年国内外有关本草的文献资料，有古代传统经验，又有现代的科研成果，为一部中药学的巨著。由楼之岑、秦波、蔡少青、徐国钧及徐珞珊等编著的《常用中药材品种整理和质量研究》分为南方编写组和北方编写组，该书对常用多来源中药材统一按本草考证和药源调查、文献查考、分类学鉴别、性状鉴别、显微鉴别、商品鉴别、理化鉴别、化学成分分析、采收加工、药理实验、结论和建议等诸项进行记述，是一部应用多学科多手段对多来源中药材开展系统专题性研究的高水平著作。管华诗、王曙光等编著的《中华海洋本草》较系统、全面地反映了我国海洋药物研究、应用的历史和现状，科学表述了海洋药用资源的状况，为现代海洋药物及海洋中药的研究和进一步开发利用提供了基础性科学资料，属首部系统性大型海洋药物工具书。

　　在中药性状鉴定专著方面，最早出版者当属中华人民共和国卫生部药政管理局主编的《中药材手册》，该书总结和整理了广大中药工作者对常用中药的品种、质量的宏观鉴定经验，为药材生产、收购、鉴定工作的重要参考书。北京药品生物制品检定所等编著的《中药鉴别手册》为性状及原植物鉴定的专著。还有《上海药材资料汇编》《云南中药形状鉴别法》等地方药材性状鉴别专著问世。

　　在显微鉴定方面，以《中药鉴定参考资料汇编》为最早的显微鉴定参考书籍。南京药学院徐国钧等编著的《粉末药材显微鉴定》对100种中药粉末进行了研究，重视了品种来源，纠正和增补了以前书籍中的错误和遗漏，为粉末性中药及中成药鉴定的参考资料。

　　在理化鉴定方面进展也很快，如林启寿著的《植物药品化学》及《中草药成分化学》，中国科学院药物研究所编的《中草药成分化学》等，采用物理、化学方法来鉴定中药得到了广泛的应用。

　　有关中药综合性的著作，有中国科学院药物研究所等编的《中药志》，该书对常用中药500余种进行了品种、性状、显微、理化等鉴定的研究，已重修再版。江苏新医学院编的《中药大辞典》广集了 5 767 种中药，结合中外新研究资料，内容较为全面、系统，是一部中药专业的权威工具书，也已于 2006 年修订再版。由药典委员会编的《中国药典》已于 1953、1963、1977、1985、1990、1995、2000、2005、2010 和 2015 先后颁布了 10 版，为中药鉴定的法定标准，大大丰富了我国药学内容。

现在，国家高度重视中医药的传承和发展。习近平总书记指出："中医药振兴发展迎来天时、地利、人和的大好时机，必须切实把中医药这一祖先留给我们的宝贵财富继承好、发展好、利用好。"从中央到地方的支持政策密集出台，制定和修订《中华人民共和国药品管理法》《中华人民共和国中医药法》，颁布了《中医药发展战略规划纲要（2016—2030年）》《中医药健康服务发展规划（2015—2020年）》《中药材保护和发展规划（2015—2020年）》等一系列重要规划文件，将中医药发展上升为国家战略；明确要求药品实施四个最严——"最严谨的标准、最严格的监管、最严厉的处罚、最严肃的问责"；加快建立完善的和科学的食品药品安全监管体系，并传承创新好中医药文化，加强中医药专业人才队伍布局和建设，进一步激发中医药作为潜力巨大经济资源、具有原创优势的科技资源和重要的生态资源，提升医药行业核心竞争力。国家经济发展注入新动力，使之造福百姓，中药鉴定和质量发展迈上一个新台阶。

四、国外植（动）物药鉴定的进展概况

国外医药的发展，以埃及与印度为最早。公元前 1500 年古埃及出版的《纸草本》（*Papyrus*）及其后印度的《寿命吠陀经》（*Ajur Veda*）两本著作中均有药物的记载。但最早记载药物的专著应属公元 77 年古希腊医生 Dioscorides 的《药物学》（*De Materia Medica*）一书，收载有药物约 600 种；一直至 15 世纪，此书还为植物学和药物学上的权威著作。古罗马对药学的发展也有推进：如 Pliny（公元23—79年）所著的 *Historia* 一书，简略地叙述了近 1 000 种植物，其中很多可供药用；Galen（公元131—200年）所著的 *Materia Medica*，记载了许多药物的处方和制剂。

其后千余年间，欧洲医药为宗教和巫术所取代，学术停滞，有价值的药学著作极少。直到德国人 C. A. Seydler 于 1815 年发表了 *Analecta Pharmacognostica* 一文之后，又有德国学者出版了 *Pharmakognosie* 著作，内容为研究植物性和动物性药物为主。19 世纪末日本人将 *Pharmakognosie* 译为《生药学》，其内容主要是研究西洋的植物及动物药。

由于国际贸易的发展，生药采购区域随之扩大，生药的品种和数量也逐渐增多，并兴起了加工生药的工业。生药开始以切碎的和粉末的状态出售，以致许多国家的药典中还收载块状或粉末状生药。西方国家经营生药的商人，为了追求利润，往往在价格昂贵的生药（特别是粉末生药）中掺入杂质，甚至完全用假药冒充。如番红花中掺入花瓣丝、纸条、雄蕊等加工品；安息香、没药等树脂类药更常混杂伪品；有的甚至把原药材已经提取过有效成分的残渣当药材卖出，如桂皮、黄柏、人参等。

早期的生药鉴定方法主要是依靠外形和气味，随着粉末药的出现，这些方法已不能满足实际生药鉴定工作的需要。1838 年德国学者 Schleiden 阐明了细胞是植物体构造的基本单位以后，随着植物解剖学的发展，显微镜被广泛用来研究生药的组织构造。Schleiden 于 1857 年出版了《植物性生药学基础》（*Grandniss Der Pharmakognosie Des Pflanzenreiches*）著作，内容主要描述了大量生药的显微构造特征。随后，1865 年 Berg、1887 年 Vogl 分别出版了《生药的解剖图谱》，采用显微观察生药粉末的方法来鉴定生药的技术得到了进一步的提高，使显微鉴别生药成为生药鉴定的重要手段之一。

与此同时，许多国家都在首都建有较大规模和特色的生药标本馆（室），陈列和保存有产于世界各地的生药标本。如日本正仓院内就保存有我国 1 200 年前唐代的中药标本，其目的是为生药鉴定和科学研究提供参考，作为核对用的典型生药样品。随着化学的定性定量方法应用到生药鉴定工作中，

粉末生药的鉴定更增加了新的武器。

到了20世纪30年代，生物测定法得到了迅速的发展，利用该法可鉴定一些含有复杂成分的生药，如生药洋地黄（茄科植物）等的品质。物理化学方法如比色法、分光光度法、荧光分析法等，也逐渐应用到生药的鉴定工作中。1940年以后，层析法在植物及生药成分分析上的应用逐渐推广，促进了色谱法技术在生药鉴定中的广泛使用。

1916年英国生药学家Wallis创立了以石松子为参考标准的显微定量方法以后，粉末生药的纯度鉴定获得了新的武器。其后又发展了一系列生药的显微常数定量（如栅表比、气孔指数、脉岛数等），使生药的显微鉴定逐渐由"定性的特征"朝着"定量的方法"发展。

1950年以前的几十年中，国外医药界忽视天然植物药，而寄希望于化学药物（合成药）。后来，不少西方医药科学工作者意识到化学药的种种缺点，发现许多疾病只靠化学药无法治疗，同时，发现对许多化学药治不好的病，而中药有效，因此，国外学者又形成了重新重视从植物药中寻找新药的趋势。

随着对天然药物研究工作的重视，自然科学的迅速发展和精细分工，加上现代电子仪器的广泛应用，生药研究的进展非常快，不论是深度还是广度，用于鉴定的手段不断在创新。例如在生药形态、组织学方面，由于电子显微镜、扫描电子显微镜、放射自显影技术的发展，促使了现代细胞学和生物化学的发展和应用。在微观上，已达到显微至亚显微至分子的水平，新的细胞部分——微管、微粒体、内质网等陆续发现，对阐明核酸与蛋白质合成的关系更充分，并能研究细胞内许多物质的合成动态、位置和运转，确定化学成分在细胞中的分布情况，如有报道采用电子显微镜可以观察到罂粟蒴果的乳汁细胞中密集充满的生物碱气束（alkaloidal vesicles）。扫描电子显微镜能清楚辨别细胞表面的精微特征，且已被广泛应用在植物类的鉴定中；如我们的研究采用扫描电子显微镜明确辨认出唇形科植物江香薷叶表面特征，也成功地将其应用在唇形科植物江香薷与同属植物的花粉形态比较鉴别上。

在天然药的化学成分研究方面，新仪器、新技术和方法获得了广泛应用，如分子筛层析、离子交换层析、高效薄层层析、高效液相色谱、全自动化的气相色谱及薄层扫描等，以及蛋白电泳、闪光分解、超过滤技术及同位素追踪技术等。在天然有机化合物测定结构方法方面，常用仪器有紫外光谱、红外光谱、质谱及核磁共振仪、高效液相色谱-质谱联用等。在研究天然化合物的立体化学结构等方面，有圆二色光谱仪、X射线衍射仪、旋光谱仪、气相色谱-质谱联用和电子计算机运算，有色谱测定技术上的化学电离、电子轰击，有核磁共振技术上的脉冲傅里叶变换和核磁欧式效应（NOE），这些技术和仪器的采用使得成分分析、分离达到了准确、精微、快速和高效的水平。如抗癌药美登碱（maytansine）在植物中含量极微，只有千万分之几，由于应用了现代仪器和技术，很快得到了纯品，并测定了结构。

第三章
中药鉴定方法

鉴于中药鉴定的对象有鲜活的植（动）物体，或完整的中药材和中药饮片、中药粉末等，我们常采用的鉴定方法有基原（原植物、原动物、原矿物）鉴定、性状鉴定、显微鉴定、理化鉴定和生物鉴定等五大类，同时，每种方法都有其各自特点和应用对象。因此，在实际进行鉴定工作时常常是几种方法配合进行，综合分析，然后做出结论。近年来中药分析方法发展很快，除上述鉴定方法外，还有DNA分子诊断技术、生物免疫技术、蛋白电泳技术、电子计算机-数字化色谱指纹谱、放射免疫分析法、荧光组织化学色谱法、中子活化分析法、电镜能谱测定法等现代技术迅速发展，为中药鉴定提供了新思路、新方法。

一、中药的基原鉴定

（一）基原鉴定的概述

中药为我国特有，并具有丰富资源，据初步统计总共1.2万余种，能形成商品生产和销售的品种约1 152种，临床常用中药品种在700余种。因自然界生物存在多样性，且物种内部也存在着各种变异，而对基原复杂、品种较多、生境和栽培变异的中药，必须首先进行其物种（即基原）鉴定。中药来源得到确定，才能使品种质量得到初步保证。

中药基原鉴定，即用分类学的方法，确定每一种中药原植物（动物或矿物）的学名。在进行中药基原鉴定工作中，首先必须掌握系统分类学知识，依据生物演化趋向和彼此间的亲缘关系，观察研究生物界不同类群形态结构上的异同、生长习性上的差别，对其进行科学的分类鉴别。

（二）基原鉴定的方法

以原植物鉴定为例，步骤分为观察植物形态、查对文献、核对标本3个方面。

1. 观察植物形态

对于具有较完整物体的中药样品，应主要观察其根、茎、叶、花和果实等器官部位形态构造，其中应仔细观察繁殖器官（即花、果或孢子花粉等）构造。在观察花等的形态构造时，应采用放大镜或解剖显微镜等工具。若只凭茎枝和叶子的外形构造来鉴定植物是不全面和不科学的，且很容易做出错误结论。而在实际工作中，我们经常会遇到需要鉴定的样品不完整的情况，有的只是植物体的一段（或一块）组织。只有少数品种的结构特征会十分突出，我们可以作出鉴定。大多品种都要追踪到其原植物，有时需深入到产地调查分析，采集实物，进行一一对照来鉴定。

2. 查对文献

根据已观察到的样品的形态特征和检品的别名、产地、效用、适用范围等线索，再查阅全国性或地方性的中药专业参考书籍和图鉴来对照鉴定。核对文献时，一是应查考植物分类学有关著作，如《中国高等植物图鉴》《中国植物志》《中国药用植物志》《中国动物志》《新华本草纲要》和有关地区性植物志等；二是要查阅对中药品种考证、资源和鉴定等方面的著作，如《中华本草》《全国中草药汇编》《中药志》《中药材品种论述》《中药大辞典》《中药鉴定学》等。鉴于各书对植物形态的研究深度各异，存在同一种植物各参考资料的关注点不同导致记述内容不完全一致，为此还须进一步追踪到原始文献，以获得最早的记录内容，做出正确鉴定。原始文献，即指最早第一次发现和鉴定该种（新种）、描述其结构特征的文献。

3. 核对标本

到国内著名的大学或科研机构的标本馆（或室）核对已鉴定科属拉丁文学名的中药标本，或依据文献核对已定学名的某种标本，进行比较鉴定。在核对标本过程中，需要关注同种植物在不同生长时期的形态结构差异，而且需要参考更多时期的标本，才能保证鉴定的拉丁文学名准确。若能核对到模式标本（发表新种时被描述的植物标本），更能准确鉴定。

对一些不常用、较难定名的植物标本，可以请有关专家或植物分类研究单位来协助鉴定。

原动物的鉴定，应按照动物学分类方法来进行鉴定。

矿物药的鉴定，应按照矿物药分类方法来进行鉴定。

二、中药的性状鉴定

（一）性状鉴定的概述

中药品种繁多，多来源于植物，其次来源于动物和矿物，以及它们的加工品。中药每个品种有它的特殊性，但每类中药又有他们的共性。掌握了它们之间的性状特点规律，就可以正确地鉴定中药。

中药的性状是生物遗传变异和环境饰变的共同反映，是中药鉴定的重要表征。中药的性状鉴定，又称感官鉴定法，是根据中药的大小、形状、颜色、表面特征、质地、断面、气、味、水试、火试等特征来鉴别中药真、伪、优、劣的一种经典方法。它具有快速、高效的特点，但存在依赖经验、有时分辨率较低的缺点，对多基原药材、品种混乱药材的鉴定较为困难。

1. 传统鉴别法

广大药工师傅多年以来在生产实践中积累了很多鉴定中药的宝贵经验，通过用手摸、鼻闻、眼看、口尝、水试、火试等十分经典、简便的鉴定方法来分辨中药的外观形态特征，从而辨别出中药的真伪和优劣。这类传统的经验鉴别方法具有简单、易行及迅速的特点，基本上保证了用药的安全和有效，现在仍是中药鉴定的重要方法之一，应认真学习和掌握。

2. 传统鉴别常用术语

（1）形状　中药的形状常用头（根与根茎的上部），芦（根顶端短缩的根茎部分），身（主根部分），须（须根或小根），梢（根的下部或支根），纹、槽、皱、沟（均表示皱纹形状），节（结节、环节等），连珠（根与根茎的膨大部分排列成连珠状者），疙瘩（根上的突起部分）等词来描述其形状特征。

（2）断面　中药的断面特征常用心（指根的内部）的特点来描述，常用词语有菊花心（黄芪）、云锦纹（何首乌）、网纹（指断面花纹形状）、油点、朱砂点（指呈红色的油细胞或油室）、星点（大黄）、亮银星（指牡丹皮折出的白色结晶）等。

（3）质地　中药的质地一般用肥/瘦、坚/软、轻/重、老/嫩、结/松、粉质（如山药）、油润（如当归）、柴性、绵性、硬性、糯性、黏性、糖性等词语来形容。

由于我国幅员广阔，在中药经验鉴别方面所用的术语还存在一些地方性表述的差异。如表示中药质地紧密，北方常用"结实"，南方用"坚实"。何首乌的断面，同样是异型维管束，有的称"梅花状"，有的叫"云锦纹"。"天麻上端有鹦哥嘴，下端有肚脐者为真""黄连其根连珠而色黄""粉防己形如猪大肠，断面有脉络纹""苍术断面有朱砂点""防风根茎部分似蚯蚓头""野生人参显示芦长碗密枣核艼，紧皮细纹珍珠须""海马的外形为马头蛇尾瓦楞身"，都能生动地表示出鉴别特征。此外，还有"甘草以粉性味甜为佳""玫瑰花以香气浓郁为佳""乌梅与木瓜以味酸为佳""黄连与黄柏色黄，味愈苦为佳""肉桂以刮之出油，尝之味甜辣为佳""干姜以粉性足，味辣为佳"等表述。以上例子说明经验鉴别方法是富有科学性和现实性。对传统经典鉴别经验加以重视，并与现代科学方法结合起来，不断提高鉴定水平是当务之急。

3. 鉴定注意事项

1）鉴定时应选择若干有代表性的样品，直接用肉眼或借助放大镜重点观察其大小、形状、表面特征、色泽、质地、断面（包括折断面或切断面）特征等，同时嗅气尝味。

2）中药性状观察时，一般不需预处理。如观察的植物全草、叶或花类皱缩，可先用热水浸软，展平。对于某些果实种子，有必要可浸软后，取些果皮或种皮，来进行内部特征的观察。

3）测量中药的大小，一般用毫米刻度的尺。测量小型种子，采取摆放在有毫米方格线的纸上，一行紧密排10粒种子，测量大小后计算其平均值，或采用游标卡尺。有些很小的种子类中药，应在放大镜下进行测量。中药的大小存在较大的差异时，应进行较多样品的测量，综合做出结论，允许存在少量低于或稍高于规定的数值。表示中药大小时，应有一定幅度。

4）观察中药颜色，应采用干样品在白昼光下进行，必要时可用日光灯。在记述中药的颜色，需用复合两种色调记述时，按后一种色调为主。如灰黄色，即按黄色为主。

5）观察中药表面特征、质地和断面时，样品一般不作预处理。如折断面不易观察到纹理，可削平后进行观察。

6）检查中药嗅气时，一般直接嗅闻，或将干燥中药样品搓揉、破碎、折断时进行，有的中药则在热水润湿后，较易闻到嗅气。

7）检查中药的味感，可取少量中药入口仔细咀嚼，然后吐出，并用清水漱口。叶类、花类或全草类中药的味感检查，可用煎剂进行。毒剧中药可不进行味感检查，如需尝味应注意防止中毒。

8）水试系利用某些中药在水中有各种特殊变化的特点予以鉴别。如红花用水泡后，水变金黄色，花不褪色；熊胆粉末投入清水杯中，可逐渐溶解而旋转，有垂直下降至杯底且不扩散的黄线等特征。

9）火试，即有些树脂类、茎木类和动物类等中药可采用火烧的方法，让其产生特殊的颜色、气味、烟雾、响声等现象，用来鉴别中药。

性状鉴定类似于基原鉴定，除重点观察中药样品外，还需用符合标准规定的相应中药标本来做对照及查阅有关的文献资料，综合得出结论。

（二）各类中药的分类知识论述及性状鉴定方法和要点

1. 植物类中药

（1）根及根茎类中药　根与根茎皆为植物地下器官部分，在植物学上是不同的器官，一般在商品药材上统称"根类中药"。

1）根类中药的药用部位为根或以根为主还带有部分根茎的植物药材。

植物学中根的形态与类型：一株植物地下所有根总和，统称为根系。在植物种子萌发时，首先胚根生长成主根；主根上生长的各级大小分枝，则称为侧根。有些植物的根系由发达而明显的主根和各级侧根组成，该根系称为直根系（如樟科植物樟树的根）。双子叶植物根系一般为直根系。种子萌发时，主根生长缓慢或有的停止，而由胚轴或茎节等部位生长出新根，此类称之为不定根。如禾本科植物糯稻的根就是由粗细类似的不定根组成，似胡须状，称

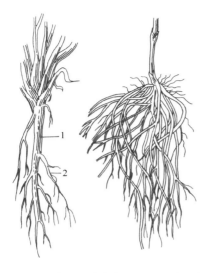

为须根系。单子叶植物的根系大多为须根系。（图3-1）

种子植物的根，因种类不同以及受外界环境的影响，常产生一些变态，形成变态根。常见的变态根有：① 贮藏根。生长在地下，形体肥大，内部含有较多营养物质，具有贮藏作用。据其形态和来源的不一致可分为块根和肉质直根。块根一般由不定根或侧根肥大而形成，常肥大呈掌状块状（如兰科植物手掌参）或纺锤块状（如百合科植物天冬）；肉质直根一般由主根发育而成，经常呈圆柱状（如桔梗科植物党参）、圆球状（如五加科植物珠子参）或连珠状（如防己科植物青牛胆）等。② 支持根。自地上茎干基部生长出并着生于地下，具有支撑植物体直立的作用（如禾本科植物小麦）。③ 攀缘根。自地上茎干长出，并附着于其他支持物上的一些不定根，其根的先端常长有吸盘用来维持植物上升（如葡萄科植物爬山虎）。④ 气生根。

图3-1 直根系（左）和须根系（右）

1. 主根　2. 须根

自地上茎干上长出或自茎干基部长出并悬垂于空气中，用来贮存和吸收水分（如兰科植物石斛）。⑤ 寄生根。具有寄生习性植物的一种根，其着生在其他寄主植物的根部或地上茎干上，并具有吸盘深入寄主体内用来吸取养分（如旋花科植物菟丝子、桑寄生科植物桑寄生）。⑥ 呼吸根。生长在湖沼或热带海滩地带的植物（如红树科植物红树），因植物的一部分被淤泥掩盖，呼吸需要，致部分根垂直向上生长，暴露于空气中呼吸。⑦ 水生根。垂生于水中，纤细，柔软而内面常带绿色（如菱科植物菱）。（图3-2、图3-3）

根类中药性状鉴别：① 根一般无芽，也没有叶、节和节间。② 形状常呈长圆锥形或圆柱形；有的为肥大状块根，呈纺锤形或圆锥形等；有的根细长，集生在根茎上，如龙胆、威灵仙等，呈"马尾形"。③ 表面常分布一些纹理，有的还能见皮孔；顶端有的附有根茎（又称芦头）和茎基，根茎上具茎痕，如人参等。④ 质地，有的中药质重而坚实，有的中药体轻而松泡；折断时有的具粉性（含淀粉粒），或呈角质状、纤维性等。⑤ 横断面首先要区别是双子叶植物的根或单子叶植物的根。因

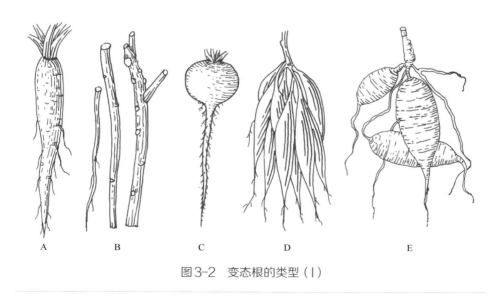

图3-2 变态根的类型（Ⅰ）

A. 圆锥根　B. 圆柱根　C. 圆球根　D. 块根（纺锤状）　E. 块根（块状）

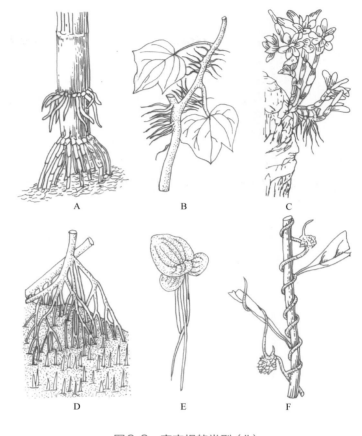

双子叶植物的根断面具1圈形成层的环纹，环内木质部一般较环外的韧皮部大，中央无髓部，放射状的纹理自中心向外射出，木质部更明显，外表常存有木栓层；而单子叶植物的根断面具1圈内皮层环纹，一般中柱较皮部为小，中央具有髓部，无放射状纹理自中心向外射出，外表无木栓层存在，有的可见较薄的栓化组织。其次要注意观察根的断面组织中是否还存有分泌物散布，如白芷、当归等就含有黄棕色油点。

2）根茎类中药系指带有少许根部的地下茎或地下茎入药的药材。

植物学所指地下茎的形态与类型：植物因长期为了适应不同的生长环境，使其茎产生一些变态，主要为地下茎的变态和地上

图3-3 变态根的类型（Ⅱ）

A. 支持根（玉米） B. 攀缘根（常春藤） C. 气生根（石斛）
D. 呼吸根（红树） E. 水生根（青萍） F. 寄生根（菟丝子）

茎的变态二大类。地下茎与根相似，并有茎的一般结构特征，其上具退化鳞叶及顶芽、侧芽，并有节和节间等，可依此区别于根。地下茎的变态主要包括有根状茎、球茎、块茎及鳞茎等。① 根状茎。一般匍匐生长在土壤中，长成为根状的地下茎。其贮藏了丰富的营养物质，如禾本科植物竹和芦苇、睡莲科植物莲的地下茎。中药材多见于根状茎。② 块茎。肥大短缩的地下茎，顶端常有顶芽，侧部具排列呈螺旋状的侧芽，每个侧芽上长有几个芽，主要为腋芽的主芽和副芽，如茄科植物马铃薯。③ 球茎。扁圆而肥大、短的地下茎，其顶端存有粗壮的顶芽，并具明显的节和节间，节上还有干的腋芽和鳞片叶，上部长有多数不定根，如天南星科植物天南星和半夏。④ 鳞茎。由多数肉质鳞片状叶包裹并短缩的茎，逐渐长成球形的地下茎。其表面常包裹膜质鳞片状叶，内面具有肉质肥厚的鳞片叶，贮藏有丰富的营养物质，鳞片叶生长于短缩的鳞茎盘上，鳞茎盘的下部生长多数不定根，如百合科植物洋葱和蒜。（图3-4）

根茎类中药的性状鉴定：① 根茎具有节和节间，单子叶植物更为明显；节上常有膜质状小叶、叶柄基部残余物、叶痕或退化成鳞片状物；并可见芽痕或幼芽；上面或顶端常残有茎痕和茎基，侧面和下面具根痕或细长的不定根。蕨类植物的根茎常有鳞片或密生棕黄色鳞毛。② 形状呈圆柱形、扁球形、纺锤形或呈不规则团块状等。鳞茎常呈扁平状，节间非常短。③ 横断面应重点区别是双子叶植物的根茎还是单子叶植物的根茎。双子叶植物的根茎维管束一般排列成环状，中央具有明显的髓部；而单子叶植物的根茎通常内皮层排列成环纹，皮层和中柱均散布有维管束，髓部很不明显。

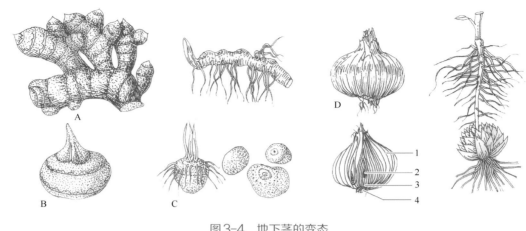

图3-4 地下茎的变态

A.根状茎　B.球茎　C.块茎　D.鳞茎（1.鳞叶片　2.顶芽　3.鳞茎盘　4.不定根）

3）根及根茎类中药的性状鉴定要点如下。

形状：应选择比较完整而典型的中药进行观察、描述。根类中药大多呈长圆柱形或圆锥形，块茎大多呈纺锤形或长球形，球茎多呈圆球形或扁球形，鳞茎大多呈类圆形而顶端略尖，鳞叶则呈肉质厚片状。

大小：指中药的长度及直径，一般以厘米（cm）表示。同种中药由于生长年限、生长环境、加工方法不同，大小相差会有差异，但应有一定的范围。如甘草长约100 cm、直径约3 cm。

表面：中药表面特征在鉴别上非常重要。加工时去栓皮的中药表面均光滑。有的中药生长过程中会形成很多横纹，例如野山参有紧密的横纹而与圆参相区别。单子叶植物的根茎及球茎表面常可见明显的节，节上常有残留的膜质及小点状残留的根痕，如知母。球茎顶端常有大型的幼芽或芽痕，如天南星。蕨类植物的根茎表面往往生有棕黄色鳞片，如贯众。粗大的根往往在加工时已剖开，以便干燥，如大黄，鉴定时则应注意此类中药剖面的特征。

颜色：中药所显示的颜色及其变化均具有一定范围，同时中药都具有固定的颜色，如黄连色黄，丹参色红，紫草色紫，乌梅色黑。若在加工和贮藏过程中不当，会导致中药的固有色泽发生变化，意味着中药质量降低。

断面：可表示中药的内部构造。根与根茎类中药断面的鉴别意义很大，可用肉眼或放大镜来观察维管束的排列情况、木质部和薄壁组织的比例、一些分泌组织（油室、分泌腔等）的存在。如何首乌断面的异型维管束称"梅花状"或"云锦纹""云锦花纹"，黄芪横断面称"菊花心""金井玉栏"。

质地：要关注中药的软硬度是否变为疏松、致密、坚韧、粉性或黏性等。有些中药由于加工方法差异，导致其质地也随之变化。如黑顺片质硬而脆；盐附子易吸潮变软；含淀粉多的中药经蒸煮后，由于淀粉糊化、干燥后而质地变得坚实。

气味：中药的气味与中药所含成分有关。同一类中药气味不同，亦不可视为同等质量入药。如南苍术气清香，北苍术气浊，南苍术质量更优。

（2）茎木类中药　茎木类中药一般分为：① 茎类中药包括木本植物的茎藤（如海风藤、木通等）、草本植物茎藤（如忍冬、首乌藤等）、茎枝（如桑枝、桂枝等）、茎刺（如皂角刺）、茎的翅状附属物（如鬼箭羽）和茎的髓部（如通草、灯心草等）。② 木类中药（指木本植物茎形成层以内的木质部分），多采用心材部分入药，如降香、沉香、苏木等。

1）植物学中地上茎的形态与分类：茎常呈圆柱形或方形（如唇形科植物薄荷等）、三棱形（如莎草科植物香附等）、扁平型（如仙人掌科植物仙人掌等）。

茎的中心常为实心，如葫芦科植物南瓜；有的为空心，如忍冬科植物忍冬；禾本科植物的茎中空且有明显的节，称为秆。

植物的茎长在地面上称为地上茎。茎上常长有枝和叶，顶端长顶芽，侧面长侧芽。地上茎在适应外界环境的生长过程中产生了一些自有的生长方式，并形成不同类型的地上茎，如缠绕茎、匍匐茎、直立茎和攀缘茎。同时，有的地上茎也发生了一些变态，逐步形成为不同的地上变态茎，如枝刺、茎卷须、叶状茎和肉质茎。

地上茎的类型：① 直立茎。茎垂直于地面，为常见的茎。② 匍匐茎。茎长而平卧地面，茎节和分枝处生根，称匍匐茎，如伞形科植物积雪草、蔷薇科植物委陵菜等。③ 攀缘茎。茎不能直立，常依靠不定根（如夹竹桃科植物络石藤和五加科植物常春藤）、卷须（如葫芦科植物栝楼）、吸盘（如葡萄科植物爬山虎）或其他卷附器官攀登于他物上，称攀缘茎。④ 缠绕茎。茎螺旋状缠绕他物而上，旋花科植物都为缠绕茎。缠绕茎从生长方向常有顺时针或逆时针旋转之分，如旋花科植物牵牛、马兜铃科植物马兜铃为逆时针缠绕茎，木兰科植物北五味子、忍冬科植物忍冬为顺时针缠绕茎。有的也无一定规律，如蓼科植物何首乌。

地上茎的变态包括：① 叶状茎（叶状枝）。茎变为绿色扁平的叶状，具明显的节与节间，叶片退化，如仙人掌科植物仙人掌、百合科植物天门冬。② 枝刺（棘刺）。茎变为刺状，分枝或不分枝，生于叶腋，如豆科植物皂荚、蔷薇科植物山楂等。③ 钩状茎。茎变成弯曲钩状，无分枝，生于叶腋，如茜草科植物钩藤。④ 茎卷须。茎变为卷须状，柔软常具分枝，如葡萄科植物葡萄。⑤ 小块茎。腋芽或花芽常形成小块状的小块茎，如薯蓣科植物山药的腋芽零余子。⑥ 小鳞茎。花芽或腋芽常形成鳞片状的小鳞茎，如百合科植物洋葱和大蒜等。

2）茎木类中药的性状鉴定：应重点关注观察其形状、粗细、大小、颜色、表面特征、质地、折断面及气、味等内容，带叶的茎枝，也还需观察叶的结构特征。① 形状：多呈扁圆柱形或圆柱形。② 大小：木质藤本多为扭曲不直，粗细、大小不等。③ 颜色：多显棕黄色，有的为特殊的颜色，如鸡血藤呈红紫色。④ 表面：较粗糙，一般未去除木栓层的茎藤可显示栓皮剥落后的痕迹或深浅不一的纵横裂纹，易见皮孔。⑤ 质地：较坚硬。⑥ 断面：可见年轮，木质部占据大部分，木射线为放射状与木质部相间排列，习称"菊花心""车轮纹"等，并能察见导管小孔。中央具有较小的髓部。⑦ 草质茎一般常呈方形或细长圆柱形，表面多有沟纹，具粗细不等的棱线。质较脆，容易折断，断面具明显的髓部或成空洞状。⑧ 气味：气、味的不同能帮助鉴别，如青风藤味苦而无辛辣味，海风藤味苦、有辛辣感，据此可以快速区别两者差异。木类中药如沉香、降香、檀香等也具有特殊香气，可以进行区别。

3）茎木类中药的性状鉴定要点如下。

形状：因采取茎的部位不同，形态也不同，但大多数为圆柱形或扁圆柱形。由于经加工而形状又不同，或切成不规则块状、厚片状、长条状等。

大小：按来源而分，一般草本茎较细，藤本茎较粗，木本茎最粗。

颜色：由于所含成分不同，也有不同颜色。如大血藤红紫色，沉香棕黑色或棕黄与棕黑色相间形成花纹，降香紫红色，苏木棕红色等。

表面：未去皮的木本茎往往可见栓皮、皮孔、节（有的膨大）及节间枝痕叶痕。少数表面有不定根，如络石藤。去掉栓皮者表面光滑，如木通等。

断面：表现了内部构造的特征，是鉴别上的重要参考。如青风藤、海风藤、大血藤断面可见"车轮纹"。

气味：采取鼻闻和口尝来辨别中药的气味，对鉴别中药较重要。如沉香点燃香气浓为佳，石斛嚼之粘牙为佳。

（3）皮类中药　皮类中药是指来源于被子植物（主要是双子叶植物）或裸子植物的枝、茎干和根的形成层以外结构部分的总称。大多数为木本植物茎干的皮，少数为根皮或枝皮。皮类中药组织结构由外向内，分为周皮、皮层、初生韧皮部、次生韧皮部等几部分。

皮类中药因取皮部位、采收加工、干燥方法等不同，形成药材外表形态上的不同特征。这些特征在性状鉴定过程中要仔细观察，并正确运用术语来表述。现阐述如下。

1）形状：老树的干皮，一般呈长条状或板片状，多粗大而厚；枝皮呈卷筒状或细条状；根皮呈短小筒状或短片状。因产地加工致皮类中药呈现各种不同弯曲状态。一般有如下描述术语。

筒状或管状：皮片向内弯曲至两侧相接近成管状。这类形状一般用抽心加工法抽去木质部的皮类中药，如牡丹皮。

单卷筒状：皮片一侧向内表面卷曲，至两侧重叠，如肉桂。

双卷筒状：皮片两侧各自都向内卷成筒状，如厚朴。

复卷筒状：几个单卷或双卷的皮叠放在一起成筒状，如锡兰桂皮。

半管状或槽状：皮片向内弯曲成半圆形。

弯曲：皮片大多数横向向内弯曲，一般较小的茎干或枝干的皮易收缩而成弯状。

反曲：皮片向外表面略弯曲，而皮的外层成凹陷状，如石榴树皮。

平坦：皮片成板片状，且较平整，如黄柏、杜仲等。

2）外表面：一般是指皮的外面。常为木栓层，颜色多呈灰褐色、灰黑色、棕褐色或棕黄色等。因生产环境和年限等，有的外表面常有片状剥离的落皮层或纵横裂纹；还有的具各种形状的突起物致外表面显粗糙；大多外表面可见皮孔，常为纵向或横向排列，皮孔的中央略向下凹陷（皮孔的分布的密度和颜色是鉴别皮类中药材的特征之一，如牡丹皮的皮孔呈灰褐色，横长略凹陷状；合欢皮的皮孔呈红棕色，椭圆形；杜仲的皮孔呈斜方形）；有的枝干皮上还具刺，如红毛五加皮；或有钉状物，如海桐皮，该特征亦是鉴别皮类中药的重要内容；部分除去或除去外皮的表面一般较光滑，如刮丹皮。树皮的外表面常有皮孔、大裂纹与苔藓、地衣存在，根皮的外表面较细嫩。皮孔的形状、颜色、分布密度，常为鉴别皮类中药的特征之一。

3）内表面：一般显示平滑且颜色较浅，要比外表面光滑，常存有粗细不等的网状皱纹、纵向皱纹，平滑坚硬，如椿白皮。并呈各种不同色泽，如肉桂呈红棕色，杜仲呈紫褐色。

4）折断面：横向折断面的特征及皮的各组织排列方式和组成有密切联系，也是皮类中药的重要鉴别特征，因此，鉴别皮类中药要特别注意折断面的性状特点。如牡丹皮折断面较平坦，无显著突起物（因组织中富有薄壁组织）；肉桂折断面呈颗粒状突起（因组织中富有石细胞群）；厚朴断面外侧较平坦或呈颗粒状，内侧显纤维状（因纤维主要存在于韧皮部）；白鲜皮在折断时有粉尘出现（因组织均较疏松，富含淀粉）；苦楝皮折断面形成明显的层片状（因纤维束和薄壁组织成环带状间隔排列）；杜仲在折断时有胶质丝状物相连；桑白皮、合欢皮折断面显较细的纤维状物或刺状物突出（因组织中富含纤维）。

5）气味：中药的气味与其所含化学成分有密切关系，也是鉴别中药的重要内容。如地骨皮和香加皮，香加皮具有特殊香气，味苦而有刺激感，地骨皮气味均较微弱；桂皮与肉桂外形亦较相似，可桂皮则味辛辣而凉，肉桂味甜而微辛。

（4）叶类中药　叶类中药主要为已长成的完整而干燥的叶，常药用单叶；有的也用复叶的小叶，如番泻叶；有的附带部分嫩枝，如侧柏叶等。

1）叶的组成：一片发育成熟的叶一般由叶片、叶柄、托叶三部分组成。包括完全叶（是指叶片、叶柄、托叶三部分都具有的叶）和不完全叶（是指具备叶片、叶柄、托叶中的1或2个部分的叶）。（图3-5）

2）叶的分类：①单叶：是指在1个叶柄上只生1个叶片。②复叶：是指在1个叶柄上生有2个或2个以上叶片的叶。其类别有三出复叶、羽状复叶（叶轴较长，且小叶片在叶轴两侧排列成羽毛状）、

掌状复叶（叶轴较短，在顶端有小叶3片以上集生）和单身复叶。（图3-6）

叶序：叶在茎枝上排列的次序或方式。常见的叶序有下列类型。① 互生。是指茎枝的每个节上只生1片叶子，且叶子交互而生。② 对生。是指在茎枝的每个节上着生有相对2片叶子，且叶子与相邻的2叶排列成十字交互对生。③ 轮生。是指在茎枝的每个节上轮生3片及3片以上的叶。④ 簇生。是指在短枝上着生有2片或2片以上的叶子成簇状。⑤ 束生。是指2个叶以上的叶，基部束生在一起，上部是分离的。⑥ 丛生。是指叶交互而生，每一节的节间很短，使各节的叶片丛集在一起。⑦ 莲座状。是指叶着生接近地面之茎，多方向互生而开放。（图3-7）

叶的变态：其类型较多，常见的主要有苞片（生于花序基部或花序中的变态叶）、刺状叶、鳞叶、捕虫叶、叶卷须。

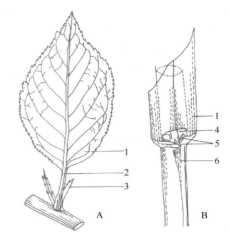

图3-5　叶的组成部分

A. 完全叶　B. 禾本科植物的叶
1. 叶片　2. 叶柄　3. 托叶
4. 叶舌　5. 叶耳　6. 叶鞘

3）叶类中药的性状鉴别：在鉴定叶类中药时，要选择具有代表性的样品来观察。

首先，鉴定是否为复叶的小叶片或单叶。必须先观察叶子所显示的状态和颜色，有无叶轴或茎枝，皱缩还是平坦。其次，再用水浸泡使之湿润，并展开观察其特征：① 叶片呈何形状（披针形、卵圆形等）。② 叶的长度与宽度。③ 叶缘、叶端及叶基的结构特征情况。④ 叶的上、下表面显现的色泽及有无腺点和毛茸、叶脉的凹凸及分布情况和叶片的质地情况。⑤ 叶柄的有无及长短，叶柄槽状、扭曲和平直等情况。⑥ 叶轴、叶鞘、托叶、叶翼及茎枝的有无。⑦ 叶片所具有的气味等。

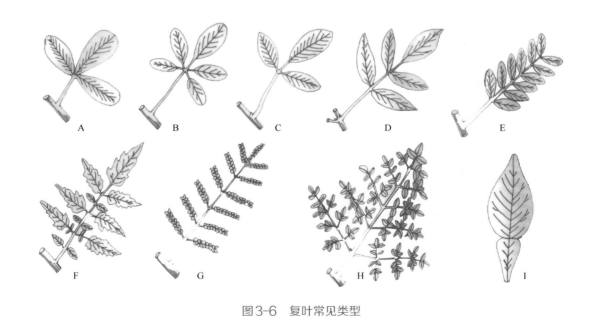

图3-6　复叶常见类型

A.掌状三小叶　B.掌状复叶　C.羽状三小叶　D.奇数羽状复叶　E.偶数羽状复叶
F.参差羽状复叶　G.二回羽状复叶　H.三回羽状复叶　I.单身复叶

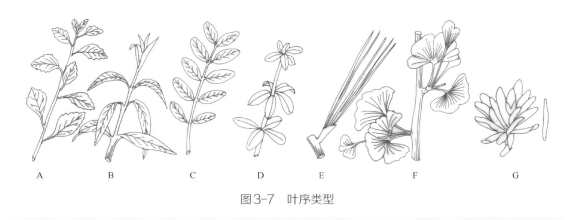

图3-7　叶序类型

A.互生　B.交互对生　C.对生（呈二列式）　D.轮生　E.束生　F.丛生　G.莲座状

观察叶片的表面特征过程中，可借助放大镜或解剖镜来观察叶的上、下表面的腺点、腺鳞、毛茸等颜色、分布等，这也是鉴定中药的重要内容。

（5）花类中药　花类中药主要包括完整的花、花的某一部分或花序。药用已开放的完整花，如红花、洋金花。药用未开放的花蕾，如槐米、金银花、辛夷、丁香。药用仅为花的某一部分，如莲须的雄蕊，玉米须的花柱，西红花的柱头，松的花粉，蒲黄的花粉粒。而夏枯草药用为带花的果穗。药用已开放的花序，如旋覆花和菊花。药用未开放的花序，如款冬花。

1）花的组成：一个完整花一般由花梗、花托、花被（包括花萼、花冠）、雄蕊群、雌蕊群五大部分组成。（图3-8）

花梗：又称花柄，为支持花的部分。自花轴或茎中部长出，上端与花托连接。花梗上着生的叶片，又叫苞叶、小苞片或小苞叶。

花托：为花梗上端着生的花冠、花萼、雄蕊、雌蕊的膨大部分。花托下面着生的叶片称为副萼。花托常为扁平、凹陷、凸起等变形。

花被：包括花冠和花萼二部分。其中花冠为紧靠花萼内侧着生的片状物，每个片状物又称为花瓣，而花冠存有合瓣花冠与离瓣花冠之别；花萼为花朵最外层着生的片状物，常呈绿色，每个片状物也称为萼片，存有联合或分离形式。

雄蕊群：是由一定数目的雄蕊所组成。雄蕊为紧靠花冠内部所着生的丝状物，其下部常称为花丝。花丝上部两侧附生有花药，花药中着生花粉囊，且花粉囊中贮藏有花粉粒，两侧花药间的药丝延伸部分也称为药隔。

雌蕊群：是由一定数目的雌蕊所组成。雌蕊为花最中心呈瓶状物的部分，瓶体下部的是子房，瓶颈部的是花柱，瓶口部的是柱头。再将子房切开，所见空间称为子房室，室的外侧为子房壁，室与室间部分为子房隔膜，子房壁或子房隔膜上着生的小珠或小囊状物为胚珠，胚珠着生的位置为胎座，胎座的上下延伸线是腹缝线，而与腹缝线的对侧是背缝线。

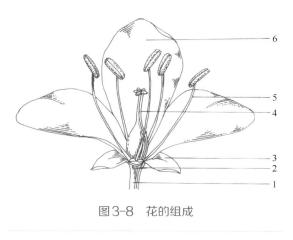

图3-8　花的组成

1.花梗　2.花托　3.花萼　4.雌蕊　5.雄蕊　6.花冠

2）花冠的类型：一般依据花瓣的形状、数目和离合状态，及花冠裂片的形

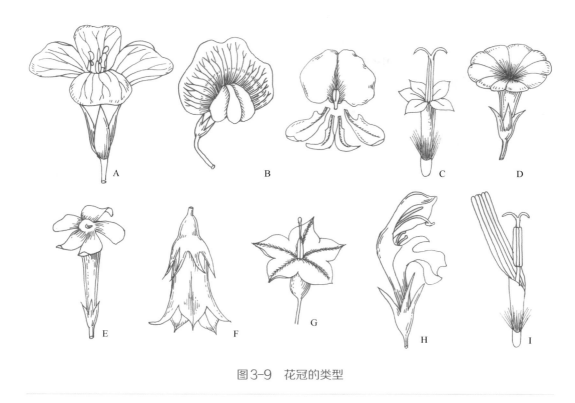

图3-9 花冠的类型

A.十字形花冠 B.蝶形花冠 C.管状花冠 D.漏斗状花冠 E.高脚碟状花冠 F.钟状花冠
G.轮状花冠 H.唇形花冠 I.舌状花冠

态、花冠筒的长短等特点来进行分类。（图3-9）

十字形花冠：花瓣为4，排列成十字形（瓣爪直立，檐部平展成十字形），具爪。常为十字花科植物的典型花冠类型，如菘蓝和二月蓝等。

蝶形花冠：花瓣为5，排列成覆瓦状，最上为最大1片，称旗瓣；侧面2片称为翼瓣，小于旗瓣，并与旗瓣不同形状；最下2片称龙骨瓣，状如龙骨，其下缘稍合生。常为豆科植物花冠类型，如甘草、苦参及黄芪等。

唇形花冠：花冠上部向一侧张开，状如口唇，上唇常为2裂，下唇常为3裂，下部合生成管状。常为唇形科植物花冠类型，如薄荷、黄芩及丹参等。

高脚碟形花冠：花冠上部速成如碟状水平扩大，下部合生成狭长的圆筒状。常为木犀科、报春花科植物花冠类型，如迎春花、报春花等。

漏斗状花冠：花冠下部合生成为筒状，并向上渐成漏斗状扩大。常为旋花科植物花冠类型，如打碗花和牵牛等。

钟状花冠：花冠合生成为稍短而宽的筒状，上部裂片成钟状扩大。常为龙胆科、桔梗科植物花冠类型，如南沙参、桔梗、龙胆等。

轮状花冠或辐状花冠：花冠下部合生成一短筒，由基部向四周扩展，状如轮辐裂片。常为茄科植物花冠类型，如枸杞、马铃薯、辣椒、茄及西红柿等。

管状花冠：花冠大部分合生成一圆筒状或管状。常为菊科植物花冠类型，如菊花和向日葵等头状花序上的盘花（一般靠近花序中央的花）。

舌状花冠：花冠上部合生向一侧展开，基部合生成一短筒，如扁平舌状。常为菊科植物花冠类型，如苦荬菜和蒲公英的头状花序的全部小花，以及菊花和向日葵等头状花序上的边花（位于花序边缘的花）。

3）花序的种类：花在总花柄上有规律的排列方式，称为花序。被子植物的花，一般为单独一朵生在茎枝顶部位（称单顶花）或叶腋部位（称单生花），如毛茛科植物牡丹和芍药、睡莲科植物莲、木兰科植物玉兰、蔷薇科植物桃等。大多数植物的花，稀疏或密集地按一定顺序排列，生长在总花柄的特殊部位上。花序在花梗上以固定的方式有规律地排列，为植物固有特征。（图3-10）

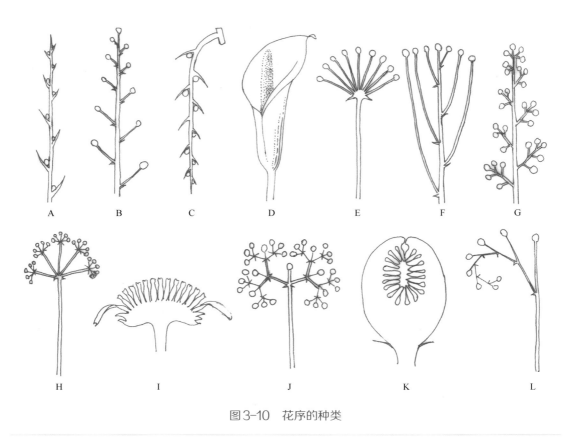

图3-10　花序的种类

A.穗状花序　B.总状花序　C.柔荑花序　D.肉穗花序　E.伞形花序　F.伞房花序　G.圆锥花序
H.复伞形花序　I.头状花序　J.二歧聚伞花序　K.隐头花序　L.螺旋状聚伞花序

花序根据花轴分枝的方式和开花的顺序一般分为无限花序和有限花序二大类。

无限花序又称为总状类花序，其开花的顺序是由花序边缘花先开，中央花后开或下部的花先开，依次往上开。花轴顶端可继续生长一个时期，花序基部的花先开，然后向顶依次开放。如果花密集排列，几成平面，花从边缘向中央依次开放。无限花序分类及特征见表3-1。

有限花序亦称离心花序，花轴顶端或中心的花先形成，依次向下或向外，花轴不能继续伸长。果树中猕猴桃科植物猕猴桃、蔷薇科植物草莓和山楂属的花序称聚伞花序。有限花序的顶端或中心的花先开，然后由顶向基部或由内而外依次开花。有限花序分类及特征见表3-2。

4）花类中药的性状鉴别：鉴定花类中药时，除观察单朵花的结构特征外，如入药以花序部分，还要关注花序的类型、苞片及总苞数量和特征等。菊科植物如菊花还需观察有无被毛、花序托的形状等。

单朵花要注意其花冠形状、大小、颜色、雌雄蕊的数目与形态及其着生位置、气味等，如玫瑰花、凌霄花。

若花或花序形态较小，肉眼不易分辨清楚，可先用水浸泡干燥样品，再借助放大镜、解剖镜来清楚观察结构。

表3-1 无限花序的分类及特征

分 类		特 征
简单花序（花轴不分枝的花序）	总状花序	花轴上各花的花柄近于等长，多数具花梗，如十字花科植物萝卜、油菜和荠菜
	穗状花序	于花轴上着生许多无柄的两性花，无梗，如车前草科植物车前、禾本科植物大麦等
	柔荑花序	于花轴上着生许多无柄的单性花，一般开花后整个花序才脱落，如杨柳科植物杨柳
	肉穗花序	花轴膨大，肉质化，其上生多数单性无柄花，外有总苞片包围，如禾本科植物玉米的雌花序
	伞形花序	各花自花轴顶端生出，花柄近于等长，形如伞状，如伞形科植物柴胡、五加科植物五加
	伞房花序	花轴基部的花柄较长，而越靠近顶部，花柄则越短，各花约在一个平面上排列，如蔷薇科植物山楂等
	头状花序	花轴常呈盘状或头状，上面密生许多无柄或近无柄的花，前者如菊科植物向日葵，后者如豆科植物三叶草
复花序（花轴分枝的花序）	圆锥花序	又称复总状花序，花轴分枝，每一分枝相当一总状花序或穗状花序，整个花序近于圆锥形，如桃金娘科植物丁香、禾本科植物水稻
	复穗状花序	花轴的每一分枝相当一穗状花序（小穗），整个花序呈穗状，如禾本科植物小麦和大麦
	复伞形花序	花轴顶端丛生有若干长短一致的分枝，各分枝又组成1个伞形花序，如伞形科植物小茴香、芹菜和胡萝卜
	复伞房花序	花轴分枝排列呈伞房状，且每一分枝又为一伞房花序，如忍冬科植物接骨木、蔷薇科植物花楸

表3-2 有限花序的分类及特征

分 类	特 征
单歧聚伞花序	顶花先开，下方分生出1个侧枝，侧枝顶花再开，如此连续分枝，开花，形成单歧聚伞花序。如果侧枝左右间生，称蝎尾状聚伞花序，如鸢尾科植物唐菖蒲；如果各侧枝在同侧生出，称螺状聚伞花序，如紫草科植物附地菜、百合科植物萱草
二歧聚伞花序	顶花先开，下方分生1对侧枝，各侧枝顶花再开，然后以同样方式继续分枝，开花，形成二歧聚伞花序，如卫矛科植物大叶黄杨
多歧聚伞花序	顶花下分出数个侧枝，各侧枝之顶先开一花，如此连续分枝，开花，形成多歧聚伞花序，如大戟科植物大戟
隐头花序	花轴短粗肉质化，中央下陷呈囊状体，许多无柄的单性花着生在囊状体的内壁上，上部为雄花，下部为雌花，如桑科植物无花果
轮伞花序	聚伞花序生于对生叶的叶腋，呈轮状排列，如唇形科植物薄荷和益母草等

（6）果实及种子类中药　药用部位为植物的种子或果实，这类中药统称为"果实及种子类中药"。果实及种子在植物体中属于两种不同的繁殖器官，但商品药材中不会严格区分。果实中大多包含着种子，并与种子一同入药，如栀子、马兜铃等；亦有单用种子入药的，如牵牛子、决明子等；有的则以果实贮存、销售，在临用时再剥去果皮取出种子入药的，如砂仁、巴豆等。

1）果实类中药，药用部位为果实或果实（除种子外）的某一部分。常药用其近成熟或完全成熟的果实。有的用幼果，如枳实；大多药用完整的果实，如枸杞子；有的药用果实的一部分或全部果皮、部分果皮，如大腹皮、陈皮等；或药用果实上的宿萼，如柿蒂；或药用带有部分果皮的果柄，如甜瓜蒂；或药用中果皮部分的维管束组织，如丝瓜络、橘络；或药用完整的果穗，如桑葚。

果实的形态：果实主要分为真果和假果两类。真果是直接由子房发育而成的果实，如小麦、玉米、花生、柑橘、桃等的果实。假果是由花托、花萼、子房，乃至整个花序共同发育而成的结构，如石榴、苹果、梨、瓜类及无花果等的果实。果实主要由其果皮和所含的种子共同组成。

依据花序或单花、雌蕊的类型、果实的质地、成熟果皮是否开裂及开裂方式、花的非心皮组织部分等是否参与形成果实，被子植物的果实主要分为单果、复果和聚合果三大类型。

单果为由1朵花中的1个单雌蕊或复雌蕊参与形成的果实。依据果实成熟时的结构和质地，又将单果分为肉质果和干果两种类型。（表3-3，图3-11，图3-12）

聚合果即由一朵花中的许多单生雌蕊聚集，生长在花托上，与花托共同发育而形成的果实，如

表3-3　果 实 分 类

分 类		特 征
肉质果	浆 果	由复雌蕊的下位子房或上位子房发育形成。其外果皮较薄，中果皮、胎座和内果皮均已肉质化，浆汁丰富，并含1至多粒种子
	核 果	具坚硬果核的一类肉质果。一般是由单雌蕊或复雌蕊的下位子房或上位子房发育形成。其外果皮薄，中果皮较厚，多肉质化，内果皮则石质化，由石细胞构成的硬核，内含种子1粒
	梨 果	由子房和花筒联合发育而成的假果。一般花筒形成的果壁、外果皮、中果皮均已肉质化，内果皮则革质
	柑 果	柑橘类植物特有，是由复雌蕊具有中轴胎座的上位子房发育而成。外果皮较厚，外表则革质，内部分布有许多油囊；中果皮较疏松，具多分枝的维管束；内果皮膜质，其内表皮上生有众多的多浆囊状的毛状体，为食用的部分
	瓠 果	常见于葫芦科植物的果实，是由下位子房发育而成的假果，外果皮和花托发育而成的坚硬果壁，中果皮、内果皮为肉质，侧膜胎座更发达
干果	裂果 菁葖果	由单心皮或离生心皮的单雌蕊发育而成。成熟时果实仅沿1个缝线裂开。如毛茛科许多植物的果实
	荚 果	由单雌蕊发育形成的果实。成熟时，果皮开裂成2瓣，如豆科植物大豆
	角 果	由2个心皮联合发育而成，具侧膜胎座和假隔膜的果实。成熟时，果皮沿腹缝线处裂开，留存有假隔膜，如十字花科植物果实
	蒴 果	由复雌蕊发育而成，子房室含多数种子的一类开裂干果
	不裂果 瘦 果	由1至3个心皮组成，下位子房或上位子房发育而成，内含种子1粒。成熟时，果皮木质或革质，易与种子分离。其中1心皮形成的瘦果，如毛茛科植物白头翁果实；2心皮形成的瘦果，如菊科植物向日葵果实；3心皮形成的瘦果，如蓼科植物荞麦果实

分　类			特　征
干　果	不裂果	颖　果	禾本科植物特有的一类不裂的干果。由2至3个心皮组成，内含种子1粒，果皮和种皮融合，不能分离，如禾本科植物玉米、小麦和水稻等果实
		坚　果	由复雌蕊的下位子房发育形成的，果皮坚厚，内含种子1粒的一种不裂干果。其外面常包被有壳斗（原来花序的总苞），如壳斗科植物栓皮栎和板栗等果实
		翅　果	由复雌蕊或单雌蕊的上位子房形成的一种不裂干果。一部分果皮向外扩延成翼翅，如榆科植物榆、胡桃科植物枫杨的果实
		分　果	由2个至2个以上心皮组成的复雌蕊的子房发育形成，具2至数个子室。果实成熟时，子室分离成若干各含种子1粒的分果瓣
		胞　果	由合生心皮而成的一类果实，内含种子1枚。成熟时，果皮疏松地包围种子，薄且干燥不开裂，并极易与种子分离，如藜科植物地肤、藜和滨藜的果实

八角茴香、草莓等的果实。（图3-13）

复果又称为聚花果，是由整个花序发育而形成的果实，如桑葚、无花果、菠萝等。（图3-14）

果实类中药的性状鉴定：在鉴别果实类中药时，应关注其形状、颜色、大小、表面特征、顶端、基部、质地、破断面及气味等，还需观察是完整的果实还是果实的某一部分；并应关注果实的顶端有无附属物如柱基等，下部有无果柄脱落的痕迹或果柄；有的还是否带有宿存的花被，如地肤子。

果实类中药的表面大多干缩而带有皱纹，尤其肉质果明显；果皮表面还常具有光泽，及带有毛茸或可见凹下的油点，如吴茱萸和陈皮。

在伞形科植物的果实表面还具有隆起的肋线，如蛇床子

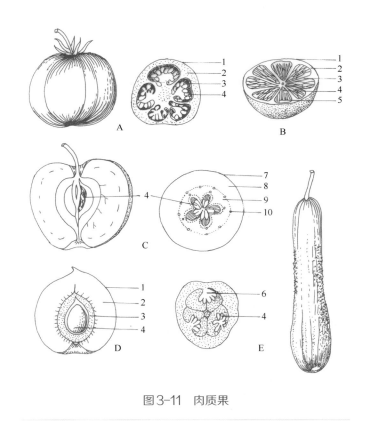

图3-11　肉质果

A. 浆果　B. 柑果　C. 梨果　D. 核果　E. 瓠果
1. 外果皮　2. 中果皮　3. 内果皮　4. 种子　5. 毛囊　6. 胎座　7. 表皮层　8. 花筒部分　9. 果皮　10. 花萼维管束

和小茴香；在使君子科植物果实上具有纵直棱角，如使君子。对于完整的果实，除观察外形外，还需要切开果皮查看内部所含种子的生长的部位（胎座）和数量等。

在鉴别果实类中药时，还需重点关注其气味的情况。有的果实类中药具有浓烈的香气，如小茴香等，可作为鉴别品质优劣及真伪的根据。

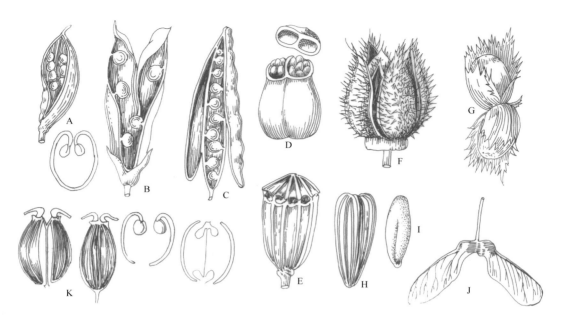

图3-12 干果

A.菁荚果 B.荚果 C.长角果 D.蒴果（盖裂）E.蒴果（孔裂）
F.蒴果（纵裂）G.坚果 H.瘦果 I.颖果 J.翅果 K.双悬果

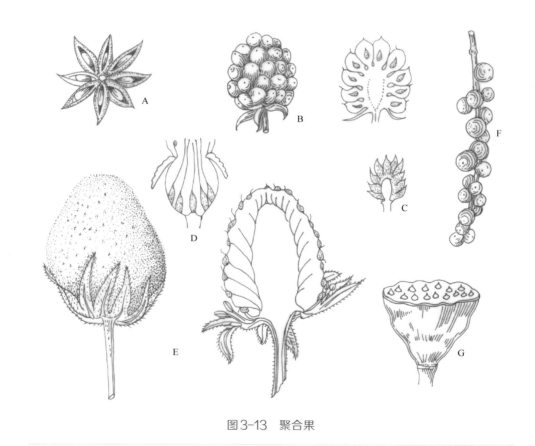

图3-13 聚合果

A.聚合菁荚果 B.聚合核果 C/D/E.聚合瘦果 F.聚合浆果 G.聚合坚果

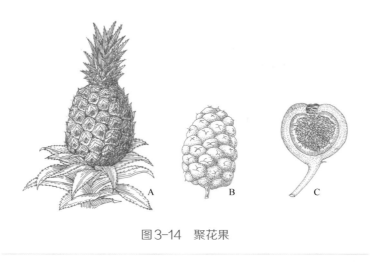

图 3-14 聚花果

A. 凤梨　B. 桑葚　C. 无花果

2）种子类中药，其药用部位可以是种子或种子的一部分，有的为种子的加工品。

种子类中药的药用部位一般为成熟的完整种子，包括种仁和种皮两大部分。种仁主要是胚和胚乳。而种子的一部分入药者，主要为：药用种皮，如扁豆衣；药用假种皮，如龙眼肉、肉豆蔻衣；药用胚，如莲子心；药用除去种皮的种仁，如肉豆蔻；药用发了芽的种子，如大豆黄卷；药用发酵加工品，如淡豆豉。

一般植物种子的形状、表面纹理、色泽、大小等随植物种类变化而异。

种子的结构：其结构一般由种皮、胚和胚乳三大部分组成。种皮是保护种子的，为种子的"铠甲"。胚可以发育成植物的根、茎和叶等营养器官，是种子的最重要部分。胚乳为种子养料集中的地方，不同的植物胚乳中所含不一样的养分。① 种皮。是由珠被发育而来的，具有保护胚的作用。在种皮上可看到种脐（种子从珠柄或胎座上脱落的痕迹）、种孔（珠孔留存的痕迹）、种脊（维管束的痕迹）、合点（种皮的维管束汇合于此）、种阜（有些种子在珠孔外有由珠被扩展而成的突起物），如蓖麻子。② 胚。种皮内植物体的幼体，由胚根、胚轴、胚芽、子叶四部分构成。单子叶植物只有 1 枚子叶，双子叶植物有 2 枚子叶。裸子植物有 2 至多枚子叶。③ 胚乳。大多是围绕于胚的四周，含有丰富的蛋白质、淀粉、脂肪，如稻、小麦、蓖麻子等。有些植物在胚的形成发育中，胚乳被全部吸收，并将营养物质贮存在子叶里，这样的种子就没有胚乳，如大豆等。

种子的类型：主要依据种子的胚乳有无，划分成 2 种类型。① 有胚乳种子。其种子具有发达的胚乳，胚乳的养料经贮存后到种子萌发时才为胚所利用的种子称有胚乳种子。有胚乳种子胚相对较小，子叶很薄，如蓖麻子、马钱子等。（图 3-15）② 无胚乳种子。种子中不存在或仅残存一薄层，胚乳的养料在胚发育过程中被胚所吸收并贮藏于子叶中的称无胚乳种子。这类种子的子叶肥厚，如大豆和白扁豆、杏仁、冬瓜子等。（图 3-16）

种子类中药的性状鉴定：在鉴别种子类中药时，必须重点关注种子的形状、颜色、大小、表面纹理、合点、种脊和种脐的形态及位置、质地、横纵剖面结构特征以及其具有的气味情况等。① 种子的形状。一般呈类圆球形、圆球形或扁圆球形等，有的种子呈纺锤形、线形或心形。② 种子的表面。常带有各种纹理，如带有鲜艳色泽的花纹，如蓖麻子；带有毛茸的，如马钱子。种子表面除具有合点、种脊和种脐外，还有种阜存在，如巴豆和蓖麻子等。③ 种子剥去种皮显示种仁部分，如马钱子具发达的胚乳；无胚乳的种子，其子叶会特别肥厚，如苦杏仁。④ 种子的胚一般直立，也有弯曲的，如青葙子、王不留行等。⑤ 有的种子遇水浸泡后种皮显黏液，如车前子、葶苈子；有的种子遇水浸泡后种皮显龟裂状，如牵牛子。

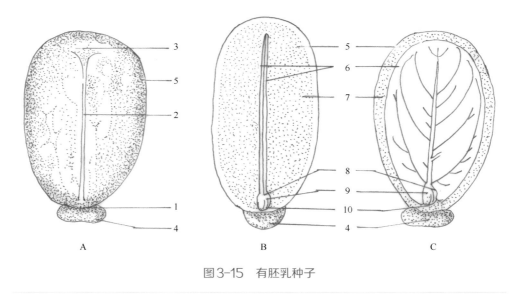

图3-15 有胚乳种子

A. 外形　B. 与子叶垂直纵切面　C. 与子叶平行纵切面
1. 种脐　2. 种脊　3. 合点　4. 种阜　5. 种皮　6. 子叶　7. 胚乳　8. 胚芽　9. 胚轴　10. 胚根

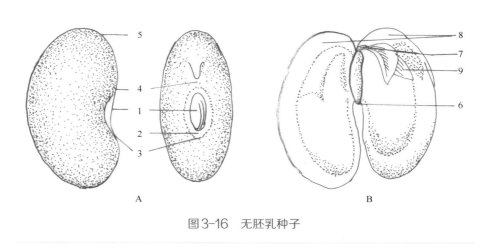

图3-16 无胚乳种子

A. 外形　B. 菜豆的组成部分（纵剖面）
1. 种脐　2. 种脊　3. 合点　4. 种孔　5. 种皮　6. 胚根　7. 胚轴　8. 子叶　9. 胚芽

（7）全草类中药　全草类中药一般是药用其干燥地上部分。有的带有根及根茎，如蒲公英、益母草等；有的药用小灌木的草质茎，如麻黄等。

在鉴定全草类中药时，一般按其所包括的根、根茎、茎、叶、花、果实及种子等器官来分别进行鉴别，最后开展综合分析和判定。全草类中药因其包含了草本植物的全株或地上的某些器官直接干燥而成，因此依靠基原鉴定非常重要。原植物的形态特征，可以体现全草类中药的性状鉴别特征。全草类中药大多干燥或破碎，进行性状鉴定时应挑选完整者湿润后摊平，一般按以下顺序进行观察或记述。

观察全体形态特征：因器官特征差异很大，可分器官进行观察。但有的器官特征差异较小，或有共同特征者，可根据共同特征，作全体形态描述。如茵陈有茎和叶，而药材成团，全体被有白毛，绵软如绒。

观察局部特征：中药带有地下部分者，根多为直根，根茎多横生；草质茎应按形态、大小、表面、质地和断面的顺序观察。叶、花、果实、种子均按前面章节分别论述，这里不再重复。草类中药气味多具草腥气，亦有芳香气或其他特殊气味者。若各部分气味不同应分别描述。

（8）藻、菌、地衣类中药　药用的藻类、菌类和地衣类植物都属低等植物，一般无根、茎、叶的分化，由多细胞或单细胞的菌丝体或叶状体组成，可不分枝或分枝，也为无组织分化、无中柱和胚胎的构造。

1）药用藻类：一般藻类植物具有不同的各种色素，并可以进行光合作用，为自养的生活方式，属水生植物。其含糖醇、多聚糖、糖醛酸、胆碱、氨基酸、蛋白质及钾、钙、铁、碘等各种无机元素。药用藻类有红藻门、褐藻门及绿藻门植物。

2）药用菌类：菌类的药用部位包括子实体、菌核或子座与幼虫尸体的复合体。

菌类植物一般不含光合作用的各种色素，也进行不了光合作用，为异养的营养方式。当繁殖或环境条件不良的时候，有的真菌菌丝体上的菌丝相互紧密地缠绕在一起，菌丝体就逐步变态形成菌丝组织体，其由拟薄壁组织和疏丝组织构成，分为3种类型——菌核、子座、根状菌索。

菌类中药一般以真菌门为主。真菌类中药又以担子菌纲和子囊菌纲植物居多。子囊菌类中药有麦角菌科冬虫夏草等。药用担子菌药用部分为子实体的，有多孔菌科灵芝、灰包科马勃等；为菌核的，有多孔菌科茯苓和猪苓、白蘑科雷丸等。

3）药用地衣类：地衣一般是真菌和藻类共生的复合体。地衣中药有松萝科地衣等。

（9）其他类中药　该类中药主要是指：① 植物的某些组织器官或某一组织器官间接或直接经过浸泡、加热或蒸馏等不同生产工艺处理所制成的加工产品，如芦荟、儿茶、青黛等。② 药用蕨类植物的成熟孢子，如海金沙等。③ 药用某些昆虫寄生于植物体上而成的虫瘿，如寄生于盐肤木等的五倍子等。④ 药用植物体分泌或渗出的非树脂类混合物，如竹子分泌形成的天竺黄。

这类中药按各自的特点加以鉴定。

2. 动物类中药

动物类中药为药用动物的整体或某一部分器官、病理或生理产物、加工产品等的一类中药。

动物类中药是中药十分重要的组成部分，具有悠久的临床应用历史。中医临床常用的中药材300余种，其中动物类中药约占10%。历史上，我国医学家按照中医治疗原则，将来源于自然界的植物、动物和矿物等药物进行组方，并应用于疾病的预防和治疗。动物类中药有“血肉有情”属性，其数量大大少于植物药，但在临床上有其明显疗效，具有重要的治疗价值。我国历代有关中药文献，收载有许多动物药，如《神农本草经》收载有65种动物药，《新修本草》收载有128种动物药，《本草纲目》和《本草纲目拾遗》都收载有600多种动物药；现代《中药大辞典》也收载有740种动物药，《中华本草》收载则多达1 050种动物药。

（1）动物类中药分类　药用动物的全体：如蜈蚣、全蝎、斑蝥、土鳖虫等。

药用动物除去内脏的动物体：如蛤蚧、蕲蛇、地龙等。

药用动物体的某一部分：如牡蛎、石决明、龟甲、鹿茸、鸡内金、蛤蟆油等。

药用动物的分泌物：如蟾酥、麝香等。

药用动物的排泄物：如蚕沙、五灵脂等。

药用动物的病理或生理的产物：如珍珠、蝉蜕、马宝、牛黄等。

药用动物体某一器官或组织的加工品：如鹿角胶、阿胶等。

（2）动物类中药的鉴定要点　在鉴定动物类中药时，必须充分利用动物学的解剖和分类的专业知识。鉴定方法与植物药类似：① 对完整的药用动物体，依据其形态特征来进行动物分类学鉴定，以确定其来源和品种，如鳖蠊科昆虫土鳖虫、蜈蚣科动物蜈蚣、眼镜蛇科动物金钱白花蛇等。② 对药用动物的某一器官或组织，如龟甲、羚羊角及贝壳类和骨类等，在鉴定中关键还是依靠外观性状来鉴定其真伪和优劣，也可采取显微磨片来观察特征。③ 对去皮的蛇类中药还可对鳞片或脊椎骨的组织和形态进行切片来观察特征。④ 对海狗肾类中药，采取外观性状鉴定后，还要进行X光拍片，用以观察其阴茎骨的大小及形状来进一步协助鉴定。⑤ 对来源于药用动物体的分泌物、病理或生理产物的中药，如牛黄、蟾酥、麝香等，重点依靠显微鉴别和理化鉴别，用以防止掺假或伪充。在鉴定牛黄时，采用传统经验鉴别方法同时，还需利用显微鉴别或红外光谱鉴别等来控制其纯净度，以达到控制中药掺伪行为，并开展胆酸、胆红素等主要成分的定性分析和定量测定。⑥ 药用动物的生理产物，如虫白蜡、蜂蜡等，还要对其溶解度、熔点或皂化值、酸值等项目进行测定，以控制药材品质。

另外，有些传统鉴别经验在鉴定动物类中药上是有效而重要的。兹将这些经典方法简述如下。

手试法：如用手捏，毛壳麝香具有弹性；麝香仁用水润湿后，用手搓能成为团状，用力轻揉即可散开，不会染手、黏手、结块或顶指。

水试法：在水杯中投入熊胆仁，胆仁就在水面上旋转并呈现不扩散的黄线下降；用温水浸泡蛤蟆油，其体积可膨胀到10～15倍；牛黄的水液能使指甲染成黄色，又称为"挂甲"。

火试法：如在炽热坩埚中撒入麝香仁灼烧，麝香仁呈现迸裂至熔化、膨胀起泡现象，并有浓烈香气散出，最后灰化成白色灰烬，不得有肉、毛的焦臭和火星、火焰；取马宝的粉末放置在锡箔纸上加热，马宝粉末发出马尿臭并聚集一起。

应注意动物类中药其主要成分与植物类中药不同，一般含大量的蛋白质及其水解产物，主要为氨基酸、酶、糖蛋白及动物肽类等，这些都为动物药的主要有效成分。据报道，利用动物类中药所含的蛋白质、氨基酸的性质和组成的不一样，使用聚丙烯酰胺凝胶蛋白电泳技术能够较好地将动物类中药与伪品、类似品进行鉴别。如鉴别阿胶时，既可用聚丙烯酰胺凝胶蛋白电泳技术进行鉴别，还可采用蛋白质运动黏度法和蛋白质等电点检测法进行鉴别，均能得到满意的结果。现在DNA生物鉴定应用于动物药的真伪鉴别，效果也较好，如对蕲蛇、乌梢蛇采用PCR鉴别，可有效控制伪品的伪充。

3.矿物类中药

矿物类中药为由地质作用而形成的矿物天然化合物或单质、矿物的加工品、动物骨骼或动物化石等一类中药。

矿物类中药的临床应用具有悠久的历史，来源于古代的炼丹术。如公元前2世纪，人们即能够从丹砂中提炼出水银；北宋年间（11世纪），我国已成功地从人尿液中提取制备了秋石。历代本草书籍均有矿物药的记载，如《五十二病方》收载有21种矿物药，《神农本草经》收载有41种矿物药，《本草纲目》仅金石部就收载有161种矿物药。药用矿物的数量虽不多，但从医疗价值和疗效上来说，同样十分重要意义。

（1）分类

1）以形态进行分类，主要分为：① 药用天然矿物，如硫酸盐类矿物石膏、硫化物类矿物朱砂、氧化物类矿物赭石、碳酸盐类矿物炉甘石等。② 药用矿物加工品，如硫酸盐类矿物芒硝、氯化亚汞矿物轻粉等。③ 药用动物或药用动物骨骼的化石，如龙齿、龙骨等。

2）以所含阳离子的种类进行分类，分为：① 含汞化合物类，如氯化亚汞矿物轻粉、硫化物类矿物朱砂、红氧化汞类矿物红粉等。② 含铁化合物类，如硫化物类矿物自然铜、氧化物类矿物磁石、氧化物类矿物赭石等。③ 含钙化合物类，如碳酸盐类矿物钟乳石、硫酸盐类矿物石膏、三方晶系矿物寒水石等。④ 含砷化合物类，如硫砷铁矿物信石、硫化物类矿物雌黄和雄黄等。⑤ 含铝化合物类，如硅酸盐类矿物赤石脂、硫酸盐类矿物白矾等。⑥ 含铜化合物类，如三斜晶系矿物铜绿和胆矾等。⑦ 含铅化合物类，如纯铅加工品铅丹、方铅矿物密陀僧等。⑧ 含钠化合物类，如硼砂族矿物硼砂、硫酸盐类矿物芒硝等。⑨ 含镁化合物类，如硅酸盐类矿物滑石等。

3）以所含阴离子的种类进行分类，分为：① 含硫化合物类，如硫化物类矿物雄黄、硫化物类矿物朱砂、硫化物类矿物自然铜等。② 含硫酸盐类，如硫酸盐类矿物芒硝、硫酸盐类矿物石膏、硫酸盐类矿物白矾等。③ 含碳酸盐类，如树珊瑚科动物石灰质骨骼鹅管石、碳酸盐类矿物炉甘石等。④ 含氧化物类，如氧化物类矿物磁石、氧化物类矿物赭石、硫砷铁矿物信石等。⑤ 含卤化物类，如氯化亚汞矿物轻粉等。

《中国药典》2015年版一部对矿物类中药则采用所含阴离子进行分类，并将所含阴离子的种类划分为"类"，然后将矿物中药化学组成类同、结晶体结构类型一致的种类归为"族"，对族以下为"种"。种为矿物类划分的基本单元，同时又是具体阐述和收录矿物的基本单位。

（2）矿物的性质　矿物是由地质作用形成的天然单质或化合物。矿物一般为固体，有的为液体（如水银），还有为气体（如硫化氢）。每一种矿物都具有一定的物理性质和化学性质，而这些物理性质和化学性质又由其结晶构造和化学成分来决定。为此，在鉴定矿物类中药时必须充分利用这些物理性质和化学性质的差异来鉴定和区分各类矿物，以达到分清种类和确保质量的目的。现细述具有鉴别作用的性质内容如下。

1）矿物中所含水的存在形式：含水矿物是指晶体矿物中含有一定数量的水。而水在矿物中的存在形式，则直接会影响矿物的物理性质和化学性质，可充分利用这些性质来鉴定矿物。① 自由水或吸附水。所含水分子不参与到矿物的晶格构造。② 结晶水。所含水以分子形式参与到矿物的晶格构造，如三斜晶系矿物胆矾（$CuSO_4 \cdot 5H_2O$）、硫酸盐类矿物石膏（$CaSO_4 \cdot 12H_2O$）等。③ 结构水。所含水以OH^-或H^+等离子态参与矿物的晶格构造，如硅酸盐类矿物滑石［$Mg_3（Si_4O_{10}）（OH）_2$］等。

2）矿物包括如下各种特性。

矿物透明度：指矿物透光能力的大小。将矿物磨成0.03 mm标准厚度后，测定样品的透明度。一般透明度划分为3类——有透明矿物、不透明矿物和半透明矿物。

矿物颜色：是指矿物对自然光线中不同波长的光波选择吸收或均匀吸收所体现的性质。一般划分为3种——本色（即由矿物的内部构造和成分来决定其颜色，如硫酸盐类矿物石膏的白色、硫化物类矿物朱砂的朱红色等）、外色（即由外来的带色气泡、杂质等包裹体产生的颜色，与其自身的构造和成分无关，其颜色的深浅由带色杂质的量和杂质分散的程度均有关，如立方晶系矿物大青盐、氟化物类矿物紫石英等）、假色（即由晶体内部解理面、裂缝面及表面氧化膜的反射光干涉作用于入射光波而产生的颜色，如硅酸盐类矿物云母的变彩现象）。

矿物条痕及条痕色：矿物条痕是指矿物划过白色毛瓷板后所留下的粉末痕迹，条痕色是指粉末的颜色。条痕色更具鉴定意义，因为其比矿物表面颜色更为固定，且更反映矿物本身的颜色。硫化物类矿物朱砂的粉末颜色与表面颜色相同；硫化物类矿物自然铜的粉末颜色与表面颜色不相同，其粉末颜色为绿黑色或棕褐色，而表面颜色为亮淡黄色或棕褐色。

矿物光泽：指矿物表面对投射光的反射能力。可划分成金刚光泽（硫化物类矿物朱砂）、金属光泽（硫化物类矿物自然铜）、珍珠光泽（硅酸盐类矿物云母）、玻璃光泽（硼砂族矿物硼砂）、绢丝光泽（硫酸盐类矿物石膏）、油脂光泽（自然元素类矿物硫黄）等。

矿物相对密度：指矿物在温度4℃时与同体积水的重量比。各种矿物的相对密度能在一定条件下处于一稳定常数，如硫酸盐类矿物石膏为2.3，硫化物类矿物朱砂为8.1 ～ 8.2等，是鉴定矿物重要的物理常数。

矿物硬度：指矿物抵抗外来机械作用（如刻划、研磨、压力等）的能力。其划分为绝对硬度和相对硬度。主要用莫氏硬度计测定矿物相对硬度。而鉴定时则用四级法表示矿物的硬度——指甲（2.5）、铜钥匙（3）、小刀（5.5）、石英或钢锉（7），利用其相互刻划，来粗略测定大致硬度。一般硬度在6 ～ 7的中药能留下划痕在玻璃上。

矿物解理和断口：矿物解理指矿物在受力后沿一定结晶方向分裂成光滑平面的性能，分裂的平面则为解理面。矿物解理与其晶体构造的类型和形成有关，属结晶物质特有的性质和矿物的主要鉴别特征。如碳酸盐类矿物方解石可完全解理；硅酸盐类矿物云母可极完全解理；而氟化物类矿物石英则无解理。矿物断口是指矿物在受力后不沿一定的结晶方向断裂的性质。其断裂面呈不平整和不规则的，又称为断口。非晶质矿物也能产生断口。一般断口面的类型有贝壳状（如三斜晶系矿物胆矾）、平坦状（如硅酸盐类矿物软滑石）、锯齿状（如自然元素类矿物铜、银、铁）、参差状（如碳酸盐片岩矿物青礞石）。矿物的解理与断口呈现相互消长的。

矿物磁性：指矿物具有吸引金属铁或能够被电磁铁或磁铁吸引的性质。如氧化物类矿物磁石或磁铁矿。该属性与矿物所含的磁性元素铁、镍、钴、铬、锰等有关。

矿物的气味：有些矿物带有特殊的气味，特别在受到锤击、湿润或加热时更明显。如三斜晶系矿物胆矾具涩味，硫化物类矿物雄黄灼烧有砷的蒜臭，硫酸盐类矿物芒硝具苦、咸味等。

其他：有的矿物能够吸水和黏舌，如龙齿和龙骨、软滑石等；有的还有滑腻感，如滑石。

（3）矿物类中药的鉴定　在我国保存的本草中均有记载鉴定矿物类中药的方法，尤其宋代本草中收载了多种鉴定方法，并能采用矿物的颜色、外形、比重及物理和化学方法来鉴别矿物的优劣与真伪。在《本草图经》中就有鉴定"绿矾石"的方法："取此一物，置于铁板上，聚炭封之，囊袋吹令火炽，其矾即沸流出。色赤如融金汁者，是真也。"现在鉴定矿物类中药方法主要有如下几种。

1）矿物的外形鉴别：药用矿物外形特征明显的，可利用其一般性质开展鉴定，检查其外形、质地、颜色、气味等外，还需测定其相对密度、硬度、透明度、有无磁性，观察其光泽、条痕色、解理、断口等。一般矿物都具有固定的条痕色，如氧化物类矿物赭石为樱红色或红棕色、硫化物类矿物雄黄为浅橘红色、三方晶系矿物硝石为白色、自然元素类矿物硫黄为淡黄色、硫酸盐类矿物芒硝为白色、氧化物类矿物磁石为黑色、氟化物类矿物紫石英为白色、三斜晶系胆矾为无色。

2）矿物的显微鉴别：用显微镜来鉴定细粒集合体的矿物，关注其形状、颜色和透明度等。采用偏光显微镜（透射偏光显微镜）鉴定透明的矿物和采用反射偏光显微镜鉴别不透明的矿物，鉴定其形态、光学性质及必要的物理常数。在使用以上两种显微镜时都必须进行矿物磨片后才可以进行观察。

3）矿物的物理、化学方法鉴别：常规的物理、化学分析方法，可以进行矿物中药的成分定性和定量检测。对无明显特征的外形及粉末或具剧毒的矿物药，如信石、玄明粉等更有必要。《中国药典》2015年版规定了部分矿物药的含量测定要求，如硫酸盐类矿物白矾、硫化物类矿物雄黄、硫酸盐类矿物芒硝等。

伴随现代科学技术的快速发展，国内外均采用了许多新的检测和鉴定技术。如采用X射线衍射法分析龙骨成分和采用原子发射光谱分析测定其元素，采用固体荧光法与比色法测定其放射性元素铀的含量；采用热分析与X射线荧光分析测定硅酸盐类矿物滑石成分等。采用X射线光谱分析和光谱分析鉴定和研究矿物中药，可准确、快速地定性分析和定量测定。采用电子显微镜进行较细小的胶态矿物的鉴定，能够获得较好结果。充分应用现代先进的分析和鉴定技术，既可测定出矿物类中药的成分及含量，还能检测其含有的微量元素和有害元素，保证用药的安全性和有效性。

三、中药的显微鉴定

（一）显微鉴定的概述

中药的显微特征是中药鉴定的重要微观表征。中药的显微鉴定是应用植（动）物解剖学及植（动）物组织形态学的基础理论，以切片技术及粉末鉴定作为手段，对中药进行显微分析的一种鉴定方法，主要包括组织鉴定和粉末鉴定。该方法是根据横切面的组织、细胞、纤维、木栓组织、导管及细胞内含物的淀粉粒和草酸钙结晶等特征对中药进行鉴定，在性状鉴定基础上做进一步的确认鉴定，因而具有重要应用的意义。

1. 显微鉴定依据

生物体内部的组织形态特征是相对稳定的，不变或较少有变异。利用植（动）物组织细胞及某些内含物的固有特征对中药进行鉴定，是显微鉴别的主要依据。

如云南黄连的髓部不含石细胞，而味连的髓部则含有石细胞，可据这两种黄连各自所含石细胞的特征不同对两者加以区别。又如在马王堆出土的许多1 000多年前的中药，也是根据组织形态学的知识，应用显微鉴定的方法做出了准确的鉴定。泉州古代海底沉船的鉴定工作，包括沉船的木质构造，船内遗物中药及名贵香料等的鉴定，主要也是依靠显微鉴定的方法。说明在经过了长远的历史年代以后，植物种群的细胞组织显微特征仍然是稳定的。

在植物分类上，也常利用植物内部的组织构造比较稳定作为分类的依据。

2. 显微鉴定优点

（1）方法简便　不需要十分昂贵的仪器，一般有1台显微镜及一些普通的实验设备即可进行工作。

（2）用样量少　一般做1次组织或粉末鉴定消耗0.1～1 g样品即够。特殊情况下，更加少量的样品，甚至要求不能损坏外形的样品也可以进行。这对一些贵重中药、文物与医疗事故或法院案件有关样品的鉴定是特别有意义的。如对犀角筒的真伪鉴定，在不损坏外形的前提下，仅在犀角筒的内口上切取一片厚度为15～20 μm的薄片，通过显微鉴定即可做出准确的结论。

（3）速度较快　一个对显微鉴定熟练的工作者，对一个单纯的中药样品进行组织或粉末鉴定，一般费时是不多的，通常比成分的提取、分离、鉴定等费时要少。复方成药的鉴定，因其内容复杂，费时多些，但如果是采用其他鉴定方法，则费时更多。

（4）效率较高　如某医院曾发生过一起大输液的严重热原反应事故，经检查后在输液瓶内壁上发现有少量的黑色物，通过显微鉴定，确定黑色物是霉菌孢子，很快查明了反应事故是由于输液污染了霉菌引起的。又如某地蜂蜜中毒事件中，通过对蜂蜜中的花粉鉴定，确定中毒原因是蜂蜜中含有有毒植物博落回的花粉引起的。这些都是用显微鉴定的方法得以迅速确定的。

（二）中药的显微鉴定方法

在进行中药的显微鉴定时，鉴定者应具有丰富的植（动）物解剖学的专业知识和熟练的生物制片技能。依据鉴定的要求与材料不同，鉴定可划分成3类：完整中药的显微鉴定、破碎中药的显微鉴定、粉末中药的显微鉴定。

样品性质不同，样品处理及工作方法也不同。根据中药鉴定工作实际作用，对以下常用的方法进行介绍。

1. 中药的预备处理

首先刷洗掉附于中药表面的泥沙杂质，将需要观察的部位切成大小合适的段或块，应以长3 cm、宽1 cm为宜，削平整切面。对于质地软硬适中的中药我们进行直接切片；而质地坚硬的中药必须先进行软化后再行切片。中药的软化方法一般采取直接在水中浸软或煮软，也可放在吸湿器（即玻璃干燥器上部瓷板上置中药样品吸湿，底部盛蒸馏水并滴上数滴苯酚防霉）中闷润至软。有的中药的根茎、根、茎及木类，虽质地坚实，可采取削平其切面浸入水中片刻，使其表面润湿后取出，进行直接切片并能切成较完整的薄片。对于过软的中药材料，可采取浸入70%～95%乙醇中，约20分钟变硬后，马上进行切片。对于有些细小、柔软而薄的中药材料，如叶片或种子，较难直接手持切片，可借用支持物进行切片。叶类中药借用质地松软的向日葵或通草的茎髓或胡萝卜作夹持物，种子类可放在橡皮片或软木塞中（一侧切一窄缝，将种子嵌入其中）。

在预处理中药时，重点不能影响我们要观察的显微鉴别特征。如观察树脂、挥发油等一定不能接触到高浓度乙醇或其他有机溶媒，观察黏液、菊糖等一定不能接触到水，涉及软化、切片、装片等过程，以免溶解消失。

2. 制片技术

（1）徒手切片　此法在日常检验工作中最常采用，且操作迅速、简便，制作的切片能够保持其细胞内含物的固有形态，并便于对各种显微化学反应的观察。

1）切片：采取直切法，左手固定样品，右手拇指和示指握紧刀片，底部垫一载玻片，垂直切样品；或左手拇指和示指夹持中药，中指托住中药的底部，并使中药略高出示指和拇指二指，肘关节须固定，保持材料切面的水平，右手持住刀片，刀口向内并使刀刃从左前方向右后方切削，即能切得薄片。操作时，刀刃和材料的切面须经常加50%乙醇或水保持表面湿润，以免切的薄片黏附于刀片上。用毛笔蘸水将切好的薄片轻轻从刀片上推进盛有50%乙醇或水的培养皿中。

2）装片：选取薄而平整的切片放置于载玻片上，根据所需观察的结构要求，选择滴加适宜的1～2滴试液，盖好盖玻片，放置于显微镜下进行观察。如选择透化液为水合氯醛试液，首先将选取的薄片放置于载玻片上，滴加水合氯醛试液1～2滴，用酒精灯微微加热，加热至边缘起小泡即止，即补充水合氯醛试液继续再热（以不烧干为度），至透化彻底为止；加热时酒精灯的温度不能过高，保证水合氯醛试液不要沸腾，避免组织中带入气泡；同时还需在加热过程中不断移动载玻片，更不能将酒精灯火焰对着一处烧，否则载玻片会因受热不均匀而开裂；透化后必须自然放冷，然后滴加1～2滴甘油乙醇试液加封盖玻片，并贴上标签。冬天因较低室温时，为防水合氯醛结晶析出影响观察，透化好后不要完全放冷马上滴加甘油乙醇液。透化液水合氯醛试液具有洁净透明的作用，而且能将收缩的细胞膨胀，可以清楚观察细胞组织构造；其能溶解蛋白质、淀粉粒、树脂、叶绿体、挥发油等，不能溶解草酸钙结晶，所以是观察草酸钙结晶的首选试剂。如要观察菊糖等一些多糖物质，直接滴加透化液水合氯醛试液，不需加热。

（2）徒手圆筒生物切片器切片　选用软木或通草夹持中药，并固定在切片器持物筒中（如木本植物茎干等具有一定硬度的材料，可以直接固定在物筒中）。左手持切片器，其拇指和小指持切片器底盘的边缘，示指端顶动中柱上的固定螺帽，使得材料无级上升，每顶动1格材料上升约10 μm；顶动螺帽过程中，须同时将切片器底盘向反方向略转动，使切片器整体方向不变，确保材料的切片方向固定不变。右手持切片刀，刀柄靠于右手的拇指和示指根部，示指和中指轻轻压在刀片的上方，使刀片平贴在切片器圆台的上面，从左上方向右下方快速滑动，用毛笔蘸水取下切得切片置盛水的培养皿中。

（3）滑走切片机切片　此法较适用于切形状较大、质地坚实的中药，对于柔软的中药需经冷冻等处理后才可切成得薄片。具体操作方法如下。

1）材料准备：首先检查经软化处理的材料是否合适，采用刀片切割材料看是否能较容易切下薄片。若柔软的材料可借用夹持物如土豆或胡萝卜、软木。对于新鲜中药材料则可以直接浸入石蜡中，让中药材料外面包上一层石蜡。

2）切片机调试和材料安装：在切片前，需先进行安置稳固好切片机，并检查调试。切片机调试可行后，安装切片刀夹持于夹刀器上并夹紧，将切片刀的角度调至0°～15°；也将厚度调节器调整至所需要的厚度。将制备好的材料用二块夹持物的软木夹住或直接安装于切片机的材料固定器上夹正夹紧，让切片中药材料露出夹持物的软木块或固定器上端0.5 cm左右，并将材料的高度也调整好，让刀刃接近中药材料的切面，保持切面与刀刃平行且略高于刀刃0.5～1 mm范围。

3）切片：使用右手握住夹刀器柄，向操作者方向快速拉动器柄，便可切得切片；用毛笔蘸水把附着于刀表面的切片推入盛水的培养皿中，把刀推回原处，转动厚度推进器，用毛笔蘸水润湿刀刃及中药材料的切面，再拉切片刀；重复推拉，就能切得许多厚薄均匀、符合要求且完整的切片。若切的片不符合要求，首先检查切片刀是否锋利，勤磨刀或更换锋锐的切片刀；若切片不完整或太薄，应慢慢增加厚度使切片成完整的薄片为止。同时要注意安装于材料固定器上的材料切面在靠近固定器上端时，一定小心不能碰撞到切片刀刃，以免损毁切片刀。

4）装片：严防切片弯卷，挑选出理想的薄片，采用二张载玻片夹住，放在水中浸4小时左右让材料压平，再浸入95%乙醇中固定，滴加甘油装片观察。

（4）粉末制片　常用于粉末状中药的鉴定观察。

1）材料准备：先将中药干燥，可锉或磨成细粉，装入带塞瓶中，并贴上标签。在粉末的制备过程中，应考虑取样的代表性及各药用部位的全面性。如观察根，需切取根头部、根中段部及根尾部等部位，且需全部磨成粉，不能丢弃渣头，过4号筛，混匀。一般干燥的温度不要超过60℃，否则温度过高使粉末中的淀粉粒糊化，难以进行显微观察。

2）制片法：选用解剖针挑取少许粉末，放置载玻片中央稍偏右的部位，滴加适宜的试液1滴，用解剖针搅匀（如滴加酸或碱需用细玻棒搅匀），待试液渗入粉末，用左手示指及拇指夹持盖玻片的左侧边缘，至与药液层左侧接触，再用右手持解剖针或小镊子托住盖玻片的右侧，缓缓放下，使试液渐渐扩延充满盖玻片下面。对于试液未充满盖玻片时，需滴加试液从空隙相对边缘的部位，避免起气泡；试液滴加多了，可用滤纸片在边缘吸去溢出的试液。制片做好后就在载玻片的左端书写上标记或贴上检品的标签。

3）粉末制片应注意的问题：粉末加试液搅拌和加盖玻片时极易起气泡。如用甘油或水装片时，采用先滴加少许乙醇使其润湿，能够减少或避免气泡产生，或采取反复轻抬盖玻片的一侧，逸出气泡。搅拌过程产生了气泡可直接用解剖针移出。

装片用的试液如较易挥发，必须装片后马上观察。如用水制作的装片很容易蒸发至干涸，需滴加少量甘油能保持装片湿润并延长观察时间。

装片用水合氯醛试液透化时，要掌握其操作方法。用解剖针挑取少量粉末置载玻片的中心，用手执载玻片一端，滴加2滴水合氯醛试液，搅匀，并保持水平置小火焰上1～2 cm处加热，左右移动载玻片使水合氯醛试液微沸，有气泡逸出时移开火焰，至气泡无逸出再置小火焰上，不断补充蒸发的水合氯醛试液，如此反复操作2～3次至粉末呈现透明状态即止，置冷滴加甘油，盖上盖玻片进行镜检。

粉末中药的制片，每片挑取粉末的用量一般宜少不宜多。为了镜检全面，尽可能多做些装片。如挑取粉末的量多了，镜检观察的显微特征单一轮廓模糊不清，又费时费工，且难得做出准确结论。一般装片3～5片观察显微特征，若超过10个装片观察的显微特征，建议不要收入标准中。

（5）表面标本制片　一般用于观察花类（萼片、花瓣）、叶类、果实种子类、草质茎及鳞茎类等中药的表面特征，如气孔、毛茸、表皮细胞等。质地较薄的中药可以采取整体装片，质地较厚的中药须撕下表皮后装片。操作方法如下。

1）整体装片法：一般用于较薄的叶片、萼片和花瓣的装片。用剪刀剪取要观察部位大小约4 mm^{2}的两小片，采取一正一反放于载玻片中心，滴加水合氯醛试液，并用小火焰加热透化至透明为止，盖上盖玻片，即可观察。

另法：用剪刀剪取要观察薄片8 mm^{2}置试管中，滴加适量水合氯醛试液进行加热透化好，用镊子移至载玻片上，并切成相等两部分；让一片翻过来，而另一片与之并列，滴加1～2滴封藏液，盖上盖玻片，即可观察。

2）表面撕离装片法：对于新鲜或较厚的中药，不能用上法进行透化或不方便整体装片者，可采取表面撕离装片法。具体为将新鲜或软化了的材料固定好，采用镊子夹住需剥取撕离的部位，缓缓撕离，也可采用解剖刀刮（割）除不要的各层组织，留住表皮层（上层或下层），将要观察的表皮表面观朝上，移置载玻片上，滴加透化剂进行透化，置冷，滴加1滴稀甘油，盖上盖玻片，即可观察。

（6）解离组织制片法　主要用于输导组织或厚壁组织等的单个细胞的显微特征观察。具体操作为：将要观察的样品切成片（厚约1 mm）或段（长5 mm×径2 mm），木类、皮类或茎类木质部一般切成纵长的小段。依据细胞壁的性质，进行下列方法之一处理。对于坚硬的样品，木化组织较多或集成较大群束，选用氯酸钾法或硝铬酸法；而薄壁组织占大部分、木化组织分散存在或少的样品，选用氢氧化钾法。

1）氢氧化钾法：将样品置于试管中，加2～5 ml 5%氢氧化钾溶液，小火焰加热至采用玻璃棒挤压能离散为度，倒去碱液，用水洗涤样品，用镊子取出少量样品于载玻片上，使用解剖针撕裂开，滴加稀甘油装片进行观察。

2）硝铬酸法：将样品置于小烧杯中，滴加20%铬酸与20%硝酸的等量混合液适量，使能浸没样品为度，浸0.5～1小时。对样品较坚硬的需浸长点时间，或采取置水浴上微温，直至用玻棒挤压能离散为度。倒去酸液，用水洗涤样品，用镊子取出少量样品于载玻片上，使用解剖针撕裂开，滴加稀甘油装片进行观察。

3）氯酸钾法：将样品置于试管中，滴加硝酸溶液（1～2 ml）和氯酸钾少量，缓慢小火焰加热，至玻片产生的气泡渐少，即刻加入少量氯酸钾用以稳定地发生气泡，直至用玻棒挤压能离散为度；倒去酸液，用水洗涤样品，用镊子取出少量样品于载玻片上，使用解剖针撕裂开，封藏。

4）注意：在氯酸钾法制片过程中，每次不可过多加入氯酸钾，并小火焰加热，否则易突沸致液体逸出试管外。加热的长短需根据样品的木化程度和硬度不同来掌握，一般加热5～15分钟。操作过程中会产生有毒的氯气，必须通风。

采用硝铬酸法解离组织还可在载玻片上操作，即选取一块适当厚度的切片，移置载玻片上，滴加少许硝铬酸试液浸没切片，置约20分钟后，用玻棒轻轻压下或移动盖玻片来使之分离，其余操作同前。采用此法进行细胞的解离，能够较清楚观察其分离的组织结构。

（7）花粉粒与孢子制片法　取花药（或小的花）、花粉或孢子囊群（将干燥样品浸在冰乙酸中软化），采用玻棒捣碎，纱布滤过，滤液放置于离心管中离心，分取沉淀加新鲜配制的乙酸酐与硫酸（9：1）的混合液1～3 ml，用水浴加热2～3分钟，再离心，分取沉淀，用水洗涤沉淀2次，滴加1%苯酚与50%甘油3～4滴，使用品红甘油胶封藏进行观察，或直接用透化液水合氯醛试液装片，余下操作和粉末制片相同。

（8）磨片法　凡是要观察样品断面特征，采用一般切片法又不能制作的标本，如坚硬的中药石决明、珍珠、动物骨骼、矿物药等，可选用磨片法制片。磨片的厚度控制在20～50 μm。磨片方法分为手工磨制法与机器磨制法。

1）手工磨制法：选取1～2 mm的材料，放置于粗磨石（或磨砂玻璃板）上，加水适量，用右手的示指和中指夹持材料，置磨石上往返研磨，直至材料两面磨得非常均匀、厚度达到数百微米时，改为软木塞压在材料上面，再置细磨石上加水研磨，研磨到透明程度（20～50 μm），用清水冲洗磨片，再使用95%乙醇处理一下，封藏装片。

2）机器磨制法：在地质矿产部门具有专门设备和人员机构制作，可以借鉴和提供帮助。

（三）石蜡制片法（永久制片技术）

石蜡制片法就是指对材料采取经固定、脱水、透明、浸蜡包埋于石蜡里固定后再进行切片的技术。该方法适用范围广泛，制片手段完备，能将需要观察的材料切成极薄的片（可切至2～8 μm），且可以制成连续的切片。这是该技术区别于其他制片法的优点，也是在光学显微镜的制片技术中首选的一种制片方法。但存在制作该切片需要较长时间，且操作过程较复杂和有的材料易发脆或发硬等缺点。具体操作方法如下。

1. 采集和分割材料

采集材料是根据制片的要求和目的来确定，同时选材还要有代表性、无病虫害及其他损伤。采下的材料必须立即放于标本箱或用湿布包裹好带回实验室进行分割固定（如有条件可以直接在试验地采下材料并分割固定）。为了让固定液能够快速地渗透到采集的材料中，需要对采集的材料进行分割。在分割时操作速度要快，避免材料萎蔫。分割材料一般切成大小不超过 1 cm³ 的块，宜小不宜大，马上进行杀死固定。干燥药材要经过处理，一般用水浸润至能分割好为度。

2. 杀死和固定

杀死就是采用药剂快速杀死细胞，使材料保持本来的结构特征和状态。常用的固定液有卡诺固定液、FAA固定液等。操作方法是用一个具塞小瓶装适量固定液，将材料投入小瓶内，盖上瓶盖，贴上标记。采用FAA固定液进行材料固定的时间，要根据材料来定：一般根茎类材料至少8小时，木材及树皮材料3日至1周，叶类材料至少4小时，木材及树枝材料1周以上。FAA固定液既能作良好的固定剂，也可以作保存剂，所以固定的材料可以长期保存于固定液中备用。而卡诺固定液的穿透力强，较小材料一般固定 1～6 小时就可以，固定时间最多不得超过24小时。由于卡诺固定液不能作保存剂用，材料在固定后要使用95%、85%乙醇浸洗，保持每级浸洗约20分钟，最后材料保存于70%乙醇中备用。

3. 洗涤与脱水

（1）洗涤 经过用固定液固定材料，在脱水前必须把组织中含有的固定液洗涤干净。水溶性固定液要用水洗，特别是含有铬酸的固定液，应以流水冲洗为好。醇溶性固定液，可用与固定液中乙醇浓度相等或相近的乙醇洗涤。洗涤方法：流水冲洗。在自来水管上装1根橡胶管，另一端安装1个（或有2个以上分枝的）玻璃吸管，将玻璃管插入用纱布封口的盛有固定材料的容器中，轻轻打开自来水，待自来水注满容器时，把容器倾斜倒置，使固定材料沉于容器口的纱布上；如此水流首先冲向容器底部，回水流经纱布洗涤材料，以避免材料随水流上下翻滚，互相冲撞而受损害。还应注意，容器倾斜倒置时，应让容器中始终充满自来水，即容器中水的进出流量保持平衡。

若没有自来水，不能进行流水冲洗的情况下，可采用换水洗涤。换水时要注意勿使材料丢失，同时冲洗时间要长。容器中装材料，每天早、晚各换1次水，洗涤干净为止。

（2）脱水 脱水是指除去组织中的水分，便于材料透明、浸蜡、包埋等操作。由于这些操作程序中所利用的样品都不能接触到水，故在洗涤材料后要脱水。常用乙醇作脱水剂。脱水操作时间有些长，不能操之过急，并需缓慢进行，避免组织发生收缩或变硬、变脆现象。脱水操作采取系列脱水（等级脱水），一般从较低浓度乙醇开始，逐渐变更到高浓度乙醇，即为10%、30%、50%、70%、80%、90%、95%（也可加少许番红，让组织着色利于包埋过程中定位）、无水乙醇（2次）8级乙醇脱水。各级乙醇脱水时间可按材料的大小、质地情况而定，每级停留时间 2～4 小时或更长（无水乙醇中时间宜短）。对于比较幼嫩的根、茎、叶材料，在70%以上浓度的乙醇，一般2小时更换1次。

4. 透明

透明指将材料中的脱水剂除去，从而使材料透明，并增加折光系数，也利于下一步的浸蜡与包埋等操作（由于乙醇不能溶解石蜡）。透明剂是既可以和脱水剂混合，又可和包埋剂混合的一种溶剂。一般常用的透明剂有三氯甲烷与二甲苯，使用方法也是逐级进行操作，以减少材料结构收缩。

一般透明操作次序为无水乙醇、2/3无水乙醇+1/3二甲苯、1/2无水乙醇+1/2二甲苯、1/3无水乙醇+2/3二甲苯、二甲苯（2次），每级浸泡时间保持 0.5～2 小时或适当延长些。透明剂二甲苯的穿透能力较强，会使材料收缩变脆，所以在其中不能浸泡时间过长。若出现将材料放入二甲苯中时发生白色混浊现象，显示材料脱水不完全，需要将材料退回至无水乙醇中重新脱水处理。若样品经二甲苯透明后发生强烈收缩或变得十分硬脆不易切片，可用三氯甲烷透明法。

5. 浸蜡

此操作是为了逐渐除去透明剂，并用包埋剂来代替。一般常用的包埋剂为石蜡。浸蜡操作是让石蜡缓慢溶至浸有材料的透明剂中，并使溶解在透明剂中的石蜡逐渐渗入到材料的细胞中，以达到使石蜡全部取代透明剂，利于切片。

常用的石蜡有硬蜡（熔点40℃以上）与软蜡（熔点40℃以下）。浸蜡操作是从低温至高温、从低熔点至高熔点缓慢进行，操作不能急躁，否则易使浸蜡不彻底而影响到切片。选择石蜡原则为：对较硬的材料要用熔点较高的石蜡，对软材料需用熔点较低的石蜡；夏季要用熔点较高的石蜡，冬季需用熔点较低的石蜡。同时，使用的石蜡要纯净，不能含有杂质。整个浸蜡操作过程中需在专用恒温干燥箱内进行（温度按需要调节）。浸蜡前预先把二甲苯、石蜡按比例配制好，一般分为4级（表3-4）。

表3-4 常用浸蜡方法配比

序 号	二 甲 苯	石 蜡	熔 点
1	75 g	25 g	29℃
2	50 g	50 g	35℃
3	25 g	75 g	44℃
4	0	100 g	50～60℃

各级石蜡配制好，盛于搪瓷缸中，置于室温下达到饱和，备用。先将在烘箱中熔融的液1加入浸有材料的玻管中，置29℃烘箱中浸4小时，倾去玻管中二甲苯、石蜡混合液；再更换液2（预先熔融），提高烘箱温度达35℃或以上，浸4小时，倾去玻管中二甲苯、石蜡混合液；再更换液3，至44℃ 4小时，倾去玻管中二甲苯、石蜡混合液后，更换纯石蜡（液4）；纯石蜡更换3次，每次50～60℃各1小时左右，然后进行包埋。配好的各级石蜡可以循环使用。

6. 包埋（沉床、埋蜡）

材料浸蜡完成后还需再更换2次已熔融的纯蜡。把材料和石蜡一同倒进已事前叠好的包埋纸盒中，采用加热的镊子快速将材料按所需的切面和一定的间隔摆布整齐，并用加热的镊子赶走材料旁边的气泡，待纸盒表面的石蜡凝固后将纸盒平放进冷水中，让石蜡快速凝固。直至石蜡完全固化，将蜡块从纸盒中取出，保存并标记。注意必须将样品的编号封存在蜡块上，避免样品混淆。

纸盒的制作：裁一片矩形光滑的硬纸片（重磅道林纸或牛皮纸），纸片大小可依据要包埋的材料的大小、多少而定，以相等的距离折叠两条长边，这个距离就是叠成纸盒后的深度，然后折叠两端的短边，一端约长边距离的2倍，另一边约长度距离的3倍（此端可记录材料名称、包埋日期等事项）。再由四条边的交点处各向外引出平分角的斜折线。然后翻过纸的另一面，再沿线向相反方向折叠1次，拿在手里按折线拢起，做成1个槽型纸盒，修理四角便成为1只两端各有1个把手的包埋纸盒。

7. 修块

就是把已包埋好的蜡块切成小块，使每1小块包含1块材料。再按照所需要的切面，采用单面刀片将小蜡块切削成梯形，并可见材料的切面。最后用烧红的蜡铲让蜡块底部牢固粘接于载蜡器上。

8. 切片

采用石蜡切片机（或叫旋转切片机）把包有材料的蜡块切成连续的蜡带。切片操作时要先把切片刀装在刀架上夹紧，再将载蜡器夹紧在固定装置上（要注意安装切刀的角度，刀口运行方向要平行于材料切面），并调整好所要的厚度（一般可在7～14μm）；厚度根据材料与所需观察对象来定，对于根、茎等材料可薄些，叶片、芽材料可以厚些。

9. 粘片

切好的切片要进行镜检（有的也可不检），把符合要求的切片粘在洁净的载玻片上。粘片时要先在载玻片上滴加 1 小滴粘片剂（可用甘油和蛋清各 50 ml，加 1 g 水杨酸混合制成），并加几滴蒸馏水，再用镊子小心将切片置于水上，水温控制在 35 ～ 40℃，采用解剖针把切片展平、伸直，然后将载玻片倾斜，将附着的水流掉并于微温下烘干。

10. 脱蜡、染色、脱水、透明与封片

粘好片后还需进行脱蜡、染色、脱水、透明，最后封片永久保存。现介绍最常用的番红-固绿染色法的操作过程：① 将粘好的切片放进二甲苯试剂中溶去蜡，脱蜡时间要根据切片厚薄、室温高低来定，一般需要 10 ～ 15 分钟，脱蜡后再用清洁的二甲苯洗 1 次。② 二甲苯-无水乙醇（1∶1），5 分钟。③ 无水乙醇 2 次，各 2 ～ 3 分钟。④ 95%、80%、70%、50% 浓度的乙醇复水（一般复水每级保持 1 ～ 2 分钟或更长些）。⑤ 采用 1% 番红配 50% 乙醇溶液染色 12 小时左右，再用 50% 乙醇洗去组织中多余的番红染色剂。⑥ 用梯度为 50%、70%、80%、95% 浓度的乙醇脱水（一般脱水每级 1 ～ 2 分钟或更长些）。⑦ 采用 0.1% 固绿配 95% 酒精溶液复染 2 ～ 5 秒。⑧ 用 95% 乙醇脱水 1 ～ 2 分钟。⑨ 用无水乙醇 2 次，每次 3 分钟。⑩ 用无水乙醇-二甲苯（1∶1），5 分钟。⑪ 二甲苯中 5 分钟，再换 1 次二甲苯；此时镜检，可以感到切片的色彩较在乙醇中深一些。⑫ 取出切片，用绢布揩去材料周围的二甲苯试液，滴加拿大树胶，盖上盖玻片封片，平稳放置空气流通处或烘箱（温度 20℃）中干燥，贴标签。

（四）扫描电子显微镜的应用

扫描电子显微镜（scanning electron microscope），简称 SEM，是近代研究细胞生物学的重要工具。其原理为利用 2 次电子信号成像来进行观察样品的表面形态结构特征，并能直接利用样品表面材料的物质性能进行微观成像。其优点有：① 具有较大的景深，视野大，成像富有立体感，可直接进行不同试样凹凸不平表面的细微结构的观察。② 具有较高的放大倍数，一般能在 20 ～ 20 万倍之间连续调节。③ 试样制备操作简单。现在的扫描电镜均装配有 X 射线能谱仪装置，同时可以进行微区成分分析与显微组织性貌的观察，是一种非常实用的科学检测和研究仪器设备，在中药显微鉴定领域的应用范围十分广阔。扫描电镜分辨率高，能够清晰观察到中药材表面的细微结构特征，可为许多中药材的显微鉴定提供新的鉴别手段和依据，非常值得推广应用。

扫描电镜主要用于观察研究样品表面特性，在叶表皮组织、果皮、种皮表面、花粉粒的纹饰等特征的显微鉴定中应用较多。如胡珊梅等对 4 种香薷的花粉和果实形态进行了扫描电镜比较观察。石荠苧属花粉形态特征基本相同，表面纹饰均为细网纹间有各种形状的突起，但不同种间突起形态各有差异；石荠苧属果实形态特征基本类似，均为网纹，但网纹的疏密、形状和网脊内的突起及细纹修饰各有差别（图 3-17）。陈有根等首次对 22 种陈皮药材外表面进行了电镜扫描观察，发现各药材气孔形状大小、基质层纹理及其细微结构均有显著区别（图 3-18、图 3-19）。蔡逸平等对 11 种枳壳、

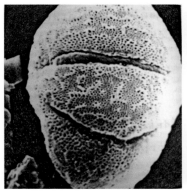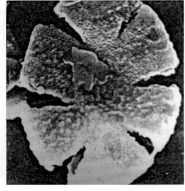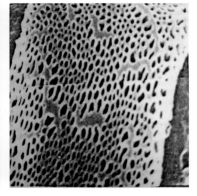

图 3-17　江香薷花粉

枳实的商品中药材表面进行了电镜扫描观察研究，根据其气孔的凹凸情况、非腺毛的有无、角质纹理以及蜡被的形态等种间结构特征加以区别，同时列出了电镜扫描特征分种检索表，为进一步鉴定该类药材的形态特征提供了鉴定依据。

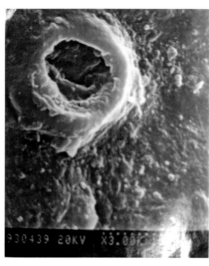
图3-18　福橘气孔

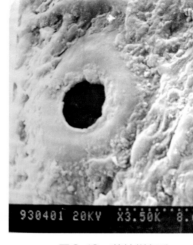
图3-19　茶枝柑气孔

（五）各类中药显微鉴别要点

1. 根及根茎类中药

（1）根类中药

1）横切面的显微鉴别：先要仔细观察根的组织结构，依据维管束的类型及有无形成层等来区分是双子叶植物根或是单子叶植物根。再进一步观察有无分泌组织，如五加科植物三七和人参等有树脂道，桔梗科植物党参和桔梗等有乳管，菊科植物木香、伞形科植物当归等有油室；观察有无存在草酸钙结晶，如豆科植物甘草具方晶、五加科植物人参具簇晶、苋科植物怀牛膝具砂晶、百合科植物麦冬具针晶；观察存有的细胞内含物，如桔梗科植物桔梗含有菊糖、不含淀粉粒，豆科植物粉葛（甘葛藤）含有多量淀粉粒，兰科植物天麻含有多糖颗粒；观察是否存在厚壁组织，如有无木纤维或韧皮纤维，或有石细胞。

双子叶植物的根：一般都存有次生构造。最外层为周皮（周皮由木栓层、木栓形成层及栓内层组成）。栓内层通常由数列细胞组成，有的较发达，又叫次生皮层。维管束属于无限外韧型，构造顺序为初生韧皮部、次生韧皮部、形成层、次生木质部和初生木质部，初生韧皮部细胞大多颓废。形成层连续排列成环，或束间形成层不明显。次生木质部占据根的大部分，构造由导管、管胞、木薄壁细胞或木纤维组成，射线细胞较明显。初生木质部一般位于根的中央，其原生木质部束多呈星角状，星角的数目随科属种类不同而有差异，具有重要的鉴定参考意义；如苋科植物牛膝原生木质部束为2个角，就属二原型。双子叶植物根一般没有髓。

根的三生构造：少数根类中药的次生构造不发达，有表皮无周皮，如龙胆科植物龙胆；或表皮死亡脱落后由微木栓化的外皮层细胞行使保护作用（又称为后生表皮），如马兜铃科植物细辛；或由皮层的外部细胞木栓化而起保护作用（称为后生皮层），如毛茛科植物川乌；这类根的内皮层均较明显。少数根具有明显的髓部，如毛茛科植物川乌、龙胆科植物龙胆等；或具多环性异型同心环维管束，如苋科植物川牛膝和牛膝；或具皮层的异型维管束，如蓼科植物何首乌；或韧皮部和木质部交错排列，如桔梗科植物南沙参、大戟科植物大戟；或具有内涵韧皮部，如茄科植物华山参等。

单子叶植物的根：一般都具有初生构造。最外层常为1列表皮细胞，没有木栓层，细胞外壁也无角质层。有的根的表皮细胞切线分裂为多层细胞，形成根被，如百合科植物麦冬、百部科植物百部等。其皮层宽厚，占据根的大部分，内皮层及凯氏点带非常明显。皮层与中柱的界限分明，中柱直径细小。维管束属于辐射型，韧皮部和木质部相间排列，没有形成层。髓部明显。

2）粉末的显微鉴别：根的粉末可以观察到除无叶肉组织外的所有根的其他细胞、组织碎片特征。根的木栓组织多见，要注意木栓细胞表面观的颜色、形状、壁的厚度。导管一般较粗，要注意其直径、类型、导管分子的长度及末端壁的穿孔、纹孔的排列及形状等特征。石细胞要注意大小、形状、细胞壁增厚程度和形态、纹孔大小及形状、孔沟密度等特征。纤维要注意其形状、粗细、长短、端壁、胞壁增厚的性质及程度、孔沟形态与排列、纹孔类型等特征；同时还应注意纤维束的周围细胞是否存有结晶并形成晶鞘纤维。分泌组织要注意分泌腔（室）、分泌细胞、分泌管（道）及乳汁管的类型、分泌物的颜色、分泌细胞的形状、周围细胞的形态及排列等特征。结晶大多为草酸钙结晶，也有菊糖和硅质晶体等结构，要注意该结晶的大小、类型、排列及含晶细胞的形态等特征。淀粉粒较小，要注意淀粉粒的形状、类型、多少、大小、脐点位置及形状、层纹等结构特征。根类中药材的头部有的还附有叶柄、茎的残基或着生有毛茸，在粉末中可以观察到叶柄的表皮组织、毛茸及气孔。

（2）根茎类中药

1）横切面的显微鉴别：先要仔细观察根茎类中药结构中的维管束类型及排列形式，由此来区分是蕨类植物的根茎、双子叶植物的根茎或是单子叶植物的根茎。

双子叶植物的根茎横切面：最外表具有木栓层，有的具表皮。如毛茛科植物黄连的木栓形成层生长在皮层外方，存有初生皮层等；有的根茎仅具栓内层细胞构成次生皮层。皮层中常有叶迹维管束或根迹维管束斜向通过，内皮层不太明显。有的中柱外方部位存有厚壁组织，如石细胞群和纤维，常排列成不连续的环状。草本植物根茎的维管束多属无限外韧型，也有属于双韧型，多排列成环状，束间由射线分隔开。中心具髓及髓射线。

单子叶植物的根茎横切面：外表面常为1列表皮细胞，有的根茎皮层外部细胞木栓化，形成后生皮层，能代替表皮起到保护作用，如百合科植物藜芦等。皮层细胞明显，常散有叶迹维管束；内皮层可见，较粗大的根茎则内皮层不明显。中柱中散布有多数维管束，髓部则不明显。维管束多属于有限外韧型或为周木型。

蕨类植物的根茎横切面：外表面常为1列表皮，其下常有为数列厚壁细胞的下皮层，内部为由薄壁细胞组成的基本组织。一般具有网状中柱，由于其根茎叶隙的互相重叠和纵向延伸，使维管系统分割成束状，横切面观呈断续环状排列的周韧型维管束，每一维管束外围具有内皮层，网状中柱的1个维管束又称为分体中柱，其数目、形状和排列方式特征是鉴定植物品种的重要依据。有的根茎存在环列的分体中柱的外方，有叶迹维管束，如鳞毛蕨科植物绵马贯众等。也有的根茎具双韧管状中柱（即木质部排列成环圈，其里外两侧均有韧皮部及内皮层环，中央具髓部），如蚌壳蕨科植物狗脊等。

2）粉末的显微鉴别：根茎类中药的粉末特征与根类中药类似。应注意块茎、鳞茎、球茎中常存有较多数量且较大的淀粉粒，其大小、形状、脐点、层纹及半复粒、复粒、多脐点单粒等特征是鉴别根茎类中药的重要依据。同时还要观察分泌组织，如姜科植物干姜、天南星科植物石菖蒲等有油细胞，菊科植物苍术、伞形科植物川芎等有油室。单子叶植物的根茎中还常存有黏液细胞，黏液细胞中含有针晶束，如兰科植物白及、天南星科植物半夏等。

要观察厚壁组织，如菊科植物苍术的木栓层中常有石细胞带，毛茛科植物黄连（味连）的皮层和中柱外方部位均具石细胞等。

要观察细胞内含物，大多数的根茎类中药粉末中可见淀粉粒；有的无淀粉粒而可见菊糖，如菊科植物苍术。鳞茎的鳞叶表皮细胞中常可见气孔。单子叶植物的根茎粉末易见环纹导管。蕨类植物的根茎粉末只见管胞。

2. 茎木类中药

（1）鉴别茎类中药的组织构造　一般需进行横切片、纵切片及解离组织片等显微观察操作。鉴别茎类中药的细胞组织构造一般要注意如下结构特征：① 表皮或周皮要注意观察木栓细胞的层数、形状、增厚情况等特征，幼嫩草质茎与木质茎的周皮尚不发达，易见表皮组织。② 皮层要注意观察其是否存有以及所占横切面的比例。若木栓形成层已发生于皮层以内，就不可见皮层，则由栓内层（次生皮层）所代替。初生皮层还具厚壁组织或厚角组织，要观察其细胞的形态和内含物等特征。③ 韧皮部一般由韧皮射线、韧皮薄壁组织或筛管所组成，要注意观察各组成细胞的形态和排列情况，是否具厚壁组织、分泌组织等特征。韧皮部外方还可见初生韧皮纤维束，或周纤维、环管纤维（从韧皮部以外发生的纤维，又称为中柱鞘纤维）。④ 形成层排列成环状，要注意是否明显。⑤ 木质部一般由导管、木薄壁细胞、木纤维及木射线细胞组成，要注意观察其形状与排列情况。木质藤本导管有较大的孔径。⑥ 髓部多由薄壁细胞构成，具有明显的细胞间隙，细胞壁还可见圆形单纹孔，有的髓周还具厚壁细胞，一般散在或形成环髓石细胞和环髓纤维。草质茎有较发达的髓部，而木质茎具较小髓部。

要在观察以上各类组织的排列及各种细胞的分布，尤其是纤维与石细胞情况外，还需观察细胞内含物如碳酸钙结晶、草酸钙结晶与淀粉粒的存在和形状等特征。对于存在于不同部位的厚壁组织，可制作解离组织片来观察其形状、细胞壁的厚度、有无分隔和壁孔及木化程度等特征。对于具特殊构造的双子叶植物木质藤茎，其木栓层较厚，有时具明显的韧皮层、较大导管孔。维管束有的具三生构造，如豆科植物鸡血藤的韧皮部与木质部排列成数轮层纹，夹竹桃科植物络石藤具内生韧皮部或具内涵韧皮部，胡椒科植物海风藤髓部有数个维管束。在纵向切面可观察到射线的高度和宽度。这些特征在鉴定茎类中药方面都有重要意义。

（2）鉴别木类中药的组织构造　一般也需作横切面、径向纵切面与切向纵切面等3个方向的切面进行显微观察，用以确定木类中药构造特征。各木类中药切面组织的特征为：① 导管。观察导管分子的长度、宽度、形状、导管壁上纹孔的类型特征。另还要注意导管中是否含侵填体以及侵填体的颜色和形状。松柏科植物的木材为管胞，无导管，其管胞两端较狭细，无纤维状管胞（明显末梢壁），有的具斜形末梢壁可只见纹孔（导管状管胞），无穿孔，同时纹孔的膜较完整。一般管胞侧壁上的纹孔常为具缘纹孔。② 木纤维。占木材部位的比例较大，常为单个狭长的厚壁细胞，具狭小细胞腔，壁厚并具斜裂隙状的单纹孔；也有较宽的细胞腔。有的纤维胞腔中具有中隔，名为分隔纤维。③ 木薄壁细胞。具增厚或单纹孔的细胞壁，一般木质化。有的含有草酸钙结晶或淀粉粒。④ 木射线细胞。其形状与木薄壁细胞类似，其切面上的位置与排列形式不一样，射线细胞的长轴常为半径向，并垂直于导管及纤维的长轴。在横切面观察的射线显示其长度和宽度，为从中心向四周的辐射状线条；在切向切面观察的射线显示其宽度和高度，轮廓略呈纺锤形；在径向切面观察的射线显示其长度与高度，从中部向外周横叠的呈多列长形细胞。若观察的所有射线细胞形状都是相同的称为同型射线，而观察的所有射线细胞形状不一样的称为异型射线。在鉴定观察过程中要特别注意射线细胞的纹孔、形状及内含物的种类特征，亦需注意观察射线细胞中是否有草酸钙结晶或淀粉粒，细胞壁是否有纹孔及增厚等特征。此外，注意这类中药有时可见到内涵韧皮部，如瑞香科植物沉香。

3. 皮类中药

鉴别皮类中药的组织构造，主要观察周皮、皮层、韧皮部等组成构造特征，在进行各部位的显微观察时要注意如下特征。

（1）周皮　一般包括木栓层、木栓形成层与栓内层三部分构造。① 木栓层细胞黄棕色或含红棕色物质，多呈扁平形，径向排列成行，切向延长，细胞壁木化或栓化。如杜仲科植物杜仲皮的木栓细胞壁不均匀增厚并木化，木栓细胞内壁特厚；樟科植物肉桂皮的最内1列木栓细胞的外壁非常增厚；豆科植物海桐皮的木栓细胞呈石细胞状，具明显的层纹或壁孔，且强烈木化。② 木栓形成层细胞是1层扁平而薄壁的细胞，在中药材中不易区别。③ 栓内层一般存在于木栓形成层的内侧，结构与木栓细胞相似，细胞壁无木栓化，径向成行排列，有些还含有叶绿素至显绿色，则称为绿皮层。

（2）皮层　其细胞多为薄壁细胞，常观察到细胞间隙，略切向延长，靠近周皮部分则分化为厚角组织。应注意观察皮层中的厚壁组织的纤维和石细胞结构特征，细胞内含物的淀粉粒或草酸钙结晶结构特征，分泌组织的油细胞与乳管、黏液细胞等结构特征，以上特征均是皮类中药鉴别的重要特征。

（3）韧皮部　由韧皮部束、射线二部分组成。① 韧皮部束外方为初生韧皮部，有筛管成为颓废组织，最外方还可观察到厚壁组织，即石细胞群、纤维束或纤维与石细胞群形成的环带。次生韧皮部则占大部分，包括筛管和韧皮薄壁细胞，应注意观察韧皮部中的石细胞、纤维有无，并要注意其壁的厚度、形状、木化程度、纹孔、存在排列与形式情况特征。还要注意观察分泌组织有无、薄壁细胞中草酸钙结晶与淀粉粒有无等特征。② 射线包括韧皮射线和髓射线2种。韧皮射线一般较短；髓射线常弯曲状，较长，外侧渐宽形成喇叭口状。在中药鉴别中射线的宽度和形状也是重要特征。

（4）粉末　皮类中药的粉末显微鉴别是鉴定皮类药材中经常选用的，在显微镜下观察其粉末制片能清晰地看到各种细胞的长度及宽度、形状、细胞壁的层纹及厚度、内含物等结构特征。

4. 叶类中药

鉴别叶类中药的组织构造，应重点观察叶的表皮、叶肉及叶的中脉三大部分的结构特征。

（1）表皮　多为1层细胞，也有为1层以上的复表皮细胞（如夹竹桃叶）。单子叶禾本科植物叶的上表皮细胞具有较大的运动细胞，如淡竹叶等。显微镜下可见各种叶的表皮细胞垂周壁呈现不同程度的弯曲或平直，如枇杷叶的上表皮细胞垂周壁较平直而下表皮则较弯曲，薄荷叶的上下表皮细胞垂周壁都较弯曲；而有的叶的表皮细胞垂周壁呈现念珠状增厚等。叶的表皮细胞垂周壁的情况也是鉴定相似叶类中药品种较重要特征。

叶的表皮细胞外面平周壁常被有角质层，有时可见不同程度的纹理；有的叶表皮细胞向外突出成乳头状，如荷叶。还应重点关注叶的表皮细胞是否存有毛茸及毛茸的类型、组成细胞数量与形态以及其分布情况等结构特征；同时，观察叶的上下表皮上是否存在气孔、气孔类型和分布情况特征。叶上气孔的数量在植物不同种间具有较大差异，而同种植物的叶上下表皮的气孔数量亦不一样，一般下表皮较多。气孔指数是指植物叶的单位面积上具有的气孔数和表皮细胞数的比例关系。

$$气孔指数 = \frac{单位面积上的气孔数}{单位面积上的气孔数 + 同面积表皮细胞数} \times 100$$

在显微观察叶片的表面结构特征中，常采用解剖镜或显微镜来重点观察叶的上下表面的腺点、腺鳞、毛茸等。

（2）叶肉组织　常分为海绵组织和栅栏组织二部分。① 海绵组织占据叶肉组织的绝大部分，应观察海绵组织中有无草酸钙结晶；是否存有分泌组织，如油细胞、油室、黏液细胞、间隙腺毛及异型细胞等的存在特征，尤其关注其分布及形状等重要的鉴别特征。② 栅栏组织常是1层圆柱形的细胞，也有的为2～3层细胞。其细胞长轴和叶面垂直，紧密排列，多处于叶的上表皮细胞下面（又称异面叶），如薄荷叶；或者叶的上下表皮细胞内方都具有栅栏细胞（也称等面叶），如番泻叶等。

（3）中脉　其横切面上下表皮的凹凸程度在叶类中药鉴定上具有特殊性。一般叶的中脉的上下表皮内方多存有数层厚角组织，也有少数叶的中脉部分具有栅栏组织通过，如番泻叶。中脉维管束常是一外韧型维管束，木质部常位于上方，多排列成槽状或新月形至半月形；韧皮部处在木质部的下方。有些叶的中脉维管束分裂成2～3束或更多，其外围还有纤维等厚壁组织包围；有时叶的中脉维管束为双韧型维管束，如罗布麻叶。

5. 花类中药

鉴别花类中药的组织构造，除膨大花托和花梗需制作横切片外，一般只制作花的表面制片和粉末制片来进行显微观察特征。

（1）花的萼片和苞片　花的萼片和苞片与叶片构造相似，常是叶肉组织分化不太明显，所以鉴定时采取观察其表面观为主。应注意其上下表皮细胞的形态，是否存有气孔及毛茸等分布，毛茸与气孔的形状、类型及分布情况等特征，这些是较重要的显微鉴定特征。

此外，还要注意是否存有草酸钙结晶、分泌组织及它们的分布与类型等特征。

（2）花瓣　花瓣的构造变异较大，其上表皮细胞无气孔，常成毛茸状或乳头状突起；其下表皮细胞的垂周壁呈波状弯曲，有时可见毛茸及少数气孔。其相当于叶肉的部分，是由数层排列疏松的大型薄壁细胞组成，有时存有分泌组织和贮藏物质。维管束一般细小，仅可见少数螺纹导管。

（3）雄蕊　雄蕊由花丝与花药二部分组成。① 花丝结构简单，或被毛茸。② 花药主要是花粉囊，为产生花粉的场所，其内壁细胞的壁常为不均匀增厚。③ 成熟的花粉粒有2层壁，内层壁较薄，外层壁较厚，外壁上常具各种形态，如放射状雕纹、刺状突起、网状纹理等形态特征；花粉的外壁上还具萌发沟或萌发孔。花粉粒的形状和大小不一样，大小一般在12～100 μm，形状呈类圆形、椭圆形、三角形、四分体等。花粉粒的大小、形状及外壁上的雕纹与萌发孔的形态特征，也常是鉴定花类中药的科、属甚至种的重要特征。

（4）雌蕊　雌蕊常由花柱、柱头和子房三部分组成。花柱的表皮细胞少数分化成毛状物。柱头表皮细胞一般呈乳头状突起。子房的表皮细胞常分化成多细胞束状毛。

（5）花梗和花托　花类中药还常带有部分花梗和花托，其横切面结构特征与茎类似，应注意观察其表皮、皮层、内皮层、维管束和髓部是否明显，是否存有分泌组织或厚壁组织，有无可见淀粉粒、草酸钙结晶等特征。

6. 果实及种子类中药

（1）果实类中药　鉴别果实类中药的组织构造，主要观察果实类中药果皮的构造，其包括外果皮、中果皮及内果皮三部分。果皮的厚度因果实种类不同而异。果皮的层次性有的易区分，如核果；有的互为混合，不易区分，如浆果的内果皮与中果皮；小麦和玉米的籽粒及水稻除去稻壳后的糙米，其种皮与果皮结合紧密，也难以区分。果实类中药果皮各部分结构特征主要如下。

1）外果皮：外果皮相当于叶的下表皮，常是1列表皮细胞，外具角质层。有的具有非腺毛，或具腺毛，如吴茱萸；或具有腺鳞，如蔓荆子。偶见气孔存在。有的果实表皮细胞中含有色素或有色物质，如花椒；有的果实表皮细胞间分布有油细胞，如五味子。

2）中果皮：中果皮相当于叶肉组织，较厚，多由薄壁细胞所组成，在中部具有散在的细小维管束，并存有石细胞、油细胞、油管或油室等特征。如小茴香的中果皮内具油管，枳壳的中果皮内具油室。

3）内果皮：内果皮相当于叶的上表皮，多由1列薄壁细胞组成，是果皮的最内层组织。也有内果皮细胞都为石细胞，如胡椒；而核果的内果皮，由多层石细胞组成。伞形科植物的内果皮，一般由5～8个狭长的薄壁细胞互相并列成一群，每群又以斜角联合成镶嵌状，称之为"镶嵌细胞"。

（2）种子类中药　鉴别种子类中药的组织构造，主要观察种皮的构造特征，因种皮的构造随植物的种类而不同。

一般种子常具有1种种皮，也存在2种种皮，即分为内、外种皮。种皮常为以下1种或数种组织所组成。

1）表皮层：多数种子中药的种皮表皮细胞为1列薄壁细胞。如白芥子的表皮细胞充满黏液质；青葙子的表皮细胞中含色素；牵牛子的部分表皮细胞形成非腺毛；青葙子的表皮细胞为狭长的栅状细胞，其细胞壁常有不同程度的木化增厚；桃仁和苦杏仁的表皮细胞中单独或成群地散布石细胞；天仙子的表皮层均由石细胞组成。

2）栅状细胞层：种子的表皮下方常有栅状细胞层，一般由1列或2～3列狭长的细胞排列形成。细胞壁多木化增厚，如决明子；有的内壁和侧壁均增厚，外壁菲薄，如白芥子等。同时，在栅状细胞的外缘处，偶见1条折光率较强的光辉带，如菟丝子和牵牛子。

7. 全草类中药

鉴别全草类中药的组织构造，应按所包含器官如根、根茎、茎、叶、花、果实、种子等，分别进行显微鉴定。根、根茎、叶、花、果实、种子的显微特征详见前面各章节。

（1）草质茎的横切面显微结构特征　双子叶植物草质茎的横切面组织构造从外向内，由表皮、皮层和维管柱三部分组成。具体特征为：① 表皮常为1层扁平、类长方形、排列整齐、没有细胞间隙的细胞组成。在观察时要注意是否存在各式毛茸、角质层、气孔、被蜡等附属物。② 皮层主要由薄壁细胞组成，细胞形大、壁薄、排列疏松。靠近表皮部分的细胞常具叶绿体，故嫩茎呈绿色。有的具厚角组织排列成环形，亦有分布在茎的棱角处。在观察时要注意是否存有分泌组织、纤维、石细胞等特征。③ 维管柱占据横切面的较大比例，大多数草本植物茎维管束之间相隔较大（维管束间区域较宽），一般呈环排列，髓部较发达，髓射线距离较宽。

单子叶植物草质茎的组织构造最外也为表皮，向内则属基本薄壁组织，其间具有多数有限外韧型维管束散在，没有皮层、髓和髓射线区分；在鉴别观察时要注意是否存有草酸钙晶体、厚壁组织及分泌组织等特征。

（2）粉末的显微鉴别　鉴别时应注意观察：茎、叶的保护组织及毛（非腺毛、腺毛）、气孔轴式、叶肉组织等特征。还需注意全草类中药的机械组织、厚壁组织、分泌组织、后含物（草酸钙结晶、碳酸钙晶体、淀粉粒）或带花药材的花粉粒等特征。

四、中药的理化鉴定

（一）理化鉴定的概述

中药的理化鉴定法是目前发展最为迅速的一种鉴定方法，是利用中药中存在的某种化学成分的性质，通过物理、化学或仪器分析等技术方法来鉴定中药的真伪、品质优劣程度和纯度的一种常用中药鉴定方法。它经常是和基原鉴定、性状鉴定和显微鉴定密切配合的。一种情况是在中药性状经确证无误后，可以根据其所含化学成分进行化学定性及含量测定；例如苦杏仁中含苦杏仁苷成分，故在《中国药典》2015年版一部中收载了含量测定以控制质量优劣。另一种情况是中药以伪代真，且外形不易区别，亦可通过化学方法进行真伪鉴别；如芍药根皮与牡丹皮混淆，可以通过化学方法鉴别其真伪。

由于中药发挥功效的物质基础是有效成分，因此理化鉴定可反映中药的真伪及其质量。但就真伪鉴定来说，理化鉴定的不足是对同属混伪品分辨率较低，需要标准物质，在不同药用部位化学成分相似的情况下不能区分药用部分，需要特殊分析仪器等，但作为在性状鉴定基础上的进一步确认鉴定是具有重要应用意义。

中药理化鉴定的分析方法，一般是使用少量的中药干粉末、中药切片、中药浸出液或经初步提取分离后的中药提取物开展中药的定性、定量分析鉴定。现在，中药的理化鉴定分析理论发展很快，新的分析手段和方法日新月异、层出不穷，业已成为鉴定中药真伪、优劣，新资源的开发利用，指导中药的栽培加工，扩大药用部分研究，制定中药质量标准的不可缺少的重点环节。

（二）常用的中药理化鉴定方法

1. 化学定性分析

中药中的化学成分与有的化学试剂能发生特殊的颜色、气味、沉淀、结晶等反应。如钟乳石上滴加盐酸溶液能产生大量的气泡，甘草粉末遇80%硫酸溶液显橙黄色。有的取粉末少许于试管中，加适量溶剂，提出其成分，然后将溶液滴于玻片上观察。但大多数将试剂加到中药提取液中，如黄连的水提取液滴在载玻片上，加8%硝酸或2%盐酸，在显微镜下观察，可见细小的结晶。

2. 化学定量分析

利用化学方法来测定中药中有效成分的含量，以确定中药品质优良度是否符合药用标准要求。如安息香须测定香脂酸的含量，按《中国药典》2015年版规定，含总香脂酸以苯甲酸（$C_7H_6O_2$）计，不得少于27.0%。一些中药含有剧毒成分，为了使用剂量准确，必须经含量测定，将其成分含量调整到一定范围内，才能保证用药安全有效。如马钱子中含士的宁（$C_{21}H_{22}N_2O_2$）应为1.20% ～ 2.20%，马钱子碱（$C_{23}H_{26}N_2O_4$）应不得少于0.80%。

含有脂肪油类、挥发油类或蜡、树脂等的中药，在进行所含脂、油、蜡等含量测定外，还要测定其物理常数和化学常数，如羟值、皂化值、酸值、碘值等，以控制中药的品质优劣度。《中国药典》2015年版已规定了包括纯度、水分、杂质（系指中药原植物或动物的非药用部分、有机杂质和无机杂质）等常规测定，用于中药的品质检查。无机杂质的检查一般采取过筛及总灰分、酸不溶性灰分定量等方法进行测定；品质优良度检查主要是对浸出物、有效成分或指标性成分含量测定。

3. 物理常数的测定

物理常数的测定主要包括相对密度、折光率、旋光度、硬度、黏稠度、凝固点、沸点、熔点等的测定，这些常数对鉴定和分析挥发油、树脂类、油脂类、液体类药（如蜂蜜等）和加工品类（如驴皮的加工品阿胶等）中药的真实性和纯度作用明显。如中药中掺有增重或染色等物质时，其物理常数就会随着改变，如蜂蜜中掺水将降低比重，影响其黏稠度。近年已有多起报道，采用旋光度检测，正品蜂蜜（含蔗糖量约为5%）应为左旋，掺蔗糖的蜂蜜（蔗糖含量超过20%）确变更为右旋。所以《中国药典》2015年版一部对有些中药的物理常数作了明确规定：如规定蜂蜜的相对密度应在1.349以上，规定薄荷提取物薄荷素油的相对密度应为0.888 ～ 0.908，规定冰片（合成龙脑）的熔点应为205 ～ 210℃，规定肉桂提取物肉桂油的折光率应为1.602 ～ 1.614等。如规定天竺黄检测体积比：选取天竺黄中粉10 g，轻轻装入经标化的量筒内，体积不得少于24 ml；这就是一种类似测定中药相对密度的分析方法，并可推广应用于其他中药的测定，尤其对经验鉴别习用"质重"或"质轻"描述时，采用此方法能够较直观和较容易地掌握判定的标准。

4. 微量升华法

微量升华法就是利用中药中所含有的某些化学成分于一定温度下具有升华的属性，获得其升华物，置显微镜下观察其结晶颜色、形状及化学反应的方法。如大黄粉末的升华物置显微镜下观察为黄色针状（低温）、羽状和片状（高温）结晶，加碱液至结晶上则显红色，能够进一步确证为蒽醌类成分；安息香中的香脂酸、牡丹皮中牡丹酚等均能利用升华法进行检查。

5. 荧光分析法

荧光分析法就是利用中药中所含的某些化学成分，于紫外光或常光下能产生一定颜色的荧光性质而进行鉴别分析的方法。一般采取直接用中药片块、中药粉末或中药浸出物置紫外光灯下进行荧光检测分析。如黄连含小檗碱成分，其折断面置紫外光灯下，显金黄色荧光，木质部尤为显著；含有伞形花内酯等成分的中药，新鲜切片可显亮绿色荧光，如常山等；浙贝母粉末置紫外光灯下显亮淡绿色荧光；秦皮水浸出液在日光下能显淡蓝色荧光；而有的中药浸出液则需加一定的试剂才可产生荧光，如芦荟溶液加硼砂少许共热产生绿色荧光。据报道，用水、三氯甲烷、2 mol/L盐酸和

2 mol/L氢氧化钠不同溶媒，对百种中药粗粉浸出液进行荧光鉴别的结果说明，此法鉴别中药真伪及质量优劣的特征明显。有些中药若附有地衣及某些霉菌、霉菌毒素时，也能产生荧光现象，要注意区别。一般在观察荧光时，紫外光波长为365 nm；如采用短波254～265 nm时，要加以标注，365 nm与254 nm下产生的荧光现象是不同的。

6. 显微化学反应法

显微化学反应法是取中药干粉、中药切片或中药浸出液少量，放置在载玻片上，滴加几滴某些化学试剂使之产生结晶或沉淀，或者产生特殊的颜色，置显微镜下观察其结果，可较好用于细胞内含物和细胞壁性质的特征鉴别。方法：① 将中药切片或粉末置于载玻片上，滴加相关试液，加盖玻片，稍放置，在显微镜下观察产生的颜色和沉淀。如取紫苏叶的表面制片，置显微镜下观察：表皮细胞中某些细胞内含有紫色素，滴加10%盐酸溶液，即显红色；再滴加5%氢氧化钾溶液，立即显鲜绿色，后渐变为黄绿色。黄连粉末滴加稀盐酸，置显微镜下观察可见针簇状小檗碱盐酸盐结晶，析出，或滴加30%硝酸，可见针状小檗碱硝酸盐析出。在丁香切片上滴加3%氢氧化钠的氯化钠饱和溶液，置显微镜下观察可见油室内有针状的丁香酚钠结晶析出。② 取中药粗粉加适当溶剂浸提成分，将浸出液置载玻片上，滴加相关试液，加盖玻片，在显微镜下观察。如取槟榔粉末0.5 g，加3～4 ml水及1滴稀硫酸，微热数分钟，吸取滤液置玻片上，滴加1滴碘化铋钾试液，立即产生混浊，并稍置后在显微镜下观察能见石榴红色方形或球形结晶。

7. 蛋白质电泳色谱法

蛋白质电泳色谱法以往多采用氨基酸测定仪来测定其含量和种类。由于价格较贵，较难广泛用于中药的定性分析。近年来常用聚丙烯酰胺凝胶蛋白电泳法，已经成功进行了大量中药的定性鉴别。此法操作简便、重现性良好，电泳谱稳定且可靠。其原理就是利用中药所含蛋白质带有电荷的成分，置同一电场作用下，由于各组分带的电荷数目、电荷性质及分子质量不同，加上泳动速度和方向不同，经过一定时间作用后，出现各成分的移动距离不一致而形成移动谱带，通过结合谱带染色和条数差异达到分离鉴别的目的。聚丙烯酰胺等电聚焦技术是蛋白质高分辨分析的新技术之一，它所提供的信息量远远高于普通电泳（如醋酸纤维素薄膜电泳等）。Ladizinky等1979年曾指出，种子蛋白能解决种的分类问题。已采用蛋白电泳鉴定的中药有蛤蟆油、蟾酥、地龙等20余种动物药，果实种子类20余种（如紫苏子与其混淆品荠苧子的蛋白电泳鉴别，解决了某中药公司大量紫苏子的品种问题），根及根茎类中药也有不少（如人参的鉴别）。

8. 色谱法

色谱法又叫层析法，是指利用不同物质在不同的两相中所显示出的物理化学性质上的差异，在固定一相而使另一相流动时，这些物质在该两相中反复进行物理化学运动使得不同组分差速移行，最终充分分离的一种方法。采用该技术可进行中药化学成分分离和分析鉴别。其按照流动相和固定相的状态一般分为薄层色谱、液相色谱、气相色谱、凝胶色谱、超临界流体色谱等几种。现仅就常用的前三种方法分述于下。

（1）薄层色谱法　薄层色谱法是将载体或吸附剂均匀涂布于大小适宜的玻璃板上，使成一均匀的薄层，层析过程在薄板上进行。薄层色谱用于中药鉴定时，可作定性又可定量。定性时，一般选用已知主成分的化学纯品或标准中药样品的相同提取物为对照品，经薄层展开后，用一定方法显色，样品应与对照品有相同对应斑点。亦可选用适当条件用扫描法绘成薄层扫描图谱，供定性鉴别。定量时，除可将薄层上主成分斑点刮取，经溶剂洗脱后进行测定外，也可在薄层板上直接测定含量。当前应用较多的是薄层扫描法。薄层扫描法是用一定波长的光，照射在薄层斑点上，对有吸收或能产生荧光的成分，能产生一定强度的吸收或荧光，用反射法或透射法进行扫描测定。常用的仪器为薄层扫描仪。由于不必经洗脱等操作，因而方便快速，测定灵敏度高。但因受外界影响较大，此法逐渐被其他方法取代。

薄层色谱鉴别是检查中药真实性的有效而简便的方法之一，不但对单味药实用，对有些中成药的鉴别亦很有效。如参苓白术散中，在一块薄层板上同时可鉴别出人参和甘草。薄层对照品除化学品外，也可只用中药材，如白术、何首乌对照药材等。为了防止用提取成分后的中药或煎煮过的残渣再出售或投料，或残渣中加入某检测成分，而用显微鉴别和仅设化学对照品难以检出，所以《中国药典》2015年版规定根据具体情况和实际需要，对照品除设化学成分外，同时用中药材，如黄柏、人参对照药材等，这为薄层鉴别手段增添了可靠性。《中国药典》2015年版在鉴别药材和成药中使用较广，是一个非常实用、有效的方法。

如张治针等对百合科植物彭泽贝母从化学成分的薄层定性、含量等方面进行了研究。结果显示：彭泽贝母在薄层色谱中有9个点，与湖北贝母、安徽贝母、东贝母、浙贝母4种已开发利用的贝母的斑点数相同，且其Rf值一一对应。其中有5个斑点与湖北甲素、湖北甲素苷、鄂贝素、浙贝甲素、浙贝乙素5种对照品的斑点Rf值也一一对应。

（2）高效液相色谱法　其采用高压泵将流动相压入填有填充剂的色谱柱，注入供试品溶液，经流动相等带入色谱柱内，在填充剂上进行分离后，各成分陆续进入检测器，记录仪同时记录色谱图。流动相一般是具有不同比例的混合溶剂、缓冲液或不同极性的单一溶剂等。高效液相色谱法只要求检测样品能溶解成溶液而不要求能气化，因此该方法不受样品挥发性的约束。对于热稳定性差、分子量大、挥发性低的离子型化合物以及高分子化合物尤为有利，如氨基酸、蛋白质、生物碱、核酸、甾体、类脂、维生素以及无机盐类都可利用高效液相色谱法进行分离和分析。

高效液相色谱比气相色谱有适用范围广、流动相选择性大、色谱柱可反复应用，以及流出组分容易收集等优点，现已应用于中药的质量分析，如厚朴、黄连、金银花等。有日本学者用高效液相色谱法对日本常用生药进行定量分析，每种生药选1～2个主要有效成分定量，如黄芪（测黄芪苷、异黄酮苷），白术（测白术酮），钩藤（测钩藤碱等4种生物碱）等。《中国药典》2015年版收载有500余个品种采用高效液相色谱法，如香加皮、胡椒、荜茇、蓼大青叶和化橘红等。

（3）气相色谱法　其采取将注入进样口的供试品高温加热气化，并用载气带入色谱柱内进行分离，之后各成分陆续进入检测器，记录仪同时记录色谱图，根据组分的量与峰面积或峰高成正比的关系，进行定性、定量分析。流动相为气体，称为载气；色谱柱内装吸附剂，为高分子多孔小球或涂有固定液的载体。气相色谱法可用于分析气体及具有一定挥发性的液体和固体样品。对于具有一定挥发性的液体和固体样品，要求在操作条件下只要能产生0.2～1.0 mmHg的蒸气压力，都可以采用气相色谱法进行定性、定量分析。对于组分多的混合物，既可分离，又能提供定量数据，迅速方便，定量精密度为±（1%～3%）。中药及中成药中常含挥发油及其他挥发性组分，最适用于气相色谱法进行分析。如中药挥发油中桉油精的气相色谱法测定（表3-5）。中成药的挥发性组分，中成药及贵重中药材所含水分均可采用气相色谱法分析测定。若附有电子捕获器，对有机卤素化合物（如农药成分）的分析非常有效。

表3-5　中药挥发油中桉油精的气相色谱分析

品种	艾叶	香附	高良姜	辛夷	姜黄	豆蔻	益智	桉叶	薄荷	薰衣草	丁香
油含量（%）	0.60	2.40	2.00	4.40	3.20	8.40	0.80				
油中桉油精（%）	10.58	5.81	48.20	33.66	6.10	89.18	0	73.21	0.43	2.01	0.47

该法一般用于相类似中药的对比鉴别。如对姜科植物莪术油、温郁金油、姜黄油的气相色谱，可以明显看出其所具专属性。《中国药典》2015年版收载了斑蝥、桉油、薄荷素油等的气相色谱鉴别。该法也用于测定浸膏及酊剂中乙醇的含量，如益母草流浸膏、颠茄流浸膏等。

9. 分光光度法

分光光度法是通过测定物质在特定波长处或一定波长范围内光的吸光度，对该物质进行定性和定量分析的方法。一般常用波长分别为：紫外光区200～400 nm，可见光区400～850 nm，红外光区2.5～15 μm。仪器有紫外分光光计、红外分光光度计、可见分光光度计（或比色计）和原子吸收分光光度计。

（1）紫外分光光度法　对于有效成分或主成分处于200～400 nm范围具有最大吸收波长的中药，一般采用此法进行分析测定。测定样品时，要先检查所用溶剂在所测定波长附近应无吸收，不得有干扰吸收。测定时一般应以配制样品的同批溶剂为空白。所配样品溶液的吸光度读数以在0.3～0.7之间的误差较小。此法既能测定有颜色的物质，也能精确测定有共轭双键等结构的无色物质，具有准确、灵敏、简便特点，可作定性、定量分析和测定等。目前有较多种类的紫外分光光度计，且已摆脱了在测定技术上纯化合物的要求，所以，该方法比其他理化方法如旋光、折光、熔点，或其他光谱如核磁共振谱、红外光谱等，具更广泛的用途。如某中药粉末样品约0.4 g，从显微鉴别特征观察，可推测为草乌，再分别取等量该样品粉末与草乌对照药材粉末，用热乙醇浸渍，过滤，配制成约2 mg/ml的乙醇溶液，测定并制作紫外吸收光谱，结果样品与对照药材于230 nm、275 nm的最大吸收峰完全一致，从而证实该样品为草乌粉末。但在日常检验工作中，经常遇到一些物质的吸收光谱很相似，实际是两种不同的化学成分，难以区别。如防己碱甲和藤豆-L-多巴，在0.5 mol/L盐酸溶液测定时，最大吸收波长都在280 nm。

紫外分光光度法因为检测样品大多为非单体化合物，出具鉴定结论时不能仅凭单一紫外吸收光谱图来做判定，还需同时结合化学、生物学分析等多种方法进行测定，如此才能保证鉴定结论合理和正确。即测定中药，应配合使用基原鉴定、性状鉴定、显微鉴定和其他理化、生物鉴定方法。

某些中药的紫外吸收光谱是各组分特征吸收光谱叠加而成的，所以在一定条件下，只要所含诸成分的质和量基本相同，则其紫外吸收光谱相似。据不完全统计，用此法鉴别中药及制剂的真伪已有100种以上，在中药的理化鉴别中占有不小的比重。

近年来同时采用不同极性的多溶剂系统（如石油醚、三氯甲烷、无水乙醇和水等），对中药混淆品和来自同属植物的类似品浸提后进行紫外光谱测定，能有效地将不同品种区别开来，如酸枣仁、理枣仁和枳椇子的鉴别。导数光谱也称微分光谱，是解决光谱干扰的一种技术，近年来随着微机处理数据的普遍应用而受到重视。它的优点是比紫外光谱具有信号更尖锐、分辨率更高的特点，能将重叠光谱明显分开，对紫外光谱中较小吸收峰及肩峰也可能辨认，故具有较多的鉴别信息，对某些紫外光谱不易区分的中药实用价值更大。如厚朴花及伪品的紫外光谱及导数光谱。类似上述的报道不少，这为多基原中药的复杂品种以及性状和显微鉴别都较困难的近缘植物品种的鉴别，提供了有效的手段之一。

可见分光光度法是比较溶液颜色深度以确定物质含量的方法。在可见光范围400～850 nm，有些物质对光具吸收，有些物质本身对光无吸收，需经过特殊处理使其显色或在一定条件下加入显色剂后，可采用此法进行分析和测定。显色时由于受呈色深浅的影响因素较多，所以测定时必须同时用标准品或对照品一同进行比较。该法多用于中药的定量分析及物理常数的测定。

如张治针等采用酸性染料比色法进行了彭泽贝母等国产12种贝母总生物碱的含量测定。结果表明：产于四川的松贝、新疆的裕民贝母和托里贝母其总生物碱含量较低，而产于长江中下游地区的贝母，如湖北贝母、安徽贝母、铜陵贝母、宁国贝母、天目贝母、浙贝母、东贝母、彭泽贝母，总生物碱含量较高。

（2）红外分光光谱法 红外光区的红外光谱又叫振转光谱，其特征较强，尤其在7～15 μm（又叫指纹区），吸收峰较多，且峰尖锐，主要用来分析和鉴别物质的结构。进行分析鉴别时，通常液体样品采用液样点于氯化钠或溴化钾片间，而固体样品均采用溴化钾直接压片法，在4 000～667 cm^{-1}范围内进行吸收光谱测定。所得吸收光谱应与对照的图谱一致。进行含量测定时样品与对照（标准）品配成溶液，先后分别装入同一液体吸收池，在规定的波数范围测定吸收图谱，按规定方法作基线及量取峰高，计算含量。

红外光谱因为其光谱的专属性强，且两种单体几乎没有完全一致的红外光谱，因此对中药成分的定性鉴别可得到较准确的结论。但红外光谱鉴别，需要标准品或标准图谱进行对照，而且聚合物、混合物、无机物通常仅有较少的光谱带。由于各种单体红外光谱严重重叠，所以不纯的中药提取物作红外光谱测定没有意义。关于红外光谱的标准图谱已有文献资料、专著可供查阅，如《药品红外光谱集》（药典委员会编，2010年版）、《矿物的红外光谱》等。在中药的真伪、优劣鉴别上，对于要鉴别的样品与标准品，采用在相同条件下，测定鉴别两者的红外光谱，不需与标准光谱对照，可以获得正确判断。该法具有推广的意义。如检测进口没药和乳香等树脂类中药，单从外观性状和一般理化鉴别，较难判定药材是否掺假，此时可抽取少许检品蒸馏，将蒸馏收集的油状物涂膜作红外光谱测定，同时与已知成分如没药烯或正品进行红外光谱分析比较，即可获得中药是否掺杂品或伪品。

近年来红外光谱直接用于中药粗提物的品种鉴别的成功报道越来越多。除矿物中药直接压片有专著介绍外，还有珍珠、蟾酥、蛤蟆油、五灵脂、麝香、熊胆及牛胆、猪胆等动物药和地蚕、血竭等植物药可以直接压片，采用红外分光光度仪鉴别真伪。也有用简单的粗提物来鉴定的：如把植物药分别用脂溶性提取物和水溶性提取物进行红外光谱分析，实验结果表明不同品种均具有较高的特性和可重复性，完全可用于中药鉴别。亦有对同属（不同种）多种中药进行鉴别的：如将6种贝母分别用95%乙醇回流提取1小时，提取物浓缩蒸干，与溴化钾粉混合压片，测定红外吸收光谱，结果说明6种贝母之间均有差异。

（3）原子吸收分光光度法 该法是基于从光源辐射出的待测元素特征光波透过供试品蒸气时，被蒸气中待测元素的基态原子吸收，来测定辐射光强度减弱程度，用以测定出供试品中待测元素含量的一种分析方法。比较标准品和供试品的吸光度，即能测定样品中待测元素的含量。本法具有检测灵敏度和精度均高、专属性强、测定快速等特点，是目前最常用于测定中药和中药制剂所含微量元素的方法之一。某些微量元素是生物体中某些维生素、激素和酶的主要组成部分，对机体的正常新陈代谢具有重要作用。人体的疾患或衰老与某些微量元素密切相关。存在于中药中的微量元素也有某些生理活性已被人们所重视。如世界卫生组织已公布金属元素硒、锌、锰、铜、铬、铁、镍、钴、钼等为人类营养所必需。有报道有人用此方法进行了100种市售中药的锰、铬、镍、铁、铜等金属元素定量分析。也有人对鹿茸、大黄等单味药和六味地黄丸等中成药进行了微量元素的定性定量研究分析。如在研究分析沙苑子时，检测出除镉、钴二元素含量在ppm级（百万分比，1 ppm=0.001‰）以下外，其余7种人体必需微量元素的含量均在几个至几十ppm之间，因此认为沙苑子能较全面地提供人体这些元素。也有的收集6个产地的麻黄，分析测定麻黄中8种元素的含量，绘制了微量元素图谱，这对道地栽培中药的质量评价，具有较大的参考作用。

目前测定中药微量元素的检测方法，除上述外，还有原子发射光谱、中子活化分析、离子发射光谱、等离子体吸收、X射线荧光光谱、X射线能量色散分析等。据报道，还有荧光光谱法、X射线衍射法等方法用于中药材鉴别。

10. 色谱光谱联仪分析法

色谱仪器和光谱仪器的迅速发展，发挥出了各种分析仪器的优点，也显示了各自的弱点。而当今高科技的发展形势，要求分离检测手段应快速、灵敏、准确，需要量少，仪器种类简化。所以，采用仪器联机、微机分析的方法不断发展，不断更新仪器，以达到取长补短、协同发挥作用的目的。

如常用的有高效液相-质谱（HPLC-MS）联用、气相-质谱（GC-MS）联用、红外-质谱（IR-MS）联用、质谱-质谱（MS-MS）联用等。MS-MS联用又叫串联质谱，分析时不必对中药提取分离，可以直接用粉末进样，非常适用于中药粉末分离鉴定。现就目前使用最多的气质联仪简介如下。

高效气相色谱-质谱分析加上计算机联用，能充分发挥气相色谱的高分离效能和质谱的高鉴别能力的优势，现已广泛应用。如应用于红娘子、鱼腥草、牡荆叶、细辛、辛夷等中药挥发性成分的分析，均能分析出10多种至数十种单一成分及其含量。在对9种辛夷的挥发油成分分析测定中，共鉴定出69种化合物，并测定出各自含量。该法为中药的品质评价提供了重要依据。范崔生等从樟榕子挥发油的GC-MS分析测定中分得85个峰，鉴定了其中56个峰，占总挥发油成分的70.51%；其含量较高的成分为橙花叔醇、甲基丁香酚、黄樟油素、桉醇和β-丁香酚，分别为17.43%、7.36%、8.08%、4.82%、4.79%，是其挥发油中所含主要化学成分。陈有根等用GC-MS联用技术测定了3种江西产陈皮药材中挥发油的含量，鉴定了挥发油中96%以上的化学成分，并测定了各成分的相对含量。3种江西产陈皮药材挥发油均主含芳樟醇、柠檬烯、γ-松油烯及β-月桂烯等成分。蔡逸平等采用GC-MS对不同来源的江枳壳（臭橙、甜橙）、湘枳壳、川枳壳、香圆枳壳、红河枳壳、建枳壳挥发油成分进行了分析。

高效液相-质谱联用分析技术，在中药的非法添加分析中发挥着重大作用，同时，在中药微成分测定含量和分析结构也取得了飞速发展。如《中国药典》2015年版在测定菊科植物千里光中含毒性成分阿多尼弗林碱的限量，首次采用高效液相色谱-质谱法，规定不得过0.004%。

五、中药的生物鉴定

（一）中药生物鉴定的概述

中药的生物鉴定主要包括生物检定和分子生物鉴定两种方法。其中，生物检定又叫生物测定，就是利用中药对生物（离体或离体组织）所起的作用，来测定药物的作用强度或效价的一种方法。药物对于生物所起的作用，就是药理作用，所以生物检定是以药理学为基础。有的生药如颠茄、马钱子等，其主要有效成分的含量一般采用理化分析的方法来测定，并依据含量高低来确定其品质与使用剂量。但也有一些生药，如含强心苷成分的洋地黄等，由于没有准确、适当的化学分析方法来判定其有效成分的含量或效价，所以采取药理作用的观察，使用效价来表示，即在一定条件下，对某种生物发生一定程度药理反应的药量（最小剂量）作为效价单位，通常采用标准品和样品对照的方法来确定。中药的生物检定方法，《中国药典》2015年版中有明确规定，例如洋地黄叶每1g的效价不少于10个洋地黄单位。

分子生物鉴定（中药分子鉴定），又称DNA分子标记技术或DNA分子诊断技术，是利用中药中的大分子信息进行中药鉴别的方法。任何生物种和个体都具有特定的DNA多态性，可避开遗传特性表现过程中的环境因素、生物体阶段及器官组织不同的影响，即单一个体的任何一个细胞都具有相同的遗传信息。这就使其在植（动）物鉴定上具有准确性高、重现性好等特点。

（二）中药分子鉴定的方法

中药分子鉴定是指鉴定中药中的大分子包括DNA、mRNA和蛋白质，具有高通量、标准化、客观化等特点，在民族药、多基原药、动物药及中药原料的鉴定方面发挥重要作用，是未来中药鉴定的发展趋势。

1.中药分子鉴定方法分类

1）以电泳技术和分子杂交技术为核心的方法，如RFLP（限制性内切酶切片段长度多态性标记）和DNA指纹技术。

2）以电泳技术和 PCR（聚合酶链式反应）技术为核心的方法，如 RAPD、DAF（DNA 扩增产物指纹分析）、AP-PCR（随机引物 PCR）等。

3）前两种方法的结合即 AFLP 技术。《中国药典》2015 年版收载的酒蕲蛇、酒乌梢蛇，即采用聚合酶链式反应法鉴别真伪。

2. 中药分子鉴定的操作过程

1）对鉴定样本先进行基原鉴定（对完整的原植物而言）、性状鉴定（对中药药用部位或中药饮片而言），必须确定样本形体、形状特征。

2）对鉴定样本再进行粉碎、切片等。挑取其中一部分按照有关显微鉴定方法进行操作观测，获得待鉴定样本的显微特征。

3）必要时，需对中药粉末进行化学成分的初步判断，如皂苷类、生物碱类、黄酮类等理化显色鉴别，或薄层色谱鉴别等。

4）对粉碎的中药粉末进一步研碎，提取 DNA，并选择适当的引物，进行 PCR 扩增相应 DNA 序列和 DNA 测序。

5）依据 DNA 序列信息，采用 Blast 方法与 GenBank 数据相关的 DNA 序列信息进行比对和聚类分析等，确定鉴定样本所属物种。

6）综合以上完整的鉴别数据信息，系统地鉴定出未知药材所属物种，以得到准确鉴定结果。

中药的鉴定作为保证中药质量的重要环节，在整个中药产业中起着重要作用。中药经典的鉴定方法（有基原鉴定、性状鉴定、显微鉴定、理化鉴定）在中药鉴定过程中一直起主要作用。随着科技发展，中药分子生物鉴定也得到了加快发展和应用，将成为中药鉴别的有力工具。因此，为使中药鉴定能够充分体现经验和技术、传统和现代、宏观和微观的完美结合，达到中药鉴定的科学、系统、快速和精确的目的，几大常用中药鉴定方法必须互相有效整合，并发挥各自技术互补优势。中药鉴定方法的发展，必将给中药鉴定学的发展开辟新的空间，杜绝中药的伪劣和掺杂、使假行为，净化和规范中药市场，提升中药质量和疗效，并推进贵重药材鉴定、药材道地性研究、民族医药研究、中药新资源开发、进口药材鉴定等在深度和广度迈上一个新台阶，使中医药更广泛地造福人类。

第四章
中药材市场概述

在道地药材形成的同时，也逐渐形成了各道地药材的集散地，并发展成为各地区的药材交易市场，简称"药市"。传统集散地的形成与道地药材产地、名医和药王的影响、交通的便利程度和集市庙会的习俗有关。我国在传统药材市场的基础上形成了一批具有影响力和特色的中药材交易专业市场，同时有的市场还建立了现代化的交易管理电子信息系统平台。目前，通过国家中医药管理局、国家食品药品监督局和国家工商行政管理局审批通过而开设的中药材市场有17家（表4-1）。其中河北安国中药材专业市场、江西樟树中药材专业市场、安徽亳州中药材专业市场、河南禹州中药材专业市场4家市场的历史都非常悠久，被尊称为"四大药都"。

表4-1 中药材专业市场简表

市 场 分 布	中药材专业市场名称
东北地区	黑龙江哈尔滨三棵树中药材专业市场
华北地区	河北安国中药材专业市场
	安徽亳州中药材专业市场
华东地区	山东舜王城中药材专业市场（鄄城县）
	江西樟树中药材专业市场
	河南禹州中药材专业市场
	湖北蕲州中药材专业市场（蕲春县）
	湖南廉桥中药材专业市场（邵东县）
中南地区	广东广州清平中药材专业市场
	广东普宁中药材专业市场
	广西玉林中药材专业市场
	四川成都荷花池中药材专业市场
西南地区	重庆桐君阁中药专业市场
	云南昆明菊花园中药材专业市场
	甘肃兰州黄河中药材专业市场
西北地区	陕西西安万寿路中药材专业市场
	甘肃陇西中药材市场

1. 河北安国中药材专业市场

河北安国中药材专业市场地处京、津、石中心地带（古称祁州），是中国北方最大的中药材专业市场，素以"药都"和"天下第一药市"享誉国内外，还赢得了"草到安国方成药，药到祁州始生香"的美誉。安国药市历史悠久，规模宏大。提起安国，就不得不从"药王文化"说起。药王庙供奉着药王邳彤，药王庙传统的香火庙会逐渐演变成药材交易会。至今农历四月二十八，依然举办庙会及祭祀活动。旧药材市场为"祁州药市"，目前位于东方药城的中心交易大厅是集中交易场所。随着中药材交易的发展，电子商务的兴起，新建立的安国数字中药都通过建立标准体系、中药溯源体系和电子交易体系，将建成全国首个统一标准、统一检验、统一交易、统一仓储、统一票据的"五统一"专业药材市场。（图4-1～图4-4）

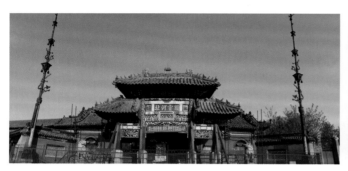

图4-1　药王庙

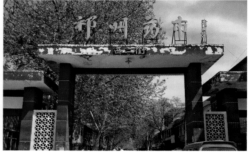

图4-2　祁州药市

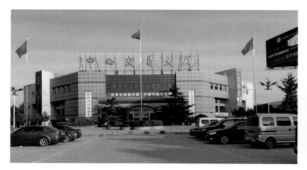

图4-3　中心交易大厅

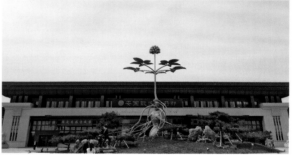

图4-4　数字中药都

2. 江西樟树中药材专业市场

樟树中药材专业市场是江西省唯一的国家级中药材专业市场，也是江南最大的药材集散地。市场坐落于樟树市福城工业园内。樟树药业始于汉晋，成于唐宋，盛于明清，历经1 800余年而不败，以拥有的特色中药材种植、加工、饮片炮制和经营享誉海内外，自古就有"药不到樟树不齐，药不过樟树不灵"之美誉。樟树历来重视培育和引种优良品种的药材，如枳壳和吴茱萸等。特别是枳壳，有"青皮、白肉、瓤小、香浓"的特点，畅销国内外。一年一度的药王庙会吸引着国内外中药界同仁蜂拥而至，成为全国性的药材商品交流大会。该市场中药材交易覆盖到我国21个省（市）和台、港、澳地区，以及东南亚国家。（图4-5）

3. 安徽亳州中药材专业市场

亳州中药材市场是国内规模较大的中药材专业交易市场。由于亳州地理、气候条件得天独厚，又因这里是华佗故里，所以名医辈出，药师济济。安徽的四大名药中亳州就占有两种，为亳芍、亳

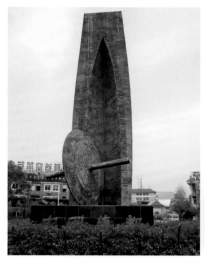

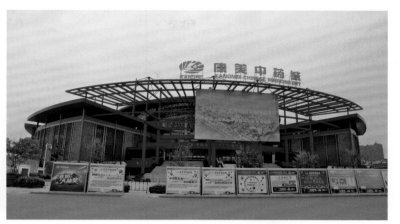

图4-5 樟树中药材专业市场　　　　　　　　图4-6 亳州中药材专业市场

菊。（图4-6）

4. 河南禹州中药材专业市场

禹州中药材专业市场，又称"中华药城"。禹州注重地方中药材生产，道地药材有10余种，以禹南星和禹白附、禹白芷、禹余粮等名扬中外。（图4-7）

5. 重庆桐君阁中药专业市场

重庆桐君阁中药专业市场（原储奇门中药材市场）是国内最早批准的8家中药材专业市场中的一家，地处重庆市主城区的解放路。该市场为川、陕、云、贵诸省所产药材汇集之地，也是传统的西南地区道地药材集散地。拥有云木香、黄连、黄柏和枳壳等特色中药品种。

6. 山东菏泽鄄城舜王城中药材市场

舜王城中药材专业市场是山东省唯一取得中药饮片经营许可证的药材市场。位于山东菏泽市鄄城县南部，南距亳州200 km，西距禹州200 km，北距安国400 km，区位、交通设施等条件非常优越和方便。优质地产中药材有丹皮、白芍、白芷、板蓝根、半夏、天花粉、桔梗等。（图4-8）

7. 广东广州清平中药材专业市场

广州清平中药材专业市场是国内开办最早的中药材专业市场之一，是唯一建在广州市中心区域的中药材交易市场，还是国家第一个准许网上经营范围达五大类别（中药材、中药饮片、医疗器械、

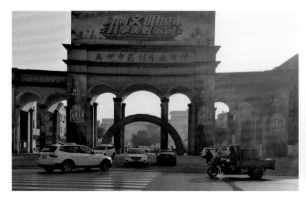

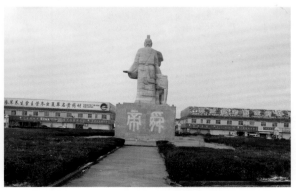

图4-7 禹州中药材专业市场　　　　　　　　图4-8 鄄城舜王城中药材专业市场

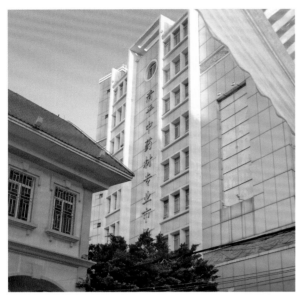

图4-9　广州清平中药材专业市场

保健品、中西成药）的医药展贸平台。市场辐射全国乃至东南亚各地区，是中药材在华南地区的重要集散地和境内药材贸易的转口地。（图4-9）

8. 甘肃陇西中药材专业市场

陇西药材资源丰富，种植历史悠久，素有"千年药乡"和"西北药都"之美称，是全国道地药材的重要产区之一。陇西业已建成文峰、首阳两大中药材专业交易市场。文峰中药材市场是全国十大药市之一，集批发、仓储、运销于一身，连通了国内、国际市场。首阳中药材市场是西北地区党参和黄芪的最大集散交易市场，并已成为中国唯一的中药材专业种苗市场——西部中药材种苗市场。陇西地区白条党参的产量占全国市场份额的70%以上（图4-10、图4-11）

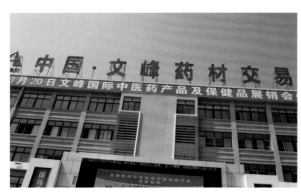

图4-10　文峰中药材市场

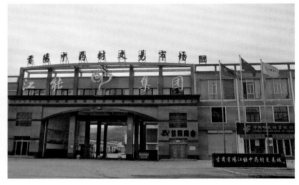

图4-11　首阳中药材市场

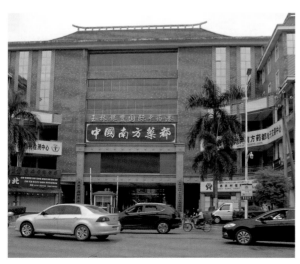

图4-12　玉林中药材专业市场

9. 广西玉林中药材专业市场

玉林市拥有"中国南方药都"的称号，是中国进出口中药材最大的集散地和中转站。广西玉林种植中药材久负盛名，主要道地药材有八角茴香、天冬、山柰等岭南特色品种。市场中装备有先进的中药材检测检疫中心，并设有中国中药协会信息中心华南分中心。（图4-12）

10. 湖北蕲州中药材交易市场

湖北蕲州中药材市场位于李时珍的故乡——湖北蕲春县。明代李时珍《本草纲目》中收载的1 892种药物中，在蕲春就有800多种。现在该市场主体建筑为体贸结合的大型标准体育场，可容纳万人交易。

11. 湖南廉桥中药材专业市场

廉桥中药材专业市场位于湖南省邵东县廉桥镇，有"南国药都"称号。该专业药材市场经营药材1 000余种，道地药材品种有玉竹、山银花等。

12. 广东普宁中药材专业市场

普宁中药材专业市场是全国首批国家定点8个中药材专业市场之一，主要是以生产基地为依托的传统中药材交易集散地。地产药材有陈皮、化橘红、巴戟天、阳春砂、广藿香等。（图4-13）

13. 云南昆明菊花园中药材专业市场

昆明菊花园中药材专业市场是经批准的全国17个中药材市场之一，同时也是在全国最早推行企业化管理的中药材交易市场。现在该市场已整体搬迁至新螺蛳湾国际商贸城。

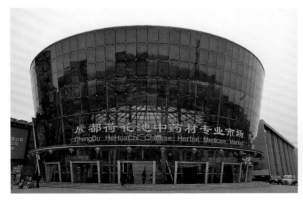

图4-13 普宁中药材专业市场

14. 四川成都荷花池中药材专业市场

荷花池中药材市场是国家西部地区最大的中药材交易市场，也是全国最大的冬虫夏草集散交易中心，是目前全国面积最大、硬件设施最优秀的中药材专业市场。成都素有"中医之乡，中药之库"的美称，其地理位置优越，拥有川芎、川贝母、川牛膝、川乌、川木通、川黄柏等40多种道地药材。（图4-14）

15. 陕西西安万寿路中药材专业市场

万寿路中药材专业市场始建于1991年，坐落于西安市东大门万寿北路，西安火车集装箱站旁边，西渭高速公路出口。该市场销售辐射青海、甘肃、宁夏、新疆及周围市县。

16. 甘肃兰州黄河中药材专业市场

兰州黄河中药材专业市场坐落于兰州市安宁区莫高大道35号，现在发展为一个现代化的网络销售物流中心。主要销售的中药材有当归、党参、黄芪、甘草、生地、板蓝根等。同时，该中心经营全国其他产地常用中药材。（图4-15）

17. 黑龙江哈尔滨三棵树中药材专业市场

三棵树中药材专业市场属东北三省及内蒙古地区唯一的中药材专业市场。市场坐落于哈尔滨东

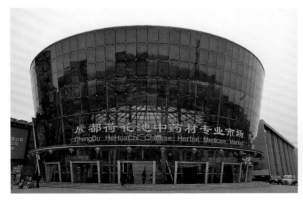

图4-14 荷花池中药材市场

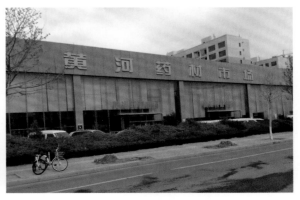

图4-15 兰州黄河中药材专业市场

部三棵树火车站右侧，经多年的建设发展，现已成为我国北方产中药材集散和交易中心。主要经营的关药品种有人参、关防风、龙胆、关黄柏、北五味子、北山楂、鹿茸等。特色品种人参，质量一流，大量出口到俄罗斯、日本、韩国等国家，促进了药材边境贸易发展。

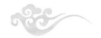

各　论

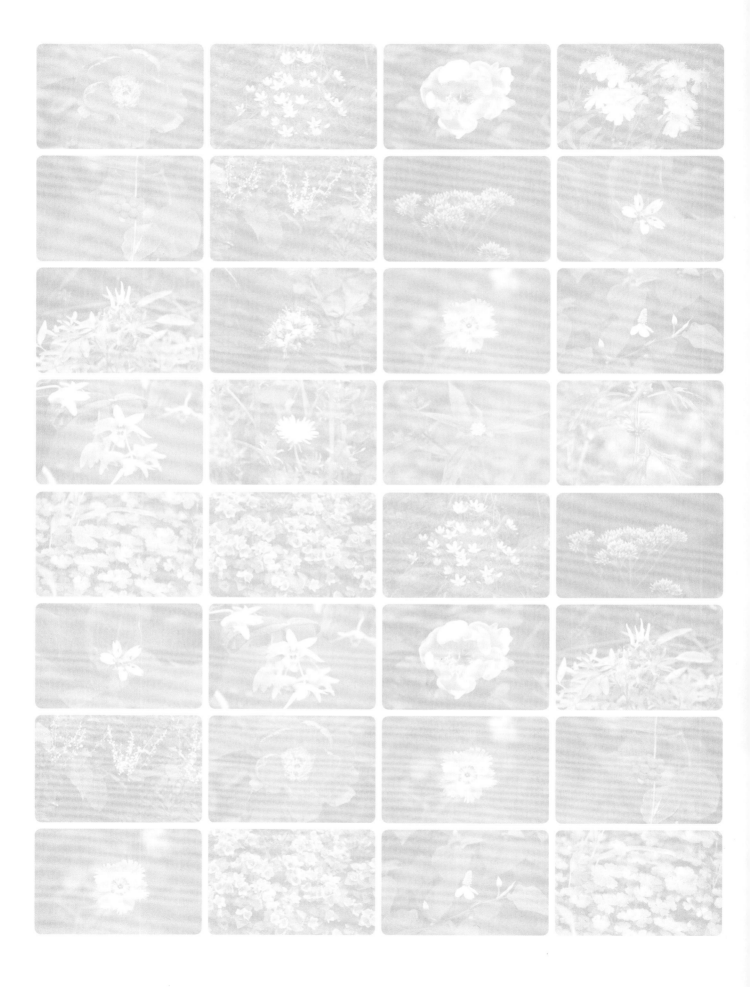

第五章

植物类中药：根及根茎类

大 黄

RHEI RADIX ET RHIZOMA

本品始载于《神农本草经》，列为下品。陶弘景曰："大黄，其色也。将军之号，当取其骏快也。"苏颂曰："以蜀川锦纹者佳……正月内生青叶，似蓖麻，大者如扇。根如芋，大者如碗，长一二尺……四月开黄花，亦有青红似荞麦花者，茎青紫色，形如竹。"开黄花者，大抵指药用大黄而言；而开青红似荞麦花者，大抵指掌叶大黄和唐古特大黄而言。

[别名] 将军，川军，锦纹大黄，北大黄，南大黄。

[来源] 为蓼科植物掌叶大黄 Rheum palmatum L.、唐古特大黄 Rheum tanguticum Maxim. ex Balf. 及药用大黄 Rheum officinale Baill. 的干燥根及根茎。

[植物形态] 掌叶大黄 多年生草本，高达2 m。根状茎及根部肥厚，黄褐色。茎直立，光滑无毛，中空。基生叶大，有肉质粗壮的长柄，与叶片近等长，密被锈乳突状毛；叶片宽卵形或近圆形，长宽近相等，3～5（7）掌状半裂，每一大裂片又分为近羽状的窄三角形小裂片，基出脉多为5条；基部略呈心形，上表面具疏小乳突，背面被柔毛。茎生叶小；托叶鞘状，膜质。大型圆锥花序，分枝较聚拢，密被粗糙短毛；花小，通常为紫红色，有时黄白色，花被片6，外轮3片较窄小，内轮3片较大；雄蕊9，不外露；花盘薄，与花丝基部粘

连；子房菱状宽卵形，花柱略反曲，柱头头状。果实矩圆状椭圆形至矩圆形，两端均下凹，翅宽约2.5 mm，纵脉靠近翅的边缘。种子宽卵形，棕黑色。果期果序的分枝直而聚拢。花期6—7月，果期7—8月。（图5-1-1）

唐古特大黄 与掌叶大黄主要区别点：叶深裂，深裂片常羽状分裂，最终裂片呈窄披针形至近线形。（图5-1-2）

药用大黄 与掌叶大黄主要区别点：叶浅裂，浅裂片呈大齿形或宽三角形；花较大，呈黄白色；果枝开展。（图5-1-3）

生于山地林缘或草坡，野生或栽培。

[产地] 掌叶大黄、唐古特大黄主产于甘肃、青海、西藏、四川等省区。青海贵德、湟源、湟中等县产者称"西宁大黄"；甘肃祁连山、武威（凉州）永登一带所产者称"凉州大黄"；甘肃铨水、礼县、西固所产者称"铨水大黄"。以上所产大黄统称"北大黄"。药用大黄产于四川、贵州、云南、湖北、陕西等省，统

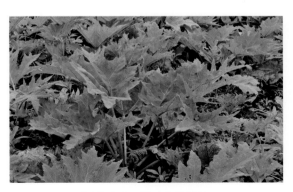

图5-1-1 掌叶大黄植物

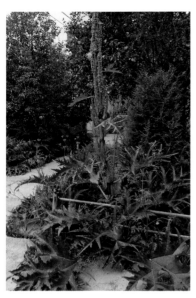

图5-1-2　唐古特大黄植物

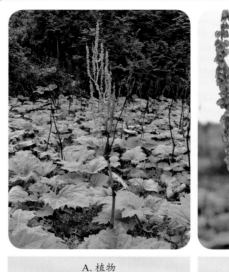

A. 植物

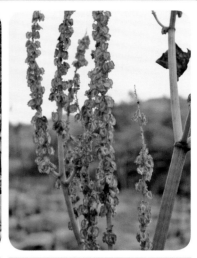

B. 果

图5-1-3　药用大黄植物

称"南大黄"。

［采收加工］　春、秋季（9—10月叶枯萎时或4—5月发芽前）选3年以上植株采挖。采挖时，要防止人畜践踏，以免大黄腐烂。先用撅头刨开根的周围土壤，再挖出根部，除去泥土，切去茎叶及细根。

北大黄　割去地上部分，除去泥沙及细根，不用水洗，切去根茎顶芽，用竹刀或瓷片刮去粗皮；根据各种规格要求，按根茎及根大小，横切成段或纵切成两瓣，或加工成卵圆形及圆柱形，晾晒至切口处收缩并现油状黄白色小珠颗粒时，自然阴干或烘干。阴干时，用麻绳或竹片串起，悬挂屋檐下通风晾干或阴棚内阴干；禁雨。传统烘干时，用烟熏烘干，将晾晒整形后的鲜大黄熏烤1周左右，待表面泛有油状物时用大烟熏10～15日后翻动1次，再继续熏烤至干。现多用烘干的方法：将晾晒整形的大黄放入烘箱，单层摆放厚约10 cm，加温至40～45℃烘7～10日，每日翻动1次，直至大黄切口处油状物消失后，再升温至55～58℃，20～30日即可烘干。

干燥后的大黄为毛货大黄，现药用以毛货大黄为主。传统为分规格等级或出口需要，还要经过进一步的精加工。一般年久粗壮大黄，上端根茎多数中心糟杇枯空，需劈开挖

除糟杇黑心部分，加工成龟壳形（习称"片吉"）；粗壮实心的上中段，修削成蛋形（习称"蛋吉"）；中下段主根或粗壮支根上段，加工成段状（习称"苏吉"）；较细的下段根则称为"水根"；加工修削下来的碎块、碎片，称为黄渣。

南大黄　将挖出的根及根茎，洗净泥沙，刮去外皮或不去皮，横切成2～4 cm厚块，置于烘房低温烘15日左右，直至烘干。谨防冰冻，以免造成糠心。由于根茎中心干后收缩凹陷成马蹄形，故称为"马蹄大黄"。（图5-1-4）

大黄切勿堆放、雨淋、火烤、碰撞，以免霉烂、变质。切制大黄时，忌用铁器，以免变黑影响质量；分档时，应戴手套，以免手中汗水沾染大黄，使其颜色变暗。俗称的"十大久糠"，即指大黄大多个大多糠，因其在加工过程中水分不容易外泄，且受冰冻，故而变糠。所以，大黄以体质充实者为佳。

［药材鉴别］　性状鉴别　呈类圆柱形、圆锥形、纺锤形、马蹄形或切开成一面平坦、另一面隆起的块片状，长3～17 cm，直径3～10 cm。刮去外皮者表面黄棕色至红棕色，可见类白色网纹，或有菊花形星点（异型维管束）散在。未除外皮者表面棕褐色，有横皱纹及纵沟，顶端具茎叶残基。质坚实，有时中心

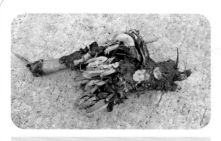

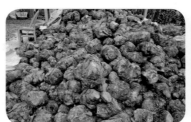

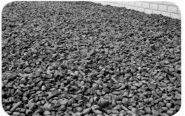

A. 刚挖取的药用大黄 B. 切断根，削去须根，分为根茎和根两部分

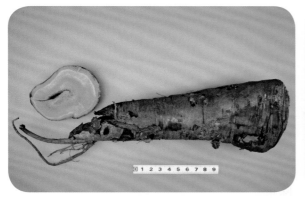

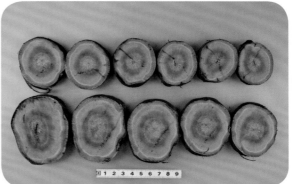

C. 将根横切成段

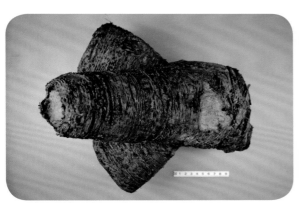

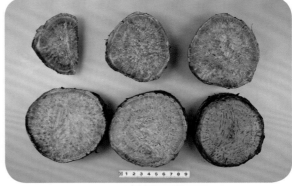

D. 根茎及其横切厚片

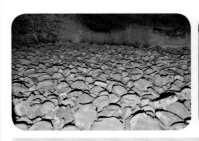

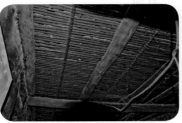

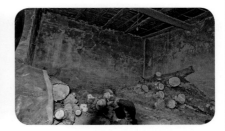

E. 厚片置于竹帘上 F. 加热烘干

图 5-1-4 南大黄药材加工图

较松软，不易折断，断面淡红棕色或黄棕色，颗粒性。根茎横切面髓心较宽，其中可见星点，排列成环或散在；根部横切面无星点，形成层环明显，木质部发达，具放射状纹理。气清香，味苦、微涩，嚼之粘牙，有沙粒感。

北大黄与南大黄可以从形态、表面、质地、断面气味进行鉴别，具体见表5-1-1。（图5-1-5～图5-1-8）

表5-1-1　北大黄与南大黄鉴别要点

项　目	北　大　黄	南　大　黄
形　态	呈鸭蛋形，习称"蛋吉"，也有加工成椭圆形或腰鼓形，个头均匀，有绳孔	呈不规则圆形，似马蹄状，习称"马蹄大黄"，无绳孔
表　面	除去粗皮，色鲜黄色及红棕色，有灰白色网状纹理，习称"锦纹"	有栓皮，有的略去外皮，外皮棕黑色，雅黄（横切厚片）呈黄棕色
质地及断面	根茎髓较宽，有"星点"，排列成环或散在，根部无"星点"	质坚硬，断面有"星点"，"星点"较大
气　味	气清香，味苦、微涩	气清香，味苦、微涩
品　质	质优	雅黄为川大黄之优品

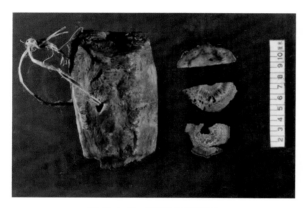

图5-1-5　西宁大黄药材

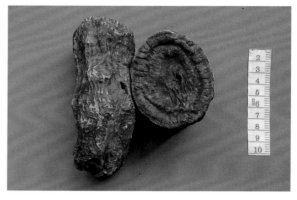

图5-1-6　凉州大黄（礼县）药材

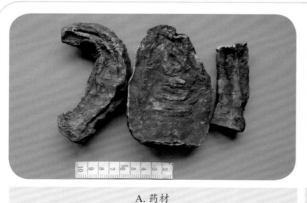

A. 药材

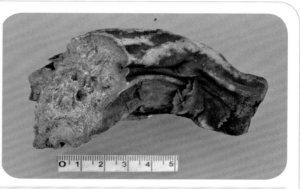

B. 高粱碴

图5-1-7　陇西大黄药材

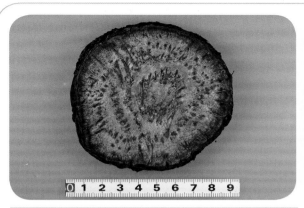
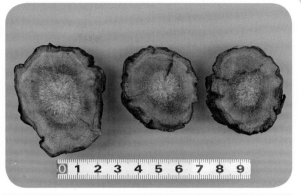

A. 药材　　　　　　　　　　　　　　B. 水根

图5-1-8　南大黄药材

传统鉴别　甘肃的"铨水大黄"、青海的"西宁大黄"除去了栓皮，色鲜黄，有类白色菱形网纹，体结实，内色呈槟榔纹状朱砂斑点（习称"高粱碴"）；如鸭蛋者称"锦纹大黄"，质最优。四川、云南产的"川大黄"（南大黄）栓皮未除去，或未除净，质疏松，呈暗棕黑色，形如马蹄或条状，质较次。

显微鉴别　根茎横切面：① 木栓层和皮层多已除去，仅有时有木栓或皮层组织残留。② 韧皮部射线较平直，内含棕色物，掌叶大黄韧皮部常见大型溶生性黏液腔。③ 形成层成环，细胞扁平。④ 木质部射线较密，由2～4列细胞组成，也含棕色物；导管稀疏，径向排列。⑤ 髓部宽广，异型复合维管束多数，散在或排列成1～2环；异型维管束形成层环明显，中央为韧皮部，近形成层环处有时可见黏液腔，形成层外方为木质部，射线星芒状射出。⑥ 薄壁细胞内含众多淀粉粒及大型草酸钙簇晶，直径多在100 μm以上。（图5-1-9）

粉末：棕黄色。① 草酸钙簇晶众多，直径20～160 μm。② 网纹及具缘纹孔导管多见，直径140～160 μm，有的可达190 μm；此外尚有螺纹及环纹导管。③ 淀粉粒众多。单粒圆球形或类圆球形，直径3～44 μm；复粒2～8分粒组成，脐点星状或十字状。（图5-1-10）

[化学成分]　主要含蒽醌类化合物。游离蒽醌衍生物有大黄酸（rhein）、大黄素（emodin）、大黄酚（chrysophanol）、芦荟大黄素（aloe-emodin）、大黄素甲醚（physcion）等，为大黄的抗菌成分。

结合性蒽醌衍生物为游离蒽醌的葡萄糖苷或双蒽醌酮苷，系大黄的主要泻下成分，其中双蒽醌酮苷的作用最强。双蒽醌酮苷为番泻苷

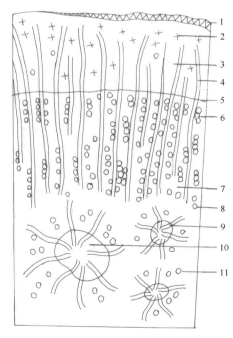

图5-1-9　大黄根茎横切面简图

1. 木栓层　2. 簇晶　3/10. 韧皮部　4. 射线
5/9. 形成层　6/11. 导管　7. 髓部　8. 木质部

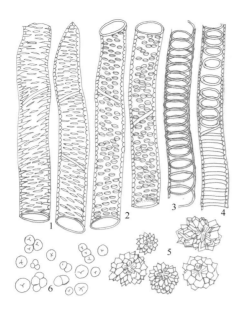

图5-1-10 掌叶大黄粉末图

1. 网纹导管 2. 具缘纹孔导管 3. 螺纹导管
4. 环纹导管 5. 草酸钙簇晶 6. 淀粉粒

（sennoside）A、B、C、D、E、F等。番泻苷A与番泻苷B、番泻苷C与番泻苷D互为异构体。此外，尚含大黄素、芦荟大黄素和大黄酚的双葡萄糖苷。另一类结合性的蒽醌为单糖苷，是游离蒽醌类的葡萄糖苷，如大黄酸-8-葡萄糖苷（rhein-8-mono-β-D-glucoside）、大黄素葡萄糖苷（emodin monoglucoside）、大黄酚葡萄糖苷（chrysophanol monoglucoside）、芦荟大黄素葡萄糖苷（aloe-emodin-monoglucoside）、大黄素甲醚葡萄糖苷（physcion monoglucoside）等，此类单糖苷具有一定的致泻作用。

此外，尚含有鞣质类物质约5%，其中有没食子酰葡萄糖、没食子酸、d-儿茶素及大黄四聚素等。此类物质有止泻作用，为收敛成分。其中没食子酸和d-儿茶素亦为止血成分。还含有4种大黄苷（rheinoside）A、B、C、D，亦为泻下成分。

从唐古特大黄中分得大黄降脂素（rhapontin），为3,3′,5′-三羟基-4-甲氧基芪-3′-β-D-葡萄糖苷。

[贮藏保管] 置通风干燥处，防蛀。饮片极易吸潮，晒干后，宜置木箱或瓦缸内，在30℃以下密封贮存。

[功效] 性寒，味苦。泻下攻积，清热泻火，凉血解毒，逐瘀通经，利湿退黄。用于实热积滞便秘，血热吐衄，目赤咽肿，痈肿疔疮，肠痈腹痛，瘀血经闭，产后瘀阻，跌打损伤，湿热痢疾，黄疸尿赤，淋证，水肿；外治烧烫伤。

[用法用量] 3～15 g，用于泻下不宜久煎，孕归慎用；外用适量，研末调敷患处。

[方例] 大承气汤（《伤寒论》）：大黄，芒硝，厚朴，枳实。功能峻下热结；主治实热与积滞壅结于肠胃、腑气不通所致阳明里热实证。

[论注]（1）大黄于公元前114年商队从陕西运至俄罗斯，沿丝绸之路经波斯（伊朗）再运至欧洲。公元77年，希腊医生Dioscorides的《药物学》（De Materia Medica），收载了大黄。13世纪马可·波罗《东方见闻录》载："中国甘肃凉州产大黄甚丰。"《唐本草》载："今出宕州、西羌、蜀地皆佳。"《本草品汇精要》载："以蜀州、陕西、凉州为道地。"本草学和国外文献的记载，反映了我国大黄应用历史悠久，在国际上享有很高的声誉。

（2）产地加工时，大黄支根切下后，不削皮干燥者，称为"水根"。（图5-1-11）

（3）大黄因品种产地和加工方法不同，常分为以下规格。

1）西宁大黄产于青海西宁及甘肃南部（为大黄著名的道地产区），集散于西宁，故名"西宁大黄"。多加工成"蛋吉"，为出口规格，行销国外。

2）凉州大黄产于甘肃武威（凉州）、张掖（甘州）及河西一带，不去皮，完整的根茎或切开成瓣。外形呈狗头形者称"狗头大黄"，牛舌

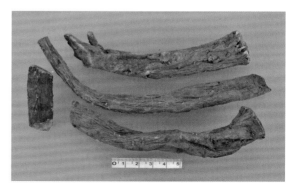

图5-1-11 水根

形称"牛舌大黄"，鞋底形称"鞋底大黄"。断面有"高粱碴"，气清香。品质甚优。

3）铨水大黄以甘肃礼县为主产地，岷县、宕昌、武都有栽培，加工为蛋吉、片吉、中吉、苏吉等规格。产量大，品质优。

4）川大黄主要来源为药用大黄。因过度采挖，资源日益减少。不去皮，根茎切成大块马蹄状，称"马蹄大黄"；长条根牛尾状，称"牛尾大黄"。产四川西部都昌、甘孜、凉山的大黄，加工时去皮，切成厚片，色鲜黄、气清香，称"雅黄"，品质甚优。习销日本和东南亚各地。

（4）同属的一些植物在部分地区有时与正品大黄混淆，应注意鉴别。主要有分布于四川、云南、西藏的藏边大黄 *Rheum emodii* Wall.，分布于陕西、甘肃、青海的波叶大黄（河套大黄）*Rheum hotaoense* C. Y. Chen et C. T. Kao，分布于河北、山西、内蒙古的华北大黄 *Rheum franzenbachii* Munt，分布于新疆的天山大黄 *Rheum wittrochii* Lundstr.以及分布于南方各地的土大黄（为红丝酸模 *Rumex chalepensis* Mill.的根及根茎）。含蒽醌衍生物，但不含双蒽醌酮苷番泻苷类，故泻下作用弱。药材根茎横切面，除藏边大黄有少数星点外，均无星点。能清热解毒，破瘀止血。

（5）民间称为山大黄、土大黄的药材，一般均含土大黄苷（rhaponticin）。该成分为二苯乙烯苷类物质，在紫外灯下（365 nm）显亮蓝色荧光，而正品大黄不显紫蓝色的荧光。这是鉴别大黄和土大黄的简便方法。

何首乌
（附：首乌藤，白首乌）

POLYGONI MULTIFLORI RADIX

本品最早见于唐代元和七年李翱所著《何首乌传》。宋《开宝本草》收载之。苏颂曰："秋冬取根，大者如拳……有赤白二种。"其中赤者即为本品。相传古代有何姓叟，服本品白首转乌，故名。

[别名] 首乌，地精。

[来源] 为蓼科植物何首乌 *Polygonum multiflorum* Thunb.的干燥块根。

[植物形态] 多年生缠绕草本。根细长，末端膨大成肥大的块根，表面红褐色至暗褐色。茎攀缘，长2～4 m，基部略带木质，中空，上部多分枝，枝草质，具纵棱，无毛，微粗糙。叶互生，叶片窄卵形或心形，顶端渐尖，基部心形或近心形，两面粗糙，全缘或微带波状；托叶鞘膜质，偏斜，无毛，抱茎。花小，多数，绿白色或白色，圆锥花序；苞片三角状卵形，具小突起，顶端尖，每苞内具2～4花；花梗细弱，长2～3 mm，下部具关节，果时延长；花被5深裂，白色或淡绿色，花被片椭圆形，大小不相等，外面3片较大背部具翅，果时增大，花被果时外形近圆形，直径6～7 mm；雄蕊8，花丝下部较宽；花柱3，极短，柱头头状。瘦果椭圆形，有3棱，黑色而光亮，包于宿存增大的翅状花被内。花期8—10月，果期9—11月。（图5-2-1）

生于山坡石缝、篱边、林下、山脚阳处或灌木丛中。

[产地] 主产于河南、河北、江苏、浙江、江西、湖北、广东、广西、贵州、四川等省区。以河北嵩县、湖北恩施和广东德庆产量最大，广东德庆为道地产区。

[采收加工] 春、秋二季采挖。去掉藤茎，洗净并切去两端，晒干。大形块根切成厚1～2 cm的片，小者整个晒干或用微火烘干。

[药材鉴别] 性状鉴别 呈纺锤形或团块状，长6～15 cm，直径4～12 cm；切片者类圆形。表面红棕色或红褐色，皱缩不平，有不规则纵沟及横向皮孔，两端具明显根痕，露出粗硬的纤维状维管束。质坚硬，不易折断，横断面淡黄棕色或淡红棕色，粉性，外侧皮部散列云锦状花纹（异型维管束），中央为一较大中柱。气微，味微苦而甘涩。（图5-2-2）

传统鉴别 广东产品多切成厚片，称"首乌片"。断面有"云锦花纹"，一般为4～11个。以体重、质坚、粉性足者为佳。

显微鉴别 块根横切面：① 木栓层为数列木栓细胞组成，内含红棕色物质。② 皮层较窄。③ 韧皮部宽广，内散生的4～11个异型维管束为外韧型。④ 形成层近于环状。⑤ 木质部导管

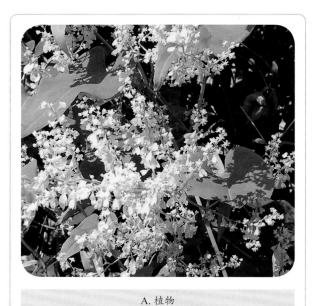

A. 植物

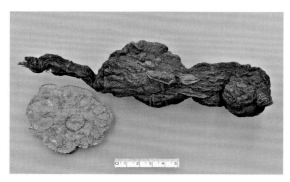

B. 果

图5-2-1 何首乌植物

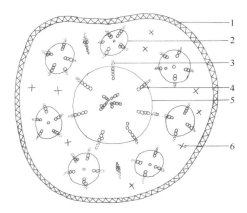

图5-2-2 何首乌药材

稀少，导管四周为管胞及少数木纤维所环绕。薄壁细胞含草酸钙簇晶和淀粉粒。（图5-2-3）

图5-2-3 何首乌根横切面简图

1. 木栓层 2. 异型维管束 3. 韧皮部 4. 木质部
5. 形成层 6. 草酸钙簇晶

粉末：黄棕色。① 淀粉粒单粒类圆形，直径4～50 μm，脐点呈人字形、三叉状或星状，层纹不明显；复粒由2～9分粒组成。② 草酸钙簇晶众多，大小不一，直径10～80（150）μm。③ 棕色细胞类圆形或椭圆形，壁稍厚，胞腔内充满黄棕色、棕色或红棕色物质，并含淀粉粒。④ 具缘纹孔导管大小不一，旁边有时可见木纤维。⑤ 棕色块散在。（图5-2-4）

［成分］ 含卵磷脂（lecithin，约3.7%）、脑磷脂、N-溶离性脑磷脂、神经鞘磷脂等；含蒽醌衍生物约1.1%，主要为大黄酚（chrysophanol）、大黄素（emodin），其次为大黄酸、大黄素甲醚、大黄酚蒽酮（chrysophanol anthrone）等；并含2,3,5,4'-四羟基二苯乙烯-2-O-β-D-葡萄糖苷（2,3,5,4'-tetrahydroxystillbene-2-O-β-D-glucoside）约1.2%。此外，含儿茶精、表儿茶精、3-O-没食子酰儿茶精、3-O-没食子表儿茶精、3-O-没食子酰原矢车菊苷元B_1（3-O-galloyl procyanidin-B_1）及3,3'-O-双没食子酰原矢车菊苷元B_2等；酰胺类化合物穆坪马兜铃酰胺（N-transferuloyl tytramine）、N-反式阿魏酰基-3-甲基多巴胺。并含丰富的锰、钙、锌、铁；含铁量是补血药中最高者，含锌量高于48种补血药中含锌量的平均值。含游离氨基酸类化合物。

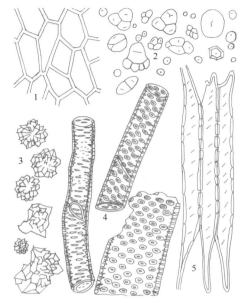

图5-2-4　何首乌粉末图

1. 木栓细胞　2. 淀粉粒　3. 草酸钙簇晶
4. 导管　5. 木纤维

[贮藏保管]　置通风干燥处,经常翻晒,防潮湿、霉变和虫蛀。

[功效]　性微温,味苦、甘、涩。解毒,消痈,截疟,润肠通便。用于疮痈,瘰疬,风疹瘙痒,久疟体虚,肠燥便秘;高脂血症。

[用法用量]　3～6g。

[方例]　何人饮(《景岳全书》):何首乌,人参,当归,陈皮,煨生姜。功能补气血,截虚疟;主治疟疾久发不止,症见气血两虚,寒热时作,稍劳即发,面色萎黄,倦怠乏力,食少自汗,形体消瘦,舌淡,脉缓大而虚者。

[论注]　(1)据报道,何首乌药材分为Ⅰ型和Ⅱ型。Ⅰ型断面云锦花纹明显,中央木质部木化程度低,2,3,5,4′-四羟基二苯乙烯-2-O-β-D-葡萄糖苷的含量高(达到1.8%以上);Ⅱ型断面云锦花纹不明显,中央木质部木化程度高,可见木心,2,3,5,4′-四羟基二苯乙烯-2-O-β-D-葡萄糖苷含量低(在0.4%以下)。

(2)据研究,何首乌块根中异常维管束的形成是多途径的,主要有:① 三生形成层由初生韧皮纤维束周围的薄壁细胞恢复分生能力而形成,其中包括中柱鞘衍生细胞和次生韧皮薄壁细胞。② 次生韧皮纤维(束)周围的次生韧

皮薄壁细胞恢复分生能力,形成三生形成层。③ 栓内层内侧中柱鞘衍生细胞恢复分生能力,形成三生形成层,以这种方式形成的三生形成层不围绕纤维束发生。三生形成层与正常形成层活动方式相同。

(3)人形何首乌伪品,常为雌雄1对,有头和四肢,遍体有毛须,伪称为百年珍品。据调查,为利用特制模具,将芭蕉根压制其生长形状而成,实属伪品。

(4)蓼科植物翼蓼*Pteroxygonum giraldii* Dammer et Diels. 或毛脉蓼*Polygonum cillinerve*(Nakai)Ohwi的块根,在有的地区曾混充何首乌。前者习称"红药子",后者习称"朱砂七"或"黄药子"。两者断面皮部均无"云锦花纹",髓部有异形维管束。翼蓼块根外皮棕褐色,有多数小疙瘩和须根,断面为红色,粉性,味微苦、极涩。毛脉蓼块根外皮棕褐色,断面棕黄色或土黄色,微香而味不苦。(图5-2-5～图5-2-7)

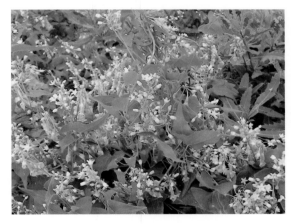

图5-2-5　翼蓼植物

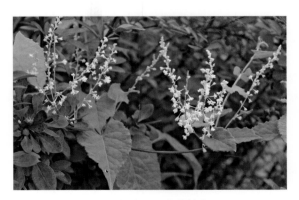

图5-2-6　毛脉蓼植物

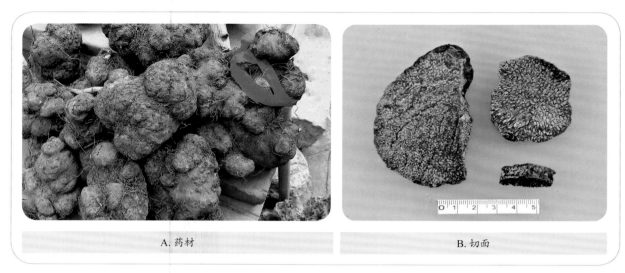

| A. 药材 | B. 切面 |

图 5-2-7　红药子药材

附：首乌藤

POLYGONI MULTIFLORI CAULIS

《何首乌传》载曰："夜则苗蔓相交。"因而有交藤、夜合和夜交藤的名称。

[别名]　交藤，夜合，夜交藤。

[来源]　为蓼科植物何首乌 *Polygonum multiflorum* Thunb. 的干燥藤茎。

[采收加工]　秋、冬二季叶脱时采收，除去残存的叶，晒干，捆成束。

[药材鉴别]　性状鉴别　呈细长圆柱形，通常扭曲，具分枝，直径 4～7 mm。表面紫红色至紫褐色，粗糙，具扭曲的纵皱纹。节部略膨大，有侧枝痕。外皮菲薄，易成片脱落。质脆，易折断，断面皮部紫红色；木部黄白色或淡棕色，具多数小孔；髓部疏松，类白色。无臭，味微苦涩。(图 5-2-8)

以身干、粗壮、条匀、外皮紫红色者为佳。

[成分]　含大黄素、大黄素-6-甲醚、大黄素-8-O-β-D-葡萄糖苷，并含毛地黄黄酮-5-O-木糖苷（luteolin-5-O-xyloside）及四羟基苯乙酮的单葡萄糖苷。

[贮藏保管]　置干燥处。

[功效]　性平，味甘。养血安神，祛风通络。用于失眠多梦，血虚身痛，风湿痹痛；外

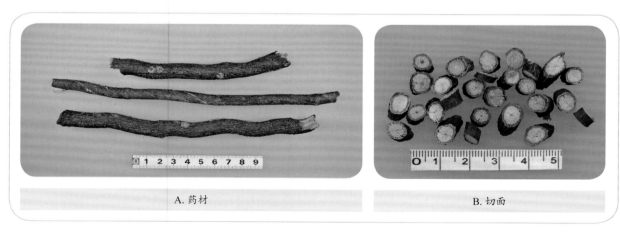

| A. 药材 | B. 切面 |

图 5-2-8　首乌藤药材

用治皮肤瘙痒。

[**用法用量**] 9～15 g；外用适量，煎水
洗患处。

附：白首乌

CYNANCHI RADIX

何首乌古代记载有赤白二种，且有赤白合
用的传统。李中梓曰："产白者入气，赤者入
血，赤白合用，气血交培。"《本草图经》所谓
"有赤、白二种"，赤首乌即何首乌，白首乌为
棱枝何首乌 *Polygonum multiflorum* Thunb. var.
angulatum S. Y. Liu。现时鹅绒藤属的白首乌可
视为当代何首乌的地区习惯用药，《救荒本草》
名之牛皮消，《植物名实图考》称为飞来鹤。经
调查考证为，目前民间使用的白首乌为萝藦
科植物牛皮消 *Cynanchum auriculatum* Royle ex
Wight、隔山消 *Cynanchum wifordii*（Maxim.）
Hemsl. 及戟叶牛皮消 *Cynanchum bungei* Decne.
的干燥块根。

[**来源**] 为萝藦科植物牛皮消 *Cynanchum
auriculatum* Royle ex Wight、隔山消 *Cynanchum
wifordii*（Maxim.）Hemsl. 及戟叶牛皮消
Cynanchum bungei Decne. 的干燥块根。

[**植物形态**] 牛皮消　蔓性半灌木，具乳
汁。根肥厚块状。茎微被柔毛。叶对生，膜质，
宽卵形至卵状长圆形，顶端短渐尖，基部深心
形，两侧呈耳状内弯；叶柄长 3～9 cm。聚伞
花序伞房状，腋生，有花达30朵；花萼近5全
裂；花冠白色，辐状，5深裂，裂片反折，内
被疏柔毛；副花冠浅杯状，长于合蕊柱，在每
裂片内的中部有1枚三角形的舌状鳞片；雄蕊5
个，花粉块每室1枚，长圆形下垂；柱头圆锥
状，顶端2裂。蓇葖果双生，基部较狭，中部
圆柱形，上部渐尖，长约8 cm，直径1 cm。花
期6—9月，果期7—11月。（图5-2-9）

生于山坡岩石缝中、灌丛中或路旁、墙边、
河流及水沟边潮湿地。

隔山消　草质藤本，根常呈纺锤形。茎被
单列毛。叶对生，薄纸质，广卵形，先端短渐
尖，基部耳垂状心形，两面被柔毛。近伞房状

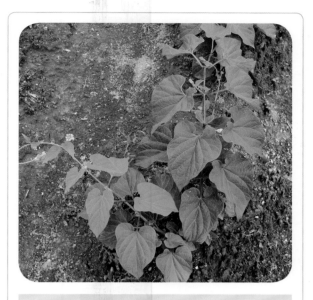

A. 植物

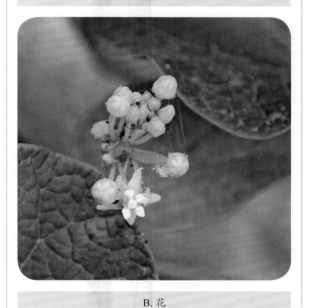

B. 花

图5-2-9　牛皮消植物

聚伞花序，半球形，有花15～20朵，花冠辐
状，裂片不反卷曲；副花冠内无附属物，明显
短于合蕊柱。（图5-2-10）

戟叶牛皮消　攀缘状半灌木。块根常连接
成念珠状。茎纤细而韧，具乳汁，被柔毛。叶
对生，戟形或三角状窄卵形，先端渐尖，基部
心形，两面被糙硬毛。伞形聚伞花序腋生，花
冠白色或黄绿色。种子顶端有多数白色长丝
光毛。

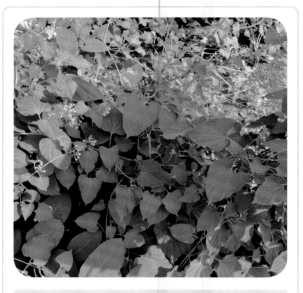

A. 植物

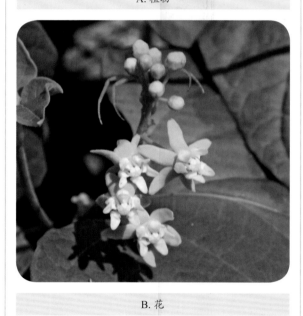

B. 花

图 5-2-10　隔山消植物

柱形或长纺锤形，略弯曲，长 10～20 cm，直径 1～4 cm。表面土黄色或黑褐色，有明显纵皱及横长皮孔。质坚硬而脆，断面较平坦，类白色，粉性，可见小点或放射状排列纹理及裂隙。气微，味微甘、后苦。（图 5-2-11）

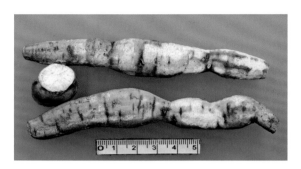

图 5-2-11　白首乌药材

隔山消：呈长纺锤形或圆柱形，长 10～20 cm，直径 1～4 cm。表面灰棕色，有明显的纵皱纹及横长皮孔，具栓皮剥落后的瘢痕。断面不平坦，灰白色，略呈粉性，有黄色放射状条纹。

戟叶牛皮消：呈类圆柱形或不规则团块状，长 5～9 cm，直径 1.5～4 cm。表面黄白色，多皱缩，凹凸不平，有纵皱纹及横长皮孔。质坚硬，断面较平坦，类白色，呈粉性，有稀疏黄色放射状条纹。

［成分］　均含多种磷脂，主要为磷脂酰胆（phosphatidyl choline）、磷脂酰乙醇胺（phosphatidylethanolamine）、磷脂酰肌醇（phosphatidylinositos）。从牛皮消和隔山消白首乌中分到甾体酯型苷元：告达庭（caudatin）、开德苷元（kidjoranin）、萝藦苷元（metaplexi genin）。隔山消白首乌还含肉珊珊苷元（sarcostin）、去酰基牛皮消苷元（deacylcynanchogenin）、本波苷（penupogein）等。牛皮消白首乌中含一种新的二苯酮衍生物为白首乌二苯酮（baishouwubenzophone）；尚含白首乌苷（cynauricuoside）A/B 和 3 种杂多糖 Ac-A、Ac-B、Ac-C。

［贮藏保管］　置通风干燥处，防虫蛀。

［功效］　性微温，味甘、微苦。补肝肾，益精血，强筋骨。用于肝肾不足，腰膝酸软，

［产地］　牛皮消主产于江苏、山东，为栽培品，其他省区均有野生；隔山消主产于吉林、山东；戟叶牛皮消主产于山东、山西、陕西、河北。

［采收加工］　早春幼苗未萌发前或 11 月地上部分枯萎时采收。采挖时注意勿损伤块根。采收后洗净泥土，除去残茎和须根，晒干，或趁鲜切片后晒干。

［药材鉴别］　性状鉴别　牛皮消：呈长圆

失眠，健忘。

[**用法用量**] 6～12 g。

[**论注**] （1）牛皮消在江苏称"耳叶白首乌"，加工成"白首乌粉"作为保健食品销售。江苏滨海县因其独特的土壤（既有黄土高原的沙壤土，又有海边含有较重盐分的海盐土）和适宜的气候，特别适合牛皮消的生长。早在清代中期就开始试种，至光绪年间，东部沿海地区已经成片种植，现成为全国知名的首乌种植大县，并被誉为"首乌之乡"。

（2）戟叶牛皮消又称大根牛皮消，在山东泰山作何首乌用，称"泰山何首乌"，是泰山四大名药（泰山何首乌，四叶参，黄精，硬紫草）之一。

拳 参

BISTORTAE RHIZOMA

本品始载于《神农本草经》，名紫参，列为中品。《本草图经》名拳参，苏颂曰："拳参生淄州田野，叶如羊蹄，根似海虾，色黑。"

[**别名**] 虾参，红蚤休。

[**来源**] 为蓼科植物拳参 Polygonum bistorta L. 的干燥根茎。

[**植物形态**] 多年生草本，高35～85 cm。根茎肥厚，常弯曲，表面棕褐色至黑褐色。茎直立，通常2～3条自根状茎发出。基生叶有长柄，叶片长圆披针形或披针形，顶端渐尖或急尖，基部圆钝或截形，沿叶柄下延成窄翅，边缘外卷，微呈波状；叶柄长10～20 cm；茎生叶互生，披针形或线形，向上柄渐短至抱茎；托叶鞘膜质，筒状。总状花序穗状，顶生；苞片卵形，每苞片内含3～4朵花；花梗细弱，比苞片长；花淡红色或白色，花被5深裂；雄蕊8，花柱3。瘦果椭圆形，稍长于宿存的花被。花期6—9月，果期9—11月。（图5-3-1）

[**产地**] 主产于华北、西北地区及山东、江苏、湖北等省。

[**采收加工**] 春、秋二季采挖，除去茎叶及泥沙，晒干，除去细根。

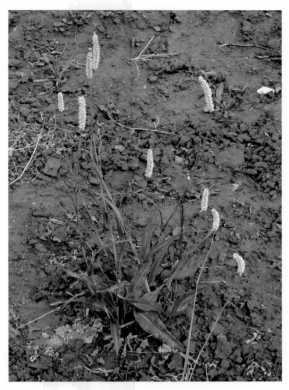

图5-3-1 拳参植物

[**药材鉴别**] 性状鉴别 呈扁圆柱形，常弯曲成虾状，长6～13 cm，直径1～2.5 cm。表面紫褐色或紫黑色，稍粗糙，具密而粗的环纹；一面隆起，另一面稍平坦或略具凹槽。质硬，断面近肾形，浅棕红色至棕红色，具断续环状排列的黄白小点。气微，味苦、涩。（图5-3-2）

以个大、质硬、断面浅红棕色者为佳。

显微鉴别 粉末：淡棕红色。① 草酸钙簇晶甚多，直径15～65 μm。② 纤维长梭形，直径10～20 μm，壁较厚，木化，孔沟明显。③ 木栓细胞多角形，含棕红色物。④ 具缘纹孔导管直径20～55 μm，亦有网纹导管和螺纹导管。⑤ 淀粉粒单粒椭圆形、卵形或类圆形，直径5～12 μm。

[**成分**] 含绿原酸（chlorogenic acid）、丁二酸、没食子酸（gallic acid）、儿茶素、鞣质，和一些酮类化合物如木栓酮、3β-木栓醇、β-谷甾醇（酮），以及24（E）-亚乙基环木菠萝烷酮、24（E）-亚乙基环木菠萝烷-3α-醇、槲皮素、槲皮素-O-β-D-吡喃葡萄苷、芦丁等

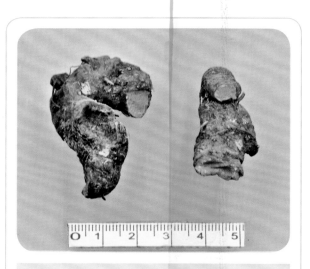

A. 药材

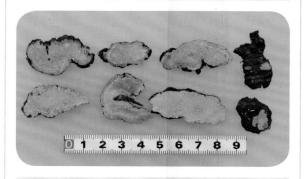

B. 切面

图5-3-2　拳参药材

黄酮类物质。

[**贮藏保管**]　置干燥处，防霉。

[**功效**]　性微寒，味苦、涩。消热解毒，消肿止血。用于赤痢，热泻，肺热咳嗽，痈肿瘰疬，口舌生疮，血热吐衄，痔疮出血，蛇虫咬伤。

[**用法用量**]　5～10 g；外用适量。

[**论注**]　（1）拳参别名"红蚤休"，易与百合科植物七叶一枝花 *Paris polyphylla* Smith var. *chinensis*（Franch.）Hara 的根茎混淆。七叶一枝花药材又名"蚤休"或"白蚤休"，应注意鉴别。（见"重楼"项下）

（2）同属还有几种植物的根茎在部分地区亦作拳参用。

1）倒根蓼 *Polygonum ochotense* V. Petrov 或珠芽蓼 *Polygonum viviparum* L. 的根茎：东北及西北等地使用。两者植物的基生叶叶柄均无翅。药材均较拳参短细，横断面均带淡紫红色。（图5-3-3、图5-3-4）

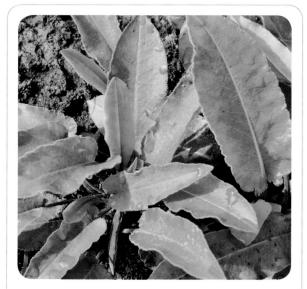

A. 植物

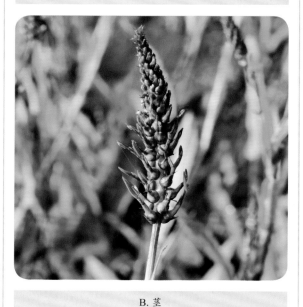

B. 茎

图5-3-3　珠芽蓼植物

2）草血竭 *Polygonum paleaceum* Wall 的根茎：云南、贵州地区使用。植物基生叶叶基楔形，叶柄无翅。药材表面紫褐色至黑褐色，断面为三角状肾形，红棕色或灰棕色。味涩、微苦。（图5-3-5、图5-3-6）

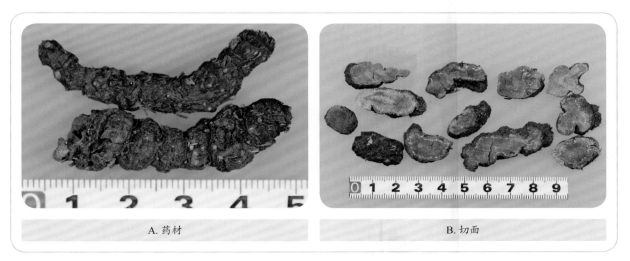

A. 药材　　　　　　　　　　B. 切面

图5-3-4　珠芽蓼药材

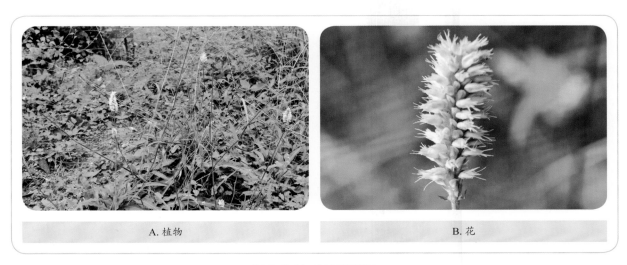

A. 植物　　　　　　　　　　B. 花

图5-3-5　草血竭植物

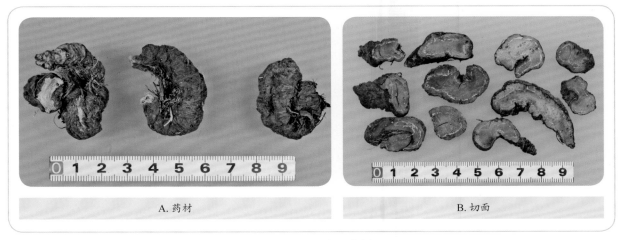

A. 药材　　　　　　　　　　B. 切面

图5-3-6　草血竭药材

川牛膝

CYATHULAE RADIX

本品之名始见于《滇南本草》。《本经逢原》载曰："怀产者长而无旁须……川产者而微黑。"《本草正义》谓："今时市肆中之所谓川牛膝，则其形甚大，而性质空松……然用之于肩背手臂，疏通经络，流利骨节，其效颇著。"所述性状和功效与川牛膝相符。

[别名] 拐牛膝，甜牛膝。

[来源] 为苋科植物川牛膝 Cyathula officinalis Kuan 的干燥根。

[植物形态] 多年生草本，高 0.4 ～ 1 m。主根圆柱形。茎直立，中部以上近四棱形，多分枝，疏被糙毛。叶对生，叶片椭圆形至窄椭圆形，全缘，两面密生倒伏糙毛，下面较密。花绿白色，花簇集合成顶生和腋生头状花序。苞片顶端成刺或钩，基部有柔毛；在苞腋有花数朵，能育花居中央，不育花居两侧；不育花的花被片成钩刺芒状，能育花的具 5 枚大小不等的花被片；雄蕊 5，花丝基部合生成杯状，有丛生柔毛；退化雄蕊长方形，顶端齿状浅裂。胞果长椭圆状倒卵形，种子卵形，赤褐色。花期 6—7 月，果期 8—9 月。（图 5-4-1）

生于海拔 1 500 m 以上的林缘或山坡草丛中，栽培或野生。

[产地] 主产于四川省。云南、贵州、陕西、江西、湖南、湖北等省亦产。以四川天全、洪雅产者最佳。

[采收加工] 秋、冬二季挖取 3 ～ 4 年生者为好。野生者于 9 ～ 10 月间，栽培者于 10 月或 11 月，倒苗后采挖。要求深挖，减少断根。

采挖后，除去泥土、切去地上茎及须根，放在火炕上用无烟火（木炭火）烘至 8 ～ 9 成干，再修剪整理 1 次，按大小分别捆扎成把，晒干；或烘、晒至半干后，经发汗再晒干或烘干。

[药材鉴别] 性状鉴别 呈近圆柱形，微扭曲；根头部膨大，其顶端常具疙瘩或茎的残基，向下略细或有少数分枝，长 30 ～ 60 cm，直径 0.5 ～ 3 cm。表面黄棕色至灰褐色，有纵皱纹及侧根痕，并有多数横向突起的皮孔。质韧，不易折断，断面浅黄色或黄棕色，胶质状或纤维状，可见多数浅黄色筋脉点（维管束），排列成 3 ～ 8 轮同心环。气微，味甜、后微苦。（图 5-4-2）

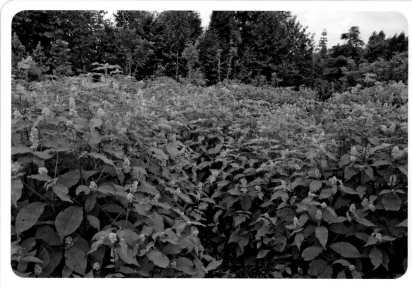

A. 植物

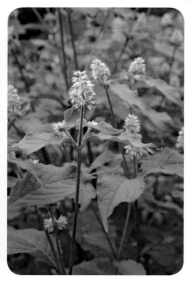

B. 花

图 5-4-1 川牛膝植物

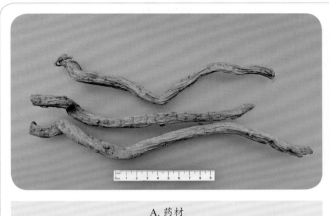

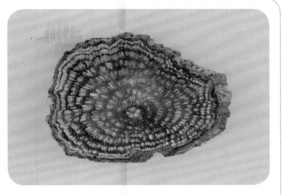

A. 药材 B. 切面

图5-4-2 川牛膝药材

传统鉴别 川牛膝主产于四川天全，历史悠久，产量大而质优，故称"天全牛膝"。商品药材分为家种品和野生品。

家种品上端弯曲如拐杖形，习称"拐牛膝"。根粗壮，单枝或有少分枝，肉质，柔嫩，带糖性滋润，味甜后微苦。质最优。商品分为特拐（直径1.8 cm以上）、头拐（直径1 cm以上）、二拐（直径1 cm以下，0.4 cm以上）、尾膝（直径0.4 cm以下）。（图5-4-3）

野生品根条瘦小，分枝多，质硬，滋润性差，甜味淡。质次。

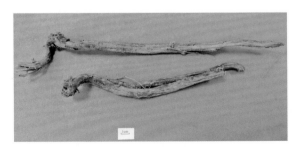

图5-4-3 川牛膝药材（示拐）

显微鉴别 根横切面：① 木栓细胞数列。② 皮层较窄。③ 中柱占根的大部分，维管束为三生构造，排成5～8个同心环，束内有木纤维，中心维管束的初生木质部分成2～6群。④ 薄壁细胞中含草酸钙砂晶。（图5-4-4）

粉末：灰棕色。① 草酸钙砂晶成团，存于薄壁细胞中或散在。② 导管多为梯纹、网纹，

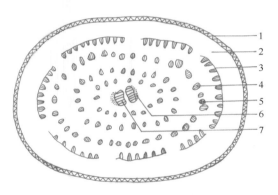

图5-4-4 川牛膝根横切面简图

1. 木栓层 2. 皮层 3. 形成层 4. 木质层
5. 异型维管束 6. 韧皮部 7. 木质部

少为具缘纹孔。③ 纤维壁有斜向单纹孔，均强烈木化。④ 木栓组织碎片多见，细胞棕色。（图5-4-5）

[成分] 含甾酮类化合物包括杯苋甾酮（cyasterone）、异杯苋甾酮（isocyasterone）、28-epi-cyasterone、25-epi-28-epi-cyasterone、24-羟基杯苋甾酮（24-hydroxycyasterone）、羟基杯苋甾酮（sengosterone）、苋菜甾酮A/B（amarasterone A/B）、前杯苋甾酮（precyasterone）、makisterone B 和2,3-isopropylidene cyasterone、2,3-isopropylidene isocyasterone、5-表杯苋甾酮（5-epicyacterone）、头花杯苋甾酮（capitasterone）、后甾酮（poststerone）。

尚含三萜及其苷类化合物3-O-［α-L-rhamnopyranosyl-（1→3）-（n-butyl-β-D-

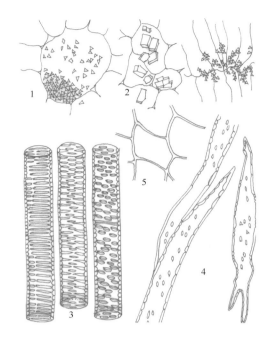

图5-4-5 川牛膝粉末图

1. 草酸钙砂晶 2. 草酸钙方晶
3. 梯纹、网纹、具缘纹孔导管 4. 木纤维 5. 木栓细胞

glucopyranosiduronate）］－28－O－β-D-glucopyranosyloleanolic acid、3-O-［α-L-rhamnopyranosyl-（1→3）-（β-D-glucuronopyranosyl）］oleanolic acid、3-O-［β-D-glucopyranosyl-（1→2）-α-L-rhamnopyranosyl-（1→3）-β-D-glucuronopyranosyl］-28-O-β-D-glucopyranosyloleanolic acid、3-O-β-D-glucopyranosyloleanolic acid 和 8-O-β-D-glucuronopyranosyl-（1→4）-β-D-glucopyranosyl hederagenin。

此外，还分离到（+）-莱昂树脂醇-3α-O-β-D-吡喃葡萄糖苷［（+）-lyoniresinol-3α-O-β-D-glucopyranoside］、4-［（1-乙氧基-2-羟基）-乙基-苯酚、N-［（3,4,5-三甲氧基）］-苯基-甲酰胺、丁二酸、对羟基苯甲酸、大豆苷、葛根苷和苯基-1-β-D-葡萄糖苷。另含阿魏酸。

[贮藏保管] 本品受潮、受热易泛油，易霉变及虫蛀，应置阴凉干燥处，防重压及潮湿。

[功效] 性平，味甘、微苦。逐瘀通经，通利关节，利尿通淋。用于经闭癥瘕，胞衣不

下，跌扑损伤，风湿痹痛，足痿筋挛，尿血血淋。

[用法用量] 5～10 g。孕妇禁用。

[论注] 麻牛膝为同属植物头花杯苋 *Cyathula capitata*（Wall）Moq.的根，在四川西昌或云南混称"川牛膝"。本品野生于四川南部金沙江流域一带，习称"金河牛膝"。与川牛膝比较，本种叶片多呈广卵形、倒卵形。花球团近单生，或仅中央顶生者有数个做短穗状排列，花干后呈暗褐色；退化雄蕊长0.6～1 mm，先端深裂或近流苏状。药材根条短小，扭曲，外皮灰褐色。质脆，易折断，断面棕红色，纤维性较强。味苦涩、略具麻味。不宜作川牛膝药用。

牛 膝

ACHYRANTHIS BIDENTATAE RADIX

本品始载于《神农本草经》，列为上品。陶弘景曰："其茎有节，似牛膝，故以为名。"苏颂曰："春生苗，茎高二三尺，青紫色，有节如鹤膝及牛膝状。叶尖圆如匙，两两相对，于节上生花作穗，秋结实甚细。"《本草衍义》载："今西京作畦种，长三尺者最佳。"西京为洛阳，与沁阳、武陟不远。所述即今之牛膝。

[别名] 怀牛膝，淮牛膝。

[来源] 为苋科植物牛膝 *Achyranthes bidentata* Bl.的干燥根。

[植物形态] 多年生草本，高0.3～1 m。根细长，圆柱形。茎直立，四棱形，有分枝，茎节略膨大，疏被柔毛。叶对生，叶片椭圆形或倒卵圆形，全缘，两面被柔毛。穗状花序腋生和顶生，花后期花总梗延长，花向下折而贴近总花梗。苞片宽卵形，顶端渐尖，小苞片刺状，贴生萼片基部，基部有卵形小裂片。花被5，绿色；雄蕊5，花丝下部合生，与退化雄蕊联合成杯状，顶端平圆，波状。胞果长圆形，果皮薄，包于宿萼内。花期8—9月，果期9—10月。（图5-5-1）

[产地] 主产于河南省。河北、山西、山东等省亦产。以河南武陟、温县、博爱、沁阳

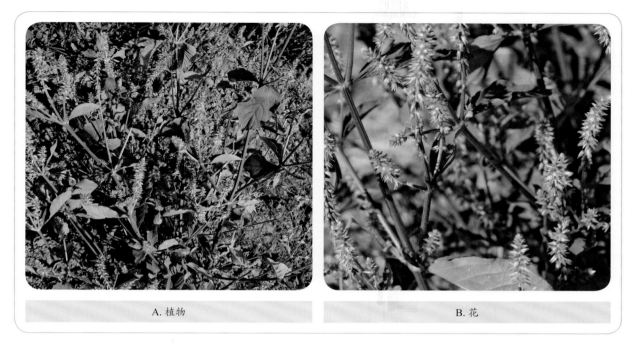

| A. 植物 | B. 花 |

图 5-5-1 牛膝植物

产量大且质量优，为四大怀药之一。

[**采收加工**] 于小雪至冬至茎叶枯萎时采挖。采挖时，先割去地上部分，从畦的一端开始挖沟，将牛膝连根全部挖出，注意深刨，防止将根挖断。除去须根和泥沙，捆成小把，晒至干皱，将顶端切齐，晒干。

[**药材鉴别**] 性状鉴别 呈细长圆柱形，挺直或稍弯曲，上下粗细较均匀，长 15 ～ 70 cm，直径 0.4 ～ 1 cm。表面黄白色、灰黄色或淡褐色，有细纵皱纹及排列稀疏的侧根痕。

质硬而脆，易折断，受潮则变柔软，断面平坦，淡黄色，角质样，木部细小，黄白色，其外围散有多数维管束小点，排列成 2 ～ 4 轮。气微，味微甜而稍苦涩。（图 5-5-2）

传统鉴别 栽培品栽于黄河与沁河交会的冲积平原，土质疏松。冬季出土者，根甚长，身长达 50 cm 以上，大小如食箸（0.8 cm 以上）。皮细，肉质肥，外肉红色；质脆，断面角质样，中心有木质心，周围有小白点数环；味甜，微苦涩。以条粗、肉肥、皮细、色灰黄、味甜为

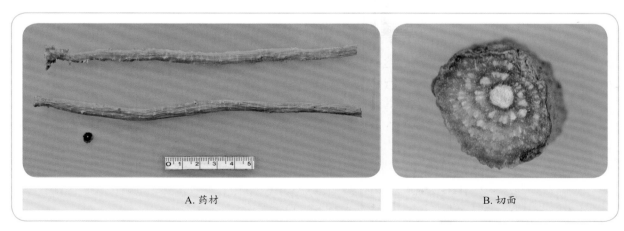

| A. 药材 | B. 切面 |

图 5-5-2 牛膝药材

优。以红线扎成把，每把分为：① 特肥：每把6～7支，直径1 cm以上。② 头肥：每把8～10支，直径0.6 cm以下。③ 二肥：每把11～15支，直径0.4 cm以上。④ 三肥：每把16支，直径0.2～0.4 cm。立春以后采者，根条瘦小，分枝多，木化重，甜味亦淡，质次。

野生品根分叉，木质化多，不易折断，味淡微苦，不堪入药。

显微鉴别　根横切面：① 木栓层为数列细胞。② 皮层狭窄，由10余列薄壁细胞组成，细胞内偶见砂晶。③ 异常维管束断续排列成2～4轮；维管束外韧型，束间形成层除最外轮有的明显外，向内各轮均不明显；木质部有导管、木纤维和木薄壁细胞。④ 中央有正常维管束，初生木质部二原型。（图5-5-3）

粉末：土黄色。① 木纤维胞腔大，壁上可见细斜纹孔及十字形纹孔。② 导管有孔纹、网纹、具缘纹孔导管，木化。③ 草酸钙晶砂散在，或存在于薄壁细胞中。④ 木栓细胞类长方形。⑤ 木薄壁细胞长方形，有的壁上具单纹孔或网状增厚。（图5-5-4）

［成分］　含皂苷，已分离出30余种三萜皂苷类成分，苷元均为齐墩果烷型五环三萜，其C-3位或C-28位与糖相连。有人参皂苷 R$_0$、竹节参苷 IVa（chikusetsu saponin IVa）、牛膝皂苷（achyranthoside）I / II / III / IV 和齐墩果酸（oleanolic acid）等。

所含的甾酮类成分具有甾体母核，结

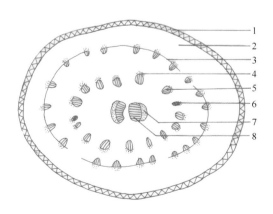

图5-5-3　牛膝根横切面简图

1. 木栓层　2. 皮层　3. 形成层　4. 韧皮部　5. 木质层
6. 维管束　7. 韧皮部　8. 木质部

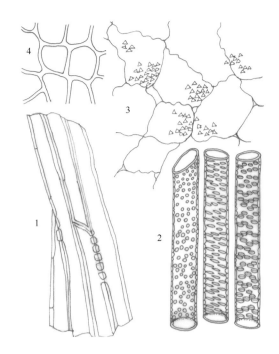

图5-5-4　牛膝粉末图

1. 木纤维　2. 导管　3. 草酸钙砂晶　4. 木栓细胞

构变化主要在17位侧链。包括牛膝甾酮（inokosterone）、β-蜕皮甾酮（β-ecdysone）、polypodine B、podecdysone C、stachysterone A、旌节花甾酮C/D、红苋甾酮（rubrosterone）、achyranthesterone A、25,26-二去氢坡那甾酮A、漏芦甾酮B、2β,3β,20β,22α,25-五羟基-8,14-二烯-胆甾-6-酮、（20R,22R）-2β,3β,20,22,26-pentahydroxycholestan-7,12-dien-6-one。

另含牛膝肽多糖ABAB（有免疫活性）和磷脂酸（PA）、磷脂酰胆碱（PC）、磷脂乙醇胺（PE）等7种磷脂类成分，以及壬二酸、琥珀酸、活性寡糖ABS等。钠、镁、钙、铁、锰含量丰富，钾的含量高。尚含β-香树脂醇、甜菜碱（betaine）、氨基酸、蔗糖及黏液质。

［贮藏保管］　置阴凉干燥处，防潮。

［功效］　性平，味苦、甘、酸。逐瘀通经，补肝肾，强筋骨，利尿通淋，引血下行。用于经闭，痛经，腰膝酸痛，筋骨无力，淋证，水肿，头痛，眩晕，牙痛，口疮，吐血，衄血。

［用法用量］　5～12 g，孕妇慎用。

［方例］　牛膝散（《证治准绳》）：牛膝，当

归，桂心，赤芍，桃仁，延胡索，牡丹皮，木香。功能温经通脉；主治下焦瘀血证。

[论注]（1）"四大怀药"为河南省的著名道地药材，包括怀牛膝、怀地黄、怀山药和怀菊花。

（2）除牛膝的栽培品外，尚有牛膝的野生品、柳叶牛膝 Achyranthes longifolia Makino 或粗毛牛膝 Achyranthes aspera L.的根入药，习称"土牛膝"。柳叶牛膝植株较高大，根较粗短，新鲜时断面带紫红色。叶片呈披针形或狭披针形，上面暗绿色，下面常呈紫红色。药材根茎短粗，其上有根4～9条，扭曲，向下渐细；表面灰黄褐色，具细密的纵皱纹及须根痕；质硬，易折断，横断面带紫红色，略光亮，可见多数点状的维管束散布；气微，味初微甜而后涩。四川会理和湖北利川称本品为"红牛膝"。粗毛牛膝叶两面均被粗毛，穗状花序轴稍粗长。药材根茎呈短圆柱形，其上着生多数圆柱状细长的根，略弯曲；表面灰棕色，具细浅的纵皱纹；质坚硬，易折断，横断面纤维性，淡灰白色；味淡。（图5-5-5、图5-5-6）

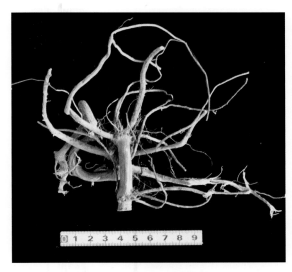

图5-5-6　土牛膝药材

（3）商品尚有味牛膝、白牛膝和广东土牛膝。

1）味牛膝为爵床科植物牛膝马蓝 Strobilanthes nemorosus R. Ben.的根。主产于湖北，销往东北地区。药材根茎粗大，呈不规则的块状，多分枝，顶端有圆形凹陷的茎痕。细根丛生如马尾状，呈圆柱形，表面暗灰色，光滑；横断面皮部灰白色，易剥落；木部暗灰色，不易折断。味淡。

2）白牛膝为石竹科植物狗筋蔓 Cucubalus baceifer L.的根。云南部分地区习用作补益药。有时从云南调入外省误作怀牛膝用。药材呈细长圆柱形，略扭曲，偶有分枝，长12～45 cm，直径3～6 mm；表面灰黄色，有纵皱纹及横向皮孔；质硬而脆，易折断，断面角质样，皮部灰白色，木部淡黄色；味微甜。

3）广东土牛膝为菊科植物华泽兰 Eupatorium chinense L.的根。六月开花，头状花序，色白，一望如雪，故名"六月雪"。根细长繁密，习称"多须公"。药材根呈须状，密生于根茎上。须根呈圆柱形，长10～35 cm，直径0.2～0.4 cm；外表黄棕色；质坚硬而韧性，难折断，断面白色，略有似甘草气味；味苦，甘，性凉；有毒。清热利咽，凉血散瘀，解毒消肿，主治咽喉肿痛，跌打损伤，痈疮肿毒等。（图5-5-7、图5-5-8）

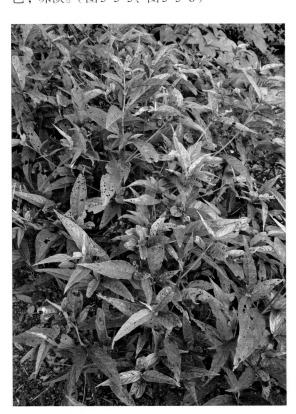

图5-5-5　柳叶牛膝植物

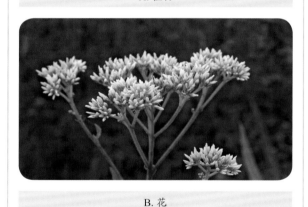

A. 植物

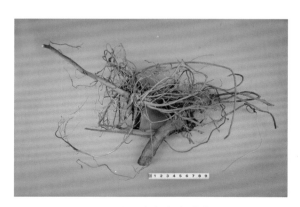

B. 花

图 5-5-7　华泽兰植物

图 5-5-8　广东土牛膝药材

商　陆

PHYTOLACCAE RADIX

　　本品始载于《神农本草经》，列为下品。苏敬曰："有赤白二种，白者入药用，赤者……甚有毒。"苏颂曰："俗名章柳根，多生于人家园圃中。春生苗，高三四尺，青叶为牛舌而长。茎青赤，至柔脆。夏秋开红紫花，作朵。根如萝卜而长，八九月采之。"古今所用，大体相似。

　　[别名]　当陆，章柳。

　　[来源]　为商陆科植物商陆 *Phytolacca acinosa* Roxb. 或垂序商陆 *Phytolacca americana* L. 的干燥根。

　　[植物形态]　商陆　多年生草本。根肥大，肉质，圆锥形。茎直立，高 0.8 ～ 1.5 m，呈圆柱形或稍具棱角，多分枝，绿色或紫红色。叶互生，具叶柄，叶片卵圆形至长椭圆形，全缘。总状花序顶生或与叶对生，直立。花两性，直径约 8 mm；花被 5，白色、淡黄绿色或带粉红色；雄蕊 8 ～ 10，花药淡粉红色；心皮 8 ～ 10，离生。肉质浆果，扁球形，由 5 ～ 8（少数 10）个分果组成，熟时紫红色或紫黑色。花期 4—7 月，果期 7—10 月。（图 5-6-1）

　　垂序商陆　与上种区别点为：茎的棱角明显，叶片通常稍窄，总状花序下垂（果期更明显），浆果一般由 10 个分果组成。（图 5-6-2）

　　[产地]　我国南北各地均产。

　　[采收加工]　秋季茎叶枯萎后或至次年春季发苗时采挖，除去地上部分、须根和泥沙，横切成 0.5 ～ 1 cm 的厚片或纵切成厚块片，晒干或阴干。

　　[药材鉴别]　性状鉴别　为横切或纵切的不规则块片。外皮灰黄色或灰棕色。横切片为不规则圆形，翘曲不平，边缘皱缩，直径 3 ～ 9 cm，厚 0.2 ～ 1 cm。切断面浅黄棕色或黄白色，带粉性，有多个凹凸不平的同心性环状层纹，俗称"罗盘纹"。纵切片为不规则长方形，弯曲或卷曲，木质部呈平行条状突起。质硬，不易折断。气微，味稍甜、后微苦，久嚼麻舌。（图 5-6-3）

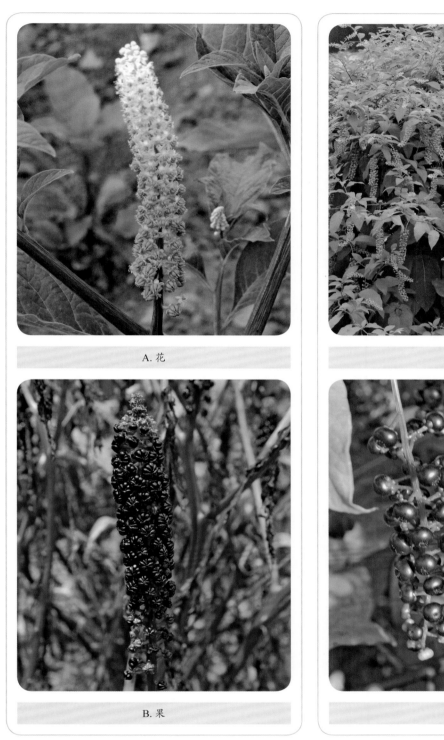

A. 花

B. 果

图5-6-1　商陆植物

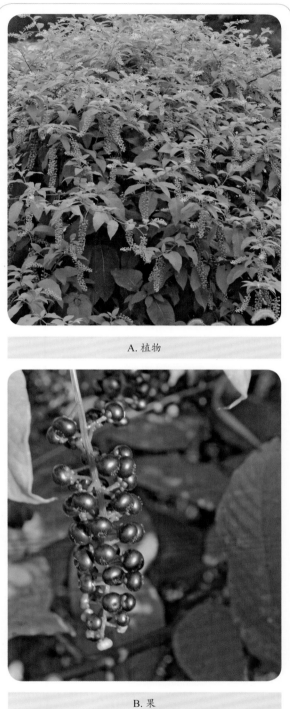

A. 植物

B. 果

图5-6-2　垂序商陆植物

以块片大、白色者为佳。

　　显微鉴别　根横切面：① 木栓层为5～8
列黄色木栓细胞，栓内层较窄。② 维管组织
为三生构造，有数层同心性的形成层环，每环

外侧为韧皮部，内侧为木质部，两轮维管束之
间为薄壁细胞。③ 含大量草酸钙针晶束，长
40～72 μm，并有少数草酸钙棱晶、簇晶散在。
淀粉粒众多。

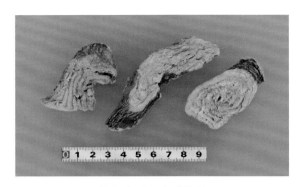

图5-6-3　商陆药材

垂序商陆无棱晶与簇晶。（图5-6-4）

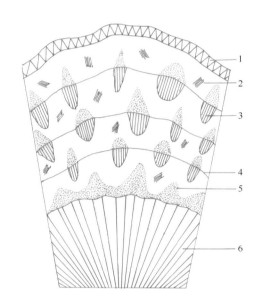

图5-6-4　商陆根横切面简图

1. 木栓层　2. 针晶束　3. 木质部　4. 形成层
5. 韧皮部　6. 木质部

[成分]　含皂苷，已分离得到21个三萜皂苷元，且均为齐墩果烷型，具体分为5种母核类型：商陆酸、商陆酸-30-甲酯、美商陆皂苷元、加利果酸、商陆酸G。亦含有商陆皂苷（phytolaccasaponin）A/B/C/D/E/F/G/H/I/J/K/L/L1/M/N/O/P/Q/R/S、美商陆皂苷（phytolaccoside）A/B/D/D2/E/F/G、多药商陆皂苷B（esculentoside B）、phytolacacinoside A、商陆皂苷N-1/N-2/N-3/N-4/N-5。

所含的黄酮类成分主要以山柰酚型黄酮醇为主。尚含对羟基苯甲酸、香草酸、芥子酸、

香豆酸、加利果酸、咖啡酸、齐墩果酸、阿魏酸等酚酸类成分，β-谷甾醇、β-胡萝卜素、α-菠菜甾醇、麦角甾醇、Δ^7-豆甾烯醇等甾醇类成分，以及多种脂肪酸，其中量最多的是棕榈酸（52.49%）和亚油酸（21.60%）。另外还分离得到了生物碱、有机酸类化合物，以及大分子多糖类及糖蛋白类成分；商陆糖蛋白是一种具有显著活性的抗病毒剂，且有很强的抗细菌感染作用。

[贮藏保管]　受潮易发毒而起麻点或生虫。应置干燥通风处，防霉、防蛀，多雨季节应注意翻晒。

[功效]　性寒，味苦；有毒。逐水消肿，通利二便；外用解毒散结。用于水肿尿少，腹水胀满；外治创伤出血，痈肿疮毒。

[用法用量]　3～9g；外用鲜品捣烂或干品研末涂敷。

[注意]　孕妇忌服。

[方例]　疏凿饮子（《重订严氏济生方》）：商陆，羌活，秦艽，槟榔，大腹皮，茯苓皮，椒目，木通，泽泻，赤小豆，姜皮。功能为泻下逐水，疏风发表；主治水湿壅盛，遍身肿满，喘呼气急，烦躁口渴，二便不利者。

太子参

PSEUDOSTELLARIAE RADIX

本品之名始见于《本草从新》，载曰："大补元气，虽甚细如条参，短紧坚实，而有芦纹，其力不下大参。"《本草纲目拾遗》引《百草镜》曰："太子参即辽参之小者……味甘苦，功同辽参。"两种论述，不甚明确。《中国药典》是以石竹科植物异叶假繁缕的块根名为太子参（孩儿参），可能是根据江苏、浙江沿用的实际情况。

[别名]　孩儿参。

[来源]　为石竹科植物孩儿参（异叶假繁缕）*Pseudostellaria heterophylla*（Miq.）Pax ex Pax et Hoffm.的干燥块根。

[植物形态]　多年生草本，高7～15 cm。块根肉质，纺锤形，四周疏生须根。茎直立单

生，稀有双生者，下部带紫色，近方形，上部绿色，较圆，节略膨大，茎上有2行短柔毛。叶对生，近无柄，通常4～5对，叶片倒披针形。茎顶端有4片大形叶状总苞，总苞片卵状披针形至长卵形，边缘略呈波状，上面嫩绿色，下面绿白色，脉上常有疏毛。花二型：茎上部腋生小的闭锁花，萼片4，无花瓣；茎端总苞内的花大形，1～3朵，白色，花梗长1～4 cm，萼片5，花瓣5，雄蕊10。蒴果卵形，成熟时下垂。花期4—5月，果期5—6月。（图5-7-1）

生于山坡林下和岩石缝中。

[**产地**] 主产于福建柘荣、福鼎、霞浦，贵州施秉、黄平，安徽宣城、亳州、黄山等地。山东、江苏、浙江、江西亦产。柘荣有"中国太子参之乡"的美誉。贵州施秉牛大场产的太子参质量优。

[**采收加工**] 大暑前后将根挖起，洗净泥土，除去须根，置沸水中略烫，以不带水珠时捞起，晒至须根干燥易断而参体尚柔润时，搓去表皮及须根，晒至足干。或不经烫焯，直接晒至七八成干，搓去表皮及须根后晒或晾干。

[**药材鉴别**] 性状鉴别 呈细长纺锤形或细长条形，稍弯曲，长3～10 cm，直径2～6 mm，顶端可见茎基及芽痕，下部细长呈尾状。表面黄白色至土黄色，较光滑，略有纵皱纹，凹陷处有须根痕。质坚脆，易折断，断面平坦，淡黄白色，角质样，略有光泽；晒干者类白色，有粉性。气微，味微甘。（图5-7-2）

以条粗、色黄白、无须根者为佳。

显微鉴别 根横切面：① 残留木栓层为数列细胞组成。② 皮层细胞多呈切向延长。③ 韧皮部较窄，射线宽广。④ 形成层成环。⑤ 木质部占根的绝大部分，主要为薄壁组织，导管稀疏，径向排列，外侧导管紧接形成层环；中央有初生木质部，导管稀少疏散。⑥ 薄壁细胞中充满淀粉，并含少数草酸钙簇晶。（图5-7-3）

[**成分**] 含免疫活性多糖PHP-A、PHP-B，相对分子质量分别为3.2×10^4和4.6×10^4。含环肽pseudostellarin A/B/C/D/E/F/G/H、heterophyllin A/B/D。

含皂苷类，主要为太子参皂苷A

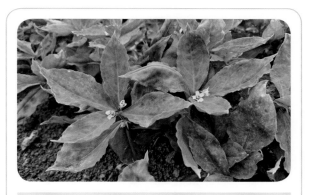

A. 植物

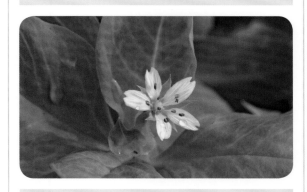

B. 花

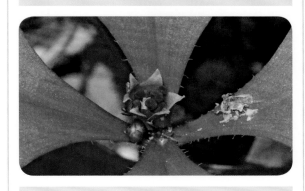

C. 果

图5-7-1 孩儿参植物

（pseudostellarinoside A）、刺槐苷、尖叶丝石竹皂苷D（acutifoliside D）、胡萝卜苷（daucosterine）、Δ^7-豆甾-3β-烯醇-3-O-β-D-葡萄糖苷（Δ^7-3β-stigmastenol-3-O-β-D-glucoside）、α-菠菜甾醇-β-D-吡喃葡萄糖苷、腺嘌呤核苷、尿嘧啶核苷、乙醇-α-D-半乳糖苷。

含1-甘油单硬脂酸酯（glycerol 1-monolinolate）、吡咯-2-羧酸-3-呋喃甲醇酯（3-furfuryl pyrrole-2-carboxylate）、三棕榈酸甘

油酯（tripalmitin）等油脂类。

含多种氨基酸，其中以精氨酸、谷氨酸、天冬氨酸等含量较高。尚含溶磷脂酰胆碱、磷脂酰肌醇、磷脂酰丝氨酸、磷脂酰乙醇胺、磷脂酰甘油及磷脂酸等磷脂类，山嵛酸（behenic acid）、2-吡咯甲酸（2-minaline）、棕榈酸（palmitic acid）、亚油酸（linoleic acid）等脂肪酸类。另含有 β-谷甾醇（β-sitosterol）、Δ^7-豆甾烯-3β-醇（stigmast-7-en-3β-ol）、4-丁基-3-甲氧基-2,4-环己二烯-l-酮、糠醇等10多种挥发性成分和多种微量元素。还分离得到去甲鸢尾素A（tristec-torigenin A）、肌-肌醇-3-甲醚（myoinositol-3-methxyl）、木犀草素、蒲公英赛醇乙酯、蒲公英赛醇。

还含挥发油，主要为甲硫醇、二甲基硫、糠醛等，为太子参特异气味成分。

[贮藏保管] 置通风干燥处，防潮，防虫蛀。

[功效] 性平，味甘、微苦。益气健脾，生津润肺。用于脾虚体倦，食欲不振，病后虚弱，气阴不足，自汗口渴，肺燥干咳。

[用法用量] 9～30 g。

[论注] 同科植物白花紫萼女娄菜（石生蝇子草）*Melandrium tatarinowii*（Regel）Y. W. Tsui var. *albiflonum*（Franch.）Z. Cheng，其块根多为2～4个簇生，但单一块根形似太子参。主要区别是：块根顶端有多数疣状突起的茎痕及芽痕；表面有明显纵皱或皱沟及棕黑色凹陷，凹陷中央有突起的细根痕；味甘、微苦，且有麻舌感。显微镜下观察，次生木质部外侧导管不与形成层环相接，初生木质部导管多集结；薄壁细胞中不含淀粉和草酸钙结晶。

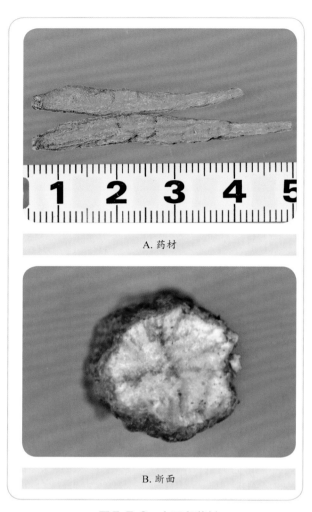

图5-7-2　太子参药材

A. 药材

B. 断面

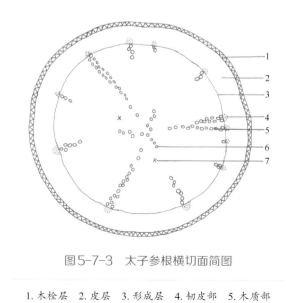

图5-7-3　太子参根横切面简图

1. 木栓层　2. 皮层　3. 形成层　4. 韧皮部　5. 木质部
6. 初生木质部　7. 草酸钙簇晶

银柴胡

STELLARIAE RADIX

本品在《本草纲目》柴胡条下有记载。李时珍曰："银州即今延安府神木县……所产柴胡长尺余而微白且软，不易得也。"《本草逢源》谓："银柴胡甘，微寒，无毒，银州者良，今延安府五原城所产者长尺余，肥白而软。"《本草纲目拾遗》载："银柴胡出宁夏镇，形如黄芪。"由此说明，银柴胡是明、清发展的新品种。

[别名] 银州柴胡。

[来源] 为石竹科植物银柴胡*Stellaria dichotoma* L. var. *lanceolata* Bge.的干燥根。

[植物形态] 多年生草本，高20～40 cm。主根圆柱形，外皮浅黄色，根头处有多数疣状突起的茎部残基。茎直立而纤细，节略膨大，上部二叉状分枝，密被短毛。叶对生，无柄，叶片条状披针形，全缘。花白色，二歧聚伞花序生于枝端，花梗细而有柔毛；萼片5，披针形；花瓣5，顶端2裂；雄蕊10，比花瓣短；花柱3。蒴果近球形，成熟时顶端6齿裂，种子多数；种子卵形，微扁。花期6—7月，果期8—9月。（图5-8-1）

生于干燥半荒漠草原、沙漠边缘的松沙土中及山坡悬岩石缝中。

[产地] 主产于宁夏、甘肃、陕西及内蒙古等省区。

[采收加工] 霜降前或春季解冻之后采挖种植3年后的根部，割去地上部分，除去须根，洗净泥沙，晒干。晒干过程中，谨防低温受冻，以免引起"曝皮"（根皮曝起），影响质量。

[药材鉴别] 性状鉴别 呈圆柱形，长15～40 cm，有的达60 cm以上，直径0.5～2.5 cm。表面浅黄色，有略向左扭曲的纵纹及凹陷的须根痕，习称"砂眼"（野生生长年限较长者，由于上部细根多倒向而生，形成凹陷小孔，从中可倒出细沙粒而得名）。根头部有多数茎的残基，呈疣状突起，习称"珍珠盘"。质轻泡而脆，易折断，断面粗糙，有裂隙，皮部甚薄，木部有黄白相间的菊花心。气微，味甘。（图5-8-2）

栽培品有分枝，下部多扭曲，直径0.6～

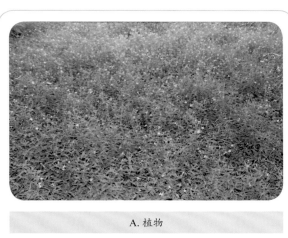

A. 植物

B. 花

图5-8-1 银柴胡植物

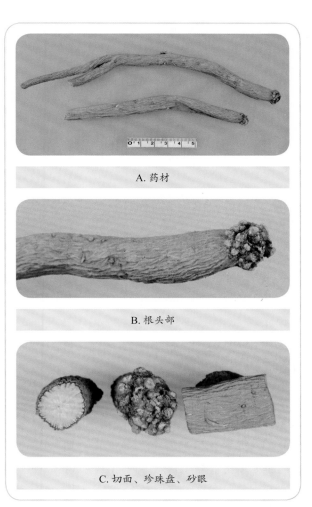

A. 药材

B. 根头部

C. 切面、珍珠盘、砂眼

图5-8-2 银柴胡药材

1.2 cm。表面浅棕黄色或浅黄棕色，纵皱纹细腻明显，细支根痕多呈点状凹陷，几无砂眼。根头部有多数疣状突起。折断面质地较紧密，几无裂隙，略显粉性，木部放射状纹理不甚明显。味微甜。

传统鉴别　呈圆柱形，13～15 cm处有1至数条分支的根，根头部有多数疣状突起（芽苞和茎基），习称"珍珠盘"；外表黄白色，有深凹的"砂眼"。野生10年以上、栽培4～5年以上者"珍珠盘"和"砂眼"的特征才典型。以粗大、条长、外皮黄白色、珍珠盘和砂眼特征明显者为佳。

显微鉴别　根横切面（直径1.5 cm）：① 木栓层为数列至10数列黄棕色木栓细胞组成，栓内层由4～7列切向延长的长方形细胞组成。② 维管束外韧型，韧皮部较窄，薄壁细胞内含细小油滴；形成层成环；木质部宽广，木射线细胞类方形，其中充满草酸钙砂晶，偶见簇晶。

粉末：淡黄色。① 草酸钙砂晶极多，散在或密集充塞于薄壁细胞中，呈三角形、箭头形、类方形或不规则形，直径2～7 μm。草酸钙簇晶较多，散在，或与砂晶存在于同一薄壁细胞中。② 导管主要为具缘纹孔导管和网纹导管，淡黄色或黄色，直径3～134 μm；具缘纹孔导管粗大，易破碎；具缘纹孔椭圆形或横向延长，并列或互列，有的纹孔横向连接；网纹导管较细，网孔大，侧壁穿孔。③ 木栓细胞淡黄色，横断面观略呈长方形，表面观类多角形，壁薄，微木化，稍波状弯曲。

[成分]　含呋喃-3-羧酸、6,8-双-半乳糖基芹黄素（6,8-di-C-galactopyranosylapigenin）、汉黄芩素、6-C-半乳糖基野黄芩素（6-C-galactopyranosyl-isocutellarein）以及挥发性皂苷、银柴胡环肽（stellaria cyclopeptide）、豆甾醇、菠菜甾醇类化合物。

据报道，野生银柴胡挥发油已鉴定出16个化合物。糠醇是主要成分；其他成分是2-戊基呋喃、（1,1-二甲基丙基）苯、（1-乙基-1-甲基丙基）苯、1-环戊烯苯、1-环己烷苯、2-甲基十六碳烷、邻苯二甲酸异丁双酯、邻苯二甲酸丁双酯、2-甲醇呋喃等。此外，尚含α-菠甾醇和豆甾-7-烯醇的混合物，α-菠甾醇葡萄糖

苷和豆甾-7-烯醇葡萄糖苷的混合物，豆甾醇、β-谷甾醇、α-菠甾醇、豆甾-7-烯醇的混合物，还含银柴胡环肽（stellaria cyclopeptide）及其异构体。

还分离到5-羟甲基糠醛（5-hydroxymethyl-2-furfural）、香草醛（vanillin）、香草酸（vanillic acid）、1-4-羟基-3-甲氧基苯基乙酮（1-4-hydroxyl-3-methoxyphenylethanone）、1-（3'-甲氧基-4',5'-甲叉基二氧）苯基丙醇［1-hydroxy1-（3'-methoxy-4',5'-methylenedioxy）phenylpropanol］、二氢阿魏酸（dihydroferulic acid）、3,4-二甲氧基苯丙烯酸（3,4-dimethoxycinnamic acid）、5,7-二羟基二氢黄酮（pinocembrin）。

[贮藏保管]　置通风干燥处，防潮湿，防虫蛀。

[功效]　性微寒，味甘。清虚热，除疳热。用于阴虚发热，疳积发热。

[用法用量]　3～10 g。

[方例]　清骨散（《证治准绳》）：银柴胡，胡黄连，秦艽，鳖甲，地骨皮，青蒿，知母，甘草。功能清虚热，退骨蒸；主治阴虚内热，虚劳骨蒸。

[论注]　同科植物常充银柴胡入药的有如下品种。

（1）灯心蚤缀Arenaria juncea Bieb.的根：山西称山银柴胡。内蒙古、辽宁、河北等省区以此混充银柴胡。根略呈圆锥形，根头上有多数分歧状地上茎的残基；表面灰棕色，栓皮剥落处呈黄色斑痕，粗糙，有纵皱纹及支根痕；质轻松，易折断，断面皮部白色，木部黄色，多2裂隙；味略苦辛。显微观察，可见韧皮部和木射线薄壁细胞含较多草酸钙簇晶及少量草酸钙砂晶。

（2）窄叶丝石竹Gypsophila licentiana Hand-Mazz.：陕西、甘肃地区称黑皮银柴胡，并充银柴胡。根呈细圆柱形，长4～6 cm，直径0.5～1 cm，表面深棕色至灰棕色，粗糙，多横向的皮孔样突起，栓皮较厚而易剥离；质较坚硬，折断面可见环状色纹（异型维管束）1～2轮；味苦涩。显微观察，可见束间薄壁细胞含大量草酸钙簇晶。

（3）霞草（丝石竹）Gypsophila oldhamiana Miq.：产于山东、山西、河南、陕西等省，称

北银柴胡、山东代银柴胡。根多已除去棕色外皮，但纵皱的凹陷处有残余而形成棕白相间的纹理；质坚硬，不易折断，断面疏松，可见黄白相间成环状排列的色纹（异形维管束）2～3轮；苦涩味强，且有麻舌感。

（4）旱麦瓶草Silene jenisseensis Willd.：山东、山西称黄柴胡、铁柴胡。产于内蒙古、河北、山西等省区，混称银柴胡。根呈细圆柱形，根头有少数细小疣状突起；表面黄色或黄棕色，略有纵纹；质较脆。味微辛。显微镜下观察，可见薄壁细胞中含多数草酸钙簇晶。

（5）蝇子草Silene fortunei Vis.：甘肃、陕西、山西等省以此为银柴胡。根呈圆锥形，根头部有的削平，有的残留茎枝；表面浅黄色，具纵皱，仔细观察纵皱上尚可见横向线形突起；质坚硬，折断面平坦；味略甜。

商品药材根据来源及产地加工方法不同，分为白芍和赤芍。

白 芍

PAEONIAE RADIX ALBA

芍药始载于《神农本草经》，列为中品。陶弘景曰："今出白山、蒋山、茅山最好，白而长尺许。余处亦有而多赤，赤者小利。"李时珍曰："此草花容婥约，故以为名。"《本草品汇精要》载："以淮南、吴越为道地产区。"《药物出产辨》："产四川中江渠河为川芍，产安徽亳州为亳芍，产浙江杭州为杭芍。"目前商品白芍的药材是栽培单瓣芍药的根，这与《植物名实图考》所云"今人药用单瓣者"相一致。

[别名] 白芍药，杭白芍，亳白芍，川白芍。

[来源] 为毛茛科植物芍药Paeonia lactiflora Pall.的干燥根。

[植物形态] 多年生草本，高50～90 cm。根部肥大，多分歧，圆柱形。茎直立，上部略分枝。叶互生，茎下部的叶为二回三出复叶，小叶窄卵形、披针形或椭圆形，叶缘密生骨质白色小齿，下面沿脉疏生短柔毛；茎上部的叶为三出复叶；叶柄长6～10 cm。花单生于花枝的顶端2～5朵，较大，直径5.5～10 cm，花白色、粉红色或红色；苞片4～5，披针形；萼片4，花瓣9～13，雄蕊多数，心皮4～5，无毛。蓇葖果3～5，卵形，先端钩状向外弯。花期5—7月，果期6—7月。（图5-9-1）

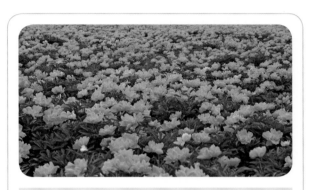

A. 植物

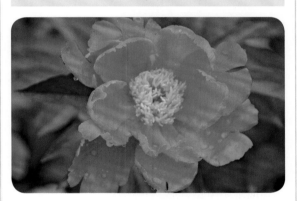

B. 花

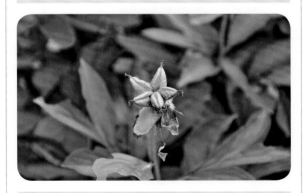

C. 果

图5-9-1 芍药植物

［**产地**］ 主产于浙江的杭州、东阳、磐安，安徽的亳州，四川的中江、渠县等地。药材分别称为"杭白芍""亳白芍""川白芍"。

［**采收加工**］ 夏、秋季挖取栽培3～4年后的根，浙江于6月下旬至7月上旬，安徽、四川于8月间。采挖时，选择晴天，割去茎叶，挖取全根，抖净泥土，运回加工。

杭白芍 将运回的白芍根从芍头着生处切下，须根留在芍头上供分株繁殖用，再将粗根的侧根除去，切去头、尾，并切成9～12 cm长、两端粗细相近的芍条，大小分档，置室内2～3日，每日翻堆1次，使质地柔软，以便进一步加工。

（1）擦皮 将切成条的芍根装入箩筐中浸泡1～2小时，置特制的木床中，并加入黄沙，用木耙来回搓擦，去除黑色外皮，或人工用竹刀或瓷片刮去外皮，再用水冲洗后浸在清水缸中。

（2）煮芍 将芍条从清水缸中捞出倒入锅中，煮沸20～30分钟，至芍根两端有气泡冒出、药材透心（竹针容易穿透）。注意：煮过芍条的水不能重复使用，应每锅换水。

（3）干燥 捞出，沥干水，阳光下摊开暴晒1～2小时，以后逐渐把芍根堆厚暴晒，使表皮慢慢收缩，晒至能敲出清脆的响声，收回室内，堆置2～3日后，使白芍内外水分一致，再晒1～2日至全干。为使根条顺直，晒时可用竹夹夹住或绑于竹片上干燥。

亳白芍 将白芍洗净，切去头尾和小支根，大小分档。在沸水中烫煮5～15分钟，至皮白无生心时捞出，浸入冷水中，取出，加入滚筒去皮机中，加入粗砂，开启水阀喷洒淋水，启动电源，利用白芍之间、白芍与粗砂之间的摩擦刮去外皮，取出，切齐两端，晒干。（图5-9-2）

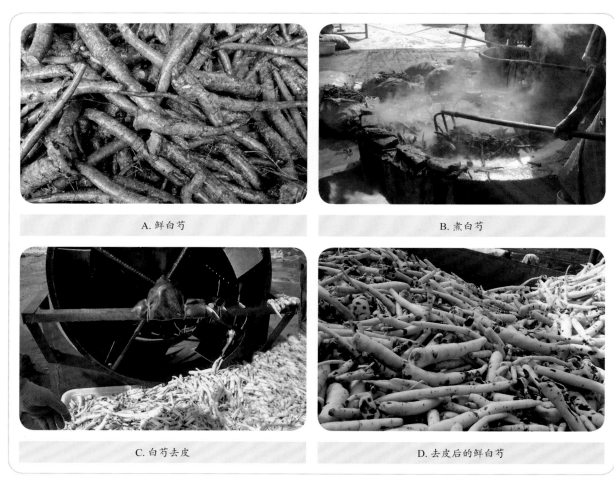

A. 鲜白芍　　　　　　　　　　B. 煮白芍

C. 白芍去皮　　　　　　　　　D. 去皮后的鲜白芍

图5-9-2　亳白芍药材加工图

川白芍 先用竹刀将芍药根外皮刮净，浸入粉浆（粉浆是将鲜芍根捣烂，加入玉米、豌豆浸软后磨成的浆液）中浸泡半天，捞起，置沸水中煮约20分钟，至芍根变软捞出，晒干。

[**药材鉴别**] 性状鉴别 按产区分为3大类：产浙江的称"杭白芍"，产安徽称"亳白芍"，产四川的称"川白芍"。

杭白芍：呈圆柱形，粗细均匀，两头平整，大多顺直，长5～18 cm，直径1～2.5 cm。表面棕色或浅棕色，外皮未除尽处显棕褐色斑痕，有明显的纵皱纹及细根痕，偶见横向皮孔。质坚实而重，不易折断，横断面灰白色或微带棕色，角质样，环纹明显（形成层），具菊花心（导管和射线呈交互放射状排列）。气无，味微苦而酸涩。（图5-9-3）

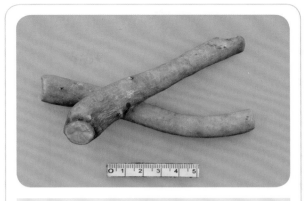

A. 药材

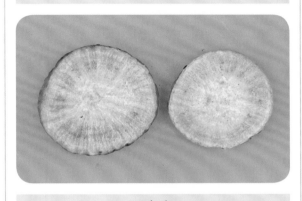

B. 切面

图5-9-4　亳白芍药材

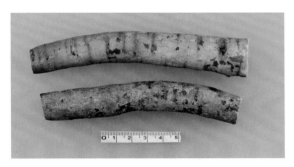

图5-9-3　杭白芍药材

亳白芍：表面粉白色或类白色，有纵向刀削痕，较光滑，偶见细根痕。（图5-9-4）

川白芍：上粗下细，表面浅黄色，侧根痕较大而多，木化程度较强。（图5-9-5）

传统鉴别 杭白芍：产于浙江东阳、磐安、缙云。呈长圆柱形，较顺直，两端常切平，外表浅棕色，质坚而重，不易折断，断面牙白色，较粗糙。品质最优，行销全国并出口。以条粗、两端切齐、头尾大小近相等、体重、质坚实、粉性足、无白心及裂隙者为佳。

亳白芍：产于安徽亳州、涡阳、厚阳。呈圆柱形，细而弯曲，表面粉红色，质较坚，断面灰白色，略具粉性，中间有菊花纹。产量较大，行销全国。

川白芍：主产四川中江，又称"中江白芍"。呈圆柱形，多弯曲。表面粉红色，质坚而

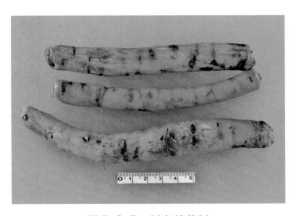

图5-9-5　川白芍药材

重，不易折断，断面粉红色，角质样。主销四川及西南各省。

显微鉴别 白芍根（直径约1.5 cm）横切面：① 木栓层偶有残存。栓内层系切向延长的薄壁细胞，常被刮去而残缺。② 韧皮部主

要由薄壁细胞组成。③ 形成层环微波状弯曲。④ 木射线宽10至数十列细胞；木质部束窄，导管径向排列成1～3行，并有多数导管间断地相聚成群。初生木质部不明显。⑤ 薄壁细胞中含草酸钙簇晶和糊化的淀粉粒团块。（图5-9-6）

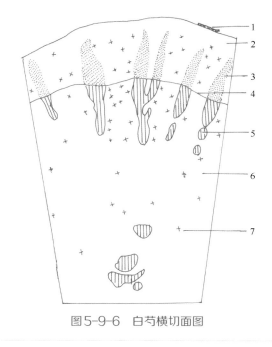

图5-9-6　白芍横切面图

1. 木栓层　2. 栓内层　3. 韧皮部　4. 形成层　5. 木质部
6. 射线　7. 草酸钙簇晶

粉末：黄白色。① 糊化淀粉粒团块甚多。② 草酸钙簇晶直径11～35 μm，存在于薄壁细胞中，常排列成行，或一个细胞中含数个簇晶。③ 具缘纹孔导管和网纹导管直径20～65 μm。④ 纤维长梭形，直径15～40 μm，壁厚，微木化，具大的圆形纹孔。（图5-9-7）

［成分］　主含单萜类及其苷类成分，含多量芍药苷（paeoniflorin），并含少量羟基芍药苷（oxypaeoniflorin）、苯甲酰芍药苷（benzoylpaeoniflorin）、苯甲酰羟基芍药苷（benzoyloxypaeoniflorin）、芍药内酯苷（albiflorin）、白芍苷R_1（aibiflorin R_1）、丹皮原苷（paeonolide）、丹皮酚苷（paeonoside）、芍药苷元酮（paeoniflorigenone）、没食子酰芍药苷（galloylpaeoniflorin）、芍药新苷（lacioflorin）、

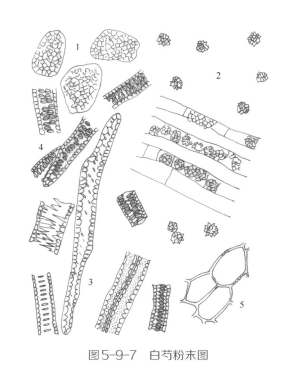

图5-9-7　白芍粉末图

1. 含糊化淀粉粒细胞　2. 草酸钙簇晶　3. 木纤维　4. 导管
5. 薄壁细胞

芍药内酯（paeonilactone）A/B/C等。

此外，尚含苯甲酸（benzoic acid）、鞣质［1,2,3,4,6-五没食子酰基葡萄糖（1,2,3,4,6-penta-O-galloyl-β-D-glucose）组成的鞣质、4种逆没食子鞣质］、β-谷甾醇（β-siiosierol）、胡萝卜苷（daucosterol）、挥发油等。芍药苷为解痉有效成分。

［贮藏保管］　置阴凉干燥处，经常检查保持干燥，防止霉变及虫蛀。若潮湿过久存放，易霉蛀，且药材会变成暗红色。

［功效］　性微寒，味苦、酸。养血调经，敛阴止汗，柔肝止痛，平抑肝阳。用于血虚萎黄，月经不调，自汗，盗汗，胁痛，腹痛，四肢挛痛，头痛眩晕。

［用法用量］　6～15 g。

［注意］　不宜与藜芦同用。

［方例］　芍药汤（《活法机要》）：芍药，黄连，黄芩，大黄，槟榔，当归，甘草，木香，肉桂。功能调和气血，清热解毒；主治湿热痢，症见腹痛便脓血，赤白相兼，里急后重，肛门灼热，小便短赤，舌苔黄腻。

［论注］　（1）杭白芍为"浙八味"之一，

另7味药材为杭麦冬、杭菊花、浙贝母、浙玄参、浙延胡、於白术、温郁金。

（2）芍药拉丁文学名 *Paeonia albiflora* Pall. 为1756年Pallas根据西伯利亚标本所订，沿用了200多年。1943年Stern将其合并为 *Paeonia lactiflora* Pall.。

在栽培芍药过程中发现子房、果实有被白色柔毛的，该品种被定名为毛果芍药 *Paeonia lactiflora* Pall. var. *frichocarpa*（Bge.）Stern。现亳州栽培的芍药即毛果芍药，当地药农根据根的形态又分为3个品系：① 蒲棒，根分枝，略呈纺锤形。② 线条子，根分枝呈长圆柱形。③ 鸡爪，主根不明显，多分枝，分枝呈圆锥形。

（3）陕西省部分地区曾使用过一种"宝鸡白芍"，原植物为毛叶草芍药 *Paeonia obovata* Maxim. var. *willmottiae*（Stapf）Stern的根。药材较细小，条不顺直，根头部扁而宽；表面灰色，有细纵皱纹或裂纹，具易剥落的鳞状皮；断面淡黄色，木性较强。

（4）采挖过迟，芍药根内淀粉转化，干燥后质不坚实，质地轻泡。现代研究以芍药苷、苯甲酰芍药苷及羟基芍药苷含量为指标，证明5—6月和9—10月间含量高，4月中旬及7—8月含量低。白芍的加工过程中，苷类成分略有降低，但其中有害成分苯甲酸却明显降低。说明传统采收时期、加工方法的合理性。

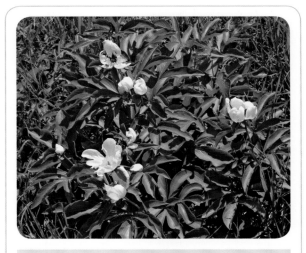

A. 植物

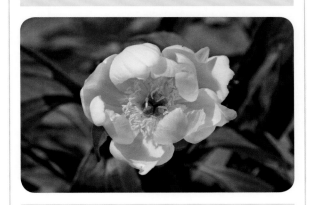

B. 花

图 5-10-1 芍药植物

赤 芍

PAEONIAE RADIX RUBRA

芍药始载于《神农本草经》，以后历代本草将芍药分为白芍与赤芍两种。根据现代实际用药情况，赤芍为野生的芍药和川赤芍的根部入药。

[**别名**] 赤芍药，川赤芍。

[**来源**] 为毛茛科植物芍药 *Paeonia lactiflora* Pall.或川赤芍 *Paeonia veitchii* Lynch的干燥根。

[**植物形态**] 芍药 同"白芍"。（图5-10-1）

川赤芍 多年生草本，高40～120 cm。根圆柱形，单一或少分歧。茎高20～80

（～120）cm，无毛。叶互生，单叶或二回三出复叶，小叶通常二回深裂，小裂片宽披针形至披针形，先端急尖或锐尖，上面沿脉疏生短毛，下面无毛。花紫红色至粉红色，2～4朵，生茎顶端和其下的叶腋；苞片2～3，披针形；萼片4，花瓣6～9，宽倒卵形，雄蕊多数；心皮2～5，子房密被黄色短柔毛。蓇葖果2～5，密被黄色细绒毛。花期6—7月，果期7—9月。（图5-10-2）

生于山坡林缘、草坡上，海拔在川西2 650～3 550 m，其他省1 950～2 800 m。

[**产地**] 主产于内蒙古、河北、黑龙江、四川等省区。商品药材中以内蒙多伦产者质量最佳，有"多伦赤芍"之称。川赤芍主产于四川西部及青海、甘肃、陕西等省。

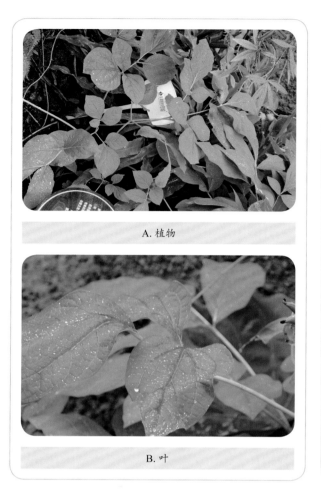

A. 植物

B. 叶

图5-10-2 川赤芍植物

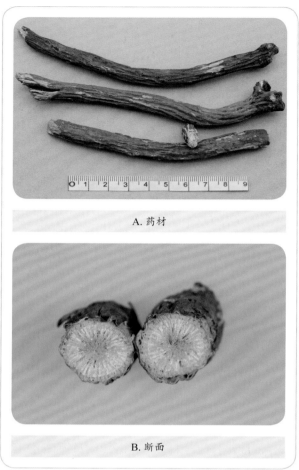

A. 药材

B. 断面

图5-10-3 赤芍药材

[采收加工] 春、秋两季采挖野生的根，除去地上部分及须根、泥土，晒至半干，扎成小捆；弯曲者加以理直，继续晒至干。晒时注意勤翻，使其干燥均匀。

[药材鉴别] **性状鉴别** 赤芍：呈圆柱形，稍弯曲，长10～40 cm，直径0.6～3 cm。表面暗棕色至黑棕色，粗糙，有横向凸起的皮孔，具粗而略扭曲的纵沟纹，外皮易脱落。质硬而脆，易折断，断面平坦，粉白色或黄白色；皮部窄，类粉红色，内心显菊花纹理，有时具裂隙。气微香，味微苦涩。（图5-10-3）

川赤芍：有原皮及刮皮之分。呈圆柱形，长5～20 cm，直径0.7～2.5 cm。原皮者表面暗红棕色或暗棕色，有纵皱纹；刮去外皮者表面淡紫红色或黄白色。断面外围淡紫色，内心淡黄色，显菊花纹理。气微香，味微苦涩。（图5-10-4）

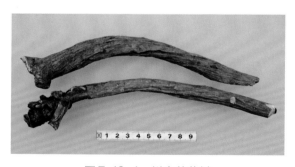

图5-10-4 川赤芍药材

传统鉴别 赤芍：以内蒙古多伦野生品质量最佳，名为"多伦赤芍"。呈圆柱形，稍弯曲，根条长，最长者可达1 m。表面红棕色，有横向突起皮孔及粗深的纵皱纹，皮粗糙手捻易脱落（习称"糟皮"），破皮部分呈白色或淡棕色。质轻松，断面粉红色，可见菊花心样裂隙，显粉性（习称"粉碴"）。多伦赤芍条长、质松，呈"槽皮粉碴"，气微香，味微苦涩；品质最优。

川赤芍：根具芦头（根茎），根常一头稍粗，刮去外皮者黄白色，未去外皮者红褐色。质脆，断面黄白色。气香，味甘苦微涩，嚼之略具苦杏仁味。

均以条粗壮、外皮易脱落、断面粉白色、粉性足者为佳。以身干、无枯条、须根、疙瘩头、霉变、虫蛀者为合格。

显微鉴别 赤芍根横切面：① 木栓层为数列棕色细胞。栓内层薄壁细胞切向延长。② 韧皮部较窄。③ 形成层成环。④ 木质部射线较宽，宽达30列细胞，导管成群，常与木纤维层及薄壁细胞切向交互排列，导管群放射状排列，导管旁有木纤维。⑤ 薄壁细胞含草酸钙簇晶，并含淀粉粒。

川赤芍根（直径1.6 cm）横切面：木射线宽窄不一，有3～18列细胞，木纤维少，壁较薄，木质部束导管散列，不与纤维、薄壁细胞成切向交互排列。

川赤芍粉末：浅褐色。① 管状封闭组织多破碎，常与栓内层细胞相连。断面由4～8列细胞围成类圆形的腔，其中薄壁细胞含红棕色物。② 草酸钙簇晶直径12～43 μm；偶见方形簇晶，长至36 μm。③ 纤维管胞直径15～30 μm，壁厚4～10 μm；韧皮纤维直径14～36 μm，壁厚4～12 μm。④ 梯状或网状具缘纹孔导管，直径25～75 μm，穿孔板具1～4个孔。⑤ 木栓细胞长15～158 μm。⑥ 淀粉粒单粒直径4～21 μm；复粒少见，多由2分粒组成。

［成分］ 赤芍 含芍药苷（paeoniflorin）3.5%～6.0%，并含氧化芍药苷（oxypaeoniflorin）、苯甲酰芍药苷（benzoylpaeoniflorin）、白芍苷（albiflorin）、芍药苷元酮（paeoniflorigenone）、没食子酰芍药苷（galloylpaeoniflorin）、β-蒎-10-烯基-β-巢菜苷（z-1s,5R-β-pinen-10-yl-β-vicianoside）、芍药新苷（lacioflorin）、芍药内酯（paeonilactone）A/B/C、β-谷甾醇（β-sitosterol）、胡萝卜苷（daucosterol）。从鞣质中分得1,2,3,6-四没食子酰基葡萄糖（1,2,3,6-tetra-O-galloyl-β-D-glucose）、1,2,3,4,6-五没食子酰基葡萄糖（1,2,3,4,6-penta-O-galloyl-β-D-glucose）及相应的六没食子酰基葡萄糖和七没食子酰基葡萄糖等。尚含苯甲酸（benzoic acid）、牡丹酚（paeonol）、赤芍甲素、赤芍乙素、赤芍精（右旋儿茶精，d-catechin）及挥发油等。

川赤芍 含芍药苷（paeoniflorin）1.86%～5.76%，还含微量的苯甲酰芍药苷（benzoylpaeoniflorin）。

［贮藏保管］ 置通风干燥处，防潮。雨季易反潮变质，如发现受潮，应及时晾晒。

［功效］ 性微寒，味苦。清热凉血，散瘀止痛。用于热入营血，温毒发斑，吐血衄血，目赤肿痛，肝郁胁痛，闭经痛经，癥瘕腹痛，跌扑损伤，痈肿疮疡。

［用法用量］ 6～12 g。

［注意］ 不宜与藜芦同用。

［方例］ 赤芍药散（《圣济总录》）：赤芍药，当归，附子（炮裂），黄芩，白术，甘草（炙），阿胶，生地黄。功能温阳健脾，凉血止血；主治虚寒吐血、唾血。

［论注］（1）山西、四川、贵州、湖南及山东等地尚用草芍药 Paeonia obovata Maxim. 或毛叶草芍药 Paeonia obovata Maxim. var. willmottiae（Stapf）Stern 等同属植物的根作赤芍入药。其质量较差，芍药苷含量为1.06%～2.54%。药材特征为：根着生在横走的根茎上，根条不直，较短。表面黄褐色，未去尽粗皮者显紫褐色，有细皱纹及支根痕。质坚硬，不易折断，断面灰白色，有菊花纹，无裂隙。气微香，味微苦、微酸涩。

（2）内蒙古呼伦贝尔市将开白花的芍药加工成赤芍，将开粉色花的芍药加工成白芍。

（3）赤芍与白芍加工的区别为：赤芍不去皮、不水煮。

升 麻

CIMICIFUGAE RHIZOMA

本品始载于《名医别录》。陶弘景曰："旧出宁州者第一，形细而黑，极坚实。今惟出益州，好者细削，皮青绿色，谓之鸡骨升麻。北部亦有，而形虚大，黄色。"李时珍曰："其叶似麻，其性上升，故名。"

[**别名**] 绿升麻，西升麻，川升麻，北升麻，关升麻。

[**来源**] 为毛茛科植物升麻 *Cimicifuga foetida* L.、兴安升麻 *Cimicifuga dahurica*（Turca.）Maxim. 或大三叶升麻 *Cimicifuga heracleifolia* Kom. 干燥的根茎。依次称为"西升麻""北升麻"和"关升麻"。

[**植物形态**] 升麻　多年生草本。根茎长形，表面黑色，有多数内陷的圆洞状老茎残迹。茎直立，高 1 ～ 2 m，圆形，中空，上部分枝。下部茎生叶二至三回三出羽状全裂，顶端小叶菱形或卵形，常浅裂，边缘有不规则的锯齿；侧生小叶具短柄或无柄，斜卵形；上面无毛，下面沿脉疏被白色柔毛；叶柄长达 15 cm；茎上部的叶一至二回三出式羽状全裂。腋生或顶生圆锥花序，长达 45 cm，分枝 3 ～ 20 条，密生灰色腺毛和短柔毛。萼片白色，倒卵状圆形；退化雄蕊先端微凹或 2 浅裂，雄蕊多数；心皮 2 ～ 5 枚，密生短柔毛，具短柄；蓇葖果。花期 7—9 月，果期 8—10 月。（图 5-11-1）

兴安升麻　与上种相似，但根茎粗壮，多弯曲。下部茎生叶为二回或三回三出复叶，各回小叶均有明显小柄，顶生小叶宽菱形，3 深裂，侧生小叶通常无柄，小叶片稍偏斜。花单性，雌雄异株；花丝长短不等，花药卵形；心皮 5 枚。（图 5-11-2）

大三叶升麻　与升麻类似，但茎下部微具槽。下部茎生叶为二回三出复叶，小叶均有柄，中央 1 片的柄较长，两侧的较短，小叶片质地较上两种为厚，稍带革质，两面均无毛；顶生小叶倒卵形至倒卵状椭圆形，3 浅裂；侧生小叶斜卵形。退化雄蕊先端不裂；心皮 3 ～ 5 枚，光滑无毛。有短柄。（图 5-11-3）

[**产地**] 西升麻主产于陕西、四川、青海等省；北升麻主产于黑龙江、河北、山西、内蒙古等省区；关升麻主产于辽宁、吉林、黑龙江等省。

[**采收加工**] 秋季采挖根茎，除去泥沙，晒至八九成干（即须根干时），燎去须根或入竹筐中撞去须根，晒干。

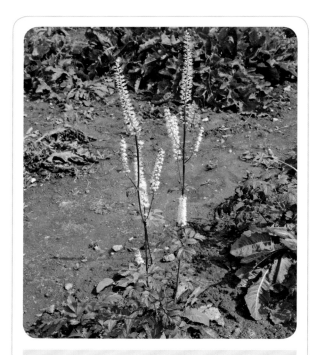

A. 植物

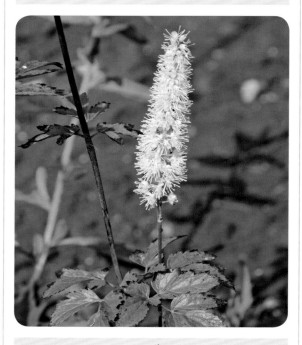

B. 花

图 5-11-1　升麻植物

[**药材鉴别**] 性状鉴别　西升麻：呈不规则块状，分枝较多，长 3 ～ 13 cm，直径 0.7 ～ 3.5 cm。表面灰棕色至暗棕色，有多数圆形空洞状的茎基痕，茎基直径 0.4 ～ 1.0 cm，

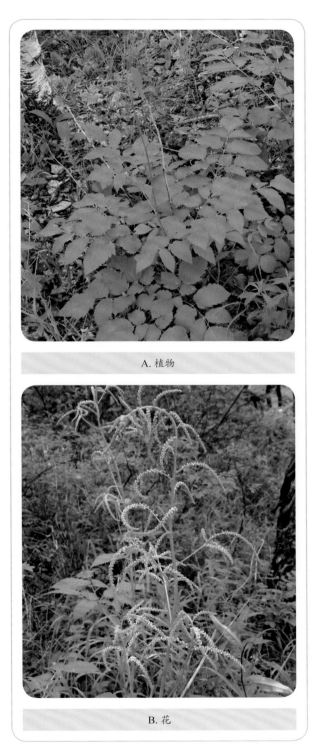

A. 植物

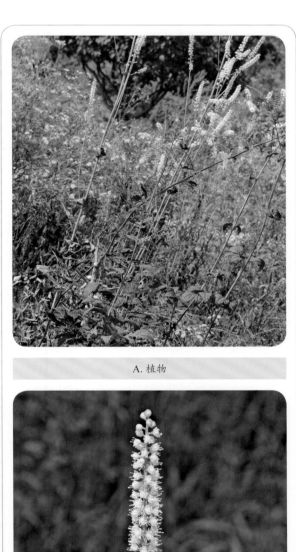

A. 植物

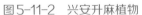

B. 花

B. 花

图 5-11-2 兴安升麻植物

图 5-11-3 大三叶升麻植物

周围及下面须根较多。质坚硬，不易折断；断面不平坦，有裂隙，纤维性，灰黄色。气微弱，味微苦。（图 5-11-4）

北升麻：呈不规则块状，多分歧成结节状，

长 9 ～ 18 cm，直径 1 ～ 1.5 cm。表面黑褐色，茎基较密，残基壁的断面有放射状沟纹，其下有未去净的细根及根痕。质坚而硬，不易折断，断面微带绿色，片状中空。（图 5-11-5）

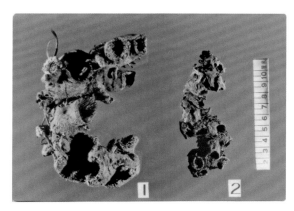

图5-11-4　升麻药材（1.关升麻　2.西升麻）

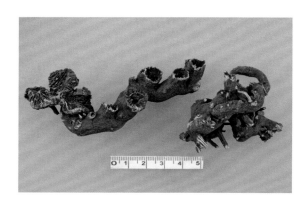

图5-11-5　北升麻药材

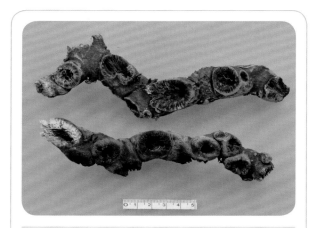

A. 药材

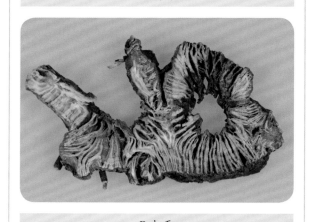

B. 切面

图5-11-6　关升麻药材

关升麻：外形与北升麻相似，但稍大，直径1.5～2 cm，分枝少，上面有数个圆洞状茎基，直径可达2 cm；质坚而轻，断面黄白色。（图5-11-4、图5-11-6）

均以体大、质坚、外皮黑褐色、断面黄绿色、无须根者为佳。

显微鉴别　升麻根茎横切面：① 后生皮层细胞1～3列，有的最外层外壁木栓化增厚，有的外壁及垂周壁乳头状增厚，突入胞腔。② 皮层细胞20～30列。③ 中柱鞘纤维偶见。维管束约22个，环列，外韧型。韧皮部狭长尖，偏斜。④ 形成层不甚明显。⑤ 木质部宽广，宽狭不一，呈连珠状，导管多单个散在或2～7个成群。射线宽8～40列细胞。⑥ 髓部较小，偏心。⑦ 薄壁细胞充满淀粉粒。

北升麻根茎横切面：① 后生皮层细胞1列。② 皮层细胞12～18列；皮层纤维束19～34个。③ 中柱鞘纤维位于初生韧皮部外方。维管

束约30个，环列，外韧型。④ 形成层尚明显。木质部导管较少；木纤维类多角形。射线宽2～14列细胞。⑤ 髓部大。⑥ 薄壁细胞含淀粉粒。

关升麻根茎横切面：① 后生皮层细胞1列，外壁木栓化增厚，可见增厚纹理。皮层细胞9～20列。② 中柱鞘纤维束弯月形，由10～100个纤维组成。中柱维管束多至60个，环列；外韧型。③ 韧皮部有10余列细胞，径向排列，较整齐。④ 形成层不甚明显。⑤ 木质部导管较多，单个散在或2～7个成群，于内侧分布较多。射线宽2～5列细胞。⑥ 髓部大，薄壁细胞富含淀粉粒。

升麻粉末：黄棕色。① 木纤维梭形，有的一端粗大，一端细小，稍弯曲，末端渐尖、斜尖，有的圆钝具微凹或一侧尖突似短分叉状，

直径13～55 μm，长110～250 μm，壁厚约4 μm，木质，纹孔人字状或十字状。② 后生皮层细胞黄棕色，表面观多角形，壁厚4～15 μm，有的垂周壁和外平周壁瘤状增厚，突入细胞中。③ 导管多为具缘纹孔导管，也有网纹、梯纹、螺纹导管，直径7～100 μm。④ 木薄壁细胞类方形或类长方形，壁稍厚，纹孔圆点状。⑤ 淀粉粒单粒类圆形、卵形，直径8～20 μm，脐点明显，点状；复粒较多，由2～14个分粒组成。⑥ 中柱鞘纤维稀少，黄绿色，呈梭形，末端渐尖或斜尖，直径15～35 μm，壁稍厚4～5 μm，木化，纹孔清晰，圆形。

北升麻粉末：类白色。① 木纤维较细长或略呈梭形，有的边缘不平整，局部狭缩或膨大，有的一端或两端分叉，偶有3分叉者，直径20～56 μm，长476～680 μm，壁厚5～9 μm，木化。② 淀粉粒多聚集成团，单粒多角形，直径2～7 μm，脐点点状。

关升麻粉末：黄白色。① 木纤维较细长，略呈梭形或披针形，多平直，末端长尖或圆钝，偶有分叉，直径20～48 μm，长146～408 μm，壁厚3～7 μm，木化，有的胞腔内含棕色物。② 中柱鞘纤维易见，长梭形，末端圆钝或斜尖，直径12～24 μm，长93～180 μm，壁厚3～5 μm，木化，纹孔及孔沟明显。③ 淀粉粒单粒类圆形，直径2～24 μm，脐点点状；复粒由2～3分粒组成。

[成分] 升麻 含升麻酸（cimicifugic acid）、马栗树皮素（esculetin）、咖啡酸甲酯（caffeic acid methyl ester）、4-氧-乙酰咖啡酸、7,8-二脱氢升麻亭（7,8-diehehydro-27-deoxyactein）、24-O-乙酰升麻醇3-O-β-D-木糖苷（23R，24R）、水杨酸、鞣质及脂肪酸等。

兴安升麻 含多种甾萜类成分：β-谷甾醇、升麻醇（cimigenol）、升麻醇木糖苷（cimigenol xyloside）、北升麻醇（dahurinol）、异北升麻醇（isodahurinol）、去羟北升麻醇（dehydroxydahurinol）及25-O-甲基异北升麻醇（25-O-methylisodahurinol）等。此外还含异阿魏酸（isoferulic acid），微量的咖啡酸、阿魏酸（ferulic acid），以及具解痉活性的呋喃香豆素类成分齿阿米素（visnagin）及齿阿米醇（visamminol），黄色素成分（E）-3-（3′-甲基-2′-丁烯叉）-2-吲哚酮［（E）-3-（3-methyl-2′-bμtenylidene）-2-indolinone］和（Z）-3-（3′-甲基-2′-丁烯叉）-2-吲哚酮。还有7,8-去氢升麻醇3-O-β-D-吡喃木糖苷等多种成分。

[贮藏保管] 置通风干燥处，防潮湿、霉变。

[功效] 性微寒，味辛、微甘。发表透疹，清热解毒，升举阳气。用于风热头痛，齿痛，口疮，咽喉肿痛，麻疹不透，阳毒发斑，脱肛，子宫脱垂。

[用法用量] 3～10 g。

[方例] 升麻葛根汤（《太平惠民和剂局方》）：升麻，葛根，芍药，炙甘草。功能辛凉解肌，透疹解毒；主治伤寒、温疫、风热，壮热头痛，肢体痛，疮疹已发或未发。

[论注] 除上述3种升麻外，各地尚有用下列植物的根茎作升麻入药。

（1）单穗升麻 *Cimicifuga simplex* Wormsk. 的根茎，产于东北、四川，当地作升麻用。本品含北升麻醇、去羟北升麻醇、异北升麻醇等成分。其植物形态的特点为根茎较小，花序常单一而不分枝。药材为不规则的长块状，表面棕黑色或棕黄色。质坚硬，断面木部黄色呈放射状。

（2）小升麻 *Cimicifuga acernlf* Tanaka的根茎称"小升麻"，在河北、四川等部分地区民间习用。其植物形态特点为：根茎较细，生多数须根；叶为三出复叶，近基生，小叶卵状心形。药材为不规则块状或条形结节状，表面棕褐色或深褐色，圆形残基下面及周围有多数须根。

（3）类叶升麻 *Actaea asiatica* Hara的根茎在四川部分地区称"绿豆升麻"，民间药用。此植物的外形近似升麻，但根茎较小，果实为浆果，成熟后紫黑色。

（4）在甘肃、陕西部分地区民间尚将虎耳草科植物落新妇 *Astilbe chinensis*（Maxim）Franch. et Sav.、云南部分地区将溪畔落新妇 *Astilbe rivularis* Buch. -Ham.的根茎称"红升麻"。根茎呈不规则的长块状，有数个圆形茎痕及棕黄色绒毛，外皮棕色或黑棕色，凹凸不平，有多数须根痕。断面白色，微带红色。含矮茶素（bergenin）。（图5-11-7、图5-11-8）

（5）菊科植物华麻花头 Serratula chinensis S. Moore的根，在广东、广西、福建等地习用，称"广东升麻"。多销往香港。其根呈圆柱形，稍扭曲，末端稍细，长5～15 cm，直径0.5～1cm。表面灰黄色或浅灰色，有纵皱纹或纵沟，并有少数须根痕。质脆，易折断，断面暗蓝色或灰黄色。味淡微苦。现已从中分得脱皮甾酮（ecdysterone）。（图5-11-9）

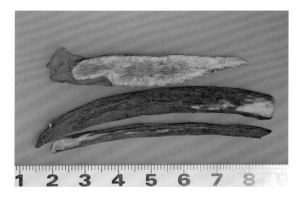

图5-11-9　广东升麻药材

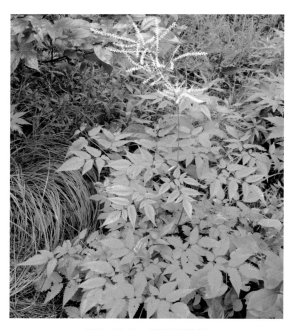

图5-11-7　落新妇植物

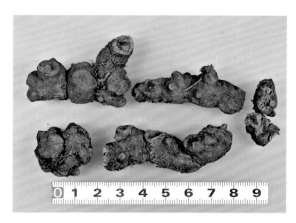

图5-11-8　红升麻药材

黄　连

COPTIDIS RHIZOMA

本品始载于《神农本草经》，列为上品。《名医别录》载："黄连生巫阳川谷及蜀太山之阳，二月、八月采根。"苏敬曰："蜀道者粗大，味极浓苦，疗渴为最。江东者节如连珠，疗痢大善。"李时珍曰："今虽吴、蜀皆有，惟以雅州、眉州者为良……大抵有二种：一种根粗无毛有珠，如鹰鸡爪形而坚实，色深黄；一种无珠多毛而中虚，黄色稍淡。"李时珍说的二种，即为今之"味连"和"雅连"。

[别名]　味连，川连，雅连，云连。

[来源]　为毛茛科植物黄连 Coptis chinensis Franch.、三角叶黄连 Coptis deltoidea C. Y. Cheng et Hsiao 或云连 Coptis teeta Wall. 的干燥根茎。依次习称"味连""雅连"和"云连"。

[植物形态]　黄连　多年生草本，高15～25 cm。根状茎黄色，常分枝。叶全部基生，具长柄，叶片坚纸质，卵状三角形，3全裂，中央裂片有细柄，卵状菱形，羽状深裂，边缘有锐锯齿，侧生裂片斜卵形，比中央裂片短，呈不等2深裂，裂片再作羽状深裂，叶面沿脉被短柔毛，叶背无毛。花葶1～2，高12～25 cm；二歧或多歧聚伞花序；苞片披针形，羽状深裂；花小，黄绿色；萼片5，花瓣中央有蜜槽；雄蕊20；心皮8～12。蓇葖果长6～8 mm，具细柄。花期2—4月，果期3—6月。（图5-12-1）

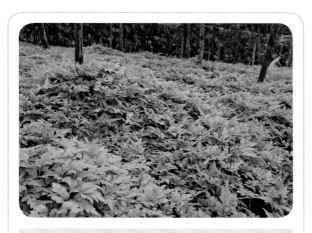

A. 生境

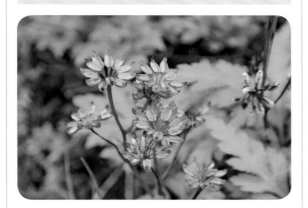

B. 果

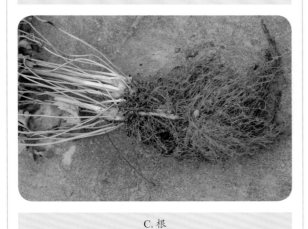

C. 根

图 5-12-1　黄连植物

　　三角叶黄连　与黄连不同点为：根状茎较少分枝。叶片卵形，3 全裂，中央裂片三角卵形，羽状深裂，深裂片彼此多少连接。雄蕊长为花瓣的 1/2。（图 5-12-2）

　　云连　与黄连区别点为：根状茎较少分枝。

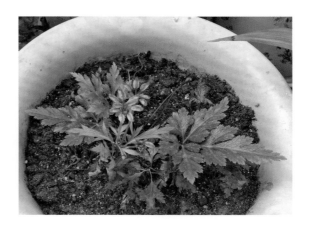

图 5-12-2　三角叶黄连植物

　　叶片卵状三角形，3 全裂，中央裂片卵状菱形，羽状深裂，深裂片彼此疏离。花瓣匙形至卵状匙形，先端钝。（图 5-12-3）

　　野生于海拔 1 000 ～ 1 900 m 的山谷荫蔽凉湿密林中。栽培亦在高海拔气候凉爽的山区，并搭荫棚，使阳光稍能射入。

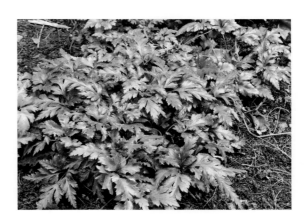

图 5-12-3　云连植物

　　[**产地**]　味连主要为栽培品，为商品黄连的主要来源；产于重庆石柱、南川和湖北利川、恩施、建始、巴东等县的，因其位于长江南岸，称为"南岸连"，产量大；产于湖北房县、秭归、巴东北部及重庆巫山、巫溪等县的，称为"北岸连"，质量好。雅连产于四川省洪雅、峨眉等地，为栽培品，少量野生。云连主产于云南德钦、碧江及西藏的察隅等地，原系野生，现有栽培。

　　[**采收加工**]　味连一般移栽 5 年采收；雅

连移栽后低海拔4年可采收，高海拔需5年采收；云连移栽3年后可形成根茎，至7年以上方可采收。一般在11月立冬之后至下雪前采挖。采挖时，先拆除棚架，用黄连耙子将全株小心挖起，抖去泥土，齐根茎剪去须根，齐苞芽剪去叶片，即得鲜黄连（泥团货）。分别收集根茎、须根和叶片，运回加工。切忌水洗。云连不全部挖，仅仅挖根茎粗壮的。

3种黄连加工方法如下。

味连　一般采用炕干或烘干。先将鲜黄连风干1～2日，再加温烘干。烘时温度应慢慢升高，每隔半小时翻动1次，防止烘焦。至全部干燥一折就断时，放竹制槽笼内来回冲撞，撞去所附泥沙、粗皮、须根及灰渣即得。

雅连　先在产地稍烘，除去部分须根、叶、泥沙，再运回室内用火坑烘烤。炕至皮干心湿、须和叶干焦时取出，筛簸去须根、叶、泥沙杂质后，再炕至全干。然后，装入竹制槽笼内，撞去须根、泥沙，剪去残余连杆和过长的"过桥"即得。

云连　收后抖去泥土，剪去茎叶和须根，晒干或用火炕干，即成毛连。将毛连装入竹制槽笼内，撞去须根、泥沙；或装入1.5 m长的麻布袋，内装云连和碎石，来回拉动，撞去须根、泥沙，即得净连。

[药材鉴别]　性状鉴别　味连：多呈簇状分枝，弯曲互抱，全长3～9 cm，直径3～10 mm。表面黄褐色，粗糙，有不规则结节状隆起及须根或须根残迹。下方常有细长光滑圆柱状的节间，俗称"过桥杆"；上部多残留褐色鳞叶，顶端时有残余的茎或叶柄。质坚硬，折断面不整齐，外层暗棕色，内层色浅，有菊花纹，中间偶有空心。气微，味极苦。（图5-12-4）

雅连：多单枝，略呈圆柱形，多微弯曲形如蚕；"过桥杆"较长，质轻而硬，折断时易自节间断裂。（图5-12-5）

云连：多为单枝，细小，弯曲呈钩状，形如蝎尾。（图5-12-6）

传统鉴别　味连：主产于四川石柱县，据宋《元丰九域志》载："石柱黄连列为贡品。"县内黄水镇，称为"黄连之乡"，产量占川连60%，占全国黄连产量40%。药材多分枝，簇

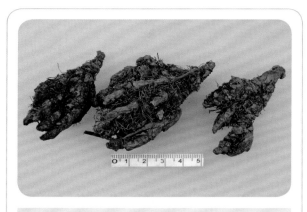

A. 药材

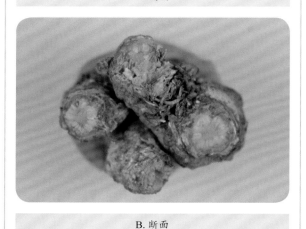

B. 断面

图5-12-4　味连药材

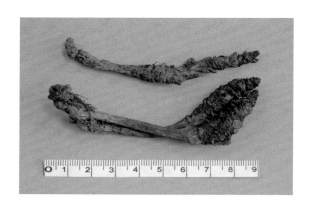

图5-12-5　雅连药材

生，形为鸡爪，习称"鸡爪连"；节密生成连珠状，部分节间形成平滑的走茎，称为"过桥"。表面黄褐色。质坚，断面红黄色。臭微，味极苦。以条粗壮、"过桥"少、质坚、味极苦为优。

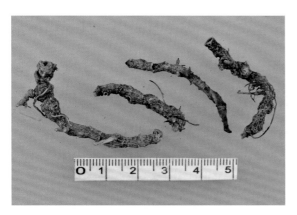

图5-12-6 云连药材

雅连：主产于四川洪雅，故称"雅连"。洪雅称为"雅连之乡"。药材为单枝，条长，形如蚕形，结节粗大隆起，有"过桥"；外黄褐色，断面金黄色。以粗大、须根少、质坚、味极苦为优。

云连：主产于云南德钦、中甸（香格里拉）、贡山及西藏察隅等地。《滇南本草》载："滇连，一名云连，生禹山（位于今昆明市郊），黄色根连结成条。此黄连功胜川连百倍。"药材单枝，细小，弯曲呈钩状，形似蝎尾，无"过桥"；质坚而脆，断面深黄色。味极苦。品质甚佳。

均以条粗壮、质坚实、断面红黄色者为佳。

显微鉴别 味连根茎横切面：① 木栓层为数列细胞组成，外侧常有落皮层及表皮。② 皮层较宽，有单个或数个成群的鲜黄色或淡黄色石细胞及根迹维管束、叶迹维管束。③ 中柱鞘部位有木化纤维束，或伴有石细胞。④ 外韧型维管束断续环列，射线明显，束间形成层不明显；木质部黄色，均木化，木纤维较发达。⑤ 髓部由薄壁细胞组成，偶见单个存在的石细胞。⑥ 薄壁细胞均含细小淀粉粒。（图5-12-7）

雅连根茎横切面：木质部内侧及髓部有多数石细胞群。

云连根茎横切面：皮层、中柱鞘部位及髓部均无石细胞群。

味连粉末：棕黄色。① 石细胞鲜黄色或淡黄色，类圆形、类方形、类长方形或类多角形，直径25～64 μm，长达102 μm，壁厚9～

28 μm，壁孔明显。② 中柱鞘纤维黄色，纺锤形或梭形，长136～185 μm，直径27～37 μm，壁厚；韧皮纤维黄色，纺锤形或长梭形，直径25～40 μm，壁较厚，纹孔较稀；木纤维众多，黄色，较细长，直径10～13 μm，壁较薄，具裂隙状纹孔。③ 导管孔纹或网纹，短节状，少为螺纹或具缘纹孔，直径7～19 μm。④ 木薄壁细胞长方形或类长方多角形，壁较薄，稍呈连珠状增厚。⑤ 鳞叶表皮细胞绿黄色或黄棕色，长方形或长方多角形，壁微波状弯曲。⑥ 淀粉粒多为单粒，类圆形或卵形，直径2～3 μm；少为复粒。还具木栓组织、管胞和细小草酸钙方晶等。（图5-12-8）

雅连粉末：与味连相似，但石细胞较多，金黄色，呈不规则形或椭圆形，较大，长120～140 μm。

[成分] 3种黄连均含多种异喹啉类生物碱，主要为小檗碱（berberine），且以盐酸盐存在于植物体内；其次为黄连碱（coptisine）、甲基黄连碱（worenine，云连无）、巴马亭（palmatine）、药根碱（jatrorrhizine）、木兰碱（magnoflorine）、表小檗碱（epiberberine，云连无）、groenlandicine 及 berberastine 等。此外

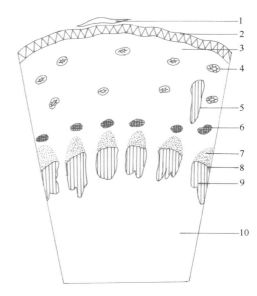

图5-12-7 味连根茎横切面简图

1.鳞叶组织 2.木栓层 3.皮层 4.石细胞
5.根迹维管束 6.中柱鞘纤维 7.韧皮部
8.形成层 9.木质部 10.髓

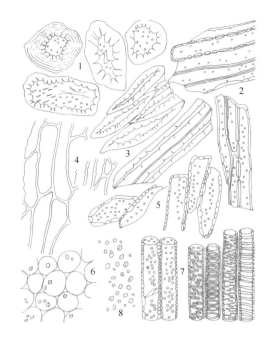

图5-12-8　味连粉末图

1. 石细胞　2. 木纤维　3. 韧皮纤维　4. 鳞叶表皮细胞　5. 木薄壁细胞　6. 草酸钙方晶　7. 导管　8. 淀粉粒

尚含酚性成分阿魏酸（terulic acid）及氯原酸（chlorogenic acid）、3,4-二羟基苯乙醇葡萄糖苷、3-羧酸-4-4羟基苯氧葡萄糖苷、2,3,4-三羟基苯丙酸等。3-（3′,4′-二羟基苯基）-（2R）-乳酸-4′-O-β-D-吡喃葡萄糖苷［3-（3′,4′-dihydroxyphenyl）-（2R）-lacticacid-4′-O-β-D-glμcopyrano side］、3-（4′-羟基苯基）-（2R）-乳酸［3-（4′-hydroxyphenyl）-（2R）-lactic acid］、3-（3′,4′-二羟基苯基）-（2R）-乳酸［3-（3′,4′-dihydroxyphenyl）-（2R）-lactic acid］、3-（3′,4′-二羟基苯基）-（2R）-乳酸甲酯［3-（3′,4′-di-hydroxyphenyl）-（2R）-lactic acid methylester］；尚含4个木脂素类化合物，分别为异落叶松树脂素-9-O-β-D-吡喃葡萄糖苷（isolarisiresinol-9-O-β-D-glucopyranoside）、（+）-松脂醇-4,4′-O-β-D-吡喃葡萄糖苷［（+）-pinoresinol-4,4′-O-β-D-diglucopyranoside］、7S,8R,8′R-（+）-落叶松脂素-4,4′-O-β-D-吡喃葡萄糖苷［7S,8R,8′R-（+）-larisiresnol-4,4′-O-β-D-diglucopyranoside］、7S,8R,8′R-（+）-落叶松脂素-4-O-β-D-吡喃葡萄糖苷［7S,8R,8′R-

（+）-larisiresinol-4-O-β-D-glucopyranoside］。

根据研究，黄连碱为黄连的特征性成分。

［贮藏保管］　放于石灰缸或置干燥处，防霉。

［功效］　性寒，味苦。清热燥湿，泻火解毒。用于湿热痞满，呕吐吞酸，泻痢，黄疸，高热神昏，心火亢盛，心烦不寐，心悸不宁，血热吐衄，腹痛，目赤，牙痛，消渴，痈肿疔疮；外治湿疹，湿疮，耳道流脓。

［用法用量］　2～5 g；外用适量。

［方例］　黄连解毒汤（《肘后方》）：黄连，黄芩，黄柏，栀子。功能清热泻火；主治一切实热火毒，三焦热盛之证。

［论注］　（1）经研究证明，本品生长5年即可采收。据测定黄连中小檗碱含量以栽培6年者最高，无论是重量增值还是有效成分含量均以栽培6年者最理想。

（2）商品以上述栽培品种为主，尚有下列野生品种，多为各地自销。

1）峨眉野连 Coptis omeiensis（Chen）C. Y. Cheng 野生于四川峨眉山一带，生长时期较长。植物根状茎不分支。叶片披针形或窄卵形。3全裂，中央裂片三角披针形。药材根茎多单枝，微弯曲，结节密集，无"过桥杆"。顶端常有数个叶柄者称为"毛连"。形如虾、不留叶柄者称为"凤尾连"。有坚硬的须根痕，习称"龙头凤尾、遍体鳞甲"。外表红棕色，体结实，断面外圈红黄色，中心金黄色，称"大红虫"。味苦。为黄连中的最佳品。（图5-12-9、图5-12-10）

2）短萼黄连 Coptis chinensis Franch. var. brevisepala W. T. Wang et Hsiao，又称江西黄连、土黄连。植物形态与黄连相似，不同点为：根状茎少分枝，萼片仅比花瓣长1/3～1/5。野生于中南、华东地区。江西井冈山有野生资源分布，赣南地区各县多自产自销。药材略呈连珠状圆柱形，分枝少，多弯曲。表面灰褐色；无"过桥杆"。（图5-12-11、图5-12-12）

3）五裂黄连 Coptis quinguesecta W. T. Wang，野生于云南东南部。根茎不分枝。茎生叶掌状5全裂。药材呈连珠状的圆柱形，有短分枝，少弯曲。

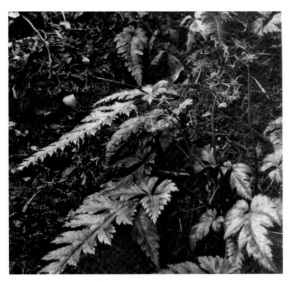

图5-12-9 峨眉野连植物

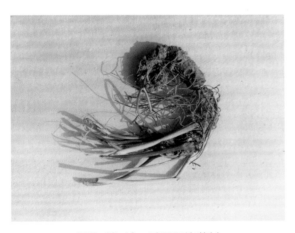

图5-12-10 峨眉野连药材

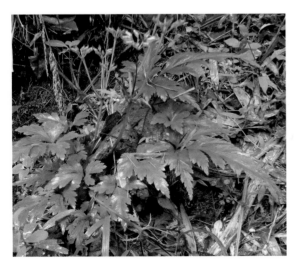

图5-12-11 短萼黄连植物

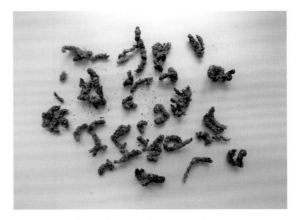

图5-12-12 短萼黄连药材

天葵子

SEMIAQUILEGIAE RADIX

本品即《本草纲目拾遗》所载的千年老鼠屎，别称紫背天葵。《百草镜》曰："二月发苗，叶如三角酸，向阴者紫背为佳，其根如鼠屎，外黑内白，三月开花细白，四月枯。"《植物名实图考》所载的紫背天葵，即为本种。

[别名] 千年老鼠屎，紫背天葵。

[来源] 为毛茛科植物天葵 Semiaquilegia adoxoides（DC.）Makino 的干燥块根。

[植物形态] 多年生小草本，高达30 cm。块根肉质，略呈圆柱形或纺锤形，外皮棕黑色，下部有细长支根和须根。茎纤细，数枝自块根丛生，被白色细柔毛。基生叶为三出复叶，具长柄，小叶扇状菱形或倒卵状菱形，3深裂，每个裂片先端又有2～3个圆齿状缺刻，叶下面常带紫色；茎生叶较小，互生，小叶柄短。花白色，或带淡紫色，单歧或二歧聚伞花序；花瓣5，雄蕊8～14；心皮3～4，偶为5，分离。蓇葖果2～4聚生。花期3—4月，果期4—5月。（图5-13-1）

生于丘陵或低山林下、草丛、沟边等阴湿处。

[产地] 主产于湖南、湖北、江苏等省。此外，江西、广东、贵州等省亦产。

[采收加工] 夏初采挖根；采挖时，将土壤翻过来打碎，用耙子将天葵捞出，取其块根，

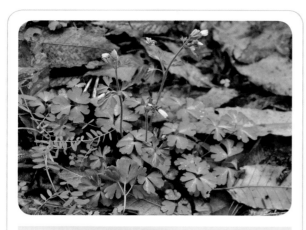

A. 植物

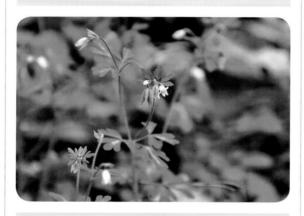

B. 花与果

图5-13-1　天葵植物

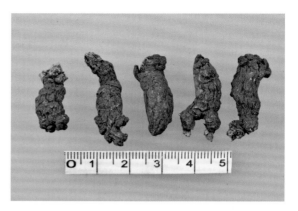

图5-13-2　天葵子药材

甾醇类化合物β-谷甾醇和相应的糖苷胡萝卜苷。含萜类化合物天葵苷A（semiaquilegoside A）、反式-天葵子素A（E-semiaquilegin A）、顺式-天葵子素A（Z-semiaquilegin A）。另含氰基、硝基官能团的化合物紫草氰苷（lithospermoside）、冬青氰苷、蝙蝠葛氰苷、菲律宾厚壳树苷、天葵氰苷。还含苯并呋喃酮型内酯类化合物格列风内酯（griffonilide）、楼斗菜内酯、蝙蝠葛内酯、7-甲氧基香豆素，木脂素（+）-丁香树脂酚和（+）-松脂酚，以及肽类、南藤酰胺乙酸酯、橙黄胡椒酰胺等。

反式-天葵子素A具明显的细胞毒活性，格列风内酯和紫草氰苷具明显的抗炎活性，天葵子生物碱中的季铵碱可能是抗肿瘤活性成分。

[贮藏保管]　置干燥处，防霉，防虫蛀。

[功效]　性寒，味苦、甘。清热解毒，消肿散结。用于痈肿，乳痈，瘰疬，蛇虫咬伤。

[用法用量]　9～15 g。

猫爪草

RANUNCULI TERNATI RADIX

本品历代本草未见记载。

[别名]　小毛茛。

[来源]　为毛茛科植物小毛茛Ranunculus ternatus Thunb. 的干燥块根。

[植物形态]　多年生草本。块根肉质，纺锤形，常数个聚集。茎高5～15 cm，具分枝。基生叶丛生，有长柄，无毛，为三出复叶或单

洗净泥土，晒干后除去须根。

[药材鉴别]　性状鉴别　呈不规则短柱形、纺锤形或块状，略扁，稍弯曲，长0.8～3 cm，直径0.5～1 cm。表面暗褐色或灰黑色，略凹凸不平，有不规则纵横皱纹及须根或须根痕；根头部常残留茎、叶残基，有的被黄褐色鞘状鳞片，或根头部2～3分叉，有的分叉呈结节状。质较软，易折断，断面皮部类白色，木部黄白色，有黄色放射状纹理。气微，味甘、微苦辛。（图5-13-2）

以个大、饱满、断面皮部色白者为佳。

[成分]　含生物碱5,6-dihydro-9,10-dihydroxy-benzo［g］-1,3-benzodioxolo［5,6-a］quinoliziniu、唐松草酚定、木兰碱、semiaquilegine A等。含酚、酚酸、酚苷类成分，如对羟基苯甲酸、对羟基苯甲醛、红景天苷、苦瓜酚苷A等。含

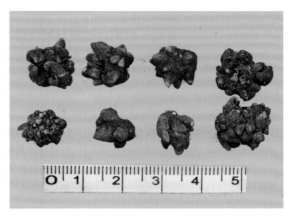

图5-14-2 猫爪草药材

叶3浅裂或3全裂；叶片长0.5～1.7 cm，宽0.5～1.5 cm，小叶一回裂片浅裂或细裂成条形小裂片；叶柄长达7 cm。茎生叶多无柄，较小，细裂。花单生于茎顶，花柄长0.5～2 cm，有短细毛；萼片5裂，绿色，向下反曲，外有细毛；花瓣5，黄色，无毛，基部有蜜槽；雄蕊多数，花药纵裂；心皮多数，离生，丛集于膨大的花托上；柱头短小，单一。聚合果球形；瘦果扁卵形，细小，表面淡棕色，平滑，顶端有短喙。花期4—5月，果期5—6月。（图5-14-1）

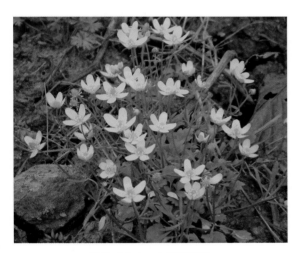

图5-14-1 小毛茛植物

野生于田边、路旁、洼地及山坡草丛中。栽培于温暖、潮湿、肥沃的腐殖质土壤。

[产地] 主产于河南、浙江、江苏、江西、广西等省区。

[采收加工] 春季采挖，挖起后，剪去茎部及须根，晒干。

[药材鉴别] 性状鉴别 呈纺锤形，常数个簇生在一起，形似猫爪，长约1 cm。表面黄褐色或灰褐色，有点状须根痕；上端有黄棕色残茎或茎基。质坚实，断面黄白色或黄棕色，实心或空心。气无，味微甘。（图5-14-2）

以色黄褐、质坚实饱满者为佳。

[成分] 含有黄酮及苷类，如粗贝壳杉黄酮-4′-甲醚（robustafavone-4′-methyl ether）、榧双黄酮（kayafla-vone）、罗汉松双黄A酮（podocarpusflavonea）、白果素、异银杏素、穗花杉双黄酮，和猫爪草苷［4-氧代-5-（O-β-D-吡喃葡萄糖基）-戊酸-正丁基酯］、4-氧代-5-（O-β-D-吡喃葡萄糖基）-戊酸甲酯、苯甲醇-O-β-D-吡喃葡萄糖苷，以及生物碱苷猫爪草苷C/D（ternatoside C/D）。尚含有机酸、甾醇及酯类。从挥发油中鉴定出成分37种。氨基酸种类较丰富，达15种之多，其中尤以天冬氨酸、谷氨酸、亮氨酸和精氨酸量为高。含钾、铁、钙、铬、镁、锰、锌、钴、铜、镍、硒、锶等多种常量及微量元素；研究发现猫爪草块根中锌/铜值约为3，与抗癌中药中微量元素锌含量高、铜含量低的现象一致。

[贮藏保管] 置通风干燥处，防霉，防虫蛀。

[功效] 性温，味甘、辛。化痰散结，解毒消肿。用于瘰疬痰核，疔疮肿毒，蛇虫咬伤。

[用法用量] 15～30 g，单味药可用至120 g。

川 乌

ACONITI RADIX

乌头始载于《神农本草经》，列为下品。苏敬曰："天雄、附子、乌头，并汉蜀道锦州，龙州者佳。"李时珍曰："出彰明者即附子之母，今人谓之川乌头是也。"

[别名] 乌头，川乌头。

[来源] 为毛茛科植物乌头 *Aconitum*

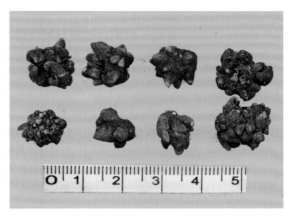

carmichaelii Debx. 栽培的干燥母根。

[**植物形态**] 多年生草本，高 60 ～ 120 cm。块根常 2 个连生，侧根肥大，倒卵圆形至倒卵形。茎直立。叶互生，具柄；叶片卵圆形，革质，掌状 3 裂几达基部，两侧裂片再 2 裂，中央裂片菱状楔形，上部再 3 浅裂，各裂片边缘有粗齿或缺刻。总状花序窄长，花序轴上被贴伏反曲的柔毛；萼片 5，花蓝紫色，外面有微柔毛，上萼片盔形，侧萼近圆形；花瓣 2，无毛，有长爪，距长 1 ～ 2.5 mm；雄蕊多数；心皮 3 ～ 5，通常有微柔毛。蓇葖果长圆形，种子有膜质翅。花期 6—7 月，果期 7—8 月。（图 5-15-1）

[**产地**] 主产于四川、陕西省。湖北、湖南、云南、河南、江苏等省亦有栽培。

[**采收加工**] 夏至到小暑采挖，摘去子根后的母根，除去泥土、须根，晒干或烘干。陕西产川乌系将除去母根（加工成草乌）及选去个大子根（加工成附子）之后的较小子根，经修整后入缸中用热水泡 12 小时捞出，拌上草木灰，白天摊开日晒，晚上堆放，如此反复至干。

[**药材鉴别**] 性状鉴别 呈圆锥形或不规则的圆锥形，中部多向一侧膨大，顶端有残存的茎基，长 2 ～ 7.5 cm，直径 1.5 ～ 2.5 cm。外表棕褐色，皱缩不平，具锥状突起的支根（习称"钉角"），并有摘去子根遗留的痕迹。质坚实，横切面灰白色，粉质，可见多角形的环纹（形成层）。气微，味辛辣而麻舌。（图 5-15-2）

陕西产的子根川乌，呈矩圆锥形或短卵状圆锥形，两侧近对称，顶部有凹陷茎痕；表面灰褐色，也具"钉角"，其他部分较光滑，少皱缩，饱满，质坚体较重，断面灰白色，粉性较强。（图 5-15-3）

以饱满、质坚实、断面色白具粉性者为佳。

显微鉴别 根横切面：为次生构造不发达根的构造。① 后生皮层为黄色木栓化细胞。② 皮层细胞切向延长，偶有石细胞，类长方形，胞腔较大；内皮层明显。③ 韧皮部宽广，散有筛管群。④ 形成层常呈多角形环。⑤ 木质部导管位于形成层内侧，多列，呈径向或略呈"V"字形排列。⑥ 髓部明显。薄壁细胞充满淀粉粒。皮层有时可见根迹维管束。（图 5-15-4）

粉末：灰黄色。① 淀粉粒极多，单粒球

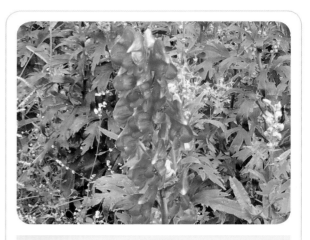

A. 植物

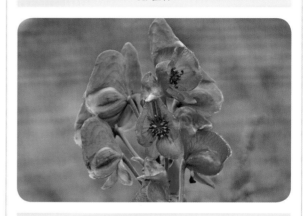

B. 花

图 5-15-1 乌头植物

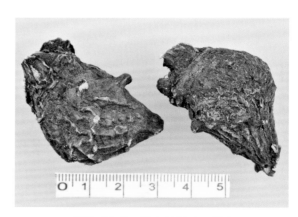

图 5-15-2 川乌药材（四川）

形、长圆形或肾形，直径 3 ～ 22 μm；复粒由 2 ～ 15 分粒组成。② 后生皮层细胞表面观类长方形或长多角形，垂周壁稍厚，有的横向壁细胞细波状弯曲，有的壁呈瘤状增厚突入

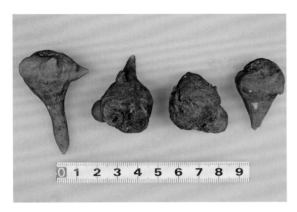

图5-15-3 川乌药材（陕西）

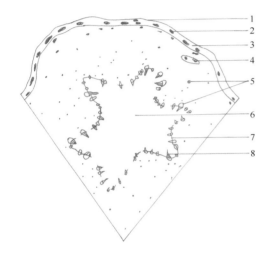

图5-15-4 川乌根横切面简图

1.后生皮层 2.石细胞 3.皮层 4.异型维管组织 5.筛管群 6.髓 7.形成层 8.木质部

细胞腔内。③ 石细胞较少，类长方形、类方形、多角形或一边斜尖，直径49～117 μm，长113～280 μm，壁厚4～13 μm，纹孔稀疏。④ 具缘纹孔导管直径29～70 μm，有的导管分子粗短拐曲或横连接，具缘纹孔较密。⑤ 纤维少数，细长条状，有的具短分枝，纹孔口十字形、人字形或为具缘纹孔。（图5-15-5）

[**成分**] 主含生物碱0.82%～1.56%。主要有乌头碱（aconitine）、新乌头碱（mesaconitine）、次乌头碱（hypaconitine）、杰斯乌头碱（jasaconitine）、异翠雀花碱（isodelphinine）等双酯型二萜类生物碱；此类成分是主要有毒成分，也是镇痛、局麻和抗炎的有效成

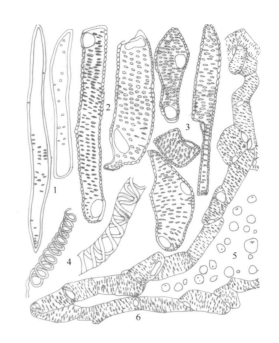

图5-15-5 川乌粉末图

1.厚壁细胞（纤维） 2.孔纹导管 3.网纹导管
4.螺纹导管 5.淀粉粒 6.导管群框架结构碎片

分。尚含新乌碱（neoline）、15-α-羟基新乌碱、塔拉地萨（talatisamine）、川乌碱A/B（chuanwubase A/B）、脂乌头碱（lipoaconitine）、脂次乌头碱（lipohypaconitine）、脂中乌头碱（lipomesaconitine）、宋果灵（songorine）及 monoacetyltalalisamine、senbusine A/B、lipodeoxyaconitine等生物碱。

[**贮藏保管**] 本品有毒，应单独保管，切勿与其他药堆置一起。置通风干燥处，防潮湿霉变及虫蛀。

[**功效**] 性热，味辛、苦；有大毒。祛风除湿，温经止痛。用于风寒湿痹，关节疼痛，心腹冷痛，寒疝作痛及麻醉止痛。

[**用法用量**] 一般炮制后用。制川乌1.5～3 g。宜先煎，久煎。

[**注意**] 生品内服宜慎；孕妇禁用；不宜与半夏、瓜蒌、瓜蒌子、瓜蒌皮、天花粉、川贝母、浙贝母、平贝母、伊贝母、湖北贝母、白蔹、白及同用。

[**论注**] 四川江油等产区将个小、不适宜加工盐附子的挑出晒干即为"川乌"，其个头均匀光滑，又称"光乌"。

附　子

ACONITI LATERALIS RADIX PRAEPARATA

本品始载于《神农本草经》，列为下品。陶弘景曰："乌头同附子同根，附子八月采……乌头四月采。"李时珍曰："初种为乌头……附乌头而生者为附子，如子附母也。"历代本草记载的附子，可认为即是本品。

[**来源**]　为毛茛科植物乌头Aconitum carmichaelii Debx.栽培的子根加工品。

[**植物形态**]　同"川乌"。

[**产地**]　主产于四川及陕西省。以四川的江油、彰明、安县、平武、凉山州和陕西的城固、勉县、南郑产量最大。江油附子获国家地理标志产品保护，覆盖四川省江油市太平镇的附子种植基地和四川凉山州布拖县西河区火烈乡、补洛乡、乐安乡的附子种植基地。

[**采收加工**]　采收　四川江油栽种第2年小暑至大暑收获；陕西于大暑至立秋收获。采收时挖起全株，抖去泥沙，摘下附子，去掉须根，即泥附子。砍下母根，晒干即川乌。

加工　在采挖后24小时内，浸入胆巴水（制食盐的副产品，主要成分为氯化镁）内浸渍，以防腐烂，并消除毒性。不同加工品，采用不同的加工方法。

白附片　选用较大或中等大的泥附子加工而成。操作方法如下。

（1）洗泥　将泥附子置于清水中洗净，并去除残留须根。

（2）泡胆　按附子∶胆巴∶清水以100 kg∶45 kg∶25 kg的比例制成"花水"，盛于缸内；将洗好的附子放入缸内，浸泡7日以上，并每日上下翻动1次，浸至附子外表皮色黄亮、体呈松软状为度。如果浸泡时间过长，附子则变硬；如果附子露出水面，则应增加"老水"（泡过附子的胆水），没有"老水"可增加胆水。浸泡后的附子称为胆附子。

（3）煮附子　先将"老水"倒于锅内，煮沸，再将胆附子倾倒入，以"老水"能淹没附子为度。一般煮15～20分钟上下翻动1次，直至煮透心为止，捞起倒入缸内，再用清水和"老水"各半浸泡1日，此附子称冰附子。

（4）剥皮　捞起冰附子，滤干水，剥去外皮，用清水和白水（漂过附片的水）各半的混合液中再浸泡一夜，期间搅拌翻动1次。

（5）切片　将上述剥皮后浸泡过的附子捞起，纵切成2～3 mm厚的薄片，再置于缸内，用清水浸泡48小时后，换水再浸泡12小时，捞起即可蒸片。如遇雨天，可以不换水，延长浸泡时间。

（6）蒸片　捞起浸泡好的附片，放竹制或木制大蒸笼内，武火加热，待蒸气上顶后，再蒸1小时，即可。

（7）晒片　取出蒸好的附片，摊放于竹席上暴晒。晒时附片应均匀铺放，不能重叠，晒至表面水分消失，片张卷角为止。

（8）熏片　将晒干后的附片密闭，用硫黄熏，直至附片发白为止，然后晒至全干。（图5-16-1）

每制100 kg白附片，需370 kg泥附子。

黑顺片　选用较小的泥附子加工而成。其洗泥、泡胆、煮附子加工方法同白附片。将煮后浸泡好的附子捞起，连皮顺切成2～5 mm厚的薄片，放入清水中漂48小时后捞起。将红糖（每100 kg附片，用红糖0.5 kg）炒汁后倒入缸内，溶于清水中，然后将上述漂好的附片倒入缸内浸泡染色一夜（冬天可适当延长浸染时间），使之染成茶色。捞起浸染好的附片，装蒸笼内用大火连续蒸11～12小时，直至附片表面起油面、有光泽为度。蒸片火力要均匀、不间歇。取出蒸后附片，摊放烤片簎子上，用火烘烤，并不停地翻动附片，烘至五成干时，分大小摆好，再烘烤至八成干。然后，将烤片簎折叠放在炕上，用文火围闭烘烤至全干（晴天可晒干），即成黑顺片。

每制100 kg黑顺片，约需350 kg泥附子。

黄附片　取盐附子（加工方法与黑顺片略同），刮去外皮，切去尾部，横切成3～5 mm厚的片，浸漂，染色（甘草、红花、生姜、姜黄、皂角取汁浸漂），再晒干而成。

盐附子　选用较大而匀称的泥附子加工而成。加工的操作方法如下。

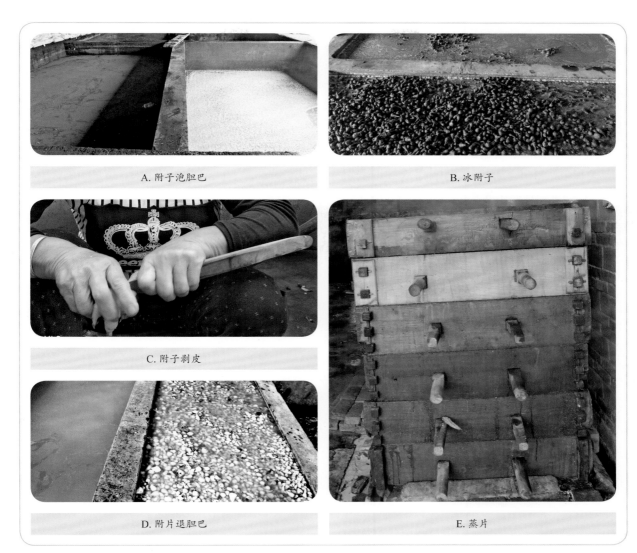

图5-16-1　附子药材加工图

（1）泡胆　每100 kg盐附子用胆巴40 kg、清水30 kg、食盐20～30 kg（第1次加工用盐30 kg，第2次用原有盐胆水加盐20 kg），混合溶解于水中，将洗好的附子倒入缸内浸泡3日以上。

（2）捞水（又叫澄水或吊水）　将泡胆附子捞起装于竹筐内，将水吊干，再倒入原缸内浸泡，每日1次，连续3次。每次都必须把缸内盐水搅匀后再倒入附子。

（3）晒短水　捞起吊水后的附子，摊于竹簟上暴晒，待附子表皮稍干时，再倒入原缸中浸泡，每日1次，连续3次。

（4）晒半水　捞起晒过短水的附子，摊放于竹簟上暴晒4小时或5小时，再倒入原缸内浸泡，每次另加5 kg胆水。每日1次，连续3次。

（5）晒长水　捞起晒过半水的附子，铺于竹簟上暴晒1日，待附子表面出现食盐结晶时，趁热倒入饱和的盐水缸中，使其吸收盐分，直至附子表面有盐粒为止。

（6）烧水　捞起晒过长水的附子，置于添加浸泡附子的缸内盐水和另加胆巴20 kg的锅内，加热煮沸。取出，将附子倒入缸内，再将未溶食盐盖在面上，将煮沸的盐胆水倒入缸内，浸泡2日（冬季一昼夜），使盐水结晶，捞起滤干水分，即成盐附子。每100 kg泥附子，可制作120 kg盐附子。

附子加工品除盐附子、黑顺片（包括顺扒片）、白附片、黄附片外，尚有熟片（包括熟尾）、卦片、刨片、生附片等多种。

[**药材鉴别**] 性状鉴别 盐附子：呈圆锥形，长4～7 cm，直径3～5 cm。表面灰黑色，粗糙，被满盐霜。顶端宽大，中间有凹陷的芽痕，周围有突起的支根（俗称"钉角"）或支根痕。体重，横切面灰褐色，可见多角形（形成层）环纹。气微弱，味咸而麻辣。（图5-16-2）

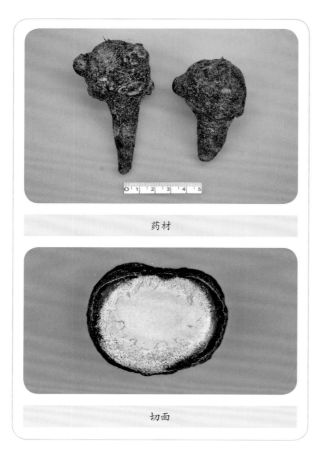

图5-16-2 盐附子药材

黑顺片：为不规则的纵切片，上宽下窄，周边略翘起，长1.7～5 cm，宽0.9～3 cm，厚2～5 mm。外皮黑褐色，切面黄棕色，油润光泽，半透明状，并有纵向稍突起筋脉（导管）。质坚而脆，破碎面角质状。气微，味淡。（图5-16-3）

白附片：形状、气味与黑顺片相同，唯无外皮，全体黄白色，透明，厚约3 mm。（图5-16-4）

黄附片：为圆形横切片，无外皮，全体亮黄色，半透明状，厚3～5 mm。（图5-16-5）

传统鉴别 盐附子：呈圆锥形。表面灰黑色，有盐霜。顶端宽大，中央有凹陷的芽痕，周围有瘤状突起的支根（钉角）或支根痕。横切面灰褐色，有多角形环纹（形成层），并有食盐结晶。味咸而麻舌。以个大、体重、色灰黑、表面起盐霜者为佳。

黑顺片：为不规则的纵切片，上宽下窄。表面黑褐色，切开面暗黄色，油润光泽，略透明，形成层圆锥形，并有纵向脉纹（导管）。质硬而脆，断面角质样。气微，味淡。以身干片

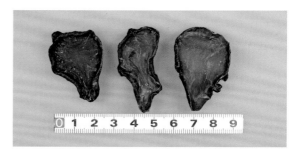

图5-16-3 黑顺片药材

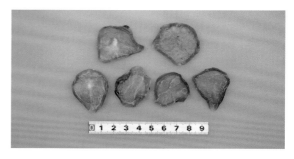

图5-16-4 白附片药材

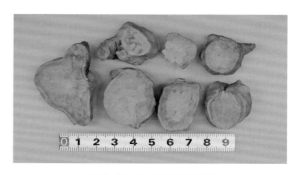

图5-16-5 黄附片药材

大、均匀、皮黑褐、切面油润有光泽者为佳。

白附片：形状、气味与黑顺片相同，但无外皮，全体黄白色，半透明状。以身干片大、色黄白、油润半透明者为佳。

黄附片：横切片，无外皮，黄色，半透明状，味淡。以身干片大、大小均匀、色黄、表面油润者为佳。

显微鉴别 横切面：① 后生皮层为黄色栓化细胞。② 皮层薄壁细胞横向延长，有石细胞单个或 3～5 个成群，长方形或类方形，内皮层明显。③ 韧皮部宽广，有小型筛管群散在。④ 形成层环呈多角形。⑤ 木质部位于形成层内侧，以角隅处较发达，导管略呈"V"字形或放射状排列。有时可见 1 个至数个根迹维管束。⑥ 中央髓部为薄壁细胞，含淀粉粒。（图 5-16-6）

粉末：灰黄白色。① 石细胞少见，散在，孔纹明显。② 后生皮层碎片少见，表面观呈多角形，垂周壁不均匀增厚，有的成瘤状凸入细胞腔，细胞内含棕色块状物。③ 薄壁组织中含大量的糊化淀粉粒。④ 具缘纹孔及网纹导管直径 20～48 μm。⑤ 淀粉粒单粒圆球形或多角形，直径 2～20 μm，脐点呈点状、十字状、人字状。（图 5-16-7）

[成分] 含生物碱，其中主要为剧毒的双酯型二萜类生物碱。炮制后，生品附子所含的毒性很强的双酯型类生物碱，在

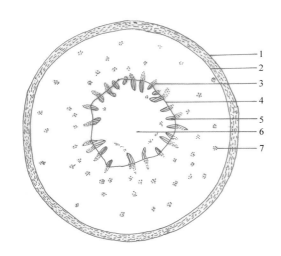

图 5-16-6 附子横切面图

1. 皮层 2. 内皮层 3. 韧皮部 4. 形成层
5. 木质部 6. 髓 7. 筛管群

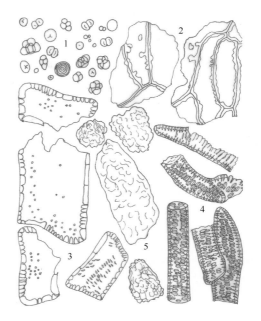

图 5-16-7 附子粉末图

1. 淀粉粒 2. 后生皮层细胞 3. 石细胞 4. 导管
5. 含糊化淀粉粒细胞及碎片（制附片）

加工炮制过程中，失去一分子醋酸，生成毒性较小的单酯型二萜类生物碱苯甲酰乌头原碱（benzoylaconine）、苯甲酰新乌头原碱（benzoylmesaconine）和苯甲酰次乌头胺（benzoylhypaconine）等。如继续水解，又失去一个分子的苯甲酸，生成毒性更小的不带酯键的胺醇类生物碱乌头原碱（aconine）、新乌头原碱（mesaconine）和次乌头碱（hypaconine）。

盐附子中含有少量的新乌头碱、乌头碱和次乌头碱，因此，盐附子的毒性较蒸煮过的附片为大。新乌头碱为镇痛的主要活性成分。尚含其他有强心、升压作用的生物碱氯化棍掌碱（coryneine chloride）、去甲猪毛菜碱（salsolinol）和去甲乌药碱（dl-demethylcoclaurine），强心成分附子苷（fuzinoside）。

[贮藏保管] 盐附子贮藏期应严格防止受热吸潮，否则会引起潮解，化盐走卤。最好置避风的阴凉干燥处，不可互相堆压，以免挤出胆巴汁。更不要与其他药材混装，以免污染。各种附片，用木箱装，置干燥处，防潮。

[功效] 性大热，味辛、甘；有毒。回阳救逆，补火助阳，散寒止痛。用于亡阳虚脱，

肢冷脉微，心阳不足，胸痹心痛，虚寒吐泻，脘腹冷痛，肾阳虚衰，阳痿宫冷，阴寒水肿，阳虚外感，寒湿痹痛。

［**用法用量**］ 3～15 g，先煎，久煎。

［**注意**］ 孕妇慎用。不宜与半夏、瓜蒌、白蔹、白及同用。

［**方例**］ 四逆汤（《伤寒论》）：附子，干姜，甘草。功能温中祛寒，回阳救逆；主治伤寒少阴病，阴寒内盛，阳气欲脱，腹中冷痛，四肢厥冷，脉微细欲绝。

［**论注**］（1）江油附子为著名的川产道地药材，栽培历史可追溯到1 100多年前，品质优良，主要归因于江油地区的碱性土壤，采用高山育种、平坝栽培块根繁殖等栽培方式。

（2）江油附子传统的加工品种分为两大类：① 可直接入药配方的加工品：黑顺片（包括顺扒片）、白附片、淡附片、炮附片、熟附片（包括熟尾）、黄附片（包括黄尾）、刨附片、炮天雄（炮附子）、蒸附片、炒附片。② 半成品：有大毒，不宜内服，需要加工炮制后才能入药配方的，有盐附子、生附片、卦附片等。（图5-16-8～图5-16-10）

以上加工品种，多数行销全国并有出口。（图5-16-11）

（3）《证治要诀》载曰："附子无干姜不热，得甘草则性缓，得桂则补命门。"凡命门火衰，恶寒肢冷，厥逆亡阳，用黑附片；凡除脾湿，逐脾寒，暖中焦，用黄附片；凡祛风湿，暖四肢，解痹破积，用白附片。

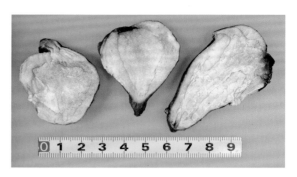

图5-16-8　生附片

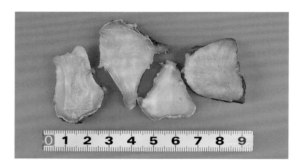

图5-16-9　刨附片

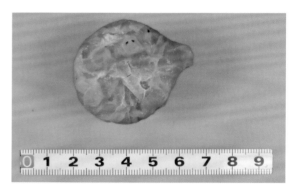

图5-16-10　炮天雄

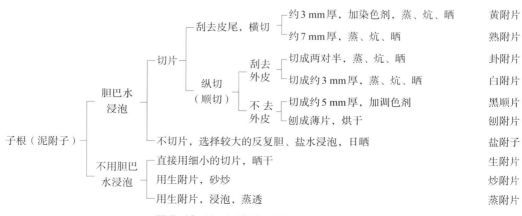

图5-16-11　江油附子传统加工方法及品种

草 乌

ACONITI KUSNEZOFFII RADIX

乌头始载于《神农本草经》，列为下品。草乌之名始见于《本草纲目》，李时珍曰："乌头之野生于他处者，俗谓之草乌头。"又曰："根苗花实并与川乌头相同……其根外黑内白，皱而枯燥为异尔，然毒则甚焉。"

[**别名**] 草乌头。

[**来源**] 为毛茛科植物北乌头 *Aconitum kusnezoffii* Reich. 或乌头 *Aconitum carmichaelii* Debx. 野生的干燥块根。

[**植物形态**] 北乌头 多年生草本，高70～150 cm。块根倒圆锥形。茎直立，无毛。叶互生，具柄；叶片坚纸质，掌状3全裂，裂片菱形，再作深浅不等的羽状缺刻状分裂，最终裂片披针形至线状披针形。总状花序或近窄圆锥花序，花序轴光滑无毛；萼片5，蓝紫色，外面几无毛，上萼片盔形，侧萼倒卵状圆形；花瓣2，无毛，有长爪，距长1～4 mm；雄蕊多数；心皮4～5，无毛。蓇葖果通常5枚；种子有膜质翅。花期7—8月，果期8—9月。（图5-17-1）

乌头 同"川乌"。

生于山地、丘陵、草坡或林缘。

[**产地**] 北乌头主产于东北、华北地区；乌头主产于中南、西南、华东地区。

[**采收加工**] 秋季茎叶枯萎时挖取根部，除去残茎、须根及泥土，将母根及子根分开，取母根及较大子根晒干或烘干。

[**药材鉴别**] 性状鉴别 呈不规则圆锥形，略弯曲，形似乌鸦头，长2～7 cm，直径1～3 cm。顶端常残留茎基或茎痕。表面暗棕色或灰褐色，皱缩不平，有纵皱纹，有时具突起的支根（习称"钉角"）。质坚硬，难折断，断面类白色，可见多角形的形成层环纹。气微，味辛辣，麻舌。（图5-17-2）

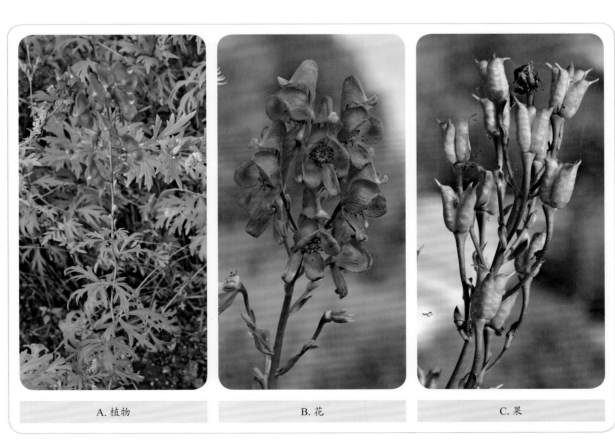

| A. 植物 | B. 花 | C. 果 |

图5-17-1 北乌头植物

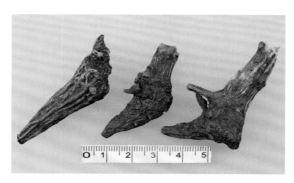

图5-17-2 草乌药材

［**成分**］ 主含生物碱0.70% ～ 1.3%，主要为剧毒的双酯类生物碱新乌头碱（mesaconitine）、次乌头碱（hypaconitine）及乌头碱（aconitine）；此外尚含异乌头碱（isoaconitine）、杰斯乌头碱（jesaconitine）等。

［**贮藏保管**］ 本品有毒，应单独贮存，切勿与其他药堆放一起。置通风干燥处，防虫蛀。

［**功效**］ 性大热，味辛、苦；有大毒。祛风除湿，温经止痛。用于风湿痹痛，关节疼痛，心腹冷痛，寒疝作痛及麻醉止痛。

［**用法用量**］ 一般炮制后使用，炮制品1.5 ～ 3 g，宜先煎、久煎；生品内服宜慎，外用适量。

［**注意**］ 孕妇禁用；不宜与贝母、半夏、白及、白蔹、天花粉、瓜蒌、犀角同用。

［**论注**］（1）在我国，乌头属的两个种分布最广，为乌头 Aconitum carmichaelii Debx. 和北乌头 Aconitum kusnezoffii Reichb.。乌头的模式标本由 J. R. Carmichael 采自山东烟台，1979年由 D. Debeaux 正式作新种发表。华东地区产的展毛乌头 Aconitum carmichaelii Debx. var. truppelianum (Ulbr.) W. T. Wang et Hsiao 原植物近似乌头，不同的主要特征是花序轴上被开展的毛。根含乌头碱（aconitine）。

（2）关白附为黄花乌头 Aconitum coreanum (Lévl.) Raipaics 的块根。植物叶密集，3全裂，裂片细小，小裂片条形；萼片淡黄色，外密被微柔毛，上萼片船盔状，边缘在中部以下稍缢缩。药材块根分母根和子根。母根呈倒圆锥形，顶端有茎基。表面棕褐色或黄褐色，具纵皱、沟纹及横长的突起的根痕。体轻，质松，断面

有裂隙，粉性小。子根长卵形、椭圆形或长圆形，色稍浅，有侧根痕或瘤状突起的侧根；质硬，不容易折断，断面类白色，较平坦，富有粉性。（图5-17-3、图5-17-4）

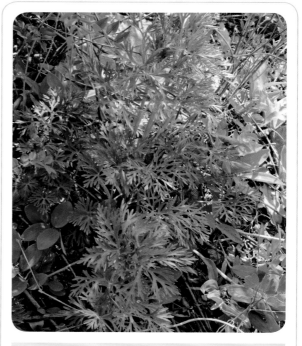

A. 植物

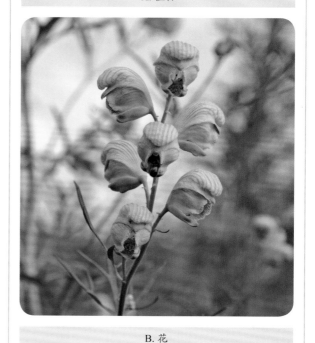

B. 花

图5-17-3 黄花乌头植物

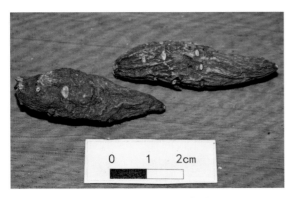

图5-17-4 关白附药材

（3）乌头属植物在各地应用的还有如下品种。

1）新疆产的多根乌头*Aconitum karakolicum* Rap.，无母根与子根之分。呈圆锥形，3～4个或更多，根呈链状着生。表面棕褐色，略有纵皱纹及少数须根痕。质坚不易折断，断面深棕色。根含生物碱达1.5%，其中乌头碱可达0.6%；此外，含准噶尔乌头碱（soongorine）、准噶尔乌头胺（soongoramine）、乙酰准噶尔乌头碱（monoacetylsoongorine）、多根乌头定碱（karacolidine）、乌头酚碱（aconifine）；尚含脱氧乌头碱及新乌碱。（图5-17-5）

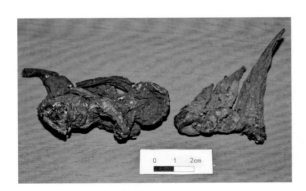

图5-17-5 多根乌头药材

2）云南、贵州产的黄草乌*Aconitum vilmorinianum* Kom.，为缠绕草本。叶3全裂，裂片裂深，末间裂片三角形或卵形。块根称之"昆明乌头"。含生物碱约0.43%，主要是黄草乌碱甲/丙（vilmorianine A/C）以及滇乌碱（yunaconitine）约0.28%。

白头翁

PULSATILLAE RADIX

本品始载于《神农本草经》，列为下品。苏敬曰："其叶似芍药而大，抽一茎。茎头一花，紫色似木槿花，实大者如鸡子，白毛寸余，皆披下，似虋头，正似白头翁，故名焉。"韩保升的《蜀本草》载："……有细毛，不滑泽，花蕊黄……二月采花，四月采实，八月采根。"这和毛茛科植物白头翁*Pulsatilla chinensis*（Bunge）Regel的特征完全吻合。

[**别名**] 白头公。

[**来源**] 为毛茛科植物白头翁*Pulsatilla chinensis*（Bge.）Regel的干燥根。

[**植物形态**] 多年生草本，高达50 cm。全株密被白色长柔毛。主根圆锥形，有时扭曲，外皮黄褐色。叶基生，叶柄长，基部较宽或成鞘状；叶3全裂，顶生小裂片具短柄，广倒卵形，3深裂；侧生小叶片无柄；上面疏被伏毛，下面密被伏毛。花紫色，钟形，密被长绵毛，先叶开放，单生于花茎顶端；萼片6，排成2轮，背面有绵毛；无花瓣；雄蕊多数；花柱丝状，果时延长，密被白色羽状毛。瘦果聚生呈头状，顶端有细长的羽毛状宿存花柱。花期3—5月，果期5—6月。（图5-18-1）

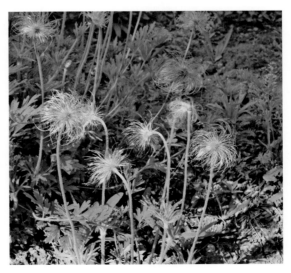

图5-18-1 白头翁植物

生于山野、山坡及田野间，喜生向阳处。

[产地] 主产于东北、华北地区及内蒙古、山东、安徽、江苏等省区。

[采收加工] 春、秋两季均可采挖，但多在春季开花前采挖。挖取根后，除去叶及残留的花、茎和须根，注意保留根头部白色绒毛，去净泥土，晒干。

[药材鉴别] 性状鉴别 呈类圆形或圆锥形，稍扭曲，长6～20 cm，直径0.5～2 cm。表面黄棕色或棕褐色，具不规则纵皱纹或纵沟，皮部易脱落，露出黄色的木部，有的有网状裂纹或裂隙，近根头处常有朽状凹洞。根头部稍膨大，有白色绒毛，有的可见鞘状叶柄残基。质硬而脆，断面较平坦，黄白色，皮部与木部间有时出现空隙。气微，味微苦涩。（图5-18-2）

传统鉴别 呈圆锥形或圆柱形，根头白色绒毛成丛，近头部常破裂呈劈破状，皮部具朽裂网状纹理，表面棕褐色。以根条均匀、质坚实、外皮棕黄色、头部有白色毛绒者为优。

显微鉴别 根中部横切面：① 表皮通常已脱落。皮层为4～6列切向延长的薄壁细胞，最外列后生皮层细胞壁增厚，木栓化，褐色，有的薄壁细胞含淀粉粒；内皮层细胞1列，较皮层和韧皮薄壁细胞小，长方形或类圆形，可见凯氏点。随生长的程度不同，皮层部分或全部脱落，最外层为韧皮部。② 韧皮部宽广，外侧细胞棕色，壁木栓化；韧皮纤维单个散在或数个成束，直径15～35 µm，壁较厚，有的根无纤维。③ 形成层环明显。④ 木质部射线较宽；导管呈圆多角形，单个散在或数个成群，直径25～85 µm；木纤维直径至42 µm，壁稍厚，非木化。⑤ 较粗的根的中央常为薄壁细胞。（图5-18-3）

粉末：灰棕色。① 后生皮层细胞表面观呈类多角形，壁非木化。② 韧皮纤维梭形或纺锤形，长100～390 µm，直径16～42 µm，壁木化。③ 非腺毛单细胞，直径13～33 µm，基部

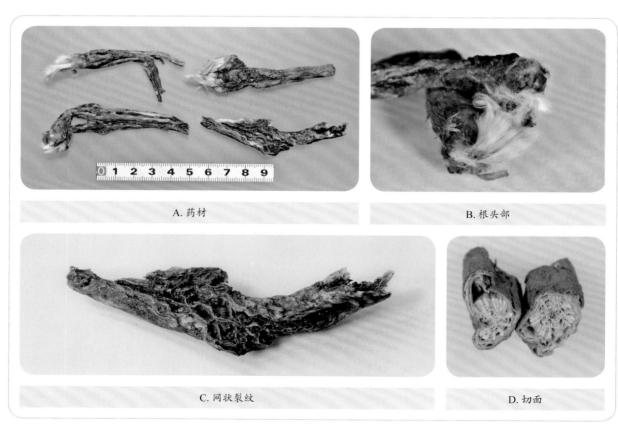

A. 药材　　　　　　　　　B. 根头部

C. 网状裂纹　　　　　　　D. 切面

图5-18-2　白头翁药材

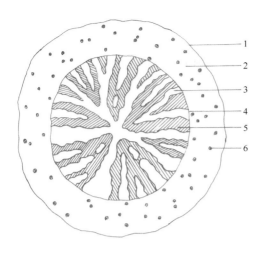

图5-18-3　白头翁横切面简图

1.后生皮层　2.韧皮部　3.射线　4.形成层
5.木质部　6.韧皮纤维

稍膨大，壁多木化，有的可见螺状或双螺状纹理。④ 具缘纹孔导管、网纹导管及螺纹导管，直径10～72 μm。⑤ 淀粉粒单粒类圆形，直径3～22 μm，脐点及层纹不明显；复粒少数，由2～4分粒组成。（图5-18-4）

［**成分**］　含原白头翁素（protoanernonin）

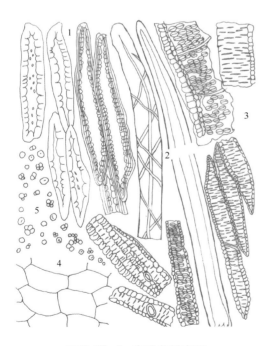

图5-18-4　白头翁粉末图

1.韧皮纤维　2.非腺毛　3.导管　4.后生皮层细胞
5.淀粉粒

及三萜皂苷约9%。皂苷水解后得苷元23-羟基白桦酸（betulic acid）及葡萄糖、鼠李糖、阿拉伯糖。

［**贮藏保管**］　置通风干燥处。

［**功效**］　性寒，味苦。清热解毒，凉血止痢。用于热毒血痢，阴痒带下。

［**用法用量**］　9～15 g。

［**方例**］　白头翁汤（《伤寒论》）：白头翁，秦皮，黄连，黄柏。功能清热解毒，凉血止痢；主治腹痛，里急后重，肛门灼热，泻下脓血，赤多白少，渴欲饮水，舌红苔黄，脉弦速之热痢。

［**论注**］　传统认为"近根处有白毛，状如白头老翁"，故名白头翁。根上端有白毛的植物很多，用时要注意区别。白头翁的商品药材比较混乱，各地使用不同科属植物来源的白头翁达20种以上。目前较常见的有下列品种。

（1）来源于毛茛科白头翁属的植物：① 兴安白头翁 Pulsatilla dahurica Spreng.，叶一至二回羽状分裂，茎、叶柄及总苞在开花时被稍密的长柔毛；花淡蓝紫色。② 朝鲜白头翁 Pulsatilla cernua Bercht. et Opiz.，与兴安白头翁相似，但茎、叶柄及总苞被极密的长柔毛；花鲜红紫色或暗紫红色。③ 细叶白头翁 Pulsatilla turczaninovii Kryl. et Serg.，叶二至三回羽状分裂，第一回裂片具长柄；花较大。④ 高山白头翁 Pusatilla ambigua Turcz. ex Pritz.，叶二至三四羽状分裂，第一回裂片无柄或具短柄；花较小。以上植物主产东北和内蒙古等地区。

（2）来源于蔷薇科委陵菜属的植物：① 委陵菜 Potentilla chinensis Ser.，在江西、湖北、河南、四川等地用其根或带根全草入药。根圆锥形或圆柱形，表面红棕色至暗棕色，有不规则纵皱纹及横裂纹；根头部较粗，残留叶柄基及茎叶。奇数羽状复叶，小叶狭长椭圆形，有齿状深裂，叶背及叶柄密被白色绵毛。质坚实，断面具紫红色与白色相间车轮状花纹。味微苦涩。② 翻白草 Potentilla discolor Bunge，浙江、湖南等地用其块根或带根全草入药。块根纺锤形或圆锥状，表面黄棕色或暗棕色，有扭曲的纵横纹；根头部有密被白色绵毛的干枯幼叶及细叶柄，奇数羽状深裂，小叶边缘具锯齿，叶

背密被白色绵毛。质坚实，折断面不平坦，黄白色，粉性。气微弱，味微涩。（图5-18-5、图5-18-6）

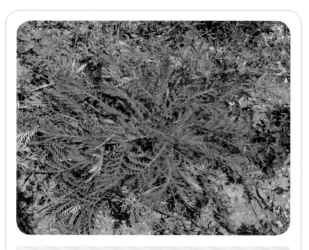

A. 植物

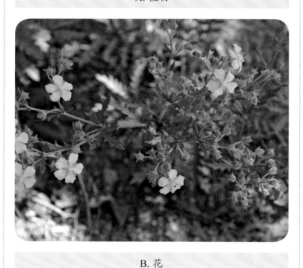

B. 花

图5-18-5　委陵菜植物

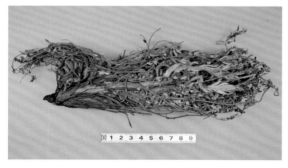

图5-18-6　委陵菜药材

威灵仙

CLEMATIDIS RADIX ET RHIZOMA

本品始见于《开宝本草》。马志曰："生商州洛山及华山并平泽……方茎，数叶相对。"《本草图经》苏颂曰："茎如钗股，四棱。叶似柳叶，作层，每层六七叶，如车轮，有六层至七层者。七月内生花六出，浅紫或碧白色。作穗似莆台子。"《植物名实图考》释其名曰："其力劲，故谥曰威；其效捷，故谥曰灵。威灵合德，仙之上药也。"并指出"有数种"。

[别名]　灵仙，铁脚威灵仙。

[来源]　为毛茛科植物威灵仙Clematis chinensis Osbeck、棉团铁线莲Clematis hexapetala Pall.或东北铁线莲Clematis manshurica Rupr.的干燥根及根茎。

[植物形态]　威灵仙　常绿攀缘性藤本，植物干时变黑。根丛生于块状根茎上，细长圆柱形，外皮黑褐色。茎具明显条纹，近无毛。叶对生，一回羽状复叶，小叶3～5片，下部有时为单叶，叶柄缠绕性，小叶卵形或卵状披针形，长1.2～6 cm，宽1.3～3.2 cm，全缘，表面沿叶脉有细毛，背面光滑，主脉3条。圆锥花序腋生或顶生；花白色，萼片4枚，花瓣状，倒披针形，外面边缘密生短柔毛；无花瓣；雄蕊多数，无毛，花药条形；心皮多数，离生，被毛。瘦果扁卵形，疏生紧贴的柔毛，花柱宿存，羽毛状。花期5—6月，果期6—7月。（图5-19-1）

棉团铁钱莲　直立草本，叶为羽状复叶或羽状全裂，小叶革质，通常条形。萼片6，外被绵毛。（图5-19-2）

东北铁线莲　地上部分干后不变黑，呈黄褐色。小叶较大，卵状披针形至卵形。花簇生成疏松的花序，花直径1.5～2 cm。瘦果黄褐色。花期6—8月，果期7—9月。（图5-19-3）

[产地]　威灵仙主产于长江以南各地；棉团铁钱莲主产于东北及山东省；东北铁线莲主产于东北地区。

[采收加工]　秋季采挖根，除去地上部分，轻轻地敲去大部分泥土，再用水洗净，晒干。

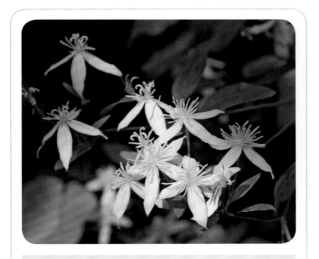

A. 花

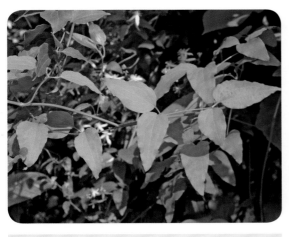

B. 叶

图5-19-1 威灵仙植物

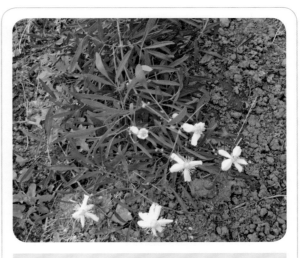

A. 植物

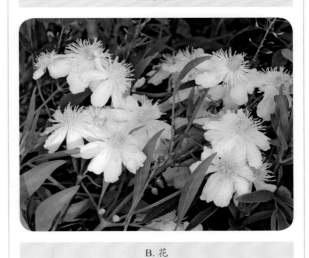

B. 花

图5-19-2 棉团铁线莲植物

[**药材鉴别**] 性状鉴别 威灵仙：根茎呈不规则圆柱形，长1.5～3.5 cm，直径0.3～1.5 cm。表面淡棕黄色，皮部常脱裂而呈纤维状，顶端常残留木质残茎，两侧及下方着生多数细长的根。根呈细长圆柱形，稍扭曲，长7～20 cm，直径1～3 mm；表面黑褐色，有细纵纹，有的皮部脱落而露出淡黄色木部；质硬脆，易折断，外皮与木部较易脱离，断面皮部灰白色，木部淡黄色，略呈方形，皮部与木部间常有裂隙。气微，味微苦。（图5-19-4）

棉团铁线莲：根茎呈短柱状，长1～4 cm，直径0.5～1 cm。根较细小，长4～

20 cm，直径0.1～0.2 cm；表面棕褐色至棕黑色；断面木心细小，呈圆形。味咸。（图5-19-5）

东北铁线莲：根茎呈柱状，长1～11 cm，直径0.5～2.5 cm。根较密集、细长并弯曲如马尾状，长5～23 cm，直径1～4 mm；表面棕黑色；断面木部细小、近圆形。味辛辣。（图5-19-6）

[**成分**] 威灵仙 含多种三萜类皂苷，为齐墩果酸或常春藤皂苷元的衍生物，如威灵仙次皂苷（prosapogenin）CP$_1$、CP$_2$、CP$_{2b}$、CP$_3$、CP$_{3b}$、CP$_4$、CP$_5$、CP$_6$、CP$_7$、CP$_{7a}$、CP$_8$、CP$_{8a}$、CP$_9$、CP$_{9a}$、CP$_{10}$、CP$_{10a}$等。含原白头翁素（protoanemonin）约0.25%，有较强抑菌作

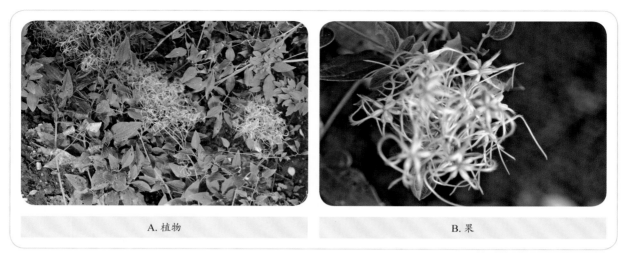

A. 植物　　　　　　　　　　　　　B. 果

图5-19-3　东北铁线莲植物

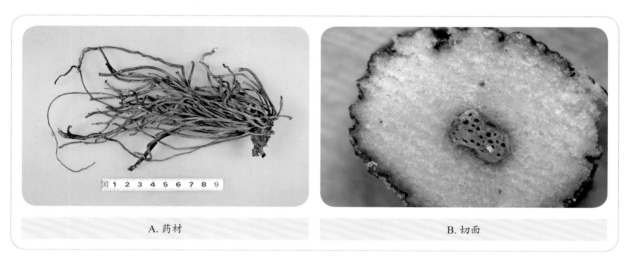

A. 药材　　　　　　　　　　　　　B. 切面

图5-19-4　威灵仙药材

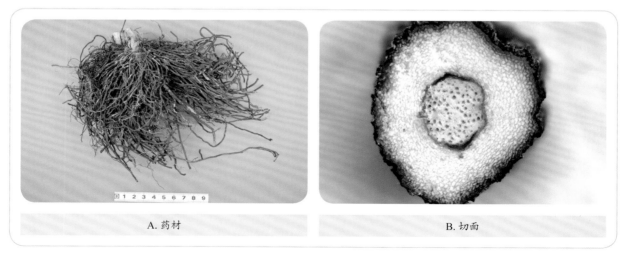

A. 药材　　　　　　　　　　　　　B. 切面

图5-19-5　棉团铁线莲药材

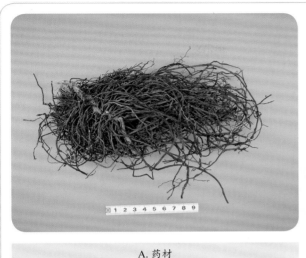

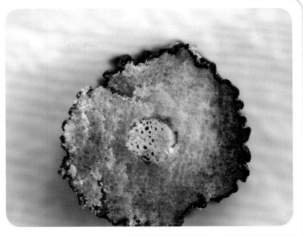

A. 药材　　　　　　　　　　　　B. 切面

图5-19-6　东北铁线莲药材

用，能对抗组织胺引起的支气管痉挛，具松弛平滑肌作用；有刺激性，能使皮肤发泡。另含挥发油约2.3%，从中分出数十种成分，现已鉴定出61种，主要成分有棕榈酸（18.35%）、3-羟基-4-甲氧基苯甲醛（18.04%）、二十碳烷（8.09%）等。

　　棉团铁线莲　根含白头翁素、生物碱、谷甾醇、肉豆蔻酸、α∕β-亚油酸等。

　　东北铁线莲　根含齐墩果酸型三萜皂苷铁线莲皂苷（clematoside）A、A′、B、C。

　　［贮藏保管］　置干燥处，防潮湿及霉变。

　　［功效］　性温，味辛、咸。祛风湿，通经络。用于风湿痹痛，肢体麻木，筋脉拘挛，伸出不利，骨鲠咽喉。

　　［用法用量］　6～10 g。

　　［方例］　灵仙除痛饮（《沈氏尊生方》）：威灵仙，独活，白芷，苍术，荆芥，防风，赤芍，当归，川芎，麻黄，葛根，枳实，桔梗，甘草。功能祛风除湿止痛；主治风湿痹痛。

　　［论注］　（1）铁钱莲属尚有下列植物在不同地区作威灵仙入药。

　　1）柱果铁钱莲 *Clematis uncinata* Champ.。与威灵仙主要区别是：小叶较大，长达11 cm，宽4 cm；萼片披针形，心皮无毛；瘦果近圆柱状钻形，较大，长约6 cm，无毛，羽状花柱长达2 cm。根茎及根形似威灵仙，但表面淡棕色，具明显纵皱纹，断面角质样。主产于四川、贵州、浙江、江西、福建等省。

　　2）铁皮威灵仙 *Clematis finetiana* Lévl. et Vant.，又名山木通、铜皮威灵仙、铁脚威灵仙。主产华南及华东。植物形态与威灵仙相似，主要区别为：植株干后不变黑，小叶3枚；聚伞花序只具1～3花，萼片急尖，宿存花柱有黄褐色羽状柔毛。药材与威灵仙的区别是，根外皮黑褐色，老根较粗，直径可达3 mm以上，断面木心较大，富粉性。

　　（2）四川部分地区将根、根茎连同地上部分一起入药；江西和湖南部分地区则用威灵仙或同属近似种的茎藤及叶（图5-19-7）。

　　（3）北方各省常用的"铁丝威灵仙"为百合科植物短梗菝葜（黑刺菝葜、金刚刺）*Smilax scobinicaulis* C. H. Wright及华东菝葜

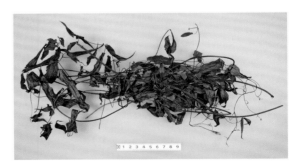

图5-19-7　威灵仙地上部分

（黏鱼须）*Smilax sieboldli* Miq. 的干燥根及根茎。根茎为不规则块状，有针状小刺；下方着生的多数细长细根，具小钩状刺；质韧，不易折断，断面外圈为浅棕色环，内圈为排列均匀的小孔。气无，味淡。

金果榄

TINOSPORAE RADIX

本品始载于《百草镜》。《药性考》载曰："金楛榄产广西，生于藤根，坚实而重大者良，藤亦可用。"《柑园小识》载："金苦榄……蔓生土中，结果如橄榄，皮如白术，剖之色微黄，味苦，土人每凿山穿石或丈许取之。"

[别名] 九牛子，山慈姑，青牛胆。

[来源] 为防己科植物青牛胆 *Tinospora sagittata* (Oliv.) Gagnep. 或金果榄 *Tinospora capillipes* Gagnep. 的干燥块根。

[植物形态] 青牛胆 缠绕藤本。根深长，块根黄色或黄褐色，卵圆形或近圆形。小枝细长圆形，粗糙，具纵槽纹，节上被短硬毛。叶互生，具柄；叶片卵状披针形，长 7 ～ 13 cm，宽 2.5 ～ 5 cm，先端渐尖或钝，基部通常箭状披针形或箭形，全缘，两面被短硬毛，脉上尤多。花单性，近白色，雌雄异株，总状花序；雄花多数，萼片椭圆形，外轮 3 片，细小；花瓣倒卵形，基部楔形，较萼片短；雄蕊 6，分离，直立或外曲，长于花瓣，花药卵圆形，退化雄蕊长圆形，比花瓣短；雌花 4 ～ 10 朵，小花梗较长；心皮 3 或 4 枚，柱头裂片乳头状。核果红色，背部隆起，近顶端处有时具花柱的残迹。花期 3—5 月，果期 8—10 月。（图 5-20-1）

多生于山谷、溪边、疏林下或灌木林下，石隙间。

金果榄 与青牛胆极相似。不同点为：其叶基圆耳状箭形；圆锥花序，总花梗被毛，萼片背面被稀疏柔毛。（图 5-20-2）

[产地] 主产于贵州、四川、湖南、广西等省区。

[采收加工] 秋、冬二季采挖块根，除去茎和须根，洗净，个大者切片，晒干或炕干。

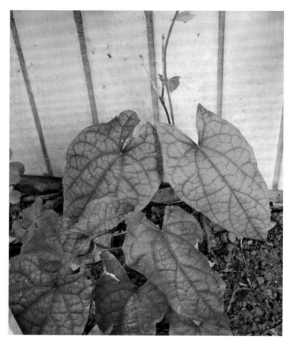

图 5-20-1　青牛胆植物

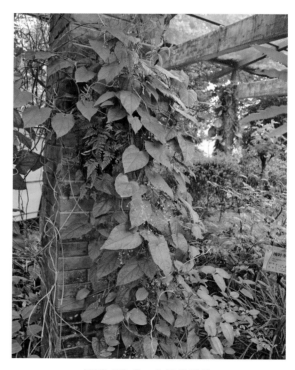

图 5-20-2　金果榄植物

[药材鉴别] 性状鉴别 呈不规则圆块状，长 5 ～ 10 cm，直径 3 ～ 6 cm；或呈类圆形块片。表面棕褐色或淡棕色，皱缩，凹凸不平，有时可见横长的皮孔。质坚硬，不易击碎，横

断面淡黄白色，显粉性，有淡棕色细车轮纹。气无，味苦。（图5-20-3、图5-20-4）

以体重、质坚实者为佳。

[成分] 青牛胆含苦味素、生物碱，主要有青牛胆苦素（tinosporinecolumbin）、金果榄苷（tinoside）、异非洲防己苦素（isocolumbin）及掌

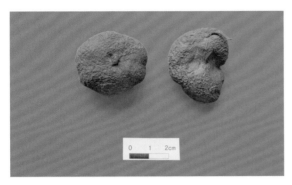

图5-20-3 青牛胆药材

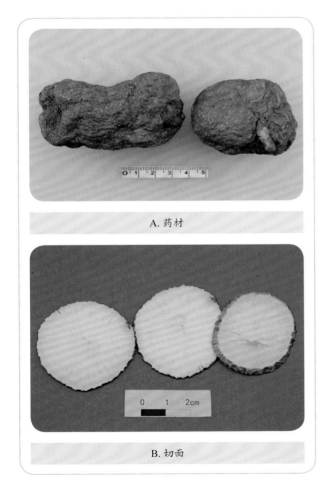

A. 药材

B. 切面

图5-20-4 金果榄药材

叶防己碱（palmatine）、药根碱（jatorrhizine）。

[贮藏保管] 置通风干燥处，防虫蛀。

[功效] 性寒，味苦。清热解毒，利咽，止痛。用于咽喉肿痛，痈疽疔毒，泄泻，痢疾，脘腹热痛。

[用法用量] 3～9 g；外用适量，研末吹喉或醋磨涂患处。

白药子

STEPHANIAE CEPHARANTHAE RADIX

本品始见于《唐本草》。按《本草图经》之记述："江西出者，叶似乌臼，子如绿豆，至八月，其子变成赤色。"此与防己科白药子（头花千金藤）相符，所附临江军（今江西樟树市西南）白药图亦与本种近似。《植物名实图考》以金线吊乌龟载曰："蔓生，细藤微赤，叶如小荷叶而后半不圆，末有微尖，长梗在叶中，似金莲花叶。附茎而细红白花，结长圆实，如豆成簇，生青，熟红黄色，根大如拳。"其描述和图均与防己科白药子相同。

[别名] 白药脂，白药。

[来源] 为防己科植物头花千金藤 *Stephania cepharantha* Hayata 的干燥块根。

[植物形态] 多年生缠绕性落叶藤本。块根肥厚。老茎下部稍木质化，略带紫色，有细沟纹。叶互生，叶柄盾状着生，长4～10 cm；叶片圆三角形或扁圆形，长5～9 cm，宽与长近相等，先端钝圆，常具小突尖，基部截形或微凹，全缘或微呈波状，下面粉白色，两面无毛，掌状脉5～9条。花极小，单性，雌雄异株，约20朵花组成头状聚伞花序；雄花序总梗长1～2 cm，数个头状聚伞花序排成总状，花萼及花瓣各3～6片，淡绿色；雄蕊6，花丝合生成柱状，花药环生呈圆盘状，花药横裂；雌花序总梗较短，花梗顶端只1个头状聚伞花序；花萼及花瓣各3～5片，子房上位，心皮1。核果类球形，熟时紫红色；内果皮坚硬，呈扁平马蹄形，背部具疣状突起和槽纹。花期6—7月，果期8—9月。（图5-21-1）

野生于肥沃湿润的草丛及灌木林中，或山

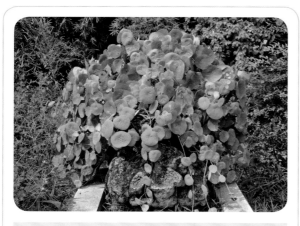

A. 植物

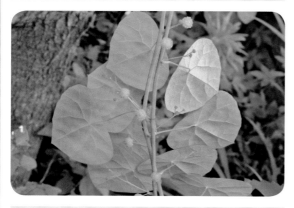

B. 花

图5-21-1 头花千金藤植物

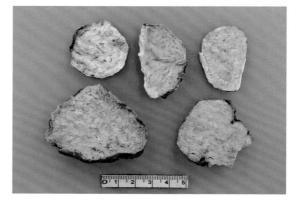

图5-21-2 白药子药材

坡、路旁阴处，以石灰岩地生长较盛。

[产地] 主产于湖南、浙江等省。江苏、安徽、江西、福建、广东、广西等省区亦产。

[采收加工] 秋、冬二季采挖，洗净泥土，切厚片，晒干。

[药材鉴别] 性状鉴别 呈不规则团块或短圆柱形，直径2～9 cm，其下常有若干短圆柱状根，多少弯曲并有缢缩的横沟，根远端有的纤细，其后膨大成椭圆形，有时数个相连成念珠状；顶端有根茎残基。切片者多为不规则的横、纵切块片，直径2～7 cm，厚0.3～1.5 cm；外皮棕色或暗褐色，有皱纹及须根痕；切面类白色，维管束（三生构造）呈点状或条纹状。质硬脆，断面粉性。气微，味苦。（图5-21-2）

以片大、断面色白、粉性足者为佳。

显微鉴别 块根横切面：① 木栓层为6～10余列木栓细胞，靠近栓内层处有少数单个或2～4个成群的石细胞，长径50～90 μm，短径28～52 μm；薄壁细胞内含草酸钙细小方晶、针晶或棒状结晶。② 中柱占根的大部分，为三生构造，有多数外韧型维管束，排列成1～4个同心环，中央的木质部束较大，导管旁有多数纤维束及少数管胞。③ 薄壁细胞含多数淀粉粒，单粒圆形、椭圆形或盔帽形，直径2.5～17 μm，脐点点状或裂缝状；复粒由2～3个分位组成。④ 中柱薄壁细胞含少数细小方晶及棒状结晶。

[成分] 含酚性生物碱约2.5%，非酚性生物碱约1.75%。从中分离出西法安生（头花千金藤碱，cepharathine）、异粉防己碱轮环藤碱、头花千金藤酚碱（cepharanoline）、头花千金藤胺碱（cepharamine）、小檗胺（berbamine）、高阿莫林碱（homoaromoline）等。西法安生具有明显的抗结核杆菌的作用。

[贮藏保管] 置干燥处，防潮，防虫蛀。

[功效] 性寒，味苦。散瘀消肿，止痛止血，清热解毒。用于痈疽肿毒，腮腺炎，毒蛇咬伤，跌扑肿痛。

[用法用量] 9～15 g，酒浸治跌扑肿痛；外用适量，研末涂敷患处。

[论注] 在部分地区尚用不同科属植物作白药子用。

（1）滇白药子，为薯蓣科植物草黄滇白药子 Dioscorea kamoonensis Kunth var. straminea Prain et Burk. 的块根。《滇南本草》收载的白药

子为此种。主产于云南，在云南省部分地区使用。药材呈圆柱形，常带曲折；外皮黄棕色，具纵皱及须根痕；断面白色，不平坦，有黄色小点散在。气无，味微甜。

（2）陕西白药子，陕西西安与太白一带称之为"白药"。汉中以之为"红药"者，为蓼科植物翼蓼 *Pteroxygonum giraldii* Dammer et Diels. 的块根。（见"何首乌"论注项下）

（3）成都白药子，为葫芦科栝楼属植物 *Trichosanthes* sp. 的地下部分。药材为纺锤形块根，单个或数个相连；外皮灰棕色，极度皱缩而干枯；断面色白而微黄，粉性。气特殊。

防　己

STEPHANIAE TETRANDRAE RADIX

本品始载于《神农本草经》，列为中品。《名医别录》载："防己生汉中川谷。"李当之曰："茎如葛蔓延，其根外白内黄，如桔梗，内有黑纹如车辐解者良。"《唐本草》载有木防己，《药性论》载有汉防己。陈藏器曰："治风用木防己，治水用汉防己。"现代应用广泛的为汉防己。

[别名] 汉防己，粉防己。

[来源] 为防己科植物粉防己（石蟾蜍）*Stephania tetrandra* S. Moore 的干燥根。

[植物形态] 多年生落叶缠绕藤本。根圆柱形或长块状，外皮淡棕色或棕褐色，具横行纹理。茎柔弱，纤细，圆柱形，稍扭曲，具细长纵条纹。叶互生，叶柄盾状着生，薄纸质，三角宽卵形，先端钝，具小突尖，基部截形或略心形，全缘，掌状脉5条，上面绿色，下面灰绿色至粉白色，两面均被短柔毛，以下面较密。花单性异株，淡绿色，雄花序为头状聚伞花序，排成总状，萼片4，花瓣4，雄蕊4，花丝连成柱状体，上部盘状，花药着生其上；雌花萼片、花瓣与雄花同，心皮1。核果球形，熟时红色。花期5—6月，果期7—9月。（图5-22-1）

生于山坡、丘陵地带的草丛及灌木林的边缘。

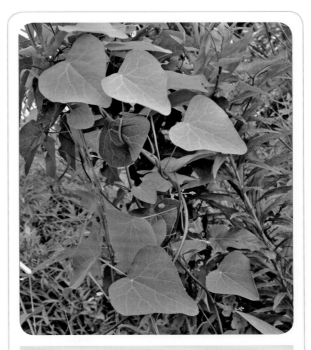

A. 植物

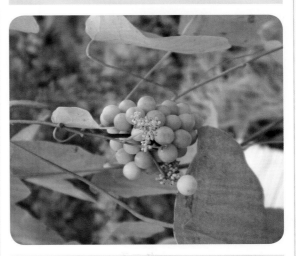

B. 果

图5-22-1　粉防己植物

[产地] 主产于浙江、江西、安徽、湖北、湖南等省。

[采收加工] 秋、冬二季采挖，洗净，除去粗皮，晒至半干，个大者再纵切，晒干。

[药材鉴定] 性状鉴别　呈不规则圆柱形、半圆柱形或块状，弯曲不直，弯曲处有横向深沟而呈结节状，形似猪大肠，长5～25 cm，直径1～5 cm。去栓皮者表面淡灰黄色，可见

残留的灰褐色栓皮。体重，质坚实，断面平坦，灰白色至黄白色，富粉性，有排列较稀疏的放射状纹理。纵剖面浅灰白色，维管束浅棕色，呈弯曲筋脉状纹理。气微，味苦。（图5-22-2）

以条匀、中等粗大、开爿、质嫩、粉性足、味苦者为佳。

传统鉴别　粗细均匀，身结实，体重，断面平坦细腻，具粉性，放射状纹理明显，纹为宽窄相间，一般为两宽一窄、两窄一宽或一宽多窄，味苦。长1寸半左右（约5 cm）者，习称为“粉寸己”，质量为优；个大老根多筋、少粉者为次；小者称“小根圆棍”，质更次。

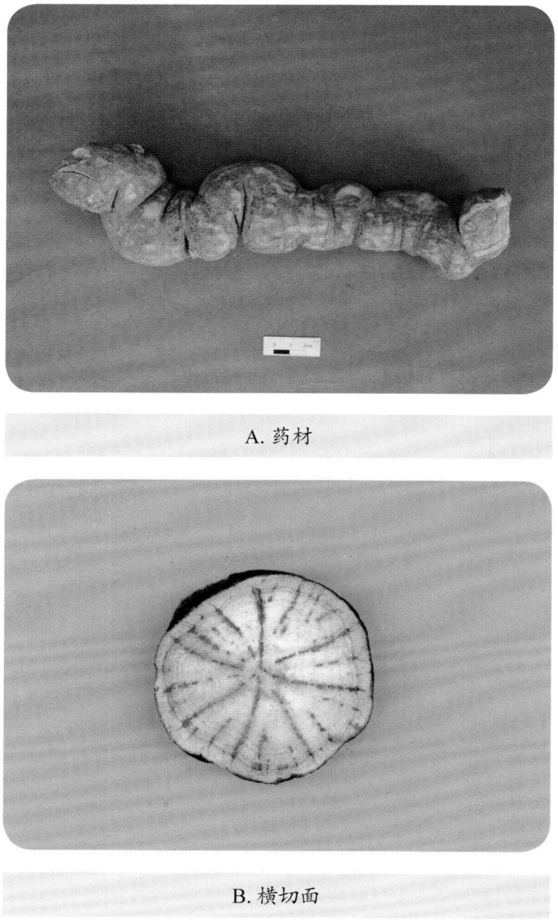

A. 药材

B. 横切面

图5-22-2　防己药材

显微鉴别　根横切面：① 木栓细胞5～8层，长方形，黄棕色。② 皮层薄壁细胞呈切线性延长，常可见横列石细胞群；石细胞类方形或多角形。③ 韧皮部呈小束状罩在次生木质部外面。④ 形成层成环。⑤ 木质部导管径向断续排列成放射状，导管旁有木纤维；射线宽广。薄壁细胞充满淀粉粒，有的细胞中含细小草酸钙方晶及柱晶。（图5-22-3）

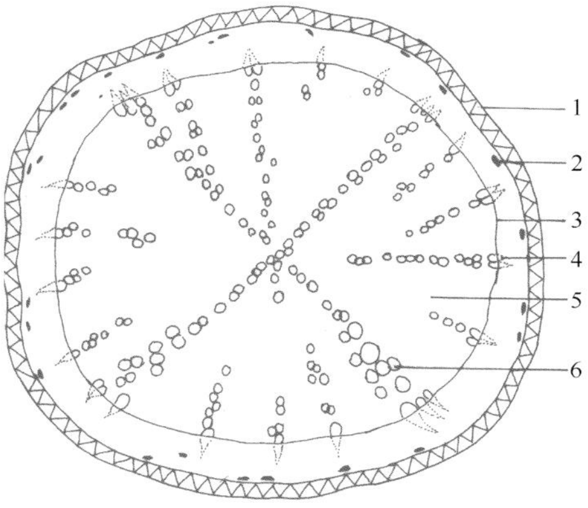

图5-22-3　防己横切面简图

1. 木栓层　2. 厚壁细胞　3. 形成层
4. 韧皮部　5. 射线　6. 木质部

［成分］ 含多种异喹啉类生物碱，总量1.5%～2.3%，主要有粉防己碱（汉防己甲素，tetrandrine）、去甲粉防己碱（汉防己乙素，demethy-tetrandrine）、防己诺林碱（fangchinoline）、轮环藤酚碱（cyclanoline）。粉防己碱与碘甲烷或溴甲烷生成的季铵盐名“汉肌松”，具肌肉松弛作用。此外，尚含氧化防己碱（oxofangchirine）和防己菲碱（stephanthrine）等。

［贮藏保管］ 置干燥处，防潮及虫蛀。

［功效］ 性寒，味苦。祛风止痛，利水消肿。用于风湿痹痛，水肿脚气，小便不利，湿疹疮毒。

［用法用量］ 5～10 g。

［方例］ 防己茯苓汤（《金匮要略》）：防己，黄芪，茯苓，桂枝，甘草。功能益气健脾，温阳利水；主治皮水，症见四肢肿，水气在皮肤中，四肢聂聂动者。

［论注］（1）原名防巳，《神农本草经》［（日）森立之辑］及《本草经集注》《证类本草》《汤液本草》《本草纲目》（金陵版）等都以“防巳”之名收载。“巳”为地支第六，属蛇，其根似蛇，亦有防蛇伤之意。清以后的著作，

如《本草备要》《本草逢原》《本草求真》《植物名实图考》等，多以"防己"之名出现。

（2）1977年版《中国药典》根据《阳春县志》载有木防己，《恩平县志》载有防己出产，《药物出产辨》载广东清远、平岗、罗定、连滩产防己。经研究广东、广西所产的防己，为马兜铃科植物广防己 *Aristolochia fanchi* Y.C. Wu ex Chow et Hwang的根。临床上作木防己用，行销全国。广防己根呈圆柱形或对剖切开为半圆柱形，长6～20 cm，直径1.5～3 cm。栓皮较厚，表面棕色，有粗糙纵沟纹。质坚硬，不易折断，断面有片状突起或车轮纹。气微香，味微苦而涩。现因含马兜铃酸，已停止使用。（图5-22-4）

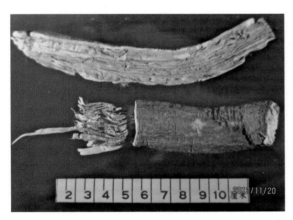

图5-22-4　广防己药材

（3）商品防己的来源有多种，有的地方曾用如下品种。

1）马兜铃科植物异叶马兜铃 *Aristolochia heterophylla* Hemsl的根，主产陕西汉中，称"汉中防己"。根呈圆柱形，略弯曲，长4～15 cm，直径1.5～3 cm。栓皮浅棕色。质坚硬，切断面灰白色至黄白色，粉性，木质部显车轮纹。气微香，味苦涩。陕西、甘肃、四川部分地区作防己用。

2）在湖南等地曾用防己科植物秤钩风 *Diploclisia affinis*（Oliv.）Diels的根及老茎，湖南称为"湘防己"，广西称为"花防己"，多自产自销。药材常对剖切为两半，直径3～5 cm。外表有灰褐色木栓层，栓皮甚紧，不易脱落。质坚硬，难折断，断面污黄色，纤维性甚强，无粉性，有多层棕色轮环和排列整齐的小孔（导管）。其根横切面镜检，具有异常构造，有2～7轮偏心性维管束环层。

3）湖南、陕西、江西等地曾用防己科植物木防己 *Cocculus trilobus*（Tunb.）DC.的根入药，称为"木防己"。根呈圆柱形，屈曲不直，表面黑褐色。质较坚硬，断面黄白色，无粉质。（图5-22-5、图5-22-6）

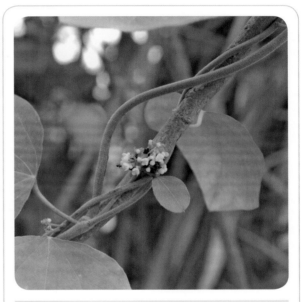

A. 花

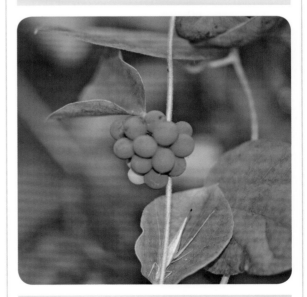

B. 果

图5-22-5　木防己植物

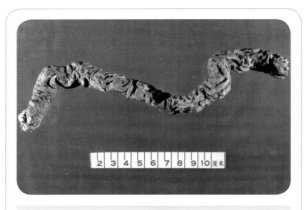

A. 药材

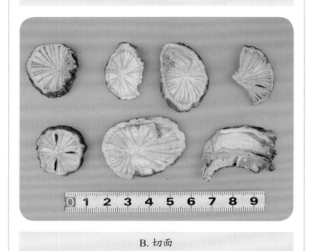

B. 切面

图 5-22-6　木防己药材

乌 药

LINDERAE RADIX

本品始载于《本草拾遗》。陈藏器曰："乌药生岭南、邕州、容州及江南。树生似茶，高丈余。一叶三丫，叶青阳白。根状似山芍药及乌樟根，色黑褐，作车毂纹，横生。八月采根，直根不用。"苏颂谓："木似茶槚，高五七尺。叶微圆而尖，作三丫，面青背白，有纹。四五月开细花，黄白色。六月结实。根有极粗大者，又似钓樟根。"《本草图经》载："乌药……根以作车毂纹，形如连珠者为佳。"

[别名]　台乌药，矮樟。

[来源]　为樟科植物乌药 Lindera aggregata（Sims）Kosterm. 的干燥块根。

[植物形态]　常绿灌木或小乔木，高约5 m，树皮灰绿色。小枝细，幼时密生锈色毛，后几无毛。叶互生，革质，椭圆形、卵形或近圆形，长 3～7.5 cm，宽 1.5～4 cm，先端长渐尖或短尾尖；上面有光泽，下面密生灰白色柔毛，三出脉；叶柄长 5～10 mm。雌雄异株；伞形花序腋生，总花梗极短或无，花被片6，淡绿色；能育雄蕊9，花药2室，均内向瓣裂。果实椭圆形，长 9 mm，直径 6 mm，熟时黑色。花期3—4月，果期9—10月。（图5-23-1）

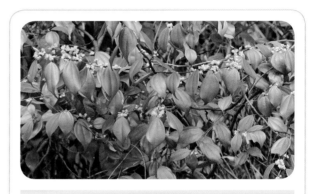

A. 植物

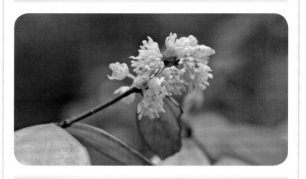

B. 花

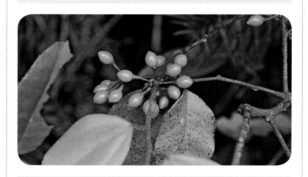

C. 果

图 5-23-1　乌药植物

野生于向阳坡疏林内和林缘灌丛中。

[产地] 主产于浙江、江西、湖南、安徽、广东、广西等省区。此外，湖北、陕西、四川、云南、福建等省亦产。浙江天台为道地产区。

[采收加工] 全年均可采挖，洗净，晒干即为商品"乌药个"；刮去栓皮或不刮栓皮切成片，烘干或晒干，即为商品"乌药片"。

[药材鉴别] 性状鉴别　乌药个呈纺锤形或圆柱形，略弯曲，有的中部膨大呈连珠状，习称"乌药珠"，长6～15 cm，直径1～3 cm。表面黄棕色或棕褐色，有细纵纹及侧根痕，有的具环状裂缝，皮部易脱落。质坚硬，横切面可见放射状细纹理（射线）。乌药片为近圆形的切片，厚1～3 mm，平整而有弹性，皮部常已除去，木部黄色或棕黄色，有放射状的射线及环状年轮。微清香气，味微苦、辛，有清凉感。（图5-23-2）

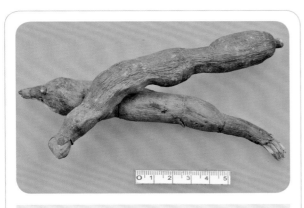

A. 乌药个

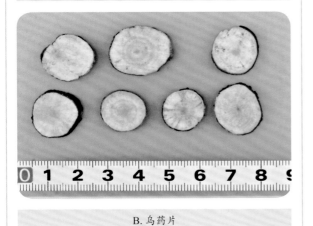

B. 乌药片

图5-23-2　乌药药材

以个大、肥壮、折断后香气浓郁者为佳。切片以平整不卷、色红微白、无黑斑者为佳。

传统鉴别　天台乌药主产于浙江天台，故又称"台乌"。呈纺锤形，两端小，中间膨大成连珠状，外表棕黄色，切面淡红色，粉性强，纤维甚少。辛香气浓，味辣而苦。质优。

呈长圆柱形，上端粗下端细，内暗白色，质硬，外皮甚薄，无粉性者，习称"乌药柴"，质次。

显微鉴别　根（直径约1.4 cm）横切面：① 木栓层为5～6列木栓细胞组成，多破裂。② 皮层为4～5列薄壁细胞，其中散有较多直径54～90 μm的椭圆形油细胞，内含黄色油滴。③ 韧皮部纤维常单个散在，并有油细胞。④ 形成层成环。⑤ 木质部占根的绝大部分，年轮明显，导管稀少，呈类圆形，直径12～59 μm，单列呈断续放射状排列；木射线宽1列细胞，不甚明显，油细胞少见；中央木质部绝大部分为纤维。⑥ 薄壁细胞含淀粉粒，有些含有黄色内含物。（图5-23-3）

粉末：黄白色。① 淀粉粒甚多，单粒类球形、长圆形或卵圆形，直径4～39 μm，脐点叉状、人字状或裂缝状；复粒由2～4分粒组成。② 木纤维淡黄色，多成束，直径20～30 μm，壁厚约5 μm，具单纹孔，胞腔含淀粉粒。③ 韧皮纤维近无色，长梭形，多单个散在，直径15～17 μm，壁极厚，孔沟不明显。④ 具缘纹孔导管直径约至68 μm，具缘纹孔排列紧密。⑤ 木射线细胞壁稍增厚，纹孔较密。⑥ 油细胞长圆形，含棕色分泌物。（图5-23-4）

[成分] 含多种倍半萜类成分，主要有香樟烯（lindestrene）、香樟内酯（lindestrenolide）、羟基香樟内酯（hydroxylindestrenolide）。尚含乌药醇（lindenol）、乌药内酯（hydroxylindestrenolide）、乌药烃（linderane）等多种成分。天台乌药含挥发油1.4%，油中含α-蒎烯、β-蒎烯及龙脑等。

[贮藏保管] 置阴凉干燥处，防虫蛀。

[功效] 性温，味辛。行气止痛，温肾散寒。用于寒凝气滞，胸腹胀痛，气逆喘急，膀胱虚冷，遗尿尿频，疝气疼痛，经寒腹痛。

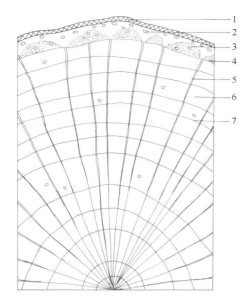

图5-23-3　乌药根横切面简图

1.木栓层　2.油细胞　3.韧皮部　4.形成层
5.射线　6.木质部　7.年轮

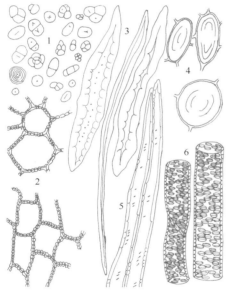

图5-23-4　乌药根粉末图

1.淀粉粒　2.木射线细胞　3.韧皮纤维
4.油细胞　5.木纤维　6.导管

[**用法用量**]　6～10 g。

[**方例**]　四磨汤（《济生方》）：乌药，沉香，人参，槟榔。功能行气降逆，宽胸散结；主治七情所伤，肝气郁结，症见胸膈烦闷，上气喘息，心下痞满，不思饮食。

[**论注**]（1）从本草考证和实际应用来看，质老、不呈纺锤状的直根，不可供药用。现代研究也表明，直根挥发油含量为纺锤形块根的1/3，直根不具粉性，不具乌药块根特有的香气，横切面也不具同心圆形车轮纹等特征。

（2）衡州乌药始载于《本草图经》，为防己科植物樟叶木防己 *Cocculus laurifolius* DC. 的根。樟叶木防己为常绿灌木，高约3 m。茎直立，有时枝条下垂攀缘于其他树上。叶薄革质，椭圆状矩圆形或矩圆状披针形，先端渐尖，基部渐狭，干时边缘呈微波状，亮绿色，基出脉3条。花单性，雌雄异株；聚伞状圆锥花序生叶腋，少单生；雄花萼片6，外轮3片（长约1 mm），内轮3片（长约1.3 mm）；花瓣6，宽倒三角形，顶端2深裂，有时裂片再2浅裂；雄蕊6，长约1 mm，长于花瓣；雌花萼片和花瓣与雄花的相似；退化雄蕊6，微小；心皮3。核果扁球形，长约5 mm。根中主要成分含生物碱，有右旋N-甲基衡州乌药碱[（＋）-N-methyl-coclaurine]、半日花酚碱（laudamine）及乌药啡碱（laurifoline）等。有利尿及驱虫作用。在广东及海南省作乌药用。

细　辛

ASARI RADIX ET RHIZOMA

本品始载于《神农本草经》，列为上品。《名医别录》载："细辛生华阴（即陕西渭南市华州区）山谷，二月、八月采根阴干。"苏颂曰："今处处有之，皆不及华阴者为真，其根细而极辛。今人多以杜衡为之。"李时珍曰："大抵能乱细辛者，不止杜衡，皆当以根苗色味细辨之。"

[**别名**]　北细辛，辽细辛，华细辛。

[**来源**]　为马兜铃科植物北细辛 *Asarum heterotropoides* Fr.Schmidt var. *mandshuricum*（Maxim.）Kitag.、汉城细辛 *Asarum sieboldii* Miq. var. *seoulense* Nakai 或华细辛 *Asarum sieboldii* Miq. 的干燥根和根茎。前二种习称"辽细辛"。

[**植物形态**]　北细辛　多年生草本，高10～25 cm。根茎横走，生有多数细长的根。

叶基生，1～3片，心形或肾状心形，顶端短锐尖或钝，基部深心形，两面疏生短柔毛或近于无毛。花单生，接近地面，花被钟形或壶形，紫褐色，顶端3裂片向外反卷，雄蕊12枚，花柱6，花丝与花药等长。蒴果肉质，半球形。花期5月，果期6月。（图5-24-1）

汉城细辛　基生叶多为2。叶柄有毛，叶片较厚，花被裂片开展。果实半球形。

华细辛　主要不同点为：根茎较长，基生叶1～2，叶片较薄，肾状心形，先端锐尖至长锐尖，上表面散生短柔毛，下表面仅叶脉上散生较长的柔毛。花被质厚，筒部扁球形，裂片平展不反卷，宽卵形，花丝较花药长1.5倍。蒴果近球形。（图5-24-2）

生于阴凉湿润、富含腐殖质的山背阴坡。

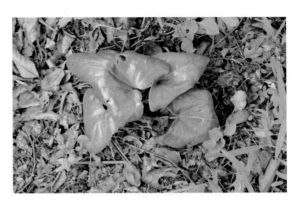

图5-24-2　华细辛植物

[产地]　北细辛主产于东北各省，其中辽宁新宾县为道地产区，也称"辽细辛"。汉城细辛产于辽宁东南部。华细辛道地产区为陕西华阴，河南、山东、浙江、福建等省亦产。

[采收加工]　6—7月采挖，除去泥沙及地上部分，阴干。

[药材鉴别]　性状鉴别　北细辛：常卷曲成团。根茎横生呈不规则圆柱状，具短分枝，长1～10 cm，直径0.2～0.4 cm；表面灰棕色，粗糙，有环形的节，节间长0.2～0.3 cm，分枝顶端有碗状的茎痕。根细长，密生节上，长10～20 cm，直径约0.1 cm；表面灰黄色，平滑或具纵皱纹；有须根和须根痕；质脆，易折断，断面平坦，黄白色或白色。气辛香，味辛辣、麻舌。（图5-24-3）

汉城细辛：根茎直径0.1～0.5 cm，节间长0.1～1 cm。

华细辛：根茎长5～20 cm，直径0.1～0.2 cm，节间长0.2～1 cm。气味较弱。（图5-24-4）

均以根灰黄色、味辛辣麻舌者为佳。

传统鉴别　北细辛：主产于辽宁、吉林、黑龙江，习称"北细辛"或"辽细辛"。根茎圆柱形，多节；根细长，密生节上，土黄色；香气浓，味辛辣。

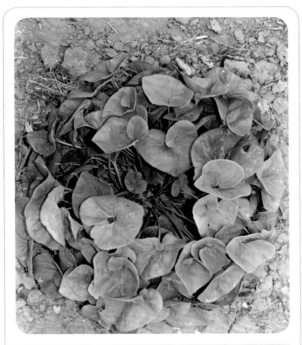

A. 植物

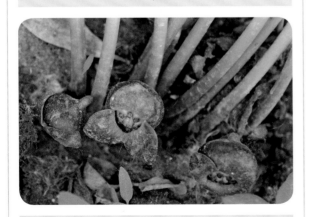

B. 花

图5-24-1　北细辛植物

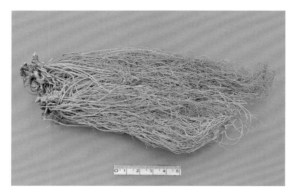

图5-24-3 北细辛药材

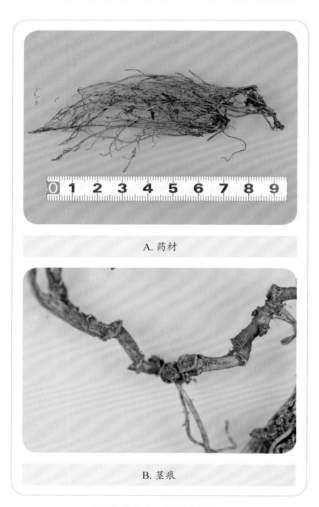

A. 药材

B. 茎痕

图5-24-4 华细辛药材

华细辛：主产于陕西、四川、山东。以陕西华阴最为著名，故名"华细辛"。与北细辛相似，但根茎较长，香气及辛辣味稍弱。

显微鉴别 北细辛根横切面：① 后生表皮为1列类方形细胞，其外侧常残留表皮细胞。② 皮层宽广，薄壁细胞充满类球形淀粉粒和油细胞；内皮层明显，可见凯氏点；较粗的根中可见石细胞。③ 中柱鞘为1～2列薄壁细胞。④ 韧皮部束中央可见1～3个明显较其周围韧皮部细胞大的薄壁细胞，其长径显著小于最大导管直径。⑤ 维管束的次生组织不发达，初生木质部二至四原型，形成层隐约可见，其外侧有韧皮部细胞。（图5-24-5）

汉城细辛：根茎近髓部有时可见纤维和石细胞，根初生木质部四原型。

华细辛：与北细辛类似，但根茎中极少石细胞。

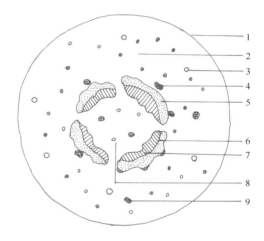

图5-24-5 北细辛根横切面简图

1. 表皮 2. 油细胞 3. 皮层 4. 纤维 5. 韧皮部
6. 形成层 7. 木质部 8. 髓 9. 石细胞

[**成分**] **北细辛** 含挥发油2.65%，油中尚含γ-松油烯（γ-terpinene）、异松油烯（terpinolene）、葛缕酮（eucarvone）、β-水芹烯（β-phellandrene）、β-松油烯（β-terpinene）、表樟脑（epicamphor）、异龙脑（isoborneol）、β-甜没药烯（β-bisabolene）、细辛脑（asarone）。另含和乌胺（higenamine）等。

汉城细辛 含挥发油1.0%，油中尚含优葛缕酮、α-羟基-对-聚伞花素（p-cymen-α-ol）、2-异丙基-5-甲基茴香醚、乙酸龙脑酯等。

华细辛 含挥发油约2.66%，油中尚含γ-松油烯、异松油烯、4-松油烯醇（terpinen-4-ol）、正十五烷、2-甲氧基黄樟醚、α-侧柏烯

（α-thujene）等。

[贮藏保管]　防重压，存放干燥通风处。

[功效]　性温，味辛。祛风散寒，通窍止痛，温肺化痰。用于风寒感冒，头痛，牙痛，鼻塞鼻渊，风湿痹痛，痰饮喘咳。

[用法用量]　1～3 g。

[方例]　吹鼻点头散（《圣济总录》）：细辛（去苗叶）、瓜蒂、高良姜各一分，消石半两。上四味，捣研为细散。每用新汲水满含一口，搐药半字入鼻中，良久即定。治脑风头痛。

[论注]　（1）细辛药用部位，历史上以根入药。《名医别录》曰："细辛，二月八月采根。"《雷公炮炙》对细辛要求"拣去双叶，服之害人，须去头土"。以后各家本草都遵循上述论载。据生药学家楼之岑教授调查，20世纪50年代，细辛用根入药，后来收购时带叶，便于鉴别；由于资源渐少，便将叶也作细辛入药了。据蔡少青教授研究，叶与根挥发油成分相差甚大。叶与根是否具有同等功效值得进一步研究。

（2）细辛用量有"细辛不过钱"之说。《本草纲目》引宋《本草别说》云："若单用末，不过一钱，多则气闷塞不通者死。"《本草害利》曰："即入风药，亦不过五分，服过一钱，使人闷绝。"《会约医镜》云："按细辛燥烈，不可过用，过用一钱，闷绝而死。"现代用量往往有超量一钱（3.125 g）以上。蔡少青认为细辛的毒性与应用剂型和剂量有关，作丸散药用常有过钱中毒的报道。作汤剂过钱，甚至大大超过，常不出现毒副作用。毒性成分为挥发油，油的有毒物质为黄樟醚。汤剂由于煎煮挥发，而使毒性大大降低。丸散剂型，由于有毒成分保留而发挥毒性作用。

（3）细辛属植物有30多种，以上3种为正品。此外还有以下几种在产地作细辛用。

1）单叶细辛（水细辛、土细辛、土癞蜘蛛香）Asarum himalaicum Hook. f. et Thoms. ex Klotzsch：与细辛近似。主要区别为——根状茎细长，节较疏离，根也较稀疏。叶通常每节1片，两面都散生细毛。花梗细长，长约4 cm；花污黄色带紫红斑纹；花被管短，上部3深裂，裂片直立，长达1 cm；雄蕊着生合蕊柱上端，与花柱近等长，柱头顶生。分布于陕西、甘肃、四川、贵州、云南及西藏等省区。产地做细辛用。

2）尾花细辛Asarum caudigerum Hance：其根茎粗壮。叶片宽卵形，先端急尖，基部耳形或心形。花被绿色，花被裂叶上部卵状长圆形，先端聚窄成长尾尖。分布于浙江、江西、福建、湖北、广东、广西、四川、云南等地。

3）莲花细辛（马蹄细辛）Asarum fargesii Franch：其根茎直立。叶心形，叶面绿色，中脉两侧有白色云斑，背面浅绿或紫色。花紫色。分布于浙江、安徽、江西、福建、湖北、湖南、广东、广西等地。（图5-24-6）

4）杜衡Asarum forbesii Maxim.：其根茎短，根粗壮，肉质，直径1～2 mm。叶1～4枚，宽心形或肾心形；叶面深绿色，中脉两侧有白云斑；叶柄长3～8 cm。花暗紫色。分布于江苏、浙江、江西、湖北、四川等地。

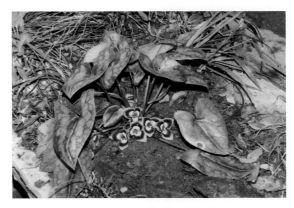

图5-24-6　莲花细辛植物

延胡索

CORYDALIS RHIZOMA

本品始载于《本草拾遗》，谓"止心痛，酒服"。《开宝本草》收为正品，原名玄胡索，后因避宋真宗讳而改玄为延。在后世本草中通称延胡索。李时珍谓："每年寒露后栽，立春后生苗，叶如竹叶样，三月长三寸高，根丛生如芋卵样，立夏掘起。"

[别名]　玄胡索，元胡。

[来源]　为罂粟科植物延胡索Corydalis

yanhusuo W. T. Wang 的干燥块茎。

[植物形态] 多年生草本，高10～20 cm。块茎扁圆球形，内部黄色。地上茎纤细，稍肉质。基生叶与茎生叶同形，有柄；茎生叶互生，二回三出复叶，叶片轮廓三角形，第二回分裂往往呈深裂，末回裂片披针形、长圆状披针形或窄椭圆形，全缘，边缘有时微带红色。总状花序，顶生或与叶对生；具3～10花苞片，卵形，通常全缘或有少数牙齿；花萼极小，早脱；花瓣紫红色，上面花瓣顶端微凹，矩圆筒形，下面花瓣基部浅囊状突起。蒴果条形，长约2 cm。花期4月，果期5—6月。（图5-25-1）

本品均系栽培品，宜生于沿溪两岸或山脚下近中性或微酸性的沙质壤土。

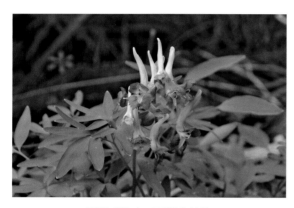

图5-25-1　延胡索植物

[产地] 主产于浙江的东阳、磐安、永康、缙云等地，为浙八味之一。陕西、湖北、湖南、江苏、江西等省亦产。

[采收加工] 5月中旬至6月间植物完全枯萎后，选晴天挖出块茎，除去须根、泥沙，按大、中、小分别放在竹箩内，浸入水中擦去外皮，洗净；置沸水中，不断搅拌，使其受热均匀，大块茎煮3～4分钟，小块茎煮约2分钟，以块茎中心尚有芝麻点大小白点、能用竹针刺穿为度。捞起装入箩内，经余热熟后在日光下晾晒，晒3～4日后收回置室内堆放回潮2～3日，使内部水分外渗后，再晾晒2～3日，如此反复堆晒至全干。遇雨天，可用50～60℃微火烘干。（图5-25-2）

[药材鉴别] 性状鉴别　呈不规则扁圆形，直径0.5～2 cm。表面灰黄色或黄棕色，有不规则网状皱纹，顶端具略凹陷的茎痕，基部常有疙瘩状突起。质坚硬，碎断面金黄色或黄棕色，角质样，有蜡样光泽。气微，味极苦。（图5-25-3）

传统鉴别　呈不规则扁球状，表面黄褐色，具网状皱纹，顶端有茎痕，下端有须根痕。断面黄色，具蜡样光泽。味苦。以个大为优，大的称为"天鹅蛋"。以个大、饱满、质坚实、皮纹细、色金黄、断面色黄光亮无白心者为佳。个小、色灰黄、中心有白色的质次。

显微鉴别　块茎横切面：① 皮层细胞10余列，淡黄色，扁平，外侧常有2～3列厚壁细胞散在，壁木化，稍厚，具细密纹孔。② 韧皮部宽广，筛管及乳管断续排列成数环。③ 形成层成环。④ 木质部导管细小，成环状排列。⑤ 中央有髓。（图5-25-4）

粉末：绿黄色。① 薄壁细胞中充满糊化淀粉团块。② 皮层厚壁组织碎片多见，细胞长条形，壁稍厚，木化，具细密纹孔。③ 石细胞类多角形、长圆形或长圆多角形，长80～160 μm。④ 螺纹导管多见，少为网纹导管。（图5-25-5）

[成分] 含多种生物碱，以异喹啉衍生物为主，总量0.4%～0.6%。已分离得单体近20种，如d-紫堇碱（延胡索甲素，d-corydaline）、dl-四氢掌叶防己碱（延胡索乙素，dl-tetrahydro palmatine）、原阿片碱（延胡索丙素，protopine）、L-四氢黄连碱（延胡索丁素）、dl-四氢黄连碱（延胡索戊素）、l-四氢非洲防己碱（延胡索己素，l-tetrahydro columbamine）、d-紫堇鳞茎碱（延胡索庚素，d-corybulbine）、α-别隐品碱（延胡索寅素，α-allocryptopine）、β-高白屈莱碱（β-honochelidonine）。尚含黄连碱（coptisine）、去氢紫堇碱（去氢延胡索甲素，dehydrocorydaline）、d-海罂粟碱（d-glaucine）、非洲防己胺（columbamine）、紫堇单酚碱（corydalmine）、比枯枯灵（bicuculline）等。延胡索乙素止痛和镇静作用最强，甲素较弱。

[贮藏保管] 置通风干燥处，防霉，防虫蛀。饮片宜木箱或缸瓮内贮存。

[功效] 性温，味苦、辛。活血，行气，

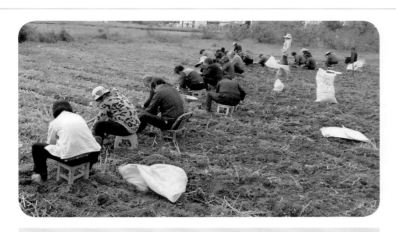

A. 采挖

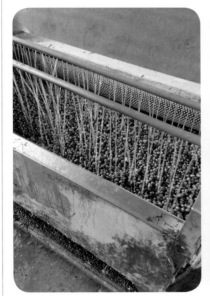

B. 清洗

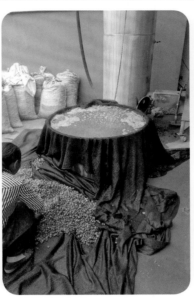

C. 水煮

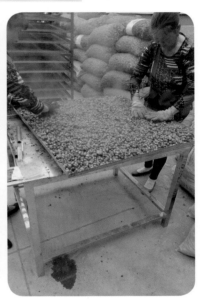

D. 烘干

图5-25-2 延胡索药材加工图

止痛。用于胸胁、脘腹疼痛，胸痹心痛，经闭痛经，产后瘀阻，跌扑肿痛。

［用法用量］ 3～10 g；研末吞服，每次1.5～3 g。

［方例］ 延胡索散（《济生方》）：当归，延胡索，赤芍，蒲黄，肉桂，姜黄，木香，乳香，没药。功能行气活血，调经止痛；主治妇人气滞血凝腹痛。

［论注］（1）商品中除上述栽培品外，尚有如下野生品种。

1）齿瓣延胡索 Corydalis turtschaninovii Bess.：分布于黑龙江、辽宁、吉林等省。本种与延胡索形态很相似，区别在于叶二回三出深裂或全裂，小裂片顶端具2～3浅裂或齿裂；总状花序多排列紧密；苞片常分裂，基部楔形。块茎含紫堇碱、四氢掌叶防己碱、延胡索丑素、比枯枯灵等，不含延胡索乙素。

2）全叶延胡索 Corydalis repens Mandl. et Muchld.：分布于黑龙江、吉林、辽宁、河北、山东、江苏等省。球茎大，地上茎矮小；二回三出复叶，第二回裂片常全缘；花淡蓝色。

以上两野生品种均为自产自销，商品称

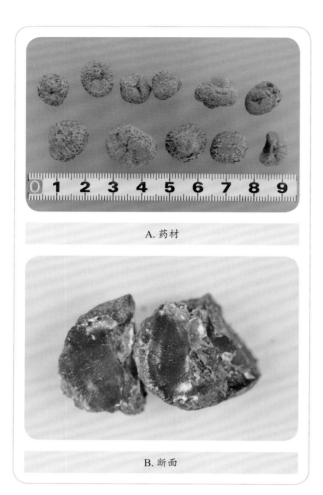

A. 药材

B. 断面

图5-25-3 延胡索药材

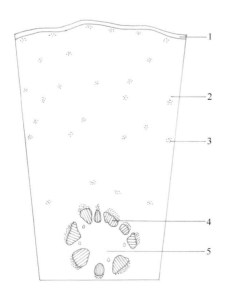

图5-25-4 延胡索块茎横切面简图

1. 皮层 2. 韧皮部 3. 韧皮部（筛管与分泌细胞伴生）
4. 木质部 5. 髓

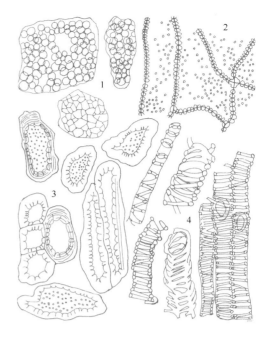

图5-25-5 延胡索块茎粉末图

1. 含糊化淀粉粒薄壁细胞 2. 下皮厚壁细胞
3. 石细胞 4. 导管

"土元胡"。不含延胡索乙素，含原阿片碱、比枯枯灵等多种生物碱。

（2）延胡索产地加工煮制时，水煮应注意适度，水煮过熟（切面中心无白点）折干率低，表面皱缩；过生则内部粉性易生虫，不容易储存保管。一般一锅清水可连续煮3～5次，注意每次补充加水，保持锅内一定的水位。锅内水变黄、变混浊时，应换清水，以保持药材的成品色泽鲜亮。

（3）通过测定不同生长期延胡索块茎总生物碱及5种单体生物碱的含量，以开花期总碱及各单体生物碱含量为最高，但此时块茎幼小；5月份植株倒苗时的生物碱含量也较一般商品为高，此时块茎已成熟，最好即时采收。

夏天无

CORYDALIS DECUMBENTIS RHIZOMA

本品之名见于《江西草药手册》，为江西、浙江等省的常用民间草药。《日本药局方》以本品作延胡索用。

［来源］ 为罂粟科植物伏生紫堇 *Corydalis decumbens*（Thunb.）Pers.的干燥块茎。

［植物形态］ 多年生草本，高16～30 cm。块茎呈不规则球形或椭圆球形。茎细弱，不分枝，单生或由1块茎上抽出数枝。基生叶常1枚，长达16 cm，具长柄，叶片下面被白粉，轮廓近正三角形，二回三出全裂或深浅不等的分裂，末回裂片具短柄，小裂片倒披针形或窄倒卵形；茎生叶2～3片，较小，具短柄或无柄，一至二回三出分裂。总状花序顶生，花瓣紫色，上面花瓣近圆形，顶端微凹，边缘波状，距圆筒形。蒴果。花期4—5月，果期5—6月。（图5-26-1）

生长于丘陵或低山山坡、草地。喜生于气候温暖潮湿、向阳、排水良好，土层深厚的沙质地。

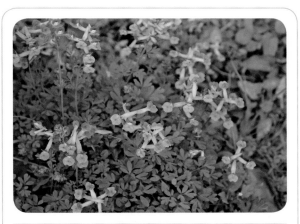

A. 植物

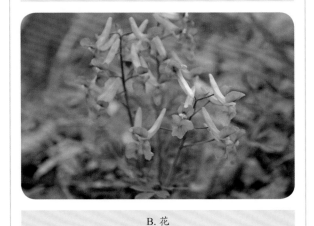

B. 花

图5-26-1 伏生紫堇植物

［产地］ 主产于江西、江苏等省。

［采收加工］ 春或初夏茎叶枯萎后，立即采挖块茎，除去残茎及须根，洗净，晒干。

［药材鉴别］ 性状鉴别 呈类球形、长圆形或不规则块状，长0.5～3 cm，直径0.5～2.5 cm。表面土黄色、棕色或暗绿色，有细皱纹及不规则瘤状突起，并有细小的点状须根痕。质坚脆，断面黄白色或黄色，颗粒状或略带粉性。气无，味极苦。（图5-26-2）

传统鉴别 呈不规则块状，具角状突起，表面暗绿色，有点状须根痕，顶端有叶柄残基。断面黄白色，颗粒状。味苦。以个大、质硬、断面色黄白者为佳。

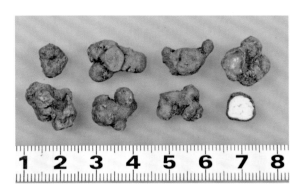

图5-26-2 夏天无药材

［成分］ 含有多种生物碱，主要为原阿片碱（protopine）、d-四氢掌叶防己碱（延胡索乙素，d-tetrahydropalmatine）、空褐鳞碱（bulbocapnine）及夏天无碱（decumbenine）。尚含二氢巴马亭（dihydropalmatine）、白毛茛碱宁（hydrastinine）、3,4-去氢白毛茛碱宁（3,4-dehydrohydrastinine）。

［贮藏保管］ 置干燥处，防虫蛀。

［功效］ 性温，味微辛、苦。活血止痛，舒经活络，祛风除湿。用于中风偏瘫，头痛，跌扑损伤，风湿痹痛，腰腿疼痛。

［用法用量］ 6～12 g，研末分3次服。

［论注］ （1）伏生紫堇因其茎生叶无柄，又名无柄紫堇 *Corydalis amabilis* Migo，是日本人御江久夫1935年在苏州发现的新种。

（2）《日本药局方》和《和汉生药学》收载的延胡索，来源为伏生紫堇 *Corydalis*

decumbens Pers.的块茎。用于月经痛、腹痛的止痛药。

（3）同属植物珠芽紫堇*Corydalis sheaveri* S. Moore var. *bulbillifera* Hand. -Mazz.的块茎，在江西南城、临川等地亦作"夏天无"药材用。药材呈倒卵圆形至长椭圆形，基部狭小而渐尖，表面黄棕色或灰褐色，具多数类三角状突起的侧芽。质坚脆，受潮稍变软。略具焦香气，味极苦。含夏天无类似的生物碱。

板蓝根类

商品药材根据来源和产地不同，分为板蓝根和南板蓝根。

板蓝根

ISATIDIS RADIX

"蓝"始载于《神农本草经》，列为上品。苏敬曰："蓝有三种。"苏颂曰："……木蓝，出岭南，不入药。有菘蓝，可为淀，亦名马蓝，《尔雅》所谓葴蒇，马蓝是也。又福（原作扬）州一种马蓝，四时俱有，叶类苦荬菜，土人连根采服，治败血。"李时珍曰："蓝凡五种，各有主治……蓼蓝叶如蓼，菘蓝叶如白菘，马蓝叶如苦荬，即郭璞所谓大叶冬蓝，俗中所谓板蓝者……"十字花科菘蓝和爵床科的马蓝板蓝根是有本草依据的。

[**来源**] 为十字花科植物菘蓝*Isatis indigotica* Fort.的干燥根。

[**植物形态**] 二年生草本，主根深长，外皮浅黄棕色。茎直立，高40～100 cm，上部多分枝。叶互生，基生叶具柄，较大，叶片长圆状椭圆形，全缘或波状，有时呈不规则齿裂；茎生叶长圆形或长圆状披针形，下部叶较大，向上渐小，先端钝或尖，基部垂耳圆形，半抱茎，全缘。花黄色，复总状花序。短角果矩圆形，扁平，紫色。花期4—5月，果期5—6月。（图5-27-1）

[**产地**] 主产于安徽太和、亳州、临泉等

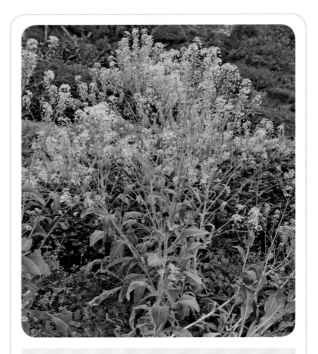

A. 植物

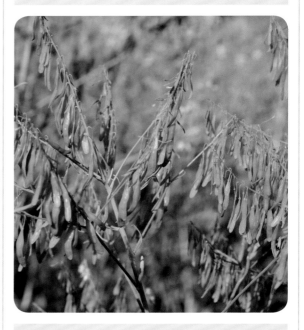

B. 果

图5-27-1　菘蓝植物

县市，河北定县、安国等县，江苏宿迁、高邮、如皋，黑龙江大庆等地。

[**采收加工**] 春播的应在立秋至霜降时采挖；夏播的宜在霜降后采挖。采收后，抖净泥土，在芦头和叶子之间用刀切开，分别晾晒干

燥。根用手顺直，晒至七八成干时，捆成小把，再晒干。

[药材鉴别] 性状鉴别 呈圆柱形，稍扭曲，长10～20 cm，直径0.3～1.2 cm。表面灰黄色，有纵皱纹及支根痕，并有淡灰黄色横长的皮孔。根头略膨大，可见轮状排列的暗绿色叶柄残基以及密集的疣状突起。质实而脆，折断面略平坦，皮部黄白色，木部黄色。具蜜糖气，味微甜而后涩。（图5-27-2）

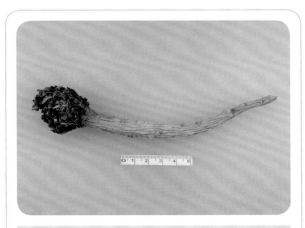

A. 药材

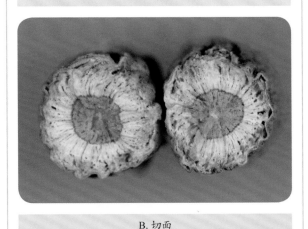

B. 切面

图5-27-2 板蓝根药材

以条长、粗大、体实者为佳。

显微鉴别 根横切面：① 木栓层为数列木栓细胞组成。② 皮层狭窄。③ 韧皮部宽广，韧皮射线宽5～7列细胞。④ 形成层成环。⑤ 木质部导管1～3列，有的导管周围有木纤维束。⑥ 薄壁细胞含大量淀粉粒。（图5-27-3）

第五章 ／ 植物类中药：根及根茎类

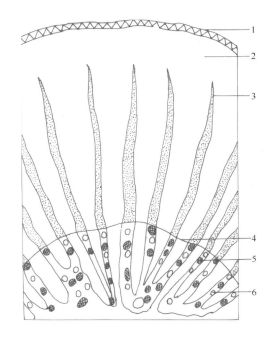

图5-27-3 板蓝根横切面简图

1. 木栓层　2. 皮层　3. 韧皮部　4. 形成层
5. 纤维束　6. 导管

粉末：灰黄色。① 淀粉粒多为单粒，直径3～14 μm；复粒由2～5粒组成。② 木纤维单个或成束，直径5～11 μm。③ 石细胞长条形、类方形或不规则形，淡黄棕色，边缘稍凹凸，有的一端稍尖突或短分叉，长20～77（～155）μm，直径17～51 μm，层纹明显，孔沟细，有的一边较稀疏。④ 导管为螺纹导管、网纹导管。⑤ 木栓细胞无色或淡黄色，表面观呈类多角形或长多角形，壁薄或稍厚，微木化。（图5-27-4）

[成分] 含芥子苷（sinigrin）、1-硫氰酸-2-羟基-3-丁烯（1-thiocyano-2-hydroxy-3-butene）、靛蓝、靛玉红、靛玉红吲哚苷（indorylglucoside）、腺苷（adenosine）、2-羟基-3-丁烯基硫氰酸（2-hydroxy-3-butenyl thiocyanante）及表古碱（epigoitrin）外，尚含多种氨基酸、蔗糖、棕榈酸等。

[贮藏保管] 置通风干燥处，雨季多翻晒，防霉及虫蛀。

[功效] 性寒，味苦。清热解毒，凉血利咽。用于瘟疫时毒，发热咽痛，温毒发斑，痄腮，烂喉丹痧，大头瘟疫，丹毒，痈肿。

141

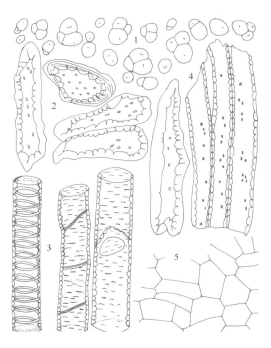

图 5-27-4　板蓝根粉末图

1. 淀粉粒　2. 石细胞　3. 导管　4. 木纤维　5. 木栓细胞

[**用法用量**]　9～15 g。

[**论注**]　（1）据考证，"板蓝"一词最早出现在《本草纲目》；其指出马蓝即大叶冬蓝，俗称板蓝，但并未提"板蓝根"。"板蓝根"一词首次出现在《本草述钩元》（公元1833年），而且明确指出板蓝根即马蓝根，且注明它的功用，治妇人败血；其药用部位、用量、用法与《本草纲目》中的板蓝（即马蓝）完全相同，故可视为同一物，板蓝根即马蓝根。其产地、植物形态、药性等与现今应用的爵床科马蓝 Strobilanthes cusia（Nees）O. Ktze. 完全相符。到清朝光绪张秉成才将板蓝根作为专项载于《本草便读》（公元1887年），指出板蓝根为靛青根，而且详细记述了靛青根、叶均可入药，两者药性同中有异，叶主散，根主降；经考证靛青根即菘蓝根，它的叶可做大青叶，而且与根的药性同中有异。根据菘蓝的产地、入药历史、用药范围，可以肯定为十字花科植物菘蓝 Isatis indigotica Fort.。

（2）1970年以前，江西、湖南等南方地区使用的板蓝根，为爵床科植物马蓝 Strobilanthes cusia（Nees）O. Ktze. 的干燥根茎和根。

南板蓝根

BAPHICACANTHIS CUSIAE RHIZOMA ET RADIX

[**来源**]　为爵床科植物马蓝 Baphicacanthus cusia（Nees）Bremek. 的干燥根茎和根。

[**植物形态**]　草本，茎直立或基部外倾，稍木质化，高约1 m。叶对生，椭圆形或卵形，长7～20 cm，宽4～9 cm，顶端短渐尖，基部楔形，边缘有稍粗的浅锯齿，两面无毛；侧脉每边约8条，两面均凸起。穗状花序，通常具2～3节，每节具2朵对生的花；苞片对生，长1.5～2.5 cm；萼片5，条形，其中1片通常较长，呈匙形，无毛；花冠漏斗状，淡紫色，5裂近相等，先端微凹；雄蕊4，2强，花丝基部有膜相连；子房上位，花柱细长。蒴果为稍狭的匙形，无毛。种子4颗，有微毛，卵形。花期6—10月，果期7—11月。（图5-28-1）

[**产地**]　主产于福建、四川、贵州、浙江、广西等省区。

[**采收加工**]　春季或9—10月挖根茎及根，洗净，晒干，扎成小把。

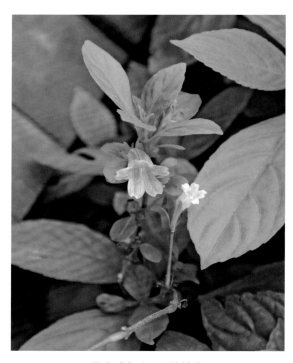

图 5-28-1　马蓝植物

［**药材鉴别**］ 性状鉴别 根茎呈圆柱形，多弯曲，长 10～30 cm，直径 1～10 mm。表面灰棕色，膨大的节上着生细长弯曲的根，节的上方残留短的地上茎，茎上有对生的分枝。质脆，易折断，断面不平坦，中央有髓。细根稍柔韧。气弱，味淡。（图5-28-2）

以条长、粗大、体实者为佳。

［**成分**］ 含大黄酚（chrysophanol）、靛苷（indican）、靛玉红（indirubin）、靛蓝（indigo）、β-谷甾醇（β-sitosterol）、羽扇豆醇（lupeol）、白桦脂醇（betulin）、羽扇豆酮（lupenone），以及豆甾醇-5,22-二烯-二烯-3β,7β-二醇、豆甾醇-5,22-3β,7α-二醇等。后两种化合物具有一定的抗肿瘤活性。

［**贮藏保管**］ 置干燥处，防霉，防蛀。

［**功效**］ 性寒，味苦。清热解毒，凉血

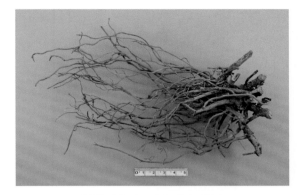

图5-28-2　南板蓝根药材

消斑。用于温疫时毒，发热咽痛，温毒发斑，丹毒。

［**用法用量**］ 9～15 g。

［**论注**］ （1）福建、江西曾经使用南板蓝根。板蓝根、南板蓝根鉴别如表5-28-1。

表5-28-1　板蓝根和南板蓝根鉴别要点

名称	药用部位	形　　态	质地	断面	气味
板蓝根	根	圆柱形，根头膨大，有叶柄残基和密集的疣状突起，表面灰黄色，有纵皱纹，长皮孔样突起及支根痕	质软而实	皮部黄白色，木部黄色	具焦糖气，味微甜
南板蓝根	根茎及根	根茎圆柱形，略呈方形，膨大的节上着生细长弯曲的根，节上方残留茎痕，外表灰棕色，光滑	硬而脆	浅蓝色或蓝白色。	气微，味淡

（2）南板蓝根根茎横切面镜检：在皮层、韧皮部及髓部含钟乳体，是主要鉴别特征。

常　山

DICHROAE RADIX

本品原名"恒山"，宋代以后普遍称常山，始载于《神农本草经》，列为下品。陶弘景曰："出宜都、建平，细实黄者，呼为鸡骨常山，用最胜。"《唐本草》载曰："恒山叶似茗狭长，茎圆，两叶相当。三月开白花，青萼。五月结实，青圆，三子为房。生山谷间，高者不过三四尺。"

［**别名**］ 黄常山，鸡骨常山。

［**来源**］ 为虎耳草科植物常山 *Dichroa febrifuga* Lour. 的干燥根。

［**植物形态**］ 落叶灌木。主根木质化，圆柱形，常弯曲，外皮黄棕色或灰棕色，断面黄色。茎枝圆形，有明显的节，幼时被棕黄色短毛。叶对生，椭圆形、阔披针形或长圆倒卵形，边缘有细锯齿，表面深绿色，背面淡绿色，幼时两面均疏被棕黄色短毛。圆锥聚伞花序伞房状顶生或茎上部叶腋，花序轴与花梗均有毛。花两性，淡蓝色，花芽时近球形，盛开为放射状花；萼筒5～6，齿裂；花瓣5～6；雄蕊10～20；花柱4～6，棒状，初始基部联合。浆果圆形，蓝色，有宿存萼齿及花柱，种子极

多数。花期6—7月，果期8—9月。（图5-29-1）生于林荫温润的山地。

[产地] 主产于四川、重庆、贵州等省市。湖南、湖北、江西等省亦产。

[采收加工] 8—10月采挖，洗净泥土，除去须根，晒干。

[药材鉴别] 性状鉴别 呈圆柱形，常弯曲扭转，或有分枝，长9～15 cm，直径0.5～2 cm。表面棕黄色，具细纵纹，外皮易剥落，剥落处露出淡黄色木部。质坚硬，不易折断，折断时有粉尘飞扬，断面不整齐；横切面黄白色，有放射状纹理。气无，味苦。（图5-29-2）

传统鉴别 呈圆柱形，多扭曲分枝，形如鸡骨，习称"鸡骨常山"；外表棕黄色；质坚硬；切断面黄白色，又称"黄常山"。以质坚

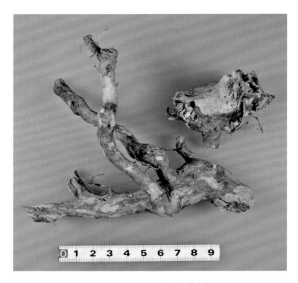

图5-29-2 常山药材

硬、断面色淡黄、体重者为佳。

显微鉴别 根横切面：① 木栓层为数列木栓细胞。② 次生皮层狭窄，少数细胞含树脂块或草酸钙针晶束。③ 韧皮部较窄，薄壁细胞亦含针晶束及树脂块。④ 形成层成环。⑤ 木质部宽广，占根的绝大部分，导管中时有黄色侵填体；木纤维、木薄壁细胞均木化，木射线宽2～9列。⑥ 薄壁细胞中含淀粉粒。（图5-29-3）

解离组织：① 导管多为梯状具缘纹孔

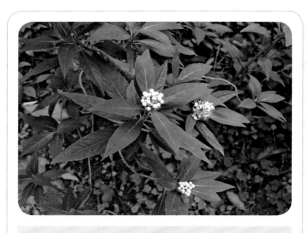

A. 植物

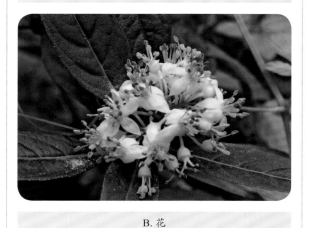

B. 花

图5-29-1 常山植物

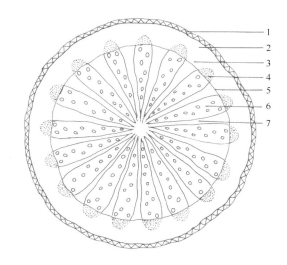

图5-29-3 常山根横切面简图

1. 木栓层　2. 皮层　3. 栓内层　4. 韧皮部
5. 形成层　6. 木质部　7. 射线

导管，直径15～45 μm，时有黄色侵填体。② 草酸钙针晶成束，存在于长圆形细胞中，长10～50 μm。③ 木纤维细长，直径10～43 μm，壁稍厚。④ 木薄壁细胞淡黄色，类多角形或类长多角形，壁略呈连珠状。（图5-29-4）

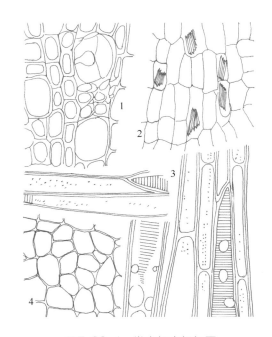

图5-29-4　常山解离组织图

1.导管及侵填体　2.草酸钙针晶束
3.木薄壁细胞及分隔木纤维　4.木栓细胞

[**成分**]　含总生物碱约0.1%。主要有常山碱甲、乙、丙（α/β/γ-dichroine），三者为互变异构体，为抗疟有效成分，其中以γ-异构体的抗疟效力最强。另含常山次碱（dichroidine）、4-喹唑酮（4-quinazolone）。并含常山素A（dichrin A，即伞形花内酯umbeliferone）及常山素B（dichrin B），为中性荧光物质。还含有小檗碱、胡萝卜苷、β-谷甾醇和豆甾醇的混合物。

[**贮藏保管**]　置通风干燥处。

[**功效**]　性温，味苦、辛。涌吐痰涎，截疟。用于痰饮停聚，胸膈痞塞，疟疾。

[**用法用量**]　5～9 g。

[**注意**]　本品有催吐的副作用，用量不宜过大。孕妇慎服。

[**论注**]　常山的叶称为"蜀漆"，含生物碱0.6%～1.0%，亦有抗疟的作用。（图5-29-5）

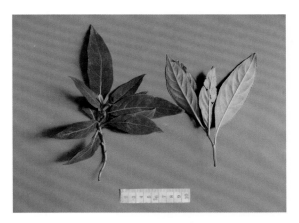

图5-29-5　蜀漆

地　榆

SANGUISORBAE RADIX

本品始载于《神农本草经》，列为中品。陶弘景曰："其叶似榆而长，初生布地，故名。"苏颂曰："宿根三月内生苗，初生布地；独茎直上，高三四尺，对分出叶。叶似榆叶而稍狭，细长作锯齿状，青色。七月开花如椹子，紫黑色。根外黑里红，似柳根。"

[**来源**]　为蔷薇科植物地榆*Sanguisorba officinalis* L.和长叶地榆*Sanguisorba officinalis* L. var. *longifolia*（Bert.）Yü et Li的干燥根。后者称为"绵地榆"。

[**植物形态**]　**地榆**　多年生草本，高50～150 cm。根茎粗壮，着生多数暗棕色肥厚的纺锤形根。茎直立，有细棱，上部分枝。奇数羽状复叶，基生叶具长柄，小叶通常4～6对，具短柄，小叶片卵圆形或长圆状卵形，边缘有具芒尖的粗锯齿，小叶柄基部常有小托叶；茎生叶有小柄，小叶长圆形至长圆状披针形，托叶抱茎，镰刀状，有齿。花小，暗紫红色，密集成近球形或短圆柱形的穗状花序，直立，花从花序顶端向下开放；苞片2，膜质，比萼片短或近等长，背面及边缘有柔毛；雄蕊4，花丝丝状与萼片近等长，柱头先端盘形。瘦果包藏在宿存萼筒内，倒卵状长圆形或近圆形，外面4棱。花期及果期7—11月。（图5-30-1）

长叶地榆　与地榆区别点为：根富纤维性，

折断面呈细毛状。基生小叶线状长圆形至线状披针形，基生叶与茎生叶相似，但较细长。穗状花圆柱形。花果期8—11月。（图5-30-2）

[产地] 地榆主产于东北及内蒙古、山西、陕西等省区；绵地榆主产于华东地区。

[采收加工] 春、秋二季采挖，除去根茎及细根，洗净，干燥；或趁鲜切片，干燥。

[药材鉴别] 性状鉴别 地榆：呈不规则的纺锤形或圆柱形，略弯曲，长5～25 cm，直径0.3～2 cm。表面棕色至暗棕紫色，粗糙而有纵纹。切片呈类圆形。质硬脆，折断面较平坦，粉红色或淡黄色；木部色淡，呈放射状

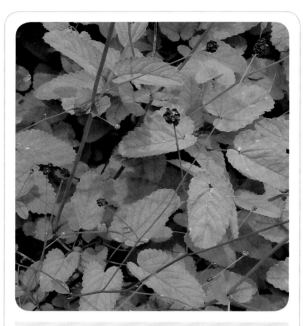

A. 植物

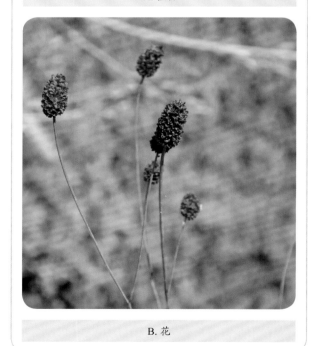

B. 花

图5-30-1 地榆植物

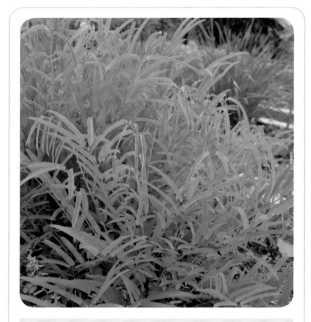

A. 植物

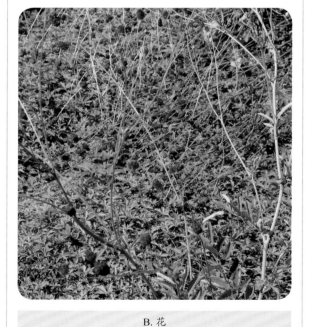

B. 花

图5-30-2 长叶地榆植物

纹理。气微，味微苦而涩。（图5-30-3）

绵地榆：呈长圆柱形，稍弯曲，长约20 cm，直径0.5～2 cm。表面红棕色或棕紫色，具细纵皱纹及横裂纹。质坚韧，断面黄棕色或红棕色；皮部有多数黄色或棕色细毛状纤维外露，形成层环不明显；木部淡黄色，不呈放射状排列。气弱，味微苦涩。

均以条粗、质硬、断面色红者佳。

传统鉴别　地榆：呈长纺锤形，顶端常有茎残基。表面棕紫色，粗糙有纵纹。质硬脆，断面平坦，黄棕色或淡黄色，无"绵筋"。

绵地榆：呈圆柱形，条粗。质坚实，断面黄棕色，有毛丝状"绵筋"，习称"绵性地榆"，品质优。

［**成分**］　含鞣质8.2%～14.5%，主要为地榆素H_1～H_{11}（sanguiin H_1—H_{11}）。并含有7-O-没食子酰基-（+）-儿茶素［7-O-gelloyl-(+)-catechin］、3-O-没食子酰原花色苷元B-3（3-O-galloylprocyanidin B-3）、6-O-没食子酰基-甲基-β-D-吡喃葡萄糖苷（6-O-gallate-methy-β-D-glucopylranoside）、2′,5-二-O-没食子酰金缕梅糖（2′,5-di-O-alloyhamamelose）和地榆酸双内酯（sanguisorbic acid dilactone）等鞣质类化合物。含三萜类酸性皂苷地榆苷I/Ⅱ（ziyu-glycoside Ⅰ/Ⅱ），其苷元均为19-d-羟基熊果酸（pomolic acid）；地榆皂苷（sanguisorbin）A/B/C，苷元为熊果酸。此外尚含游离没食子酸和鞣化酸（euagic acid）、甾醇及黄酮类化合物。

［**贮藏保管**］　置通风干燥处，防虫蛀。

［**功效**］　性微寒，味苦、酸、涩。凉血止血，解毒敛疮。用于便血，痔血，血痢，崩漏，水火烫伤，痈肿疮毒。

［**用法用量**］　9～15 g；外用适量，研末敷患处。

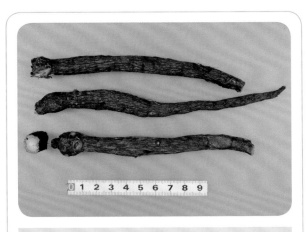

A. 地榆个

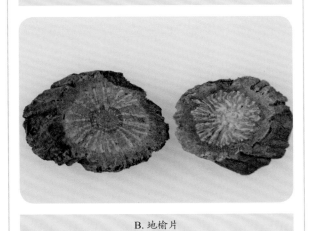

B. 地榆片

图5-30-3　地榆药材

苦　参

SOPHORAE FLAVESCENTIS RADIX

本品始载于《神农本草经》，列为中品。陶弘景曰："叶极似槐叶，故有槐名，花黄，子作荚，根味至苦恶。"李时珍曰："苦以味名，参以功名，槐似叶形名也。""七八月结角如萝卜子，角内有子二三粒，如小豆而坚。"均指本品而言。以后历代本草对于苦参的记载均与目前使用的苦参一致。

［**别名**］　苦骨，牛参，地参。

［**来源**］　为豆科植物苦参 *Sophora flavescens* Ait. 的干燥根。

［**植物形态**］　落叶灌木。根圆柱形，外皮黄色。茎枝草本状，幼枝被黄色细毛。叶为奇数羽状复叶，小叶片11～25，有短柄，长椭圆形或长椭圆状披针形，基部圆形或宽楔形，先端渐尖，上面无毛，下面疏被柔毛；托叶线形。总状花序顶生，花蝶形，萼钟状；花冠淡黄白色，旗瓣匙形，翼瓣无耳，与龙骨瓣等长；雄蕊10，花丝分离；子房柄被细毛，柱头

圆形。荚果线形，略呈念珠状，先端具长喙。花期5—7月，果期8—9月。（图5-31-1）

生于山地、平原、沙质地或红壤地等处。

[产地] 主产于山西、河南、河北等省。其他大部分省区亦产。

[采收加工] 春、秋二季挖取根部，切去根头及小支根，洗净泥土，晒干，或趁鲜切段或厚片，晒干。

[药材鉴别] 性状鉴别 呈长圆柱形，上粗下细，下部常有分枝，长10～30 cm，直径1～6.5 cm。表面棕黄色或灰棕色，有明显纵皱纹及横长皮孔，栓皮薄，多破裂向外卷曲，易剥落而现黄色光滑的内层栓皮。质坚韧，不易折断，断面呈纤维性，有的具异型维管束呈同心性环列或不规则散在。段或厚片呈类圆形，切面黄白色，有菊花状细纹理及裂隙，皮部与木部常呈分离状，有的具异型维管束呈同心性环列或不规则散在。气微，味极苦。（图5-31-2）

以条匀、断面色黄白、味极苦者为佳。

显微鉴定 根（直径1 cm）的横切面：① 木栓层为8～12列细胞，有时栓皮剥落。② 韧皮部有多数纤维常数个至数十个成束。③ 束间形成层有的不明显。④ 木质部自中央向外分叉为2～4束，木质部束导管1～2列，直径至72 μm，木纤维常沿切向排列；射线宽5～15列细胞；中央有少数细小导管及纤维束散在。⑤ 薄壁细胞中含众多淀粉粒及草酸钙方晶。（图5-31-3）

粉末：淡黄色。① 石细胞偶见，淡黄绿色，类长方形。② 薄壁细胞呈类圆形或类方形，壁稍厚，有的呈不均匀连珠状；纹孔大小不一，有的集成纹孔域；有的胞腔内含细小针晶。③ 纤维众多，平直或稍弯曲，直径11～27 μm，壁甚厚，非木化，胞腔线形，初生壁多少分离；纤维束周围的细胞含草酸钙方晶，形成晶鞘纤维，含晶细胞的壁不均匀增厚。④ 草酸钙方晶呈类双锥形、菱形或多面形，直径23～41 μm。⑤ 导管多为具缘纹孔，纹孔排列紧密。⑥ 木栓细胞淡棕色，横断面观呈扁长方形，壁微弯曲；表面观呈类多角形，平周壁表面有不规则细裂纹，垂周壁有纹孔呈断续

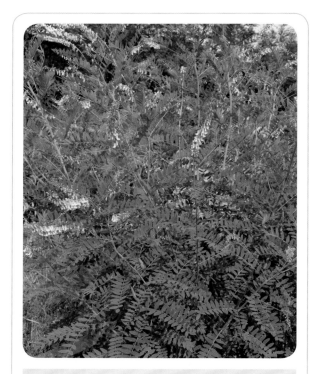

A. 植物

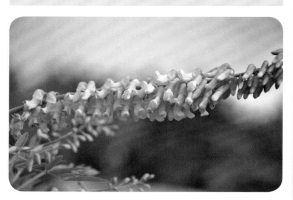

B. 花

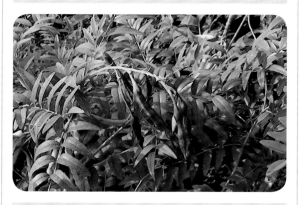

C. 果

图5-31-1 苦参植物

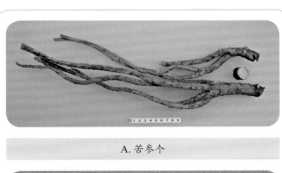

A. 苦参个

B. 苦参片

图 5-31-2　苦参药材

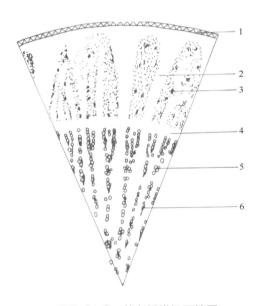

图 5-31-3　苦参根横切面简图

1. 木栓层　2. 射线　3. 韧皮纤维　4. 形成层
5. 导管　6. 木纤维

状。⑦淀粉粒单粒类圆形或长圆形,直径2～
20 μm,脐点裂缝状,大粒层纹隐约可见;复
粒较多,由2～12个分粒组成。(图5-31-4)

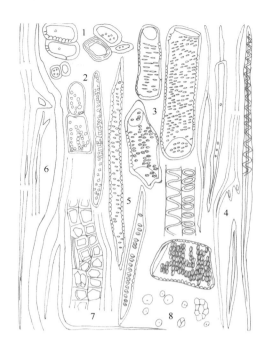

图 5-31-4　苦参粉末图

1. 石细胞　2. 木薄壁细胞　3. 导管　4. 木纤维　5. 管胞
6. 韧皮纤维　7. 含晶细胞　8. 淀粉粒

[成分]　含多种生物碱1%～2.5%。主要为
苦参碱(matrine)及氧化苦参碱(oxymatrine);
其次,有羟基苦参碱(sophoranol)、安那
吉碱(anagyrine)、N-甲基金雀花碱(N-
methylcytisine)、赝靛叶碱(baptifoline)、脱
氢苦参碱(槐果碱,sophocarpine)、氧化槐果
碱(oxysophocarpine)、槐定碱(sophoridine)
等。尚含多种黄酮类,如苦参酮(kurarinone)、
去甲基苦参酮(norkurarinone)、苦参啶醇、高
丽槐素(maackiain)、4-甲氧基高丽槐素(4-
methoxy-macckiain)、三叶豆紫檀苷(trifolirhizin)、
降脱水淫羊藿素(norarrhydroicaritin)、异
苦参酮(isokurarinone)、槐属二氢黄酮B
(sophoraflavanone)、降苦参酮(norkurarinone)。
并含异黄酮类化合物芒柄花黄素(formononetin)。
另含苦参醇I～Ⅷ(kusenol I-Ⅷ)等。新分
出三叶紫檀苷-6′-单乙酰酯(trifolirhizin-6′-
monoacetate)。

[贮藏保管]　置通风干燥处,防霉。

[功效]　性寒,味苦。清热燥湿,杀虫,
利尿。用于热痢,便血,黄疸尿闭,赤白带下,
阴肿阴痒,湿疹,湿疮,皮肤瘙痒,疥癣麻

风；外治滴虫性阴道炎。

[**用法用量**] 6～9 g；外用适量，煎汤洗患处。

[**注意**] 不宜与黎芦同用。

[**方例**] 苦参地黄丸（《外科大成》）：苦参，地黄。功能利湿解毒；主治痔漏出血，肠风下血，酒毒下血。

山豆根类

商品药材根据来源和产地不同，分为山豆根、西豆根和北豆根3种。

山豆根

SOPHORAE TONKINENSIS RADIX ET RHIZOMA

本品始载于《开宝本草》。《本草图经》曰："广南者如小槐，高尺余。"《药物出产辨》云："山豆根产广西南宁、百色等处。"各地以山豆根入药的品种较为复杂。多数地区使用华南产的广豆根。

[**别名**] 广豆根，苦豆根，苦黄连。

[**来源**] 为豆科植物越南槐*Sophora tonkinensis* Gognep. 的干燥根及根茎。

[**植物形态**] 小灌木，直立或平卧，高1～2 m。根圆柱形，少分枝，根皮黄褐色。茎分枝少，有条棱，密被短柔毛。奇数羽状复叶，小叶片11～19，椭圆形或长圆状卵形，顶端小叶较大，上面疏被短毛，下面密被灰棕色短柔毛。总状花序顶生，总花梗和花序轴被短而紧贴的丝质柔毛；苞片小，钻状，被毛；花蝶形，萼阔钟状，疏生毛；花冠黄白色，旗瓣近圆形，先端凹缺，翼瓣比旗瓣稍长，长圆形或卵状长圆形，基部具一三角形尖耳，柄内弯，与耳等长，无皱褶，龙骨瓣最大，常呈斜倒卵形或半月形，背部明显呈龙骨状，基部具一斜展的三角形耳；雄蕊10，基部稍连合；子房密生柔毛，花柱直，柱头被画笔状绢质疏长毛。荚果密被长柔毛，串珠状，有3～5个黑色种子。花期5—7月，果期8—12月。（图5-32-1）生于石灰岩山地或岩石缝中。

[**产地**] 主产于广西百色、田阳、凌乐、大新、龙津等地。广东、云南、贵州、江西亦产。

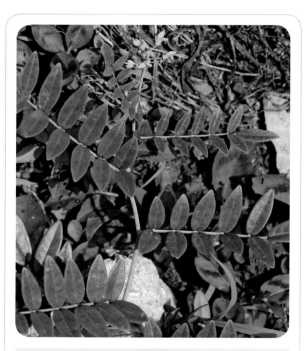

A. 植物

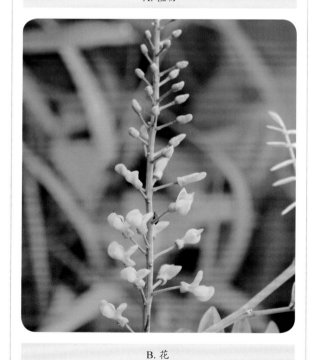

B. 花

图5-32-1 越南槐植物

[采收加工] 秋季挖根，除去地上茎叶，洗净泥土，晒干。

[药材鉴别] **性状鉴别** 根茎呈不规则块状，横向延长，具结节，顶端常残留茎基，其下着生数条根。根呈长圆柱形，略弯曲，向下渐细，常有分枝，长短不等，直径0.3～1.5 cm；表面棕色至黑棕色，有纵皱纹及横长皮孔。质坚硬，不易折断，断面略平坦，韧皮部浅棕色，似蜡质木质部淡黄色，多少具裂隙。微有豆腥气，味极苦。（图5-32-2）

以条粗、质坚、味苦者为佳。

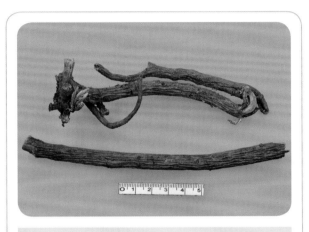

A. 药材

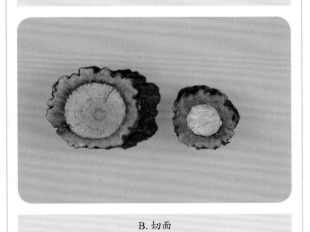

B. 切面

图5-32-2 山豆根药材

显微鉴别 根横切面：① 木栓层细胞数列。② 皮层外侧薄壁细胞及韧皮薄壁细胞中含草酸钙方晶，每1个薄壁细胞中含结晶1或2～3个，断续排成含晶细胞环，含晶细胞壁木化。③ 栓内层及韧皮部有纤维束散在。④ 形成层成环，束间形成层不明显。⑤ 木质部有木纤维束，与导管相间列。⑥ 薄壁细胞中含淀粉粒，少数含有草酸钙方晶。（图5-32-3）

粉末：灰褐色。① 纤维常成束，直径13～24 μm，壁厚，初生壁常与次生壁分离；有的纤维束周围伴有含晶细胞形成晶鞘纤维。② 含晶细胞类圆形、长圆形或长条形，分隔成2～4（8）室，每室含一草酸钙方晶，细胞壁和分隔壁不均匀增厚。③ 草酸钙方晶众多，直径约25 μm。④ 导管主要为具缘纹孔导管，直径至155 μm，导管末端可见圆形穿孔。⑤ 木栓细胞表面观类多角形，壁具纹孔；断面观扁长方形，稍弯曲，排列整齐。⑥ 淀粉粒单粒类圆形、半球形，直径5～17 μm，脐点点状、裂缝状、星状或不明显；复粒由2～4（8）分粒组成，脐点裂缝状。（图5-32-4）

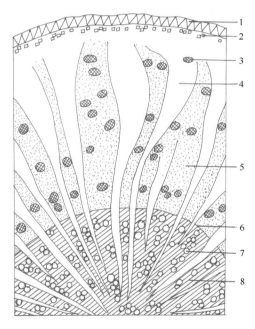

图5-32-3 山豆根横切面简图

1.木栓层 2.草酸钙方晶 3.纤维 4.射线 5.韧皮部
6.形成层 7.导管 8.木质部

[成分] 含多种生物碱，主要为苦参碱（matrine）（0.52%）、氧化苦参碱（oxymatrine）、安那吉碱（anagyrine）、N-甲基金雀花碱（N-methylcytisine）、氧化槐果碱（oxysophocarpine）、

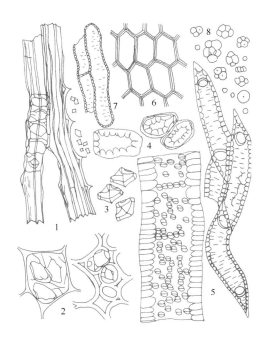

图5-32-4　山豆根粉末图

1. 晶鞘纤维　2. 含晶厚壁细胞　3. 草酸钙方晶　4. 石细胞
5. 导管　6. 木栓细胞　7. 木薄细胞　8. 淀粉粒

槐胺（d-sophoramine）。含黄酮类sophoraflavone A/B、二氢异黄酮衍生物紫檀素（pterocarpine）、染料木素（genistein）、1-三叶豆紫檀苷（1-trifolirhizin）、1-高丽槐素（maackiain），以及查耳酮衍生物槐定（sophoradin）、槐多色烯（sophoradochromene）等。

[贮藏保管]　置干燥处，防霉，防虫蛀。

[功效]　性寒，味苦。清热解毒，消肿利咽。用于火毒蕴结，乳蛾喉痹，咽喉肿痛，齿龈肿痛，口舌生疮。

[用法用量]　3～6g；外用适量，含漱或捣敷。

[论注]　各地所用山豆根的品种较为复杂，但多数地区用的山豆根为豆科植物山豆根的根及根茎。东北、华北地区习用防己科植物蝙蝠葛Menispermum dauricum DC.的根入药，称为"北豆根"。

（1）广豆根的来源还有多叶越南槐Sophora tonkinensis Gagnep. var. polyphylla S. Z. Huang et Z. C. Zhou。本变种与越南槐的区别在于：小枝和花序只被短柔毛，小叶披针形，数目较多，（25～）27～33（～39）枚，小叶较小，上面

无毛，下面被短柔毛，有加厚的边缘。分布于广西境内红水河流域。药材性状和功用与越南槐相同。

（2）湖北、河南、陕西、江苏、安徽等省所产的山豆根，其原植物为豆科木蓝属多种植物，其中主要有华东木蓝Indigofera fortunei Craib.。药材根头部呈不规则的块状，常残留茎基，其下部着生3～5条根，表面灰黄色，有时栓皮呈鳞片状脱落；质坚硬，断面黄白色，中央无髓；气微，味微苦。

（3）云南省产的滇豆根，为毛茛科植物铁破锣Beesia calthaefolia（Maxim.）Ulbr.的根茎。药材呈圆柱形弯曲，有分枝，长3～10 cm，直径3～8 cm；表面棕黄色，具多数节，节纹突起，可见细根及根痕；质实而脆，断面黄色，显蜡样光泽；味苦。

西豆根

SOPHORAE ALOPECUROIDIS RADIX ET RHIZOMA

本品又名苦豆子，为西北地区常用中药。收载于《全国中草药汇编》和《中国药典》（1977年版）。

[别名]　苦豆根，苦甘草。

[来源]　为豆科植物苦豆子Sophora alopecuroides L.的干燥根和根茎。

[植物形态]　灌木，全株密被灰白色贴生绢毛，高20～80 cm。叶为奇数羽状复叶，叶轴密被灰色贴生绢毛，托叶小，钻形；小叶片15～25，灰绿色，长圆形或长圆状披针形，长1.5～3 cm，宽0.7～1 cm，先端钝或渐尖，基部近圆形或楔形，两面密被贴绢毛。总状花序顶生；花萼钟状，两面被灰白色绢毛；花冠黄色，较萼片长2～3倍；旗瓣先端微凹，基部渐窄或具爪，翼瓣具耳；雄蕊10，1/3～1/4合生。荚果长3～7 cm，密被灰白色绢毛，于种子之间缢缩成串珠状。种子5～12，卵形，灰褐色。花期7—8月，果期8—9月。（图5-33-1）

生于河岸、平地沙丘、田埂及路旁等处。

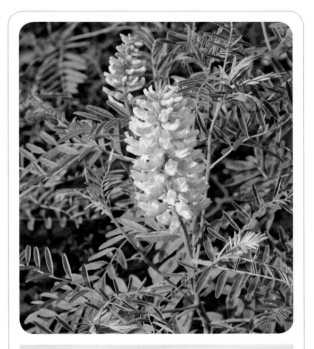

A. 花

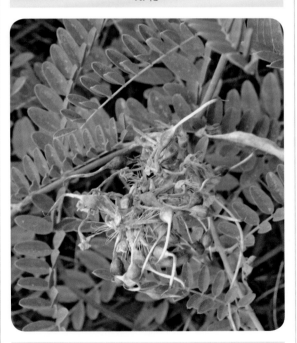

B. 果

图5-33-1　苦豆子植物

[**产地**]　主产于内蒙古、甘肃、陕西、青海、新疆等省区。

[**采收加工**]　秋季挖取，除去地上部分，洗净泥土，鲜用、晒干或切片晒干。

[**药材鉴别**]　性状鉴别　根茎圆柱形，多分枝，弯曲，有细根，根长短不等，直径0.5～1.5 cm。表面红棕色或黄棕色，粗糙，具深纵皱纹，栓皮反卷或脱落。外皮松脆，根条质坚硬，不易折断，折断面纤维性；皮部较薄，灰棕色；木部棕黄色，隐约可见细小的导管孔。微有豆腥气，味极苦。（图5-33-2）

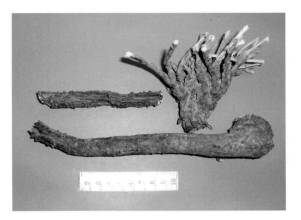

图5-33-2　西豆根药材

[**成分**]　含苦参碱（matrine）、槐定碱（sophoridine）、氧化苦参碱（oxymatrine）、氧化槐定碱（oxysophoridine）、氧化槐角碱（N-oxidesophocarpine）、脱氢苦参碱（sophocarpine）、金雀花碱（sophorine）、苦豆碱（aloperine）、3-α-羟基槐定（3-α-hydroxysophordine）、贳靛叶碱（baptifoline）及槐胺（sophoramine）等多种生物碱。近又分得苦豆双黄酮苷。

[**贮藏保管**]　置干燥处，防霉，防虫蛀。

[**功效**]　性寒，味苦；有毒。清热解毒，燥湿杀虫。用于急性痢疾，肠炎，腹泻。

[**用法用量**]　3～10 g。

北豆根

MENISPERMI RHIZOMA

本品为北方使用的山豆根。《本草纲目拾遗》载有"蝙蝠藤"，浙江民间草药用茎藤入药。

[**来源**]　为防己科植物蝙蝠葛 *Menispermum dauricum* DC. 的干燥根茎。

[**植物形态**]　多年生缠绕性藤本，全体近

无毛。根状茎多横生，细长。茎基部稍木质，小枝绿色，有纵条纹。叶互生，叶柄盾状着生，被稀短毛；叶片圆形、肾形或卵圆形，全缘或5～7浅裂，裂片近三角形。花序短圆锥状，腋生花；花单性异株，黄绿色；雄花萼片4～8，膜质，绿黄色，倒披针形至倒卵状椭圆形，长1.4～3.5 mm，自外至内渐大；花瓣6～8或多至9～12片，肉质，凹成兜状，有短爪，长1.5～2.5 mm；雄蕊通常12，有时稍多或较少，长1.5～3 mm；退化雌蕊6～12，长约1 mm，雌蕊群具长0.5～1 mm的柄。核果球形，熟时黑紫色。花期6—7月，果期7—8月。（图5-34-1）

生于山地灌木丛中或攀缘岩石上。

[**产地**] 主产于黑龙江、辽宁、吉林、河北、陕西等省。

[**采收加工**] 春、秋二季采挖，以春季采收的药材生物碱含量最高。除去茎叶、须根和泥土，晒干。

[**药材鉴别**] 性状鉴别 呈细长圆柱形，常弯曲，有分枝，长30～50 cm，直径3～8 mm。表面黄棕色至暗棕色，有纵皱纹及稀疏的细根或突起细根痕，外皮易成片脱落。质韧，难折断，折断面纤维性，可见裂隙及放射状纹理，木质部淡黄色，髓部类白色。气微，味苦。（图5-34-2）

以条粗长、外皮黄棕色、断面浅黄色、味苦者为佳。

[**成分**] 含总生物碱约1%以上，其中东北地区其总生物碱的含量为1.7%～2.5%；以春季含量最高，其中脂溶性生物碱含量最高。含蝙蝠葛碱（dauricine，含量可达总碱的一半）、蝙蝠葛诺林碱（daurinoline）、蝙蝠葛可林碱（dauricloine）、蝙蝠葛新可林碱（dauricicoline）、蝙蝠葛新诺林碱（dauricinoline）、蝙蝠葛苏林碱（daurisoline）、蝙蝠卟吩（menisporphine）、2,3-二氢蝙蝠卟吩（2,3-dihydromenisporphine）、蝙蝠葛宁（dauriporphine）、蝙蝠葛辛（dauricusine）、蝙蝠葛定（dauricudine）、蝙蝠葛宁酚碱（daurisporphimoline）、N-去甲基蝙蝠葛碱、粉防己碱（tetrandrine）等双苄基异喹啉生物碱，阿克吐明（actumine）、阿克吐米定（acutumidine）

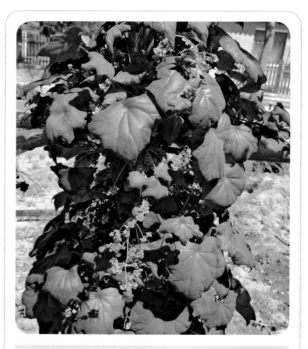

A. 植物

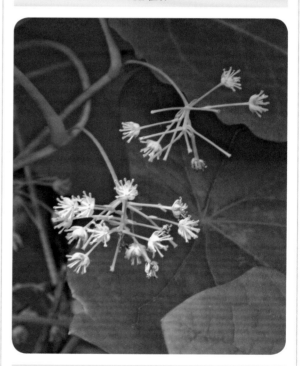

B. 花

图5-34-1 蝙蝠葛植物

和阿克吐明宁（acutuminine）以及近来新发现的蝙蝠葛明（dauricumine）和蝙蝠葛米定（dauricumidine）等具有新骨架的氯化生物碱。

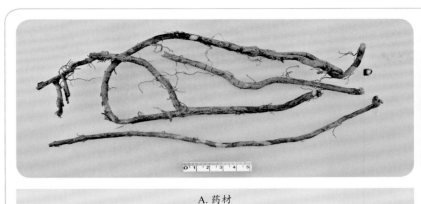
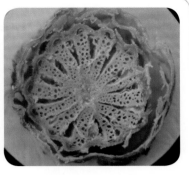

| A. 药材 | B. 切面 |

图5-34-2　北豆根药材

此外，还含有青藤碱（sinomenine）、二青藤碱（disinomenine），尚含挥发性成分、多糖、醌类、强心苷类、内酯、皂苷、鞣质、蛋白质及树脂等化学成分。

[贮藏保管]　置干燥处。

[功效]　性寒，味苦；有小毒。清热解毒，祛风止痛。用于咽喉肿痛，热毒泻痢，风湿痹痛。

[用法用量]　3～9 g。

商品药材根据来源不同，分为黄芪和红芪两种。

黄　芪

ASTRAGALI RADIX

本品原名黄耆，始载于《神农本草经》，列为上品。李时珍曰："耆，长也。黄耆色黄，为补药之长，故名。"苏颂曰："今河东、陕西州郡多有之。根二三尺以来。独茎，或作丛生，枝干去地二三寸，其叶扶疏作羊齿状，又如蒺藜苗。七月中开黄紫花。其实作荚子，长寸许。八月中采根用。其皮折之如绵，谓之绵黄芪。"古代正品黄芪以膜荚黄芪及蒙古黄芪为主。

[别名]　北芪，绵黄芪，口芪，浑芪，正北芪，关芪。

[来源]　为豆科植物蒙古黄芪 *Astragalus membranaceus*（Fisch.）Bge. var. *mongholicus*（Bge.）Hsiao或膜荚黄芪 *Astragalus membranaceus*（Fisch.）Bge. 的干燥根。

[植物形态]　蒙古黄芪　多年生草本。主根长而粗壮，条较顺直。茎直立，高40～80 cm。奇数羽状复叶，小叶12～18对，小叶片宽椭圆形、椭圆形或长圆形，两端近圆形，上面无毛，下面密被短柔毛；托叶披针形。总状花序腋生，总花梗比叶长；花多数，花冠黄色至淡黄色；萼钟状，萼片5，与萼管近等长，披针形，外面密生短柔毛；子房无毛。荚果膜质，膨胀，半卵圆形，先端有短喙，有长子房柄，具明显网纹，无毛，下垂。花期6—7月，果期7—9月。（图5-35-1）

膜荚黄芪　与上种区别点为：茎有长柔毛，小叶6～13对，小叶片两面有白色柔毛；托叶狭披针形，有白色柔毛。花冠白色；子房有毛。荚果膜质，被黑色或黑白相间的短伏毛。（图5-35-2）

生于向阳草地、山坡以及林缘、灌丛、林间草地。野生或栽培。

[产地]　主产于山西浑源、应县、繁峙、代县、广灵、平顺，内蒙古库伦旗、武川、额尔古纳、鄂伦春自治旗，甘肃岷县、宕昌，黑龙江林口、穆棱、宁安等地。

[采收加工]　膜荚黄芪生长2～3年、蒙古黄芪需要3～4年方可采收，以生长4～6年

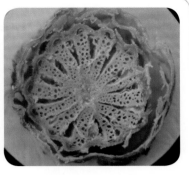

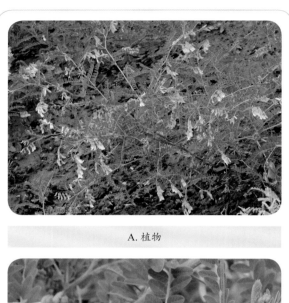

A. 植物

B. 花

图5-35-1 蒙古黄芪植物

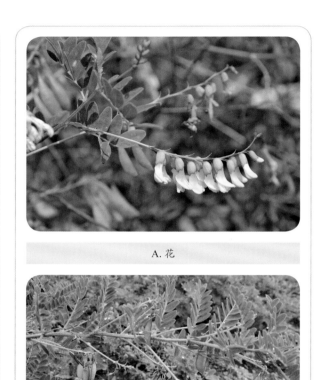

A. 花

B. 果

图5-35-2 膜荚黄芪植物

采收的质量好、产量高。秋季茎叶黄萎后或春季萌芽前均可采挖。注意防止挖断主根和损伤外皮。除净泥土，剪去芦头和须根，晒至六七成干，按大小分档、理直、捆成小束，架起再晒干。

[**药材鉴别**] 性状鉴别 呈圆柱形，有的有分枝，上端较粗，长30～90 cm，直径1～3.5 cm。表面黄白色或黑褐色，有纵皱纹及横长皮孔。质硬而韧，折断面纤维状，皮部黄白色，木部淡黄色，习称"金井玉栏"，有放射状纹理及裂隙，老根中心偶有枯朽状，黑褐色或呈空洞。气微，味微甜，嚼之微有豆腥味。（图5-35-3）

传统鉴别 北箭芪（北芪、正口芪、红蓝芪）：主产于张家口以北、内蒙古正红旗或正蓝旗。呈圆柱形，直如箭杆，少有分支，去头尾，故称"箭芪"；折之绵软，习称"绵芪"；切断面"金井玉栏"显著（皮部白色，木部黄色），具浓豆腥气，品质最优。（图5-35-4）

浑芪：主产于山西浑源。呈圆柱形，头尾切平，上端可见空洞，扎成四方形，形似炮台，习称"炮台芪"；质较软，豆腥气亦浓，品质亦优。（图5-35-5）

关芪：主产于黑龙江，齐齐哈尔为集散地。该地古称卜奎，故又称为"卜奎芪"。呈圆柱形，外皮灰黑色，皮松肉紧，质地重实，断面"金井玉栏"显著，豆腥气亦浓，品质较优。

黄芪有用皂矾和五倍子水染成黑色，称"黑皮芪"，专供出口用。

以条粗长、皱纹少、断面"金井玉栏"显

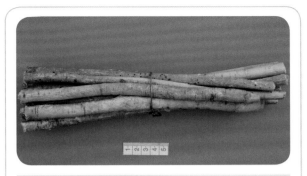

A. 药材

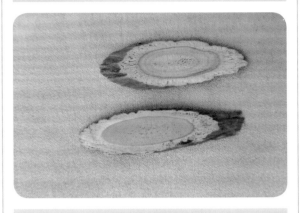

B. 切面

图5-35-3 黄芪药材

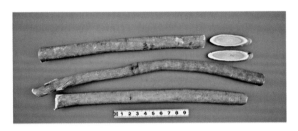

图5-35-4 正北芪（固阳）

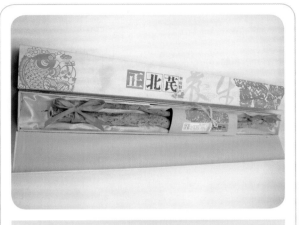

A. 药材

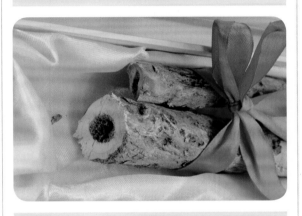

B. 根上部

图5-35-5 正北芪（浑芪）

著、粉性足、味甜者为佳。条细小、质较松、粉性弱及顶端空心大者质次。

显微鉴别 根横切面：① 木栓层细胞数列。② 皮层较窄。③ 韧皮部的筛管群和薄壁细胞与纤维束成层状排列，韧皮射线外侧弯曲，近栓内层处有时散在石细胞及管状封闭组织（外由数层木栓细胞包围）。④ 形成层明显，成环。⑤ 木质部导管单个或成群，有木纤维束，木射线明显。⑥ 薄壁细胞含淀粉粒，不含草酸钙结晶。（图5-35-6）

粉末：淡黄色。① 韧皮纤维细长，长600～1 600（～3 400）μm；木纤维长500～1 500（～3 000）μm，壁厚。② 石细胞较少，呈长方形、类圆形或不规则形，壁厚，具层纹。③ 木栓细胞表面观类多角形或类方形，垂周壁薄，有的细波状弯曲。④ 导管为网纹导管或具缘纹孔导管，偶有螺纹导管，直径170 μm。⑤ 淀粉粒多为单粒，类圆形，直径4～5 μm；复粒偶见。（图5-35-7）

［成分］ 主要含三萜皂苷、黄酮和多糖类化合物。

皂苷类：膜荚黄芪中含三萜寡糖皂苷如黄芪皂苷（astragaloside）Ⅰ～Ⅷ、乙酰黄芪皂苷Ⅰ（acetyastragaloside Ⅰ）、异黄芪皂苷（isoastragaloside）Ⅰ/Ⅱ、大豆皂苷Ⅰ（soyasaponin Ⅰ）、膜荚黄芪皂苷（astragalus

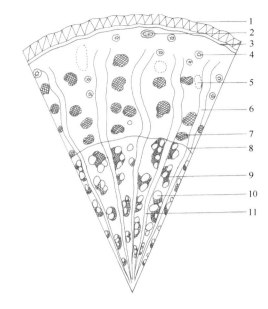

图5-35-6　黄芪根横切面简图

1. 木栓层　2. 管状封闭组织　3. 栓内层　4. 石细胞
5. 裂隙　6. 韧皮射线　7. 韧皮纤维　8. 形成层
9. 木纤纤维束　10. 导管　11. 木射线

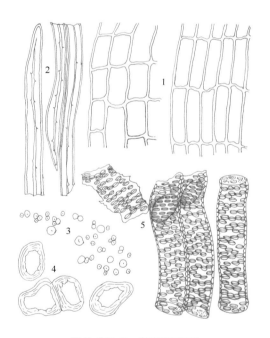

图5-35-7　黄芪粉末图

1. 木栓细胞　2. 纤维　3. 淀粉粒　4. 石细胞　5. 导管

saponin）Ⅰ/Ⅱ。蒙古黄芪中含有黄芪皂苷Ⅰ、
Ⅱ、Ⅵ和大豆皂苷Ⅰ。黄芪皂苷Ⅳ（即黄芪甲
苷）和Ⅱ为主要成分。

黄酮类：含有多种黄酮苷元，如山柰酚、

槲皮素、异鼠李素、鼠李柠檬素、熊竹素等。
并含有芒柄花黄素（formononentiu）、毛蕊异
黄酮（calycosin）、9,10-二甲氧基紫檀烷-3-O-
β-D-葡萄糖苷、2-羟基-3,4-二甲氧基异黄烷-
7-O-β-D-葡萄糖苷及异微凸剑叶莎醇、7-O-
甲基-异微凸剑叶莎醇和3,9-二-O-甲基尼森香
豌豆紫檀酚、8,2′-二羟基-7,4′-二甲氧基异黄烷
和7,2,3′-三羟基-4′-甲氧基异黄烷。

黄芪多糖：含有增强免疫活性的黄芪多
糖（astragalan）Ⅰ/Ⅱ/Ⅲ、酚性多糖（amom-
S）等。

[贮藏保管]　本品易受潮霉变并极易生虫，
应置通风干燥处，防潮湿及虫蛀。其药材两端
发白，为受潮发霉的表象。黄芪生虫一般在裂
缝、伤痕处或内部空隙处。被虫蛀蚀的黄芪易
折断。若发现蛀口，则内部已经虫蛀严重。应
勤检查，及时发现，及时晾晒。

[功效]　性微温，味甘。补气升阳，固表
止汗，利水消肿，生津养血，行滞通痹，托毒
排脓，敛疮生肌。用于气虚乏力，食少便溏，
中气下陷，久泻脱肛，便血崩漏，表虚自汗，
气虚水肿，内热消渴，血虚萎黄，半身不遂，
痹痛麻木，痈疽难溃，久溃不敛。

[用法用量]　9～30 g。

[方例]　补中益气汤（《脾胃论》）：黄芪，
人参，白术，当归，升麻，柴胡，陈皮，甘草。
功能补中益气；主治中气不足，清阳下陷，子
宫下垂，脱肛，以及肢倦气短，气虚发热等。

[论注]　（1）据本草考证，唐代以前以西
北地区特别是甘肃所产黄芪为道地，宋代以后
则以山西黄芪为道地，至清代除山西外又增加
内蒙古为道地产区。现时则认为山西、内蒙古、
甘肃所产黄芪质量均佳，均可视为黄芪之道地
药材，古今认识一致。

（2）黄芪古今均以绵黄芪为上品，绵黄芪
的含义在我国本草中有两个不同的含义。一是
就药材性状特征而言，韧皮纤维多者为绵黄芪，
如苏颂所说"八月中采根用，其皮折之如绵，
谓之绵黄芪"。二是指药材产地而言，产于绵上
（今山西沁阳）的黄芪为绵黄芪，如宋代陈承所
说"黄芪本出绵上者为良，故名绵黄芪，非谓
其柔韧如绵也"。

红 芪

HEDYSARI RADIX

本品古代本草有记载，为黄芪的一种，陶弘景曰："又有赤色者，可作膏贴，用消痈肿，俗方多用，道家不须。"《中国药典》已将黄芪、红芪分列为两种药材。

[**来源**] 为豆科植物多序岩黄芪 *Hedysarum polybotrys* Hand.-Mazz.的干燥根。

[**植物形态**] 多年生草本，高1.5 m。主根较粗大，外皮红棕色。奇数羽状复叶互生，小叶7～25枚，小叶片长卵状矩圆形至矩圆状披针形，先端圆或微缺，有小尖头，基部圆钝。总状花序腋生；萼斜钟状，最下面1枚萼齿比其他萼齿长1倍；花冠淡黄色。荚果有3～5荚节，荚节椭圆形，表面被贴伏短柔毛，边缘有窄翅。花期6—8月，果期7—9月。（图5-36-1）

生于山地阳坡灌木丛中。

[**产地**] 主产于甘肃南部岷县、武都、宕昌、临潭等地。

[**采收加工**] 秋季采根，先堆在一起，使其发热糖化，去掉茎基及须根，晒至柔软，进行揉搓后，再晒至全干。

[**药材鉴别**] 性状鉴别 呈圆柱形，少分枝，长10～50 cm，直径0.6～2 cm。表面灰红棕色，有纵皱，可见少数支根痕，栓皮易脱落，皮孔横长。质坚硬，难折断，断面皮部淡棕色，形成层呈棕色环，木部淡黄棕色，呈纤维性且富粉质。气微特异，味微甜，嚼之略有豆腥气。（图5-36-2）

[**成分**] 含多种氨基酸，总量约3.82%；

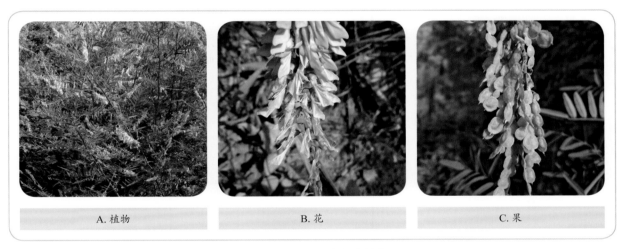

A. 植物　　　　　　B. 花　　　　　　C. 果

图5-36-1　多序岩黄芪植物

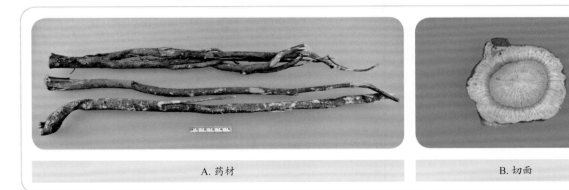

A. 药材　　　　　　B. 切面

图5-36-2　红芪药材

降压成分为 γ-氨基丁酸（γ-aminobutyric acid），含量为0.094%。抗微生物成分为（－）-3-羟基-9-甲氧基紫檀烷（1-3-hydroxy-9-methoxypterocarpan）。尚含硬脂酸、乌苏酸、谷甾醇、阿魏酸、琥珀酸、木蜡醇酯、3,4,5-三甲氧基桂皮酸甲酯。

[贮藏保管] 置干燥处，防虫蛀，防潮。

[功效] [用法用量] 同"黄芪"。

甘 草

GLYCYRRHIZAE RADIX ET RHIZOMA

本品始载于《神农本草经》，列为上品。苏颂曰："今陕西河东州郡皆有之，春生青苗，高一二尺，叶如槐叶，七月开紫花似柰冬，结实作角，子如毕豆。根长者三四尺，粗细不定，皮赤色，上有横梁，梁下皆细根也。采得去芦头及赤皮，阴干用。今甘草有数种，以坚实断理者为佳，其轻虚纵理及细韧者不堪。"陶弘景曰："此药为众药之上，经方少有不用者。"甄权曰："甘草能解一千二百般草木毒，调和众药有功，故有国老之号。"历代本草都有收载。

[别名] 国老，粉草，甜草。

[来源] 为豆科植物乌拉甘草 *Glycyrrhiza uralensis* Fischer.、胀果甘草 *Glycyrrhiza inflata* Bat.或光果甘草 *Glycyrrhiza glabra* L.的干燥根和根茎。

[植物形态] 乌拉甘草 多年生草本，高30～80 cm。根茎圆柱状，多横走；主根甚长，粗大，外皮红棕色至暗棕色或暗褐色。茎直立，稍带木质，有白色短毛及刺毛状腺体。叶互生，奇数羽状复叶，小叶7～17，小叶片窄长卵形、倒卵形或阔椭圆形至近圆形，先端急尖或钝，基部圆，两面被腺鳞及短毛，下面毛较密。腋生总状花序，花密集；花萼钟状，裂片5；花蓝紫色，蝶形，旗瓣大，下部有短爪，龙骨瓣直，较翼瓣短，有长爪；雄蕊10，9枚基部连合，花丝长短不一，花药大小不等。荚果条形，弯曲成镰状或环状，外面密被刺毛状腺体。花期6—7月，果期7—9月。（图5-37-1）

胀果甘草 与甘草区别点为：植物体局部

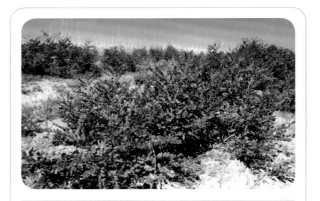

A. 生境

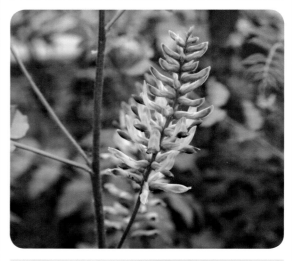

B. 花

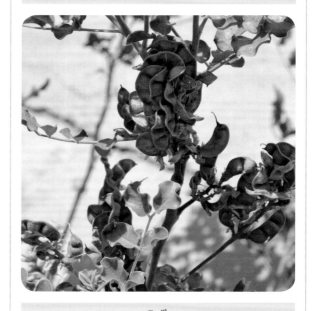

C. 果

图5-37-1 乌拉甘草植物

常密集成片的淡黄褐色鳞片状腺体，无腺毛，有时具微柔毛或无毛。根茎粗壮木质。小叶3～7，卵形或椭圆形至矩圆形，边缘波状，干时有皱褶，上面暗绿色，具黄褐色腺点，下面有似涂胶状光泽。荚果短小而直，肿胀，无腺毛，仅略有不明显的腺瘤。（图5-37-2）

光果甘草 与甘草很相似，唯全株被淡黄褐色腺点和鳞片状腺体。小叶多达19片。荚果扁直而短，多为长圆形，表面光滑无毛。（图5-37-3）

甘草生于向阳、含盐分较少、土层深厚、排水良好的钙质草原。胀果甘草生于盐渍化

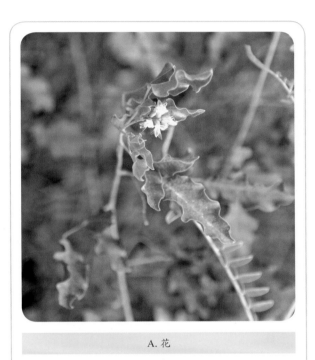

A.花

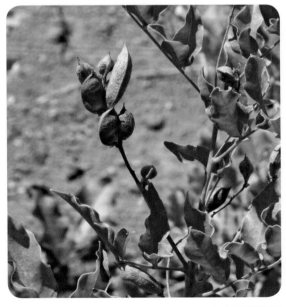

B.果

图5-37-2 胀果甘草植物

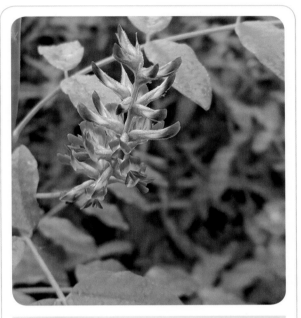

A.花

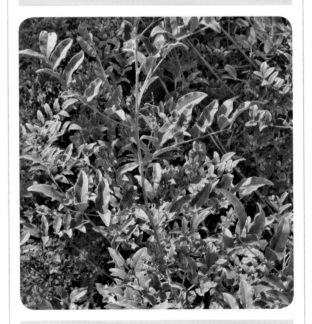

B.果

图5-37-3 光果甘草植物

土壤。

[产地] 乌拉甘草主产于内蒙古杭锦旗、鄂托克前旗，甘肃安西、敦煌、民勤，新疆巴楚、沙雅、阿瓦提等地。陕西、青海、河北、山西及东北亦产。以内蒙古杭锦旗所产品质最佳。光果甘草及胀果甘草主产于新疆、甘肃等省区。

产于内蒙古西部、陕西、甘肃、青海、新疆等地的皮细色红、粉足的优质甘草，称为"西草"，不符合标准者列为东草；产于内蒙古东部、东北、河北、山西的甘草，一般未斩去头尾，称为"东草"。西草优于东草，东草和西草主要以品质区分，不受产区限制。

[采收加工] 有性繁殖的甘草一般生长4年后采收，无性繁殖的甘草一般3年后采收。春、秋二季采挖，以春季采者为佳，秋季次之，夏季更次。

将挖取的根和根茎，切去茎基、幼芽、串条、枝杈以及须根，洗净，按粗细、大小分别捆好，放干燥处晾至半干，再及时晒干（加工时应避免雨淋，否则颜色变浅、粉性减弱）。带有土红色栓皮者称"皮草"，削去外皮者称为"粉甘草"。由于栓皮和皮层部位的甘草甜素含量较高，现多不去皮。

[药材鉴别] 性状鉴别 乌拉甘草：呈圆柱形，不分枝，长25～100 cm，直径0.6～3.5 cm。带皮者外皮松紧不等，红棕色、棕色或灰棕色，具显著的皱纹、沟纹及稀疏的细根痕。质坚实而重，断面纤维性，黄白色，有粉性，具一明显的环纹和菊花心，常形成裂隙。微具特异的香气，味甚甜而特殊。根茎形状与根相似，但表面有芽痕，断面中央有髓。（图5-37-4）

胀果甘草：根茎木质粗壮，根上粗下细，外皮粗糙，多灰棕色至灰褐色。质坚硬，断面淡黄色或黄绿色，纤维性，粉性少。味甜或带苦。根茎不定芽多而粗大。（图5-37-5）

光果甘草：根及根茎质地较坚实，有的分枝；外皮较光滑，多呈灰棕色，皮孔细小；断面韧皮部射线平直，裂隙较小。（图5-37-6）

传统鉴别 梁外草（西草、乌拉甘草）：主产于内蒙古杭锦旗，古称梁外，故名。呈圆柱形，两端齐平，顺直不分支，外皮枣红色，有光泽，有抽沟，尾部更深，习称"缩尾巴"。质坚实，断面鹅黄色（鲜黄色），纤维性，粉性重，有特异香气，味甜。品质最优。外皮已削去者，即"粉甘草"，其断面黄白色，纤维较少，粉性强，味甜，多供出口。过去刮皮草强调"抽沟、瓦垅、缩屁股"，即表示质嫩之意。东草则一般不斩去头尾，外皮发灰，纤维多，断面色灰黄，品质较次；外皮粗而铁心（心色黑）者为老甘草，质劣。

光果甘草（欧甘草，香港称"大甘草"）：与梁外草相似，外皮红棕色，断面黄色，粉性较强，气味较淡。品质较优。产量甚少。

新疆甘草（西北草、胀果甘草）：根较粗大，头粗尾细岔支多，外皮灰棕色，质坚硬，断面黄绿色或黄色，粉性较弱。品质较次。

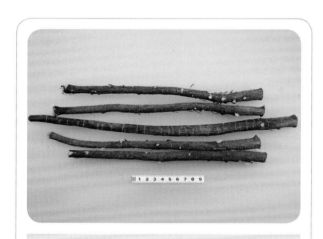

A. 药材

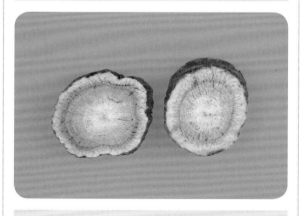

B. 切面

图5-37-4　乌拉甘草药材

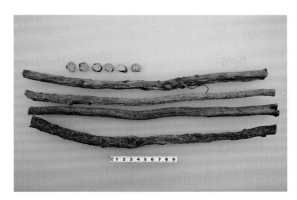

图5-37-5 胀果甘草药材

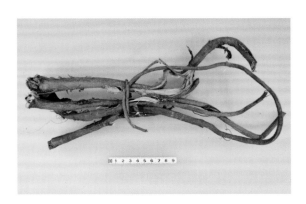

图5-37-6 光果甘草药材

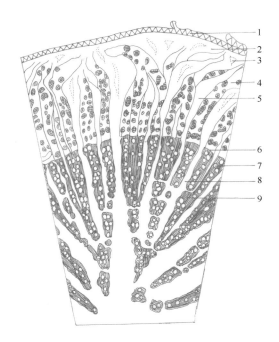

图5-37-7 乌拉甘草根横切面简图

1. 木栓层 2. 皮层 3. 裂隙 4. 韧皮部 5. 韧皮射线
6. 形成层 7. 导管 8. 木射线 9. 木纤维

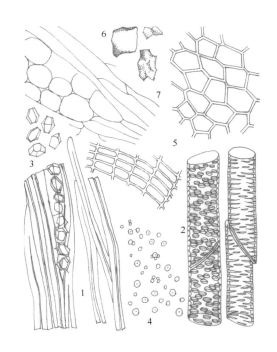

图5-37-8 乌拉甘草粉末图

1. 纤维及晶鞘纤维 2. 导管 3. 方晶 4. 淀粉粒
5. 木栓细胞 6. 色素块 7. 射线细胞

显微鉴别 乌拉甘草根横切面：① 木栓层为数列棕红色细胞。② 皮层较窄。③ 韧皮部常现裂隙，筛管群常因压缩而变形，韧皮射线宽广，多弯曲；韧皮部及木质部均有纤维束，其周围薄壁细胞常含草酸钙方晶，形成晶鞘纤维。④ 束内形成层明显。⑤ 导管单个或3～5个成群，木质部射线宽3～5列细胞。根中心无髓；根茎有髓。（图5-37-7）

粉末黄棕色。乌拉甘草：① 纤维成束，直径7～15 μm，壁厚；晶鞘纤维多见，草酸钙方晶大至31 μm。② 具缘纹孔导管直径至160 μm，稀有网纹导管。③ 木栓细胞多角形，红棕色。④ 淀粉粒单粒卵圆形或椭圆形，脐点点状或短缝状，直径3～10 μm。⑤ 棕色块状物，形状不一。（图5-37-8）

[成分] 乌拉甘草含三萜类化合物，主要是甘草甜素（glycyrrhizin），为甘草的甜味成分，是1分子的18β-甘草次酸（18β-glycyrrhetic acid）和2分子的葡萄糖醛酸（glucuronic acid）结合生成的甘草酸（glycyrrhizic acid）的

钾盐和钙盐。其他三萜皂苷有乌拉尔甘草皂苷（uralsaponin）A/B和甘草皂苷（licoricesaponin）A₃/B₂/C₂/D₃/E₂/F₃/G₂/H₂/J₂/K₂。

还含黄酮类化合物，主要有甘草苷元（liquiritigenin）、甘草苷（liquiritin）、异甘草苷元（isoliquiritigenin）、异甘草苷（isoliquiritin）、新甘草苷（neoliquiritin）、新异甘草苷（neoisoliquiritin）、甘草西定（licoricidin）、甘草利酮（licoricone）、芒柄花黄素（formononetin）、5-O-甲基甘草西定（5-O-methyllicoricidin）等。

此外，还含生物碱如5,6,7,8-四氢-4-甲基喹啉（5,6,7,8-tetrahydro-4-methylquinoline）、5,6,7,8-四氢-2,4-二甲基喹啉（5,6,7,8-tetrahydro-2,4-dimethylquinoline）、3-甲基-6,7,8-三氢吡咯并［1，2-α］嘧啶-3-酮（3-methyl-6,7,8-ihydropyrrolo［1，2-α］pyrimidin-3-one）等。

胀果甘草主要成分与甘草相似，另含甘草查尔酮、11-脱氧甘草次酸、β-谷甾醇。

光果甘草主要成分也与甘草相似，另含去氧甘草次酸I/II、异甘草次酸（liquiritic acid），及黄酮类化合物光果甘草苷（liquiritoside）、异光果甘草苷、光果甘草苷元（liquiritogenine）、异光果甘草苷元和甘草查耳酮（licochalcone）A/B。

［贮藏保管］　本品味甜，粉性强，最易受潮发霉和虫蛀，应置通风干燥处，防潮湿、虫蛀。若发现生霉，及时晾晒，刷去霉迹，切勿用水洗，以防变色。如发现微小白点，为生虫的先兆。检查是否生虫，可取甘草互相敲打或向地上敲打，如生虫则易折断。甘草生虫蔓延极快，应立即将生虫药材清出，置阳光下暴晒除虫。晒热的药材摊凉，以免装箱后药材内色变老黄。

［功效］　性平，味甘。补脾益气，清热解毒，祛痰止咳，缓急止痛，调和诸药。用于脾胃虚弱，倦怠乏力，心悸气短，咳嗽痰多，脘腹、四肢挛急疼痛，痈疽疮毒，缓解药物毒性、烈性。

［注意］　不宜与海藻、京大戟、红大戟、甘遂、芫花同用。

［用法用量］　3～10 g。

［方例］　炙甘草汤（《伤寒论》）：炙甘草，生姜，人参，地黄，桂枝，阿胶，麦冬，麻仁，大枣。功能益气滋阴，通阳复脉；主治气虚血弱，虚羸少气，心悸心慌，虚烦失眠，大便干结，舌质淡红少苔，脉结代；虚劳肺痿，久咳不止，涎唾甚多，咽燥而渴，痰中有血，心悸、心烦，少气，失眠，自汗盗汗，脉虚数。

［论注］　（1）甘草属植物约17种，分布于北纬30°～55°，北半球温带，为钙质土壤的指示植物。我国有8种，其中3种常供药用，即乌拉甘草Glycyrrhiza uralensis Fischer、胀果甘草Glycyrrhiza inflate Batal.及光果甘草Glycyrrhiza glabra L.。据报道，我国传统应用的甘草主流品种，其原植物为乌拉甘草，分布于内蒙古鄂尔多斯市、黄河河套内的布齐和毛乌素绵延数百公里的荒漠地带（即鄂尔多斯高原，是甘草的道地产区）。其药材特征是：皮细、色棕红、条顺、质坚、骨气好、敲之作檀木声、粉性足、柴性小、口面外翻、黄亮、致密、无花眼。符合本草"赤皮断理，看之坚实"的品质要求。光果甘草产于土耳其、伊朗、西班牙和意大利，称西班牙甘草（Spanish licorice），我国西北地区有分布，俄、英、美等国家药典收载；胀果甘草产于中国新疆地区，产量较大。

（2）日本研究报道了3种甘草各有化学成分的特征：乌拉甘草有甘草香豆素（glycycoumarin）、甘草吡喃香豆素（licopyranocowmarin）、甘草啶（glabxidin）和光甘草素（glabrene），另两种不含。胀果甘草含甘草查耳酮甲/乙（licochalcone A/B），另两种不含。因此中国主流产品乌拉甘草可将香豆素作为专属性的化学特征。

（3）黄甘草Glycyrrhiza korshin-skyi G. Grig.分布于新疆的东疆盆地及甘肃酒泉、金塔一带；含黄甘草苷（glycyroside）、甘草苷、异甘草苷、夏佛托苷（schafftoside），可用于提取黄甘草皂苷（glyeurysaponin）。粗毛甘草Glycyrrhiza aspera Pall.分布于新疆，甘草次酸含量较低，可用于提取原料。云南甘草Glycyrrhiza yunnanensis Cheng. et L.K.Tai主要分布在云南丽江北部一带；据文献记载不含甘草次酸，不宜当甘草使用。

葛　根
（附：葛花）

PUERARIAE RADIX

葛始载于《神农本草经》，列为中品。李时珍曰："葛有野生，有家种。其蔓延长……其根外紫内白，长者七八尺。其叶有三尖，如枫叶而长，面青背淡。真花成穗，累累相缀，红紫色。其荚如小黄豆荚，亦有毛，其子绿色，扁如盐梅子核，生嚼腥气，八九月采，《本经》所谓葛谷是也。"这与目前商品主要使用的野葛和甘葛品种相符。

［**别名**］　粉葛，甘葛。

［**来源**］　为豆科植物野葛 *Pueraria lobate*（Willd.）Ohwi 或甘葛藤 *Pueraria thomsonii* Benth. 的干燥根。药材分别称为"葛根"和"粉葛根"（或"甘葛根"）。

［**植物形态**］　野葛　多年生落叶藤本，全株被黄褐色长硬毛。根肥大，圆柱形或纺锤形。三出复叶，具长柄；顶端小叶柄较长，托叶盾状着生，卵状长椭圆形，小托叶线形，小叶片菱状卵形，有时3浅裂，两面被糙毛，背面较密；侧生小叶片宽卵形，有时3浅裂，基部斜形。总状花序腋生，花密，蓝紫色；萼筒钟状，萼齿5，披针形，与萼筒等长，上面2齿合生，下面1齿较长；旗瓣近圆形或卵圆形，先端微凹，基部有两短耳，翼瓣狭椭圆形，较旗瓣短，常一边的基部有耳，龙骨瓣较翼瓣稍长；雄蕊10，二体；子房线性，花柱弯曲。荚果线形扁平，外被黄褐色长硬毛。花期5—9月，果期8—10月。（图5-38-1）

甘葛藤　与野葛区别点为：茎枝被黄褐色短毛或杂有长硬毛。托叶披针状长椭圆形，有毛。总状花序腋生，花萼钟状，萼齿5，远较萼筒为长。荚果长椭圆形。（图5-38-2）

生于丘陵地区的坡地或疏林中，亦有栽培。

［**产地**］　主产于广西、江西、广东、湖南、河南、浙江、四川等省区。全国大部分地区多自产自销。

［**采收加工**］　秋季（霜降）后至次年春季（清明）前采收。将挖出的根，洗净并刮去外

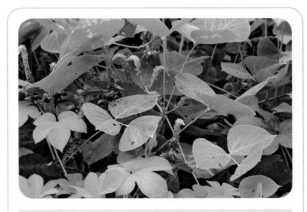

A. 植物

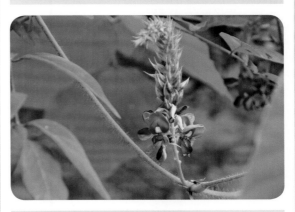

B. 花

图5-38-1　野葛植物

皮，先横切成长约1 cm的厚片，晒干；或再纵切成厚0.5 ～ 1 cm的丁，晒干或用微火烘干。

［**药材鉴别**］　性状鉴别　葛根：完整者多呈圆柱形或近纺锤形。商品常为纵切的长方形厚片或小方块，长5 ～ 35 cm，厚0.5 ～ 1 cm。表面淡棕色至棕色，有时可见横长的皮孔及残存淡棕色外皮。切面粗糙，纤维性强。横切片可见由纤维及导管所形成的同心环层。质轻松。微有豆腥气，味微甜。（图5-38-3）

粉葛：纤维性较弱，有的呈绵毛状。质坚硬而重，富粉性。（图5-38-4）

传统鉴别　葛根：多切为大方块，黄白色，纤维性强，富粉性，味甘。习称"甘葛"，品质较优。

粉葛：呈圆柱形，个大者对剖成半圆柱形，或斜切成厚片，白色，横切面可见同心性环，纤维性弱，更富于粉性。味甘而微咸。

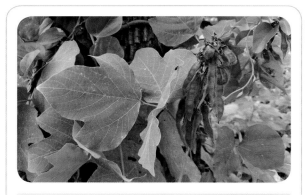

A. 植物

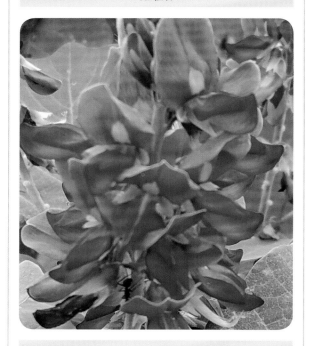

B. 花

图 5-38-2　甘葛藤植物

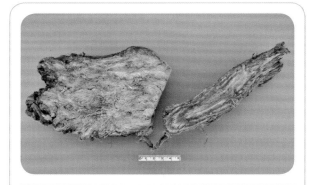

A. 葛根片

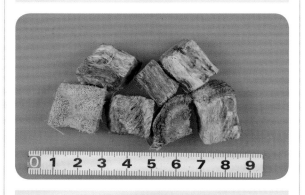

B. 葛根丁

图 5-38-3　葛根药材

均以块大、质坚实、色白粉性足、纤维少者为佳。质松、色黄、无粉性、纤维多的质次。

<u>显微鉴别</u>　野葛根横切面：① 残留的皮部中可见石细胞。② 木部导管群与木纤维束相间排列，导管直径至 300 μm，纤维束周围的薄壁细胞含草酸钙方晶（晶纤维）。③ 射线宽 3 ～ 8 列细胞。（图 5-38-5）

甘葛藤根横切面：① 导管较小，直径达76 μm。② 木纤维束较少。③ 木薄壁细胞含众多淀粉粒。

粉末淡棕色、黄白色或淡黄色。野葛：

① 淀粉粒甚多，单粒球形、半圆形或多角形，直径 3 ～ 37 μm，脐点点状、裂缝状或星状；复粒由 2 ～ 10 分粒组成。② 纤维多成束，壁厚，木化，周围细胞大多含草酸钙方晶，形成晶纤维。③ 石细胞少见，类圆形或多角形，直径 25 ～ 70 μm。④ 具缘纹孔导管较大，孔六角形或椭圆形，排列极为紧密。（图 5-38-6）

[成分]　含黄酮类化合物，主要活性成分为葛根素（puerarin）、黄豆苷（daidzin）、黄豆苷元（daidzein）、4′,6″-二乙酰基葛根素（4′,6″-O-diacetylpuerarin）、芒柄素-7-葡萄糖苷、5,7,4″-三羟基异黄酮、葛根素木糖苷、4′-甲氧基葛根素、7-羟基-4′-甲氧基异黄酮等。还含有尿囊、谷甾醇、羽扇豆酮（lupenone）、尿囊素（allantoin）、5-甲基海因（5-methylhydantoin）、胡萝卜苷（daucosterol）、6,7-二甲氧基香豆素（6,7-dimethoxy coumarin）及一种新的天然甘油酯——1-二十四烷酸甘油酯（glycerol-1-

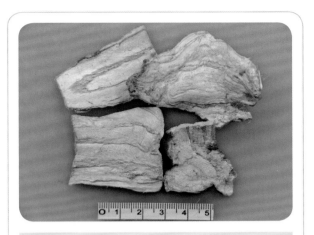

A.粉葛片

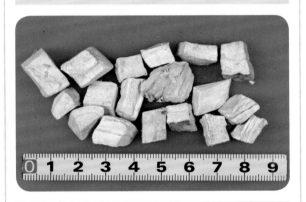

B.粉葛丁

图5-38-4　粉葛药材

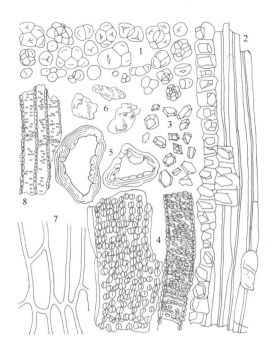

图5-38-6　野葛粉末图

1.淀粉粒　2.晶鞘纤维　3.草酸钙方晶　4.导管
5.石细胞　6.色素块　7.木栓细胞　8.木薄壁细胞

monote-tracasanoate）。

野葛中尚含麦芽酚-5-O-芹菜糖（1→2）葡萄糖苷［maltol-5-O-apiosyl（1→2）glucoside］和抗肿瘤成分3-十六碳三烯儿茶酚二醋酸盐（3-heptadaca-trieny catechol diacetata）等。

甘葛藤根的总黄酮含量较野葛低。

[贮藏保管]　置干燥处，防霉，防虫蛀。

[功效]　性凉，味甘、辛。解肌退热，生津止渴，透疹，升阳止泻，通经活络，解酒毒。用于外感发热头痛，项背强痛，口渴，消渴，麻疹不透，热痢，泄泻；眩晕头痛，中风偏瘫，胸痹心痛，酒毒伤中。

[用法用量]　10～15 g。

[方例]　葛根芩连汤（《伤寒论》）：葛根，黄芩，黄连，甘草。功能清泄里热，解肌散邪；主治表证未解，邪热入里证，症见身热，下利臭秽，胸脘烦热，口干作渴，喘而汗出，舌红苔黄，脉数或促。

[论注]　（1）葛根药材由于产地不同，南方产者粉性大，北方产者粉性较小，野葛甘味纯正。据报道，野葛总黄酮最高达12%，甘葛

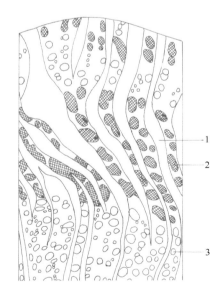

图5-38-5　野葛根横切面简图

1.射线　2.纤维束　3.导管

最高达3.86%。传统经验认为，葛根以质坚实、粉性足、纤维少、甘味纯正者为佳。

（2）云南葛藤 *Pueraria peduncularis*（Grah. ex Benth.）Benth. 又称苦葛，分布于四川、贵州、云南、西藏。小叶卵形或斜卵形，全缘，先端渐尖，基部急尖至截平，两面均被粗硬毛，稀见上面无毛；总状花序长20～40 cm，纤细，苞片和小苞片早落；花白色，3～5朵簇生于花序轴的节上。根呈较规则的圆柱形，表面淡黄褐色，栓皮较松，易呈片状剥落；切断面可见3～4个褐色的同心环；纤维性强，粉性差，粉碎时有刺激作用的粉尘，刺鼻并咳嗽。味苦。其根有毒，四川农民常作为农药或杀虫剂，不可作中药葛根用。（图5-38-7）

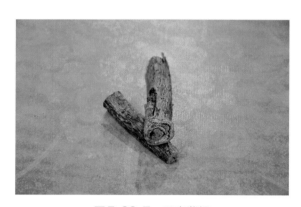

图5-38-7　云南葛根

（3）在葛根生产收购、贮藏过程中，必须注意防止霉烂。研究结果表明：发霉的葛根药材，其总黄酮和异黄酮各成分的含量明显下降，影响质量。

附：葛　花

PUERARIAE FLOS

［**来源**］ 为豆科植物野葛 *Pueraria lobata*（Willd.）Ohwi 或甘葛藤 *Pueraria thomsonii* Benth. 的干燥未全开放花。

［**采收加工**］ 当花未全开放时采收，去梗叶，晒干。

［**药材鉴别**］ 性状鉴别　呈不规则的扁长圆形或略成扁肾形。基部有两片披针钻形的小苞片。萼片灰绿色，基部连合，先端5齿裂，裂片披针形，其中2齿合生，表面密披黄白色毛茸；花瓣淡蓝紫色，突出于萼外或被花萼包被；内有雄蕊10枚，9枚连合；雌蕊细长，微弯曲，披毛。气微弱，味淡。（图5-38-8）

以身干、朵大、淡紫色、未开放者为佳。

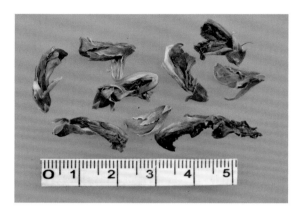

图5-38-8　葛花药材

［**成分**］ 含多种黄酮，主要有尼鸢尾立黄素-7-葡萄糖苷（irisolidone-7-glucoside）、尼鸢尾立黄素-7-木葡萄糖苷（irisolidone-7-xylosyl glucoside）等。

［**贮藏保管**］ 置干燥处，防霉，防虫蛀。

［**功效**］ 性平，味甘。解酒毒，醒脾，止渴。用于伤酒烦渴，不思饮食。

［**用法用量**］ 5～10 g。

远　志

POLYGALAE RADIX

本品始载于《神农本草经》，列为上品。《本草经集注》曰："小草状似麻黄而青。"《开宝本草》记载远志："茎叶似大青而小。"《本草图经》曰："根如蒿根，黄色，苗似麻黄而青，又如毕豆。叶亦有似大青而小者。三月开白花，根长及一尺……四月采根阴干，古方通用远志、小草。"《本草纲目》记载："此草服之，能益智强志，故有远志之称。"又谓："远志有大叶、小叶二种，陶弘景所说者小叶也，马志所说者大叶也。"此小叶远志是现时的远志，是最早使用的品种；大叶似指卵叶远志，大约在唐宋时期开始使用。

[**来源**] 为远志科植物远志*Polygala tenuifolia* Willd.或卵叶远志*Polygala sibirica* L.的干燥根。

[**植物形态**] 远志 多年生草本，高30 cm。根圆柱形，韧皮部肉质，浅黄色。茎丛生、斜生或直立，绿色，近无毛。叶互生，线形或狭线形，长1～3 cm，宽0.5～1 cm，先端渐尖，基部楔形，全缘，反卷，无毛或极疏被微柔毛，主脉上面凹陷，背面隆起，侧脉不明显，近无柄。总状花序呈扁侧状，生于小枝顶端，有稀疏的花，通常略俯垂；萼片5，外面3，里面2枚花瓣状，带紫堇色，基部具爪；花瓣3，紫色，侧瓣斜长圆形，基部与龙骨瓣合生，基部内侧具柔毛，龙骨瓣较侧瓣长，具流苏状附属物；雄蕊8，花丝3/4以下合生成鞘，具缘毛，3/4以上两侧各3枚合生，花药无柄，中间2枚分离，花丝丝状，具狭翅，花药长卵形；子房扁圆形，花柱弯曲，顶端呈喇叭形，柱头内藏。蒴果卵圆形而扁，边缘狭翅状。花期5—7月，果期7—8月。（图5-39-1）

卵叶远志 茎绿褐色，表面密被灰褐色细柔毛。叶椭圆形至长圆状披针形，长0.8～2 cm，宽3～6 mm。蒴果翅窄，疏生短睫毛。（图5-39-2）

生于向阳带石砾或砂质的干山坡、路旁或河岸各地。

[**产地**] 主产于山西曲沃、夏县、闻喜、万荣、洪超，河北迁西、平山，以及陕西、吉林、河南等省。

[**采收加工**] 生长3年后可采收。以初春、秋末采收为好。采挖时，待远志叶枯萎后，去除地上部分，挖取根部，除去泥土，晒至皮部稍皱缩，用木棒敲打，使其松软，抽去木心，晒干，称"远志筒"；或将皮部剖开，除去木部，称"远志肉"；根细不去木部，称"远志梗"。

[**药材鉴别**] 性状鉴别 远志肉或远志筒呈双卷筒状或圆柱形，略弯曲，长2～15 cm，直径2～7 mm，厚约1 mm。表面灰黄色或浅棕色，光滑或具深陷密集横皱纹及裂纹，老根

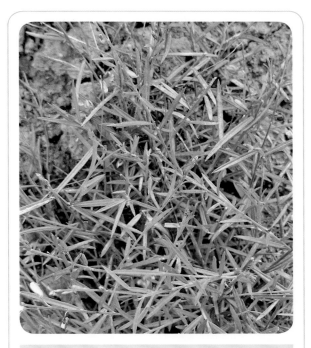

A. 植物

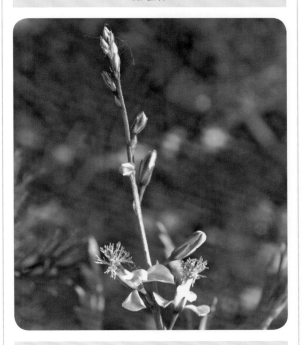

B. 花

图5-39-1 远志植物

横皱纹较密更深陷，略呈结节状。质脆，折断面平坦，黄白色。微有青草气，味苦微辛，嚼之有刺喉感。远志梗的中央有坚硬的木部，皮部易与木部剥离，折断面粗糙。（图5-39-3、图

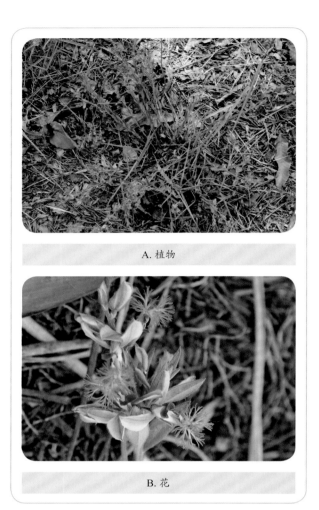

A. 植物

B. 花

图5-39-2　卵叶远志植物

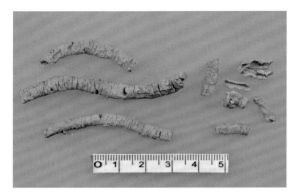

图5-39-3　远志筒（左）与远志肉（右）

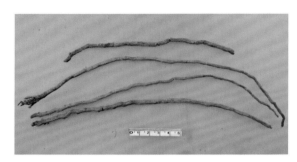

图5-39-4　远志棍

5-39-4）

　　传统鉴别　远志筒（鹅管志筒）：似笔杆大小，外皮黄褐色，皮皱，有横纹，肉厚，质软糯，无木质心，品质优。按大小分为大志筒、中志筒及志肉。

　　远志肉：除去木质部后，因肉薄不成筒，故名"远志肉"；皮糙肉薄，品质为次。

　　以筒粗、皮细、肉厚、去净木心者为佳。

　　显微鉴别　根皮横切面：① 木栓层为数列至10余列木栓细胞。② 皮层狭窄，有横向裂隙。③ 韧皮部较宽，常现裂隙；韧皮射线于内侧较明显。④ 薄壁细胞中大多含脂肪油滴；有的含草酸钙簇晶与方晶。（图5-39-5）

　　粉末：黄棕色。① 木栓细胞表面观呈多角形、类方形或长方形，垂周壁较薄，微木化，有纹孔呈断续状。② 木纤维单个散在或成束，

细长，直径9～22 μm，微木化。③ 韧型纤维壁厚3～7 μm，外壁略呈细齿状，有的壁较平整，孔沟稀少。④ 纤维管胞具缘纹孔明显，斜向排列。⑤ 草酸钙簇晶存在于薄壁细胞中或散在，直径14～55 μm，棱角较宽而薄，先端大多较平截。⑥ 导管主要为具缘纹孔导管，有细小的网纹或螺纹导管。⑦ 薄壁细胞类圆形，含脂肪油滴，偶见草酸钙簇晶。⑧ 木薄壁细胞类长方形，壁木化，有纹孔，孔沟明显。（图5-39-6）

　　[**成分**]　含三萜类皂苷，主要有远志皂苷（onjisaponin）A～G，是由细叶远志皂苷元（presenegenin）与不同的糖结合而成。如细叶远志皂苷元与葡萄糖结合成次级皂苷；细叶远志皂苷（tenuifolin，presenegenin-β-D-glucopyranoside）；细叶远志皂苷再与糖结合成远志皂苷。

　　尚含𠮶酮（xanthones）与桂皮酸的衍生物，有3,4,5-三甲氧基桂皮酸（3,4,5-trimethoxycinnamic acid）、6-羟基-1,2,3,7-四甲氧基𠮶酮（6-hydroxy-1,2,3,7-tetramethoxyxanthone）

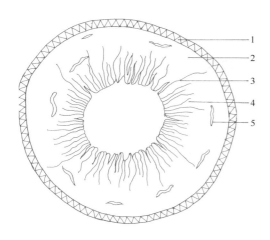

图5-39-5 远志根皮横切面简图

1. 木栓层 2. 皮层 3. 射线 4. 韧皮部 5. 裂隙

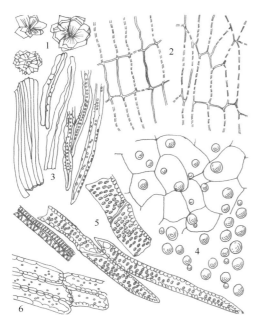

图5-39-6 远志粉末图

1. 草酸钙簇晶 2. 木栓细胞 3. 木纤维
4. 薄壁细胞及脂肪油滴 5. 导管 6. 木薄壁细胞

等化合物。还含有细叶远志定碱（tenuidine）、远志糖醇（polygalitol）、N-乙酰-D-葡萄糖胺等。

［**贮藏保管**］ 置通风干燥处，防潮湿，防重压，以免霉变、破碎。

［**功效**］ 性温，味苦、辛。安神益智，交通心肾，祛痰，消肿。用于心肾不交引起的失眠多梦、健忘惊悸、神志恍惚，咳痰不爽，疮疡肿毒，乳房肿痛。

［**用法用量**］ 3～10 g。

［**方例**］ 定志丸（《千金方》）：远志，菖蒲，人参，茯苓。功能益气养阴，定志益智；主治心气不足，痰浊阻窍，症见心怯善恐，惊悸健忘，夜卧不安，甚则忧愁悲伤，语失伦次，喜笑发狂等。

［**论注**］ （1）本草著作在收载远志的同时也收载了小草，即其全草。现代药理实验证明细叶远志的地上部分（小草）具有协同巴比妥类药物的作用，把其列入安神药是有道理的。

（2）据报道，观察了近10个不同产地的细叶远志根的组织和粉末，均未发现草酸钙簇晶，而极丰富的脂肪油滴以及木栓细胞有细密纹孔这两个特征很稳定。因此，可将木栓细胞壁具细密的纹孔作为鉴别远志的依据之一。

甘 遂

KANSUI RADIX

本品始载于《神农本草经》，列为下品。苏颂曰："……苗似泽漆，茎短小而叶有汁。根皮赤，肉白作连珠。"

［**来源**］ 为大戟科植物甘遂 *Euphorbia kansui* T. N. Liou ex T. P. Wang 的干燥根。

［**植物形态**］ 多年生草本，高25～40 cm，有白色乳汁。根细长，稍弯曲，部分呈连珠状，亦有呈长椭圆形，外皮棕褐色，其上生有少数细长的侧根及须根。茎直立，下部稍木质化，淡红紫色，上部淡绿色。叶互生，线状披针形或披针形，全缘。花单性，雌雄同株；花序单生于二歧分枝顶端，基部具短柄；总苞杯状，高与直径均约3 mm；边缘4裂，裂片半圆形，边缘及内侧具白色柔毛；腺体4，新月形，两角不明显，暗黄色至浅褐色；雄花多数，明显伸出总苞外；雌花1枚，子房柄长3～6 mm；子房光滑无毛，花柱3，2/3以下合生；柱头2裂，不明显。蒴果近三棱状球形。花期6—9月，果期8—10月。（图5-40-1）

［**产地**］ 主产于陕西、河南、山西、宁夏、甘肃等省区。

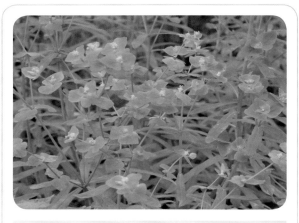

A. 植物

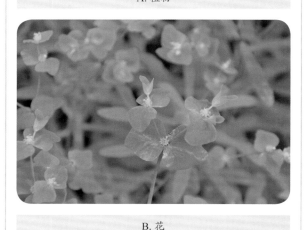

B. 花

图5-40-1　甘遂植物

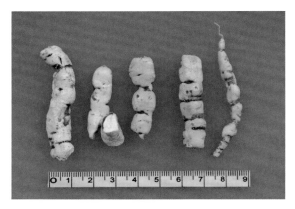

图5-40-2　甘遂药材

[采收加工]　春季开花前或秋末茎叶枯萎后采挖，置于竹筐中撞去外皮，晒干。

[药材鉴别]　性状鉴别　呈长纺锤形或长椭圆形，中间有时缢缩呈连珠状，长1～10 cm，直径0.2～2.5 cm。表面类白色或黄白色，凹陷处有棕色外皮残留。质脆，易折断，断面粉性，皮部类白色，木部淡黄色，有放射状纹理。气微，味微甘而辣，有持久的刺激性。（图5-40-2）

以肥大、色白、粉性足者为佳。

[成分]　含γ-大戟醇（γ-euphol）、大戟醇（euphol）、甘遂酸（20-表大戟二烯醇，20-epieuphol，tirucallol，kanzuiol）、20-去氧巨大戟萜醇（20-deoxyingenol）、20-去氧巨大戟萜醇-3-苯甲酸酯（20-deoxyingenol-3-benzoate）、20-去氧巨大戟萜醇-5-苯甲酸酯（20-deoxyingenol-5-

benzoate）、巨大戟萜醇（ingenol）、巨大戟萜醇-3-（2,4-癸二烯酸酯）-20-乙酸酯［ingenol-3-（2,4-decadienoate）-20-acetate］、13-氧化巨大戟萜醇（13-oxyingenol）、13-氧化巨大戟萜醇-13-十二酸酯-20-乙酸酯（13-oxyingenol-13-dodecanoate-20-hexanoate）、甘遂萜酯A/B（kansuinineA/B）、甘遂大戟萜酯（kansuiphorin）A/B/C/D。

尚含β-香树脂醇乙酸酯（β-amyrinacetate）、β-谷甾醇（β-sitosterol）、β-谷甾醇葡萄糖苷（β-sitosterolglucoside）、24-亚甲基环木菠萝烷醇（24-methylenecycloartanol）、1,1-双（2,6-二羟基-3-乙酰基-4-甲氧基苯基）甲烷［1,1-bis（2,6-dihydroxy-3-acetyl-4-methoxyphenyl）methane］和甲基（2,4-二羟基-3-醛基-6-甲氧基）苯基甲酮［methyl（2,4-dihydroxy-3-formyl-6-methoxy）phenylketone］。还含有棕榈酸（palmiticacid）、枸橼酸（citricacid）、草酸（oxalicacid）、鞣质、树脂、葡萄糖（glucose）、蔗糖（sucrose）、淀粉、维生素B_1等。

[贮藏保管]　置通风干燥处，防潮湿、防霉变和防虫蛀。若发现生霉和生虫，应及时翻晒。

[功效]　性寒，味苦；有毒。泻水逐饮，消肿散结。用于水肿胀满，胸腹积水，痰饮积聚，气逆喘咳，二便不利，风痰癫痫，痈肿疮毒。

[用法用量]　0.5～1.5 g，炮制后多入丸散用；外用适量，生用。

[注意]　孕妇禁用，不宜与甘草同用。

[方例]　控涎丹（《三因方》）：甘遂，大

载，白芥子，淡姜汤。功能祛痰逐饮；主治痰涎内伏，胸背、手脚、颈项、腰胯突然痛不可忍。

[论注] 甘遂根横生呈连珠状，采挖起土时若用手接触，会引起手肿，用甘草水洗可消肿。

狼 毒

EUPHORBIAE EBRACTEOLATAE RADIX

本品始载于《神农本草经》，列为下品。陶弘景曰："今第一出高丽，色黄……次出近道，名草间茹，色白。"李时珍曰："高二三尺，根长大如萝卜、蔓菁状，或有歧出者，皮黄赤，肉白色，破之有黄浆汁，茎叶如大戟，而叶长微阔，不甚尖，折之有白汁。"现使用的白狼毒，是明代以前本草中的草间茹和间茹。

[别名] 白狼毒。

[来源] 为大戟科植物月腺大戟 *Euphorbia ebracteolata* Hayata 或狼毒大戟 *Euphorbia fischeriana* Steud. 的干燥根。

[植物形态] 月腺大戟　多年生草本，高30～60 cm。根肥厚肉质，纺锤形至圆锥形，外皮黄褐色，有黄色乳汁。茎直立，绿色，基部带紫色。叶互生，无柄，茎下部叶小，向上渐大；叶片长圆状披针形，长4～11 cm，宽1～2.5 cm，先端钝，基部楔形，全缘，中脉粗大，两面光滑无毛。总花序腋生或顶生，通常顶生的有5伞梗，基部具卵状披针形或三角状长卵形的叶状苞片5，每伞梗再二叉状分枝，分枝处有三角卵形或广卵形苞片2，分枝先端具2片较小苞片及1杯状聚伞花序；杯状总苞具5裂片，先端有不规则浅裂，腺体4个，半月形。蒴果三角状扁球形，无毛。花期4—6月，果期5—7月。（图5-41-1）

狼毒大戟　与上种相近，但根肥厚肉质，长圆锥形，红褐色或褐色，有白色乳汁。总花序多歧聚伞状，顶生，通常5伞梗，基部轮生叶状总苞片5，每伞梗又生出3小伞梗或再抽第三回小伞梗；杯状总苞裂片内面近无毛，外面

有柔毛，边缘有睫毛，腺体肾形。蒴果密生短柔毛或无毛。花期5—6月，果期6—7月。（图5-41-2）

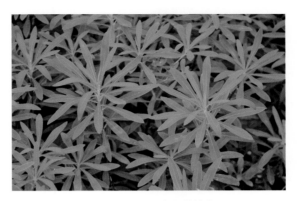

图5-41-1　月腺大戟植物

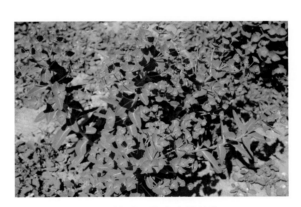

图5-41-2　狼毒大戟植物

生于草原、向阳山坡。

[产地] 月腺大戟主产于安徽、河南、江苏、山东、湖北等省；其中以安徽产量较大，河南质量最好。狼毒大戟主产于黑龙江、吉林、辽宁、河北、河南、山西、内蒙古等省区。

[采收加工] 春、秋二季采挖，洗净，切片，晒干。

[药材鉴别] 性状鉴别　月腺大戟：常为横、斜或纵切片，呈类圆形、长圆形或块状，直径1.5～8 cm，厚0.5～4 cm。栓皮灰褐色，呈重叠的薄片状，易剥落而显棕黄色；切面黄白色，有异形维管束，形成黄褐色或黄色大理石样纹理或环纹，黄褐色或黄色部分常为凝聚的分泌物。质轻，折断面有粉性。气微，味甘，有刺激性辣味。（图5-41-3）

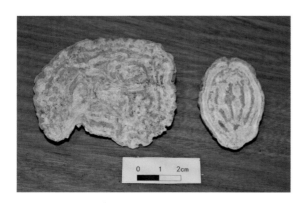

图5-41-3 月腺大戟药材

狼毒大戟：栓皮灰棕色，易剥落而显棕黄色或棕红色；切面不平坦，粉性，有棕黑色与黄白色相间（异形维管束）明显的同心环。以水湿之，撕开可见拉长的黏丝，以刀切之，刀刃上粘附一层胶状物。（图5-41-4）

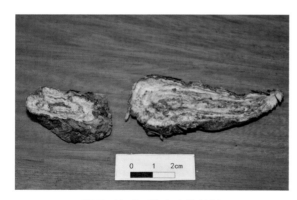

图5-41-4 狼毒大戟药材

均以片大、粉性足者为佳。

显微鉴别 月腺大戟粉末：淡黄白色。① 淀粉粒甚多，单粒呈类球形、长圆形或盔帽形，直径2～26（～56）μm，长至65 μm，脐点星状、人字状、圆点状或三叉状，大粒层纹隐约可见；复粒由2～8分粒组成；半复粒易见。② 乳汁管中有时可见黄色分泌物。③ 厚壁细胞长方形、类方形、卵形或长条形，直径22～77（～111）μm，长至255 μm，壁稍厚，约至9 μm。④ 导管有网状具缘纹孔导管、具缘纹孔导管及网纹导管，直径18～90 μm。⑤ 木栓细胞淡黄色，多角形或延长，微木化。

狼毒大戟粉末：白色。① 淀粉粒单粒直

径2～14（～31）μm，长至37 μm；复粒由2～7分粒组成；半复粒少见。② 导管直径20～116 μm。③ 乳汁无色。

[成分] 月腺大戟 含大戟醇（euphol），24-亚甲环安坦醇（24-methylenecy-cloartenol）、二十八烷酸、胡萝卜苷、β-谷甾醇、三萜酸、狼毒甲素［（5-甲酰基-糖基）-醚］、狼毒乙素（2,4-二羟基-6-甲氧基-3-甲苯-1-苯乙酮）、2,4-二羟基-6-甲氧基-3-甲苯-1-苯乙酮-2-葡萄糖等。

狼毒大戟 含大戟醇、皂苷、强心苷、挥发油、焦糖、甾醇、脂肪酸、酚性化合物及微量生物碱等。还有二萜内酯成分，包括jolkinolide A/B、16-hydroxyjolkinolide B、pseudojolkinolideA/B、16-hydroxypseudojolkinolide B、狼毒大戟甲素（fischerianan A）、狼毒大戟乙素（fischerianan B）。对小鼠S180、艾氏腹水癌、肝癌腹水等癌细胞的生长具有明显的抑制作用。

大戟属植物的乳汁大多有毒性，有毒成分为大戟二萜醇（phorbol）的衍生物。

[贮藏保管] 一般用木箱装，置干燥处，防潮，防虫蛀。

[功效] 性平，味辛；有毒。散结，杀虫。外用于淋巴结结核、皮癣；灭蛆。

[用法用量] 多熬膏外敷。

[论注] （1）红狼毒为瑞香科植物瑞香狼毒 *Stellera chamaejasme* L.的干燥根，为本草最早记载的狼毒，此物在云南、河北、北京等地称为"绵大戟"。《滇南本草》的绵大戟，即为此种。瑞香狼毒植物为多年生草本，高20～50 cm，茎丛生；叶互生，披针形至椭圆状披针形，长1～3 cm，宽2～9 mm，全缘；花密集成圆头状顶生花序，具叶状总苞，花被筒细长，下部为紫色，顶端5裂，裂片黄色或白色，常有淡红色渲染，雄蕊10，成2轮着生于花被管上；果实圆锥形，为花被筒基部所包。分布于西北、东北、西南。药材呈圆柱形或圆锥形，有时分枝，根头部有地上茎残基；表面棕黄色至棕红色，有稍扭曲的纵皱纹及横长皮孔，并有侧根痕及残留细根；质韧，不易折断，断面具白色绒毛状纤维，故有的称为"绵大戟"。含狼毒素（chamaejasmine）、甾醇、酚性

成分、氨基酸、二萜成分、香豆素、树脂及有毒的高分子有机酸等。本品有散结、逐水、止痛、杀虫功效。（图5-41-5、图5-41-6）

（2）两广和福建一带所用的狼毒，为天南星科植物海芋 *Alocasia maeorrhiza*（L.）Schott的根茎，其根茎切片，习称"广狼毒"或"土狼毒"。植物为多年生高大草本，高达5 m；叶如芋，极大，长宽常至60 cm以上，无毛；根状茎直立，棒状肉质，逐年长大，外密被暗褐色鳞片，有无数的环状结节，每节隆起。药材多切成长椭圆形斜片，卷曲或皱缩。外皮棕黄色，光滑，偶有残存鳞片；切面白色或黄白色，有颗粒状突起及波状皱纹。质硬，带胶质。气微，味淡，嚼之麻舌刺喉。（图5-41-7、图5-41-8）

（3）大戟属狼毒根的异常构造分为两种类型：一类是异形维管束的形成层呈同心环纹，药材形态多为圆柱形或圆锥形，如狼毒大戟；另一类异形维管束呈复合状，散在于木质部薄

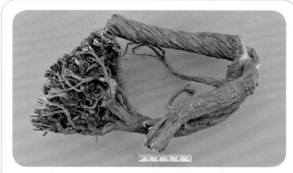

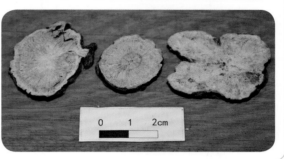

图5-41-6 瑞香狼毒药材

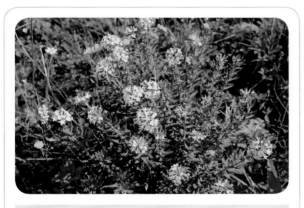

A. 植物

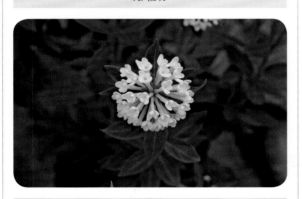

B. 花

图5-41-5 瑞香狼毒植物

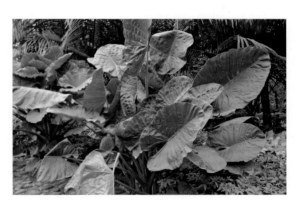

图5-41-7 海芋植物

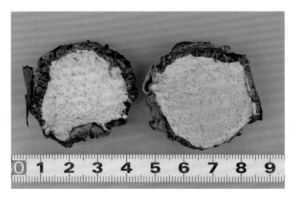

图5-41-8 广狼毒药材

壁组织中，药材形态多为纺锤形，如月腺大戟。通过组织构造观察，在大戟科的狼毒中，具膨大纺锤形块根者有异常构造，额外形成层所分生的导管及筛管群较少，主要是分生大量的薄壁组织，使根加粗，增加根的储藏功能。

京大戟

EUPHORBIAE PEKINENSIS RADIX

本品始载于《神农本草经》，列为下品。韩保升曰："苗似甘遂而高大，叶有白汁，花黄，根似细苦参，皮黑黄，肉黄白，五月采苗，二月、八月采根用。"苏颂："春生红芽，渐长作丛，高一尺以来，叶似初生杨柳小团，三月、四月开黄紫花。"李时珍曰："其根辛苦，戟人咽喉，故名。"

[别名] 大辑，龙虎草，膨胀草。

[来源] 为大戟科植物大戟 *Euphorbia pekinensis* Rupr. 的干燥根。

[植物形态] 多年生草本，高30～80 cm，植物体内有白色乳汁。根圆锥形，茎直立，被短柔毛，上部分枝。叶互生，几无柄，长圆状披针形至披针形，长3～8 cm，宽5～13 mm，下面被白粉，全缘。伞形花序顶生，通常有5伞梗，腋生者多为1梗，伞梗顶端着生1杯状聚伞花序，其基部有卵形或卵状披针形苞片，5片轮生，杯状花序总苞坛形，顶端4裂，腺体椭圆形；雄花多数，雄蕊1枚；雌花1，子房球形，3室，花柱3，顶端2浅裂。蒴果三棱状球形，表面具疣状突起；种子卵形。花期4—5月，果期6—7月。（图5-42-1）

生于山坡路旁、荒地、草丛、丛缘及疏林下。

[产地] 主产于江苏南京、扬州、邳州等地。

[采收加工] 秋、冬二季采挖，洗净，晒干。

[药材鉴别] 性状鉴别 呈不规则长圆锥形，略弯曲，常有分枝，长10～20 cm，直径1～4 cm，近根头部偶见膨大；根头常带有茎残基及芽痕。表面灰棕色或棕褐色，粗糙，有纵直沟纹及横向皮孔，支根少而扭曲。质坚硬，不易折断，断面棕黄色或类白色，纤维性。气微，味微苦、涩。（图5-42-2）

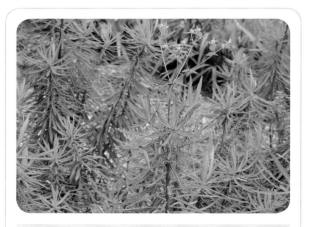

A. 植物

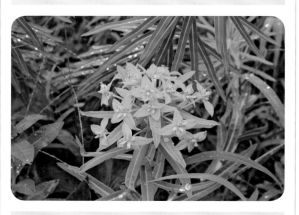

B. 花

图5-42-1 大戟植物

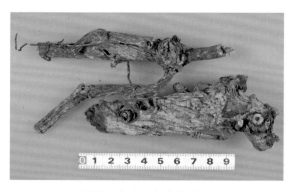

图5-42-2 京大戟药材

以条粗、断面色白者为佳。

传统鉴别 圆柱形，粗大，长10 cm以上，表面棕褐色，断面黄白色，纤维性。味苦涩。

显微鉴别 根横切面：① 木栓层为10～20列木栓细胞。② 皮层狭窄。③ 韧皮部散有多数乳汁管，直径30～90 μm。④ 形成层成环。⑤ 木质部占根大部分，射线宽广，导管大多径向排列，其旁散有单个或成束的非木化纤维。⑥ 薄壁细胞中含草酸钙簇晶，直径15～53 μm，偶见方晶；并含淀粉粒。

粉末：淡黄色。① 无节乳管大多碎断，内含黄色微细颗粒状乳汁。② 草酸钙簇晶直径19～40 μm。③ 纤维单个或成束，壁较厚，非木化。④ 具缘纹孔导管及网纹导管较多见，直径26～50 μm。⑤ 淀粉粒单粒，类圆形或卵圆形，直径3～15 μm，脐点点状或裂缝状；复粒由2～3粒组成。

[成分] 含大戟醇（euphol）、tirucallol、京大戟素（euphpekinensin）、pekinenal、neomotiol、环阿尔廷醇（cycloartenol）、月腺大戟素C（yuexiandajisu C）、helioscopinolide E、（3β,12α,13α）-3,12-dihydroxypimara-7,15-dien-2-one。还含没食子酸（gallic acid）、鞣花酸（ellagic acid）、没食子酸甲酯（methyl gallate）、3,3′-二甲氧基鞣花酸（3,3′-di-O-methylellagicacid）、3,3′二甲氧基鞣花酸-4′-O-β-D-吡喃木糖苷（3,3′-di-O-methylellagic acid-4′-O-β-D-xylopyranoside）、3,3′二甲氧基鞣花酸-4′-O-β-D-吡喃葡萄糖苷（3,3′-di-O-methylellagic acid-4′-O-β-D-glucopyranoside）等。尚含二十四烷醇、正十八烷醇（octadecanol）、十四烷酸、阿魏酸二十八酯、β-谷甾醇（β-sitosterol）、胡萝卜苷。

另含挥发油0.3%，共分离出35个峰，鉴定出29种化学成分。主要成分为沉香螺旋醇（49.23%）和四甲基环癸二烯异丙醇（20.66%）。

[贮藏保管] 一般用木箱装，置干燥处，防潮，防虫蛀。

[功效] 性寒，味苦；有毒。泻水逐饮，消肿散结。用于水肿胀满，胸腹积水，痰饮积聚，气逆喘咳，二便不利，痈肿疮毒，瘰疬痰核。

[用法用量] 1.5～3 g。入丸散服，每次1 g；内服醋制用。外用适量，生用。

[注意] 孕妇禁用；不宜与甘草同用。

[方例] 十枣汤（《伤寒论》）：甘遂，大戟，芫花，大枣。功能攻逐水饮；主治悬饮，实水。

[论注] 以大戟之名入药的还有如下品种。

（1）红大戟为茜草科植物红大戟 Knoxia valerianoides Thorel et Pitard的根（详见"红大戟"项下）。

（2）准噶尔大戟 Euphorbia songarica Boiss. 植物形态与京大戟相似；主要区别是根呈圆柱形，外皮棕褐色；叶片为窄长披针形，伞房花序，苞片黄色；蒴果卵形。其根在新疆作大戟用。

（3）草大戟为豆科植物美丽胡枝子 Lespedeza formosa（Vog.）Koehne的根皮。呈不规则细长卷片，表面棕红色，栓皮常片状剥落而露出浅棕色的内皮，内表面棕红色，纤维性强。根含生物碱、鞣质及淀粉。（图5-42-3）

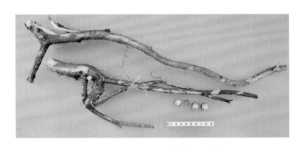

图5-42-3 草大戟药材

白蔹

AMPELOPSIS RADIX

本品始载于《神农本草经》，列为下品。苏颂曰："二月生苗，多在林中作蔓，茎赤，叶如小桑。五月开花，七月结实。根如鸡鸭卵，三五枚同一窠，皮赤黑肉白，二月八月采根，破片暴干。"寇宗奭曰："白蔹，服饵少用，惟敛疮方多用，故名白蔹。"

[来源] 为葡萄科植物白蔹 Ampelopsis japonica（Thunb.）Makino的干燥块根。

[植物形态] 多年生攀缘藤本。块根粗壮肉质，长纺锤形或卵形，数个聚生，深棕褐色。茎基部木化，多分枝，幼枝光滑有细条纹，淡紫色，卷须不分枝或卷须顶端有短的分叉，相

隔3节以上间断与叶对生。掌状复叶互生，小叶3～5片，羽状或掌状分裂，中间裂片最长，叶轴有宽翅，掌状5小叶者中央小叶深裂至基部，并有1～3个关节，侧小叶无关节或有1个关节。花小，黄绿色，聚伞花序与叶对生；花蕾卵球形，顶端圆形；萼碟形，边缘呈波状浅裂，无毛；花瓣5，卵圆形，无毛；雄蕊5，花药卵圆形，长宽近相等；花盘发达，边缘波状浅裂；子房下部与花盘合生，花柱短棒状，柱头不明显扩大。浆果球形，熟时蓝色或蓝紫色。花期5—7月，果期7—9月。（图5-43-1）

[**产地**] 主产于河南、湖北、安徽、江西等省。

[**采收加工**] 春、秋二季采挖，除去茎及细根，洗净，多纵切成2瓣或4瓣，或切斜片，晒干。

[**药材鉴别**] 性状鉴别 完整者呈长椭圆形或纺锤形，两头较尖，略弯曲，长3～12 cm，直径1～3 cm。外皮红棕色，有皱纹，易层层脱落，内面淡红褐色。纵切片切面周边常向内卷曲，中部有1凸起的棱线。斜片呈卵圆形，中央略薄，周边较厚，微翘起或微弯曲。质轻，质硬脆，易折断，折断时有粉尘飞出，断面白色或淡红色。气微，味甘。（图5-43-2）

以肥大、断面粉红色、粉性足者为佳。

[**成分**] 含没食子酸（gallic acid）、原儿茶酸（protocatechuate）、龙胆酸（gentisic acid）、白藜芦醇（resveratrol）、大黄素、胡萝卜苷、羽扇豆醇、β-谷甾醇、大黄素甲醚、β-谷甾醇亚油酸酯、丹皮酚、4-p-樟烷-1,8-二醇、香草醛、α-生育酚、α-生育醌、α-甲基吡咯酮、botcinins D、5α，8α-过氧化麦角甾-6,22-二烯-3β-醇、4-酮松脂醇、bungein A、lasiodiplodin。

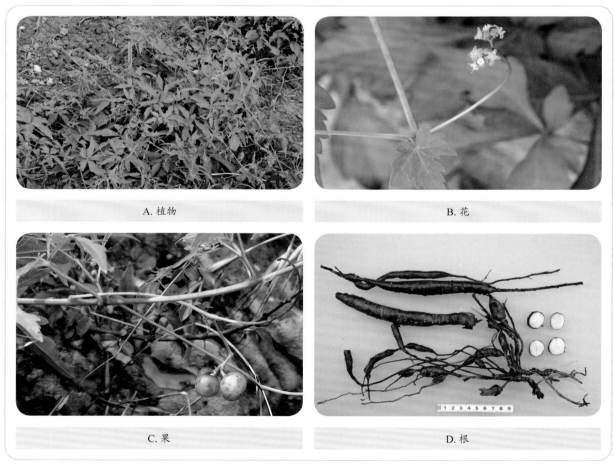

A. 植物

B. 花

C. 果

D. 根

图5-43-1　白蔹植物

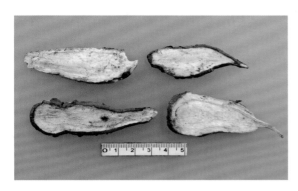

图5-43-2 白蔹药材

[贮藏保管] 本品易霉变和虫蛀，应置通风干燥处。梅雨季节多摊晒，以防潮湿和虫蛀。

[功效] 性微寒，味苦。清热解毒，消痈散结，敛疮生肌。用于痈疽发背，疔疮，瘰疬，烧烫伤。

[用法用量] 5～10g；外用适量，煎水洗或研成极细粉敷患处。

[注意] 反乌头，不宜与乌头类药材同用。

[方例] 白蔹散（《证治准绳》）：白蔹，黄柏。治冻耳成疮，或痒或痛。

[论注] 在一些地区存在如下民间用药的习惯，应注意区别。

（1）草白蔹为葡萄科植物乌头叶蛇葡萄 *Ampelopsis aconitifolia* Bunge 及其变种掌裂草葡萄 *Ampelopsis aconitifolia* Bunge var. *glabra* Diels 的根，为民间草药。

（2）土白蔹为葫芦科植物马㼎儿 *Melothria indica*（Lour.）C. Y. Wu 和茅瓜 *Melothria heterophylla*（Lour.）Cogn. 的块根。在广东、广西、湖北等地区曾当作白蔹入药。根部分膨大成一串纺锤形块根，大小相同，故有"老鼠拉冬瓜"之名。功能清热化痰，利湿，消肿散结。用于热咳咽喉肿痛，淋病、风湿痹痛；外用治疮疡肿毒，淋巴结结核，睾丸炎，皮肤湿疹。

（3）云南昆明地区所称的"白蔹"和保山地区所称的"小白蔹"，为萝藦科植物青羊参 *Cynanchum otophyllum* Schneid. 的根。根单一或数枝，圆柱形，肥大，直径约8mm；外皮黄褐色，内红色，鲜品折断有乳汁分泌。功能祛风除湿，解毒镇痉，补虚羸。临床试验证明其对癫痫（特别是大发作型）和慢性肝炎有较好疗效。

以上均为民间应用的草药，不宜与正品白蔹相混淆。

三叶青

TETRASTIGMATIS HEMSLEYANI RADIX

本品始载于《植物名实图考》："蛇附子，产建昌。蔓生，茎如初生小竹，有节。一枝三叶，叶长有尖，圆齿疏纹。对叶生须，须就地生，根大如麦冬。""石猴子，产南安。蔓生细茎，茎距根近处有粗节手指大，如麦门冬，黑褐色。节间有细须缭绕，短枝三叶，叶微似月季花叶。"两处的描述和附图均与三叶崖爬藤 *Tetrastigma hemsleyanum* Diels et Gilg. 十分相似。

[别名] 石猴子，金线吊葫芦，蛇附子，石老鼠。

[来源] 为葡萄科植物三叶崖爬藤 *Tetrastigma hemsleyanum* Diels et Gilg 的干燥块根。

[植物形态] 多年生草质攀缘藤本，长3～6m。块根纺锤形、椭圆形至卵圆形，常数个相连呈串珠状。茎细弱，具纵棱。卷须与叶对生，有分枝，具吸盘。叶互生，叶柄长2～4cm，掌状复叶，小叶3枚，小叶柄长3～5mm，中央小叶较两侧者略大，两侧小叶叶基偏斜，叶缘具刺状疏齿，两面均无毛，或仅在下面中脉上被毛。花杂性异株，聚伞花序腋生，花小，黄绿色；萼齿小，卵形；花瓣4，卵形，外面顶部有角状突起，花盘明显；雄蕊4，雌蕊1；柱头4裂，星状开展。浆果球形，熟时红色。花期5—8月，果期8—10月。（图5-44-1）

生长在山谷林中或石壁阴湿处。

[产地] 主产于浙江、江西、福建、湖北、湖南、广东、四川等省。

[采收加工] 全年可采，晒干或鲜用，每年冬至至惊蛰期间采摘的质量最好。

[药材鉴别] 性状鉴别 呈纺锤形、卵圆形、葫芦形或椭圆形，有的可见凹陷，长1.5～6cm，直径0.7～2.5cm。表面棕褐色，

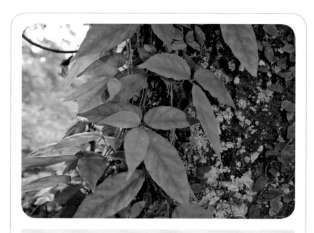

A. 植物

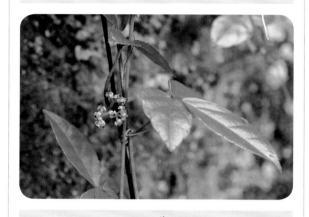

B. 花

图5-44-1　三叶崖爬藤植物

类和脂肪酸类化合物等。黄酮类化合物有山奈酚（kaempferol）、槲皮素（quercitrin）、芹菜素（apigenin）、山奈酚-3-O-新橙皮糖苷（kaempferol-3-O-neohesperidoside）、山奈苷（kaempferitrin）、异牡荆苷（isovitexin）、牡荆素鼠李糖苷、牡荆苷、牡荆素-4″-O-葡萄糖苷等20多种黄酮类成分。黄酮类化合物是三叶青抗肿瘤的主要有效活性成分。三萜类和甾体类化合物有蒲公英萜酮（taraxerone）、蒲公英萜醇（taraxeryl acetate）、6-O-苯甲酰基胡萝卜苷、胡萝卜苷和β-谷甾醇、麦角甾醇。还含水杨酸、苯甲酸、氧化白藜芦醇、绿原酸和原儿茶酸、丁二酸和没食子酸乙酯、3-咖啡酰奎尼酸、5-咖啡酰奎尼酸和5-阿魏酰奎宁酸等酚酸类化合物。三叶青中的酚酸类化合物在抗菌抗炎、降血脂、保护肝脏和抗肿瘤等方面显示了良好的活性。另含挥发油和脂肪酸类化合物、微量元素、多糖、氨基酸和强心苷类成分。

[贮藏保管]　置通风干燥处，防潮，防蛀。

[功效]　性平，味微苦。消热解毒，活血祛风化痰。用于小儿高热惊厥，哮喘，风湿痹痛，月经不调，咽痛，瘰疬，痈疔疮疖，跌打损伤。

[用法用量]　3～9g；外用适量。

三 七

NOTOGINSENG RADIX ET RHIZOMA

本品始载于《本草纲目》。李时珍曰："生广西南丹诸州番峒深山中，采根暴干，黄黑色，结团者，略似白及，长者如老干地黄，有节。味微甘而苦，颇似人参之味。"又曰："彼人言其叶左三右四，故名三七，盖恐不然，或云本名三漆，谓其能合疮，如漆粘物也。此说近之。"清人赵翼说："三桠七叶，其根如萝卜。"解释了三七药名的由来。

[别名]　山漆，参三七，田三七，田七，滇三七，金不换。

[来源]　为五加科植物三七 *Panax notoginseng*（Burk.）F. H. Chen 的干燥根和根茎。

[植物形态]　多年生草本，高30～60cm。

较光滑，少具皱纹，有的可见少数皮孔状的小瘤状隆起和残留棕褐色细根。质硬而脆，断面类白色，粉性，可见棕色形成层环。气无，味甘。（图5-44-2）

以个大、质坚实者为佳。

[成分]　含黄酮类、三萜及甾体类、酚酸

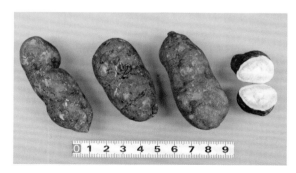

图5-44-2　三叶青药材

根茎短，斜生；主根粗壮肉质，倒圆锥形或短圆柱形，有支根数条，外皮黄绿色。茎直立，单生，不分枝，光滑无毛，表面绿色或带多数纵条纹。掌状复叶，3～4片轮生茎顶，小叶3～7片，叶柄长；小叶片椭圆形至长圆状倒卵形，边缘有密细锯齿，齿端偶具小刺毛，上面沿脉疏生刚毛，具小叶柄。花小，黄绿色，顶生伞形花序，密集呈头状；小花梗细短，基部具鳞片状苞片；花萼绿色，先端通常5齿裂；花瓣5，长圆状卵形，先端尖，黄绿色；雄蕊5，花药椭圆形，药背着生，内向纵裂，花丝线形；雌蕊1，子房下位，2室，花柱2枚，基部合生，花盘平坦或微凹。核果浆果状，近肾形，熟时呈红色。花期6—8月，果期8—10月。（图5-45-1）

多栽培于海拔800～1 500 m的山脚斜坡或土丘缓坡上，以及土壤疏松、含腐殖质丰富的酸性土壤中。

[产地]　主产于广西田阳、靖西、田东、百色及云南文山、广南、西畴、砚山、马关等地，以广西田阳和云南文山为最有名。多系栽培。

[采收加工]　采收　种植3年以上的植株可采收，但以5年以上者为好。在摘取花薹后7—8月份采挖的为"春七"，体实饱满，质量好，产量高；留种后12月份至翌年1月份采挖的为"冬七"，体松瘪瘦，质量次，产量低。冬七多1次红子，营养被消耗，因而质量较次。

采收前10日左右割去地上茎，选择晴天挖出地下部分，防止断根和漏收，抖净或洗净泥土。

三七花的采收年限为：2年生以上的植株，7—8月采收，当花薹生长至5 cm左右时人工采摘；2年生三七茎叶的采收时间为12月至翌年2

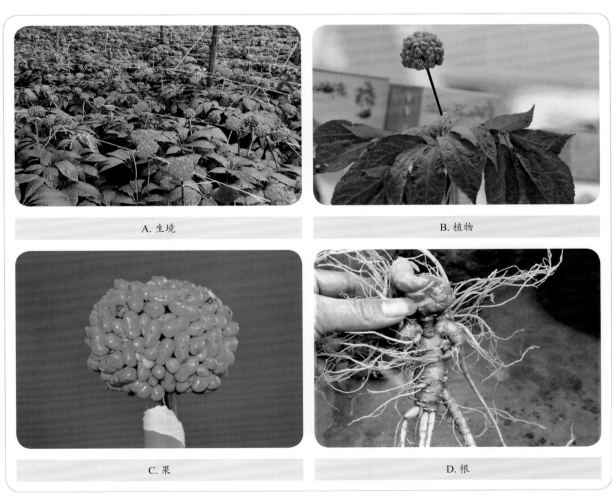

A. 生境　　　　　　　　　　B. 植物

C. 果　　　　　　　　　　D. 根

图5-45-1　三七植物

月，3年以上与根部的采收同时进行。

加工　将采收的三七根，去掉茎、叶，洗净泥土，摘下须根，晒干，即成"七根"。分别大小，主根习称"三七头子"。将去掉须根的三七，放置阳光下暴晒2～3日，如遇阴天可用小火烘烤（50℃以下），发软时，剪去支根和米肠头（芦头），分别晒干。余下的主根（习称"头子"），再晒1日，即到六成干时，边晒边搓揉，反复搓晒3～4次，再用小木板搓3～4次，使其表面光滑、体形圆整，再晒至牙咬不动为度，称为"毛货"或"本色三七"，按个头大小分挡；如再将毛货置麻袋中加粗糠或稻谷往返冲撞，或置于滚筒式搅拌机内加入适量蜡块和滑石粉搅拌，使表面光滑，即为"抛光三七"；如将毛货置于内壁附有毛刷的淋浴式洗涤机中，不断淋水，洗去表面泥土，即为"水洗三七"。有的不剪去芦头，用橡皮筋捆绑芦头和支根晒干后的，剪去未紧贴主根的多余须根和支根的，称为"戴帽三七"；剪去芦头、支根和须根晒干的，称为"滑头三七"。剪下的芦头称"剪口"，较粗支根称"筋条"，细小支根及须根称"绒根"。现市场上也有将三七除去芦头、支根和须根后，洗净，再采用冻干法干燥的，称"冻干三七"。（图5-45-2）

［药材鉴别］　性状鉴别　三七：呈类圆锥形或圆柱形，长1～6 cm，直径1～4 cm。表面灰褐色或灰黄色，有断续纵皱纹和支根痕。顶端有茎痕，周围有瘤状突起。体重，质坚实，击碎后皮部与木部常分离，断面灰绿色、黄绿色或灰白色，习称"铜皮铁骨狮子头"；皮部有细小棕色树脂道斑点，木部微呈放射状排列。气微，味苦回甜。经抛光者，表面有光泽。冻干者，表面灰白的，质轻，指甲掐易碎，粉性，含口中易化渣。（图5-45-3～图5-45-6）

剪口：呈不规则皱缩块状或条状，表面有数个明显的茎痕及环纹，断面中心灰绿色或白色，边缘深绿色或灰色。（图5-45-7）

筋条：呈圆柱形或圆锥形，长2～6 cm，上端直径约0.8 cm，下端直径约0.3 cm。（图5-45-8）

绒根：呈卷曲的须状。（图5-45-9）

三七商品等级，是以每500 g的药材个数进

行分档的。20头（11～20个）、30头（21～30个）、40头（31～40个）、60头（41～60个）、80头（61～80个）、120头（81～120个）、160头（121～160个）、200头（161～200个）、大二外（201～250个）、小二外（251～300个）、无数头（301～450）。

传统鉴别　春三七：呈圆锥形或类圆柱形。体重质坚实，表面灰黄色或黄褐色。断面灰褐色或灰绿色。微苦微甜。（图5-45-3～图5-45-6）。

冬三七：表面灰黄色。有皱纹或抽沟。不饱满，体稍轻。断面黄绿色。（图5-45-10）

戴帽三七：为带剪口、筋条的三七，一般为增加三七的重量，提升等级。其全体布满瘤状样突起，可见歪斜紧贴根头部的芦头和侧根，芦头、芦碗可见，有时可见残留的橡皮筋或橡皮筋捆绑的痕迹。（图5-45-11）

滑头三七：顶头部位可见茎痕，无芦头。全体呈短圆锥形，瘤状突起明显者称为"疙瘩七"；全体呈长圆柱状或长圆锥形，瘤状突起较少者，称为"萝卜七"。（图5-45-3、图5-45-4）

三七表面颜色和断面颜色同种植地块土壤颜色、加工方法和遗传有关。在红土地上种植者表面为黄褐色或红褐色，在黄土地种植出来者表面为灰黄色或灰褐色，在黑土地种植出来者表面多为黑褐色。水洗三七表面呈棕褐色、灰棕色或黄棕色。抛光三七表皮较光滑，表面颜色为黑亮色或棕亮色。（图5-45-5）

病三七：形状不规则，干瘪，表皮皱缩，有的可见枯朽纹和黑斑。质轻较易碎断，断面干枯并呈白色或黑色。味淡而渣滓较多。（图5-45-12）

以个大、体重、质坚、表面光滑、断面灰绿色或黄绿色者为佳。

显微鉴别　根横切面：① 木栓层为数列细胞，栓内层不明显。② 皮层内散有树脂道及黏液细胞，薄壁细胞内含淀粉粒及极少的草酸钙簇晶。③ 韧皮部由筛管、薄壁细胞、射线和树脂道组成。④ 形成层成环。⑤ 木质部导管作径向排列。⑥ 射线宽广，细胞充满淀粉粒。（图5-45-13）

粉末：灰黄白色。① 树脂道呈管状或类圆

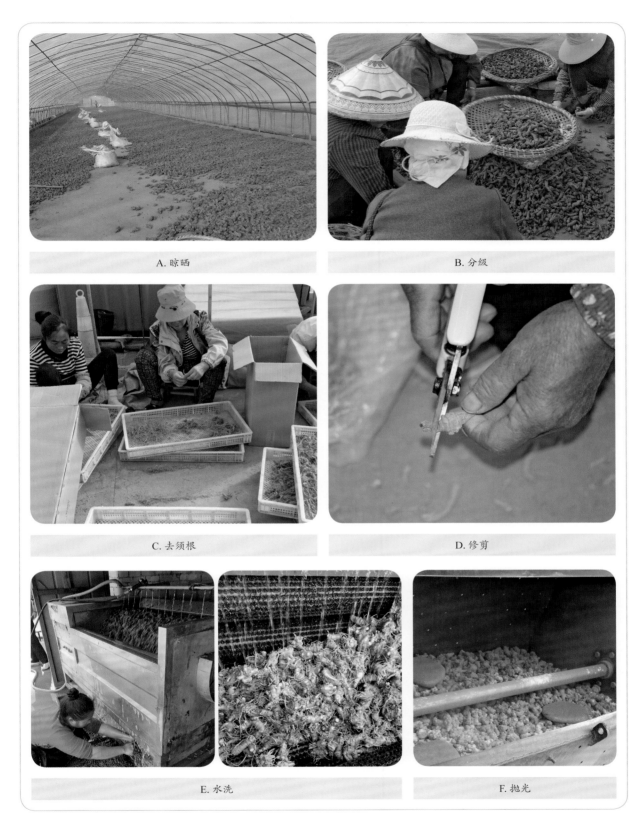

A. 晾晒

B. 分级

C. 去须根

D. 修剪

E. 水洗

F. 抛光

图5-45-2　三七加工图

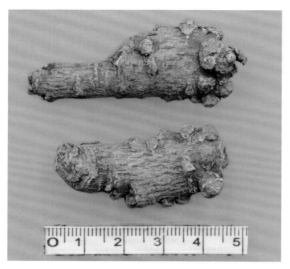

图5-45-3　三七药材（滑头本色）

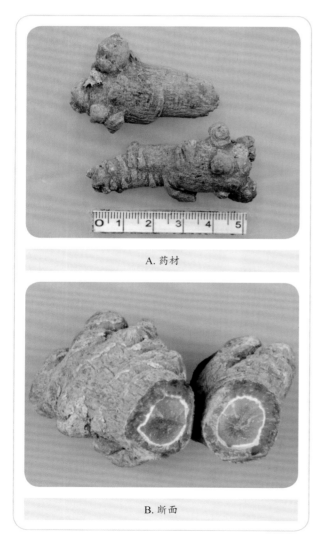

A.药材

B.断面

图5-45-4　三七药材（滑头水洗）

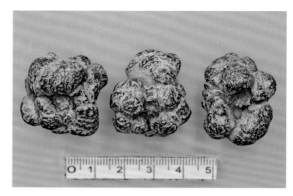

图5-45-5　抛光三七药材

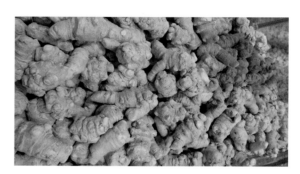

图5-45-6　三七药材（冻干）

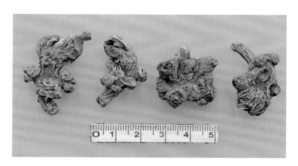

图5-45-7　剪口

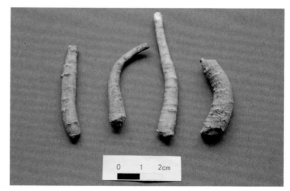

图5-45-8　筋条

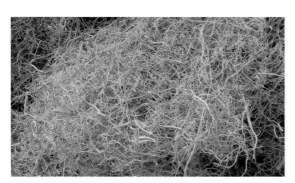

图5-45-9　绒根

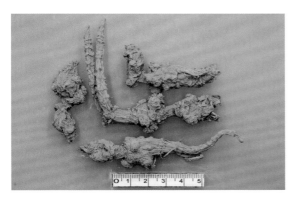

图5-45-10　冬三七

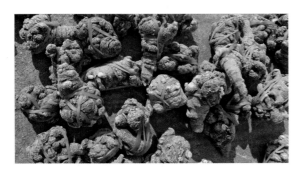

图5-45-11　戴帽三七

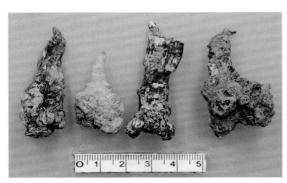

图5-45-12　病三七

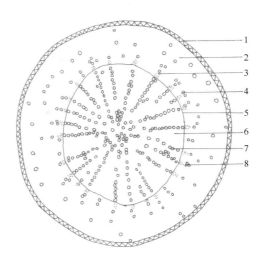

图5-45-13　三七横切面简图

1. 木栓层　2. 栓内层　3. 韧皮部　4. 树脂道　5. 形成层
6. 射线　7. 导管　8. 筛管群

形（碎片横断面观），内含棕黄色滴状或块状物。② 草酸钙簇晶较少见，直径50～80 μm。③ 网纹导管较多见，直径16～40 μm。④ 淀粉粒众多，单粒呈类圆形、多角形或不规则形，直径3～30 μm，脐点点状或裂缝状；偶有2～10余分粒复合成的复粒。⑤ 木栓细胞呈长方形或多角形，壁薄，棕色。（图5-45-14）

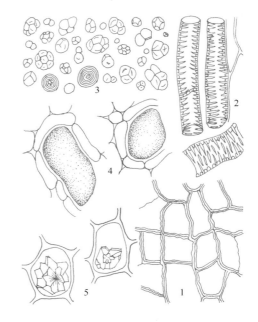

图5-45-14　三七粉末图

1. 木栓细胞　2. 导管　3. 淀粉粒　4. 树脂道
5. 草酸钙结晶

［成分］　含皂苷类成分均为达玛烷型的四环三萜，未发现含有齐墩果烷型皂苷R_0。从苷元角度分类，三七中的皂苷可分为20（S）-原人参二醇型［20（S）-protopanaxadiol］皂苷（PDS）和20（S）-原人参三醇型［20（S）-protopanaxatriol］皂苷（PTS）；从皂苷角度分类，三七中皂苷大致可分为人参皂苷、三七皂苷和七叶胆皂苷等。三七中皂苷量以人参皂苷Rg_1和Rb_1最高，质量标准中也是根据人参皂苷Rg_1、Rb_1和三七皂苷R_1的量总和不少于5.0%作为衡量三七质量的标准。

三七不同部位所含的皂苷种类和量不同。三七的根中主要含有PDS和PTS，如人参皂苷$Rb_1/Rb_2/Rd/Re/Rg_1/Rg_2/Rh_1$、三七皂苷$R_1/R_2/R_3/R_4/R_6$，以及七叶胆皂苷ⅩⅦ等。

还含止血活性成分田七氨酸（dencichine），即三七素（β-N-oxalo-L-α，β-diaminopropionic acid）约0.87%，以及三七黄酮苷B（其苷元为槲皮素，糖部分为木糖、葡萄糖和葡萄糖醛酸）和槲皮素等少量黄酮类成分等。

挥发油中有倍半萜类、脂肪酸、酯类、烷烃、环烷烃等。

尚含16种氨基酸和无机微量元素。

［贮藏保管］　用麻袋装好后置木箱内，紧密封盖，置通风干燥处。贮藏期要经常检查，如受潮应立即翻晒，以免发霉虫蛀。少量可用冰片一起贮存，以免生虫。对色深、手感软润、质地较重、互相撞击声不清脆者，应晾晒处理干透。

［功效］　性温，味甘、微苦。散瘀止血，消肿定痛。用于咯血、吐血、衄血、便血、崩漏、外伤出血，胸腹刺痛，跌扑肿痛。

［用法用量］　3～9g；研末吞服，每次1～3g；外用适量。

［注意］　孕妇慎用。

［论注］　（1）最早的三七拉丁学名 *Aralia quiquefolia* Decne. Et Planch. var. *notoginseng* Burk. 是根据 A. Henry 采自云南蒙自和思茅的标本建立的。1942年李惠林将其并入假人参 *Panax pseudo-ginseng* Wall.。

云南植物研究所认为三七与假人参形态有明显区别。三七化学成分为四环三萜（达玛烷型）皂苷，假人参为五环三萜（齐墩果酸型）皂苷。假人参分布于喜马拉雅山南麓，仅在西藏南部有分布。

陈封怀教授将三七拉丁学名订为 *Panax notoginseng* (Burk.) F. H. Chen。在未采到野生种的情况下，以栽培品订名，在分类学上是不多见的。

（2）古人以其盛产于右江流域田州府（即今之广西田阳县田州镇），故有田七或田三七之称。《广西通志》（1683年）载："三七南丹田州出，而田州为妙。"又据《开化府志》载曰："开化三七在市出售，畅销全国。"开化即现在的云南文山。三七亦盛产于云南，所以也叫"滇七"或"滇三七"。说明三七道地产区为广西田阳和云南文山。

（3）民国年间《马关县志》载："三七者，必种后三年始成药，七年乃完气。"可以采收的三七，其茎叶形状具有"三道节子七片叶子"的特征。现时一般种植3～4年采收。种植3年以下采收的，质量差。

（4）三七叶含有皂苷，水解后主要得人参二醇，可明显地检出齐墩果酸，人参三醇的量极少。三七叶和三七花中则主要含有PDS。（图5-45-15）

三七花一般情况下，三七生长2年及2年以上才会开花，三七花在民间常作茶饮用，能清热，平肝，降压。（图5-45-16）

现代研究表明，花蕾是三七全株的精华，总皂苷量高达13%以上（主要为PDS），是皂苷量最高的部位。关于三七花蕾中皂苷成分的报

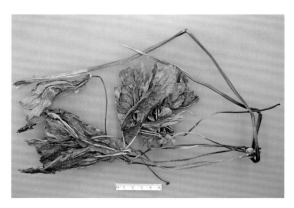

图5-45-15　三七叶药材

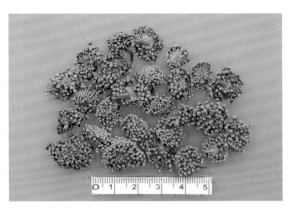

图 5-45-16　三七花药材

道最早见于20世纪80年代，Taniyasu等和左国营等报道了三七花蕾中含有多种皂苷：三七皂苷 Fe/R$_1$，绞股蓝皂苷 IX 和人参皂苷 F2/Rg$_1$/Rc/Rb$_3$/Rd/Rb$_1$/Rb$_2$/Rg$_2$/Rh$_1$等。张媛等测定了三七花蕾中8种皂苷，表明花蕾是三七中人参皂苷 Rc 和 Rb$_3$ 高含量部位。魏莉等的实验证明不同产地和生长年限三七花蕾中总皂苷和单体皂苷的量有显著差异性。三七花作为三七生产的主要产品之一，目前的利用率很低，仅作为茶饮用，可以考虑利用三七花中的皂苷成分生产其他更有价值的产品。

（5）市场上曾发现有混用姜科植物蓬莪术 *Curcuma phaeocaulis* Val.的小根茎作三七现象。莪术药材呈圆锥形，上部多见碗状凹窝，表面黄棕色，皱缩，具多层明显环节，节上可见残留棕色鳞叶。质较轻，不易折断，断面灰绿色或灰褐色，近中央有黄色筋脉小点，无菊花心。气芳香，味苦辛。（图5-45-17）

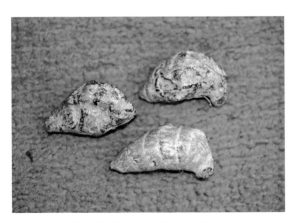

图5-45-17　三七伪品（蓬莪术）

（6）民间以三七药材名称应用的尚有多种，容易混淆的有如下品种。

1）菊三七为菊科植物菊叶三七 *Gynura segetum*（Lour.）Merr.的根茎，民间习称"土三七"。植物为多年生草本，高1 m左右。茎直立，带肉质，有细纵棱。基生叶簇生，匙形，全缘或有锯齿或羽状分裂，下面带紫绿色；茎生叶互生，长椭圆形，长10～25 cm，宽5～10 cm，羽状分裂，裂片卵形至披针形，边缘浅裂或有疏锯齿，叶柄基部有假托叶1对。头状花序排列成伞房状；总苞圆柱形，苞片2层，外层丝状；筒状花金黄色，两性。瘦果狭圆柱形，褐色，有棱，冠毛多数。花期9—10月。药材呈拳形圆块状，表面灰棕色或棕黄色，鲜品常带紫红色，全体多有瘤状突起，突起物顶端常有茎痕或芽痕，下有细根或细根断痕。质坚实，断面淡黄色，中心有髓部，韧皮部有分泌道，薄壁细胞含菊糖。气微，味淡而后微苦。（图5-45-18、图5-45-19）

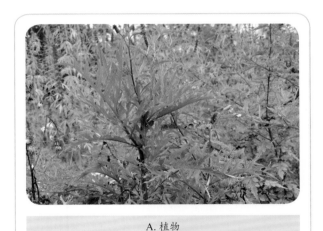

A. 植物

B. 花

图5-45-18　菊叶三七植物

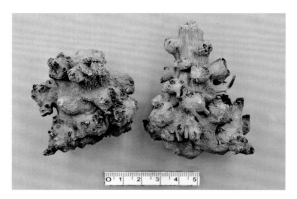

图5-45-19　菊三七药材

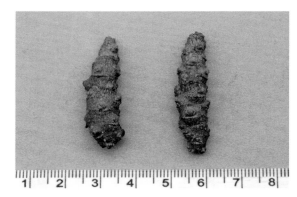

图5-45-21　藤三七药材

本品有止血作用。含菊三七碱，有抗疟作用。具肝毒的毒性成分，现多开发为外用品。

2）藤三七为落葵科植物落葵 *Anredera cordifolia*（Tenore）Van Steenis 的珠芽和块茎。落葵为肉质小藤本，叶互生，肉质，卵圆形，长 4～6 cm，宽 4～5 cm，光滑无毛；叶柄短，花序腋生，长穗状，长达 20 cm，下垂；花小，绿色，花冠 5 瓣。药材珠芽呈不规则的块状，表面褐色，有多个瘤状突起或芽断后的瘢痕。块茎呈类圆柱形，稍扁或弯曲。断面粉性，经水煮后干燥者角质。味微甜，嚼之有黏性。（图5-45-20、图5-45-21）

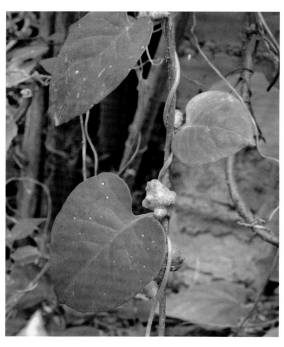

图5-45-20　落葵植物

人　参

GINSENG RADIX ET RHIZOMA

本品始载于《神农本草经》，列为上品。陶弘景曰："生上党山谷及辽东。"苏敬对上党人参描述为："人参苗似五加而阔短，茎圆，有三、四桠，桠头有五叶。"李时珍曰："上党今潞州也，民意人参为地方害，不复采取，今使用者皆是辽参。"古代的上党人参与东北的人参，均为五加科的人参。

[来源]　为五加科植物人参 *Panax ginseng* C. A. Mey. 的干燥根和根茎。

[植物形态]　多年生草本，高约 60 cm。根茎短，直立，每年增生 1 节，有时其上生 1 至数条不定根。主根粗壮，肉质，圆柱形或纺锤形，下部有分枝，外皮淡黄色。茎直立，单一，不分枝，光滑无毛。掌状复叶轮生茎端，通常 1 年生者生 1 片三出复叶（习称"三花"），2 年生者生 1 片五出复叶（习称"巴掌"），3 年生者生 2 片五出复叶（习称"二甲子"），4 年生者生 3 片五出复叶（习称"灯台子"），5 年生者生 4 片五出复叶（习称"四匹叶"），6 年生者生 5 片五出复叶（习称"五匹叶"），7 年生以上者最多可达 6 片复叶。复叶质薄，具长柄，小叶片多为 5 枚，偶为 3 枚，基部 1 对较小，中间 3 片几等大，卵圆形，先端渐尖，边缘有锯齿。伞形花序单个顶生，有花 30～50 朵，稀 5～6 朵；总花梗通常较叶长，长 15～30 cm，有纵纹；花梗丝状，长 0.8～1.5 cm；花淡黄绿色；萼无毛，边

缘有5个三角形小齿；花瓣5，卵状三角形；雄蕊5，花丝短；子房2室；花柱2，离生。浆果，扁球形，熟时鲜红色（习称"红狼头"或"亮红顶"），内有种子2粒，半圆形，乳白色。花期6—7月，果期7—9月。（图5-46-1）

生于茂密林中。喜寒冷、湿润，以排水良好、土层深厚、富含腐殖质、疏松而肥沃的沙质壤土为宜。

[**产地**] 野生者为"纯野山参"；栽培者为"园参"；播种在山林野生状态下自然生长、不予人工干预的称为"林下参"，习称"籽海"，15年以上者可称为"野山参"。主产于吉林抚松、集安、长白、靖宇（素有"人参之乡"之称），辽宁恒仁、本溪、宽甸、新宾，黑龙江铁力、伊春、穆棱、海林、林口、五常、尚志等

地，以吉林抚松、集安、长白山为道地产区。种于吉林省集安新开河流域的边条参称为"集安新开河边条参"，产于辽宁省宽甸满族自治县振江镇石柱子村称为"石柱参"。

[**采收加工**] 采收 野山参：7月下旬至9月间果实红熟时，上山采挖。采挖时，除去周围杂草，从外围四周挖去泥土，用骨针顺人参须根拨松泥土，逐步向主根小心挖取，尽量保持支根和须根的完整。除去地上茎，用青苔、树皮裹好带回。

林下参：一般生长12年以上采挖。8—10月果实成熟为鲜红色时采挖。采挖方法同野山参。

园参：加工普通红参需生长6年采收，加工边条红参需生长8～9年采收，石柱参生长

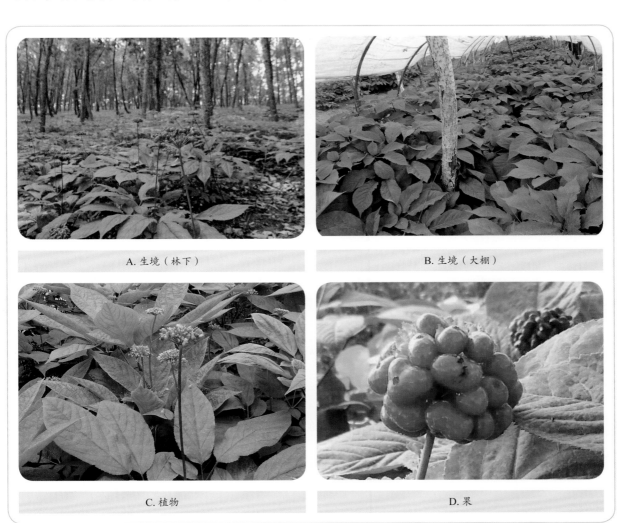

A. 生境（林下）

B. 生境（大棚）

C. 植物

D. 果

图5-46-1 人参植物

15年以上采收。9—10月间，当地上茎枯萎时采挖。采收时，拆除参棚，割去地上茎，从畦的一端开始，用镐细心刨起，抖净泥土，妥善包装，运至加工厂或出售。运输时，防止风吹、日晒、伤热和雨淋。若人参浆气不足，可于起收前10日左右，拆除荫棚，进行放雨、放阳，使人参充浆，提高产量。

加工　（1）生晒参加工流程为：晾晒→选料→冲洗→晾晒控水→摆盘→干燥→分级。（图5-46-2）

晾晒：采挖后，为降低人参的浆气，防止在清洗中因为浆气过足而损坏人参，放置阴凉处晾晒几个小时，至用手轻轻把人参的须子握成一团后不会折断即可。

选料：选5年以上生鲜参为原料，选择皮色白嫩、浆足、须芦齐全、踢腿粗壮的鲜参。

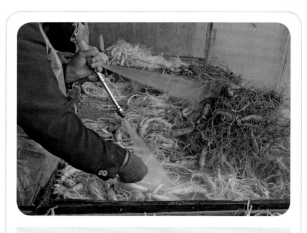

A. 冲洗

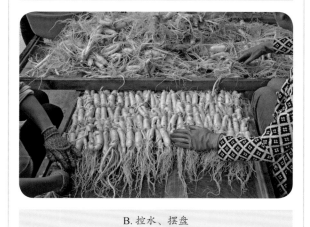

B. 控水、摆盘

图5-46-2　生晒参加工图

冲洗：将鲜参置于筛网上用低压水冲洗。

晾晒控水：阴凉处自然阴干或用毛巾擦干参体表面的浮水。

摆盘：将参分档、治尾治皮，逐个理顺参须，整齐摆放参盘上，在阳光下暴晒。

干燥：将晒后的人参放入烘房内干燥，开始用70～75℃烘至外皮稍干后，再用60～65℃干燥。

分级：选择大小均匀的参，按等级标准和包装重量要求，装入包装袋中。

（2）红参加工流程为：选参→清洗控水→装笼屉、装锅→蒸制→出锅→烘干室烘干→回潮→整形固定→下须和去支（红参光支）→分级→包装。（图5-46-3）

选参：挑选个大，质坚实，皮细色白，芦头、支根齐全，无伤痕，无腐烂的鲜人参。

清洗：鲜参浸泡20～30分钟，用水洗去泥土，控水；用竹刀刮去残茎及参体上的瘢痕。

装笼屉、装锅：将洗净的人参分档，纵向直立整齐摆放于参盘上；装锅，一般单层摆入大蒸锅帘上。

蒸制：上盖，用武火加热，直至"圆气"后，再用文火加热，保持上气。根据人参的大小及坚硬程度蒸3～5小时。

出锅：蒸制到规定程度后，停火；待锅冷却，取出人参逐个横向整齐摆入烘盘中。此时人参深黄色稍显红，质地特别柔软。

干燥：将摆好人参的烘盘放入干燥箱内干燥。开始温度为70～75℃，待外皮稍干后，再用60～65℃干燥，需要5～7日干透。此时人参红色均匀，有光泽，主根上部有细皱纹。

回潮：取出红参干透的参盘，喷洒清水至全湿，用湿毛巾盖严闷润，室温放置回潮约16小时。

整形固定：将润软的人参，理直芦头与主根，让支根与须根顺其自然展开，得到全须红参。如将支根、须根剪除，则分别得到光支红参、红参须。

分级、包装：红参的规格标准有8、10、12、16、25、35、45、55、80支及小货边条红参之分，每种规格下再分1～3等。

新鲜品称"园参水子"，其商品规格很多，

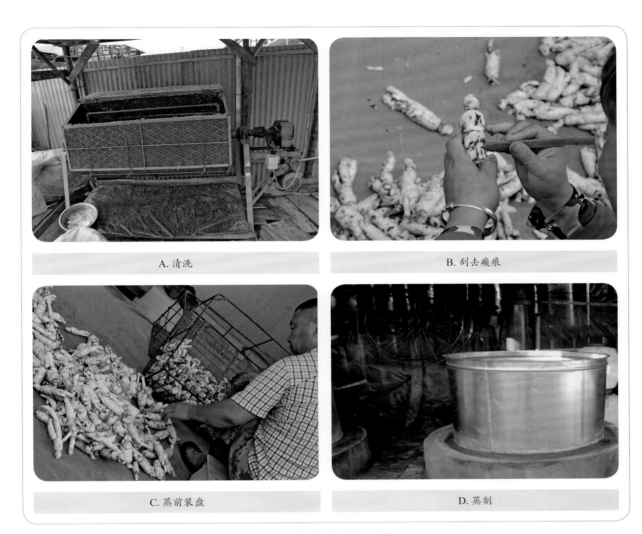

| A. 清洗 | B. 刮去瘢痕 |
| C. 蒸前装盘 | D. 蒸制 |

图5-46-3　红参加工图

除生晒参、红参外加工方法各异。兹列简图扼要说明如下。（图5-46-4）

[**药材鉴别**]　性状鉴别　主根（参体）略呈圆柱形，或分枝为"人"字形，长3～15 cm，直径1～2 cm。因加工方法不同，表面呈淡黄色（生晒参）、黄白色（白参）或红棕色（红参），近上端有断续的横纹。根茎（芦头）长短不一，密集呈碗状茎痕（芦碗），有时从旁生出不定根（参艼），支根（参腿）3～5支不等，末端多分枝为细长的须状根（参须），有的生有小疣状突起（珍珠点）。横断面可见淡黄色菊花纹和黄棕色小点。具人参固有的浓厚香气，味微苦、甘。（图5-46-5～图5-46-20）

以生长年久、浆足、芦长、碗密、体丰满、纹细、坚韧不易断者为佳。

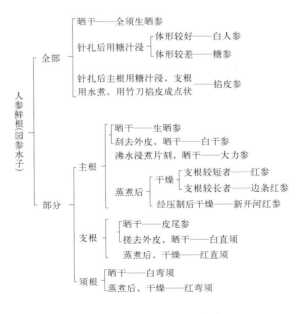

图5-46-4　人参加工方法

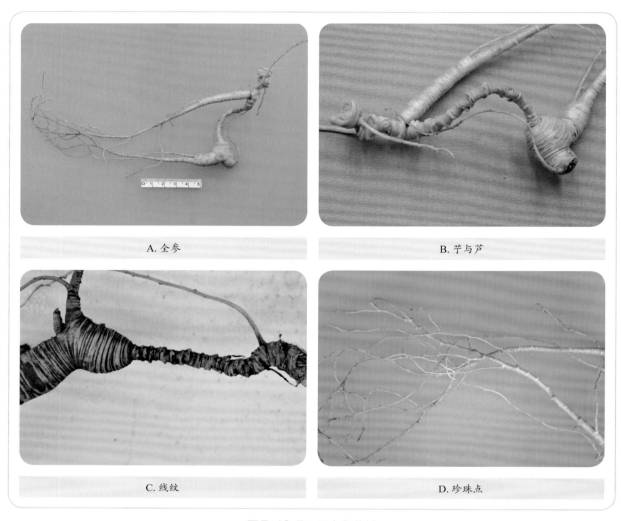

A. 全参

B. 艼与芦

C. 线纹

D. 珍珠点

图5-46-5　野山参药材

传统鉴别　纯野山参：为人参最名贵品种。主根灵活，形态多变，两条腿分裆自然，形如菱角状、跨海式或元宝者，称为"灵体"；主根粗短，形如疙瘩状者，称为"疙瘩体"；主根分岔角度较大，形如山梁者，称为"过梁体"；主根横向生长者，称为"横体"；主根粗长，上粗下逐渐变细，称为"顺体"；主根形状不灵活，有2条以上长短不齐的腿者，称为"笨体"。"横灵体"，又称"武形"，为较好的形体；"顺体"又称为"文体"。主根以上的根茎（芦头）细长，地上茎的残痕（芦碗）四面密集；芦上端为交互着生较大的芦碗，状如马牙，称为"马牙芦"，为生长期中近期的茎痕，芦碗间排列较疏；中段芦碗层叠紧密而生，状如堆花，称为"堆花芦"；下端与主根相连的一段芦，呈圆柱形，上有细点状芦碗残痕，称为"圆芦"，是远年的茎基。芦头上的不定根，称为"芦艼"；芦艼形状有4种：两端细中间粗，形如枣核的称"枣核"，此种形态最好；一端钝圆，另一端尖细的，形如蒜瓣的称"蒜瓣"；上粗下细较长的称为"顺长艼"；较细的艼称为"毛毛艼"。主根外表皮呈黄白色或黄褐色；外皮细腻而紧密，平滑而有光泽；肩部表面环状纹理细腻，清晰紧密而深。支根2～3条不等，须根条细长，疏而不乱，为参体的2～5倍，质柔顺有弹性，有水须脱落后形成的瘢痕呈瘤状凸起，称为"珍珠点"。

在长白山区的老参农中，流传着识别老山参的歌谣，一首为："芦碗紧密相互生，圆膀圆芦枣核艼，紧密细纹疙瘩体，须似皮条长又清，珍珠点点缀须下，具此特征野山参。"另一首为："马牙雁脖芦，下伸枣核艼，身短体横灵，环纹深密生，肩膀圆下垂，皮紧细光润，腿短二三个，分裆八字形，须疏根疣密，山参特殊形。"区别山参的质量，主要是看清"五形"（须、芦、皮、纹、体），认识"六体"（灵、笨、老、嫩、横、顺）。以横灵体、八字叉开、芦长、枝大、皮细、色嫩黄而带白、纹紧而密、不带大帽边艼、外皮无损伤，"五形""六体"全美者为佳。（图5-46-5）

林下参：与纯野山参一样，形体变化较大，形态自然。但芦挺直，少弯曲；参体表面环纹较浅或者没有；表皮较薄而细，稍具光泽；须根较多且较长。（图5-46-6）

我国从20世纪80年代西洋参引种成功并大面积种植以来已有30多年。有部分西洋参种子夹杂在人参种子内当作林下参播种，现已陆续采挖，在市场上出现了部分野生西洋参冒充野山参现象。其性状与野山参有区别。野生西洋参的芦碗呈扁圆形，边缘外翻；多为单支腿，参腿凸尖，与参须过渡不明显；参体环纹不密集，多一纹到底，外皮青褐色、皮孔大而突出。

移山参：为山参的一种。移山参有"山移"和"家移"两种。"山移"，山农将重量和参龄小、不宜作货的野山参幼苗，移栽到居家附近的山野林下，便于看守，令其自然生长。"家移"，参农将园植的人参幼苗移植到山野林下，不浇水，不施肥，任其在野生环境下自然生长。历史上曾称为秧参、山参趴货、山趴等。

2004年3月1日起实行的《野山参分等质量标准》国家标准中，将野山参移栽、山移、家移、籽趴、秧趴、池底等归类为移山参。

药材的芦头常骤然变细或变粗，不呈堆花芦而呈转芦，常出现线芦，大多是竹节芦，芦碗疏松不紧密，显长而稀疏。艼多为顺长体，生长年久者也有的为枣核艼，有时出现下粗上细的形状，艼上翘，旁伸者多，有时艼体超过主体。参体多为顺体、笨体，参腿较顺长，1～3条或多条；主根下部体形急速膨胀，成白嫩肥胖"大屁股"。表皮呈现上黑下白之阴阳色；皮质略泡而嫩，显粗糙，不光润，有稀疏不紧密的横纹，环纹浮浅，常一纹到底，没有紧皮细纹。腿、须分界不明显，参须细嫩而短，下端分枝较多，无主须，珍珠点稀疏而小。池底参芦越长上边越细，呈下粗上细状，艼上翘、旁伸，具横纹粗浅、皮质粗糙多皱、多须、红锈、瘢痕等病态。（图5-46-7）

纯野山参、15年以上的林下参和移山参为目前野山参的主流商品，其中具有30年以上参龄的为特级野山参。

园参：芦头短粗，一侧或两侧生有芦碗，下部无圆芦。主根粗长，挺直；主根上端有粗糙横纹，皮嫩，色白。有的有支根2至多个，分支角度较小。须根较密，呈扫帚状，短而脆，其上瘤状突起物不明显。（图5-46-8～图5-46-11）

朝鲜白参：芦头短，双芦，有凹窝状芦碗。体呈圆柱形，短而粗，略有分支，无须根，长9～14 cm，直径1.7～2.3 cm。表面黄白色，有浅细纹。质坚，断面黄白色，中央具黄色圆心。香气特异，味甘、微苦。（图5-46-12）

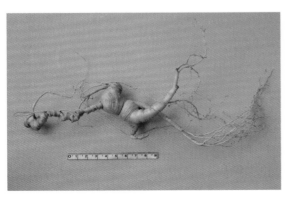

图5-46-6 林下参药材

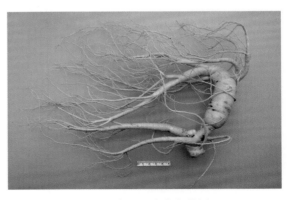

图5-46-7 移山参药材

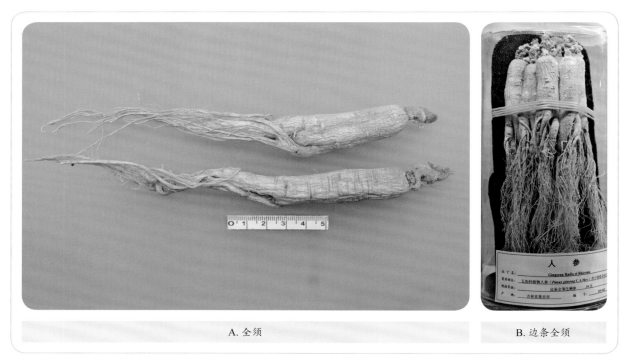

A. 全须　　　　　　　　　　　　　　B. 边条全须

图5-46-8　全须生晒参药材

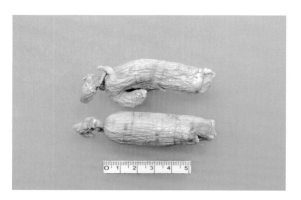

图5-46-9　光枝生晒参药材

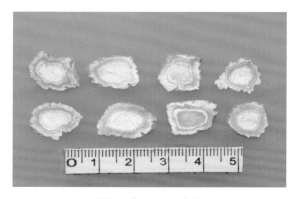

图5-46-11　人参片

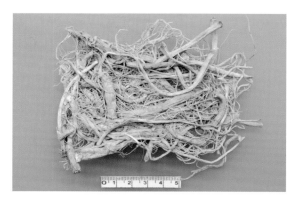

图5-46-10　人参须药材

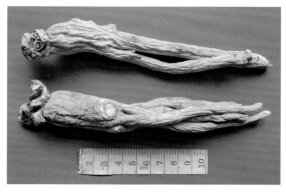

图5-46-12　朝白参药材

红参：分为普通红参和边条红参。加糖蒸制的红参颜色偏棕红，参体透明，容易回潮变软。（图5-46-13～图5-46-18）

普通红参：参体圆柱形，顶端具芦头，上

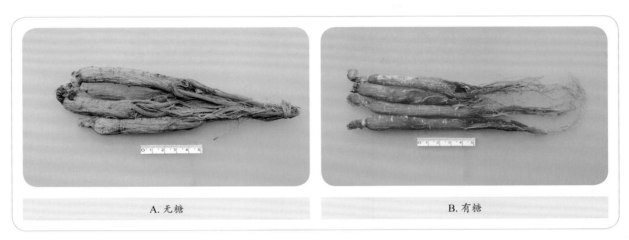

A. 无糖　　　　　　　　　B. 有糖

图5-46-13　红参药材（全须）

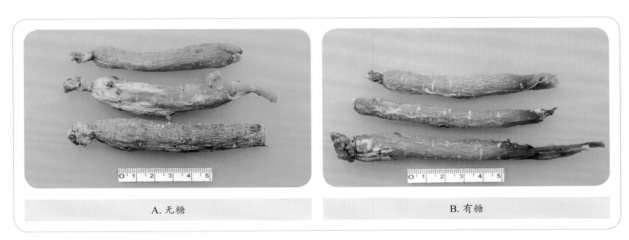

A. 无糖　　　　　　　　　B. 有糖

图5-46-14　红参药材（光支）

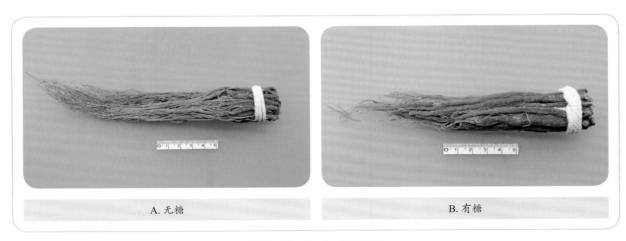

A. 无糖　　　　　　　　　B. 有糖

图5-46-15　红参须药材

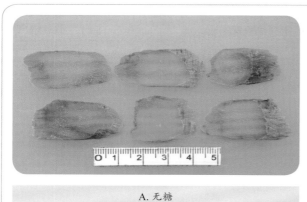

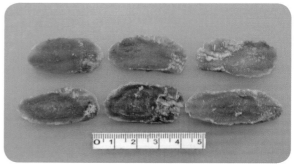

A. 无糖　　　　　　　　　　　　　　　B. 有糖

图5-46-16　红参片

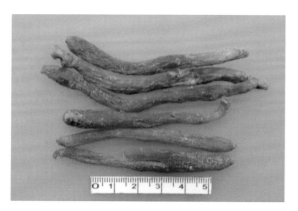

图5-46-17　红参药材（小抄）

部有黄色皮及横纹，下部带参尾（腿）。表面红棕色，半透明角质样，有纵皱纹。质硬而脆，断面红棕色，有环状形成层。气香，味甘、微苦。以条粗大者为优。分每500 g 20支、32支、48支、64支、80支等规格。

石柱参和边条红参：辽宁宽甸与吉林抚松两地为主产区，抚松、集安产量大。产于辽宁宽甸县石柱沟村的，称为"石柱参"；产地有较长的柳树林，当地习称"柳边条""边条参"。新开河为集安县内横贯全境的河流，注入浑江，因而产于集安的加工红参，又称为"新开河红参""边条红参"。两地栽培的人参为"长脖"品种。其特征为：主体粗长，芦碗稍大，侧根粗长，称"腿上有肉"；参腿不超过3条。红棕色，上端有黄色粗皮，习称"黄马褂"；肩部略有环纹，全身有纵皱。即芦长、身长、腿长、断面棕红色光亮，为红参中的优品，扬名国内

外。[图5-46-18]

朝鲜红参（高丽参，别直参）：芦与参体连接处不凹陷，类方柱形，长7～15 cm，直径1.5～2 cm，较粗；芦短，多双芦，习称"蝴蝶芦"；肩平，称作"将军肩"；表面红棕色，上部有土黄色的"黄马褂"；参体有黄色与红棕色交错的不规则细纵纹，称为"蟋蟀纹"。质坚而重，断面有角质样光泽。气香，味甘、微苦。（图5-46-19）

品质按大小分为天字号、地字号、人字号、翁字号4个规格；天字号质量最优，又按每支重量分10支、15支、20支、30支（每盒600 g）。

大力参：外皮类生晒参，肉质似红参。芦、体完整，有短支根；表面淡黄白色，有纵皱纹；质地坚实，断面角质状，黄红色。（图5-46-20）

显微鉴别　根横切面：① 木栓层多已除去，如有残余，为数列棕色木栓细胞，栓内层细胞可见。② 韧皮部外侧常有裂隙，并有树脂道，筛管常颓废；近形成层处有较多树脂道环列，树脂道内含黄色分泌物。③ 形成层明显，成环，可见3到数层扁平细胞。④ 木质部导管排列成行，射线宽广，导管旁有非木化纤维存在。⑤ 薄壁细胞中含有淀粉粒及草酸钙小簇晶。（图5-46-21）

粉末：灰黄白色。① 树脂道碎片，内含黄棕色分泌物。② 草酸钙簇晶直径20～28 μm。③ 导管以网纹、梯纹导管为多，少数为螺纹导管。④ 少数木栓细胞，为多角形、方形、微

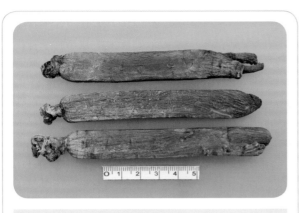

A. 红皮

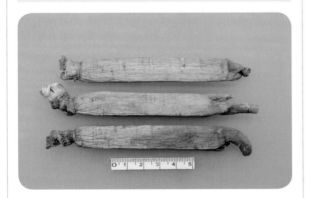

B. 黄皮

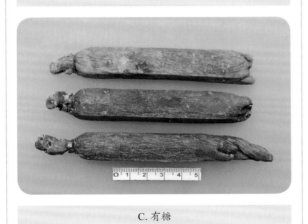

C. 有糖

图 5-46-18　边条红参药材

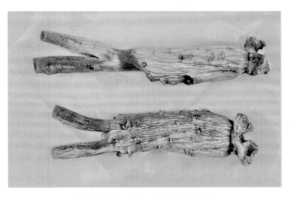

图 5-46-19　朝红参药材

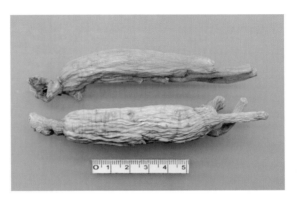

图 5-46-20　大力参药材

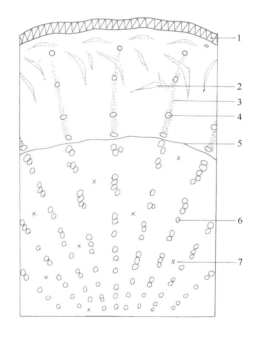

图 5-46-21　人参横切面图

1. 木栓层　2. 裂隙　3. 韧皮部　4. 树脂道　5. 形成层
6. 导管　7. 草酸钙簇晶

棕色。⑤ 淀粉粒众多，单粒或复粒，脐点裂隙状、星状或点状纹。（图 5-46-22）

[**成分**] 主含皂苷类成分，如人参皂苷（ginsenoside）$R_0/Ra/Rb_1/Rb_2/Rb_3/Rc/Rd/Re/Rf/Rg_1/Rg_2/Rh$ 等，以及丙二酰基人参皂苷 $Rb_1/Rb_2/Rc/Rd$ 等。均为三萜皂苷，皂苷加酸水解产生皂苷元，可分为3类：人参皂苷 $Ra_1/Ra_2/$

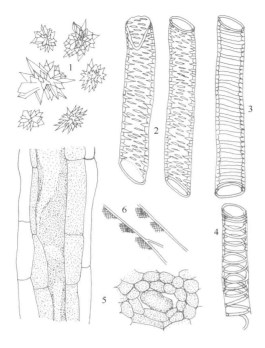

图5-46-22　人参粉末图

1. 草酸钙簇晶　2. 网纹导管　3. 梯纹导管
4. 螺纹导管　5. 树脂道　6. 木薄壁细胞

Rb$_1$/Rb$_2$/Rb$_3$/Rc/Rd等四环三萜的达玛脂烷型皂苷水解后产生人参二醇（panaxadiol），人参皂苷Re/Rf/Rg$_1$/Rg$_2$/Rh$_1$等水解后产生人参三醇（panaxatriol），人参皂苷R$_0$等五环三萜的齐墩果烷型皂苷水解后产生齐墩果酸（oleanolic acid）。

人参二醇与人参三醇都是次皂苷元，为20S-原人参三醇与20S-原人参二醇用酸水解后，产生差向异构得到。

含挥发油约0.12%。油中主成分为β-榄香烯（β-elemene）、人参炔醇（panaxynol）、人参醇（pananaxyolmene）等17种化合物。

此外，尚含多种低分子肽氨基酸、单糖、双糖、多聚糖、有机酸、B族维生素、维生素C等，并含β-谷甾醇及其葡萄糖苷。

[贮藏保管]　密封贮藏　将人参顺排放在内垫有白纸或棉花的完好木箱内，上覆盖白纸或棉花，勿使露风。如人参已拆箱，可用炒米埋储在玻璃瓶或瓷缸、瓦罐内，或用铁皮盒密封贮藏。放存阴凉干燥处。

防潮贮藏　春季易吸潮霉变，少量人参吸潮后，宜用厚纸或布裹紧；大量可用木箱装好藏在石灰缸内，上面盖密。

防虫贮藏　将木箱封严，箱底可放1根多孔的细竹筒，筒内放入脱脂棉，封口对准预先在箱侧开放的小孔，然后将参依顺序放入箱内；密封后，以酒精或白酒（每100 kg参用酒精1 kg）从箱孔注入筒内，然后密封小孔，置阴凉干燥处。三伏天很易虫蛀，必须勤检查。如发现开始虫蛀时，可用缓火焙烘，或用白纸盖上放在日光下晒（中午不宜暴晒），晒后待凉收入箱、缸内贮藏。

[功效]　人参　性微温，味甘、微苦。大补元气，复脉固脱，补脾益肺，生津养血，安神益智。用于体虚欲脱，肢冷脉微，脾虚食少，肺虚喘咳，津伤口渴，内热消渴，气血亏虚，久病虚羸，惊悸失眠，阳痿宫冷。

红参　性温，味甘、微苦。大补元气，复脉固脱，益气摄血。用于体虚欲脱，肢冷脉微，气不摄血，崩漏下血。

[用法用量]　3～9 g，另煎兑服；也可研粉吞服，一次2 g，一日2次。

[注意]　反藜芦，畏五灵脂，均不宜同用。

[方例]　参附汤（《世医得效方》）：人参，附子。功能益气回阳固脱；主治四肢厥逆，冷汗淋漓，呼吸微弱，脉微欲绝。

[论注]　（1）人参自然分布于北纬40°～48°、东经124°～134°，我国东北和朝鲜为主产区。我国以吉林集安市新开河流域栽培量大，质量较优，其所产参称为"新开河边条参"；产辽宁宽甸石柱沟的称为"石柱参"，亦很有名。两地为我国人参著名的道地产区。现吉林主产园参，品质上乘，产量大；辽宁主产林下参，桓仁县林下参有"山参之乡"之称。园参采用大马牙、二马牙栽培，林下参选用线芦、草芦、竹节芦、圆膀圆芦等长脖品种播种。

（2）人参学名是1842年俄国植物学家C. A. Mey.（迈耶）所订。野生人参在特定的条件下寿命达200～300年，与园参为不同的生态型；谢宗万先生将野山参订为*Panax ginseng* C. A. Mey. f. *syvaticus* Z. W. Xie。

（3）在不少地区有人引种或集市销售与人参外形类似的品种，并经加工而充"人参""红参"或"朝鲜红参"。较常见的有如下品种。

1）豆科植物野豇豆 *Vigna vexillata*（L.）Benth.的根。呈圆锥形或纺锤形，少分枝，略扁曲，无芦碗；表面红棕色，较光滑，有横向浅色皮孔和纵沟，无横纹，外表剥离时呈纤维性；横断面略显1～2层棕色环；味淡，有豆腥气。

2）商陆科植物商陆 *Phytolacca acinosa* Roxb.的根。呈类圆柱形，少分枝，较饱满肥壮，红棕色；外表面密具横向突出皮孔，上端残留圆柱形茎，中空；横断面有多层明显淡棕色同心环纹；气弱，味微甜后苦，久嚼麻舌。本品生用有小毒。

3）菊科植物山莴苣 *Lactuca indica* L.的根。呈圆锥形，多自顶部分枝，顶端有圆盘形的芽或芽痕；表面黄棕色，半透明状，具细纵皱纹及横向点状须根痕；质坚实，较易折断，折断面近于平坦，隐约可见形成层，成不规则的环状，有时具放射状裂隙；气微，味微甜而后苦。

4）茄科植物华山参 *Physochlaina infundibularis* Kuang 的根，产陕西华山等地。除去粗皮，与甘草、冰糖水共煮晒干。呈棕褐色，有皱纹及黄白色长皮孔，顶端有1至数个根茎；质硬脆，断面较平坦，有细密的放射状纹理；味微苦，稍麻舌。本品含托品类生物碱，有毒性。产地有当人参使用而发生中毒事故的，应注意鉴别。

西洋参

PANACIS QUINQUEFOLII RADIX

本品始载于《本草纲目拾遗》。《出产辨》谓："原产于北美加拿大的蒙特利尔、魁北克。栽培于美国东部。"我国最早引种于庐山，现在北京、陕西、吉林、山东有大量栽培。

[别名] 洋参，花旗参。

[来源] 为五加科植物西洋参 *Panax quinquefolium* L.的干燥根。

[植物形态] 多年生草本植物，全体无毛。根肉质，纺锤形，有时分歧状。根茎短。茎圆柱形，长约25 cm。掌状五出复叶，通常3～4枚，轮生于茎顶；叶柄长5～7 cm；小叶片膜质，广卵形至倒卵形，长4～9 cm，宽2.5～

5 cm，先端突尖，边缘具粗锯齿，基部楔形，最下两小叶最小，柄短或近无柄。总花梗由茎端叶柄中央抽出，较叶柄稍长或近于等长；伞形花序，花多数，花梗细短，基部有卵形小苞片1枚；萼绿色，钟状，先端5齿裂，基部有三角形小苞片1枚；花瓣5，绿白色；雄蕊5；雌蕊1，子房下位，2室，花柱2，上部分离呈叉状，下部合生；花盘肉质环状。浆果扁圆形，成对状，熟时鲜红色。花期7月，果期9月。（图5-47-1）

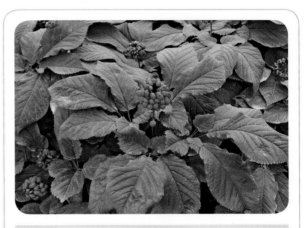

A. 植物

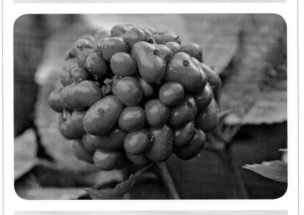

B. 果

图5-47-1 西洋参植物

[产地] 原产加拿大魁北克、蒙特利尔、多伦多和美国威斯康星州、西弗吉尼亚州等地。现栽培于吉林、辽宁、黑龙江、北京、山东等省市。

[采收加工] 选取3～6年生西洋参，秋季挖取根部，除去分枝、须尾，先在水中浸约

10分钟，用水冲洗，以软毛刷将分叉处泥土刷净，将水滤干；按直径大小分为：20 mm以上为一级，10～20 mm为二级，小于10 mm为三级。二、三级参开始用27℃温度烘至水分含量为30%～35%时，升温到32～38℃。一级参起始用49℃，烘到水分为35%时，降至38℃，烘至含水量为8%～10%为宜，称为"原皮西洋参"，以颜色呈蜡黄色为好。加工鲜参水分30%是一个转折点，当温度27℃或49℃烘到水分为30%左右，必须调节温度至38℃，可以避免西洋参变绿或变褐。

将西洋参喷水湿润，撞去外皮，用微火熏之，晒干。色白起粉者，称"粉光西洋参"。

[**药材鉴别**] 性状鉴别　呈圆柱形或纺锤形；美国西部产品多为细长圆柱形或较长圆锥形，北部威斯康星州产的呈纺锤形；加拿大产的亦多呈纺锤形；我国栽培的为圆柱形或长圆锥形，也有纺锤形的，下部分枝2个或2个以上，分枝角度较大。根长3～15 cm，中部直径0.3～3.5 cm。外表具细横纹及不规则纵皱，上端细纹较密而呈环状。质硬，易折断，断面平坦，有暗色形成层环，皮层部分有多数红棕色树脂道；木质部浅黄色，具有放射状纹理。气微清香而特异，味微苦、甘。（图5-47-2～图5-47-9）

传统鉴别　进口野生西洋参：产于美国北部和加拿大南部原始森林。由于长期采挖，野生品已极稀少。个体大小不一。主根呈纺锤形，蚕蛹状，根上端可见瘤状突起，有黑而密集的螺状细横纹，下端分歧，角度较大，成八字形。表面灰褐色。体坚硬，质轻泡，习称"野泡参"；断面平坦，可见棕色形成层环，韧皮部有棕红色树脂道散在。具浓厚西洋参香气，味甘微带苦。生长年限长的，掷地能弹起。品质最优，产量少。（图5-47-2）

进口栽培西洋参：分短支和长支两个规格。短支主根呈短纺锤形，肩部及中段丰满粗大，多为单一，下端支根少有分叉。有的多为两支粗大的分叉，角度较大。长2～3 cm，直径0.5～2.5 cm，外皮灰黄色，纵纹明显，横纹细较密。体坚实而重，断面形成层环明显，木质部宽大，韧皮部有红棕色点状树脂道。气

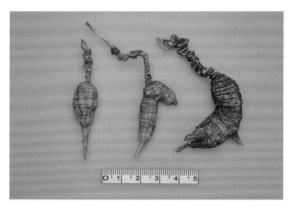

图5-47-2　西洋参药材（美国野生）

味较野生西洋参淡。单支8 g以上为特级，单支4～6 g为一级，单支2～4 g为二级，单支1～2 g为三级。长支呈圆柱形或长圆锥形，顺直，末端有个支端口，长5～9 cm，直径0.5～1.5 cm。其他与短西洋参相似。短支较长支为优。（图5-47-3、图5-47-4）

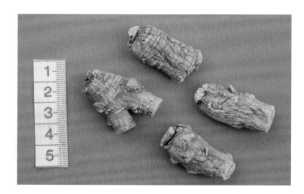

图5-47-3　进口西洋参药材（短支）

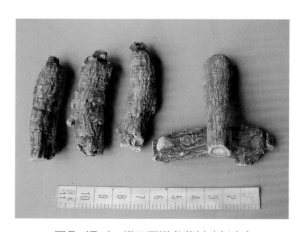

图5-47-4　进口西洋参药材（长支）

国产西洋参：与进口栽培西洋参相似，但形体较饱满，纵纹较少。依据性状，分短支和长支两个规格，下端常有几条折断的支根。根上部可见环纹及皮孔，下有纵皱，表面浅黄色。

根据加工方式不同，分软枝和硬枝。软枝系用低温烘15日而成，淀粉部分转化为糖，其表面纵纹稍明显，质软，断面有糖心，味显甜；用水冲泡参片，水液清亮不浑浊。硬枝系用急火80～90℃高温烘7日而成，其表面纵纹无或不明显，质硬，断面粉性强，味稍甜；用水冲泡参片，水液浑浊不清亮。

以根条均匀、横纹细密、体坚硬、气味浓者为佳。（图5-47-5～图5-47-9）

"粉光西洋参"外色白而光，表面横纹可见。"原皮西洋参"外表土黄色，横纹色黑细密。两种均以条均匀、质硬、体轻、表面横纹紧密、气清香、味微甜带苦者为优。

显微鉴别　4年生的根横切面：① 周皮由

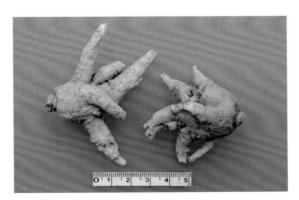

图5-47-5　国产西洋参药材（短支毛货）

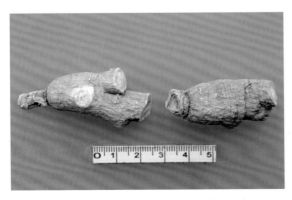

图5-47-6　国产西洋参药材（短支）

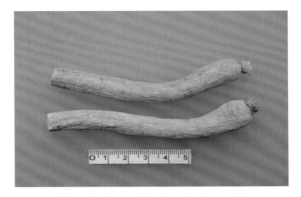

图5-47-7　国产西洋参药材（长支）

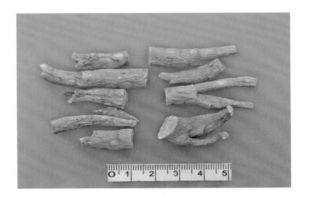

图5-47-8　国产西洋参药材（丁）

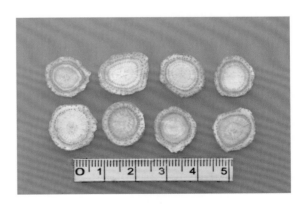

图5-47-9　国产西洋参片

木栓层、木栓形成层和栓内层组成；木栓层由4～8列淡黄棕色的木栓细胞组成；木栓形成层不明显；栓内层由2～6列切向延长的薄壁细胞组成。② 皮层由8～11层薄壁细胞组成，细胞充满淀粉，部分薄壁细胞含草酸钙簇晶；皮层部分散有树脂道，内含棕黄色分泌物。③ 韧皮部由筛管、伴胞、韧皮薄壁细胞、韧皮射线和树脂道组成；薄壁细胞含有淀粉粒；树脂道众多，内径35～90 μm。④ 形成层由1～5层长方形薄壁细胞组成。⑤ 木质部由导管、木薄壁细胞和木射线组成，占根横切面2/3；木射线由1～5列径向延长的细胞组成；导管散生木薄壁细胞中。

粉末：淡黄色至黄棕色。① 淀粉粒众多，单粒呈类球形、半球形、椭圆形、类三角形、多角形或不规则形，直径2～9（～14）μm，脐点点状、裂隙或人字形；复粒由2～8粒组成。② 草酸钙结晶易见，棱角较尖锐，直径10～45（～55）μm。③ 树脂道直径45～56（～90）μm，腔内含棕黄色分泌物。④ 木栓细胞长方形或多角形。⑤ 导管为梯纹或网纹导管，另有少数环纹导管，直径14～25 μm。

[成分]　含苷类，主要是人参皂苷；又含挥发油、树脂等。含总皂苷6.4%～7.3%，水解主要得到人参二醇；另含人参三醇和齐墩果酸。辽宁栽培品中含人参皂苷$Rb_1/Rb_2/Rb_3/Rd/Re/Rf/Rg_1/Rg_2/Rg_3/Rh_1/Rh_2/R_0/RA_0$，西洋参皂苷$L_1/R_1$和假人参皂苷$F_{11}$。此外，含胡萝卜苷、齐墩果酸、豆甾烯醇（stigmast-5-en-3ol）、豆甾-3,5-二烯-7-酮。栽培品尚含挥发油、油脂、氨基酸和多种微量元素。挥发油中已鉴定出32种成分，其中β-金合欢烯含量最高（26.05%），其次为十六烷（8.9%）和β-古芸烯（7.89%），另外含量在1%以上的尚有己酸、十二烷、长叶薄荷酮、长叶烯、β-甜没药烯、反丁香烯、3-苯基-十一烷、6-苯基-十二烷、4-苯基-十二烷、3-苯基-十二烷、2-苯基-十二烷。油脂中含有己酸、辛酸、庚酸、壬酸、十五酸、十六酸、十七酸、十八酸、十八烯酸、十八二烯酸、9,12,15-十八三烯酸、8-甲基癸酸，亦有报道尚含乙酸。氨基酸有17种以上，其中人体必需氨基酸有苏氨酸、缬氨酸、甲硫氨酸、异亮氨酸、亮氨酸、赖氨酸和苯丙氨酸，另有组氨酸和精氨酸等。含有人体必需微量元素铁、铬、铜、硼、锰、锶和锌，另含钙、钾、镁、磷几种人体宏量元素。有报道自西洋参根中尚得到假人参皂苷（pseudoginsenoside）RT_3。

[贮藏保管]　置阴凉干燥处，密闭保存，防虫蛀。

[功效]　性凉，味甘、微苦。补气养阴，清热生津。用于气虚阴亏，虚热烦倦，咳喘痰血，内热消渴，口燥咽干。

[用法用量]　3～6 g，另煎兑服。

[注意]　不宜与藜芦同用。

明党参

CHANGII RADIX

本品以"百丈光"始载于《证治准绳》，"明党参"一名见于《饮片新参》，以"土人参"收载于《本草从新》《本草纲目拾遗》。赵学敏曰："土人参，各地皆产，钱塘西湖南山尤多，春二三月发苗如蒿艾，而叶细小。本长二三寸，作石绿色，映日有光，土人俟夏月采其根以入药，俗名粉沙参，红党即将此参去皮净煮极熟阴干而成，味淡无用。"

[别名]　百丈光，粉沙参，明党，明沙参。

[来源]　为伞形科植物明党参 *Changium smyrnioides* Wolff除去栓皮的干燥根。

[植物形态]　多年生草本，高达1 m。根粗壮，圆柱形或粗短纺锤形。茎直立，具粉霜，中空。叶为二至三回羽状复叶，第二回分裂具3～4对羽状小叶片，最终裂片披针形，茎上部叶成鳞片状或叶鞘状。复伞形花序，无总苞，伞幅6～10，小总苞片数个，钻形；小伞形花序有花10～15朵，花白色；萼齿小，长约0.2 mm；花瓣长圆形或卵状披针形，长1.5～2 mm，宽1～1.2 mm，顶端渐尖而内折；花丝长约3 mm，花药卵圆形，长约1 mm；花柱基隆起，花柱幼时直立，果熟时向外反曲。双悬果广椭圆形，有纵纹，果棱不明显，分果侧面扁，断面近圆形，胚乳腹面有深槽。花期4—5月，果期5—6月。（图5-48-1）

[产地]　主产于安徽芜湖、南陵、繁昌、凤阳、铜陵、宣城；江苏江宁、句容、江浦、溧水；浙江湖州、临安、淳化、兰溪、宁波。江西瑞昌、彭泽、湖口、都昌以及湖北通山、阳新、大冶等地亦产。

[采收加工]　野生明党参多于清明前后采挖；栽培品以移栽后第3年5月中旬即立夏至小

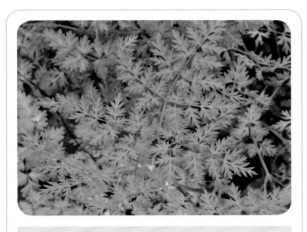

A. 植物

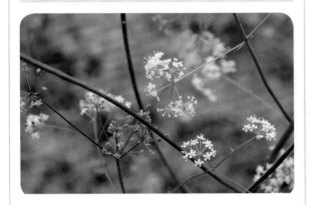

B. 花

图5-48-1　明党参植物

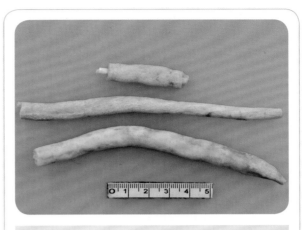

A. 药材

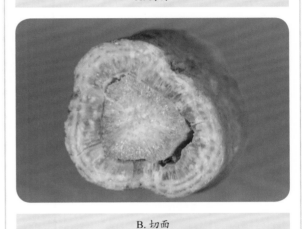

B. 切面

图5-48-2　明党参药材

满时采挖；留种者可在6月下旬采挖。采收时要选择晴天，割去地上部分，将根挖出，除去须根，洗净泥土。

　　将洗净的根，大小分档，分别入沸水中煮3～10分钟至无白心，取出，用竹片或瓷片刮去外皮，并刮净、刮圆，且两端刮尖；再置于0.3%明矾水中浸漂2～3小时，捞出洗净，置于竹帘上摊晒；每日翻动2次，并将根理直整形或置于炕上炕干，晒或炕至敲击有清脆声或折断面坚硬为度。

　　[**药材鉴别**]　性状鉴别　呈细长圆柱形、长纺锤形或不规则条块，长6～20 cm，直径0.5～2 cm。表面黄白色或淡棕色，光滑或有纵沟纹及须根痕，有的具红棕色斑点。质硬而脆，断面角质样，皮部黄白色，较易剥离；木部类白色。气微，味淡。（图5-48-2）

以条匀、体重、质硬脆、色黄白、断面角质样者（称为"银牙党"）质最佳。

　　[**成分**]　含挥发油，其中主成分为6,9-十八碳二炔酸甲酯（methyl-6,9-octadecadiynoate），还含β-蒎烯（β-pinene）、橙花叔醇（nerolidol）、丙酸橙花醇酯（neryl propionate），乙酸十二醇酯（dodecyl acetate）等。又含游离脂肪油和结合脂肪油。还含磷脂，其中有磷脂酸（phosphatidic acid），磷脂酰胆碱（phosphatidylcholine）。另含明党参多糖（changiumsmyrnioides polysaccharide），还含较多量的γ-氨基丁酸（γ-aminobutyric acid），高含量的天冬氨酸（aspartic acid）和精氨酸（arginine）等共20种氨基酸；人体必需或有益的元素钙、钴、铜、铬、铁、锗、锂、镁、锰、钼、钠、镍、磷、硒、锌、钡等18种。

　　[**贮藏保管**]　放干燥处，防潮，防虫蛀。

［**功效**］　性微寒，味甘、微苦。润肺化痰，养阴和胃，平肝，解毒。用于肺热咳嗽，呕吐反胃，食少口干，目赤眩晕，疔毒疮疡。

［**用法用量**］　6 ～ 12 g。

［**论注**］　（1）明党参在江苏、浙江等省直接刮去外皮晒干入药，称为"粉沙参"；外表淡黄白色，无蜡光（因不经水煮，淀粉未糊化），质硬，断面类白色，形成层环明显，微香。

（2）从明党参的根皮中分离出15种成分：欧前胡素（imperatorin）、珊瑚菜内酯（phellopterin）、花椒毒酚（xanthotoxol）、5-羟基-8-甲氧基补骨脂素（5-hydroxy-8-methoxy-psoralen）、香草酸（vanillic acid）、别欧前胡素（alloimperatorin）、补骨脂素（psoralen）、佛手柑内酯（bergapten）、5-甲氧基-8-O-β-D-葡萄糖基补骨脂素（8-O-β-D-glucopyranosyl-5-methoxylpsoralen）、异茴芹内酯（isopimpinellin）、咖啡酸（caffeic acid）、橙黄胡椒酰胺乙酸酯（aurantiamide acetate）、vaginatin、β-谷甾醇（β-sitosterol）、琥珀酸（succinicacid）。

根中2种香豆素类成分（珊瑚菜内酯、5-羟基-8-甲氧基补骨脂素）存在根皮部的含量最高、根尾部次之、去根皮后的根部最低的积累规律，且明党参根皮中呋喃香豆素类成分有明显的抗肿瘤活性。这些研究提示明党参加工废弃的根皮有重要的药用价值。

柴　胡

BUPLEURI RADIX

本品始载于《神农本草经》，列为上品。原名茈胡，《本草图经》始易名为柴胡。苏颂曰："今关陕、江湖间近道皆有之，以银州者为胜。二月生苗甚香。茎青紫，叶似竹叶稍紧，亦有似麦门冬叶而短者，七月开黄花。根赤色，似前胡而强，芦头有赤毛如鼠尾。"自古柴胡品种复杂，多数为伞形科柴胡属植物，少数为其他科植物。

［**别名**］　北柴胡，南柴胡，硬柴胡，软柴胡，红柴胡。

［**来源**］　为伞形科植物柴胡 *Bupleurum chinense* DC. 及狭叶柴胡 *Bupleurum scorzonerifolium* Willd. 的干燥根。按性状不同，分别称为"北柴胡"（又称"硬柴胡"）、"南柴胡"（又称"软柴胡"）。

［**植物形态**］　**柴胡**　多年生草本，根常有分歧，茎丛生或单生，上部多分枝，略呈"之"字形弯曲。基生叶倒披针形或狭椭圆形，早枯；中部叶倒披针形或宽条状披针形，有平行脉7 ～ 9条，下面具粉霜。复伞形花序，伞梗4 ～ 10，不等长，小伞梗5 ～ 10；花柄长约1.2 mm，直径1.2 ～ 1.8 mm；花瓣鲜黄色，上部内折，中肋隆起，小舌片半圆形，先端2浅裂；花柱基深黄色，宽于子房。双悬果宽椭圆形，棱狭翅状。花期8—9月，果期9—10月。（图5-49-1）

狭叶柴胡　与上种的主要区别为：主根较

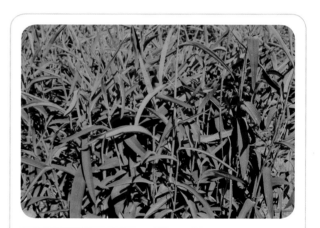

A. 植物

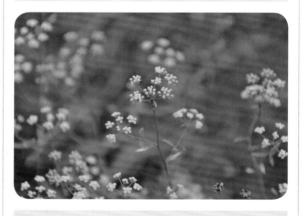

B. 花

图5-49-1　柴胡植物

发达，常不分歧；基生叶有长柄，叶片线形至线状披针形，有平行脉5～7条，伞梗较多，小伞梗10～20。（图5-49-2）

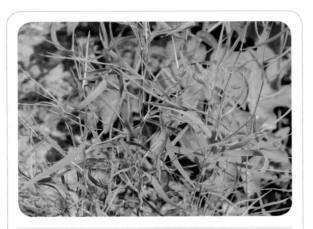

A. 植物

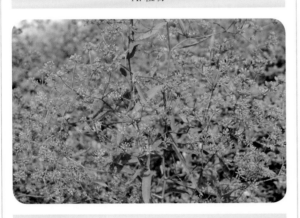

B. 花

图5-49-2　狭叶柴胡植物

[**产地**] 北柴胡主产于河北、河南、辽宁、陕西、湖北等省。南柴胡主产于湖北、四川、安徽、黑龙江、吉林等省。

[**采收加工**] 春、秋二季均可采挖；北柴胡多于秋季采挖，较饱满。南柴胡多于春季采挖。洗净泥土，晒干。

[**药材鉴别**] 性状鉴别　北柴胡：呈圆锥形，常有分歧，长6～15 cm，直径0.3～0.8 cm，顶端常有残留的茎基或纤维状的叶基。表面黑褐色或浅棕色，具纵皱纹、支根痕及皮孔。质硬而韧，不易折断，断面呈片状纤维性，皮部浅棕色，木质部黄白色。气微香，味微苦。

（图5-49-3、图5-49-4）

南柴胡：根较细，多不分歧，根头顶端密披纤维状叶基残余。表面红棕色或黑棕色，靠近根头处多具明显横向疣状突起。质较软，易折断，断面略平坦，具败油气。（图5-49-5）

传统鉴别　北柴胡：根常分枝，质地坚硬，

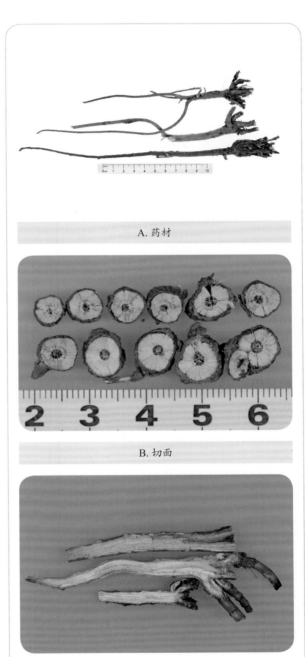

A. 药材

B. 切面

C. 纵剖面

图5-49-3　北柴胡药材（野生品）

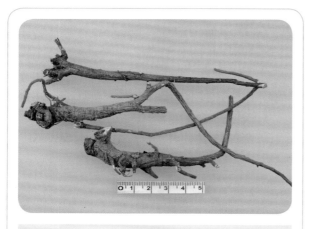

A.陕西栽培品

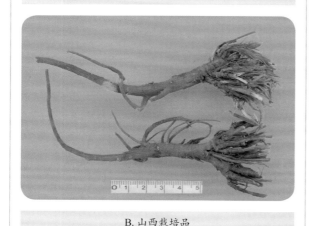

B.山西栽培品

图5-49-4 北柴胡药材（栽培品）

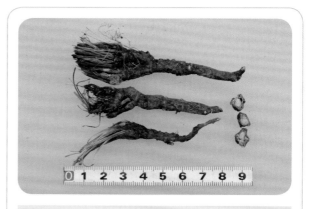

A.野生品

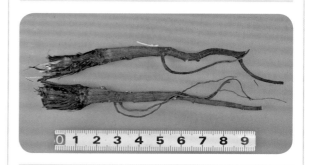

B.栽培品

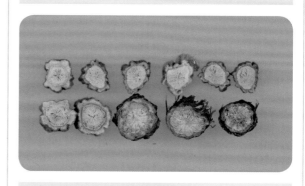

C.切面

图5-49-5 南柴胡药材

习称"硬柴胡"，难折断，如扭断皮部破裂后，可见木质部成条片状。家种栽培北柴胡与野生北柴胡的区别主要在于：形状上较为顺直，根头部膨大的不明显，分枝较少，表面颜色较浅，断面形成层环状排列不明显。以主根粗圆、顶端带茎少、支根剪除、皮纹细结、质坚硬、微有香气为佳。

南柴胡：根多不分枝，质地软，表面红棕色或黑棕色，习称"软柴胡"或"红柴胡"。带败油气，品质不如北柴胡优良。以主根粗大、分枝少、皮红棕色、顶端残茎少、质松脆为佳。

显微鉴别 北柴胡横切面：① 木栓层为数列木栓细胞，多碎裂，其下有数层栓内层细胞。② 皮层散有树脂道及裂隙。③ 韧皮部射线宽，树脂道略呈3～4同心环状分散排列，筛管不

明显。④ 形成层成环。⑤ 木质部导管稀疏而分散，在其中间部位有1束木纤维排成环状，纤维多角形，壁厚木化。（图5-49-6）

南柴胡横切面：与北柴胡的主要区别为，木栓层由20层左右细胞排列成整齐的帽顶状。皮层中树脂管较多而大。木质部导管散在排列，略呈环状。木纤维少或无。（图5-49-7）

[成分] 柴胡含多种柴胡皂苷。柴胡皂苷结构为五环三萜类齐墩果烷型衍生物，具有7

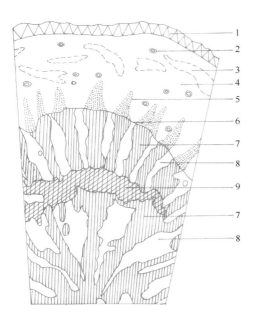

图5-49-6 北柴胡根横切面简图

1.木栓层 2.树脂道 3.裂隙 4.皮层 5.韧皮部
6.形成层 7.木质部 8.射线 9.木纤维及导管

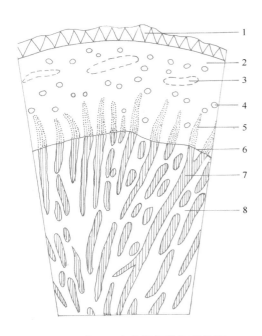

图5-49-7 南柴胡根横切面简图

1.木栓层 2.皮层 3.裂隙 4.树脂道 5.韧皮部
6.形成层 7.木质部 8.射线

种不同类型的苷元：环氧醚（epoxyether）、异环双烯（heteroannulardiene）、12-烯（12-ene）、同环双烯（homoannulardiene）、12-烯-28-羧

酸（12-ene-28-carboxylic acid）、异环双烯-30-羧酸（heteroannular diene-30-carboxylic acid）、18-烯型（18-ene）。主要皂苷成分有柴胡皂苷（saikosaponin）a/b/c/s_1/b_2/b_3/f/t/v，以及2″-O-乙酰柴胡皂苷b2和2″-O-乙酰柴胡皂苷a。

含有挥发油。北柴胡药材的挥发油成分为月桂酸、肉豆蔻酸、3-二十烷炔、十五烷酸（pentadecanoic acid）、石竹素（caryophyllene oxide）、硬脂酰棕榈酸酯（hexadecanoic acid, octadecyl ester）等多种成分，且与柴胡地上部分挥发油成分有较大的差别。而狭叶柴胡挥发油成分为β-萜品烯（β-terpinene）、柠檬烯、茨烯（camphene）、β-莳烯（β-fenchene）、芳樟醇（linalool）、异冰片（isoborneol）、2-甲基-1-庚烯（2-methyl-1-heptene）等60多种成分。

尚含黄酮，主要有柴胡色原酮酸（saikochromic acid）、芸香苷（rutin）、槲皮素（quercetin）、异鼠李素（isorhamnetin）、异鼠李素-3-O-葡萄糖苷（isorhamnetin-3-O-glucoside）、葛根素（puerarin）、7,4′-二羟基-异黄酮-7-O-β-D-葡萄糖苷（7,4′-dihydroxy-isoflavone-7-O-β-D-glucoside）及色氨酸（tryptophane）。

［贮藏保管］ 放于干燥阴凉处，防虫蛀。

［功效］ 性微寒，味苦、辛。疏散退热，疏肝解郁，升举阳气。用于感冒发热，寒热往来，胸胁胀痛，月经不调，子宫脱垂，脱肛。

［用法用量］ 3～10 g。

［方例］ 小柴胡汤（《伤寒论》）：柴胡，黄芩，半夏，人参，甘草，生姜，大枣。功能和解少阳；主治伤寒少阳证，症见寒热往来，胸胁苦满，默默不欲饮食，心烦喜呕，口苦，咽干，目眩等。

［论注］ （1）柴胡属植物在我国约有30多种，很多种都供药用。商品柴胡药材主要为北柴胡、南柴胡和竹叶柴胡。北柴胡来源以柴胡 *Bupleurum chinense* DC. 为主；南柴胡来源于狭叶柴胡 *Bupleurum scorzonerifolium* Willd.，又称红柴胡；东北和华北地区用兴安柴胡 *Bupleurum sibiricum* Vest；陕西、甘肃、宁夏、内蒙古等省区用银州柴胡 *Bupleurum yinchowense* Shan et Y. Li，据考证认为古代本草记载的品质最佳的

"银州柴胡"即为此种。

（2）目前市场上还有以下几种柴胡。

1）竹叶柴胡来源于膜缘柴胡 *Bupleurum marginatum* Wall. ex DC.，用带根的全草入药。根多呈纺锤状，细长，下端常成扭曲状；顶端残留数个茎基和叶基，茎基部有密集的节，根头部有时可见密集的环纹，稀分枝；表面黄棕色或棕褐色，有纵皱纹，皮孔明显；质坚韧，不易折断，折断面显纤维性；气清香，味微苦辛。有的地区还用南柴胡带地上茎叶入药，称"竹叶柴胡"。（图5-49-8、图5-49-9）

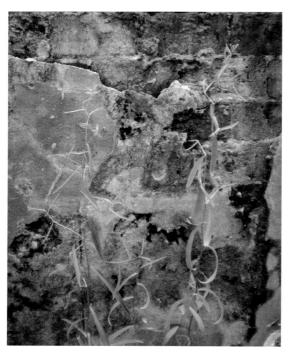

图5-49-8 膜缘柴胡植物

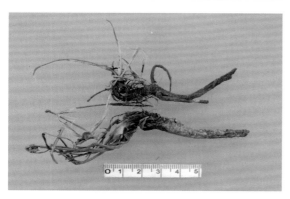

图5-49-9 竹叶柴胡药材

2）锥叶柴胡 *Bupleurum bicaule* Helm. 的干燥根。分布于东北、西北地区，内蒙古、河北、山西等省区。南柴胡现在的产量很少，市场上流通的多为锥叶柴胡。药材主根挺直粗壮，长圆锥形，根头部膨大，残留多数粗细不一的茎基和棕黑色毛刷状纤维，近根头常有鼓起；外皮深褐色，深皱纹，皮孔横向排列大而凸出；质松脆，易折断，断面平坦，不显纤维性，栓皮层易剥落，皮部淡棕色，木部黄白色，多见放射状纹理呈"菊花心"样；略具败油气，味微甜、略有胡萝卜味。（图5-49-10）

3）窄竹叶柴胡 *Bupleurum marginatum* Wall. ExDC. var. *stenophyllum* (Wolff) Shan et Y. Li的干燥根，称为藏柴胡。分布于我国西部和西南部的海拔2 700 m至4 000 m的地区，多生长在高山地区林下、山坡、溪边和路旁。药材呈细

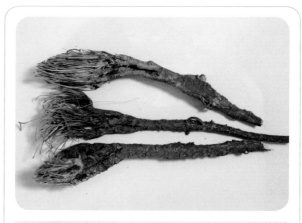

A. 药材

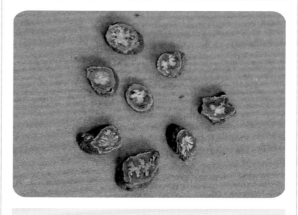

B. 切面

图5-49-10 锥叶柴胡药材

长圆锥形，弯曲。近根头部残留1～3个茎基，茎基部有密集的节，有时下部有分枝；质柔韧，不易折断，断面略显纤维性，皮部较厚呈黑棕色环；气浓郁，久嚼微具辛辣味，有刺喉感。（图5-49-11）

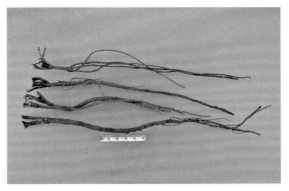

图5-49-12 三岛柴胡药材

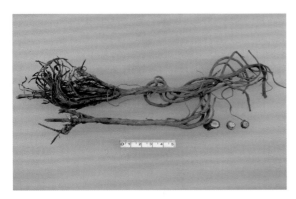

图5-49-11 藏柴胡药材

（3）大叶柴胡 Bupleurum longiradiatum Turcz 的干燥根及根茎。分布于东北地区和河南、陕西、甘肃、安徽、江西、湖南等省。根茎呈圆柱形，略弯曲，表面密生环节，中空；气微，味微麻辣感。有毒，1973年黑龙江巴彦县用大叶柴胡制成丸剂，发生严重中毒事件。不可当柴胡使用。

大叶柴胡含皂苷2.5%～3.8%，其中含有柴胡皂苷a/b/c。另含有毒成分为柴胡毒素（bupleurotoxin）、乙酰柴胡毒素（acetyl-bupleurotoxin）。

（4）三岛柴胡，是指原产于日本的本州、四国、九州及朝鲜的柴胡，为伞形科植物三岛柴胡 Bupleurum falcatum L. 的干燥根，系日本汉方中柴胡的主要来源，具解毒、解热、镇痛、消炎及强壮等功效，在日本被广泛用于感冒和肝炎的防治。我国陕西、北京、成都等地于20世纪90年代曾有较大规模种植。药材呈长圆柱形，长8～23 cm，有分支。顶端具主茎残基和侧生茎基，其侧生茎基长2～3 cm，基部有叶鞘脱落环纹；叶鞘残基呈纤维状，全体表面粗糙，具纵向皱纹，栓皮脱落处呈浅黄色；质坚硬，不易折断，断面淡黄色，形成层边缘外层有棕黄色小油滴；气微香，味微甘、涩。（图5-49-12）

防 风

SAPOSHNIKOVIAE RADIX

本品始载于《神农本草经》，列为上品。李时珍曰："防者，御也。其功疗风最要，故名。"苏颂曰："五月开细白花，中心攒聚作大房，似蒔萝花。实似胡荽子而大。根土黄色，与蜀葵根相类，二月、十月采之……又有石防风，出洞中府，根如蒿根而黄，叶青花白，五月开花，六月采根曝干，亦疗头风眩痛。"李时珍曰："江淮所产多是石防风，生于山石之间。"防风自古并非单一品种入药。现在以关防风为主，西南地区亦用川防风和云防风。

[别名] 关防风，东防风，口防风，软防风。

[来源] 为伞形科植物防风 Saposhnikovia divaricata (Turcz.) Schischk.的干燥未抽花茎植株的根。

[植物形态] 多年生草本，高达80 cm，根直而长，茎基生褐色纤维状的叶柄残基。茎单生，二歧分枝。基生叶丛生，有扁长的叶柄，基部有宽叶鞘，稍抱茎；叶片卵形或长圆形，二至三回羽状分裂，裂片戟形，有3～4缺刻；顶生叶简化，具扩展叶鞘。复伞形花序，生于茎和分枝顶端；总苞缺如，或少有1片；伞幅5～9个；花梗4～9；小总苞片4～6，线形或披针形，长约3 mm；萼齿三角状卵形；花瓣倒卵形，白色，长约1.5 mm，无毛，先端微凹，具内折小舌片。双悬果椭圆状卵形，分

果有棱，幼果有海绵质瘤状突起，成熟时渐平滑；每棱槽内有油管1，合生面有油管2。花期8—9月，果期9—10月。（图5-50-1）

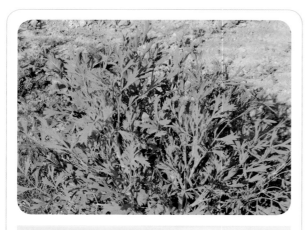

A. 植物

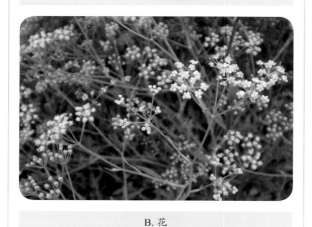

B. 花

图5-50-1　防风植物

[产地]　主产于黑龙江哈尔滨、齐齐哈尔、杜尔伯特蒙古族自治县，吉林洮南、长岭、前郭、通榆及内蒙古东部和辽宁等省区。东北产的防风为道地药材，习称"关防风"；杜尔伯特蒙古族自治县西部草原地区是我国防风最大产区，所产者习称"小蒿子防风"。

[采收加工]　春、秋二季采挖未抽花茎植株的根。春季采挖于土壤解冻25 cm深时返青期进行，秋季采挖于地上植株枯萎前进行。一般采用自制的防风杵子进行采挖，根脆易断，要靠一头挖出防风根；也可用犁卸下犁壁起收，速度快，但折断多。挖出根，除去根头及须根，

晾晒至半干，捆成小捆，每捆约1 kg，再晒干。

[药材鉴别]　性状鉴别　呈长圆柱形，下部渐细，有的稍弯曲，长15～30 cm，直径0.2～2 cm；根头表面粗糙，有明显的密集环节，习称"蚯蚓头"；节上有黑棕色毛状残存叶基。表面灰棕色或棕色，皱缩而粗糙，有纵皱纹及致密的细横纹，并可见多数横长皮孔及细根痕。体轻，质松，断面皮部棕黄色，疏松，裂隙较多，散生黄棕色油点；木部浅黄色，占根的绝大部分。气特异，味微甜。（图5-50-2）

传统鉴别　软防风：尚未抽茎，只生叶，习称"公防风"。根丰满，长圆锥形，条粗，质松软，上端具密集细纹，称"蚯蚓头"；周围附有棕毛（残存叶柄），皮细而紫，体轻；断面黄棕色至红棕色，中心黄色，习称"红眼圈"；有裂隙，形成"菊花心"，具特异的败油样气味。

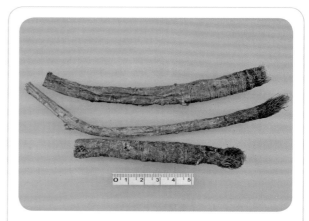

A. 药材

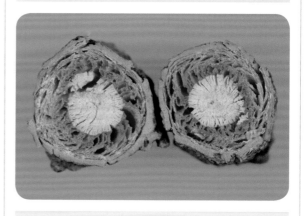

B. 切面

图5-50-2　防风药材

以条粗、质软、体轻、"红眼圈"显著者为优。

硬防风：抽茎开花结实者，习称"母防风"；根之木质心变硬，气味变淡。传统习惯多不采用。（图5-50-3）

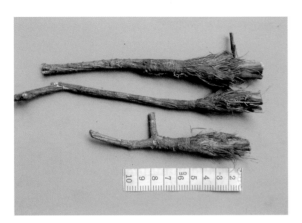

图5-50-3 防风药材（抽茎）

垄种或白浆土和黑土地种植或扦插的防风，因其生长快，其根皮呈黄白色或灰白色，多皱纹，少细横纹及疣状突起；质坚硬，蚯蚓头不明显；风干品断面木质部淡黄色，皮部土黄色，裂隙和放射线纹少，质坚实，无"菊花心"。（图5-50-4、图5-50-5）

显微鉴别 根横切面：① 木栓层为5～30列木栓细胞，微木化。② 栓内层狭窄，有不规则长圆形油管。③ 韧皮部较宽，有油管多数，周围分泌细胞4～8个，油管内充满黄色油状物；射线弯曲，常与韧皮部组织分离成裂隙。④ 形成层成环状。⑤ 木质部导管单个散在或2～3个相聚，放射状排列。⑥ 根头部中央有

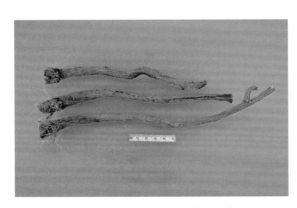

图5-50-4 防风药材（籽播）

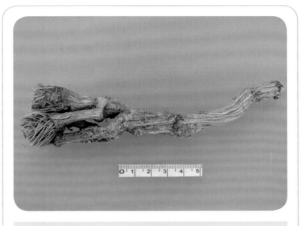

A. 药材

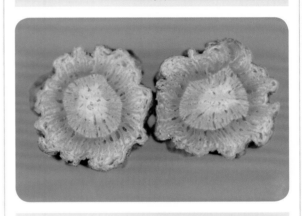

B. 切面

图5-50-5 防风药材（扦插）

髓。（图5-50-6）

粉末：淡棕色。① 油管直径17～60 μm，充满金黄色分泌物。② 叶基纤维多成束，壁极厚。③ 导管多为网纹导管，少螺纹及具缘纹孔导管。④ 木栓细胞表面观呈多角形或类方形；断面观呈长方形，微波状弯曲，有的呈短条状增厚。⑤ 石细胞少见，黄绿色，长圆形或类方形，壁较厚。⑥ 尚有韧皮薄壁细胞。

［成分］ 含挥发油，油中主要成分有辛醛（octanal）、壬醛（nonanal）、己醛（hexanal）、β-没药烯（β-bisabolene）、花侧柏烯（cuparene）、β-桉叶醇（β-eudesmol）等。含有1-甲基苯乙妥因（deltoin）等5种呋喃香豆精，具有降压作用的3′-O-白芷酰亥茅酚（3′-O-angeloylhamaueol）等4种色酮，5-O-甲基维斯阿米醇及其葡萄糖苷（5-O-methylvisamminol），具有镇痛作用的升

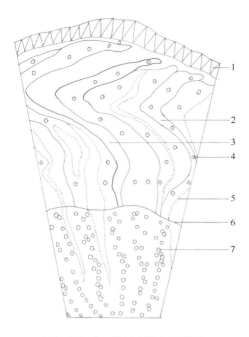

图5-50-6　防风根横切面简图

1. 木栓层　2. 韧皮部　3. 射线　4. 油管　5. 裂隙
6. 形成层　7. 木质部

麻素（cimifugin）以及其葡萄糖苷——亥茅酚苷（hamaniol glucoside）。

[贮藏保管]　置阴凉干燥处，防蛀。

[功效]　性微温，味辛、甘。祛风解表，胜湿止痛，止痉。用于感冒头痛，风湿痹痛，风疹瘙痒，破伤风。

[用法用量]　5～10 g。

[方例]　防风通圣散（《宣明论方》）：防风，荆芥，连翘，麻黄，薄荷，川芎，当归，白芍，山栀，大黄，芒硝，石膏，黄芩，甘草，滑石。功能疏风解表，泻热通便；主治风热壅盛，表里具实。

[论注]　（1）东北产者称为"关防风"或"东防风"，体粗壮、蚯蚓头明显、质松软、外皮色深，质量最佳，为道地药材。内蒙古与河北产者称为"口防风"，蚯蚓头不明显，头较粗而棕色毛状物甚多，质量稍次。河北现有扦插繁殖的防风，质重体结实，无蚯蚓头而支根多。

（2）防风抽茎开花后，其根与根茎（母防风）相应发生变化，除木栓层木化程度加强外，木质部外侧薄壁细胞厚化并木化，形成1列木化细胞环带，所以母防风横断面可见坚硬木心；

韧皮部变狭，髓部出现强烈木化的石细胞群。

（3）在云南、四川、贵州等省还将短片藁本 *Ligusticum brachylobum* Franch.和竹叶防风 *Seseli mairei* Franch.作防风使用并形成了商品药材，前者称"川防风"，后者称"云防风"；多在本地区使用。（图5-50-7～图5-50-9）

按本草记载，古代所用的防风也不止一种，现在全国各地都以关防风为主流品种，故药用防风应以此种为主。三者间鉴别要点见表5-50-1。

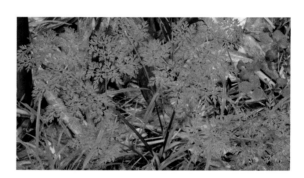

图5-50-7　短片藁本植物

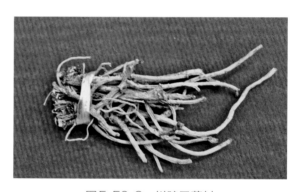

图5-50-8　川防风药材

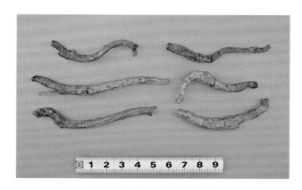

图5-50-9　云防风药材

表5-50-1　3种防风性状鉴别要点

品名	根形	表 面	质地	顶 端	气 味
关防风	粗大	粗糙，根头部有密集环，灰棕色	松软	簇生黑褐色纤维状物	气清香，微甜而涩
川防风	细小	多根痕，枯棕色或灰黑色	坚实	无纤维状物	气微，味甘
云防风	细长	较平坦，红棕色或棕褐色	坚实	很少有黑褐色纤维状物	气香，味微辛而涩

藁 本

LIGUSTICI RHIZOMA ET RADIX

本品始载于《神农本草经》，列为中品。苏敬曰："根上苗下似禾藁，故名藁本。本，根也。"苏颂曰："叶似白芷，香又似芎藭，但芎藭似水芹而大，藁本叶细尔，根上苗下似禾藁，故以明之。五月有白花，七八月结子，根紫色。"《本草品汇精要》称"产并州"（山西境内）应是指辽藁本。古本草论述的藁本可能包括西芎藁本和辽藁本。现代以藁本（西芎藁本）为主流，辽藁本多在东北及华北地区应用。

［别名］　西芎。

［来源］　为伞形科植物藁本 *Ligusticum sinense* Oliv. 或辽藁本 *Ligusticum jeholense* Nakai et Kitag. 的干燥根茎及根。

［植物形态］　藁本　多年生草本，高约1 m。根茎发达，具膨大的结节。茎直立，中空。基生叶三角形，二回奇数羽状全裂，最终裂片3～4对，卵形或长卵形，上面沿脉有乳头状突起，边缘不整齐羽状深裂；茎上部叶近无柄，基部膨大成抱茎的叶鞘。复伞形花序顶生或腋生，具乳头状粗毛，伞幅15～22，不等长；总苞片及小总苞片线形，花小，无萼齿；花瓣白色，倒卵形，先端微凹，具内折小尖头；雄蕊5；花柱基隆起，花柱长，向外反曲。双悬果广卵形，无毛，分果具5棱，各棱槽中有油管3个，合生面有油管5个。花期7—8月，果期9—10月。（图5-51-1）

辽藁本　与藁本主要不同点为：根茎粗短。茎常带紫色。基生叶花期凋落，茎生叶广

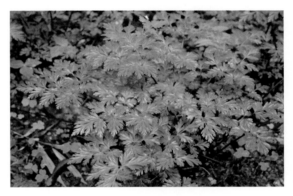

图5-51-1　藁本植物

三角形，二至三回三出或羽状全裂，边缘有少数缺刻状牙齿。复伞形花序有短柔毛，伞幅6～19，总苞片无或有1枚，早落，小总苞片10枚左右，针状。双悬果椭圆形，分果棱槽各有油管1～2个，合生面油管2～4个，果棱具狭翅。（图5-51-2）

［产地］　藁本　主产于湖北巴东、建始，陕西安康、汉中，甘肃天水、武都等，湖南炎陵、桂东和江西遂川有栽培。

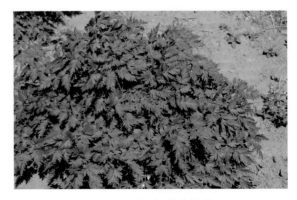

图5-51-2　辽藁本植物

辽藁本　主产于河北平泉、宽城、赤城、隆化，辽宁凤城、盖平，山西黎城、陵川，内蒙古赤峰、敖汉旗、喀喇沁旗。

［采收加工］　秋季茎叶枯萎或次春出苗时采挖，除去泥沙，晒干或烘干。

［药材鉴别］　性状鉴别　藁本：呈不规则结节状圆柱形，稍扭曲，有分枝，长3～10 cm，直径1～2 cm。表面棕褐色或暗棕色，粗糙，有纵皱纹，上侧残留数个凹陷的圆形茎基，下侧有多数点状突起的根痕及残根。体轻，质较硬，易折断，断面黄色或黄白色，纤维状。气芳香，味辛、苦、微麻。（图5-51-3）

辽藁本：较小，呈不规则的团块状或柱状，有多数细长弯曲的根。（图5-51-4）

均以香气浓者为佳。

［成分］　藁本含挥发油0.3%～0.65%，

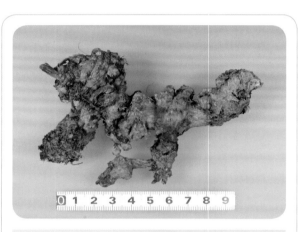

A. 药材

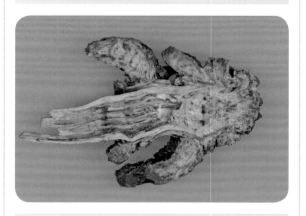

B. 切面

图5-51-3　藁本药材

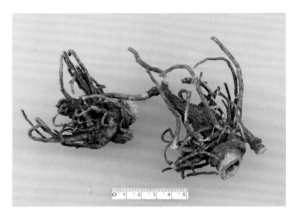

图5-51-4　辽藁本药材

油中主要成分为3-正丁基酞内酯（3-butylphthalide）、川芎内酯（cnidilide）、甲基丁香油酚（methyl eugenol）等。辽藁本含挥发油约1.5%。

［贮藏保管］　置阴凉干燥处，防潮，防蛀。

［功效］　性温，味辛。祛风，散寒，除湿，止痛。用于风寒感冒，巅顶疼痛，风湿痹痛。

［用法用量］　3～10 g。

［论注］　有些省区使用新疆藁本 Conioselinum vaginatum（Spreng.）Thell. 的根茎，主产于新疆。药材呈不规则块状或稍扭曲柱状，长6～8 cm，直径2～4 cm；外表棕褐色，上面有大而密接深陷圆形孔洞状的茎痕，下面密布较粗而常呈纤维状的支根或支根痕；质硬而微韧，折断面不平整，木部露出纤维状，中心色白显空隙；气芳香，味甜、微辛、后麻舌。（图5-51-5）

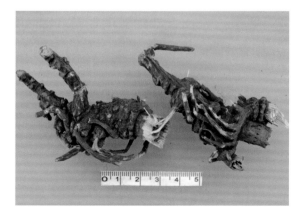

图5-51-5　新疆藁本药材

川芎类

从古代本草著作的论述来看，芎䓖是一个多品种来源的药物，主要有两种：一为四川的川芎，另一种是江西的抚芎，即现在的茶芎。

川 芎

CHUANXIONG RHIZOMA

本品又名芎䓖，始载于《神农本草经》，列为上品。苏颂曰："关陕、川蜀、江东山中多有之，而以蜀川者为胜。四五月生叶，似水芹、胡荽、蛇床辈，作丛而茎细。其叶倍香，江东、蜀人采叶作饮。七八月开白花，如蛇床子花。根坚瘦，黄黑色。"李时珍曰："蜀地少寒，人多栽莳，深秋茎叶亦不萎也。清明后宿根生苗，分其枝，横埋之，则节节生根。八月根下始结芎䓖，乃可掘取，蒸暴货之。"长期以来以四川栽培的川芎为正品。

[**别名**] 芎䓖。

[**来源**] 为伞形科植物川芎 *Ligusticum chuanxiong* Hort. 的干燥根茎。

[**植物形态**] 多年生草本，高30～60 cm。根茎呈不规则的拳形团块，有明显结节状，节盘凸出。茎常数个丛生，上部分枝，下部的节明显膨大成盘状，易生根。叶为二至三回羽状复叶，小叶3～5对，边缘成不整齐羽状深裂或全裂，叶柄基部成鞘状抱茎。复伞形花序生于分枝顶端，伞幅细，有短柔毛；总苞片和小总苞片条形，不分裂；花白色。双悬果卵形，5棱。花期7—8月，幼果期9月。（图5-52-1）

[**产地**] 主产于四川省彭州、都江堰等地。贵州、云南、陕西等省亦产。多为栽培。

[**采收加工**] 夏季当茎上的节盘显著突出，并略带紫色时采挖，除去茎叶及泥土，晒至半干再炕干，撞去须根。

[**药材鉴别**] 性状鉴别 呈不规则结节状拳形团块状，直径2～7 cm。表面灰褐色或褐色，粗糙皱缩，有多数平行隆起的轮节，顶端有类圆形凹陷的茎痕，下侧及轮节上有多数小

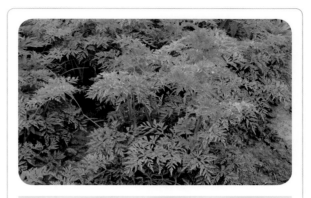

A. 植物

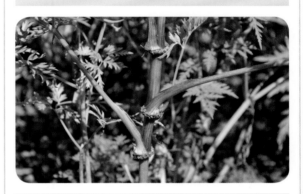

B. 叶柄基部

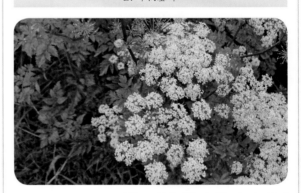

C. 花

图5-52-1 川芎植物

瘤状根痕。质坚实，不易折断，断面黄白色或灰黄色，可见波状环纹（形成层），散有黄棕色小油点（油室）。有特殊浓郁的香气，味苦、辛，稍有麻舌感，后微甜。（图5-52-2）

以四川平坝地区栽培的"坝川芎"，个大、质坚实、断面色黄白、油性大、香气浓者质较优。

传统鉴别 坝川芎：栽于平坝（平原）地

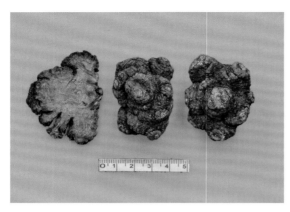

图5-52-2　川芎药材

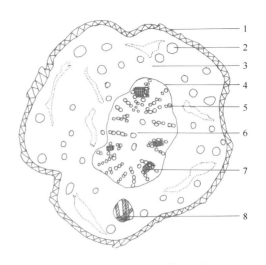

图5-52-3　川芎根茎横切面简图

1. 木栓层　2. 油室　3. 韧皮部　4. 形成层　5. 木质部
6. 髓　7. 木纤维　8. 根迹维管束

区，称"坝川芎"，团块个大，肉质肥厚，外表黄褐色，肉质白色，有菊花心，富含油质，香气浓，质优。

山川芎：山地育种苗的称"抚芎"（与江西产的抚芎有区别），"抚"为抚育之意。山上育苗剩下的"母子"，即育苗时侧生的块状根茎，习称"山川芎"；个小，不饱满，油质少，香气淡，品质甚差，有的不堪入药。

显微鉴别　根茎横切面：① 木栓层为10余列木栓细胞。② 皮层狭窄，散有油室，直径可达200 μm；可见根迹维管束，形成层明显。③ 韧皮部较宽广，筛管群散列，油室多数，有纵横走向的根迹维管束。④ 形成层成波状环纹或不规则多角形。⑤ 木质部导管大多成单行"V"字形排列，偶有木纤维束存在。⑥ 髓部较大，占横切面的1/3，有油室。⑦ 薄壁细胞中含淀粉粒和草酸钙晶体，呈类圆形团块和类簇晶状。（图5-52-3）

粉末：淡黄棕色。① 淀粉粒众多，单粒类圆形、长圆形等，直径5～16 μm，长约30 μm，脐点点状或条状，少数呈叉状，层纹不明显；复粒少，2～4粒组成。② 簇状结晶，直径约20 μm，常数个纵向相接成行。③ 油室碎片，有时含众多挥发油滴。④ 木栓细胞多角形或长方形，壁薄。⑤ 木纤维成束，呈长梭形，长112～370 μm，直径16～27 μm，纹孔及孔沟较细密，胞腔较宽。⑥ 导管为螺纹导管、网纹导管，亦有梯纹导管及具缘纹孔导管，直径8～50 μm。（图5-52-4）

[成分]　含挥发油约1%。挥发油主要有：

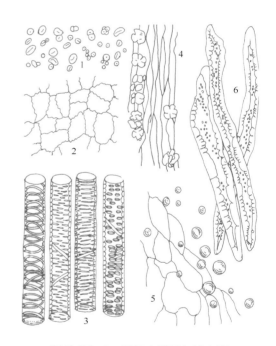

图5-52-4　川芎（根茎）粉末图

1. 淀粉粒　2. 木栓细胞　3. 导管　4. 簇状结晶
5. 油室碎片及油滴　6. 木纤维

正丁烯基苯酞、4,5-二氢-3β-丁基苯酞、4,5-二氢-3α-丁基苯酞、Z-藁本内酯、E-藁本内酯、3,1′-二羟基-3-丁基苯酞、4,5-二氢-3,1′-二羟基-3-丁基苯酞和4,5-二氢-3,1′-二羟基-3-戊基苯酞等。

生物碱含川芎嗪（teramethylpyrazine）、黑

麦草碱、L-异亮氨酸-L-缬氨酸酐等。酚酸及有机酸类含阿魏酸（ferulic acid）、瑟丹酸、香草醛、香草酸、棕榈酸、亚油酸、对羟基苯甲酸、大黄酚、咖啡酸、原儿茶酸等，其中阿魏酸是主要有效成分。另含萜类化合物匙叶桉油烯醇（spathulenol）；还含腺嘌呤和腺苷以及β-谷甾醇、亚油酸及蔗糖等。

［**贮藏保管**］ 置阴凉干燥处，防虫蛀。

［**功效**］ 性温，味辛。活血行气，祛风止痛。用于月经不调，经闭痛经，癥瘕腹痛，胸胁刺痛，跌扑肿痛，头痛，风湿痹痛。

［**用法用量**］ 3 ～ 10 g。

［**方例**］ 川芎茶调散（《太平惠民和剂局方》）：川芎，细辛，白芷，羌活，防风，荆芥，薄荷，甘草。功能疏风止痛；主治外感风邪头痛，或有恶寒，发热，鼻塞。

［**论注**］ （1）川芎学名最早是Wallich所订。他在尼泊尔采到类似标本，认为是中国川芎，订名为*Laserpitum striatum* Wall.。1894年Franchet在云南洱源、丽江采得标本，认为是川芎，订名为*Ligusticum wallichii* Franch.；特征是果实具1个棱槽，油管单条，总苞片和小总苞片是分裂的。邱淑华1979年经四川产地调查，认为川芎为种植产品，种子发育不全，历来为无性繁殖，将川芎订名为*Ligusticum chuanxiong* Hort.。

（2）苏颂的《本草图经》谓："关陕、川蜀、江东山中多有之，而以蜀川者为胜。"附永康军穹藭图。永康军即今四川都江堰市，都江堰市（灌县）、彭州、郫都区、崇州等地为川芎道地产区，产量大，品质优，行销全国并有出口。

（3）东北少数地方应用吉林延边地区栽培的东川芎 *Cnidium officinale* Makino作川芎入药。本品在日本作川芎用，据报道功效同川芎。

茶 芎

CHAXIONG RHIZOMA

［**别名**］ 抚芎。

［**来源**］ 为伞形科植物茶芎*Ligusticum sinense* Oliv. cv. *Chaxiong* Mss.的干燥根茎。

［**植物形态**］ 多年生草本，高约0.5 m。根茎呈扁圆形结节团块状。叶基生，叶柄长4 ～ 16 cm，基部扩张成鞘状；小叶3 ～ 4对，卵形，长2 ～ 4 cm，宽1.5 ～ 2.5 cm，边缘作羽状不规则的浅裂或深裂，或再作羽状浅裂或深裂；裂片宽0.3 ～ 0.8 cm，先端渐尖，近叶柄的1对小叶柄长3 ～ 15 mm，近顶端的1对小叶无柄，叶片上下表面的脉上有稀少的毛茸。自栽培以来从未开花。（图5-53-1）

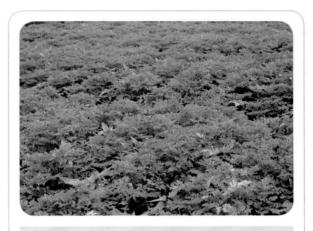

A. 生境

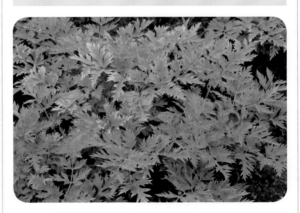

B. 植物

图5-53-1 茶芎植物

［**产地**］ 主产于江西省九江地区的武宁、瑞昌、德安等县市。

［**采收加工**］ 7月大暑前后，采收根茎，去净泥土及须根，晒干。

［**药材鉴别**］ **性状鉴别** 呈不规则结节状拳形团块，凹凸不平，长3.3 ～ 8.5 cm，直径2.5 ～ 5.5 cm。表面棕褐色，有结节状隆起的轮

节，顶端有微突起的芽痕及同心性轮层数环，下侧及轮节上有众多小瘤状根痕。质坚实，不易折断，切断面灰黄色，散有黄棕色点状油室，形成层环纹呈波状或不规则多角形。有浓郁香气，味辛、微苦，有麻舌感。（图5-53-2）

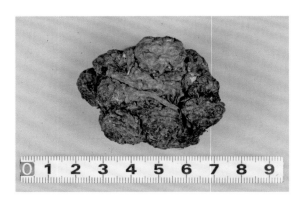

图5-53-2　茶芎药材

显微鉴别　横切面：①木栓层为数层扁平木栓细胞。②皮层窄。③韧皮部宽广。④形成层成环。⑤木质部导管多角形或类圆形，大多单列或成"V"形排列，偶有木纤维束。⑥髓部较大；髓部细胞中富含淀粉粒，有的尚含草酸钙结晶；皮层、韧皮部及髓部均有油室，呈类圆形或狭长椭圆形，近形成层的油室较小。（图5-53-3）

粉末：棕黄色。①淀粉粒易见，单粒卵圆形、类圆形、半月形或长圆形，直径3～22 μm，脐点点状、线状或分枝状；偶见复粒，由2～4分粒组成。②纤维呈梭形，直径8～14 μm，长150～220 μm。③木栓细胞深黄棕色，表面观呈多角形。④偶见油室碎片，分泌细胞壁薄，含有油滴。⑤网纹及螺纹导管直径10～54 μm。（图5-53-4）

［成　分］　含对苯二甲酸二甲酯（terephthalate dimethylester）、β-谷甾醇（β-sitosterol）、新蛇床内酯（neocnidilide）、棕榈酸（palmitic acid）、洋川芎内酯A（senkyunolide A）、洋川芎内酯G（senkyunolide G）、洋川芎内酯H（senkyunolide H）、洋川芎内酯I（senkyunolide I）、阿魏酸（ferulic acid）、正三十八烷（octatriacontane）、丁基酞内酯（butylphthalide）。2个二聚苯酞化合物Z,Z'-

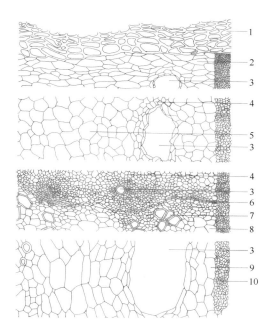

图5-53-3　茶芎根茎横切面详图

1.木栓层　2.根迹维管束　3.油室　4.皮层
5.韧皮部　6.形成层　7.木质层
8.纤维束　9.髓射线　10.髓

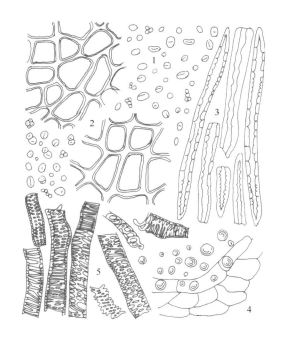

图5-53-4　茶芎粉末图

1.淀粉粒　2.木栓细胞　3.纤维
4.油室碎片　5.导管

6,6',7,3'a-diligustilide和Z-6,8',7,3'-diligustilide等。

［贮藏保管］　置阴凉干燥处，防虫蛀。

［**功效**］ 性温，味辛。活血行气，祛风止痛。用于月经不调，经闭，痛经，产后瘀阻腹痛，胸胁刺痛，癥瘕腹痛，跌打损伤，头痛，风湿痹痛。

［**用法用量**］ 3～10 g。

［**注意**］ 凡阴虚火旺，舌红口干者，以及妇女月经过多、出血性疾病均不宜使用。

［**论注**］（1）茶芎古代名"抚芎"，与川芎等合称为"芎䓖"。芎䓖最早见于《神农本草经》，列为上品。抚芎之名始于《本草纲目》。李时珍曰："出关中者，呼为京芎，亦曰西芎；出蜀中者，为川芎；出天台者，为台芎；出江南者，为抚芎，皆因地而名也。"清代《本草纲目拾遗》将抚芎从芎䓖中分出，单立一药。赵学敏曰："芎䓖有数种，蜀产者曰川芎，秦产曰西芎，江西为抚芎，纲目取川芎列名，而西芎、抚芎仅于注中一见……殊不知西芎与川芎性不甚远，俱为血中之理气之药……抚芎则性专于开郁上升，迥然不同……另立抚芎一条以明不可混。"所述抚芎即今之茶芎。

（2）茶芎是江西特产中药之一，主产于江西省九江地区的武宁、瑞昌等县市，在明、清年代已有大量栽培，民间作为家庭用药也有悠久的历史。据《武宁县志》记载："北乡以芎和茶。"又云："茗之性寒，茶芎之性散……二物并用，老者寿考康宁，少者强壮自乐。"迄今家家户户在菜园中均有种植，用之和茶叶一起泡开水饮用，故名"茶芎"，用以防病健身，并治感冒头痛。

（3）茶芎原植物学名订为伞形科植物藁本 *Ligusticum sinense* Oliv 的栽培变种。作者将茶芎标本与南昌大学标本室的川芎、藁本标本（学名为华南植物所订）作比较，发现茶芎与藁本极相似，但藁本的小叶近无柄，能抽茎开花，根茎呈圆柱形结节状，与茶芎不抽茎开花是有差异的。后将标本送江苏植物研究所，经单人骅教授订名为伞形科植物茶芎 *Ligusticum sinense* Oliv. cv. *Chaxiong*。

川芎、茶芎、东川芎鉴别要点见表5-53-1。

白 芷

ANGELICAE DAHURICAE RADIX

本品始载于《神农本草经》，列为上品。苏颂曰："所在有之，吴地尤多。根长尺余，粗细不等，白色。枝干去地五寸以上。春生叶相对婆娑，紫色，阔三指许，花白微黄，入伏后结子，立秋后苗枯，二月八月采暴，以黄泽者为佳。"

［**别名**］ 香白芷。

［**来源**］ 为伞形科植物白芷 *Angelica dahurica*（Fisch. ex Hoffm.）Benth. et Hook. f. 或杭白芷 *Angelica dahurica*（Fisch. ex Hoffm.）Benth. et Hook. f. var. *formosana*（Boiss.）Shan et Yuan 的干燥根。前一种称为"白芷""禹白芷""祁

表5-53-1 川芎、茶芎和东川芎性状比较鉴别表

药材	形态	外表	切断面	茎	基	痕	直径	气味
川芎	卵圆形具结节状的团块	黄棕	淡棕	瘤状突起	在根茎上部分散排列	有除去地上茎的凹窝	0.3～1 cm	香气浓郁，味辛、味苦
茶芎	扁圆形具结节状的团块	灰棕	淡黄	乳头状突起	在根茎上部略排成一行	有微突起的芽痕	0.8～3 cm	香气浓浊，味辛辣、微苦，麻舌
东川芎	圆柱形具结节状膨大	黄棕	黄白	圆形突起	单个在根茎顶端	有除去地上茎的凹窝	0.5～3 cm	香气浓，味辛、微辣

白芷""会白芷"，后一种称为"杭白芷""川白芷"。

[**植物形态**] 白芷 多年生草本，高1～2 m。根圆锥形，茎粗壮中空，紫红色，近花序处有短毛。基生叶有长柄，基部叶鞘紫色，叶片二至三回三出或羽状分裂，最终裂片长圆形或披针形，边缘有不规则的白色骨质锯齿，基部沿叶轴下延成翅状；茎上部叶有显著膨大的囊状鞘。复伞形花序顶生或腋生，伞幅18～40（～70），总苞片通常缺或1～2，长卵形，膨大成鞘状；小苞片5～10或更多，条形；花白色。双悬果椭圆形，分果侧棱成翅状。花期7—9月，果期9—10月。（图5-54-1）

杭白芷 与白芷的主要区别点为：植株较矮，茎及叶鞘多为黄绿色。根上部方形，皮孔样突起大而明显。（图5-54-2）

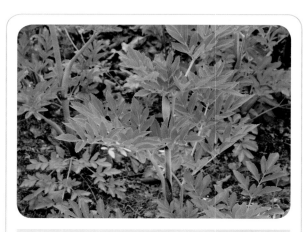

A. 植物

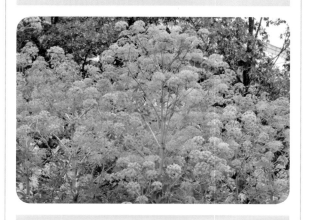

B. 花

图5-54-1 白芷植物

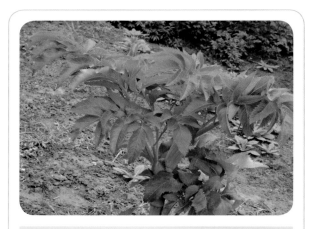

A. 植物

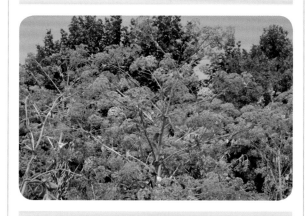

B. 花

图5-54-2 杭白芷植物

[**产地**] 主产于河南禹县、长葛、许昌、沁阳、博爱，河北安国、定州、万全、晋州，安徽亳州；此外，陕西和东北亦产。杭白芷主产于浙江永康、缙云、象山，四川遂宁、达川、安岳、崇庆、纳西、射洪。

产于河南长葛、禹县者称"禹白芷""会白芷"；产于河北安国、定县者称"祁白芷"；产于安徽亳州者称"亳白芷"；产于杭州者称"杭白芷"；产于四川遂宁、达县者称"川白芷"。

[**采收加工**] 夏、秋间，叶黄时，选取晴天，割去地上部分，挖取根部，除去地上部分及须根，洗净泥土，晒干。

四川产区 将白芷暴晒1～2日后，除去泥土，剪去残留叶基，去掉须根，大小分档，分别堆、晒；切忌雨淋，晚上收回摊放，如此直至晒干。如遇阴雨天气，温度控制在60℃以下用无烟煤炕干。

浙江产区 起收后，将白芷放入有水的缸内，洗净，捞出，放置在木板上或光滑的水泥地面上，按照鲜重加入5%左右的石灰，用铁耙推擦、搅拌，以石灰均匀黏附于白芷表面为度，再分大小置于竹匾或芦席上暴晒，一般小者8～9日，大者20日左右可晒至全干。

[**药材鉴别**] 性状鉴别 白芷：呈圆锥形，长10～25 cm，直径1.5～5 cm，顶端有凹陷的茎痕，具同心性环状纹理。表面灰黄色至黄棕色，有多数纵皱纹，可见皮孔样横向突起散生（习称"疙瘩丁"），有支根痕。质硬，断面灰白色，显粉性，皮部散有多数棕色油点（分泌腔），形成层环圆形，木质部约占断面的1/3。香气浓烈，味辛、微苦。（图5-54-3）

杭白芷：与白芷相似，主要不同点为——

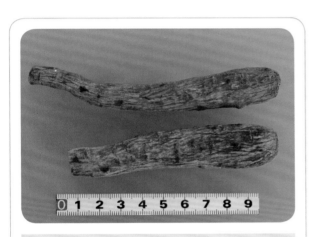

A. 药材

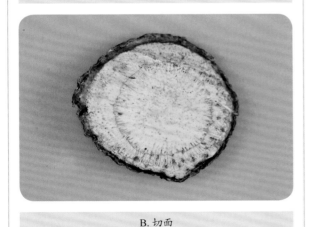

B. 切面

图5-54-3 白芷药材

横向皮孔样突起多四纵行排列，使全根呈类圆锥形而具四纵棱，形成层环略呈方形，木质部约占断面的1/2。（图5-54-4）

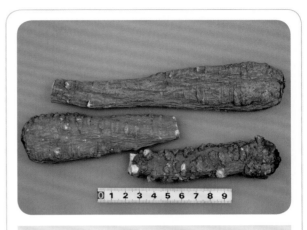

A. 药材

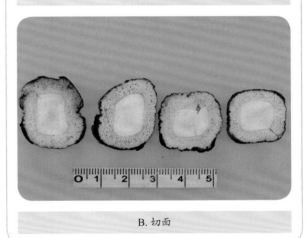

B. 切面

图5-54-4 杭白芷药材

传统鉴别 杭白芷、川白芷：类圆锥形，上部近方形，条长直，皮细结，不分枝，皮孔样"疙瘩丁"排列成四行。质坚实，断面粉白色，有类方形环，散带棕色油点。清香气浓郁，味辛、微苦。质优。

祁白芷、禹白芷：圆锥形，常弯曲，有2～5分枝，表皮有纵皱纹，皮孔样"疙瘩丁"较少而分散。质坚实，断面白色，有类圆形环，散布棕色油点。气香，味苦、辛，气味略淡。

以条粗、体较重、粉性足、香气浓郁者为佳。

显微鉴别 白芷横切面：① 木栓层有

5～10列细胞。②皮层有油管，与韧皮部相接处常有裂隙存在。③韧皮部筛管径向排列，常被挤压，油管较多，射线狭窄。④形成层环状。⑤木质部占根的1/3，略呈圆形；导管放射状排列；薄壁细胞中含淀粉粒。（图5-54-5）

杭白芷与白芷相似，但靠近根头部的木质部略呈方形，射线较多，导管稀疏排列。（图5-54-6）

粉末黄白色。白芷：①淀粉粒极多，单粒圆球形、椭圆形或圆多角形、盔帽形，直径3～25μm，脐点十字状、裂缝状、点状、三叉状、星状，大粒层纹隐约可见；复粒较大，多由2～8分粒组成，少数可至12分粒。②草酸钙簇晶类圆形或圆簇状，半透明，存在于薄壁细胞中。③油管多已破碎，含淡黄棕色分泌物；油管碎片旁的细胞中淀粉粒溶化后留有网格状痕迹。④网纹导管、螺纹导管及具缘纹孔导管，直径9～104μm。⑤木栓细胞多角形或类长方形，淡黄棕色。（图5-54-7）

杭白芷：①淀粉粒极多，单粒圆多角形、多角形或类球形，直径3～21（～30）μm，脐点裂缝状、点状、人字状、三叉状或星状，大粒层纹隐约可见；复粒较多，多由2～12分粒组成，少数可至20分粒以上。②草酸钙簇晶类圆形或圆簇状，半透明，存在于薄壁细胞中。③油管多已破碎，含淡黄棕色分泌物。④网纹导管、梯纹导管及螺纹导管，直径18～

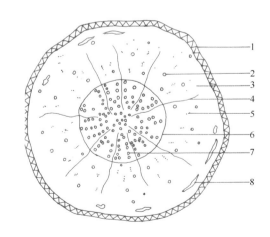

图5-54-5　白芷横切面简图

1. 木栓层　2. 油管　3. 皮层　4. 射线　5. 筛管
6. 形成层　7. 导管　8. 裂隙

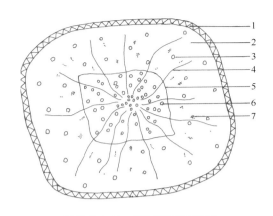

图5-54-6　杭白芷横切面图

1. 木栓层　2. 皮层　3. 油室　4. 射线
5. 形成层　6. 导管　7. 筛管群

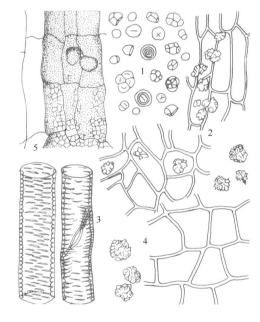

图5-54-7　白芷粉末图

1. 淀粉粒　2. 草酸钙簇晶　3. 导管
4. 木栓细胞　5. 油管

75μm。⑤木栓细胞多角形或类长方形，淡黄棕色。（图5-54-8）

[成分]　白芷含欧前胡内酯、异欧前胡内酯、氧化前胡内酯、水合氧化前胡内酯、珊瑚菜素、白当归素及叔-O-甲基白当归素（tert-O-methylbyakangelicin）等香豆精类，紫花前胡苷（nodakenin）、3-羟基印度榅桲苷（3-hydroxy-marmesinin）、比克白芷素-叔-O-β-D-吡喃葡萄糖苷（tert-O-D-

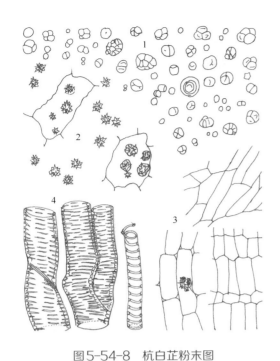

图5-54-8 杭白芷粉末图

1. 淀粉粒　2. 草酸钙簇晶
3. 木栓细胞　4. 导管

glucopyranosyl byakangelicin）、比克白芷素 - 仲 -O-β-D- 吡喃葡萄糖苷（sec-O-β-D-glucopyranosyl byakangeliein）、东莨菪苷（scopolin）、茵芋苷（skimmin）、花椒毒酚 -8-O-β-D- 吡喃葡萄糖苷（8-O-β-D-glucopyranosyl xanthotoxol）、独活属醇 - 叔 -O-β-D- 吡喃葡萄糖苷（tert-O-β-D-glucopyranosyl heraclenol）等香豆精葡萄糖苷类。另含腺苷（adenosine）。

杭白芷含欧前胡素（imperatorin）、异欧前胡素（isoimperatorin）、别异欧前胡素（alloisoimperatorin）、别欧前胡素（alloimperatorin）、氧化前胡素（oxypeucedanin）、异氧化前胡素（isooxypeucedanin）、水合氧化前胡素（oxypeucedanin hydrate）、比克白芷素（byakangelicin）、比克白芷醛（byakangelicol）、新比克白芷醛（neobyakangelicol）、珊瑚菜素（phellopterin）、花椒毒酚（xanthotoxol）、香柑内酯（bergapten）、5-甲氧基-8-羟基补骨脂素（5-methoxy-8-hydroxypsoraten）、8-甲氧基-4-氧 -（3-甲基-2-丁烯基）补骨脂素（cnidilin）、栓翅芹烯醇（pabulenol）等多种香豆精类成分。还含谷甾醇（sitosterol）、棕榈酸（palmitic

acid）及钙、铜、铁、锌、锰、钠、磷、镍、镁、钴、铬、钼等多种元素，而钠、镁、钙、铁、磷的含量较高。

［**贮藏保管**］用木箱或麻袋装。置阴凉干燥处，防蛀。本品极易虫蛀，忌放温度高、不通风或潮湿的地方。发现虫蛀立即熏晒，最好用火将虫炕死。

［**功效**］性温，味辛。解表散寒，祛风止痛，宣通鼻窍，燥湿止带，消肿排脓。用于感冒头痛，眉棱骨痛，鼻塞流涕，鼻衄，鼻渊，牙痛，带下，疮疡肿痛。

［**用法用量**］3～10 g。

［**方例**］白芷散（《妇人良方》）：白芷，海螵蛸，胎发。功能祛风逐湿，崩中带下；主治妇人赤白带下，下元虚弱，或经行不止。

［**论注**］（1）白芷拉丁学名 *Angelica dahurica* 是由 Ficher 依据在西伯利亚采的标本订名的，后由 Benth. et Hook. 重新组合。药用白芷南北均有栽培。《中国植物志》将祁白芷、禹白芷均订为 *Angelica dahurica*（Fisch.），杭白芷、川白芷订为 *Angelica dahurica*（Fisch. ex Hoffm.）Benth. et Hook.f. var. *formosana*（Boiss.）Shan et Yuan。《中国药典》沿用这一学名。

（2）很多文献将东北野生大活和白芷都用拉丁学名 *Angelica dahurica*（Fisch. ex Hoffm.）Benth. et Hook. f.，但大活植株高大，根细小而分枝，纤维性，无白芷香气。在产地有作白芷应用，是因为植物拉丁学名引起的误用，实为不妥。

（3）云南少数地区用粗糙独活 *Heracleum scabridum* Franch. 的根作白芷用，称为"滇白芷"。药材呈圆锥形，直径 0.2～1.5 cm，分枝或不分枝；外表棕黄色，具深纵纹；质脆，断面皮部类白色，散有棕色油点及裂隙，形成层不明显，木质部淡黄色，占断面1/3；商品多切成厚1 cm以下的厚片；气芳香，味辣而苦。

（4）经研究，白芷药材加工的方法不同，对其有效成分产生比较大的影响，相对于晒干的药材，用硫黄熏、石灰处理后，其欧前胡素、异欧前胡素、氧化前胡素等香豆素成分和挥发油含量均有明显降低。

独　活

ANGELICAE PUBESCENTIS RADIX

本品始载于《神农本草经》，列为上品。古代本草将独活与羌活不分。苏颂谓："《本经》云二物同一类，今人以紫色而节密者为羌活，黄色而非块者为独活……今蜀中乃有大独活，类桔梗而大，气味亦不与羌活相类……大抵此物有两种，西蜀者黄色，香如蜜，陇西者紫色，秦陇人呼为山前独活。"李时珍谓："独活、羌活乃一类二种。"说明古代独活原植物比较复杂。现在独活主要为当归属（*Angelica* L.）的重齿毛当归，少数地区有用独活属（*Heracleum* L.）植物。还有一些地方用五加科楤木属（*Aralia* L.）植物。

[**别名**]　川独活，香独活，资丘独活。

[**来源**]　为伞形科植物重齿毛当归*Angelica pubescens* Maxim. f. *biserrata* Shan et Yuan的干燥根。

[**植物形态**]　多年生草本，高60～100 cm。根粗大，多分枝。茎直立，带紫色。基生叶和茎下部叶的叶柄细长，基部成鞘状；叶为二至三回三出羽状复叶，小叶片3裂，最终裂片长圆形，两面均被短柔毛，边缘有不整齐重锯齿；茎上部叶退化成膨大的叶鞘。复伞形花序顶生或侧生，密被黄色短柔毛，伞幅10～25，极少达45，不等长。小伞形花序具花15～30朵；小总苞片5～8；花瓣5，白色；雄蕊5；子房下位。双悬果背部扁平，长圆形侧棱翅状，分果棱槽间有油管1～4个，合生面有4～5个。花期7～9月，果期9—10月。（图5-55-1）

[**产地**]　主产于湖北长阳、巴东、竹溪、恩施、建始，四川达川、重庆万州。产于湖北巴东、长阳资丘两地者称"资丘独活"；产于四川者称为"川独活"，以达川、万州产量最大。

[**采收加工**]　一般定植2年即可采收，霜降后割去地上茎叶，挖出根部，除去残茎、须根及泥土。鲜独活水分多、质脆易断，采收时要避免挖伤根部。

挖出根后，切去芦头，摊晾，待水分稍干

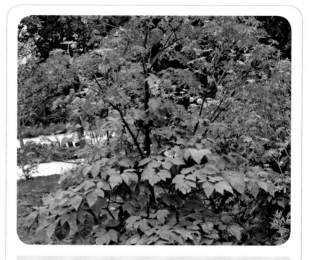

A. 植物

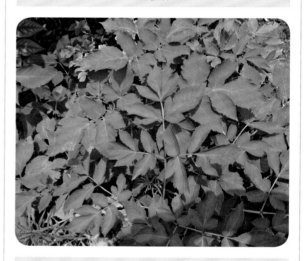

B. 叶

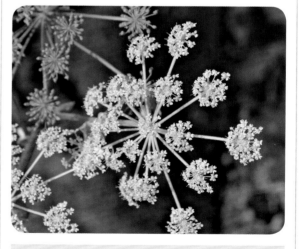

C. 花

图5-55-1　重齿毛当归植物

后，堆放于炕房内，用柴火熏炕，经常检查翻动，熏到六七成干时，堆放回潮，抖掉灰土，然后将独活理顺，扎成小捆，再入炕房，根头朝下，用文火炕至全干。

[**药材鉴别**] 性状鉴别 主根粗短，略呈圆柱形，下部2～3分支或分支较多，长10～30 cm，直径1.5～3 cm。根头膨大，有横皱纹，顶端有茎、叶的残痕，表面灰褐色或棕褐色，具纵皱纹，有隆起的横长皮孔及稍突起的细根痕。质较硬，回潮则变软，断面有一棕色环；皮部灰白色，可见多数散在的棕色油点；木质部黄棕色。具特异香气，味苦辛、微麻舌。（图5-55-2）

以根条粗壮、油润、香气浓者质量为优。

传统鉴别 资丘独活：主根明显，且膨大。表面棕褐色或褐色，多带烟熏痕迹。质柔韧油润，断面皮部灰黄色，油点细密，挤压时有黄色油点渗出。香气浓郁，味微苦麻。

川独活：根条较小，质较硬，表面颜色略显灰白色，断面较白，油性较差，香味淡。

显微鉴定 根横切面：① 木栓层细胞数列，壁微木化。② 皮层窄，有少数油室，径向32～72 μm，切向至120 μm。③ 韧皮部较宽，约占根半径的1/2；油室3～8列，圆形或长圆形，直径24～80 μm，外缘油室切向约至160 μm，近形成层油室甚小；韧皮射线宽3～6列细胞。④ 形成层成环。⑤ 木质部导管稀少，单个或2～3个径向排列；薄壁细胞含淀粉粒。（图5-55-3）

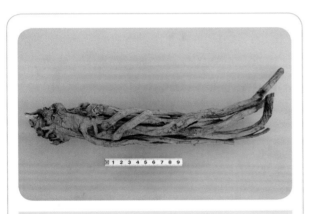

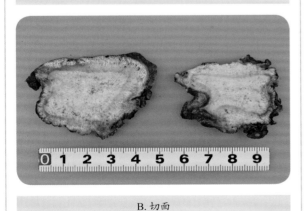

图5-55-2 独活药材

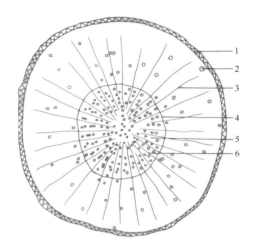

图5-55-3 独活根横切面简图

1. 木栓层 2. 油室 3. 韧皮射线 4. 形成层
5. 木质部 6. 木射线

[**成分**] 含甲基欧芹酚（蛇床子素，osthole）、二氢欧山芹素（columbianadin）、二氢欧山芹醇（columbianetin）及其葡萄糖苷、二氢欧山芹醇乙酸酯（columbianetin acetate）、伞形花内酯（umbelliferone）、当归醇（angelol）、异欧芹素、香柑内酯、花椒毒素等。

含有挥发油，主要有正辛烷、4-甲基环己酮、2-甲基辛烷、正壬烷、α-蒎烯、α-萜品烯等21种成分。

[**贮藏保管**] 本品易虫蛀。置通风干燥阴凉处，防潮，防蛀。

[**功效**] 性微温，味苦、辛。祛风除湿，通痹止痛。用于风寒湿痹，腰膝疼痛，少阴伏

风头痛，风寒挟湿头痛。

[**用法用量**] 3～10 g。

[**方例**] 独活寄生汤（《备急千金要方》）：独活，桑寄生，秦艽，细辛，防风，当归，生地，白芍，川芎，肉桂，茯苓，人参，甘草，杜仲，牛膝。功能祛风湿，止痹痛，益肝肾，补气血；主治风湿痹证，属于肝肾两亏、气血不足者；症见腰膝冷痛，肢体屈伸不利，或麻痹不仁，畏寒喜温，舌淡苔白，脉细弱。

[**论注**]（1）据报道，经烟熏加工的资丘独活挥发油含量为0.5 ml/100 g，高于晒干及煤火烤干品，烟熏的香豆素含量也略高，说明独活的加工方法应以烟熏为宜。

（2）独活各地习用品种较多，产量大的有牛尾独活和九眼独活。

1）牛尾独活：为伞形科植物牛尾独活 *Heracleum hemsleyanum* Diels的根。主产于湖北、甘肃、四川、云南等省。茎部略膨大，顶端常残留茎基和黄色叶鞘。根单一，少有分支，上粗下细，形如牛尾；质坚硬，难折断，断面不平坦，具粉性；气微香，味微甜而辛辣。（图5-55-4、图5-55-5）

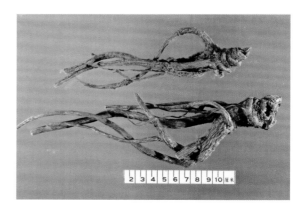

图5-55-5 牛尾独活药材

2）九眼独活：为五加科植物短序楤木 *Aralia henryi* Harms 和食用楤木 *Aralia cordata* Thunb.的根及根茎。主产于陕西、四川、云南等省。药材呈圆条形扭曲状，上有多数圆形凹窝（茎痕），6～9个，故称"九眼独活"；质轻泡，易折断，断面纤维性，有多数裂隙和

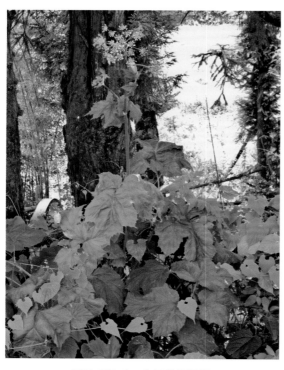

图5-55-4 牛尾独活植物

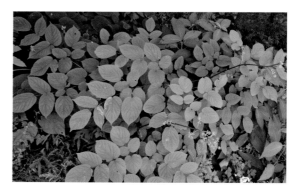

图5-55-6 食用楤木植物

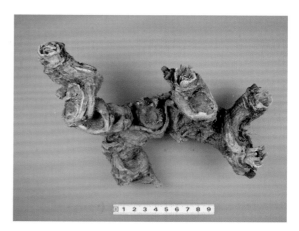

图5-55-7 九眼独活药材

油点；气微香，味微苦、辛。（图5-55-6、图5-55-7）

东北地区尚用白芷 *Angelica dahurica*（Fisch. ex Hoffm）Benth. et Hook.f.的根，习称"东北大活"。（见"白芷"项下）

当　归

ANGELICAE SINENSIS RADIX

本品始载于《神农本草经》，列为中品。《名医别录》记载："当归生陇西川谷，二月八月采根阴干。"李时珍曰："今陕、蜀、秦州、汶州诸处人多栽莳为货。以秦归头圆尾多、色紫气香肥润者名马尾归，最胜他处。"现时药用当归与传统药用当归相符。

[**别名**]　秦当归，西归，川当归，云当归。

[**来源**]　为伞形科植物当归 *Angelica sinensis*（Oliv.）Diels 的干燥根。

[**植物形态**]　多年生草本，高0.4～1 m。茎直立，带紫色，有纵直槽纹。主根粗短。叶为二至三回奇数羽状复叶，基部膨大成鞘；叶片卵形，小叶片呈卵形或卵状披针形，近顶端1对无柄，一至二回分裂，裂片边缘有缺刻，叶下面及边缘被稀疏的乳头状白色细毛；茎上部叶简化成囊状鞘和羽状分裂的叶片。复伞形花序顶生，密被细柔毛；无总苞或有2片；伞幅10～14，不等长；小总苞片2～4；花白色；萼齿5，齿形，花瓣长卵形，先端狭尖，内折；花柱短，花柱基圆锥形。双悬果椭圆形，分果有5棱，侧棱有宽而薄的翅，翅缘淡紫色，棱槽内油管1，合生面油管2。花期6—7月，果期6—8月。（图5-56-1）

[**产地**]　主产于甘肃省。云南、四川、陕西、湖北等省亦产。

[**采收加工**]　一般栽培至第二年秋季霜降后采挖，除去茎叶、须根及泥土，放置2～3日，待水分稍蒸发后根变软时，按大小分别捆成小把，上棚，以烟火慢慢熏干。

[**药材鉴别**]　**性状鉴别**　略呈圆柱形，根上端称"归首"，主根称"归身"，支根称"归尾"，全体称"全归"。全归长15～25 cm，外

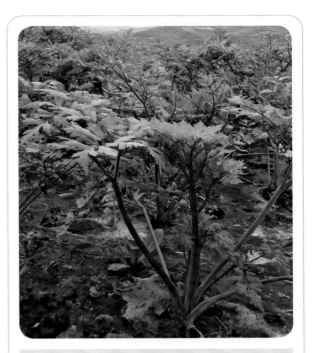

A. 植物

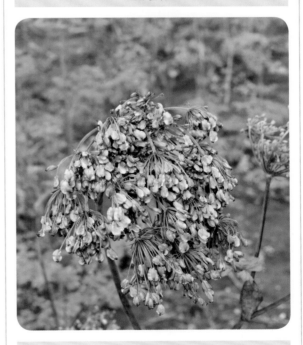

B. 果

图5-56-1　当归植物

皮细密，黄棕色至深褐色，有纵皱纹及横长皮孔。根上端膨大，直径1.5～4 cm，钝圆，有残留的叶鞘及茎基；主根粗短，长1～3 cm，直径1.5～3 cm；下部有支根3～5条或更多，

上粗下细，多扭曲，有少数须根痕。质柔韧，断面黄白色或淡黄棕色，皮部厚，有棕色油点和裂隙，形成层呈黄棕色环状，木质部色较淡；根茎部分断面中心通常有髓和空腔。具浓郁香气，味甘、辛、微苦。

抽薹的当归柴性大、干枯油少或断面呈绿褐色者不可供药用。

传统鉴别　秦当归（西当归）：归头圆，归身粗大而长；皮细，黄褐色；归膀（支根）粗而少，撕开归膀，岔口白色，体质滋润；芳香浓郁，味麻而甜。品质最优。（图5-56-2）

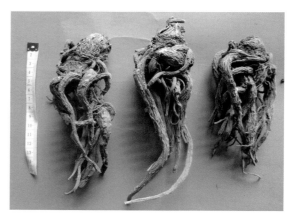

图5-56-3　云当归药材

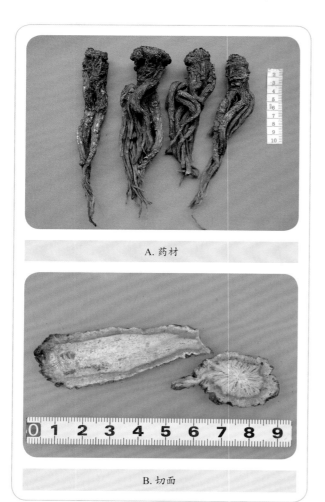

A. 药材

B. 切面

图5-56-2　秦当归药材

云当归：归头浑圆，身粗而短；皮较粗，黄棕色；撕开归膀，岔口黄白色，体略轻泡；芳香气短，麻辣味重，无甜味。品质较优。（图5-56-3）

川当归：归头短，不圆，身短；皮粗糙；归膀细而多，撕开岔口，油黄色；气味短，味淡。现基本无栽培。

显微鉴别　支根横切面：① 木栓层为数列木栓细胞。② 皮层薄，为数列切线延长的类圆形细胞。③ 韧皮部宽广，多裂隙，油室和油管类圆形，周围分泌细胞6～9个，近形成层处，分泌腔较小。④ 形成层环状。⑤ 木部射线较宽，导管放射状排列，单个或数个成束，有的导管中有棕色填充物。⑥ 薄壁细胞中含淀粉粒。（图5-56-4）

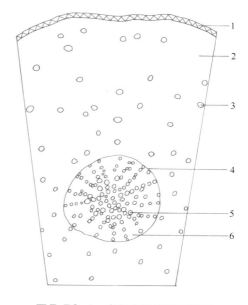

图5-56-4　当归支根横切面简图

1. 木栓层　2. 韧皮部　3. 油室　4. 形成层
5. 导管　6. 木射线

粉末：淡黄棕色。① 纺锤形韧皮薄壁细胞，直径18～34 μm，壁稍厚，切面壁表面有微细斜向交错的纹理，有时可见菲薄横壁。② 分泌腔及其碎片，含挥发油滴。③ 梯纹及网纹导管，直径13～80 μm，另有具缘纹孔及螺纹导管；导管旁有时可见纺锤形木薄壁细胞，具菲薄横隔。④ 可见木栓细胞，淀粉粒，偶见木纤维。（图5-56-5）

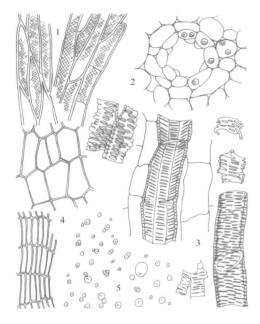

图5-56-5　当归粉末图

1.纺锤形韧皮薄壁细胞　2.油室　3.导管
4.木栓细胞　5.淀粉粒

［成分］　含挥发油0.2%～0.4%，藁苯内酯（ligustilide）为主要成分，尚含萜类化合物、酚类化合物及烷烃类化合物。另含黄酮、香豆素、有机酸、多糖、氨基酸、微量元素及维生素等多种成分。

［贮藏保管］　本品易虫蛀、发霉，受潮易变黑泛油，应放阴凉干燥处，防潮，防蛀。雨季宜勤翻晒或用微火烘焙。

［功效］　性温，味甘、辛。补血活血，调经止痛，润肠通便。用于血虚萎黄，眩晕心悸，月经不调，经闭痛经，虚寒腹痛，风湿痹痛，跌扑损伤，痈疽疮疡，肠燥便秘。

［用法用量］　6～12 g。

［方例］　生化汤（《景岳全书》）：当归，川芎，桃仁，炮姜，炙甘草。功能养血祛瘀，温经止痛；主治血虚寒凝、瘀血阻滞证，症见产后恶露不行、小腹冷痛。

［论注］　同科如下两种植物的根亦做当归入药。

（1）东当归 Angelica acutiloba（Sieb et Zucc）Kitag.，吉林省延边地区有栽培。东北地区以其根作当归入药。其主根粗短，有多数支根，功效与当归类似。（图5-56-6）

（2）欧当归 Levisticum officinale Koch，现在华北地区有引种栽培，民间代当归用。其主根粗长，顶端常有数个根茎痕。（图5-56-7）

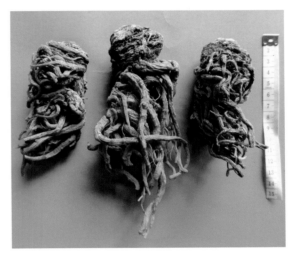

图5-56-6　东当归药材

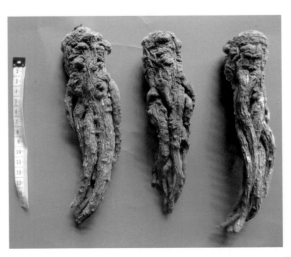

图5-56-7　欧当归药材

羌 活

NOTOPTERYGII RHIZOMA ET RADIX

本品之名始见于《神农本草经》，历代本草独活与羌活相混。《药性本草》将独活与羌活分列。李时珍曰："独活、羌活乃一类二种，以他地者为独活，西羌者为羌活……羌活须用紫色有蚕头鞭节者。"其所述为西北地区生产的"蚕羌"和"竹节羌"。现在羌活由于性状的不同，分为"蚕羌""竹节羌""大头羌""条羌"等。

[来源] 为伞形科植物羌活 *Notopterygium incisum* Ting ex H. T. Chang 或宽叶羌活 *Notopterygium franchetii* H. de Boiss. 的干燥根茎及根。

[植物形态] 羌活 多年生草本，高0.5～1 m。茎直立，带紫色，有纵沟纹。基生叶及茎下部叶具柄，基部两侧成膜质鞘状，叶为二至三回奇数羽状复叶，小叶3～4对，卵状披针形；小叶二回羽状分裂，边缘缺刻状浅裂至羽状深刻，最下1对小叶具柄；茎上部的叶近无柄，叶片薄，无毛。复伞形花序，顶生或腋生，伞幅10～15；小伞形花序有花20～30朵，小总苞片6～10，线形；花多数，萼齿卵状三角形；花瓣5，白色，倒卵形，先端钝而内凹；雄蕊的花丝内弯，黄色；花柱2，很短，花柱基平压，稍隆起。双悬果长圆形，主棱均扩展成翅。花期7月，果期8—9月。（图5-57-1）

宽叶羌活 基生叶与茎下部叶二至三回三出式羽状复叶，一回羽片卵形或宽卵形，末回羽片卵状长圆形，先端渐尖，基部楔形，边缘具粗锯齿，上面无毛，下面疏被短毛；叶柄基部扩展成鞘；茎上部叶简化。复伞形花序顶生和侧生伞辐20～25；小总苞片4～5，线形；小伞形花序具多花；花瓣白色或带淡紫色。（图5-57-2）

[产地] 主产于四川阿坝州、甘孜州，青海黄南州、玉树州，甘肃甘南州、天祝、天水等地。以四川阿坝和甘孜产量大。

[采收加工] 春、秋二季均可采挖。以7—9月挖取的质量最好。除去茎叶、须根及泥土，晒至半干，堆积"发汗"，使内部变棕色，

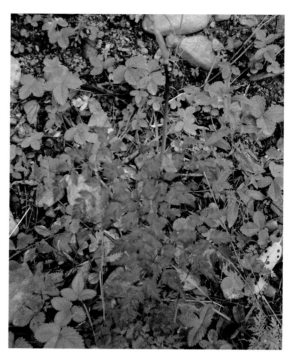

图5-57-1 羌活植物

再晒干或烘干。

[药材鉴别] 性状鉴别 羌活：为圆柱状略弯曲的根茎，长4～13 cm，直径0.6～2.5 cm，顶端具茎痕。表面棕褐色至黑褐色，外皮脱落处呈黄色。节间缩短，呈紧密隆起的环状，形似蚕，习称"蚕羌"；节间延长，形如竹节状，习称"竹节羌"。节上有多数点状或瘤状突起的根痕及棕色破碎鳞片。体轻，质脆，易折断，断面不平整，有多数裂隙，皮部黄棕色至暗棕色，油润，有棕色油点；木部黄白色，射线明显，髓部黄色至黄棕色。气香，味微苦而辛。（图5-57-3、图5-57-4）

宽叶羌活：为根茎和根。根茎类圆柱形，顶端具茎和叶鞘残基，根类圆锥形，有纵皱纹和皮孔；表面棕褐色，近根茎处有较密的环纹，长8～15 cm，直径1～3 cm，习称"条羌"。有的根茎粗大，不规则结节状，顶部具数个茎基，根较细，习称"大头羌"。质松脆，易折断，断面略平坦，皮部浅棕色，木部黄白色。气味较淡。（图5-57-5、图5-57-6）

蚕羌以条粗、外皮棕褐色、断面朱砂点多、香气浓郁者为优；竹节羌及大头羌稍次，条羌更次。

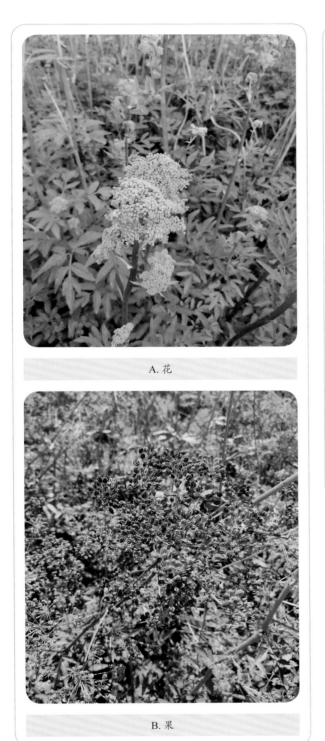

A. 花

B. 果

图5-57-2 宽叶羌活植物

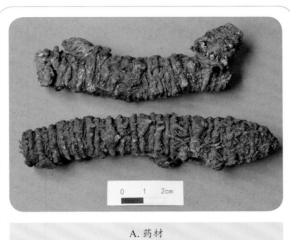

A. 药材

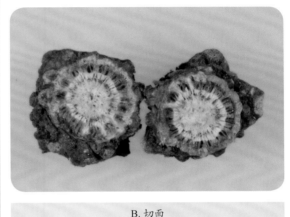

B. 切面

图5-57-3 羌活（蚕羌）药材

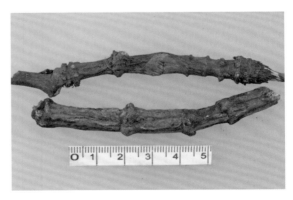

图5-57-4 羌活（竹节羌）药材

［**成分**］ 含挥发油2.3%。挥发油的组成有 α-蒎烯（α-pinene）、β-蒎烯（β-pinene）、柠檬烯（limonene）等63种。香豆素类有异欧芹素乙（isoimperatorin）、佛手柑内酯（bergapten）、佛手柑亭（bergamottin）、佛手酚（bergaptol）、羌活酚（notoptol）、羌活醇（notopterol）、脱水羌活酚（anthydronotoptol）、乙基羌活醇（ethyl-notopterol）、羌活酚缩醛（notoptolide）、环氧脱

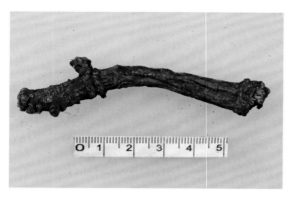

图5-57-5 羌活（条羌）药材

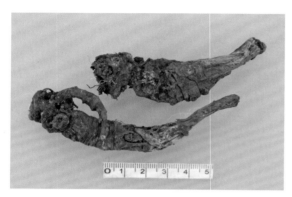

图5-57-6 羌活（大头羌）药材

水羌活酚（anhydronotopto loxide）、花椒毒酚（xanthotoxol）、紫花前胡苷（nonakenin）、去甲呋喃羽叶云香素（demethylfuropinnarin）、7-异戊烯氧基-6-甲氧基香豆精（7-isopentenyloxy-6-methoxy-coumarin）、7-（3,7-二甲基-2,6-辛二烯氧基）-6-甲氧基香豆精［7-（3,7-dimethyl-2,6-octadienyloxy）-6-methoxly-coumarim］、8-甲氧基异欧前胡内酯（cnidilin）、6'-O-反-阿魏酸酰紫花前胡苷［6'-O-（trans-feruloyl）nodakenin］）、佛手酚葡萄糖苷（bergaptol-O-β-D-gluco-ryranoside）、前胡苷V（decuroside V）、5-羟基-8-（1',1'-二甲基丙烯基）补骨脂素［5-hydroxy-8-（1',1'-dimethylallyl）psoralen］、哥伦比亚苷元（columbianetin）、哥伦比亚苷（columbiananin）、异紫花前胡苷元（marmesin）、欧芹属素乙（imperatorin）、珊瑚菜内酯（phellopterin）。

还含有油酸（oleic acid）、亚油酸（linoleic acid）、阿魏酸（ferulic acid）、茴香酸对羟基苯乙酯（p-hydroxyphenethylanisate）、苯乙基阿魏酸酯（phenethyl ferulate）、对羟基间甲氧基苯甲酸（p-hydroxy-m-methoxy-ben-zonic acid）。

尚含β-谷甾醇（β-sitosterol）、孕烯醇酮（pre-nenolone）、β-谷甾醇葡萄糖苷（β-sitosterol gluco-side）、镰叶芹二醇（farcarindiol）、胡萝卜苷（daucosterol）、4'-羟基-3,5-二甲氧基芪（4'-hydroxy3,5-dimethoxystilbene）以及19种氨基酸。

［贮藏保管］ 本品易受潮虫蛀，放置阴凉干燥处，防蛀。如遇虫蛀，可用火焙。

［功效］ 性温，味辛、苦。解表散寒，祛风除湿，止痛。用于风寒感冒头痛，头痛项强，风湿痹痛，肩背酸痛。

［用法用量］ 3～10g。

［方例］ 九味羌活汤（《此事难知》）：羌活，防风，白芷，生地，苍术，黄芩，细辛，甘草，川芎。功能辛温解表，发汗祛湿，兼清里热；主治外感风寒湿邪，内有蕴热证，症见恶寒发热，无汗，头痛项强，肢体酸楚疼痛，口苦微渴，舌苔白或微黄，脉浮。

［论注］（1）羌活主产于四川，川羌活主要来源于羌活Notopterygium incisum Ting ex H. T. Chang。由于生境变化而导致性状的变异，在地表处根茎直径较粗，节密如蚕，称为"蚕羌"；有些植物由于地上茎残基分枝多数而呈现不规则块状，称为"大头羌"或"头羌"；"羌王"是介于蚕羌和大头羌之间的药材，呈倒圆柱形，环节不如蚕羌均匀，在药材中不多见；蚕羌或大头羌以下的根茎常较细，形如鞭状，常同下端的根和侧生根称为"条羌"。

（2）宽叶羌活Notoptergium forbesii de Boiss的地下根茎很短，亦有蚕羌、竹节羌、条羌。以根为主，呈类圆锥形，有的有分叉。大头羌多为宽叶羌活所产。据报道，宽叶羌活在四川不作羌活用。

（3）以产地而言，产于四川者称为川羌，产于西北地区者称为西羌。羌活的地下根茎，其外观形态受生产环境与条件的影响极大，一般海拔越高、土质疏松、空气湿度大、地下根茎节愈密集，蚕状愈多；而随海拔降低，蚕状减少，竹节状增多，条状根渐多。在海拔 2 000 多米的高山栽培数年的地下茎蚕状极少，竹节状较多，根条发达，商品主要是条羌和竹节羌。

北沙参

GLEHNIAE RADIX

古代沙参皆指桔梗科南沙参而言。《本经逢原》载："沙参有南北二种，北者坚实性寒，南者体虚力微。"将南北沙参在药性上加以区别，但在种类上未分开。《本草从新》首次将南沙参、北沙参分条列出。现在北沙参为伞形科珊瑚菜。《增订伪药条辨》载："按北沙参，山东日照、故墩、海南各县具出。海南出者，条细质坚，皮光洁，色白润泽，为最佳。莱阳出者，质略松，皮粗糙，白黄色，亦佳。日照、故墩出者，条粗质松，皮糙黄色者次。关东出者，粗松质硬皮糙，杏黄色更次。其他台湾、福建、湖广出者，粗大松糙为最次，不入药用。"

[别名] 莱阳参，辽沙参，条沙参。

[来源] 为伞形科植物珊瑚菜 Glehnia littoralis Fr. Schmidt ex Miq. 的干燥根。

[植物形态] 多年生草本，全株被白色柔毛，高 5～20 cm。主根细长，圆柱形。茎露于地面部分较短，分枝，地下部分伸长埋于沙中。叶多数基生，厚质；基生叶卵形或宽三角状卵形，三出分裂或二至三回羽状全裂，具长柄，边缘有缺刻状锯齿，齿边缘为白色软骨质；叶柄和叶脉上有细微硬毛；茎生叶与基生叶相似，叶柄基部逐渐膨大成鞘状，有时茎生叶退化成鞘状。复伞形花序顶生，密被灰褐色绒毛；无总苞；伞幅 10～14，不等长；小总苞片 8～12，条状披针形，边缘及背部密被柔毛；每小伞形花序有花 15～20，花小，白色；萼齿 5，卵状披针形，长 0.5～1 mm，被柔毛；花瓣白色或带堇色；花柱基短圆锥形。双悬果近球形，5 个果棱，具木质翅，有棕色粗毛；分生果的横剖面半圆形。花期 6—7 月，果期 8 月。（图 5-58-1）

野生于海滨沙滩中。现已在肥沃、疏松的沙质土壤中栽培。

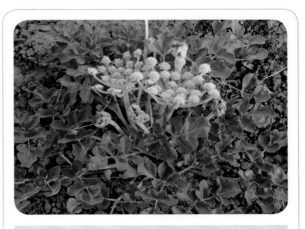

A. 植物

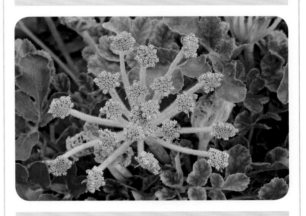

B. 花

图 5-58-1 珊瑚菜植物

[产地] 主产于山东莱阳、莱西、栖霞、蓬莱、长岛，福建晋江、泉州、惠安，河北安国，内蒙古赤峰。目前，河北安国、内蒙古赤峰牛大营子和山东莱阳为北沙参的三大产区，其中河北产量最大，内蒙古和山东次之。

[采收加工] 莱阳沙参分为 1 年收、2 年收和 3 年收 3 种。1 年收者于第 2 年白露到秋分，当叶微黄时收获，称"秋参"；2 年收者于第 3 年入伏前后收获，称"春参"；3 年收者于第 4 年夏至采挖，此时沙参粉性足，质量好，产量高，一般亩产 200～300 kg，最高可至 500 kg。采收应选晴天进行，在栽种田一端刨 60 cm 左右深的沟，使稍露根部，然后边挖边拔根边去茎叶。起挖时，要防止折断根部，以免降低品质，并随时用麻布袋或湿土盖好，保持水分，以利剥皮。

将挖取的根洗净泥土，按粗细、长短分级，

用绳扎成 2 kg 或 2.5 kg 的小捆，放入开水中烫煮。烫煮时，捏住芦头一端，先把根尾放入开水中煮几秒钟，再将小捆散开放入锅内煮，不断翻动，2～4 分钟至能剥下皮为度，捞出、摊晾，并趁湿剥去外皮，晒干或烘干，通称"毛参"。供出口的"净参"，是选一级毛参，再放入笼屉内蒸 1 遍，蒸后趁热把参条搓成圆棍状，搓后用小刀刮去参条上的小疙瘩及不平滑的地方，晒干，用红线捆成小把。

[**药材鉴别**] 性状鉴别 呈细长圆柱形，偶有分枝，长 15～45 cm，直径 0.3～1.5 cm。上端稍细，常留有黄棕色根茎残基，中部略粗，尾部渐细。表面淡黄白色，粗糙，全体有细纵皱纹或纵沟，并有棕黄色或白色点状皮孔和须根痕。质坚硬而脆，易折断，断面皮部浅黄白色，木质部黄色。气特异，味微甘。（图 5-58-2）

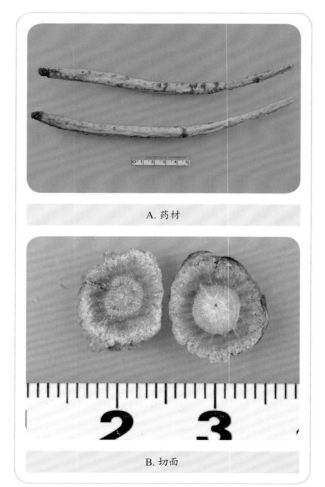

A. 药材

B. 切面

图 5-58-2　北沙参药材

以条细长均匀、质紧密、色白、味甘者为佳。

[**成分**] 含补骨脂素（psoralen）、佛手柑内酯（bergapten）、花椒毒素（xanthotoxin）、异欧前胡内酯（isoimperatorin）、欧前胡内酯（imperatorin）、香柑素（bergaptin）、9-牻牛儿醇基补骨脂素（9-geranyloxypsoralen）、9-甲氧基异欧前胡内酯（cnidiline）、花椒毒酚（xanthotoxol）、别异欧前胡内酯（alloisoimperatorin）、9-（1,1-二甲基烯丙基）-4-羟基补骨脂素［9-（1,1-dimethylallyl）-4-hydroxypsoralen］、印度榅桲素（marmesin）、东莨菪素（scopoletin）、7-O-（3,3-二甲基烯丙基）-东莨菪素［7-O-（3,3-dimethylallyl）-scopoletin］及欧芹酚-7-O-β-龙胆二糖苷（ostheol-7-O-β-gentiobioside）等多种香豆精类化合物。还含北沙参多糖（GLP）、卵磷脂（lecithin）和脑磷脂（cephalin）等。

[**贮藏保管**] 用木箱加纸垫包装，怕压；易虫蛀，密盖放于阴凉干燥处，防蛀。

[**功效**] 性微寒，味微苦、甘。养阴清肺，益胃生津。用于肺热燥咳，劳嗽痰血，胃阴不足，热病伤津，咽干口渴。

[**用法用量**] 5～12 g。

[**注意**] 不与藜芦同用。

[**论注**]（1）1935 年《莱阳县志》记载："向为邑出口货大宗，年产约 20 余万斤，斤值银币七八万角，运往烟台，转输江、浙、闽、广等地，称为莱参，邻封所不及也。"主产于莱阳县王龙河沿岸，故名"莱阳沙参"；尤以产于高格庄胡城村的称为"莱胡参"，根顺直匀长，最长可达 100 cm 左右，须根少而细短，加工后药材细长坚实，色白光润，品质最佳。说明山东莱阳出产的北沙参产量大、质量好。

（2）日本将珊瑚菜 *Glehnia littoralis* Fr. Schmidt. ex Miq. 的干燥根称"滨防风"。

前胡类

商品药材按来源不同，分为前胡和紫花前胡两种。

前 胡

PEUCEDANI RADIX

本品始载于《名医别录》，列为中品。陶弘景曰："此近道皆有，生下湿地，出吴兴（今属浙江湖州）者为胜。"李时珍曰："前胡有数种，惟以苗高一二尺，色似斜蒿，叶如野菊而细瘦，嫩时可食，秋月开黔白花，类蛇床子花，其根皮黑肉白，有香气为真。"结合《植物名实图考》来看，前胡的植物来源应为白花前胡。紫花前胡在本草上多称为土当归。

[来源] 为伞形科植物白花前胡 *Peucedanum praeruptorum* Dunn 的干燥根。

[植物形态] 多年生草本，高1 m左右。主根粗壮，圆锥形，末端细瘦，常分叉。茎直立，上部呈叉状分枝，基部有多数褐色叶鞘纤维。基生叶具长柄，二至三回三出式羽状分裂；第一回羽片具柄，最终裂片菱状倒卵形，不规则羽状分裂，裂片较小，边缘有圆锯齿，基部有宽鞘，下表面叶脉明显突起，两面无毛；茎生叶较小，有短柄；茎上部叶无柄，叶鞘稍宽，边缘膜质。复伞形花序，无总苞片；伞幅12～18；小总苞片7，线状披针形；小伞形花序有花15～20；花瓣卵形，小舌片内曲，白色；萼齿不显著；花柱短，弯曲，花柱基圆锥形。双悬果椭圆形或卵形，侧棱有窄而厚的翅。花期8—10月，果期10—12月。（图5-59-1）

[产地] 主产于浙江淳安、临安、新昌，江西广丰，贵州都匀、开阳、黄平、遵义，湖南浏阳、慈利、桂东等地区。在江西广丰（古称"信州府"）曾有大量栽培，药材质地好，商品习称"信前胡"。

[采收加工] 霜降植株枯萎后，或早春未抽茎时采收。采挖时，挖取主根，除去茎叶、须根、泥土，晒干或炕干。在干燥过程中，边干燥边擦去须根，也可在主根未干、须根已干燥时，踩去须根及尾梢，然后干燥。

[药材鉴别] 性状鉴别 呈不规则圆锥形、圆柱形或纺锤形，稍扭曲，下部常有分枝，但支根多除去，长3～15 cm，直径1～2 cm。

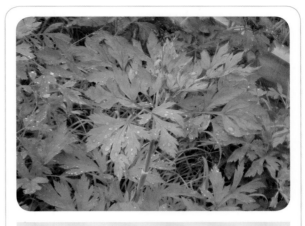

A. 植物

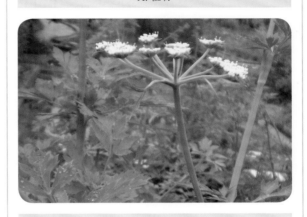

B. 花

图5-59-1 白花前胡植物

外表黑褐色至灰黄色，根头部中央有茎痕及纤维状叶鞘残基，上部有密集横向环纹，下部有纵沟、纵纹及横向皮孔。质硬脆，易折断，断面不整齐，淡黄白色，可见一棕色形成层环及放射状纹理；皮部宽广，淡黄色，散有多数棕黄色小油点；木质部黄棕色。气芳香，味先甜而后微苦、辛。（图5-59-2）

以根粗壮、皮部肉质厚、质柔软、断面油点多、香气浓者为佳。

显微鉴别 根横切面：① 木栓层为10～20列木栓细胞，常有断裂，栓内层明显。② 皮层菲薄，为2～3列切线延长的细胞。③ 韧皮部宽，靠外侧的细胞排列疏松，多裂隙，射线甚弯曲；散有多数油室，直径42～102 μm，射线略弯曲。④ 形成层成环。⑤ 木质部导管放射状排列，有油室；射线明

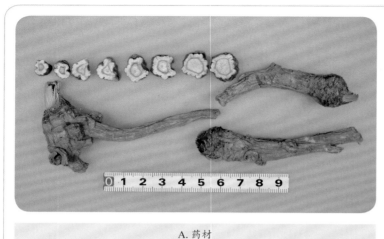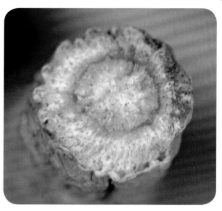

| A. 药材 | B. 切面 |

图5-59-2　前胡药材

显，由2～6列细胞组成。⑥薄壁细胞中含淀粉粒。

[成分]　含挥发油及多种香豆素类化合物。香豆素类主要有白花前胡甲素（praeruporin A）、白花前胡乙素［(±) praeruptorin B］、白花前胡丙素［(+) praeruptorin A］、白花前胡丁素［(+) praeruptorin B]）、d-白花前胡素E、前胡香豆素（qianhucoumarin）A/B/C/D/H/F、白花前胡苷（praeroside）Ⅰ/Ⅱ/Ⅲ/Ⅳ/Ⅵ/Ⅶ、顺式-3′,4′-二千里光酰基-3′,4′-二氢邪蒿内酯、北美芹素（pteryxin）、3′-当白花前胡苷归酰氧基凯琳内酯（3′-angeloyloxykhellactone）等；伞形花内酯（umbelliferone）、东莨菪内酯（scopoletin）、(−)-前胡醇等；补骨脂素（psoralen）、佛手苷内酯（bargapten）、欧前胡素（imperatorin）、5-甲氧基补骨脂素（5-methoxypsoralen）、8-甲氧基补骨脂素（8-methoxypsoralen）、异补骨脂素（angelicin）等。

含挥发油较多，α-蒎烯、桧醇、香木兰烯、萜品油烯、α-金合欢烯和长叶烯6种为主要成分，占相对成分的60%以上。

亦含有多种其他成分：丹参酮Ⅱ$_A$（tanshinone Ⅱ$_A$）和丹参酮Ⅰ（tanshinone Ⅰ）等菲醌类化合物，胡萝卜苷、白花前胡苷、紫花前胡苷等苷类成分，棕榈酸（palmitic acid）、二十四烷酸等脂肪酸类和香草酸、没食子酸等苯甲酸类，以及β-谷甾醇等甾醇类。

[贮藏保管]　置干燥通风阴凉处，防霉，防蛀。本品极易虫蛀，发现虫蛀，立即翻晒。

[功效]　性微寒，味苦、辛。降气化痰，散风清热。用于痰热喘满，咯痰黄稠，风热咳嗽痰多。

[用法用量]　3～10 g。

[方例]　前胡散（《证治准绳》）：前胡，桑白皮，贝母，麦门冬，甘草。治咳嗽，痰浊稠黏，心胸不利，时有烦热。

[论注]　已开花的前胡，俗称"雄前胡"；其根瘦瘦，头部可见木质茎，质硬而脆，木质化，不符合药用要求。（图5-59-3）

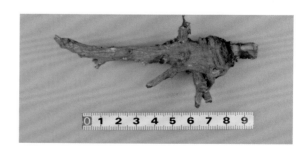

图5-59-3　雄前胡

紫花前胡

PEUCEDANI DECURSIVI RADIX

[来源]　为伞形科植物紫花前胡 *Peucedanum*

decursivum（Miq.）Maxim.的干燥根。

［**植物形态**］ 与白花前胡的主要区别是：植株高可达2 m，紫色。叶为一至二回羽状全裂，一回裂片3～5片，再3～5裂，顶生裂片和侧生裂片基部下延成翅状，最终裂片椭圆形、长圆状披针形至倒卵状椭圆形，边缘有细而规则的锯齿；茎上部叶简化成膨大紫色的叶鞘。复伞形花序，有总苞片1～2片，花深紫色。（图5-60-1）

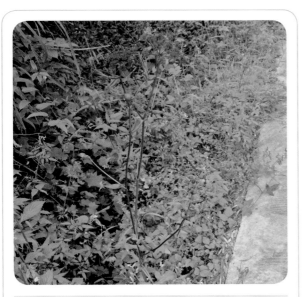

A. 植物

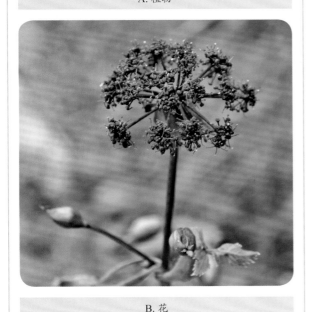

B. 花

图5-60-1 紫花前胡植物

［**产地**］ 主产于浙江、江西、湖南等省。

［**采收加工**］ 同"前胡"。

［**药材鉴别**］ 性状鉴别 根茎上端有残留茎基，无纤维毛状物，茎基周围常有膜状叶鞘，有时基部残留茎基。断面类白色，皮部较窄，油点少，放射状纹理不明显，木质部占根面积1/2或更多。气芳香，味淡而后苦辛。（图5-60-2）

以根粗壮、皮部肉质厚、质柔软、断面油点多、香气浓者为佳。

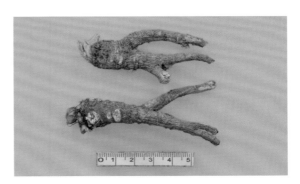

图5-60-2 紫花前胡药材

显微鉴别 根横切面：与白花前胡横切面的区别点为——木质部占根半径的1/2，导管排列不规则，近中心处有纤维束散在，无油室，射线不明显。

［**成分**］ 含异佛手柑内酯（isobergapten）、佛手柑内酯（bergapten）、茴芹内酯（pimpinellin）、异茴芹内酯（isopimpinellin）、二氢欧山芹醇乙酯（columbianetin acetate）、牛防风素（sphondin）、前胡香豆素E（qianhucoumarin E）、花椒毒素（xanthotoxin）、甲氧基欧芹酚（osthole）、阿魏酸（ferulic acid）、β－谷甾醇（β－sitosterol）、补骨脂素（psoralen）。

［**贮藏保管**］［**功效**］ 同"前胡"。

［**用法用量**］ 3～9 g，或入丸、散。

秦 艽

GENTIANAE MACROPHYLLAE RADIX

本品始载于《神农本草经》，列为中品。陶

弘景曰："今出甘松、龙洞、蚕陵，长大黄白者为佳。根作罗纹相交，中多衔土。"苏颂曰："根土黄色而相交纠，长一尺以来，粗细不等。枝干高五六寸，叶婆娑，连茎梗具青色，如莴苣叶。六月开紫花，似葛花，当月结子。"李时珍曰："秦艽出秦中，以根作罗纹交纠者佳，故名秦艽、秦纠。"

[别名] 西秦艽，左扭根，山大艽。

[来源] 为龙胆科植物秦艽 Gentiana macrophylla Pall.、麻花秦艽 Gentiana straminea Maxim.、粗茎秦艽 Gentiana crassicaulis Duthie ex Burk. 或小秦艽 Gentiana dahurica Fisch. 的干燥根。前二种按性状不同分别习称"秦艽"和"麻花艽"，粗茎秦艽又称"萝卜秦艽""牛尾秦艽"，最后一种习称"小秦艽"。

[植物形态] 秦艽 多年生草本，高20～60 cm。主根粗长，扭曲不直。茎直立或斜生，基部为纤维状的残基所包围。基生叶多数丛生，茎生叶对生，基部连合；叶片披针形或矩圆状披针形，全缘，有5条主脉。轮伞花序，簇生茎端或茎上部腋生；花萼膜质，一侧裂开，略呈佛焰苞状，具浅萼齿；花冠筒状，深蓝色，先端5裂，裂片卵形或椭圆形，褶三角形；雄蕊5，着生于冠筒中下部，整齐，花丝线状钻形；子房无柄，椭圆状披针形或狭椭圆形，长9～11 mm，先端渐狭，花柱线形，连柱头长1.5～2 mm，柱头2裂，裂片矩圆形。蒴果矩圆形，种子多数。花期7—8月，果期8—10月。（图5-61-1）

麻花秦艽 主要特征为：叶下面主脉宽阔，隆起，花较少，为聚伞花序，有长梗，花淡黄色或浅黄绿近白色，花萼白色，膜质，一侧开裂，萼齿2～5，短而不等大。蒴果椭圆形，无柄。（图5-61-2）

粗茎秦艽 高20～40 cm，叶片狭椭圆形或椭圆状披针形。花茎粗壮而短，稍倾斜；花较密集，花萼管仅顶端一侧开裂，萼齿极浅或无；花冠黄色或蓝紫色，长3 cm左右，裂片卵状三角形，先端钝，边缘有不整齐细齿。子房及蒴果都有柄。（图5-61-3）

小秦艽 与秦艽相似，唯植株矮小，高10～15 cm。叶片窄长披针形，主脉3条。花

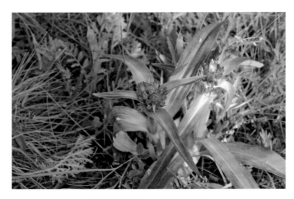

图5-61-1 秦艽植物

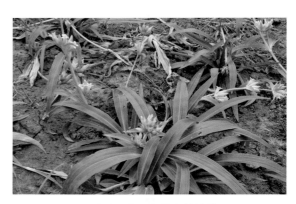

图5-61-2 麻花秦艽植物

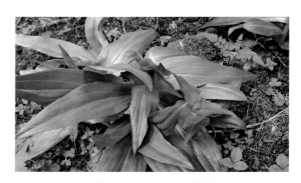

图5-61-3 粗茎秦艽植物

萼筒部通常不开裂；雄蕊5，花丝几成翼状。子房具短柄。（图5-61-4）

[产地] 秦艽主产于甘肃、山西、陕西，此外东北及内蒙古亦产，为甘肃特产药材之一，以甘肃夏河、合作、临潭、靖远、岷县、西礼、和政产者为佳。粗茎秦艽主产于西南地区。麻花秦艽主产于四川、甘肃、青海、西藏等省区。小秦艽主产于河北、内蒙古及陕西等省区。

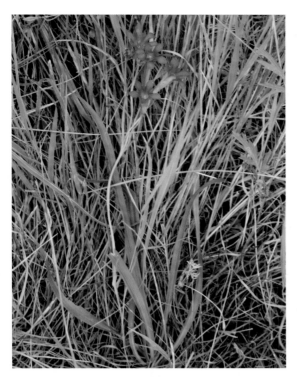

图5-61-4　小秦艽植物

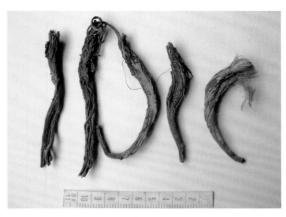

图5-61-5　秦艽药材

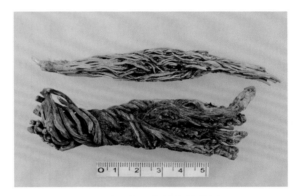

图5-61-6　麻花秦艽药材

[**采收加工**] 一般生长8年后采收。春季3—5月、秋季8—11月间采挖，以秋季采者质量为好。挖起后，除去茎叶，清水洗净，晾晒，待晒软，再堆放3～7日"发汗"至颜色呈灰黄色或黄色，晒干；或直接在阳光下堆成堆，让其自然发汗变软，直至表面为红黄色或灰黄色，内部呈肉红色时，再晒干。小秦艽趁鲜搓去黑色糙皮，晒干。

[**药材鉴别**] *性状鉴别* 秦艽：略呈圆锥形，上粗下细，长7～30 cm，直径1～3 cm。表面灰黄色或棕黄色，有纵向或扭曲的纵沟。根头部常膨大，多数由几个根茎合生，残存的茎基上有短纤维状叶基维管束。质坚脆，易折断，断面皮部黄色或棕黄色，木部黄色。气特殊，味苦而涩。（图5-61-5）

麻花秦艽：呈类圆锥形，多由数个小根纠聚而膨大，直径可达7 cm。表面棕褐色，粗糙，有裂隙呈网状孔纹。质松脆，易折断，断面多呈枯朽状。（图5-61-6）

小秦艽：略呈长纺锤形或圆柱形，长8～20 cm，直径0.2～1 cm。表面棕黄色，主根通常1个，下部多分枝。残茎基有纤维

状叶鞘，断面黄白色。气弱，味苦、涩。（图5-61-7）

以质实、色棕黄、气味浓厚者为佳。

传统鉴别 秦艽：为秦陇地区道地药材之一。甘肃、陕西产者称"西秦艽"：根头特别膨大，有时数个根茎合生，根茎上有纤维状残留叶基维管束，根形如鸡腿，全体纵向向左扭曲

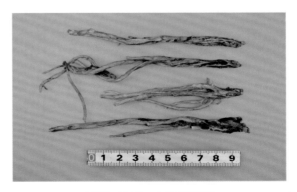

图5-61-7　小秦艽药材

（习称"左秦艽"），下部不分枝，条粗，质坚实，色棕黄，味苦，质最佳。

麻花秦艽：呈类圆锥形，多由数个小根纠聚而膨大，直径可达7 cm。表面棕褐色，粗糙，有裂隙呈网状孔纹。质松脆，易折断，断面多呈枯朽状。

小秦艽：呈类圆锥形或类圆柱形，长8～15 cm，直径0.2～1 cm。表面棕黄色。主根通常1个，残存的茎基有纤维状叶鞘，根上部可见黑色凹陷网状纹理，下部多分枝。断面黄白色。

麻花秦艽和小秦艽，体质较疏松，气味较淡，品质次于西秦艽。

显微鉴别　秦艽根横切面：① 表皮与皮层均已脱落。最外一层为外周皮，在内侧距外周皮10余列细胞处，还有内周皮；外周皮木栓化细胞表面观多横向延长，呈类鞋底型或类长方形，部分母细胞被纵隔和横隔分成2～5（～8）个子细胞；内周皮木栓细胞表面观多横向延长，多数母细胞被横隔或纵隔分为2～5个子细胞；内外周皮间的薄壁细胞排列疏松，有大的细胞间隙，有的细胞颓废而形成腔隙；韧皮束散在于薄壁组织中。② 韧皮部宽阔，细胞多呈类圆形，由外向内排列逐渐整齐和紧密，射线不明显，有众多筛管群散在。③ 形成层区明显。④ 木质部导管具螺纹或网纹加厚，螺纹导管纺锤形、长管形，单个散在或数个成群。⑤ 髓部宽阔，细胞多呈类圆形，壁薄，排列疏松，有大的细胞间隙，有些细胞颓废而形成腔隙；众多大型韧皮束散在于薄壁组织中；薄壁细胞中有众多草酸钙砂晶、针晶和棒晶。（图5-61-8）

小秦艽根横切面：① 外周皮一般已经脱落，外侧为颓废的薄壁组织，内有众多的木化网纹厚壁细胞单个散在或数个成群，并在靠近内周皮处组成近连续的环；木化网纹厚壁细胞切面观类圆形，纵切面观呈长方形或椭圆形，木化或弱木化，壁具网状纹孔。② 内周皮木栓化细胞呈不规则形，少数母细胞被横隔或纵隔分成2～3个子细胞。③ 木质部中未见薄壁组织带和木间韧皮部；导管具螺纹或网状加厚，少数为梯纹加厚。④ 草酸钙结晶为针晶和棒晶。（图5-61-9）

粉末黄棕色。秦艽：① 栓化细胞成片，淡黄棕色或无色，表面观呈类多角形、类长方形或不规则形，平周壁有横向微细纹理，有的细胞被不规则分隔成3至更多细胞，呈细梭状、颗粒状、杠状或片状。② 网纹及螺纹导管，直径8～52 μm，有的螺纹导管具双螺纹。③ 内皮层细胞偶见（根须），巨大，多破碎，每个大细胞被纵隔壁分隔成2～10个栅状子细胞，子细胞又被横隔壁分隔成2～5个小细胞。（图5-61-10）

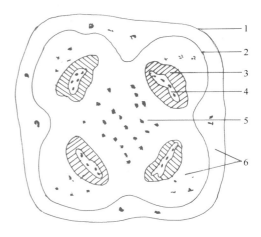

图5-61-8　秦艽根横切面简图

1.外周皮　2.内周皮　3.木质部
4.木间韧皮部　5.髓　6.韧皮部

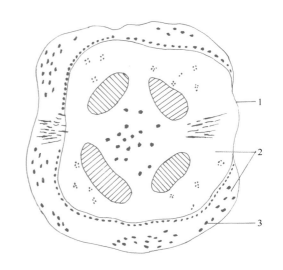

图5-61-9　小秦艽根横切面简图

1.周皮　2.韧皮部　3.木化网纹厚壁细胞

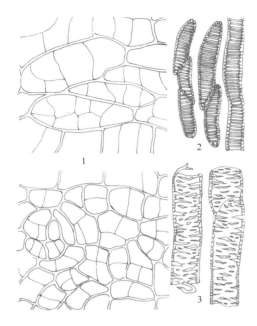

图5-61-10　秦艽粉末图

1. 木栓细胞　2. 螺纹导管　3. 网纹导管

小秦艽：厚壁网纹细胞，呈梭形、类纺锤形、类长方形或类圆形，壁螺状或网纹增厚，木化，有的螺状增厚壁斜向交错扭结，网孔性状大小不一。（图5-61-11）

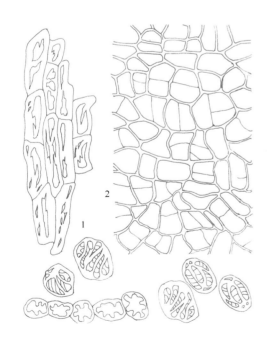

图5-61-11　小秦艽粉末图

1. 木化网纹厚壁细胞　2. 木栓细胞

［成分］　秦艽　主要含有龙胆苦苷（gentiopicroside）、獐牙菜苦苷（当药苦苷，swertiamarin）、獐牙菜苷（当药苷，sweroside）、6′-O-β-D-葡萄糖基龙胆苦苷（6′-O-β-D-glucosylgentiopicroside）、6′-O-β-D-葡萄糖基獐牙菜苷（6′-O-β-D-glucosylsweroside）、三花苷（triofloroside）、ridoside、大叶苷A/B（macrophylloside A/B）、秦艽苷A（qinjioside A）、苦龙胆酯苷（amarogentin）和苦当药酯苷（amaroswerin）等裂环烯醚萜苷和哈巴苷（harpaposide）、马钱苷酸（loganic acid）等环烯醚萜苷。还含2-methoxyanofinic acid、大叶苷C/D（macrophylloside C/D）等氧萘类，苦参酮（kurarinone）、苦参酚I（kushenol I）等二氢黄酮类，α-香树脂（α-amyrin）、齐墩果酸（oleanolic acid）、栎瘿酸（roburic acid）等三萜类，β-谷甾醇（β-sitosterol）、胡萝卜甾醇（daucosterol）、豆甾醇（stigmasterol）、β-谷甾醇-3-氧-龙胆糖苷（β-sitosterol-3-O-gentiobioside）、β-谷甾醇-β-D-葡萄糖苷（β-sitosterol-β-D-glucoside）等甾醇类，以及异牡荆苷（isovitexin）、龙胆二糖（gertiobiose）。

小秦艽　含龙胆苦苷（gentiopicroside）、獐牙菜苦苷（swertiamarine）、獐牙菜苷（sweroside）、栎瘿酸（roburic acid）、齐墩果酸（oleanolic acid）、β-谷甾醇（β-sitosterol）、胡萝卜苷（daucosterol）。

［贮藏保管］　本品易吸水分而发霉，应放通风干燥处，勿使受潮。

［功效］　性平，味苦、辛。祛风湿，清湿热，止痹痛，退虚热。用于风湿痹痛，中风半身不遂，筋脉拘挛，骨节酸痛，湿热黄疸，骨蒸潮热，小儿疳积发热。

［用法用量］　3～10 g。

［方例］　大秦艽汤（《活法机要》）：秦艽，生地，石膏，羌活，防风，白芷，细辛，黄芩，当归，白芍，川芎，熟地，白术，茯苓，甘草，独活。功能疏风清热，养血活血；主治风邪初中经络证，症见口眼歪斜，舌强不能言语，手足不能运动，或恶寒发热，苔白或黄，脉浮数或弦细。

[论注]（1）《药物出产辨》："秦艽以陕西省汉中府产者为正地道，名曰秦艽；其次云南产者为多，四川产者少，总其名曰川秦艽，气味不及西艽之佳也。"到目前为止，秦艽的质量，以西秦艽为佳。

（2）实验结果表明，上述4种秦艽所含裂环烯醚萜苷和龙胆苦苷以麻花秦艽最高，粗茎秦艽与秦艽次之，小秦艽最低。5种苦苷类中，以龙胆苦苷含量最高，当药苦苷与当药苷次之。

（3）多种秦艽有数目不等的分支，是一种比较特殊的现象，这与特异周皮的形成与根的裂分过程有关。随着根的增粗，韧皮部距离外周皮数列或10余列细胞处，又会生出新的特殊周皮（称为内皮层），性状与性质与外周皮相似，有的还在某些部位与外周皮相连。其后，有些发生根的裂分过程：首先，内周皮在若干处向中央凹入，并逐渐深入到木质部，将木质部和一部分韧皮部分割成几束；然后，外周皮也同样从中央逐渐凹入，把整个根部分割成若干"支根"。这种裂分优势也只在一些局部地方发生。期间，外周皮木栓化的细胞壁木化和栓化，从而使"支根"间的组织逐渐死亡和脱落。

龙　胆

GENTIANAE RADIX ET RHIZOMA

本品始载于《神农本草经》，列为中品。陶弘景曰："今出近道，吴兴为胜，状似牛膝，味甚苦，故以胆为名。"苏颂曰："宿根黄白色，下抽根十余条，类牛膝，直上生苗，高尺余。四月生，似柳叶而细，茎如小竹枝。七月开花如牵牛花，作铃铎状，青碧色。冬后结子，黄便枯。俗呼为草龙胆。"《滇南本草》所载的"龙胆草"和《植物名实图考》的"滇龙胆草"等，从产地和形态来看，似今龙胆、条叶龙胆和坚龙胆。

[别名]　龙胆草，胆草，胆草根，关龙胆。

[来源]　为龙胆科植物龙胆（粗糙龙胆）*Gentiana scabra* Bge.、三花龙胆 *Gentiana triflora* Pall.、条叶龙胆 *Gentiana manshurica* Kitag. 或坚龙胆 *Gentiana rigescens* Franch. 的干燥根及根茎。前三种商品药材称"龙胆"；后一种习称"坚龙胆"。

[植物形态]　龙胆　多年生草本，全株绿色稍带紫色，高30～65 cm。根茎多横生，斜向着生多数细长肉质根，通常在20条以上，根上有细密横纹。茎直立，粗糙，常带紫褐色。叶对生，基部叶2～3对，甚小，鳞叶状，中部及上部叶卵形或卵状披针形；叶缘及叶背主脉粗糙，基部抱茎，主脉3条，无柄。花数朵簇生于茎顶及上部叶腋；苞片2，披针形，与花萼近等长；花萼筒倒锥状筒形或宽筒形，裂片常外反或开展，不整齐，线形或线状披针形，先端急尖，边缘粗糙，中脉在背面突起，弯缺截形；花冠深紫色至蓝色，钟形，5裂，有时喉部具多数黄绿色斑点，裂片之间有褶状三角形副冠片；雄蕊着生冠筒中部，整齐，花丝钻形，花药狭矩圆形；子房狭椭圆形或披针形，柄粗；柱头2裂，裂片矩圆形。蒴果长圆形。花期9—10月，果期10—11月。（图5-62-1）

三花龙胆　与龙胆不同点是：叶线状披针形，叶缘及脉光滑不粗糙；花3～5朵簇生于茎顶及叶腋，花冠裂片先端钝。

条叶龙胆　与三花龙胆近似，不同点为：叶片长圆披针形或条形，叶缘反卷；花1～2朵生于茎顶，花冠裂片三角形，先端急尖。（图5-62-2）

坚龙胆　与上三种不同点为：叶片倒卵形至倒卵状披针形，先端圆或钝，基部渐窄下延成叶柄，全缘，光滑，花紫红色。（图5-62-3）

[产地]　龙胆主产于黑龙江杜蒙、富裕、齐齐哈尔、海林、穆棱，吉林长白、桦甸、珲春，辽宁宽甸、凤城、恒仁、新宾。三花龙胆主产于黑龙江杜蒙、富裕、齐齐哈尔、大庆，内蒙古阿荣旗、扎兰屯、额尔古右旗、额尔古左旗、牙克石，吉林桦甸、珲春、长白、汪清、永吉，辽宁宽甸、凤城、恒仁、新宾、岫岩。条叶龙胆主产于黑龙江杜蒙、富裕、泰来、齐齐哈尔、大庆，吉林长白、永吉、珲春、桦甸、汪清，内蒙古阿荣旗、俄尔古旗、牙克石。坚龙胆主产于云南保山、文山、大理、楚雄、昭通、曲靖，贵州遵义、正安、惠水、习水、凯里，四川木里、布拖、冕宁、盐源、喜德、甘洛。

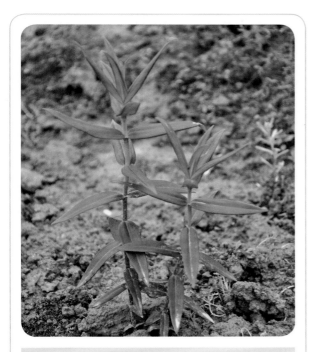

A. 植物

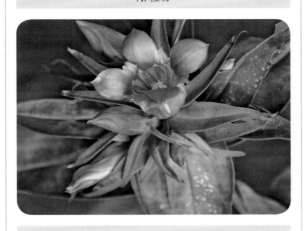

B. 花

图5-62-1 龙胆植物

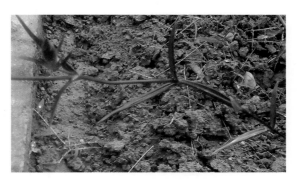

图5-62-2 条叶龙胆植物

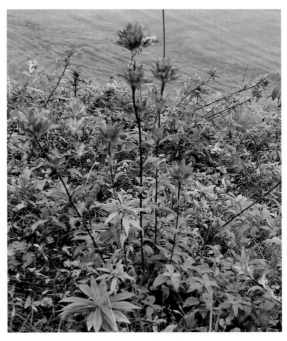

图5-62-3 坚龙胆植物

[**采收加工**] 种子播种和扦插繁殖的，可选生长4年者采收；分根繁殖的，可选生长3年者采收。春、秋二季挖取地下部分根茎及根部，除去地上残茎，洗净泥土，晒至半干，将根条顺直捆成小把，再行晒干。

[**药材鉴别**] 性状鉴别 龙胆：根茎呈不规则块状，长1～3cm，直径0.3～1cm；表面暗灰棕色，上端有茎痕或残留茎基，周围和下端着生多数细长的根。根圆柱形，略扭曲，长10～20cm，直径0.2～0.5cm；表面淡黄色或黄棕色，上部多有显著的横皱纹，下部较细，有纵皱纹及支根痕。质脆，易折断，断面略平坦，皮部黄白色或淡黄棕色；木质部色较淡，中心有数个筋脉点（维管束）。气微，味甚苦。（图5-62-4）

坚龙胆：表面无横皱纹，表皮膜质，易脱落；质坚脆，易折断，木质部与皮部易分离。（图5-62-5）

传统鉴别 关龙胆：以条叶龙胆为主，产于东北、内蒙古。根茎块状，周围生多数细长的根，常不少于10条，不超过16条；根上部环纹明显，条粗长，色黄或黄棕色；干时质脆，断面黄白色；气微，味甚苦。东北为道地产区，

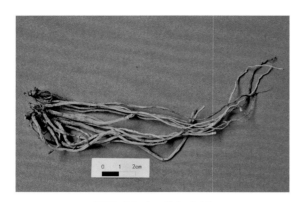

图5-62-4　龙胆药材

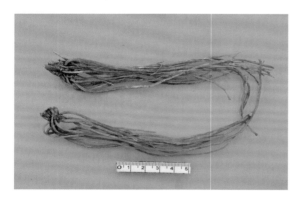

图5-62-5　坚龙胆药材

称"关龙胆"。品质最优。

严龙胆：产于浙江、江苏，浙江建德为集散地；因建德古称严州，故习称"严龙胆"，又称"苏龙胆"。根茎多横生，节上生10条以上的细长根，有的多达30余条，外皮黄色，根上部环纹明显，质地较松。品质较优。

坚龙胆：产云南、四川。茎基上常带木质茎，根茎结节状，细长根上端无环纹，表皮黄色，易脱落，质坚脆（习称"坚龙胆"），断面角质样，木质部黄色。又名"川龙胆"，较前两种龙胆为次。

均以条粗长、色黄或黄棕色、味极苦者为优。

显微鉴别　龙胆根横切面：① 外皮层由1列细胞组成，外壁较厚。② 皮层窄，含数列细胞，常有裂隙；内皮层明显，细胞切向排列，每一细胞（母细胞）又由纵向壁分隔成数个类方形小细胞（子细胞）。③ 韧皮部宽阔，有裂隙。④ 无限外韧维管束环列，无束间形成层。

⑤ 木质部导管8～10个群束；射线较宽；髓明显。⑥ 薄壁细胞含细小草酸钙针晶，不含淀粉粒。（图5-62-6）

坚龙胆根横切面：① 内皮层以外组织已脱落，最外层的内皮层由母细胞与子细胞组成。② 韧皮部宽阔，筛管群稀疏散在。③ 形成层环不明显。④ 木质部导管密集于中央，无髓。⑤ 薄壁细胞有众多油滴，无草酸钙晶体。

粉末灰黄色。龙胆：① 外皮层细胞表面观呈类纺锤形，长100～457 μm，直径达103 μm，壁稍弯曲；每个母细胞由横壁分隔成2～5个子细胞，每个子细胞又由纵隔壁分隔为2。② 内皮层细胞巨大，表面观呈类方形或长方形，长约达498 μm，直径约达432 μm；每个母细胞由纵隔壁分隔成2～18个子细胞，子细胞又由横隔壁分隔为2～5小细胞。③ 草酸钙针晶长约达10 μm，散在薄壁细胞中或充塞于细胞一角。④ 网纹及梯纹导管，直径约至45 μm。⑤ 根茎粉末尚有石细胞。（图5-62-7）

三花龙胆：① 草酸钙针晶纤细，长至9 μm。② 外皮层细胞分隔成3～13（～16）个小细胞。③ 内皮层细胞分隔成2～12个小细胞。

条叶龙胆：① 草酸钙针晶长约16 μm。② 外皮层细胞分隔成3～12个小细胞。③ 内皮层细胞分隔成4～18小细胞。

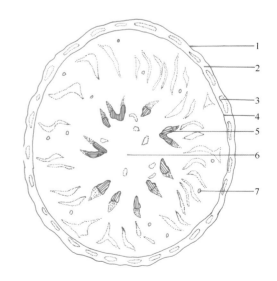

图5-62-6　龙胆根横切面简图

1. 外皮层　2. 皮层　3. 裂隙　4. 内皮层
5. 木质部　6. 髓　7. 筛管群

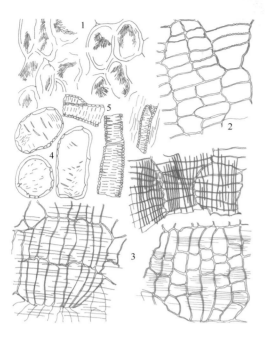

图 5-62-7　龙胆粉末图

1. 草酸钙针晶束　2. 外皮层碎片　3. 内皮层碎片
4. 石细胞　5. 导管

[**成分**]　含裂环烯醚萜类成分：龙胆苦苷（gentiopicrin）、当药苦苷（獐牙菜苦苷，swertiamarin）、当药苷（獐牙菜苷，sweroside），有促胃液分泌、抗炎、利胆、杀灭微生物等作用。

龙胆尚含苦龙胆酯苷（amarogentin）、苦当药酯苷（amaroswerin）、三叶龙胆苷（trifloroside）及龙胆苦苷四乙酰化合物（gentiopicroside tetracetate），此外还含龙胆叫酮（gentisin）、龙胆三糖（gentianose）、龙胆黄碱（gentiolavine）及龙胆碱（gentianine）；其中龙胆碱是提取过程中，龙胆苦苷与氨作用的生成物，有降压、保肝利胆等作用。三花龙胆尚含苦当药酯苷；条龙胆、坚龙胆均含苦龙胆酯苷及苦当药苷，坚龙胆中含有秦艽乙素（gentianidine）、秦艽丙素（gentianol）和龙胆碱。

[**贮藏保管**]　置干燥处，勿受潮。

[**功效**]　性寒，味苦。清热燥湿，泻肝胆火。用于湿热黄疸，阴肿阴痒，带下，湿疹瘙痒，肝火目赤，耳鸣耳聋，胁痛口苦，强中，惊风抽搐。

[**用法用量**]　3～6 g。

[**方例**]　龙胆泻肝汤（《医方集解》）：龙胆，黄芩，栀子，泽泻，木通，车前子，当归，柴胡，生地，甘草。功能泻肝胆实火，清下焦湿热；主治肝胆实火上扰，症见头痛目赤，胁痛口苦，耳聋，耳肿；或湿热下注，症见阴肿阴痒，筋痿阴汗，小便淋浊，妇女湿热带下等。

[**论注**]　（1）严龙胆产于浙江建德地区（古为严州府），为龙胆道地药材之一。严龙胆是条叶龙胆的变种，订名为 *Gentiana manshurica* Kitag. var. *yanchowensis* J. P. Luo et Z. C. Lou。该植物与条叶龙胆主要区别为：全体绿色或稍带紫红色；中部叶披针形或狭披针形，长4～6 cm，宽7～16 mm，长宽比为（3～6）∶1，纸质，脉3条；10—11月开花；花单生于茎顶及中、上部叶腋内，均具短柄，长2～3 mm，腋花具花梗，长可达4 cm；苞叶线形，常较花萼长；花冠管状钟形，长5～5.6 cm，宽2～2.9 cm，裂叶卵状三角形，先端渐尖或急尖，褶斜三角形，先端钝或有2～3钝齿。该药材与条叶龙胆相似，但根表面呈灰棕色，具明显的不规则纵皱，环纹常不明显。除含龙胆苦苷、当药苦苷、当药苷、苦龙胆酯苷外，还含苦当药酯苷0.28%。

（2）来源不同的龙胆根状茎周围着生的根系有一定的差别：粗糙龙胆的根为放射状斜向下方；三花龙胆呈水平伸展；条叶龙胆则垂直向下延伸。采收加工打捆后，以上生长特性则不甚完整。

（3）欧龙胆 *Gentiana lutea* Linn. 主产于西班牙。其根及根茎含苦味苷，在欧洲作为苦味健胃药及轻泻药。

（4）《日本药局方》收载的龙胆为龙胆变种 *Gentiana scabra* Bunge var. *buergeri* Maxim.

白　前

CYNANCHI STAUNTONII RHIZOMA ET RADIX

本品始载于《名医别录》，列为中品。陶弘景曰："此药出近道，根似细辛而大，色白不柔易折。"苏敬谓："叶似柳或似芫花，苗高尺许，生洲诸沙碛之上，根白，长于细辛，味甘……俗名石蓝，又名嗽药。今用蔓生者，味苦，非真也。"《本草纲目拾遗》《植物名实图考》以"水杨柳"收载。

[别名] 水白前，软白前，空白前，鹅管白前。

[来源] 为萝藦科植物柳叶白前*Cynanchum stauntonii*（Decne.）Schltr. ex Lévl. 和芫花叶白前*Cynanchum glaucescens*（Decne.）Hand.-Mazz.的干燥根茎及根，习称"鹅管白前"。

[植物形态] 柳叶白前　直立半灌木，高达1 m，根茎匍匐，节上簇生多数须根。茎直立，无毛，下部木质化。叶对生，纸质，狭披针形，长6～13 cm，宽3～5 mm，两端渐尖；中脉在叶背显著，侧脉约6对；叶柄长约5 mm。聚伞花序腋生，花序梗长达1 cm；小苞片众多；花小，花萼5深裂，内面基部腺体不多；花冠5深裂，紫红色，内具长柔毛；副花冠裂片盾状，隆肿，比花药为短；雄蕊5，着生于花冠基部，包围雌蕊，合生成蕊柱；花药2室，花粉块每室1个，长圆形，下垂；柱头微凸，包在花药的薄膜内。蓇葖果单生，长披针形；种子多数，顶端具白色丝状绒毛。花期5—8月，果期9—10月。（图5-63-1）

芫花叶白前　与柳叶白前的主要区别点为：茎被2列柔毛，叶长圆状披针形。花冠黄色。（图5-63-2）

生长于湿地、溪滩或江边沙砾处。芫花叶白前有时生于丘陵路边。

[产地] 主产于浙江宁波、温州、绍兴、湖州、金华、衢州、丽水，江苏盐城、南通、镇江、盱眙、溧阳，安徽六安、安庆、芜湖、贵池，湖北孝感、黄陂、鄂州、大悟、麻城、罗田、英山、蕲春、武穴、阳新、大冶、广水、荆门、钟祥。江西、福建等省亦产。

[采收加工] 秋季采挖，除去地上部分，洗净，晒干。

[药材鉴别] 性状鉴别　柳叶白前：根茎呈细长圆柱形，有分枝，稍弯曲，长4～15 cm，直径1.5～4 mm；表面黄白色或黄棕色，节明显，节间长1.5～4.5 cm，顶端有残

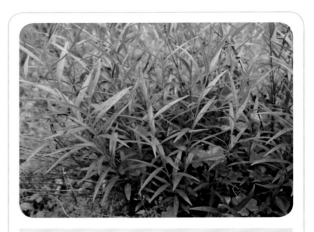

A. 植物

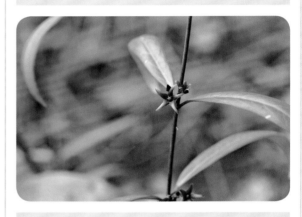

B. 花

图5-63-1　柳叶白前植物

茎；质脆，断面中空，且无须根或仅有少数未去净的须根者，习称"鹅管白前"。根纤细弯曲，长可达10 cm，直径不及1 mm，有多数分枝，呈毛须状，常盘曲成团。气微，味微甜。（图5-63-3）

芫花叶白前：根茎短小或略呈块状；表面灰绿色或灰黄色，节间长1～2 cm；质较硬。

均以根茎粗者为佳。

[成分] 柳叶白前　含木脂素，如丁香脂素（syringaresinol）、8,8′-二羟基松脂素（prinsepiol）；尚含对羟基苯乙酮（4-hydroxyacetophenone）、白首乌二苯酮（baishouwubenzophenone）、2,4-二羟基苯乙酮（2,4-dihydroxyaceto phenone）、苯甲酸（benzoic acid）、对羟基苯酚（1,4-benzenediol）、6-O-［E］-芥子酰-α-D-吡喃葡萄糖苷（6-

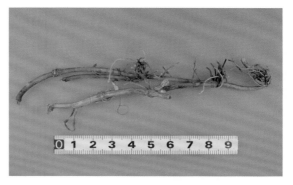

图5-63-3 白前药材

α-D-cymadropyranoside）、β-胡萝卜苷（β-daucosterol）、β-谷甾醇（β-sitosterol）、华北白前醇（hancockinol）。另含挥发油，共分离出37个化学成分，鉴别出29个化学成分，占挥发油总量的87.28%，其主要成分为己醛、2-正戊基呋喃、1-壬烯-3-醇、（Z）-2-壬烯醛、1-石竹烯、樟脑、反-2-辛烯醛、冰片、2-甲基-5-（1-甲基乙基）-苯酚、3-甲基-4-异丙基酚、α-古芸烯。

芫花叶白前 含白前皂苷（glaucoside）A/B/C/D/E/F/G/H/I/J/K、白前皂苷元（glaucogenin）A/B及白前皂苷元-C-黄花夹竹桃单糖苷（glaucogenin C-mono-D-thevetoside）、白前新皂苷（neoglaucoside）A/B以及白前二糖（glauocobiose）。

［**贮藏保管**］置通风干燥处，勿受潮。

［**功效**］性微温，味辛、苦。降气，消痰，止咳。用于肺气壅实，咳嗽痰多，胸满喘急。

［**用法用量**］3～10 g。

［**方例**］止嗽散（《医学心悟》）：白前，紫菀，荆芥，百部，桔梗，陈皮，甘草。功能止咳化痰，疏表宣肺；主治感受风寒，咳嗽，咯痰不爽，或微恶风寒，头痛。

［**论注**］（1）安徽、江苏、湖南、广东等省用同属植物白薇 *Cynanchum atratum* Bunge 及蔓生白薇 *Cynanchum versicolor* Bunge 的根茎及根作白前用。白前为止咳祛痰药，而此两种白薇为清热凉血药（见"白薇"项下），应注意鉴别。

（2）江西、湖南、湖北部分地区用柳叶白前带根茎的全草，称"白前草"。

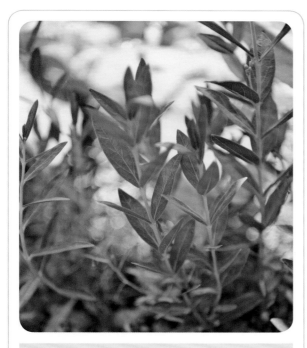

A. 植物

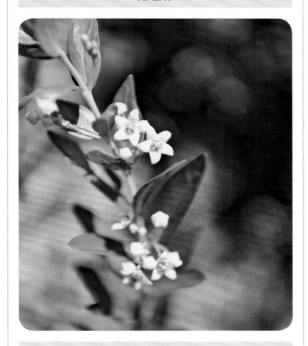

B. 花

图5-63-2 芫花叶白前植物

O-［E］-sinapoyl-α-D-glucopyranoside）、6-O-［E］-芥子酰-β-D-吡喃葡萄糖苷（6-O-［E］-sinapoyl-β-D-glucopyranoside）、1-O-甲基-α-D-吡喃加拿大麻糖甲苷（1-O-methyl-

白 薇

CYNANCHI ATRATI RADIX ET RHIZOMA

本品始载于《神农本草经》，列为中品。《名医别录》谓："白薇生平原川谷，三月三日采根阴干。"李时珍曰："微，细也。其根细而白也。"《证类本草》的滁州白薇图、《救荒本草》和《本草原始》所附的白薇图均为现时使用的白薇 *Cynanchum atratum* Bunge。由于蔓生白薇与白薇的药材形态与植物形态特征相似，且分布与产量也广而多，故在当时也很有可能被同时采用。

[别名] 硬白薇，龙胆白薇，实白薇。

[来源] 为萝藦科植物白薇 *Cynanchum atratum* Bunge 或蔓生白薇 *Cynanchum versicolor* Bge. 的干燥根及根茎。

[植物形态] 白薇 多年生草本，高约60 cm。根须状，有香气。茎直立，常单一，不分枝，被短柔毛，具白色乳汁。叶对生，具短柄，宽卵形至椭圆形，顶端渐尖或急尖，基部圆形，全缘，两面均被白色绒毛，特别以叶背及脉上为密。伞形状聚伞花序，腋生，无总花梗，生在茎的四周，着花8～10朵；花深紫色，花萼5深裂，外被密细柔毛，内面基部有小腺体5个；花冠5深裂，外面有短柔毛，并具缘毛，副花冠裂片5，先端圆，与蕊柱几等长，并围绕于其顶端。蓇葖果单生，基部钝形，尾部渐尖，中间膨大，具多数顶端有白色绢质毛的种子。花期5—7月，果期6—8月。（图5-64-1）

蔓生白薇 与上种不同点为：半灌木状，茎下部直立，上部蔓生，全株被绒毛；花被小，直径约1 mm，初开时黄绿色，后渐为黑紫色。副花冠小型，较蕊柱短。（图5-64-2）

白薇生于土坡或林边；蔓生白薇生于山地灌木丛中。

[产地] 白薇产于东北、华东、西南各省区以及甘肃、陕西、湖北、湖南等省；蔓生白薇主产于辽宁、河北、河南、安徽、江苏、浙江等省。

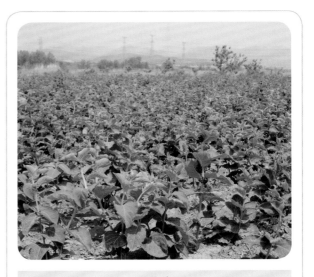

A. 生境

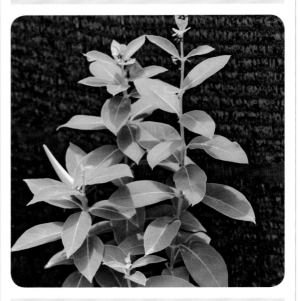

B. 植物

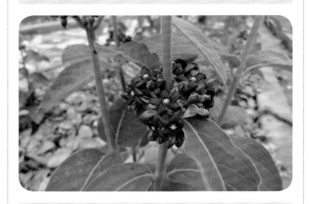

C. 花

图5-64-1 白薇植物

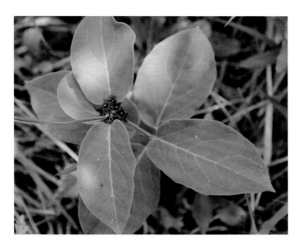

图5-64-2 蔓生白薇植物

[采收加工] 秋季苗枯萎时或春季刚出芽时均可采挖。挖取后，除去地上部分，洗净泥土，晒干，即可。

[药材鉴别] 性状鉴别 略呈马尾状，多弯曲。根茎粗短，有结节，上面有圆形的茎痕，下面簇生多数细长的根；根长10～25 cm，直径0.1～0.2 cm。表面棕黄色。质脆，易折断，断面皮部黄白色，木部黄色。气微，味微苦。（图5-64-3）

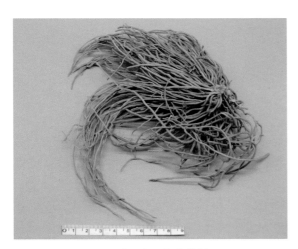

图5-64-3 白薇药材

以根粗长、色棕黄者为佳。

显微鉴别 白薇根横切面：① 表皮细胞1列，通常仅部分残留。下皮细胞1列，径向稍延长；分泌细胞长方形或略弯曲，内含黄色分泌物。② 皮层宽广，内皮层明显。③ 木质

部细胞均木化，导管大多位于两侧，木纤维位于中央。④ 薄壁细胞含草酸钙簇晶及大量淀粉粒。

白薇根茎横切面：① 表皮细胞径向延长。② 皮层有乳汁管，有时可见石细胞。③ 维管束双韧型。④ 髓部有石细胞散在。⑤ 薄壁细胞含淀粉粒及草酸钙簇晶。

蔓生白薇与白薇不同点：根茎皮层无乳汁管，有的有纤维束，断续排列成环，并有石细胞散在。

粉末：灰棕色或灰白色。① 草酸钙簇晶较多，直径7～45 μm。② 分泌细胞类长方形，常内含黄色分泌物。③ 木纤维长160～480 μm，直径14～24 μm。④ 石细胞长40～50 μm，直径10～30 μm。⑤ 导管以网纹导管、具缘纹孔导管为主。⑥ 淀粉粒单粒脐点点状、裂缝状或三叉状，直径4～10 μm；复粒由2～6分粒组成。

[成分] 白薇含直立白薇苷（cynatrattoside）A/B/C/D/E/F、白前苷（glaucoside）C/H、白前苷元（glaucogenin）A和直立白薇新苷（artratoside）A/B/C/D、白薇正苷（cynanchumside）A/B/C等C_{21}甾体苷。

从白薇挥发油中分离得到25个峰，鉴定了其中20个成分，占总挥发油成分的96.14%。主要化合物为n-hexadecanoic acid和9-octadecenoic acid，占总挥发油成分的66.10%。直立白薇挥发油中脂肪酸类化合物居多，其中相对含量最高的化合物是正十六烷酸（47.76%）。

蔓生白薇含蔓生白薇苷（cynanversicoside）A/B/C/D/E/G、白前苷元C 3-O-β-D-黄花夹竹桃吡喃糖苷（glaucogenin C 3-O-β-D-thevetopyranoside）、atratoglaucoside A、白前苷（glaucoside）C/D/H。

[贮藏保管] 置通风干燥处。

[功效] 性寒，味苦、咸。清热凉血，利尿通淋，解毒疗疮。用于温邪伤营发热，阴虚发热，骨蒸劳热，产后血虚发热，热淋，血淋，痈疽肿毒。

[用法用量] 5～10 g。

[方例] 白薇汤（《本事方》）：白薇，当归，人参，甘草。治产后血虚发热晕厥。

徐长卿

CYNANCHI PANICULATI RADIX ET
RHIZOMA

本品始载于《神农本草经》，别名"鬼督邮"，列为上品。苏敬曰："所在川泽有之。叶似柳，两叶相当，有光泽。根如细辛，微粗长，黄色而有臊气。"李时珍曰："徐长卿，人名也，常以此药治邪病，人遂以名之。"《救荒本草》卷上草部中"尖刀儿苗"："生密县梁家衡山野中，苗高二三尺，叶似细柳叶，更又细长而尖，叶皆两两插茎而生，叶间开淡黄花，细尖角儿，长二寸许，粗如萝卜，角中有白穰及小匾黑子。其叶味甘，采叶炸熟，水洗淘净，油盐调食。"根据上述描写和原书的图形，很可能就是本种植物。

[别名] 寮刁竹，逍遥竹，遥消竹。

[来源] 为萝藦科植物徐长卿 *Cynanchum paniculatum*（Bge.）Kitag. 的干燥根及根茎。

[植物形态] 多年生直立草本，高达1 m，茎细，节间长。根须状，多至50余条。叶对生，纸质，披针形至线形，全缘，边缘稍外卷，有缘毛，背面中脉隆起。圆锥状聚伞花序生于顶生的叶腋内，花多数；花萼5深裂，萼内的腺体有或无；花冠黄绿色，5深裂，近辐状，裂片长达4 mm，宽3 mm；副花冠裂片5，黄色，肉质，肾形，基部与雄蕊合生；雄蕊5，连成筒状，花药2室，花粉块每室1个，下垂臂短，平伸；雌蕊1，子房上位，离生心皮2枚，花柱2，柱头五角形，顶端略为突起。蓇葖果单生，披针形；种子顶生多数银白色绒毛。花期5—8月，果期9—12月。（图5-65-1）

生于阳坡草丛中。

[产地] 全国各地均产。

[采收加工] 秋末或春初挖根，但以秋末采收为好，栽培则以栽种3年以上者为好；采挖后去净茎叶、泥沙，晒干。有的地区采用干燥全株入药，则于夏秋之间采挖，除尽杂草，洗净泥土，扎成小把，晒干即可。

[药材鉴别] 性状鉴别 根茎呈不规则柱状，有节，长0.5～3.5 cm，直径0.2～

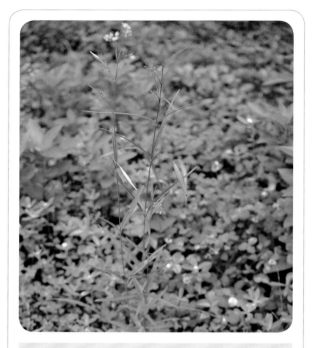

A. 植物

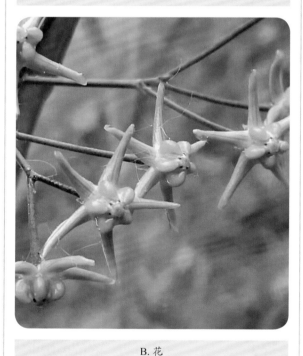

B. 花

图5-65-1　徐长卿植物

0.4 cm，四周着生多数细长的根。根呈圆柱形，弯曲，长10～16 cm，直径1～1.5 mm。表面淡褐色或淡棕黄色，具微细的纵皱纹，并有纤细的须根。质脆，易折断，断面皮部黄白色，

木部细小，黄棕色，有粉性。香气特异，味辛、凉，有麻舌感。（图5-65-2）

以香气浓者为佳。

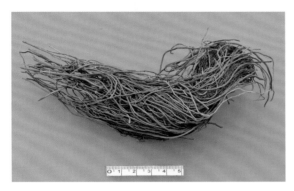

图5-65-2　徐长卿药材

[成分]　含β-谷甾醇（β-sitosterol）、β-胡萝卜苷（β-daucosterin）、牡丹酚苷A（mudanoside A）、丹皮酚原苷（paeonolide）、santamarin、丹皮酚（paeonol）、annobraine、落叶松脂醇（laricircsinol）、α-细辛醚（α-asarone）、7-angelyheliotridine、β-香树脂醇（β-amyrin）、尿苷（uridine）、山奈酚-3-O-β-D-吡喃葡萄糖（1→2）-α-L-吡喃阿拉伯糖苷［kaempferol-3-O-β-D-glucopyranosyl（1→2）-α-L-arabinopyranoside］、山奈酚-7-O-（4″,6″-二对羟基肉桂酰基-2″,3″-二乙酰基）-β-D-吡喃葡萄糖苷［kaempferol-7-O-（4″,6″-di-p-hydroxycinnamoyl-2″,3″-diacetyl）-β-D-glucopyranoside］、（2S,E）-N-［2-羟基-2-（4-羟基苯）乙酯］阿魏酰胺｛（2S,E）-N-［2-hydroxy-2-（4-hydroxyphenyl）ethyl］ferulamide｝。

含C_{21}甾体化合物如3β,14-dihydroxy-14β-pregn-5-en-20-one、glaucogenin A/C/D、neocynapanogenin F、glaucogenin C3-O-β-D-thevetoside、neocynapanogenin F3-O-β-D-oleandropanyanoside等。

挥发油含有10余种成分，主要是丹皮酚（paeonol）、对羟基苯乙酮，还有3-乙基-2-甲基-1-庚烯（3-ethyl-2-methyl-1-heptene）、对羟基苯乙酮（4-hydroxy acetophenone）、2,4-二异氰基-1-甲基苯（2,4-diisocyanato-1-methyl benzene）、1,4-二甲氧基-2,3-二甲苯（1,4-dimethoxy-2,3-dimethylbenzene）、十七烷（heptadecane）、十八烷（octadecane）、2,6,10,14-四甲基十六烷（2,6,10,14-tetramethyl hexadecane）、十九烷（nonadecane）、邻苯二甲酸二丁酯（dibutyl phthalate）。

[贮藏保管]　置阴凉干燥处，勿受潮。

[功效]　性温，味辛。祛风化湿，止痛，止痒。用于风湿痹痛，胃痛胀满，牙痛，腰痛，跌扑损伤，风疹，湿疹。

[用法用量]　3～12g，不宜久煎，后下。

紫　草

ARNEBIAE RADIX

本品始载于《神农本草经》，列为中品。李时珍曰："此草花紫根紫，可以染紫，故名。"又曰："……其根头有白毛如茸。未花时采，则根色鲜明；花过时采，则色黯恶。"历代本草所载的紫草为硬紫草。现代商品药材主要为软紫草，为1940—1950年开发的新品种。

[别名]　紫草根，紫根。

[来源]　为紫草科植物新疆紫草 *Arnebia euchroma*（Royle）Johnst.、内蒙紫草 *Arnebia guttata* Bunge 或紫草 *Lithospermum erythrorhizon* Sieb. et Zucc. 的干燥根。新疆紫草称"软紫草"；紫草称"硬紫草"。

[植物形态]　新疆紫草　多年生草本，高15～35cm。根粗壮，紫色，全株被白色的粗毛。茎直立，单一或从基部成二歧，基部有残存叶基形成的茎鞘。基生叶丛生，叶片线状披针形，先端短渐尖，基部扩展成鞘状；茎生叶互生，较基生叶短小，无柄，无鞘状基部。蝎尾状聚伞花序密集于茎顶，含多数花，花无梗；苞片披针形；花萼5，裂片线形，长1.2～1.6cm，果期可达3cm，先端微尖，两面均密生淡黄色硬毛；花冠长筒状，淡紫色或紫色，先端5裂，喉部及基部无附属物及毛；雄蕊5，着生于花冠筒中部，花丝极短或无；子房4深裂，花柱细长，先端浅2裂，柱头2，倒卵形。小坚果骨质，宽卵形。花期6—7月，果

期8—9月。（图5-66-1）

内蒙紫草 高9～22 cm，根直生。茎直立，单一或多枝，被短硬毛。叶无柄，叶片披针形或倒披针形，长1～2.5 cm，宽0.2～0.6 cm，先端钝尖，全缘或微缺，两面被粗硬毛。总状花序，花萼管短，5深裂；花冠黄色，花冠管细小，先端5裂，裂片上具紫色斑点，喉部光滑，基部具有5个鳞毛状附枝；雄蕊5；子房上位，4深裂，柱状浅裂。小坚果灰色。（图5-66-2）

紫草 高50～90 cm，全株被糙毛。叶片长圆状披针形至卵状披针形，两端尖，全缘或稍呈不现则波状。花冠白色，筒状，先端5裂，花冠管喉部有5个鳞片状物，基部具毛状物。小坚果卵圆形。（图5-66-3）

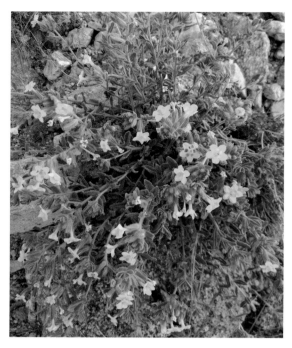

图5-66-2 内蒙紫草植物

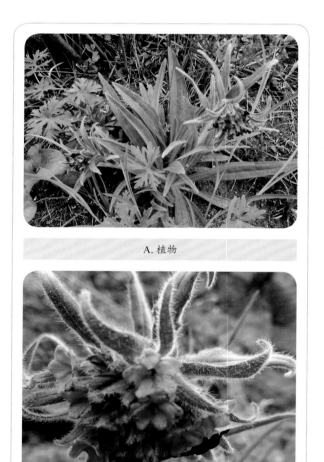

A. 植物

B. 花

图5-66-1 新疆紫草植物

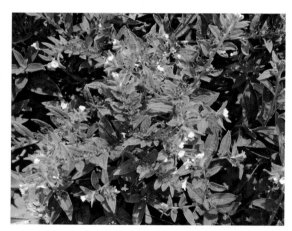

图5-66-3 紫草植物

[**产地**] 新疆紫草主产于新疆叶城、察布查尔、和硕、阿图什、昭苏、温泉、塔什库尔干、乌恰、阿克苏等地；内蒙紫草主产于阿拉善、乌拉特后旗、额尔古纳市、喀喇沁旗、扎兰屯、阿鲁科尔沁旗、鄂伦春自治旗和宁城；紫草主产于黑龙江、吉林、辽宁、河北、河南、山东、湖南、广西等省区。

[**采收加工**] 10月中下旬采收，采收时连同地上茎一同刨出，去净泥土，不宜水洗，除去茎叶及芦头，扎成小把，晒干或烘干。

[**药材鉴别**] 性状鉴别 新疆紫草：呈不规则长圆柱形，多扭曲，长7～20 cm，直径1～2.5 cm。顶端有时可见分歧的残基茎及多数紫褐色膜质鳞叶，鳞叶边缘布满白毛。表面紫红色或紫褐色，皮部疏，呈条形片状，常10余层重叠，易剥落。体轻，质松软，易折断，断面呈同心环层，中心木质部较小，黄白色或黄色，中心多枯朽呈紫黑色。气特异，味微苦、涩。（图5-66-4）

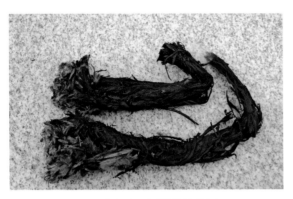

图5-66-4 新疆紫草药材

内蒙紫草：呈圆锥形或圆柱形，扭曲，长6～20 cm，直径0.5～4 cm。根头部略粗大，顶端有残茎1或多个，被短硬毛。表面紫红色或暗紫色，皮部略薄，常数层相叠，易剥离。质硬而脆，易折断，断面较整齐，皮部紫红色，木部较小，黄白色。气特异，味涩。（图5-66-5）

以条大、色紫、质软、外皮呈层剥离为佳。

硬紫草：呈圆锥形或圆柱形，扭曲，有分支，长7～14 cm，直径1～2 cm。表面紫红色或紫黑色，粗糙，有纵沟纹及细小支根痕，

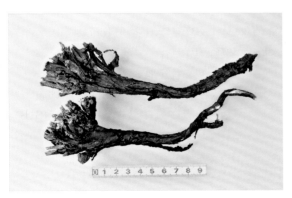

图5-66-5 内蒙紫草药材

外皮有时呈鳞片状剥裂。根头残留有茎基，茎基表面被粗短硬毛。质硬而脆，易折断，断面不整齐，皮部深紫色，形成层环明显，木部较大，灰黄色。气香，味微甜、涩。（图5-66-6）

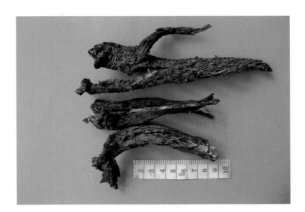

图5-66-6 硬紫草药材

以条粗大、色紫、皮厚者为佳。

显微鉴别 新疆紫草根茎横切面：① 落皮层厚，木栓环将皮层、韧皮部、木质部层层分割，木栓层由1或2层木栓细胞组成，木栓细胞长方形或类方形，壁较厚，微皱缩状。② 残留皮部薄。③ 韧皮部较宽广，韧皮部束放射状排列，有的韧皮部外侧稍弯曲。④ 形成层明显。⑤ 木质部宽广，导管2～4列放射状排列，木质部束向外多产生分歧，导管椭圆形或类圆形，直径30～90 μm，单个散在或数个成群，在一群直径较大导管内侧常有一群较小的导管。⑥ 木栓细胞及薄壁细胞中含有紫色物。薄壁组织中多有破碎的裂隙。（图5-66-7）

内蒙紫草根茎横切面不同点：① 皮层狭。② 中柱形状不规则，近肾形，一侧发育不全。③ 木质部宽广，导管密集，木射线窄，木质部束呈并行排列。

硬紫草根茎横切面：① 木栓细胞多列，长方形，含紫色物。② 皮层狭窄，有的老根有大型裂隙，裂隙处细胞呈颓废状，其四周细胞木栓化，充满紫红色物。③ 韧皮部较宽。④ 形成层明显成环。⑤ 木质部宽广，占根横切面的2/3，木质部束10余个，放射状，向外有分歧；木纤维零星分布在导管群内侧；射线宽广，有数十列薄壁细胞。

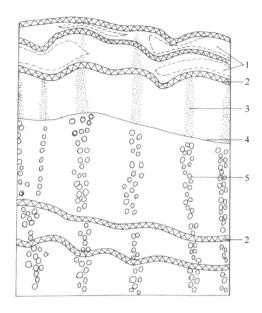

图5-66-7 软紫草根横切面简图

1. 裂隙 2. 木栓层 3. 韧皮部（束）
4. 形成层 5. 木质部（束）

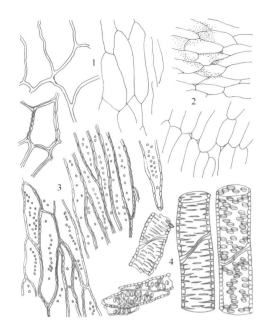

图5-66-8 硬紫草根粉末图

1. 栓化细胞 2. 薄壁细胞 3. 纤维管胞 4. 导管

新疆紫草粉末：深紫红色。① 非腺毛单细胞，直径13～56 μm，基部膨大成喇叭状，壁具纵细条纹，有的胞腔内含紫红色色素。② 栓化细胞红棕色，表面观呈多角形或圆多角形，含紫红色色素。③ 薄壁细胞较多，淡棕色或无色，大多充满紫红色色素。④ 导管主为网纹导管，少有具缘纹孔导管，直径7～110 μm。

内蒙紫草粉末不同点：淡紫红色。与新疆紫草主要区别为非腺毛壁有圆形突起，有纤维管胞。

硬紫草粉末不同点：紫红色。① 木栓细胞多，充满紫红色物，常聚集成条状或团块状。② 薄壁细胞无色或淡黄色，细胞壁薄，稍皱缩。③ 纤维管胞多成束或两个相连、单个散在，几近无色或淡黄绿色，短梭形或长梭形，具缘纹孔较大。④ 导管主要为具缘纹孔和网纹导管。（图5-66-8）

[成分] 紫草含萘醌类色素，主要为紫草素（shikonin）、乙酰紫草素（acetylshikonin）、β-羟基异戊酰阿卡宁（β-hydroxyisovalerylalkanin）、β,β'-二甲基丙烯酰紫草素（β,β'-dimethylacrylshikonin），其次为去氧紫草素（deoxyshikonin）、去氢阿卡宁（dehydroalkannin）、脱水阿卡宁（anhydroalkannin）、2,3-二甲基

戊烯酰紫草素（teracrylshikonin）、异丁酰紫草素（isobutylshikonin）、α-甲基-正丁酰紫草素（α-methyl-butylshikonin）、异戊酰紫草素（isovaleryshikonin）、β,β'-二甲基丙烯酥阿卡宁（β,β'-dimethylacrylalkanin）。还含消旋乙酰紫草素（dl-acetylshikonin）、乙酰阿卡宁（acetylalkannin）、β-乙酰氧基异戊酰阿卡宁（β-acetoxyisovalerylalka）及消旋紫草素（dl-shikonin）、L-甲氧基乙酰紫草素（L-methoxyacetylshikonin）等。另含有酚性的苯型及苯醌型的单萜类成分，如软紫草萜酮（arnebinone）、软紫草萜醇（arnebinol）、软紫草呋喃萜酮（arnebifuranone）、紫草呋喃萜（shikonofuran）B/C、去甲基毛色二孢素（des-O-methyllasiodiplodin）。

内蒙紫草含紫草素、乙酰紫草素、β-羟基异戊酰阿卡宁（β-hydroxyisovalerylalkanin）、β,β'-二甲基丙烯酰紫草素（β,β'-dimethylacrylshikonin）、去氧紫草素（deoxyshikonin）、β-羟基异戊酰紫草素（isovalery-shikonin）。

硬紫草主要含萘醌类色素、紫草素、乙酰紫草素、β-羟基异戊酰紫草素、去氧紫草素、异戊酰紫草素、α-甲基-正丁酰紫草素、异丁

酰紫草素、β,β′-二甲基丙烯酰紫草素、2,3-二甲基戊烯酰紫草素、紫草定（lithospermidin）A/B。还含咖啡酸与十八烷醇、二十烷醇、二十二烷醇及二十四烷醇所形成的脂类混合物。

[贮藏保管]　置通风干燥处。

[功效]　性寒，味甘、咸。清热凉血，活血解毒，透疹消斑。用于血热毒盛，斑疹紫黑，麻疹不透，疮疡，湿疹，水火烫伤。

[用法用量]　5～10 g；外用适量，熬膏或用植物油浸泡涂擦。

[方例]　紫草快斑汤（《证治准绳》）：紫草，人参，白术，茯苓，甘草，当归，川芎，芍药，木通，糯米。功能凉血透斑；主治痘疹气血不足，不能透发，色不红活。

[论注]（1）四川、云南、贵州等省用同科植物滇紫草 Onosma paniculatum Bur. et Fr.的根作紫草用。根呈圆柱形，有分枝，外皮暗红紫色，呈层片状；质坚硬，不易折断。（图5-66-9）

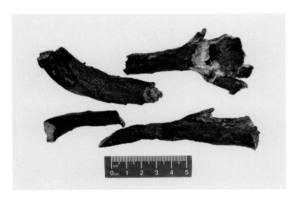

图5-66-9　滇紫草药材

（2）新疆紫草极容易发生根蘖繁殖，木栓层发达，木栓形成层发生部位可由外至内，从皮层、韧皮部、甚至木质部均可发生，因而形成多个木栓层环，将整个根分为数个根蘖，根蘖与根蘖之间很容易分离。在观察其根的构造，一般看到的是根蘖的组织构造而不是完整的根的构造。

黄　芩

SCUTELLARIAE RADIX

本品始载于《神农本草经》，列为中品。苏

颂曰："今川蜀河东（今山西）、陕西近郡皆有之，苗长尺余，茎干粗如筋，叶从地四面作丛生，类紫草……叶细长，青色，两两相对。六月开紫花，根如知母粗细，长四五寸，二月八月采根曝干。"又曰："宿芩乃旧根，多中空，外黄内黑，即今所谓片芩。子芩乃新根，多内实，即今所谓条芩。"

[别名]　子芩，条芩，枯芩，山茶根。

[来源]　为唇形科植物黄芩 Scutellaria baicalensis Georgi 的干燥根。

[植物形态]　多年生草本，主根粗壮，高30～120 cm。茎直立，基部多分枝，钝四棱形，具细条纹，近无毛或被上曲至开展的微柔毛，绿色或带紫色。叶对生，披针形，两面无毛或稀被柔毛，下面密布下陷的腺点，具短柄，侧脉4对；叶柄短，腹凹背凸，被微柔毛。总状花序顶生，常于茎顶再聚成圆锥花序，花偏向一侧；花冠蓝紫色或紫红色，外面密被具腺短柔毛，内面在囊状膨大处被短柔毛；二唇形，花冠管细，上唇盔状，先端微缺，下唇中裂片三角状卵圆形，两侧裂片向上唇靠合；雄蕊4，稍露出，前对较长，具半药，退化半药不明显，后对较短，具全药；花丝扁平，中部以下前对在内侧，后对在两侧；花柱细长，先端锐尖，微裂；花盘环状，前方稍增大，后方延伸成极短子房柄；子房褐色，无毛。小坚果4，黑色，球形。花期7—8月，果期8—9月。（图5-67-1）

[产地]　主产于河北、山西、山东、内蒙古、辽宁、吉林、陕西等省区。

[采收加工]　播后第2年秋末，地上部分枯萎时采收。因根深易断，应深挖细收，防止断根。刨出的根，去掉残茎，晒至半干，再撞去外皮后晒干，或趁半干时切片晒干。不可用冷水洗，也不可趁鲜切片，否则破皮处变绿色。干根切片，应先蒸1小时或水煮10分钟，将根内的酶破坏后方可保持黄色。暴晒不宜过度，否则颜色发红，影响质量。

[药材鉴别]　性状鉴别　呈圆锥形，扭曲，长8～25 cm，直径1～3 cm。表面棕黄色或深黄色，有稀疏的疣状细根痕，顶部有茎痕或残留的茎基，上部较粗糙，有扭曲的纵纹或不

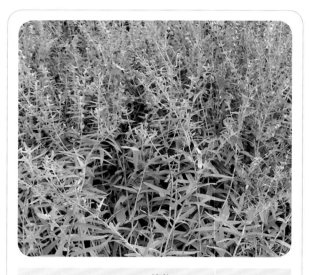

A. 植物

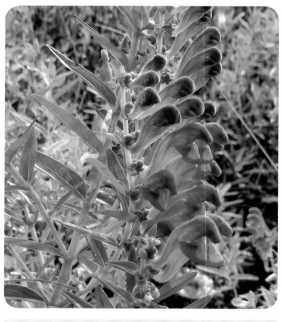

B. 花

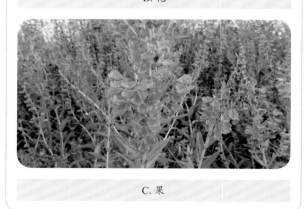

C. 果

图5-67-1 黄芩植物

规则的网纹，下部有顺纹和细皱。质硬而脆，易折断，断面黄色；老根中间呈暗棕色或棕黑色，枯朽状或已成空洞者称为"枯芩"。气弱，味苦。（图5-67-2、图5-67-3）

以根条粗壮均匀、肉厚、枯心细小、色金黄者为质优，肉质薄、枯心大或根条细小、质过于坚实的为次。

传统鉴别 河北承德地区（旧称"热河地区"）产的黄芩药材，多为4～5年野生品种，称"热河黄芩"。条长，中部直径约1.5 cm，习称"腿芩"；外皮除净，金黄色，粗壮均匀，肉质厚，根上端可见小的棕褐色枯心；品质为优。出产于山西、内蒙古、陕西者，外表皮常未去净，黄色浅，肉质较薄，内部枯心较大，显棕黑色，质较次。新生子根，根条略小，内部色鲜黄，无枯黑，习称"子芩"或"条芩"。据称

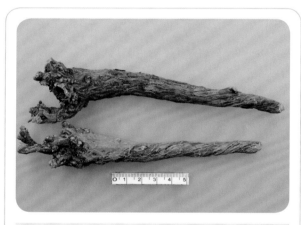

A. 药材

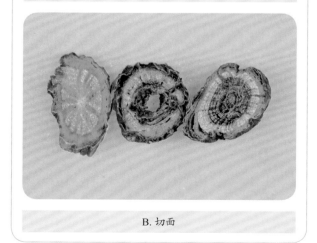

B. 切面

图5-67-2 黄芩药材（辽宁野生）

子芩有腹痛副反应。

黄芩以外皮除净，根条粗长，质坚实，肉厚、枯心小者为优。以承德所产"芩王"质量最好；产于山东半岛东部山区的称为"东芩"，质量亦可；其他产地产品则多为"枯芩"，质量

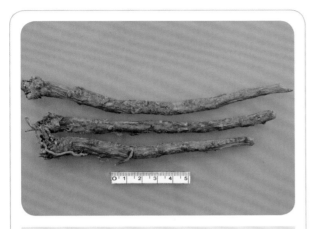

A. 山西产

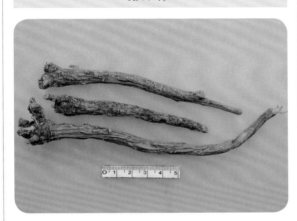

B. 陕西产

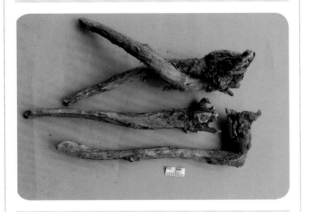

C. 承德产

图 5-67-3　不同产地的黄芩药材

不佳；野生黄芩质量优于家种品。另外，黄芩颜色发绿是受潮所致，品质受到影响。

　　显微鉴别　根横切面：① 木栓层外缘常残缺，木栓细胞扁平，其中有石细胞散在。② 皮层与韧皮部界线不明显，有多数石细胞与韧皮纤维，单个或成群散在，石细胞多分布于外缘，韧皮纤维多分布于内侧。③ 形成层成环。④ 木质部在老根中央，有栓化细胞环形成，栓化细胞有单环的或呈数个同心环的。薄壁细胞中含有淀粉粒。（图 5-67-4）

　　粉末：黄色。① 韧皮纤维单个散在或数个成束，梭形，长 60～250 μm，直径 9～33 μm，壁厚，孔沟细。② 石细胞类圆形、类方形或长方形，壁较厚或甚厚。③ 木纤维多碎断，直径约 12 μm，有稀疏斜纹孔。④ 木薄壁细胞纺锤形。⑤ 木栓细胞棕黄色，多角形。⑥ 网纹导管多见，直径 24～72 μm。⑦ 淀粉粒甚多，单粒类球形，直径 2～10 μm，脐点明显；复粒由 2～3 分粒组成。（图 5-67-5）

　　[成分]　含多种黄酮类化合物，其中主要有黄芩苷（baicalin，4.0%～5.2%）、黄芩素（baicalein）、汉黄芩苷（wogonoside）、汉黄芩

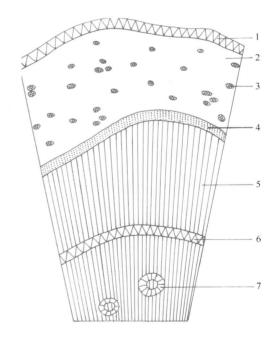

图 5-67-4　黄芩根横切面简图

1. 木栓层　2. 皮层　3. 石细胞　4. 韧皮部　5. 木质部
6. 木栓化组织　7. 木栓环

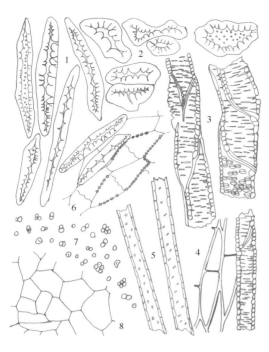

图 5-67-5　黄芩根粉末图

1. 韧皮纤维　2. 石细胞　3. 导管　4. 纺锤形木薄壁细胞
5. 木纤维　6. 韧皮薄壁细胞　7. 淀粉粒　8. 木栓细胞

素（wogonin）、黄芩新素 I/II（skullcapflavone I/II）、千层纸素 A 葡萄糖醛酸苷（proxylin aglucuronide）、千层纸素 A（oroxylin A）、白杨黄素（chrysin）及其苷。

另含 5,7-二羟基-6-甲氧基二氢黄酮、2',5,8-三羟基-7-甲氧基黄酮、4',5,7-三羟基-6-甲氧基二氢黄酮、2',5,6',7-四羟基二氢黄酮。

尚含 5-羟基-7,8-二甲氧基黄酮、5,6,7-三羟基黄酮-7-O-葡萄糖苷（即二氢黄芩苷）、5,7,2',3-四羟基黄酮、（2s）7,2',6'-三羟基-5-甲氧基二氢黄酮、2,6,2',4'-四羟基-6'-甲氧基查尔酮，以及汉黄芩素-5-β-D-葡萄糖苷、2',3,5,6'-7-5-羟基黄烷酮等。

还含 2-（3-羟基-4-甲氧基苯基）-乙基-1-O-α-L-鼠李糖-（1→3）-β-D-（4-阿魏酰）-葡萄糖苷。

此外，含有 14 种氨基酸，其中脯氨酸含量最高，约占 80%。还含挥发油，油中苯乙酮（acetophenone）、（E）-4-苯基-3-丁烯-2-酮、1-苯基-1,3-丁二酮、棕榈酸和油酸含量较高。

［贮藏保管］　置通风干燥处，勿受潮湿。

［功效］　性寒，味苦。清热燥湿，泻火解毒，止血，安胎。用于湿温、暑温、胸闷呕恶，温热痞满，泻痢，黄疸，肺热咳嗽，高热烦渴，血热吐血，痈肿疮毒，胎动不安。

［用法用量］　3 ～ 10 g。

［方例］　黄芩泻肺汤（《痘疹仁端录》）：黄芩，大黄，连翘，山栀，苦杏仁，枳壳，桔梗，薄荷，生甘草。功能清热解毒，泻肺通便；主治肺热喘嗽，里实便秘，症见咳喘，痰稠，大便干硬，口干渴，脉数。

［论注］　同属还有以下几种在少数地区亦作黄芩用。

（1）滇黄芩 Scutellaria amoena C. H. Wright 的根，又名西南黄芩。云南、贵州、四川等省使用。植物与黄芩类似，但叶为长椭圆形，花冠下唇全缘而不凹。根呈圆锥形的不规则条状，有分枝，表面黄褐色或棕黄色，常有粗糙的栓皮；断面现纤维性，鲜黄色或微带绿色。老根木质部不枯朽。木栓层无石细胞；韧皮部有纤维和石细胞分布；中央无木栓环。含汉黄芩素（wogonin）、黄芩素（baicalin）、滇黄芩素（hispidulin）、黄芩苷，汉黄芩苷（wogonoside）及滇黄芩新素（2S）-2',5,6'-三羟基-7-甲氧基双氧黄酮等。

（2）黏毛黄芩 Scutellaria viscidula Bge. 的根，产于河北、山西、内蒙古、山东等省区。植株与黄芩类似，但花为淡黄色，植株被腺毛。根呈细长的圆锥形或圆柱形，表面与黄芩相似，很少中空或枯朽；老根中央红棕色。木栓层无石细胞；韧皮部无石细胞，有纤维分布；中央有木栓环，环外侧有石细胞散在。

（3）甘肃黄芩 Scutellaria rehderiana Diels. 的根。植株与滇黄芩相似，叶亦具柄，但叶片呈卵状三角形，叶柄显著。根部较细，根头部处具数条淡褐色的匍匐根茎。

丹　参

SALVIAE MILTIORRHIZAE RADIX ET RHIZOMA

本品始载于《神农本草经》，列为上品。

《名医别录》又名赤参。苏颂曰："二月生苗，高一尺许，茎秆方棱，青色，叶生相对，如薄荷而有毛。三月开花，红紫色，似苏花。根赤大如指，长亦尺余，一苗数根，五月采，曝干。"李时珍曰："一枝五叶，叶如野苏而尖，青色，皱毛。小花成穗如蛾形，中有细子，其根皮丹而肉紫。"

[别名] 紫丹参，赤参，红根。

[来源] 为唇形科植物丹参 *Salvia miltiorrhiza* Bge.的干燥根及根茎。

[植物形态] 多年生草本，高30～80 cm。根呈圆柱形，砖红色。全株密被柔毛。茎方形，具槽，多分枝。叶对生，奇数羽状复叶，小叶3～7片，顶端小叶较大；小叶呈卵形，边缘具锯齿，两面疏披柔毛，下面较密。轮伞形花序集成多轮顶生或腋生的总状花序；苞片披针形，上面无毛，下面略被毛；花萼近钟状；花紫色，二唇形，上唇先端微缺，下唇较上唇短，下唇3裂；能育雄蕊2，生于下唇中下部，伸出花冠外，药隔长，花丝比药隔短；退化雄蕊2，线形，着生于上唇喉部的两侧，花药退化成花瓣状；花盘前方稍膨大；子房上位，4深裂，花柱细长，柱头2裂，裂片不等。小坚果4，黑色。花期5—8月，果期8—9月。（图5-68-1）

[产地] 主产于安徽亳州、太和，江苏射阳、兴化、高邮、句容，山东莒县、平邑、日照，河北安国、抚宁、迁西、卢龙，四川中江，陕西洛南、商州。栽培或野生。

[采收加工] 春、秋二季采挖，以秋季采挖为宜。选取晴天，除去茎叶、杂物，保持根条完整，忌雨淋。春栽春播者于当年秋末冬初或春萌芽前采挖；秋栽秋播者于第二年10—11月地上部枯萎或第三年春萌芽前采收。

南方北方加工方法有所不同。北方挖起药材后，抖去泥块，先放在地里晒，使根软化，不易碰断，再搓去泥土和须根，晾晒至干。南方在阳光下晒至五六成干，除去附着的泥土，集中堆闷发汗，堆闷4～5日，再凉堆1～2日，直至根条内心由白转紫时再晒干，装入竹篓内，轻轻撞擦，除去残余泥土和须根。

[药材鉴别] 性状鉴别 根茎粗短，顶端有时残留茎基。根数条，长圆柱形，略弯曲，

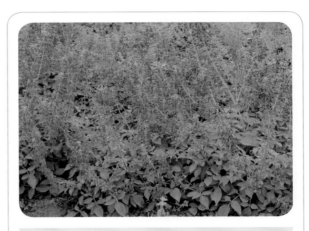

A. 植物

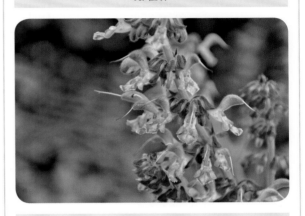

B. 花

图5-68-1 丹参植物

有的分枝并具须状细根，长10～20 cm，直径0.3～1 cm。表面棕红色或暗棕红色，粗糙，具纵皱纹。老根外皮疏松，常呈鳞片状脱落。质硬而脆，断面疏松，有裂隙，皮部棕红色，木部灰黄色或紫褐色，可见黄白色点状维管束。气微，味微苦、涩。（图5-68-2）

以粗大、表面红棕色、外皮紧贴不易剥落、质坚实的家种丹参为优品。

传统鉴别 家种丹参：根粗大，表面红紫色（故名"紫丹参"），外皮紧贴不易剥落，质坚实，断面纤维少，品质最优。

野丹参：根瘦小，表面土红色，无光泽，易脱落，遍体生多数须根，断面黄白色，不充实。

显微鉴别 横切面：①木栓层4～6列细胞，有时可见落皮层组织存在。②皮层宽广，

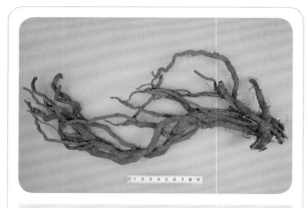

A. 药材

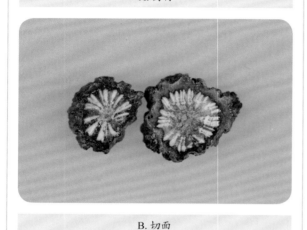

B. 切面

图 5-68-2　丹参药材

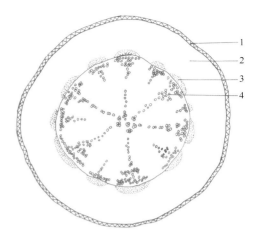

图 5-68-3　丹参根横切面简图

1. 木栓层　2. 皮层　3. 韧皮部　4. 木质部

形，排列较整齐。（图 5-68-4）

　　[成分]　含 20 多种丹参酮类化合物，主要为丹参酮（tanshinone）Ⅰ/ⅡA/ⅡB、隐丹参酮（cryptotanshinone）、羟基丹参酮Ⅰ（hydrorxytanshinone）、丹参酸甲酯（methyltanshinonate）、异丹参酮Ⅰ/ⅡA、异隐丹参酮（isocryptotasnshenshinone）、丹参

细胞切向延长。③ 韧皮部狭窄，呈半月形。④ 形成层成环，有时束间形成层不甚明显。⑤ 木质部外方较宽，向内渐狭，导管放射状排列，木纤维常成束存在于中央的初生木质部旁。（图 5-68-3）

　　粉末：红棕色。① 石细胞类圆形、类三角形、类梭形、类长方形或不规则形，有的胞腔内含有棕色物。② 木纤维多为纤维管胞，多成束，长梭形，末端斜尖或钝圆，直径 12～27 μm，具缘纹孔点状，纹孔斜裂缝状或十字形，孔沟稀疏。③ 网纹导管或具缘纹孔导管，直径 11～60 μm；网纹导管长梭形，末端长尖或稍倾斜，边缘不整齐，壁增厚不均匀，网孔狭细；具缘纹孔导管较大，具缘纹孔类圆形，排列紧密，有的其网状三生增厚。④ 木栓细胞黄棕色，表面观呈类圆形或多角形，壁较厚，胞腔内常含有红棕色色素；断面观细胞类长方

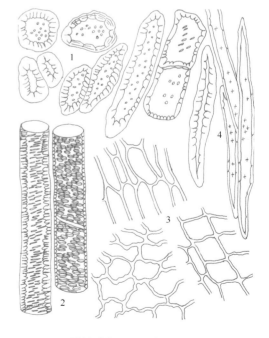

图 5-68-4　丹参粉末图

1. 石细胞　2. 导管　3. 木栓细胞　4. 木纤维

酚（salviol）、丹参新酮（miltirone）、二氢丹参酮Ⅰ（dihydrotanshinone Ⅰ）、丹参新醌甲/乙/丙（danshenxikun A/B/C）、次甲丹参醌（methylenetanshinone）、1,2-二氢异丹参醌（1,2-dihydrotanshinone）、二氢异丹参酮Ⅰ（dihydroisotanshinone Ⅰ）、丹参螺旋缩内酯（danshenspiroketallactone）、丹参二醇（danshenindiol）A/B/C、3α-羟基丹参酮ⅡA（3α-hydroxytanshenshinone）、去甲丹参酮（nortanshenshinone）。还含有水溶性酚性化合物原儿茶醛（protocatechuic aldehyde）、丹参酸甲/乙/丙（danshensuan A/B/C）、原儿茶酸（protocatechuic）、鼠尾草酸A（salvianolic acid A）。

［贮藏保管］ 置干燥处，防潮湿。

［功效］ 性微寒，味苦。活血祛瘀，通经止痛，清心除烦，凉血消痈。用于胸痹心痛，脘腹胁痛，癥瘕积聚，热痹疼痛，心烦不眠，月经不调，痛经经闭，疮疡肿痛。

［用法用量］ 10～15 g。

［方例］ 丹参饮（《时方歌括》）：丹参，砂仁，檀香。功能活血祛瘀，行气止痛；主治血瘀气滞，心胃诸痛。

［论注］（1）同属还有以下几种植物的根在各地作丹参应用。

1）南丹参 *Salvia bowleyana* Dunn.的根，产于湖南、江西、浙江、福建、广东等地区。植物形态与丹参的区别为：小叶卵状披针形，长4～7.5 cm，宽2～3 cm，先端渐尖或尾状渐尖，基部圆形、浅心形或稍偏斜，边缘具圆锯齿，两面除下面脉上被柔毛外均无毛，侧生小叶较小，基部偏斜。花萼桶状或近桶状；花冠筒短，内藏，上唇长约1.2 cm。药材根呈圆柱形，长5～8 cm，直径约0.5 cm，表面灰红色；质较坚硬，易折断，断面不平坦；气弱，味微苦。（图5-68-5、图5-68-6）

2）甘西鼠尾 *Salvia przewalskii* Maxim.的根，在北京、上海、甘肃、青海、云南等地作丹参用，称"甘肃丹参"。植物的主要特征为：单叶，三角状卵形或卵状披针形，长8～20 cm，基部心形或戟形，边缘有钝锯齿，下面被白毛。药材外形呈圆锥形，长10～20 cm，直径1～4 cm，表面暗紫红色；根头部常由1

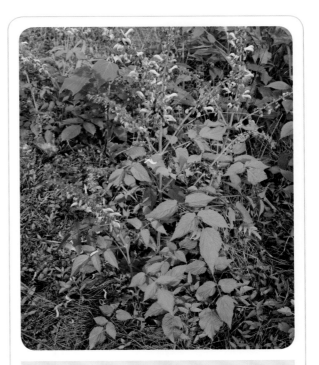

A. 植物

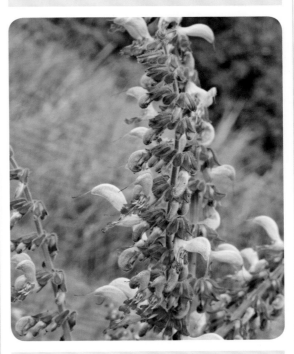

B. 花

图5-68-5 南丹参植物

至数个根茎合着，根部呈辫子状或扭曲状，外皮常有部分脱落而显红褐色；质松而脆，易折断，断面不平坦，可见浅黄色维管束；气弱，

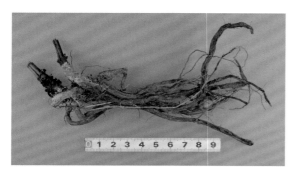

图5-68-6　南丹参药材

味微苦。本品含总丹参酮1.99%，隐丹参酮1.60%，丹参酮 II$_A$ 0.34%，为新资源中丹参的优质品种。（图5-68-7）

以上丹参均含丹参酮类成分，近年还从甘西鼠尾中分离到丹参新醌乙（danshenxinkun B）、丹参内酯（tanshinlactone）、去甲丹参酮（nortanshinone）、二氢丹参酮（dihydrotanshinone）、丹参酮 II$_B$（tanshinone II$_B$）及齐墩果酸（oleanolic acid）。

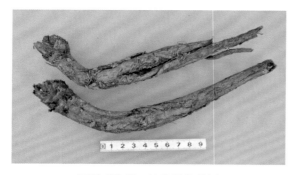

图5-68-7　甘肃丹参药材

（2）丹参以根皮呈砖红色或红褐色者为佳，以根皮呈灰褐色者为次。丹参木栓细胞内含有紫褐色或橙褐色的物质，是二萜醌类化合物主要集中部位，有效成分含量的高低与根的颜色有一定关系，与药材质量的高低紧密相连。

玄　参

SCROPHULARIAE RADIX

本品始载于《神农本草经》，列为中品。

陶弘景曰："其茎微似人参，故得参名。"李时珍曰："玄，黑色也。"马志曰："其茎方大，高四五尺，紫赤色而有细毛。叶如掌大而尖长，根生青白，干即紫黑，新者润腻。"苏颂曰："二月生苗。叶似脂麻对生，又如槐柳而尖长有锯齿。细茎青紫色。七月开花青碧色。八月结子黑色。"

[别名]　元参，黑玄参。

[来源]　为玄参科植物玄参 *Scrophularia ningpoensis* Hemsl. 的干燥根。

[植物形态]　多年生高大草本，高达1 m余。根肥大，1至数条，呈纺锤形。茎四棱形，有浅槽。茎下部的叶多对生而具柄，上部叶有时互生而柄极短；叶多变化，多为卵形或卵状椭圆形，长7～20 cm，宽3.5～12 cm，边缘具细锯齿。疏散的聚伞圆锥花序顶生，花序轴及花梗上均被腺毛；花萼5裂，裂片圆形，边缘稍膜质；花冠暗紫色，花冠筒类球形，上唇长于下唇约2.5 mm，裂片圆形，相邻边缘相互重叠，下唇裂片卵形，中裂片稍短；能育雄蕊4，稍短于下唇，花丝肥厚，退化雄蕊1枚，大而呈圆形，贴在花冠管上；柱长约3 mm，稍长于子房。蒴果卵圆形。花期7—8月，果期9—10月。（图5-69-1）

[产地]　主产于浙江仙居、磐安、东阳、缙云。湖北、江西、四川等省亦产。以浙江产量大，是浙八味之一。

[采收加工]　在当年霜降后，地上茎叶枯萎时，割去地上茎叶，选晴天刨出根茎和块根，并将其分开，勿挖断，剪去芦头、须根、子芽（供翌年春繁殖用）及泥沙，切下块根进行加工。

将块根晒5～7日，要经常翻动，使其受热均匀。每日晚上堆积起来，盖上稻草或其他防冻物，否则块根内心会出现空泡。待晒至半干，表面皱缩时，修去芦头和须根，堆积4～5日，上面用稻草覆盖，使其稍微发热，块根内部逐渐变黑，水分向外蒸发；然后摊开再晒，再堆起来回潮，如此反复堆晒，经40～50日可达八成干；若根部肉质部分尚有白色还应继续堆晒，直至全黑为止，再晒干。如遇阴雨天，可用文火炕烘，烘烤温度在

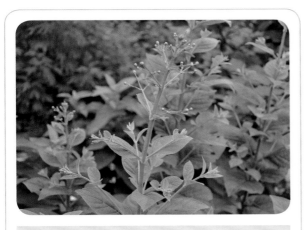

A. 植物

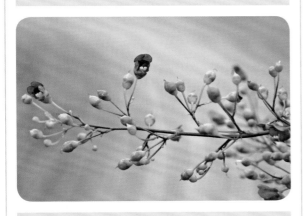

B. 花

图 5-69-1 玄参植物

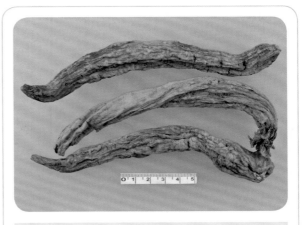

A. 药材

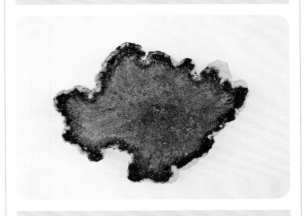

B. 切面

图 5-69-2 玄参药材

40～50℃，但上烘灶前必须晒到四五成干，否则易形成空泡。烘 2 日，堆放 3 日或 4 日，使内部水分渗出，反复几次，直至烘干为止。

[药材鉴别]　性状鉴别　呈圆锥形，中部略粗，或上粗下细，有的微弯似羊角状，长 6～20 cm，直径 1～3 cm。表面灰黄色或浅棕色，有明显的纵沟和横向皮孔。质坚硬，不易折断，断面略平坦，乌黑色，微有光泽。具焦糖气，味甘、微苦。（图 5-69-2）

以条粗壮、坚实、断面乌黑色，有油润光泽者质优。

传统鉴别　浙玄参：条粗壮，微弯曲似羊角状（习称"羊角参"），上有芦头（根茎），外皮灰黄色，有纵沟，肥大，滋润。质坚韧，不易折断，断面黑色，有黄边，习称"金边玄参"。有焦糖气，味甘、微苦。加清水浸泡后水

变黑色。以肥大、皮细、断面色黑润者为佳。

川玄参：根兜状，外黄色，内黑色，有纤维性，腥臭气。

显微鉴别　根横切面：① 后生皮层细胞棕黄色，呈不规则长方形，微木栓化。② 皮层细胞长方形或类圆形，石细胞单个散在或 3～5 个成群，韧皮射线多裂隙。③ 形成层成环。④ 木质部占大部分，木射线宽，多呈裂隙状，导管呈断续放射状排列；中央有少数导管，并有薄壁细胞。（图 5-69-3）

粉末：灰棕色。① 石细胞较多，长方形、类方形、类圆形、三角形或梭形，直径 22～98 μm，壁厚 5～26 μm，纹孔细小，孔沟多分叉，胞腔一般较大。② 薄壁细胞呈棕色，含核状物。③ 后生皮层细胞棕黄色，表面观类长方形，壁稍增厚，木栓化，有的微波状

弯曲。④ 木纤维细长，稍弯曲，末端钝圆或斜尖，壁为木化。⑤ 导管多为网纹导管，也有具缘纹孔导管，直径约至113 μm。（图5-69-4）

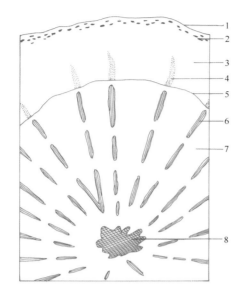

图5-69-3　玄参根横切面简图

1. 后生表皮　2. 石细胞　3. 皮层　4. 韧皮部　5. 形成层
6. 木质部　7. 射线　8. 后生木质部

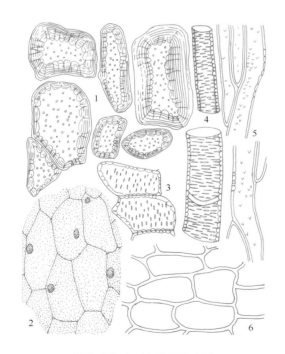

图5-69-4　玄参根粉末图

1. 石细胞　2. 薄壁组织　3. 木薄壁细胞　4. 导管
5. 木纤维　6. 后生皮层细胞

［成分］　含环烯醚萜类化合物哈帕俄苷（harpagoside）、哈帕苷（harpahide）、6-O-甲基梓醇（6-O-methylcatalpol）、桃叶珊瑚苷（aucubin）、梓醇（catapol）、6'-O-乙酰哈巴苷（6'-O-acetylharpagoside）、京尼平苷（geniposide）、玄参泡苷（scropolioside）以及变异的环烯醚萜化合物浙元参苷元（niongpogenin）、浙元参苷（ningpogosides）A/B。尚含苯丙素苷类化合物安哥拉苷C（agroside C）、肉苁蓉苷D（cistanoside）、类叶升麻苷（acteoside）及去咖啡酰基类叶升麻苷（decaffeoylacteoside）。

还含有3-O-乙酰基-2-O-阿魏酰基-α-L-鼠李糖［3-O-acetyl-2-O-（3-methoxy-α-hydroxycinnamoyl）-α-L-rhamnose］、3-O-乙酰基-2-O-对羟基肉桂酰基-α-L-鼠李糖［3-O-acetyl-2-O-（p-hydroxycinnamoyl）-α-L-rhamnose］、肉桂酸、对甲氧基肉桂酸（p-methoxycinnamic acid）、4-羟基-3-甲氧基肉桂酸（4-hydroxy-3-methyoxycinnamic acid）、4-羟基-3-甲氧基苯甲酸（4-hydroxy-3-methyoxybenzonic acid）、5-羟甲基糠醛（5-hydroxymethy furfural）、β-谷甾醇及β-谷甾醇葡糖苷。

另含微量挥发油、氨基酸、油酸、亚麻酸、硬脂酸、L-天冬酰胺、生物碱、脂肪油等。

［贮藏保管］　置通风干燥处，应防止高温和出现发热，因药材在高温和发热中强烈脱水，从而质变干硬。并防潮，防虫蛀。

［功效］　性微寒，味甘、苦、咸。清热凉血，滋阴降火，解毒散结。用于热入营血，温毒发斑，热病伤阴，舌绛烦渴，津伤便秘，骨蒸劳嗽，目赤，咽痛，白喉，瘰疬，痈肿疮毒。

［用法用量］　9～15 g。

［注意］　不宜与藜芦同用。

［方例］　增液汤（《温病条辨》）：玄参，麦冬，生地。功能增液润燥；主治阳明温病，津亏便秘证。

［论注］　北玄参为玄参科植物北玄参 Scrophularia buergeriana Miq.的根，华北及东北地区作玄参用，《日本药局方》有收载。植物的叶片较窄，长5～12 cm，宽2～5 cm；花

序缩短成穗状，花冠黄绿色。药材呈长条状圆锥形，较小，多弯曲，有纵皱纹，表面灰褐色，有细根及细根痕；质硬脆，断面黑色，有木质心，不滋润，味微苦。根含环烯萜苷类，主要为哈帕俄苷（harpagoside）70%～80%。

地 黄

REHMANNIAE RADIX

本品始载于《神农本草经》，列为上品。苏颂曰："二月生叶，布地便出，似车前叶，上有皱纹而不光。高者及尺余，低者三四寸，其花似油麻花而红紫色，亦有黄花者，其实作房如连翘，中子甚细而沙褐色，根如人手指，通黄色，粗细长短不常。"李时珍曰："今人惟以怀庆地黄为上。"

[别名] 怀庆地黄。

[来源] 为玄参科植物地黄 *Rehmannia glutinosa* Libosch. 的新鲜或干燥块根。

[植物形态] 多年生草本，高10～40 cm，全株密被灰白色长柔毛及腺毛。根肉质。叶多基生，莲座状，向上逐渐缩小而在茎上互生；叶面多皱，叶片侧卵状披针形至长椭圆形，长3～10 cm，宽1.5～6 cm，先端钝，基部渐狭下延成长叶柄，边缘有不整齐钝锯齿，上面绿色，下面略带紫色或紫红色。花具细弱的梗，在茎顶排列成总状花序，或在茎上分散排列；花萼钟状，5裂，密被多细胞长柔毛和白色长毛，具10条隆起的脉；花冠筒状，微弯曲，顶部5裂，呈二唇形，先端钝或微凹，外紫红色，内面黄色有紫斑，两面均被多细胞长柔毛；雄蕊4枚；药室矩圆形，基部叉开，而使两药室常排成一直线，子房幼时2室，老时因隔膜撕裂而成1室，无毛；花柱顶部扩大成2枚片状柱头。蒴果卵圆形；种子多数。花期4—5月，果期5—7月。（图5-70-1）

[产地] 主产于河南省武陟、温县、沁阳、博爱，山西省河津、襄汾、芮城。此外辽宁、河北、山东、浙江等省亦产。以河南省新乡地区产量大，质量优，为四大怀药之一。

[采收加工] 春地黄一般10月上旬收获，

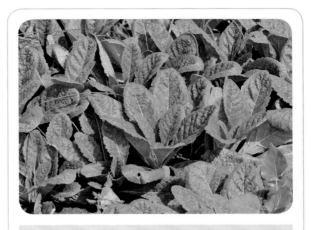

A. 植物

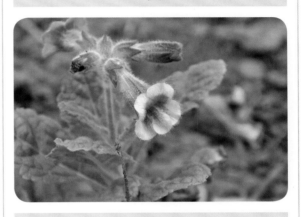

B. 花

图5-70-1 地黄植物

晚地黄10月下旬—11月上旬，收时先割去地上部分，在畦的一头开沟约深30 cm，将土挖去一边，再将块根用锄掘取，除去芦头、须根及泥沙，洗净。鲜用者称"鲜地黄"。

将鲜生地加工成生地黄包括装焙、翻焙、传焙、圆身等环节。

（1）装焙 将鲜生地按大小分级，均匀置于特造的火炕上，厚度不超过30 cm，近火处装小地黄，远火处装大地黄，上盖席或麻袋片。先以微火焙（45℃左右），温度从低到高缓慢加热到保持50～60℃为宜，最高不超过70℃。

（2）翻焙 开始每日翻动1次，以后每日翻动2次。翻动时应随时挑拣出块茎无硬心、质软者，每焙1炕需要4～5日。

（3）传焙 将地黄下炕后，堆积"发汗"3～4日，待地黄内部水分大量渗出时，通风换气，使之表里干湿、柔软一致；再装焙，温度50℃左右焙3～4小时，然后下炕，再堆积发汗，发汗后置于通风处晾干。

（4）圆身　将第2次堆积发汗的地黄，进行传焙，温度约60℃，约1小时为宜。趁体软时，将小地黄及瘦长地黄与形态不美观的逐个捏成圆形，放冷后，再进行传焙，温度45℃左右3～4小时，使其不变形，称"生地黄"。

［药材鉴别］ 性状鉴别　鲜生地：呈纺锤形或条状，长8～24 cm，直径2～9 cm，外皮薄，表面浅红黄色，具弯曲的皱纹、横长皮孔及不规则的瘢痕。肉质，断面淡黄白色，可见橘红色油点，中部有放射状纹理。气微，味甜、微苦。（图5-70-2）

以粗壮、色红者为佳。

生地黄：多呈不规则的团块或长圆形，中间膨大，两端稍细，长6～12 cm，直径2～6 cm；有的细小，长条形，稍肩而扭曲。表面灰黑色或灰棕色，极皱缩，具不规则的横曲纹。体重，质较软，不易折断，断面灰黑色、棕黑色或乌黑色，有光泽，具黏性。无臭，味微甜。（图5-70-3）

传统鉴别　地黄为四大怀药之一。《本草从新》载曰："以怀庆肥大而短，糯细皮而菊花心者为佳。"鲜地黄形似甘薯，以个大、粗壮、外皮红黄色、断面黄白色、味微甜而微苦者为优。

生地黄以块大、体重、断面乌黑色为佳。以500 g（1市斤）计重量，分对支（2个1斤）、4支（4个1斤）、元支（16个1斤）、50丁（50个1斤）。以愈大愈优。

显微鉴别　块根横切面：① 木栓层为数列

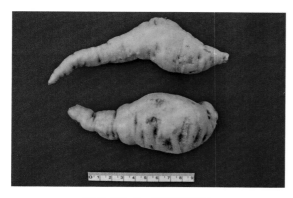

图5-70-2　鲜地黄药材

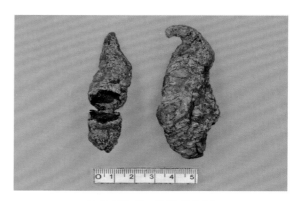

图5-70-3　生地黄药材

木栓细胞。② 皮层薄壁细胞排列疏松，散有分泌细胞，含橘黄色油点，偶有石细胞。③ 韧皮部较宽，分泌细胞较少。④ 形成层成环。⑤ 木质部射线宽广，导管稀疏，排列成放射状。（图5-70-4）

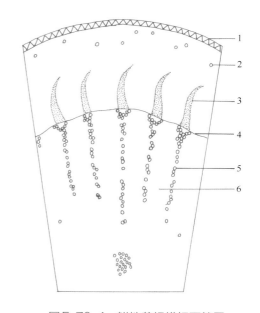

图5-70-4　鲜地黄根横切面简图

1.木栓层　2.分泌细胞　3.韧皮部　4.形成层
5.木质部　6.射线

粉末：深棕色。① 薄壁细胞类圆形，常含有棕色类圆形核状物，有时可见草酸钙小方晶。② 分泌细胞含有橙黄色油滴或橙黄色颗粒状物。③ 木栓细胞棕黑色。④ 导管主为具缘纹导管，直径20～92 μm，导管分子较短，长80～150 μm。

［成分］　鲜地黄　含有梓醇（catapol）、地黄苷（rehmannioside）A/B/C/D、益母草苷（leonuride）、桃叶珊瑚苷（aucubin）、二氢梓醇（dihydrocatalpol）、蜜特力苷（melittoside）、去羟基栀子苷（geniposide）、筋骨草苷（ajugoside）以及焦地黄苷（jioglutoside）A/B等成分。其中以梓醇含量最高。并含有糖类，如水苏糖（stachyose）、甘露三糖（manninotriose）、毛蕊花糖（verbascose）。水苏糖含量高达64.9%。

生地黄　含有地黄苷A/B/C/D、桃叶珊瑚苷和梓醇、地黄素（rehmannin）A/B/C/D及氯化环烯醚萜苷（glutinoside），还有脑苷脂（cerebroside）、益母草苷、蜜特力苷和地黄苦苷（rehmapicroside）。还含挥发油，主要成分为2-甲基亚甲基烷。

［贮藏保管］　鲜地黄埋在沙土中，防冻；生地放通风干燥处，防潮，防虫蛀。

［功效］　鲜地黄　性大寒，味甘、苦。清热生津，凉血，止血。用于热病伤阴，舌绛烦渴，温毒发斑，吐血，衄血，咽喉肿痛。清热凉血，润燥生津。

生地黄　性寒，味甘。清热凉血，养阴生津。用于热入营血，温毒发斑，吐血衄血，热病伤阴，舌绛烦渴，津伤便秘，阴虚发热，骨蒸劳热，内热消渴。

［用法用量］　鲜生地12～30 g。生地黄10～15 g。

［方例］　（1）清营汤（《温病条辨》）：生地，犀角，玄参，竹叶心，银花，连翘，黄连，丹参，麦冬。功能清营解毒，透热养阴；主治热入营分证，症见身热夜甚，神烦少寐，时有谵语，目常喜开或喜闭，口渴或不渴，斑疹隐隐，脉数，舌绛而干。

（2）增液承气汤（《温病条辨》）：玄参，麦冬，细生地，大黄，芒硝。功能滋阴增液，泻热通便；主治热结阴亏证，症见燥屎不行，下之不通，脘腹胀满，口干唇燥，舌红苔黄，脉细数。

［论注］　细生地，又名“笕桥地黄”，赵燏黄教授鉴定学名为 *Rehmannia lutea* Maxim. var. *purpurea* Makino。其地下具有2～5枚肉质条状根，直径0.5～1.4 cm；花冠外紫色，内黄色。药材（根）作鲜地黄应用。谢宗万先生认为是《本草原始》所称的“杭地黄”和《本草逢原》所称的“浙江地黄”。也与清代温病学派用的“细生地”（增液承气汤）相符，可惜该品种已流失。

胡黄连

PICRORHIZAE RHIZOMA

本品始载于《开宝本草》。苏敬谓：“胡黄连出波斯国。”李时珍曰：“其性味功用似黄连，故名。”苏颂曰：“初生似芦，干则似杨柳枯枝，心黑外黄，不拘时月收采。”

［来源］　为玄参科植物胡黄连 *Picrorhiza scrophulariiflora* Pennell的干燥根茎。

［植物形态］　多年生草本，高5～10 cm。根茎粗壮，横走，长节间紧密，常有暗棕色鳞片状老叶及圆柱状支根。叶基生，莲座状，匙形至卵形，顶端圆形，基部渐狭成短柄，边缘具锯齿，无毛，干时变黑。花葶直立，有棕色腺毛；花密集成顶生穗状的圆锥聚伞花序；苞片、花萼均被毛，苞片卵形；萼片4，长5～6 mm，其中1裂片几呈线形，其他4裂片近披针形、狭长圆形至狭长椭圆形；花冠深紫色，二唇形，内外具疏柔毛，具短筒，上唇向前弯作盔状，下唇3裂片长达上唇之半；雄蕊4，二强，着生于花冠管中部，前方1对伸出下唇；子房2室，胚珠每室多数，花柱细长，柱头头状。蒴果长卵形。花期6月，果期7月。

生于海拔3 600～5 500 m高寒地区的岩石上及石堆中，或浅土层的向阴处。

［产地］　主产于印度，印度尼西亚，中国西藏南部、云南西北部及四川西部。

［采收加工］　地上部分枯萎时采挖，去净地上部分及泥土，洗净，晒干。

［药材鉴定］　性状鉴别　呈圆柱形，略弯曲，稀分枝，长3～12 cm，直径0.3～1.4 cm。表面灰棕色至暗棕色，粗糙，节间很短，形成密生环纹，具芽痕及圆形根痕，或有疣状突起的细根残基，顶端常有叶柄残基，密集成鳞片状。体轻，质硬而脆，易折断，断面

略平坦，棕黄色至棕黑色，中间有4～10个黄色点（放射状木质部），排列成环，中央灰黑色（髓部）。气微，味极苦。（图5-71-1）

以条粗、体轻、质脆、味苦浓者为优。

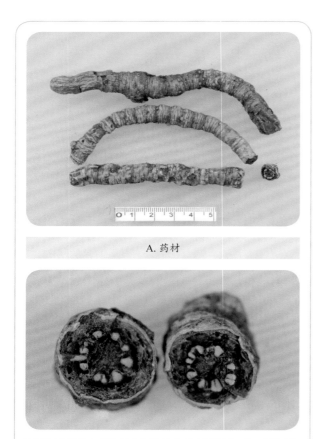

A. 药材

B. 断面

图5-71-1　胡黄连药材

[成分]　含胡黄连苷（picroside）Ⅰ/Ⅱ/Ⅲ、地黄素（rehmaglutin）A/D、梓醇（catalpol）、桃叶珊瑚苷（aucubin）、3-methoxyspecionin、pikuroside等环烯醚萜苷。

还含有苯乙醇糖苷类化合物：2-（3,4-二羟基苯基）乙基-O-β-D-吡喃葡萄糖苷、2-（3-羟基-4-甲氧基苯基）乙基-O-β-D-吡喃葡萄糖基（1→3）-β-D-吡喃葡萄糖苷、scroside B、hemiphroside A、plantainoside D、scroside A。

还分得11-O-（4'-甲氧基没食子酰基）-岩白菜素［11-O-（4'-O-methylgalloyl）-bergenin］、

11-O-没食子酰基岩白菜素（11-O-galloylbergenin）、岩白菜素（bergenin）、熊果苷（arbutin）、草夹竹桃苷（androsin）、西藏胡黄连酚苷A（scrophenoside A）、β-谷甾醇（β-sitosterol）、胡萝卜苷（daucosterol）。

尚含香草酸（vanllic acid）、桂皮酸（cinnamic acid）、阿魏酸（ferulic acid）、葫芦素苦味苷Ⅰ/Ⅱ。尚含D-甘露醇（D-mannitol）及香荚兰乙酮（apocynin）。

[贮藏保管]　置干燥处，防潮湿。

[功效]　性寒，味苦。退虚热，除疳热，清湿热。用于骨蒸潮热，小儿疳热，湿热泻痢，黄疸尿赤，痔疮肿痛。

[用法用量]　3～10 g。

[方例]　胡黄连丸（《博济方》）：胡黄连，丁香，密陀僧，肉豆蔻，槟榔，朴硝，诃子，绿豆末。治疳疾泻痢。

[论注]　（1）Pennell将该属分短花冠型和长花冠型：印度产的印度胡黄连 *Picrorhiza kurroa* Royle ex Benth. 为短花冠型，其花冠较花萼短；西藏胡黄连 *Picrorhiza scrophulariiflora* Pennell 的花冠较花萼长。

（2）印度胡黄连 *Picrorhiza kurroa* Royle ex Benth. 产于印度、尼泊尔等国。与西藏胡黄连不同点为：叶先端尖，花冠筒较短，先端5裂片几相等，雄蕊4，伸出花冠很远。根茎呈圆柱形，略弯曲，长2～15 cm，直径0.3～1 cm；表面灰棕或黑棕色，上部具密集的叶柄残基，栓皮有横裂缝或有时脱落而露出黑色皮层；质脆易断，折断时有粉尘飞扬，断面皮部黑色，木部黄白色，有4～7个排列成环的类白色点状维管束；味极苦而持久。印度胡黄连含胡黄连素（kutkin）3.4%和D-甘露醇、香荚兰醛、胡黄连醇、胡黄连甾醇等。又有观点认为胡黄连素是3种成分：桂皮酰梓醇苷、香草酰梓醇苷及胡黄连苷。

巴戟天

MORINDAE OFFICINALIS RADIX

本品始载于《神农本草经》，列为上品。古

人以产"蜀州者为佳"。然而历代本草记载的巴戟天与近代使用的并非同一植物，《中国药典》收载的为茜草科的巴戟天，主产于广东、广西。

[别名] 鸡肠风，兔仔风。

[来源] 为茜草科植物巴戟天 Morinda officinalis How 的干燥根。

[植物形态] 藤状灌木。根肉质肥厚，圆柱形，呈结节状。茎有纵棱，小枝幼时有褐色粗毛。叶对生，叶片长椭圆形，先端渐尖，全缘，叶缘常有稀疏的短睫毛，上面有稀疏的粗伏毛，下面中脉被短粗毛；托叶鞘状。头状花序有花2～10朵，排列于小枝顶端，花序梗被污黄色短粗毛；花萼先端有不规则的齿裂或近平截，花冠白色，肉质。核果近球形，有种子4粒。花期4—7月，果期6—11月。（图5-72-1）

[产地] 主产于广东、广西、福建等省区。

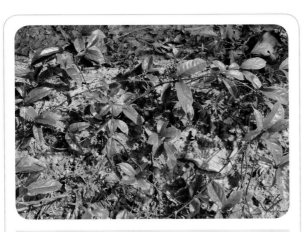

A. 植物

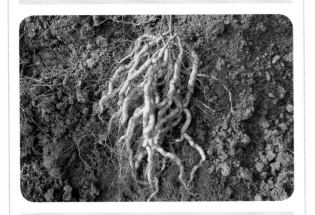

B. 根

图5-72-1 巴戟天植物

[采收加工] 巴戟天定植5～6年开始收获，全年均可采挖。挖取后先去掉侧根，洗净，除去须根，晒至六七成干，用木棒轻轻将巴戟天打扁，切勿打烂，切成9～13 cm的小段，按粗细分级，再分别晒至全干。

[药材鉴别] 性状鉴别 呈扁圆柱形，略弯曲，长短不等，直径0.5～2 cm。表面灰黄色，粗糙，具纵纹，有的皮部横向断裂而露出木部，形似连珠。质坚硬，断面不平坦，皮部厚，易与木部剥离，断面皮部淡紫色，木部黄棕色。无臭，味甘、微涩。（图5-72-2）

传统鉴别 广东省西江、德庆、肇庆、禄步为道地产区。5年以上产品称"大巴戟"或"戟肉王"；西江栽培品种，外皮较细，灰褐色，呈扁平节节长条，中心梗细，肉紫，肥厚，色紫，油润，品质较优。

显微鉴别 根横切面：① 木栓层为数列细胞。② 皮层外侧有单个或数个成群的石细胞断续排成环，薄壁细胞内有针晶束，切向排列。③ 韧皮部宽广，内侧薄壁细胞含草酸钙针晶束，轴向排列。④ 形成层明显。⑤ 木质部导管单个散生或2～3个相聚呈放射状排列；木纤维较发达；木射线宽1～3列细胞；偶有非木化的木薄壁细胞群。（图5-72-3）

粉末：淡紫色或紫褐色。① 石细胞淡黄色，类圆形、类方形或不规则形，有的一端尖，直径20～96 μm，壁厚至39 μm，有的层纹明显，纹孔及孔沟明显，有的石细胞形大，壁稍厚。② 草酸钙针晶多成束，针晶长至184 μm。③ 具缘纹孔导管淡黄色，直径至106 μm，具缘纹孔细密。④ 纤维管胞长梭形，具缘纹孔较大，纹孔口斜缝状或相交成人字形、十字形。⑤ 木栓细胞呈类方形或多角形，壁较薄，微黄色。（图5-72-4）

[成分] 含蒽醌类化合物甲基异茜草素（rubiadin）、大黄素甲醚（physcin）、甲基异茜草素-1-甲醚（rubiadin-1-methyl-ether）、2-甲基蒽醌（2-methylanthraquinone）等。还含环烯醚萜苷类：水晶兰苷（monotropein）、四乙酰车叶草苷（asperuloside tetrace ate）等。尚含β-谷甾醇（β-sitosterol）、棕榈酸（palmitic acid）、24-乙基胆甾醇（24-ethe-ylcholes-

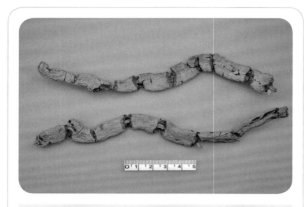

A. 药材

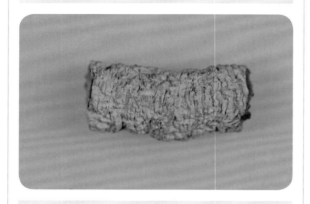

B. 表面

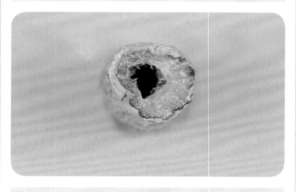

C. 断面（抽去木心）

图5-72-2　巴戟天药材

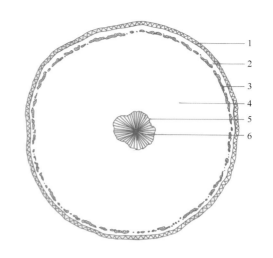

图5-72-3　巴戟天横切面简图

1. 木栓层　2. 皮层　3. 石细胞　4. 韧皮部
5. 形成层　6. 木质部

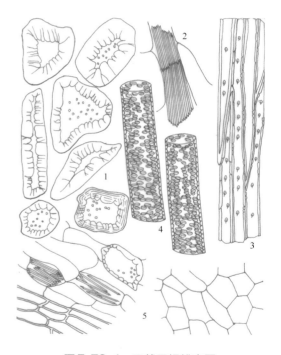

图5-72-4　巴戟天根粉末图

1. 石细胞　2. 草酸钙针晶　3. 木纤维
4. 导管　5. 木栓细胞

terol）、耐斯糖（nystose）等；11种游离氨基酸、17种水解氨基酸，其中主要为苏氨酸、亮氨酸、缬氨酸、赖氨酸、苯丙氨酸等。

［贮藏保管］　置通风干燥处，防受潮，受潮后易泛油，防蛀。

［功效］　性微温，味甘、辛。补肾壮阳，强筋健骨，祛风湿。用于阳痿遗精，宫冷不孕，月经不调，少腹冷痛，风湿痹痛，筋骨痿软。

［用法用量］　3～10 g。

［论注］　羊角藤属的另一些种与巴戟天比较近似，因而有误用情况，应注意鉴别。

（1）同属植物羊角藤 *Morinda umbellata*

L.的根，在广东、福建和江西称“建巴戟”。原植物与巴戟天非常近似，但根木质心大，肉少，小枝有明显的节，叶一般不被毛。叶基部楔形，上面光滑，有6个头状花序排列成伞形，花萼近截平，无裂片。果实聚合成聚花果，每果有4个种子；种子有棱，横切呈“十”字形。药材圆柱形，表面有不规则深皱纹，皮部1 ～ 4 mm，木部3 ～ 7 mm；味淡，微甜。（图5-72-5）

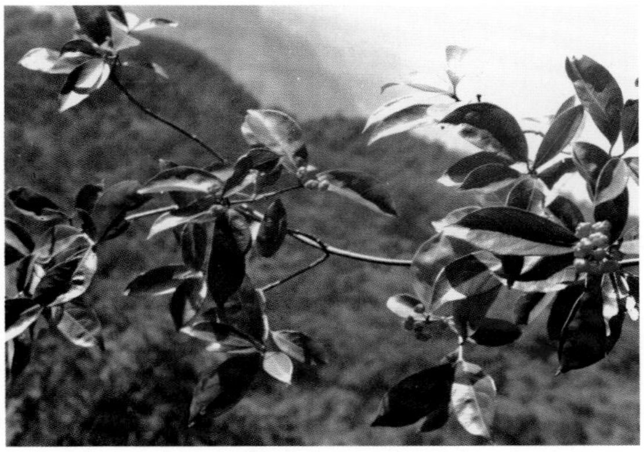

图5-72-5　羊角藤植物

（2）同属植物假巴戟 *Morinda shunghuaensis* C. Y. Chen et M. S. Huang的根常称副巴戟、巴戟公，产于广东、福建。植物形态和巴戟天近似。小枝和叶被毛少或近于无毛。花梗较长，被毛少，萼近截平，花柱长。核果聚合成聚花果，每果有2枚种子；种子较小，有棱，横切面呈“十”字形。根不呈念珠状，或念珠状不明显；根皮菲薄，松脆，揉之易脱落，木心特别发达，约占根直径的80%。

（3）茜草科植物四川虎刺 *Damnacanthus officinarum* Huang的根在湖北恩施地区作巴戟天入药。根呈矩圆柱形，略弯曲，多折断；表面土棕黄色至棕黑褐色，具不规则纵皱纹或细的横皱纹；质坚脆，易折断，横断面肉质，黄白色或略带淡紫色，中心具一圆形孔洞（为除去木心而留下的孔）；味微甜。

（4）木兰科植物铁箍散 *Schisandra propinqua*（Wall.）Baill var. *sinensis* Oliv.的根及茎藤称香巴戟、川巴戟。在四川、贵州少数地区作巴戟天用。呈圆柱形，细长而弯曲，表面红棕色或棕褐色，具纵皱纹、分枝、断痕及刺状突起，有的皮部深陷横露出木部，似节状；质坚韧，皮部棕褐色，木部粉白色，木质心占80%以上；气微香，味微苦、凉。

红大戟

KNOXIAE RADIX

大戟始载于《神农本草经》，列为下品。韩保升曰：“苗似甘遂而高大，叶有白汁，花黄。根似细苦参，皮黄黑，肉黄白。五月采苗，二月八月采根用。”所述为大戟科的大戟，而茜草科的红大戟为后起的品种，目前临床应用的主要品种是红大戟。

［别名］ 红牙大戟，红心薯。

［来源］ 为茜草科红大戟 *Knoxia valerianoides* Thorel et Pitard的干燥块根。

［植物形态］ 多年生草本，高30 ～ 80 cm。块根纺锤形，通常1 ～ 3个，表面红褐色或暗紫红色。茎梢呈蔓状，具槽。叶对生，叶片长椭圆形至线状披针形，先端短渐尖，下面沿叶脉疏被毛，全缘，近无柄；托叶2 ～ 4裂，裂片钻形。聚伞花序，花多数，密集成头状，花小；花冠管状，先端4裂，喉部密生长毛，淡紫红色或有时白色；雄蕊4，着生在花冠管的中部；子房下位，花柱细长，柱头2裂。果实小，近球形。花期8—9月，果期10—11月。（图5-73-1）

［产地］ 主产于福建、广东、广西、云南等省区。以广西产量大，行销全国。

［采收加工］ 秋、冬二季挖根，除去茎及须根，洗净，用沸水略烫，晒干。

［药材鉴别］ 性状鉴别　呈长圆锥形或纺锤形，多不分枝，稍弯曲，长3 ～ 10 cm，直径0.6 ～ 1.2 cm。表面棕红色或灰棕色，有扭曲的纵皱纹，顶端可见茎痕。质坚实而易折断，断面皮部红棕色，木质部棕黄色，以水湿润显黏性。气微，味甘、微辛。

以个大、红褐色、质坚实、无须根者为优品。（图5-73-2）

传统鉴别　主产于广西。块根呈纺锤形，

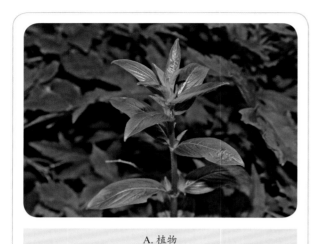

A. 植物

B. 花

图5-73-1　红大戟植物（周重建　摄）

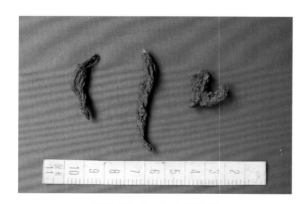

图5-73-2　红大戟药材

略弯曲，表面红棕色，有纵纹，似兽牙状，故称"红牙大戟"。质坚实，断面红棕色。无臭，味甘，微辛。

［成分］　含蒽醌成分3-羟基巴戟醌（3-

hydroxymorindone）、虎刺醛（damnacanthal）、甲基异茜草素（rubiadin），以及新化合物红大戟素（knoxiadin）、1,3,5-三羟基-2-甲基-6-甲氧基蒽醌。还含丁香酸（syringic acid）。

［贮藏保管］　置阴凉干燥处。

［功效］　性寒，味苦；有小毒。泻水逐饮，消肿散结。用于胸腹积水，二便不利，痈疽疮毒，瘰疬痰核。

［用法用量］　1.5～3 g，入丸散服，每次1 g；内服醋制用。外用适量，生用。

［注意］　孕妇禁用；不宜与甘草同用。

［方例］　紫金锭（《百一选方》）：红大戟，千金子，山慈菇，朱砂，五倍子，麝香，冰片。功能辟瘟解毒，消肿止痛；主治疮毒肿疡，脘腹胀痛，蛇虫诸毒，以及抽惊霍乱等症。

［论注］　（1）红大戟本草无载，又名红牙大戟，因其根形如兽牙且呈红棕色而得名，但不得误认为"红芽大戟"；因大戟科大戟春生"红芽"，二者"牙""芽"两字之差，有混淆之虞，故以"红大戟"之名为佳。

（2）历代本草收载的大戟，经考证为大戟科植物大戟 *Euphorbia pekinensis* Rupr. 的根。（见"京大戟"项下）

茜草

RUBIAE RADIX ET RHIZOMA

本品原名茜根，始载于《神农本草经》，列为上品。李时珍谓："茜草十二月生苗，蔓延数尺。方茎中空有筋，外有细刺，数寸一节，每节五叶，叶如乌药叶而糙涩。面青背绿。七八月开花，结实如小椒大，中有细子。"

［别名］　小活血，血见愁。

［来源］　为茜草科植物茜草 *Rubia cordifolia* L. 的干燥根和根茎。

［植物形态］　多年生攀缘草本，根细长，多数丛生，红褐色。茎4棱，棱上有倒钩刺。叶4片轮生，具长柄；叶片三角状卵形，先端尖，基部心形或圆形，全缘，基出脉5条，叶下面中脉和柄上均有倒刺。聚伞花序排成圆锥状；花冠辐状，5裂，淡黄色。浆果球形，熟

时红色转黑。花期7—9月，果期9—10月。（图5-74-1）

[产地] 主产于陕西、江苏、安徽、河南、山东等省。

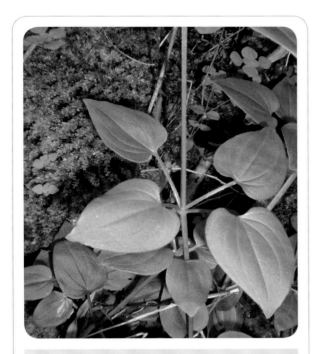

A. 植物

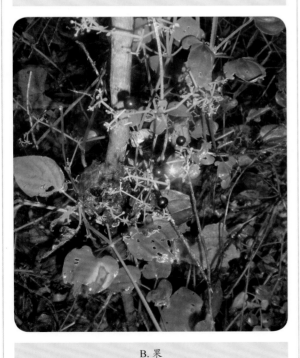

B. 果

图5-74-1 茜草植物

[采收加工] 春、秋二季均可采挖，以秋季采的质优。挖出根后，除去茎基，洗净泥土，晒干。

[药材鉴别] 性状鉴别 根头顶端有茎基残留，呈结节状，下部着生数条根。根常弯曲或扭曲，长10～25 cm，直径0.2～1.5 cm；表面红棕色或棕色，具细纵皱纹及少数细根痕；皮部易剥落，露出黄红色木部。质脆，易折断，断面平坦；皮部狭，紫红色；木部宽广，浅黄红色，可见多数小孔。气微，味微苦，久嚼刺舌。（图5-74-2）

以条粗、表面红棕色、断面红黄色、无茎基及泥土的为佳；根茎粗大而根小如须状，色不红者为次。

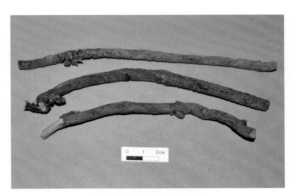

图5-74-2 茜草药材

显微鉴别 根横切面：① 木栓细胞6～12列，含棕色物。② 皮层外侧石细胞单个或数个成群，断续排列成环；薄壁细胞含红棕色颗粒及草酸钙针晶束。③ 韧皮部宽广，近形成层处草酸钙针晶束较多。④ 形成层不甚明显。⑤ 木质部占根的主要部分，全部木化，射线不明显。（图5-74-3）

[成分] 含多种羟基蒽醌类衍生物成分，如茜草素（alizarin）、紫黄茜草素（purpuroxanthin）、紫茜草素（purpurin）、伪紫茜草素（pseudopurpurin）、茜草酸（munjistin）、茜草苷（rubian, rubery-thric acid）、大黄素甲醚（physcion）等。此外，尚含茜草萘酸苷Ⅰ/Ⅱ，其苷元均是茜草萘酸（1,4-萘酚-2-羟酸），是升白细胞的成分。还含抗癌活性物质环己肽类化合物（cyrlichexapeptides）。

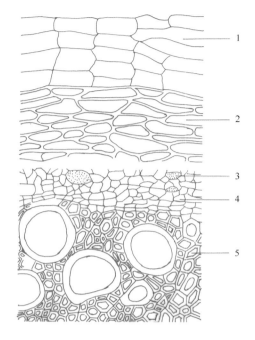

图5-74-3　茜草根横切面详图

1. 木栓层　2. 栓内层　3. 针晶束　4. 韧皮部　5. 木质部

又从茜草中新分到1,3,6-三羟基-2-甲基蒽醌-3-O-（O-6'-乙酰基）-β-D-吡喃葡萄糖苷、1-羟基-2-甲基蒽醌-3-O-（O-6'-乙酰基）-新橙皮糖苷、萘酸双葡萄糖苷（1,4-二羟基-3-异戊烯基）-萘酸甲酯双葡萄糖苷。

[贮藏保管]　置干燥处，勿受潮，防压断破碎。

[功效]　性寒，味苦。凉血止血，活血祛瘀，通经。用于吐血，衄血，崩漏下血，外伤出血，经闭瘀阻，关节痹痛，跌扑肿痛。

[用法用量]　6～10 g。

[论注]　江苏部分地区曾以茜草科蓬子菜Galium verum L.的干燥根作茜草用，别名土茜草、白茜草。外观性状与茜草相似，唯表面灰褐色或浅褐色；质稍硬，断面类白色或灰黄色，具小孔隙及同心环状排列的棕黄色环纹。

甘　松

NARDOSTACHYOS RADIX ET RHIZOMA

本品载于《本草拾遗》。苏颂曰："今黔、蜀州郡及辽州亦有之。众生山野，叶细如茅草，根极繁密，八月采之，作汤浴令人身香。"李时珍曰："产于川西松州（即今四川松潘县），其味甘，故名。"现市售商品甘松药材，主产于四川。

[别名]　甘松香，香松。

[来源]　为败酱科植物甘松Nardostachys chinensis Batal.的干燥根茎和根。

[植物形态]　多年生矮小草本，高达35 cm。全株有强烈松节油样香气。茎上端略被短毛，基部有棕色叶基纤维；地下根茎错综延生，色深棕。叶自根丛生，倒披针形，无柄，全缘，先端钝圆，基部渐狭成鞘状，叶脉平行。花淡粉红色，由数束小聚伞花序组成，多呈紧密圆头状，生于花序茎顶端。瘦果倒卵形，种子1枚。花期8月。（图5-75-1）

生长于海拔约3 500 m高山草原地带的河边。

[产地]　主产于四川阿坝藏族自治州的松潘、理县，甘肃、青海亦产。

[采收加工]　春、秋二季采挖，除去地上残茎、须根及泥土，不用水洗，以免香气散失，可边晒边抖去泥土，至半干时堆起"发汗"，再

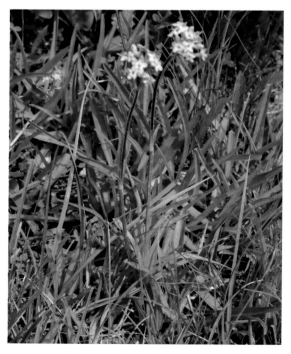

图5-75-1　甘松植物

晒干，即得。

[**药材鉴别**]　性状鉴别　略呈圆锥形，多弯曲如虾状，长5～18 cm。外层棕褐色或黑棕色，内层棕色至黄色。根茎短小，上端具有棕色的茎叶残基，呈狭长膜质片状或纤维状。主根呈条柱形，单一或数股交结，表面皱缩，呈棕褐色，常裂成片状。质松脆，断面粗糙，皮部深棕色，常呈裂片状，木部黄白色。有特殊芳香气，味苦而辛，有清凉感。（图5-75-2）

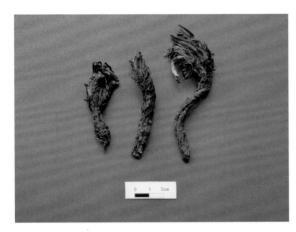

图5-75-2　甘松药材

以主根肥壮、芳香气浓、条长、无破碎及泥沙者为佳。

传统鉴别　主产于四川松潘，味甘而气香，故称"甘松"。根茎多须根，成结节虾状，又称"虾松"，表面棕褐色或棕紫色，质松泡，手捻之即碎，有特异香气。择6 cm以上长枝扎把，习称"把松"，又称"正甘松"；根条粗长，香气浓郁，为一等品。福建、台湾作神香原料，销量较大。

[**成分**]　含挥发油，油中含甘松香酮（nardosinone）、缬草酮（valerianone）、9-马兜铃烯（9-aristolene）、甘松酮（nardostachone）、β-马里烯（β-maaliene）等。

[**贮藏保管**]　置阴凉干燥处，勿受潮湿，注意保存香气，防虫蛀。

[**功效**]　性温，味辛、甘。理气止痛，开郁醒脾；外用祛湿消肿。用于胃脘胀满，食欲不振，呕吐；外治牙痛，脚肿。

[**用法用量**]　3～6 g；外用适量，泡汤漱口或煎汤洗脚或研末敷患处。

[**方例**]　大七香丸（《和剂局方》）：甘松、香附、砂仁、藿香、肉桂、丁香、乌药、陈皮、麦芽。功能消谷进食；主治脾胃虚寒，心腹满痛。

[**论注**]　匙叶甘松Nardostachys jatamansi DC. 的根茎及根在部分地区亦作甘松用。其植株叶丛生，长匙形或条状披针形。花茎旁出，高达40 cm；聚伞花序，近圆锥状；花冠漏斗状，内具白毛。瘦果长倒卵形，被毛，长5 mm。主产于四川阿坝藏族自治州及甘孜藏族自治州，云南亦产。含马兜铃烯、β-马里烯、甘松酮、赛切烯（seychellene）、赛切烷（seychellane）等。

续　断

DIPSACI RADIX

本品始载于《神农本草经》，列为上品。李时珍曰："续断之说不一。桐君言是蔓生，叶似荏。李当之、范汪并言是虎蓟。日华子言是大蓟，一名山牛蒡。苏敬、苏颂皆言叶似芝麻，根似大菌，而名医别录复出大小蓟条，颇难依据……今人所用，以川中来，色赤而瘦，折之有烟尘起者为良焉。"现在以产于四川、湖北的川续断为主。

[**来源**]　为川续断科植物川续断Dipsacus asper Wall. ex Henry的干燥根。

[**植物形态**]　多年生草本。主根长圆锥形，单条或数条并生。茎直立，具6～8棱，棱上有刺毛，下部圆柱形，有细柔毛。叶对生，基生叶有长柄，叶片羽状分裂；茎生叶柄短，叶片多为3裂，中裂片最大，边缘有粗锯齿，两面均被短毛或刺毛。头状花序顶生或腋生；总苞片数枚，窄线形，被短毛，苞片倒卵形，质较硬，顶端有尖头状长喙；花萼浅盘状，具4较深的齿，齿间有数个小齿；花冠白色或浅黄色，倒钟形。瘦果。花期8—9月，果期9—10月。（图5-76-1）

[**产地**]　主产于四川、湖北、云南、贵州等省，陕西、江西、广东亦产。

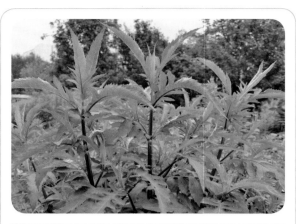

A. 植物

B. 花

图 5-76-1　川续断植物

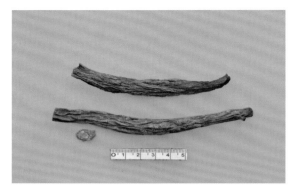

图 5-76-2　续断药材

[采收加工]　秋季采挖,除去根头、须根,以微火烘至半干,堆放"发汗"至内部变绿色,再烘干。不宜日晒,否则变硬、变白,影响质量。

[药材鉴别]　性状鉴别　呈长圆柱形,略扁或微弯曲,长5～15 cm,直径0.5～2 cm。外表灰褐色或黄褐色,全体有明显扭曲的纵皱及沟纹,可见到横裂的皮孔及少数须根痕。质软,久置干燥后变硬,易折断,断面不平坦,皮部外缘呈褐色,内呈黑绿色或棕色,木部黄色呈放射状花纹。气微香,味苦、微甜而后涩。(图 5-76-2)

以条粗、无须根、内呈墨绿色、气微香者为佳。

传统鉴别　主产湖北巴东、资丘、鹤峰,产量大,质优。根呈长圆柱形,单枝,少见分枝。表面灰褐色,有纵皱纹。质柔韧,切断面可见层环,木质部褐色或灰绿色。以鹤峰产品条均匀,外皮皱纹细,性糯(柔韧),品质最优。

显微鉴别　根横切面:① 木栓层为数列细胞。② 皮层较窄。③ 韧皮部筛管群稀疏散在。④ 形成层成环。⑤ 木质部射线宽广,有木纤维,导管常单个散在或2～3个相聚。近形成层处分布较密。⑥ 粗根髓部小,细根无髓。薄壁细胞中含草酸钙簇晶。(图 5-76-3)

粉末:黄棕色。① 草酸钙簇晶甚多,直径15～50 μm,散在或存在于皱缩的薄壁细胞中,有时数个排列成紧密的条状。② 纺锤形薄壁细胞壁稍厚,有斜向交错的细纹理。③ 具缘纹孔及网纹导管,直径约至72(90)μm。④ 木栓细胞淡棕色,表面观类长方形、类方形、多角形或长多角形,壁薄,淡棕色。(图 5-76-4)

[成分]　含龙胆碱(gentianine)、常春藤皂苷元(hederagenin)、3-O-α-L-吡喃阿拉伯糖常春藤皂苷元28-O-β-D-吡喃葡萄糖-(1→6)-β-D-葡萄糖酯苷(akebia saponin D)等三萜皂苷。尚含β-谷甾醇(β-sitosterol)、胡萝卜苷(daucosterol)、蔗糖等。

[贮藏保管]　置干燥处,防霉,防虫蛀。

[功效]　性微温,味苦、辛。补肝肾,强筋骨,续折伤,通血脉,止血,安胎。用于腰膝酸软,风湿痹痛,遗精,崩漏,胎动不安,跌扑损伤。

[用法用量]　9～15 g。

[论注]　(1)续断学名过去订为 *Dipsacus asper* Wall.,此种产于印度。1984年诚静容、

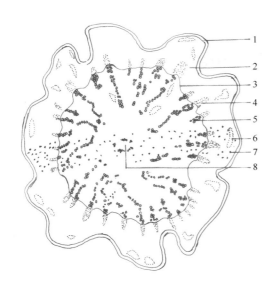

图5-76-3　续断根横切面简图

1.木栓层　2.皮层　3.形成层　4.韧皮部　5.木质部
6.裂隙　7.草酸钙簇晶　8.髓

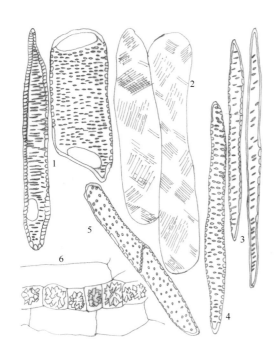

图5-76-4　续断根粉末及解离组织图

1.导管　2.纺锤形薄壁细胞　3.纤维　4.管胞　5.木薄壁
细胞　6.草酸钙簇晶

艾铁民将四川、湖北产的续断原植物订名为川续断 *Dipsacus asperoides* C. Y. Cheng et T. M. Ai；该植物特点为：小苞片倒卵状楔形，尖头扁平而较长，常占全片部的1/3～1/2，小苞片

的每个侧面有2条纵沟，花萼不裂或4浅裂至4深裂，总苞片的长度等于头状花序的直径。而 *D. asper* Wall.小苞片长方倒卵形，尖头短，约占苞片长度的1/4，花萼先端呈波状浅裂，总苞片短于头状花序的直径。

（2）同属植物日本续断 *Dipsacus japonicus* Miq.的根在河北、安徽、江苏、浙江、陕西、山西等省作续断用。与川续断主要区别点为：茎有4～6棱，上生倒钩刺；基生叶长椭圆形，不裂或3裂；苞片先端具明显的刺毛；萼皿状，具极浅的齿，齿间不具小齿；花冠红紫色，雌雄蕊伸出花冠外。药材根单条，木质化，质地较坚硬，非肉质，与川续断有明显区别。其果实北方称"巨胜子"，为巨胜子来源之一。（图5-76-5）

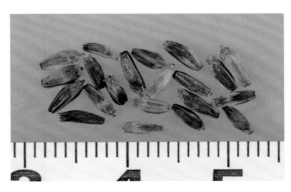

图5-76-5　巨胜子

天花粉

TRICHOSANTHIS RADIX

本品为栝楼根。始载于《神农本草经》，列为中品。苏颂曰："三四月生苗，引藤蔓。叶如甜瓜叶而窄，作叉，有细毛。七月开花，似壶卢花，浅黄色。结实在花下，大如拳，生青，至九月熟，赤黄色。其形有正圆者，有锐而长者，功皆同。根亦名白药，皮黄肉白。"李时珍曰："其生直下生，年久者长数尺。秋后挖者结实有粉。夏月挖者有筋无粉，不堪用。"

［别名］　花粉，瓜蒌根。

［来源］　为葫芦科植物栝楼 *Trichosanthes kirilowii* Maxim.或双边栝楼 *Trichosanthes rosthornii*

Harms 的干燥根。

[植物形态] 栝楼 多年生草质藤本。块根肥厚，圆柱形，外面淡棕黄色。叶互生，宽卵状心形或扁心形，长5～14 cm，通常为3～5浅裂至深裂，裂片菱状倒卵形，边缘常再分裂，两面均稍被毛；卷须细长，有2～3分枝。花单性，雌雄异株，雄花3～8朵排列为总状花序，枝端花有时单生，雄花小苞片边缘有几个大齿，一般长为2 cm以下；萼片线形，全缘，花冠白色，5深裂，先端呈流苏状，流苏长1.5～2 cm；雌花单生于叶腋，子房椭圆形。果实圆形或长圆形，成熟后橘黄色，有光泽，果梗长5 cm以上；种子扁平，卵状椭圆形，长达16 mm，浅棕色，光滑，近边缘处有1圈棱线。花期6—8月，果期9—10月。（图5-77-1）

双边栝楼 与栝楼的主要区别点是：叶片稍大，3～7深裂几达基部，裂片线状披针形；种子较大，深棕色，距边缘稍远处有1圈不甚整齐的明显棱线。（图5-77-2）

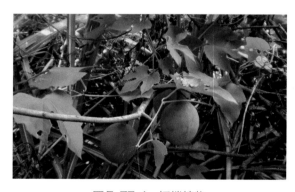

图5-77-1 栝楼植物

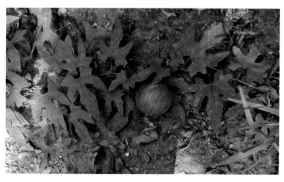

图5-77-2 双边栝楼植物

[产地] 栝楼根主产于河南、山东、江苏、安徽等省；双边栝楼根主产于四川省。

[采收加工] 秋、冬二季采挖，以秋季采收者为佳。洗去泥土，刮去粗皮，切除瘦小部分，再切成8～16 cm长段，直径在8 cm以上的纵剖成2～4瓣，晒干或烘干，晒、烘时注意勤翻动。

[药材鉴别] 性状鉴别 栝楼根：呈不规则圆柱形、纺锤形或瓣块状，长8～16 cm，直径1.5～5.5 cm。表面黄白色或淡棕黄色，有纵皱及凹陷的长皮孔，有的具黄棕色外皮残留。质坚实，断面白色或淡黄色，富粉性，横切面可见黄色小孔（导管），略呈放射状排列，纵切面可见黄色筋脉纹。无臭，味微苦。（图5-77-3）

双边栝楼根：去皮的根表面显浅灰黄色至

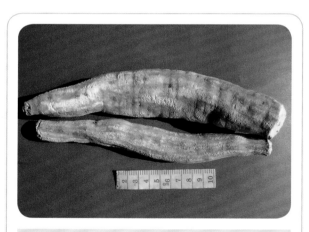

A. 药材

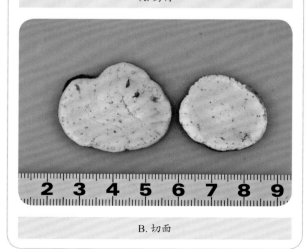

B. 切面

图5-77-3 栝楼根药材

棕黄色，筋脉较多，粉性稍差，其他性状与上者同。

以栽培的天花粉色白、质坚实、粉性足、无枯心者为佳。

传统鉴别　安阳花粉：河南安阳为道地产区，又称"禹花粉"。圆柱形或纺锤形，用瓷片刮去外皮，或切成花粉节、花粉瓣。表面黄白色，有纵皱纹或凹陷小孔。质坚，断面粉性，色白，有黄色小孔（导管）。气无，味微苦。块大、色白、粉性足、质地细腻、筋脉少者质优。

广西花粉：刮皮后用矾浸漂，干燥后熏过。块大、洁白质嫩、粉性足，亦为上品。尤其广西平南地区思旺、大鹏等地所产之"思旺花粉"，为优质上品。

亳花粉：安徽亳州产。块大小均匀，质嫩色白，品质亦甚佳。

其他各地产者多皮皱，色萎黄，有筋，品质较次。

显微鉴别　根横切面：① 木栓层内侧有断续排列的石细胞环。② 韧皮部狭窄。③ 形成层明显，呈环状。④ 木质部甚宽广，导管3～5（10）成群，也有单个散在，初生木质部导管附近常有小片内涵韧皮部。⑤ 薄壁细胞内富含淀粉粒。

粉末类白色。栝楼：① 石细胞黄绿色，长方形、椭圆形、类方形、多角形或纺锤形，直径27～72 μm，壁较厚，纹孔细密。② 淀粉粒甚多，单粒类球形、半圆形或盔帽形，直径6～48 μm，脐点点状、短缝状或人字形，层纹隐约可见；复粒由2～14分粒组成，常由一个大的分粒与几个小分粒复合。③ 木纤维多为纤维管胞，较粗，具缘纹孔较稀疏，纹孔口斜裂缝状。④ 具缘纹孔导管大，多破碎，有的具缘纹孔呈六角形或方形，排列紧密。

双边栝楼：与栝楼粉末类同，其石细胞类方形，或较不规则，边缘常有短角状突起或分枝状。

[成分]　栝楼根含天花粉蛋白（trichosanthin）、三中脉蒟酰胺（trichosancin）、瓜氨酸（citrulline）、γ-氨基丁酸等10多种氨基酸，皂苷，栝楼酸（trichosantic acid），胆碱，以及β-谷甾醇、α-菠甾醇、豆甾醇、Δ^7-豆甾烯醇（Δ^7-stigmasterol）等甾类成分。其中天花粉蛋白纯品是由19种234个氨基酸组成，相对分子质量为24 000，等电点9.4，用于中期引产及抗早孕有效，并用于治疗各种滋养细胞疾病、过期流产、死胎及葡萄胎等有较好的效果。

尚含栝楼根聚糖（trichosans）A/B/C/D/E等，为降血脂活性成分；其中A是主要成分，D尚有显著降血糖作用。

[贮藏保管]　置干燥处，本品较易虫蛀，发现虫蛀时要立即处理。

[功效]　性微寒，味甘、微苦。清热泻火，生津止渴，排脓消肿。用于热病烦渴，肺热燥咳，内热消渴，疮疡肿毒。新鲜栝楼根中的蛋白质制成针剂，用于中期妊娠引产，对恶性葡萄胎和绒癌有效。

[用法用量]　10～15 g。勿与乌头类药同用。

[方例]　玉液汤（《医学衷中参西录》）：天花粉，知母，葛根，五味子，山药，黄芪，鸡内金。功能益气滋阴，固肾止渴；主治气阴两虚之消渴。

[论注]　（1）日本栝楼 Trichosanthes japonica Regel 的根，主产江西、湖北。其原植物与栝楼的主要区别是：根圆柱形，稍呈连珠状；叶片通常较窄，中间裂片较长，常不再裂，分裂时小裂片较狭长，近披针形；果实稍小，长约8 cm；种子较小，更扁平。根呈长方椭圆形，长约11 mm，表面棕褐色，边缘棱线明显；去皮的根表面显黄白色至浅灰黄色，带皮者显灰黄至浅棕黄。含Δ^7-豆甾烯醇、α-菠菜甾醇及β-D-葡萄吡喃糖基-豆甾-7-烯-3β-醇（β-D-glucopyranosyl stigmat-7-en-3β-ol）及氨基酸；瓜氨酸是氨基酸类的主要成分。

（2）南方栝楼 Trichosanthes tamiaoshanensis C. Y. Cheng et C. H. Yueh 的块根在两广部分地区也作天花粉入药。原植物与栝楼的主要区别：叶通常3裂，中央裂片椭圆形；雄花小苞片近全缘，花冠裂片流苏状，长约1 cm；种子长达20 mm。块根长纺锤形，直径2～9 cm，表面灰黄色；断面白色，粉性；味微苦、涩。

（3）长萼栝楼 Trichosanthes sinopunctata C. Y. Cheng et C. H. Yueh 的根，称"广花粉"，在

广东、广西等地曾使用。块根长纺锤形或圆柱形，常切成段或纵瓣；表面淡灰黄色，断面黄白色，粉性，可见稀疏的棕黄色小孔；中心部位异型维管束明显；稍有土腥气，味微苦、涩。

（4）湖北栝楼 *Trichosanthes hupehensis* C. Y. Cheng et C. H. Yueh 的根，称"苦花粉"。块根圆柱形，常纵切或斜切成片；带皮者表面浅棕色，有密集的突起皮孔，去皮者表面灰黄色；断面黄白色，粉性差，纤维较多，有多数棕黄色小孔呈放射状排列；味极苦。粉末可见石细胞、分隔纤维，复粒淀粉由 2 ～ 15 个分粒构成。含有毒成分葫芦素 B（cucurbitacin B），服后有恶心、呕吐等不良反应，应注意鉴别。

桔 梗

PLATYCODONIS RADIX

本品始载于《神农本草经》，列为下品。苏颂曰："今在处有之。根如小指大，黄白色。春生苗，茎高尺余。叶似杏叶而长椭，四叶相对而生，嫩时亦可煮食。夏开小花，紫碧色，颇似牵牛花，秋后结子。八月采根，其根有心，若无心者为荠苨。"李时珍曰："此草之根结实而梗直，故名。"

[**别名**] 苦桔梗，白桔梗，苏桔梗。

[**来源**] 为桔梗科植物桔梗 *Platycodon grandiflorum*（Jacq.）A. DC. 的干燥根。

[**植物形态**] 多年生草本，有白色乳汁。主根粗大。茎直立，无毛，通常不分枝或有时分枝。叶3枚轮生、对生或互生，叶片卵形至披针形，边缘有尖锯齿，下面被白粉。花1至数朵，单生茎顶或集成疏总状花序；花萼钟状，花冠宽钟状，5浅裂，裂片三角形，蓝紫色；雄蕊5，子房下位，花柱5裂。蒴果倒圆形，顶端5瓣裂。花期7—9月，果期9—10月。（图5-78-1）

[**产地**] 全国大部分地区均产。

[**采收加工**] 春、秋二季采挖，去净泥土、须根，趁鲜用竹片或瓷片刮去外皮，用清水洗净后及时晒干。若遇阴雨天不能加工时，不要去掉附着的泥土，用湿沙养之，待晴天再行加

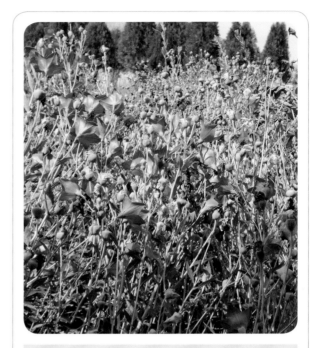

A. 植物

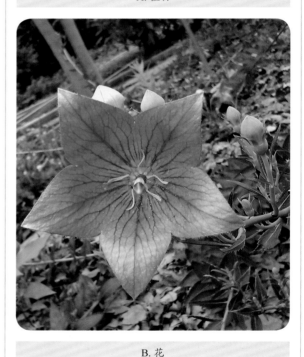

B. 花

图5-78-1 桔梗植物

工；若晴天不多，也可不去皮直接晒干成原皮桔梗。

[**药材鉴别**] 性状鉴别 呈圆柱形或长纺锤形，略弯曲，偶有分枝，长6～25 cm，直

径 0.5 ～ 2.5 cm。顶端有较短的根茎，其上有数个半月形的茎痕。表面白色或淡黄白色，全体有不规则纵皱及沟纹，并有横向皮孔样的瘢痕。质硬脆，易折断，折断面略不平坦，可见放射状裂隙，俗称"菊花心"；皮部类白色，形成层环明显，木质部淡黄色。气微，味微甜后稍苦。（图 5-78-2）

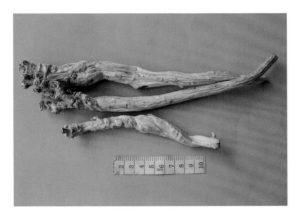

图 5-78-2　桔梗药材

传统鉴别　安徽、浙江、江苏产的称"苏桔梗"，体重结实、条粗色白、有纵皱纹，为优品，在上海集散；湖北、广西产的细长、体轻、空洞、皱纹少，称"鼠尾桔梗"，多自产自销。

显微鉴别　横切面：① 未去栓皮者木栓层由 10 余列细胞组成，偶含细小草酸钙方晶或针晶。② 皮层狭窄，有裂隙。③ 韧皮部较宽阔，散有乳汁管群，乳管内含细小颗粒状物。④ 形成层成环。⑤ 木质部导管单个或数个相聚存在，径向排列。木薄壁细胞含有菊糖。（图 5-78-3）

粉末：黄白色。① 用水合氯醛（不加热）或乙醇装片观察，可见扇形或类圆形菊糖结晶。② 乳汁管壁略厚，直径 14 ～ 15 μm，侧面由短分枝相互连接构成网状，内含黄色细小颗粒状物。③ 梯纹、网纹及具缘纹孔导管分子较短，直径 16 ～ 24 μm，以网纹导管较为多见。④ 木薄壁细胞端壁弯曲。（图 5-78-4）

[**成分**]　主要成分为三萜皂苷类，含有桔梗皂苷（platycodin）A/C/D/D_2/D_3等16种单体皂苷，均属于齐墩果酸烯类，其中桔梗皂苷D是主要皂苷；桔梗有5种皂苷元，

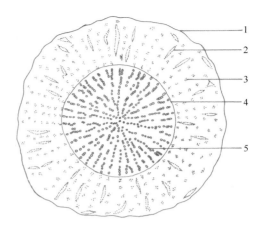

图 5-78-3　桔梗横切面简图

1. 木栓层　2. 裂隙　3. 韧皮部（乳管群与筛管伴生）
4. 形成层　5. 木质部导管

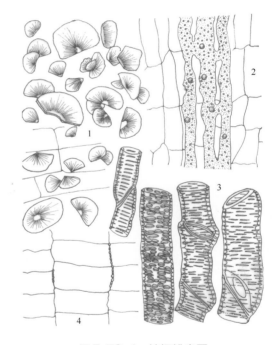

图 5-78-4　桔梗粉末图

1. 菊糖　2. 乳汁管　3. 导管　4. 木薄壁细胞

主要皂苷元是桔梗皂苷元与远志酸。还含有氨基酸、微量元素。此外尚含 α-菠菜甾醇、脂肪油、桔梗多糖、菊糖、维生素和生物碱等。

[**贮藏保管**]　本品极易霉烂、虫蛀，应放通风干燥处。

[**功效**]　性平，味苦、辛。宣肺祛痰，利咽排脓。用于咳嗽痰多，胸闷不畅，咽痛音哑，肺痈吐痰，疮疡脓成不溃。

［**用法用量**］ 3～10 g。

［**方例**］ 桔梗汤（《金匮要略》）：桔梗，甘草。功能宣肺利咽，清热解毒；主治肺痈，咳逆胸满，吐脓。

［**论注**］ （1）桔梗的变种白花桔梗 Platycodon grandiflorum（Jacq）A. DC. var. album Hort. 也作桔梗用。根较桔梗根味淡，两者总皂苷的薄层色谱相同；从白花桔梗中也分得了桔梗皂苷元和远志酸，但皂苷含量较桔梗低；两种桔梗均含有多种氨基酸，但桔梗总氨基酸含量高于白花桔梗。（图5-78-5）

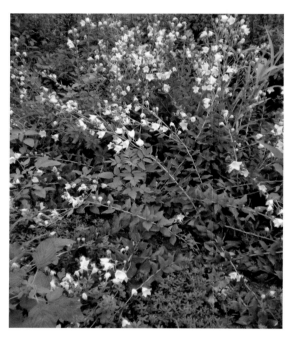

图5-78-5　白花桔梗植物

（2）有少数地区发现用石竹科植物霞草 Gypsophila oldhamiana Miq. 的根充当桔梗应用。外形略似桔梗，但根上端的根茎无半月形茎痕。体较重，质坚实而不易折断，断面有异形构造，薄壁细胞含草酸钙簇晶及砂晶。味苦而麻。应注意鉴别。

南沙参

ADENOPHORAE RADIX

本品原名沙参，始载于《神农本草经》，列为上品。李时珍曰："沙参处处山原有之。二月生苗，叶如初生小葵叶，而圆扁不光。八九月抽茎，高一二尺，茎上之叶则尖长如枸杞叶，而小有细齿。秋月叶间开紫花，长二三分，状紫铃铎，五出，白蕊，亦有白花者。并结实，大如冬青实，中有细子。"

［**别名**］ 泡参，泡沙参。

［**来源**］ 为桔梗科植物轮叶沙参 Adenophora tetraphylla（Thunb.）Fisch. 或沙参 Adenophora stricta Miq. 的干燥根。

［**植物形态**］ **轮叶沙参** 多年生草本，全体有乳汁。茎直立不分枝，无毛。常4叶轮生，叶片椭圆形或披针形，边缘有锯齿，两面疏被柔毛。排列成细长的圆锥花序，具分枝，轮生，每1花梗有1小苞叶；花萼无毛，裂片钻形；花冠略呈钟形，蓝紫色，无毛，5浅裂。蒴果3室，卵圆形。花期7—9月。（图5-79-1）

沙参 与上种的主要区别为：茎具毛。叶互生，基生叶心形，大而具长柄，茎生叶无柄；叶片椭圆形或卵形。圆锥花序不分枝或少分枝，花萼常有毛，萼片披针形，花冠外面亦常有毛茸。（图5-79-2）

［**产地**］ 主产于安徽、江苏、浙江、贵州

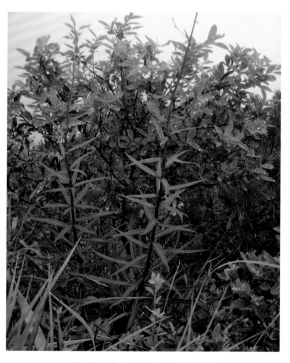

图5-79-1　轮叶沙参植物

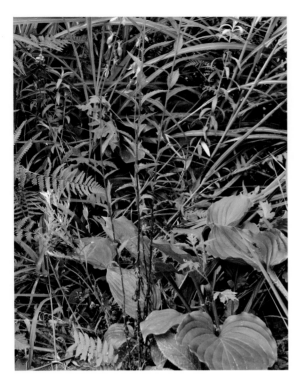

图5-79-2 沙参植物

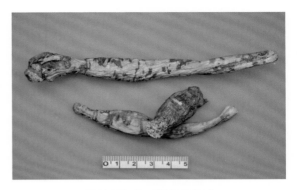

图5-79-3 南沙参药材

等省。

[采收加工] 春、秋二季采收，多在8—9月苗枯前采挖。趁鲜除去地上部分，洗净泥土，除去须根及栓皮，用水洗净并及时晒干。若遇阴雨天气应及时烘干。

[药材鉴别] 性状鉴别 呈圆锥状或圆柱形，略弯曲，长7～27 cm，直径0.8～3 cm。顶端具1或2个根茎残基（芦头），表面黄白色或淡棕黄色，凹陷处常有残留粗皮，上部多有深陷横纹，呈断续的环纹，下部有纵纹及纹沟。体轻，质泡，易折断，断面不平坦，黄白色，多裂隙，中央偶有空洞。无臭，味微甘。（图5-79-3）

以条粗长、饱满、色黄白者为佳。

传统鉴别 呈圆锥状或纺锤形，顶端有芦头，上部有横纹，下部有纵纹，去皮后表面黄白色。质松泡，故称"泡参"。断面黄白色，有裂隙，无木质心。气弱，味甘淡。

[成分] 轮叶沙参及沙参根均含蒲公英萜酮（taraxerone）、β-谷甾醇（β-sitosterol）、胡萝卜苷（daucosterol）。此外，轮叶沙参还含三萜皂苷、饱和脂肪酸结晶及油状物（多种萜类、

烃类化合物）；沙参根还含呋喃香豆精类成分花椒毒素（xanthotoxin，ammoidin）及二十八烷酸等。

[贮藏保管] 置通风干燥阴凉处，勿受潮，防蛀。

[功效] 性微寒，味甘。养阴润肺，益胃生津，化痰，益气。用于肺热燥咳，阴虚劳咳，干咳痰黏，食少呕吐，气阴不足，烦热口干。

[用法用量] 9～15 g。

[注意] 勿与藜芦同用。

[方例] 沙参麦门冬汤（《温病条辨》）：沙参，麦门冬，玉竹，甘草，桑叶，扁豆，天花粉。功能清养肺胃，生津润燥；主治燥伤肺阴，发热咳嗽。

[论注] 杏叶沙参首载于《救荒本草》。据考证，以其叶有柄、花萼裂片短而宽的特征，应是 Adenophora hunanensis Nannf.。江西、湖南等省用的南沙参其原植物有的是杏叶沙参。

党 参

CODONOPSIS RADIX

本品之名始见于《本草从新》。但清代以前名紫团参。由于五加科上党人参资源日渐减少，至明清已绝迹，太行山产桔梗科党参乃被利用起来，至《本草从新》始加区别名之曰"党参"，并载曰："参须上党者佳，今真党参久已难得，肆中所市党参，种类甚多，皆不堪用，唯防党性味和平足贵，根有狮子盘头者真，硬纹者伪也。"《植物名实图考》载曰："山西

多产。长根至二三尺，蔓生，叶不对，节大如手指，野生者根有白汁，秋开花如沙参，花色青白。"

[**别名**] 潞党，西党，东党，川党。

[**来源**] 为桔梗科植物党参 *Codonopsis pilosula* (Franch.) Nannf.、素花党参 *Codonopsis pilosula* Nannf. var. *modesta* (Nannf.) L. T. Shen 或川党参 *Codonopsis tangshen* Oliv.的干燥根。商品药材按产地可分为潞党、西党、东党、川党 4 种。

[**植物形态**] 党参 多年生草本，有白色乳汁。根肥大肉质，呈长圆柱形，顶端有膨大的根头，具多数瘤状茎痕。茎缠绕，长而多分枝。叶在主茎及侧枝上互生，在小枝上近于对生；叶片卵形至倒卵形，先端钝或尖，基部截形或近于心形，全缘或微波状，上面绿色，被糙伏毛，下面粉绿色，密被柔毛。花单生于分枝顶端，萼 5 裂，裂片宽披针形或狭长圆形，长 1 ～ 2 cm，宽 6 ～ 8 mm；花冠钟状，长 1.8 ～ 2 cm，直径 1.8 ～ 2.5 cm，先端 5 裂，淡黄绿色，内面有紫斑；子房半下位。蒴果圆锥形。花期 8—9 月，果期 9—10 月。（图 5-80-1）

素花党参 与党参主要区别是：生长完全的叶片近光滑无毛。花萼裂片较小，长约为宽的 2 倍；花冠长 1.5 cm 以上，直径 1.7 ～ 2 cm，通常较萼裂片为长。花果期 7—10 月。（图 5-80-2）

川党参 形态基本与党参相似，区别在于：茎光滑无毛；叶片卵形或长圆状卵形，基部楔形，稍心形，表面几无毛，仅背面有毛。花亦为淡黄绿色，子房下位。（图 5-80-3）

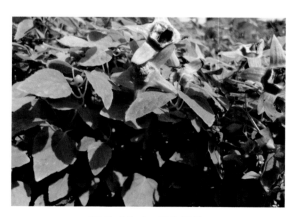

图 5-80-1 党参植物

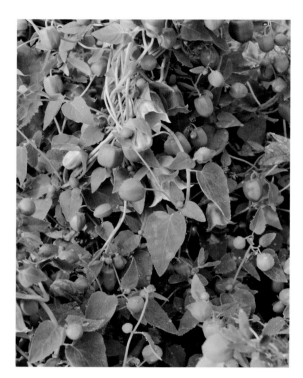

图 5-80-2 素花党参植物

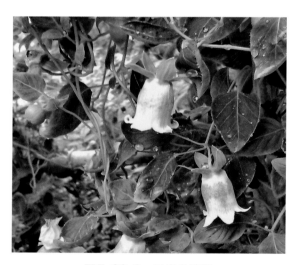

图 5-80-3 川党参植物

主要为栽培，少为野生。党参生于山地灌木丛中及林缘，喜生于腐殖质土壤。素花党参生于海拔 1 500 ～ 3 200 m 间的山地林下、林边及灌丛中。

[**产地**] 西党 主产于陕西汉中、安康、商洛者称为"汉中党"；主产于甘肃岷县、文县、临潭、武都、舟曲，四川南坪、平武、理县、茂县、松潘、若尔盖等地者，其中以文县、

南坪、理县、舟曲、茂县所产品质优良，产量亦大，称之为"纹党""晶党"。

东党　主产于东北地区，如辽宁凤城、宽甸，吉林延边、通化，黑龙江尚志、五常、宾县等地。

潞党　主产于山西晋东南地区平顺、陵川、长治、壶关、晋城、黎城及辽县等地。产于五台山的野生党参，称为"台党"。

川党（条党）　主产于重庆巫山县，湖北恩施、利川等地。巫山以庙宇乡主产并集散，湖北以恩施板桥区为主产区，故又称"庙党""板桥党"。

商品药材中的西党及东党为野生品，来源于党参，其中产于甘、陕、川三省交接地带的纹党主要是素花党参；潞党是党参的栽培品；川党（含庙党及板桥党）是川党参的栽培品。

[采收加工]　秋季9—10月白露前后采挖栽培3年以上（野生者不限）浆汁足的党参，先去泥土，去茎叶及须根，用毛刷蘸水顺其纹理轻轻刷洗净泥土，按大小分档，用线绳穿成串，晾至半干后，在沸水中略烫，再晒干或焙干；或在采挖、修整、洗净后晒至半干，用手或木板搓揉，再晒，反复3～4次至七八成干时，分档捆成小把，晒干。（图5-80-4）

采挖时注意勿伤皮断支，以免浆汁流失；晾晒或烘制前不宜放久；存放时勿堆大堆，以防腐烂；烘干时先用小火，以免火过强参皮起泡，造成皮肉分离。

[药材鉴别]　性状鉴别　党参：呈类圆柱形，末端较细，有的具分枝，长10～35 cm，直径0.4～2 cm。表面灰黄色至灰棕色。根头部有多数疣状突起的茎痕及芽，每茎痕顶端中央凹下，习称"狮子盘头"。野生品多生长年久，根头大茎痕多；栽培品生长年少，根头小茎痕少。根头下有环状横纹，野生品多致密，栽培品稀少或无；全体有纵纹及散在的横长皮孔；支根断落处常有黑褐色胶状物。质稍硬或略韧，易折断，断面皮部黄白色至淡棕色，有裂隙；木部淡黄色，有放射花纹及导管细孔。气特异，味微甜。（图5-80-5、图5-80-6）

素花党参：与党参根类似，少分枝，长10～35 cm，直径0.5～2.5 cm。根头部也有

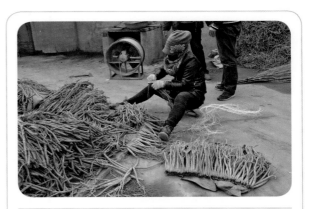

A. 扎把

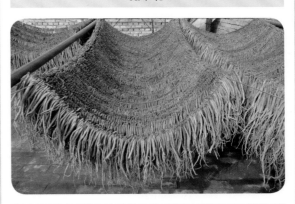

B. 晾晒

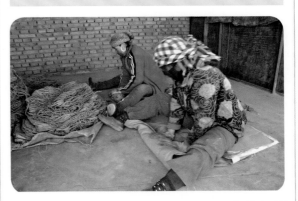

C. 搓揉

图5-80-4　党参药材加工图

"狮子盘头"，根头下略狭缩，根头下致密的环状横纹常达全长的一半，全体有多数不规则纵沟、纵棱以及横长或点状显著突起的皮孔。质硬，易折断，断面皮部乳白色，木部黄色，孔隙少。气微香，味微甜，嚼之有渣。（图5-80-7、图5-80-8）

川党参：形似党参，少有分枝，长10～

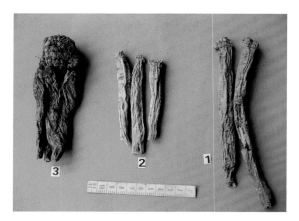

图5-80-5　党参药材

1.潞党　2.西党　3.野生东党

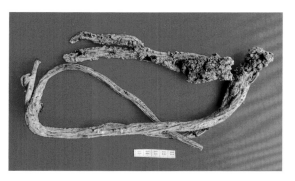

图5-80-7　素花党参药材

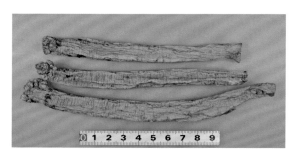

图5-80-8　素花党参药材（纹党）

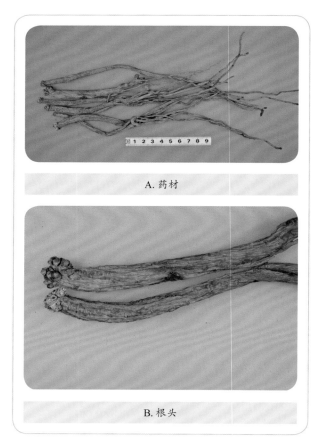

A.药材

B.根头

图5-80-6　潞党药材

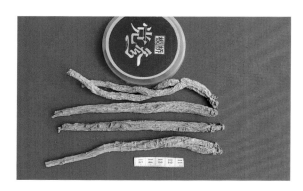

图5-80-9　川党参药材（板桥党参）

（图5-80-9）

西党及东党均有明显的"狮子盘头"，体形也相似。不同的是：西党少有分枝；体表有明显纵沟，近根头处有紧密环纹，向下逐稀疏约占全体之半；皮孔横长，略突出，长0.3～0.8 cm；支根脱落处或皮破处常有黑褐色胶状物；质稍坚脆，断面皮部白色，木部淡黄色。东党常有分枝；体表粗糙，有明显纵皱，根头下狭缩明显；皮孔短而突出，呈点状突起；质疏松，断面皮部黄色，木部黄白色。

西党以根条肥大、粗实、皮紧、横纹多、

45 cm，直径0.5～2 cm，"狮子盘头"明显。表面灰黄色，有明显纵皱沟，仅根头部有较稀横纹，支根断落处也有黑褐色胶状物。质较坚实，易折断，断面裂隙少，皮部淡黄色，木部黄色，皮木间有1圈浅棕色环。气香，味甜。

味甜者佳；东党以根条肥大、外皮黄色、皮紧肉实、皱纹多者为优。

潞党及川党根条单一细长，长达25 cm以上，但直径不超过1 cm，根头部无明显"狮子盘头"，色灰黄或黄白。主要区别是：潞党体结质韧，肉质，气微，味甜。川党体较轻，肉质性稍差，气微香，味微甜。

党参以条粗、"狮子盘头"大、皮松、上部横纹多、味甜、嚼之无渣者为佳。

传统鉴别 野生党参：根头大，"狮子盘头"（茎痕及芽多），根上部横纹致密，可达全体之半，皮松肉紧，支根断裂处有黑色胶状物。质柔嫩，有特殊香气，味甘甜而浓厚，嚼之无渣，质最优。

纹党：根头较小，下部有细密环纹。皮松肉紧，断面带淡棕色或粉红色（习称"胭脂红"），味甚甜。品质较优。

潞党：根头小，根部横纹少。质嫩，肉质较大。香气弱，味微甜。

川党（条党）：根头小（习称"泥鳅头"），根条较长，横纹稀少或无，气微香，味甜。

显微鉴别 横切面：① 木栓层由10数列细胞组成，近外侧散有单个或数个成群的石细胞。② 皮层窄。③ 韧皮部宽广，常有裂隙，并与淡黄色乳汁管交互排列。④ 形成层成环。⑤ 木质部导管单个散在或数个聚结，成放射状排列。⑥ 薄壁细胞内含淀粉，有的含菊糖。（图5-80-10）

粉末：黄白色。① 水合氯醛液装片（不加热）或乙醇装片可见扇形菊糖结晶体。② 乳汁管多见，直径12～24 μm，内含淡黄色颗粒状物。③ 石细胞类方形、类长方形、类多角形或斜类方形，纹孔沟较稀疏。④ 具缘纹孔导管及网纹导管分子短，直径21～80 μm。⑤ 可见木栓组织细胞和淀粉粒。（图5-80-11）

[**成分**] 党参根含α-菠甾醇（α-spinasterol）、δ-菠甾醇及其单葡萄糖苷、豆甾醇（stigmasterol）、Δ^7-豆甾醇（Δ^7-stigmasterol）及其单葡萄糖苷、$\Delta^{5,12}$-豆甾醇（$\Delta^{5,12}$-stigmasterol）等甾醇类；菊糖、果糖及4种由葡萄糖、半乳糖、阿拉伯糖、甘露糖、木糖、核糖、鼠李糖以不同比例组成的水溶性多杂糖；丁香苷、正

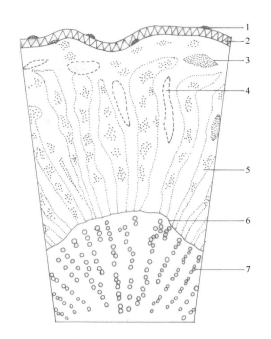

图5-80-10 党参横切面简图

1. 石细胞 2. 木栓层 3. 乳汁管群 4. 裂隙
5. 韧皮部 6. 形成层 7. 木质部

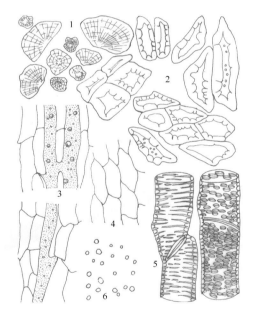

图5-80-11 党参粉末图

1. 菊糖 2. 石细胞 3. 乳汁管 4. 木栓细胞
5. 导管 6. 淀粉粒

己基-β-D-葡萄糖苷（n-hexyl-β-D-glucopyranoside）、乙基-α-D-呋喃果糖苷（ethyl-α-D-fructofuramoside）和4种丙三醇脂肪酸酯

的葡萄糖苷，以及党参的专属性成分党参苷I（tangshenoside A）等苷类。此外尚含生物碱及含氮类、三萜类、挥发油、氨基酸、10多种微量元素以及苍术内酯II/III（atractylenolide II/III）、5-羟基-2-吡啶甲醇（5-hydroxy-2-pyridine methanol）、5-羟甲基糠醛、5-甲氧基糖醛、丁香醛、香荚兰酸、2-呋喃羧酸酯（2-furancarboxylate）、丙三醇脂肪酸及棕榈酸甲酯（methyl palmitate）。

尚含有良好抗过敏、松弛平滑肌、增强免疫、对哮喘有效的成分千层纸甲素、党参内酯（codonolactone）。

川党参含皂苷、微量生物碱、多糖、挥发油等，从水溶性部分分得党参苷Ⅰ～Ⅳ（tangshenoside Ⅰ—Ⅳ）、丁香苷、黄芩素葡萄糖苷（scutellarein glucoside）等。

[**贮藏保管**] 置通风干燥处，防蛀。

[**功效**] 性平，味甘。健脾益肺，养血生津。用于脾肺气虚，食少倦怠，咳嗽虚喘，气血不足，面色萎黄，心悸气短，津伤口渴，内热消渴。

[**用法用量**] 9～30 g。

[**注意**] 不能与藜芦同用。

[**论注**]（1）川党参Codonopsis tangshen Oliv.，主产于四川省涪陵及万县地区；有野生品，产量不大，仅当地使用，不是商品药材川党之主流，主流应当是栽培品。从药材川党几大产区分析，阿坝产的来源是党参及素花党参；巫山庙党及恩施板桥党的来源均为川党参；巫山栽培党参历史较长，据调查是清末年间1830年前后形成商品，恩施及鄂西其他地区大量栽培，以板桥产品最有名，称"板桥党参"，主销国内并出口。

（2）管花党参Codonopsis tubulosa Kom.，产于云南、贵州、四川等省。原植物茎基部叶的叶柄长于叶片或较短。花冠管状钟形，裂片宽阔而近于圆形，管部或中部较狭小；色黄绿而基部带紫色。商品药材称为"白党"或"叙党"，与党参相似，质较坚；气微香，味微甜，嚼之有渣。此种非正品。

（3）东北地区发现以伞形科植物迷果芹Sphallerocarpus gracilis（Bess.）K. Pol.的根充当党参用。根呈圆锥形，外棕色或淡黄色，具纵皱纹，上部横纹明显，顶端有残留的根茎，但无突起的"狮子盘头"；具胡萝卜气，味微辛、甜。应注意鉴别。

（4）羊乳参为四叶参Codonopsis lanceolata（Sieb. et Zucc.）Trautv.的根，《名医别录》名羊乳，《本草纲目拾遗》称之为山海螺。在江西曾以其根作"江西党"或"江西参"应用。它和党参的疗效有一些相近，但又有其独特之处，即能清热解毒、消肿排脓与党参不同，药材性状也和党参有别：多趁鲜切片晒干，药材为不规则厚片。外表皮黄白色或黄褐色，有较多瘤状突起，环状横纹几达全体。切面类白色或浅黄色。质松泡。应注意鉴别。（图5-80-12、图5-80-13）

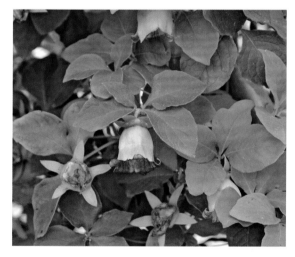

图5-80-12 四叶参植物

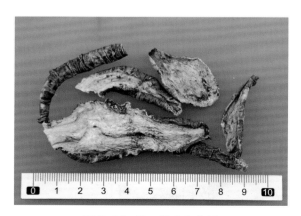

图5-80-13 羊乳参药材

白 术

ATRACTYLODIS MACROCEPHALAE
RHIZOMA

术，始载于《神农本草经》，列为上品。陶弘景曰："术有两种，白术叶大有毛而作桠，根甜而少膏。可做丸散用；赤术无桠，根小苦而多膏，可作煎用。"李时珍曰："白术，桴蓟母，吴越有之。人多取根栽莳，一年即稠。嫩苗可茹，叶梢大而有毛。根如指大，状如鼓槌，亦有大如拳者。"宋代以来，白术、苍术分别应用。明《本草崇原》认为：《本经》未分苍术、白术，而仲景《伤寒》方中皆用白术，《金匮》方中又用赤术，赤、白之分应始于仲景。

[别名] 於术，徽术，萍术，浙术，烘术。

[来源] 为菊科植物白术 *Atractylodes macrocephala* Koidz.的干燥根茎。

[植物形态] 多年生草本，高30～80 cm。根茎肥厚，略呈拳状。茎直立，上部分枝。叶互生，3深裂或羽状5深裂，顶端裂片最大，裂片椭圆形至卵状披针形，顶端长渐尖，基部渐狭，边缘具刺齿，有长柄；茎基上部叶狭披针形，不分裂，叶柄渐短。头状花序单生枝顶，总苞钟状，总苞片7～8层，其基部被1轮羽状深裂的叶状苞片包围；全为管状花，花冠紫色，先端5裂。瘦果密生柔毛，冠毛羽状分裂，与花冠略等长。花期9—10月，果期10—11月。（图5-81-1）

[产地] 主产于浙江磐安、新昌、嵊州、东阳、於潜、仙居等地，习称"於术"或"仙居术"，为浙八味之一；产于安徽太平、亳州、界首、宁国等地，习称"徽术"；清康熙年间由浙江於潜引入江西萍乡、宜丰、铜鼓、武宁、修水等地，习称"萍术"；18世纪中叶传入湖南，湖南平江、隆回、溆浦、黔阳有产。多为栽培。

[采收加工] 霜降至立冬期间，当白术茎秆黄褐色、下部叶片枯黄、上部叶片已硬化、容易折断时采收。留种的在种子成熟后再采收。于晴天挖取2～3年的根茎，除去细根及剪去术杆，及时加工成干货。方法有炕干及晒干，

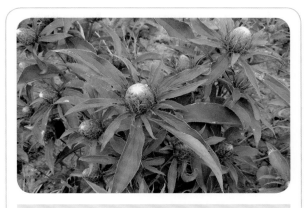

A. 植物

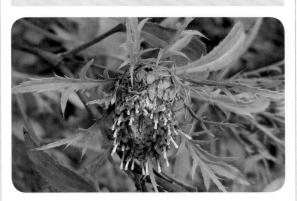

B. 花

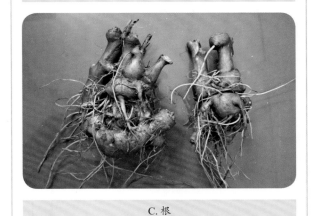

C. 根

图5-81-1 白术植物

炕干者，称"炕术"；晒干者，称"生晒术"。一般以炕术为主。

炕术加工 头炕：将修整后的鲜术放在炕斗内，平摊10 cm左右厚，每次摊料量可视炕头大小而定。先火力稍大而均匀，保持80℃左右约1小时后，待蒸汽上升，白术表皮已熟，便可减小火力。再烘炕约2小时后，将白术上

下翻转、耙动，使细根脱落。继续烘炕3～5小时，并不时翻动，至须根全部断落后取出，再修除术杆，此时叫"退毛术"。（图5-81-2）

二炕：将头炕后的白术再堆积闷5～6日，使其体内水分闷至表层；然后按大小初步分开，将个大的白术摊于炕斗底层，小个白术放在大个白术上面，以达大小干燥均匀。烘炕半日后翻动1次，再在温度60～70℃下烘炕8～12小时，约6小时翻1次，至七八成干时下炕，再次修去术杆，此时叫"二复子"。

三炕：将二炕后的白术堆放3～5日，至表面变软，再次大小分档，分别入炕斗用文火（温度50～60℃）烘炕，并在摊平白术上覆盖麻袋以保持温度均匀，约6小时翻1次，视白术大小，烘24～36小时，不时翻动，至翻动时发出清脆的喀喀声响，即示白术已烘炕干，此时叫"焙干子"或"炕干术"。（图5-81-3）

炕干的关键在于视白术的干湿度而灵活掌握火候，既要防止高温急干，烘泡炕焦，又不能低温久炕，变成油闷霉枯。燃料切勿用松柴，以免影响外色。

炕白术颇有技巧，火力过猛炕焦变枯不能药用，翻动不匀，烘炕不透生成"生头"易泛油。鲜货堆久，不及时烘炕，产生"潜水"，干后色棕，回软泛油，影响质量。

生晒术加工　将鲜白术抖净泥沙，剪去术杆，采用白天晒、晚上堆的方法，日晒至足干为止。在翻晒时，要逐步搓擦去其根须；遇阴雨天要薄摊通风处，切勿堆高淋雨。不可晒后再烘，更不能晒晒烘烘，以免影响质量。

生晒术往往外硬内软，存久内色深棕泛油，所以白术加工应以烘炕为主。

出口白术加工　多采用快速加工方法。选择壮实似瓶形的白术晒至四成干，用小刀削去少许肉疤和1 cm长的芦头，现出芦茎（又称"把子"），将把子削光，再将外附泥土洗净，并熏烘一昼夜，至外皮带黄色时再晒1～2日，堆放1日，使水分外溢，又晒3～4日，干后即可装箱。

[药材鉴别]　性状鉴别　呈肥厚拳状团块，长3～13 cm，直径1.5～7 cm。表面灰黄色或灰棕色，有不规则的瘤状突起和断续的纵皱

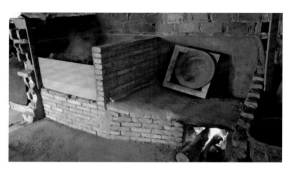

图5-81-2　退毛术

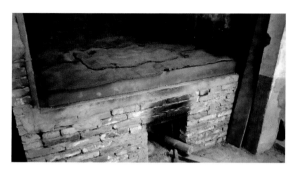

图5-81-3　炕干术

及沟纹，并有须根痕；顶端有下陷圆盘状茎基和芽痕，有的顶端留有一段地上茎，习称"术腿"；下部两侧常膨大，习称"云头"。质坚硬，不易折断。炕术断面淡黄色，角质，中央有裂隙；生晒术断面外圈皮部黄白色，中间木部淡黄色或淡棕色，略有菊花纹及分散的棕黄色油点，微显油性。气清香，味甜、微辛，嚼之略带黏性。（图5-81-4）

以个大、质坚实、香气浓者为优。

传统鉴别　於术：产于浙江於潜、东阳、

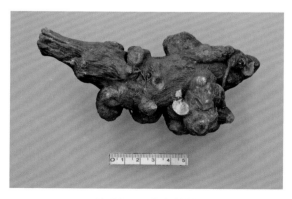

5-81-4　白术药材

仙居，扁圆形，底部两侧有突起的"云头"，顶端常留有一段略弯曲的地上茎，似鹤形，习称"鹤形术"。表面红润光泽，个大，饱满，有节无空泡。断面黄白色，有黄棕色点状油点（习称"朱砂点"），气极清香，为白术类中的优品。

徽术：个瘦小，保留一段地上茎，表面黄棕色，断面黄白色，有棕色油点，气味辛香。

萍术：产于江西宜春地区，在萍乡集散，故称"萍术"。略瘦小，形似"於术"，栽培年限愈长，个头愈瘦小，以个小、饱满、气香为优。

显微鉴别 横切面：① 木栓层为数列扁平细胞组成，其内侧常有断续的石细胞环。② 皮层、韧皮部及射线中有油室散在，油室圆形至长圆形，长径180 ～ 340 μm，短径135 ～ 180 μm。③ 形成层环明显。④ 木质部导管群呈放射状排列，中部有纤维束围绕导管，略呈菱形径向延长，靠近中央有时也可见纤维束。⑤ 中央有髓部。（图5-81-5）

粉末：淡黄棕色。① 石细胞淡黄色，类圆形、多角形或类长方形，少为纺锤形，直径37 ～ 64 μm，胞腔明显；单一或成群存在。

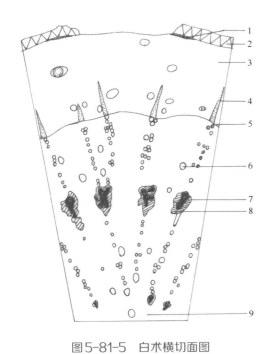

图5-81-5 白术横切面图

1. 石细胞 2. 木栓层 3. 皮层 4. 韧皮部 5. 形成层
6. 油室 7. 纤维 8. 导管 9. 髓

② 纤维黄色，长梭形，直径约40 μm，壁厚，木化，孔沟明显，成束者多见。③ 薄壁细胞中含菊糖，表面呈放射状纹理；有的含草酸钙针晶，细小，长10 ～ 32 μm，少数针晶直径至4 μm。④ 导管分子较短小，为网纹及具缘纹孔，直径达48 μm。（图5-81-6）

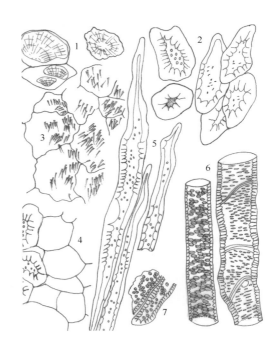

图5-81-6 白术粉末图

1. 菊糖 2. 石细胞 3. 草酸钙针晶 4. 木栓细胞
5. 纤维 6. 导管 7. 管胞

[成分] 含挥发油，约1.4%；油中主要成分为苍术酮（atractylon），高达27.4%；还有α/β-葎草烯（α/β-humulene）、β-榄香醇（β-elemol）、α-姜黄烯（α-curcumene）、3β-乙酰氧基苍术酮（3β-acetoxyatractylon）、桉叶醇（eudesmol）、棕榈酸（palmitic acid）、茅术醇（hinesol）、β-芹子烯（β-selinene）等。含倍半萜内酯化合物：苍术内酯（atractylenolide）Ⅰ/Ⅱ/Ⅲ及8β-乙氧基苍术内酯Ⅱ（8β-ethoxyatractylenolide Ⅱ）。含多炔类化合物：14-乙酰基-12-千里光酰基-8-顺式白术三醇（14-acetyl-12-senecioyl-2E,8Z,10E-atracetylentriol）、14-乙酰基-12-千里光酰基-8-反式白术三醇（14-acetyl-12-senecioyl-2E,8E,10E-atractylentriol）、12-千里光酰基-

表 5-81-1 白术色变传统经验鉴别

切面色泽	气 味	泛 油	传统评价
类白色	淡	不泛油	质优
类黄白色	淡	不泛油	质好
淡棕色	微甜	约 1/3 泛油	质一般，可供药用
棕色	微甜	约 1/3 泛油	质次，尚可药用
棕黑色	微酸	基本均泛油	质劣，不可入药

8-顺式白术三醇（12-senecioyl-2E,8Z,10E-atracetylentriol）、12-千里光酰基-8-反式白术三醇（12-senecioyl-2E，8E，10E-atractylentriol）等。另含东莨菪素（scopoletin）、果糖（fructose）、菊糖（inulin），具免疫活性的甘露聚糖 AM-3，以及天冬氨酸（aspartic acid）、丝氨酸（serine）、谷氨酸（glutamic acid）、丙氨酸（alanine）、甘氨酸（glycine）等 10 余种氨基酸。

[贮藏保管] 本品易虫蛀、发霉及走油，应置于阴凉干燥处。

[功效] 性温，味甘、苦。健脾益气，燥湿利水，止汗，安胎。用于脾虚食少，腹胀泄泻，痰饮眩悸，水肿，自汗，胎动不安。

[用法用量] 6～12 g。

[方例] 白术芍药散（《景岳全书》）：白术，白芍，防风，陈皮。功能泻肝补脾；主治痛泄（肠鸣腹痛，大便泄泻，泻必腹痛，属肝旺脾虚）。

[论注] 白术色泽变深、味先微甜后发酸，称为"泛油"。味酸有泛油现象者，则不能入药。（表 5-58-1）

苍 术

ATRACTYLODIS RHIZOMA

术，始载于《神农本草经》，列为上品。《本草纲目》载曰："古方二术通用。后人始有苍、白之分。"陶弘景则分为二。寇宗奭曰："苍术长如大拇指，肥实。皮色褐，其气味辛

烈，须米泔浸洗去皮用。"《本草品汇精要》记载苍术的"道地"产地为"茅山、蒋山、嵩山者为胜。"李时珍曰："苍术，山蓟也，处处山中有之。苗高二三尺。其叶抱茎而生，梢间叶似棠梨叶，其脚下叶有三五叉，皆有锯齿小刺。根如老姜之状，苍黑色，肉白有油膏。"

[别名] 霜苍术，茅术，北苍术。

[来源] 为菊科植物茅苍术 *Atractylodes lancea*（Thunb.）DC. 或北苍术 *Atractylodes chinensis*（DC.）Koidz. 的干燥根茎。

[植物形态] 茅苍术 多年生草本，高达 80 cm，具结节状圆柱形根茎。茎直立，下部木质化。叶互生，革质，上部叶一般不分裂，无柄，卵状披针形至椭圆形，边缘有刺状锯齿；下部叶多为 3～5 深裂或半裂，顶端裂片较大，圆形或倒卵形，侧裂片 1～2 对，椭圆形。头状花序顶生，叶状苞片 1 列，羽状深裂，裂片刺状；总苞圆柱形，总苞片 6～8 层，卵形披针形；花多数，两性或单性多异株，全为管状花，白色或淡紫色；两性花有多数羽毛状长冠毛，单性花一般为雌花。瘦果有柔毛，冠毛长约 8 mm，羽状。花期 8—10 月，果期 9—10 月。（图 5-82-1）

北苍术 与茅苍术不同点是：叶片较宽，卵形或狭卵形，一般羽状 5 深裂，茎上部叶 3～5 羽状浅裂或不裂，头状花序稍宽。（图 5-82-2）

[产地] 产于江苏、湖北、河南、安徽、浙江、江西等省的，称为"茅苍术"或"南苍术"；以产于江苏句容茅山（道地产区）者最有名。产于华北及西北地区的，称为"北苍术"。

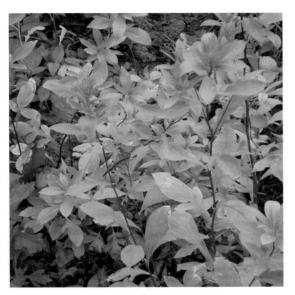

图 5-82-1 茅苍术植物

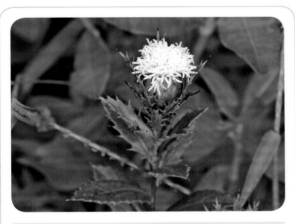

A. 花

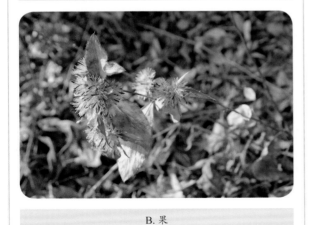

B. 果

图 5-82-2 北苍术植物

[采收加工] 春、秋二季均可采挖，多于 8—10 月挖取根茎，除去茎叶，抖去泥土，晒至须根干时入竹筐中撞击须根及余土，再晒至七八成干，复入竹筐中撞去糙皮，至表面为棕色，晒干。有的地区仅去须根，不去糙皮。

[药材鉴别] 性状鉴别 茅苍术：呈不规则连珠状或结节状圆柱形，略弯曲，偶有分枝，长 3～10 cm，直径 1～2 cm。糙皮多已除去，表面灰棕色，有皱纹、横曲纹及残留须根，顶端具茎痕及残留茎基。质坚实，断面黄白色或灰白色，散有多数橙黄色或棕红色油点（油室），习称"朱砂点"。暴露稍久可析出白毛状的结晶，习称"吐脂"或"起霜"。香气特异，味微甘、辛、苦。（图 5-82-3）

北苍术：呈疙瘩块状或结节状圆柱形，常分枝或呈不规则块状，长（2～）6～10 cm，直径 1～4 cm。表面黑棕色，除去外皮者黄棕色。质较疏松，断面散有黄棕色油点（油室），习称"雄黄点"。无白毛状的结晶析出。香气较淡，味辛、苦。（图 5-82-4）

均以个大、坚实、断面朱砂点多、香气浓郁、能"起霜"者为佳。

传统鉴别 茅苍术（南苍术）：产于道地产区江苏茅山，故称"茅苍术"。呈结节状圆柱形，表面灰黑棕色（苍色），断面散布多数"朱砂点"，切断面久置有"白霜"（茅术醇和 β-桉油醇析出的结晶），习称"霜苍术"。香气浓郁，味微甘、苦、辛。为苍术中之优品。

北苍术：产华北、东北等地区，习称"北苍术"。呈疙瘩状圆柱形，断面散有少数棕色油点，放置后不起"白霜"。香气淡，味微苦、辛。品质较茅苍术为次。

显微鉴别 茅苍术横切面：① 木栓层内夹有石细胞带 3～8 条不等，每一石细胞带由 2～3 层内长方形的石细胞集成。② 皮层宽广，其间散有大型油室，长径 225～810 μm，短径 135～450 μm。③ 韧皮部狭小。④ 形成层成环。⑤ 木质部有纤维束，与导管群相间排列；射线较宽，中央为髓部，射线和髓部均散有油室。⑥ 薄壁细胞含有菊糖和细小的草酸钙针晶。（图 5-82-5）

北苍术横切面：与茅苍术类同，其皮层有

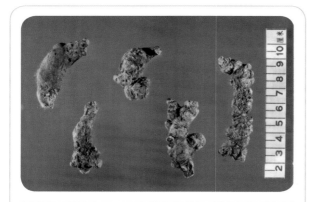

A.药材

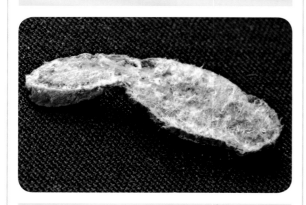

B.起霜

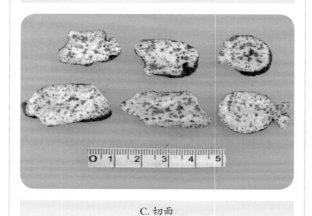

C.切面

图5-82-3 茅苍术药材

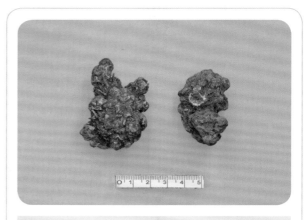

A.药材

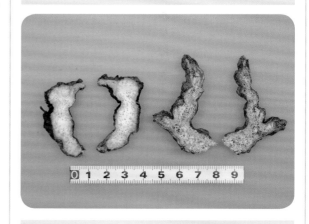

B.切片

图5-82-4 北苍术药材

纤维束。木质部纤维束较大，与导管群相间排列。（图5-82-6）

粉末棕黄色。茅苍术：①草酸钙针晶细小，长5～30μm，不规则地充塞于薄壁细胞中。②纤维常成束，长梭形，直径约至40μm，壁甚厚，木化。③石细胞甚多，类圆形、类长方形或多角形，直径20～80μm，壁极厚，木化，常和木栓细胞连在一起。④菊糖结晶扇形或块状，表面有放射状纹理。⑤油室碎片多见。⑥导管短，主为网纹导管，也有具缘纹孔导管。（图5-82-7）

北苍术：与茅苍术类同，其石细胞孔沟较短，多分支。纤维胞腔不明显，反见纹孔。（图5-82-8）

［**成分**］茅苍术含挥发油5%～9%，油中主要成分为苍术素（atractylodin）、茅术醇（hinesol）、β-桉油醇（β-eudesmol）、苍术醇（atractylol）、苍术酮（atractylone）。另含β-芹子烯（β-selinene）、3-β-羟基苍术酮（3-β-hydroxyatracetylone）、3-β-乙酰氧基苍术酮、苍术素醇（苍术定醇，atractylodinol）、乙酰苍术素醇、3-β-羟基苍术醇（3-β-hydroxyatracetylol）、3-β-醋酸苍术醇等。还含

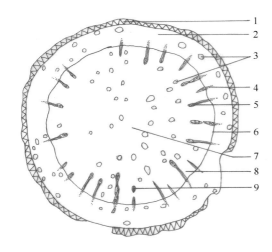

图5-82-5 茅苍术横切面简图

1. 木栓层 2. 皮层 3. 油室 4. 韧皮部 5. 木质部及导管
6. 形成层 7. 髓部 8. 射线 9. 木纤维束

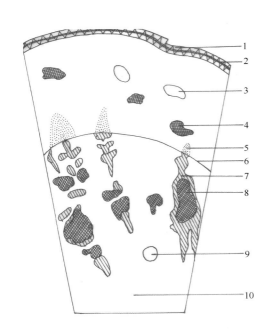

图5-82-6 北苍术横切面简图

1. 木栓层 2. 石细胞 3. 油室 4. 纤维束 5. 韧皮部
6. 形成层 7. 木质部及导管 8. 木纤维束
9. 油室 10. 髓

9个倍半萜糖苷苍术苷（atractyloside A～I）。

北苍术含挥发油3%～5%。挥发油成分与茅苍术类似，但含微量苍术酮、α-没药醇（α-bisabolol）。

[**贮藏保管**] 置干燥阴凉处，防虫蛀，防

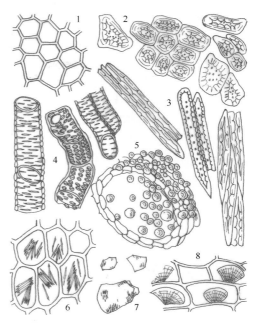

图5-82-7 茅苍术粉末图

1. 木栓组织碎片 2. 石细胞 3. 木纤维 4. 导管
5. 油室（示油滴） 6. 薄壁细胞（示针晶）
7. 块状物 8. 菊糖

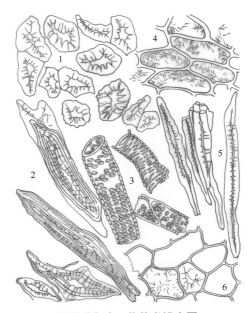

图5-82-8 北苍术粉末图

1. 木栓石细胞 2. 韧皮纤维 3. 导管 4. 草酸钙针晶
5. 木纤维 6. 木栓细胞

潮湿。

[**功效**] 性温，味辛、苦。燥湿健脾，祛风散寒，明目。用于脘腹胀满，泄泻，水肿，

脚气痿躄，风湿痹痛，风寒感冒，雀目夜盲，眼目昏涩。

[**用法用量**] 3～9 g。

[**方例**] 平胃散（《和剂局方》）：苍术，厚朴，陈皮，甘草。功能燥湿运脾，行气和胃；主治呕吐腹泻，上腹部痞满疼痛。

[**论注**] 东北地区曾习用关苍术 *Atractylodes japonica* Koidz ex Kitam. 根茎作苍术使用。日本作白术使用，收载于《日本药局方》。原植物叶有长柄，上部叶三出，下部叶 3～5 全裂，边缘有平伏的刚毛状细齿。根茎呈结节状圆柱形，表面深棕色；质较轻，纤维性强；气特异，味辛、微苦。主含挥发油，油中主含苍术酮，而苍术素含量较少，另含苍术烯内酯 I（atractylenolide I）、苍术烯醇 III（atractylenolide III）、二乙酰苍术二醇（diacetylatractyodiol）、芹烷二烯酮［selina-4(15),7(11)-diens-8-one］等，仅含微量的茅术醇和少量的 β-桉油醇，表明它在化学成分方面更接近白术而不是苍术。（图5-82-9、图5-82-10）

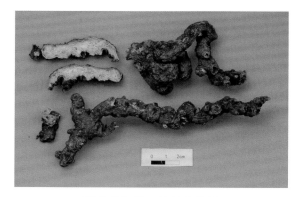

图5-82-10 关苍术药材

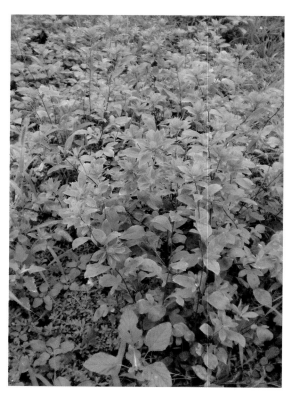

图5-82-9 关苍术植物

木 香

AUCKLANDIAE RADIX

本品名始见于《神农本草经》，列为上品。苏颂曰："今惟广州舶上来，他无所出。根窠大类茄子，叶似羊蹄而长大，亦有叶如山药而根开紫花者……以其形如枯骨，味苦粘牙者为良。"李时珍曰："本名蜜香，因其香气如蜜也。缘沉香中有蜜香，遂讹此为木香尔。昔人谓之青木香，后人因呼马兜铃根为青木香，乃呼此为南木香、广木香以别之。"

[**别名**] 广木香，云木香。

[**来源**] 为菊科植物木香 *Aucklandia lappa* Decne. 的干燥根。

[**植物形态**] 多年生草本，高 1～2 cm。主根粗壮，圆柱形，有特异香气。基生叶大型，具长柄，叶片三角状卵形或长三角形，长可达 100 cm，基部心形，边缘具不规则的浅裂或呈波状，疏生短刺，下延成不规则分裂的翼，叶面被短柔毛；茎生叶较小，呈广椭圆形。头状花序 2～3 个，丛生于茎顶，几无总梗，腋生者单一，有长的总梗；总苞由 10 余层线状披针形的苞片组成，先端刺状；花为管状，暗紫色，花冠 5 裂；雄蕊 5，聚药。瘦果线形，有棱，上端着生 1 轮黄色直立的羽状冠毛，熟时脱落。花期 5—8 月，果期 9—10 月。（图5-83-1）

生于海拔 2 500～4 000 m 的高山。

[**产地**] 原产于印度。我国主产于云南省。四川、西藏、湖北等省区亦产。为栽培品。

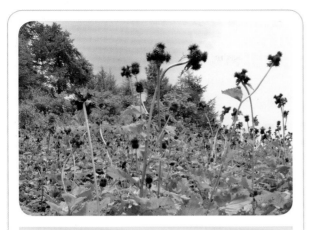

A. 植物

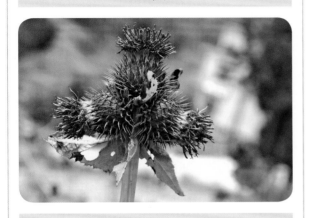

B. 果

图5-83-1　木香植物

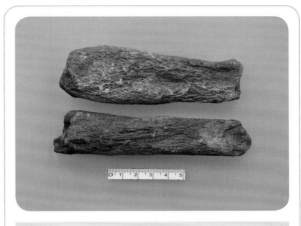

A. 药材

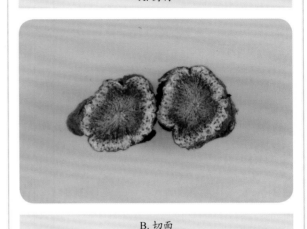

B. 切面

图5-83-2　云木香药材

[采收加工]　秋、冬二季均可采收，以霜降前采挖为佳。采挖栽培2～3年以上的根，除去茎叶、须根及泥土，切成6～12 cm长段，过粗者可纵剖成2～4块；烘干、晒干或炕干，干后撞去粗皮。以烘干者为好。火炕应低温烘，猛火易出油，影响质量。

[药材鉴别]　性状鉴别　略呈圆柱形、枯骨形或为纵剖片，长5～15 cm，直径0.5～6 cm。表面黄棕色或灰棕色，栓皮多已除去，有显著纵沟及侧根痕，有时可见不规则菱形网纹。质坚实，体重，不易折断，断面略平坦，灰棕色至暗棕色，有1棕色环（形成层）及放射状纹理，并可见散在褐色油点。老根中心常呈朽木状。气强烈芳香，味微苦。（图5-83-2）

以个大、质坚实、呈枯骨状、香气浓、油性足者为优品。

传统鉴别　圆柱形或纵切成半片，外皮除去，呈黄棕色。质重，断面有黄色油点，油性大。强烈芳香，味苦辛。国产称"新广香"。印度进口者称"老广香"，形如朽木、枯骨状，质重，断面密集红色油点，香气浓，嚼之味苦粘牙。

商品药材有3类：① 老山木香。为枯骨状，有劈裂状深凹，皮光洁；断面油点稠密，油性大；嚼之粘牙，气清香，苦辛味较厚。为木香的最佳品。② 新山香。为半截圆柱形，间有分歧，外皮粗糙；断面油点较老山木香稀少；气味与老山木香相似，但较浊。质逊于老山木香。③ 云木香。为圆柱形或圆锥形，表面有显著的纵沟及侧根痕；断面可见散在的油点；气味与新山木香相似。（图5-83-3）

显微鉴别　根横切面：① 木栓层由多列木

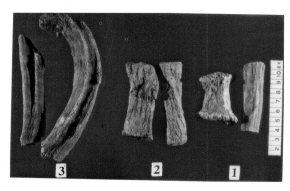

图5-83-3　木香药材

1. 广木香　2. 云木香　3. 川木香

栓细胞组成，外侧有时可见残存落皮层。② 皮层较狭窄。③ 韧皮部宽厚，射线明显，散有纤维束。④ 形成层环明显。⑤ 木质部导管单行径向排列，木纤维束存在于近形成层处及中心处导管旁；初生木质部多为四原型。薄壁组织中均有大型油室散在，油室内常贮有黄色分泌物。薄壁细胞中含有菊糖及细小草酸钙方晶。（图5-83-4）

粉末：棕黄色。① 菊糖结晶呈扇形或呈团块状，众多，散在或存于薄壁细胞中。② 木纤

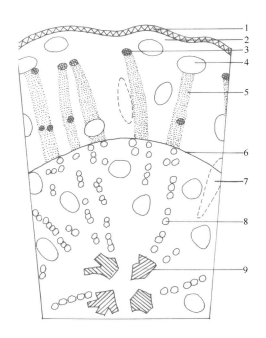

图5-83-4　木香根横切面简图

1. 木栓层　2. 皮层　3. 韧皮纤维　4. 油室　5. 韧皮部
6. 形成层　7. 裂隙　8. 导管　9. 初生木质部

维黄色，梭形，直径16～24 μm，纹孔为横列孔状、十字形或人字形，纹孔沟明显。③ 导管多为网纹导管，少为具缘导管及梯纹导管，直径30～40 μm。④ 油室多破碎。⑤ 尚有韧皮纤维，黄棕色多角形的木栓细胞。（图5-83-5）

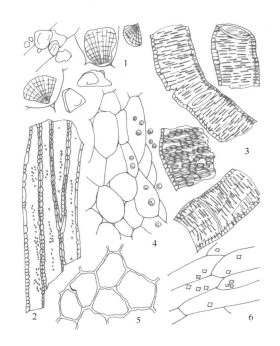

图5-83-5　木香粉末图

1. 菊糖　2. 木纤维　3. 导管　4. 油室碎片
5. 木栓细胞　6. 薄壁细胞（含方晶）

[成分]　含挥发油，油中主要成分为木香内酯（costuslactone）、去氢木香内酯、木香烃内酯、二氢木香内酯、α-木香酸、α-木香醇等。尚含有α/β-环木香烯内酯（α/β-cyclocostunolide）、豆甾醇、白桦脂醇、棕榈酸、天台乌药酸（linderic acid）等。含氨基酸约20种。另含木香碱（saussurine）、菊糖等。

[贮藏保管]　用纸包裹，放木箱内，密闭置干燥处，防潮，并防止香气走失。

[功效]　性温，味辛、苦。行气止痛，健脾消食。用于胸脘胀满，泻痢后重，食积不消，不思饮食。

[用法用量]　3～6 g。

[方例]　木香槟榔丸（《卫生宝鉴》）：木香，槟榔，陈皮，青皮，枳壳，黄柏，黄连，吴萸，三棱，莪术，大黄，香附，牵牛，芒硝。

功能行气导滞，攻积泻热；主治痢疾，食积，脘腹痞满胀痛。

川木香

VLADIMIRIAE RADIX

古代本草应用的木香，除"形如枯骨"，从"广州舶上来"的广木香外，尚有国内所产的川木香。李时珍曰："木香，南诸地皆有。"

[来源]　为菊科植物川木香 *Vladimiria souliei*（Franch.）Ling 及其变种灰毛川木香 *Vladimiria souliei*（Franch.）Ling var. *cinerea* Ling 的干燥根。

[植物形态]　**川木香**　多年生草本。根一般不分枝，茎极短。叶莲座状簇生，铺于地面；叶片长圆状披针形或卵状披针形，多为羽状中裂，具裂片5～7对，少浅裂或不裂，叶缘具不规则浅锯齿，上面被稀疏的腺毛，下面被较长的伏毛和极疏的蛛丝状毛；叶柄长8～20 cm，被白色茸毛。头状花序6～8个簇生于枝顶；总苞4层，覆瓦状排列；花冠管状，向上急膨大成钟形，紫色，5裂。瘦果压扁状三棱形，冠毛数层，芒状。花期7—8月，果期8—9月。（图5-84-1）

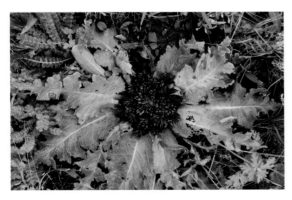

图5-84-1　川木香植物

灰毛川木香　与川木香的主要区别点为：叶背及叶柄密被灰白色蛛丝状毛。

川木香生于海拔3 700～3 800 m之间的高山草地，灰毛川木香生于海拔3 500～4 200 m之间的高山山脊或阳坡草地。

[产地]　川木香主产于四川省及西藏自治区。灰毛川木香产于四川省。

[采收加工]　秋季采挖，除去须根、油头（根头上的胶状物）及泥沙，粗根可纵向剖开，多用火烘焙至干。不宜用大火烘烤。

[药材鉴别]　**性状鉴别**　呈圆柱形（习称"铁杆木香"），或有纵槽的半圆柱形（习称"槽子木香"），稍弯曲，长10～30 cm，直径1～3 cm。表面黄褐色或暗褐色，具较细的纵皱纹，外皮脱落处可见丝瓜络状细筋脉；根头偶有黑色发黏的胶状物，习称"油头"或"糊头"。体较轻，质脆，易折断，断面黄白色或黄色，散在黄色稀疏油点及裂隙，木部较宽，有放射状纹理；有的中心呈腐朽状。气微香，味苦，嚼之粘牙。（图5-84-2）

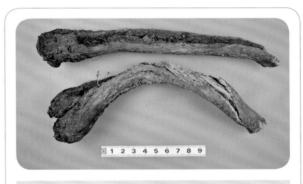

A. 药材

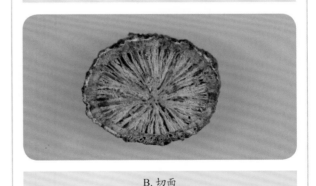

B. 切面

图5-84-2　川木香药材

以条粗、质硬、香气浓者为优品。

传统鉴别　根呈长圆形或半圆柱形槽状，称"铁杆木香"或"槽子木香"。外表面黄棕色，可见丝瓜络网纹。质脆，折断面有裂隙及稀疏黄色油点，顶端有"油头"（"糊头"）。气微香，味苦，嚼之粘牙。

显微鉴别　根横切面：① 木栓层为4～6列木栓细胞组成。② 韧皮部束中有多数木化纤维束，排列较规则，呈十数束。③ 形成层成环。④ 木质部导管旁伴有木纤维束；油室散于韧皮射线及木射线中，直径70～200 μm。⑤ 薄壁细胞内含有菊糖。（图5-84-3）

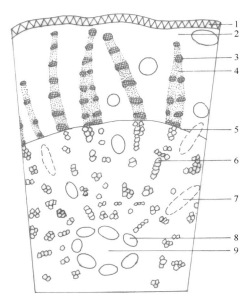

图5-84-3　川木香根横切面简图

1. 木栓层　2. 皮层　3. 韧皮纤维　4. 韧皮部　5. 形成层
6. 导管　7. 裂隙　8. 油室　9. 髓

[成分]　含挥发油约0.3%及菊糖。挥发油中含川木香内酯（mokkolactone）、土木香内酯（alantolactone）等。

[贮藏保管]　置阴凉干燥处，防潮。

[功效]　性温，味苦、辛。行气止痛，消胀。用于腹胀肠鸣，食欲不振，腹痛，里急后重等。

[用法用量]　3～9 g。

[论注]　四川商品木香药材中还有"越西木香"，产四川越西地区；越西又称越隽，故又名"越隽木香"，来源于菊科以下植物：厚叶木香 Vladimiria berardioides（Franch.）Ling、菜木香 Vladimiria edulis（Franch.）Ling.、膜缘木香 Vladimiria forrstii（Diels）Ling、木里木香 Vladimiria muliensis（H.-M.）Ling 和越西木香 Vladimiria denticulata Ling 的干燥根。药材

呈类圆柱形，略如鸡骨，或切成两半，长3～25 cm，直径0.7～1.5 cm；表面黄棕色或灰棕色，外皮多不存在，有纵皱及纵裂沟，并有突起的侧根痕；质坚硬，较易折断，断面略平坦，棕色，可见棕色点状树脂腔散在和偏心性放射状纹理；气芳香，味微苦而辛，嚼之粘牙。

漏芦类

商品药材按来源不同，分为漏芦和禹州漏芦两种。

漏　芦

RHAPONTICI RADIX

本品始载于《神农本草经》，列为上品。并谓："主治皮肤热毒，恶疮疽痔，湿痹，下乳汁。"历代本草虽有记载，但种类繁多，唯《救荒本草》所载的图与现代祁州漏芦相符。

[别名]　祁州漏芦。

[来源]　为菊科植物祁州漏芦 Rhaponticum uniflorum（L.）DC. 的干燥根。

[植物形态]　多年生直立草本，高30～80 cm。全体密被白色柔毛，主根粗大，上部密被残存叶柄。基生叶丛生，茎生叶互生，叶片长椭圆形，羽状全裂至深裂，裂片6～8对，矩圆形，边缘具不规则浅裂，两面均有白色茸毛。头状花序单生茎顶；总苞多列，具干膜质的附片；花全部为管状，浅紫色，下部条形，上部稍扩张成圆筒形，先端5裂，裂片线形；雄蕊5，聚药；花柱上部稍肥厚，先端2浅裂。瘦果卵形，有4棱，棕褐色，冠毛刚毛状。花期5—7月，果期6—8月。（图5-85-1）

[产地]　主产于河北、辽宁、山西等省。

[采收加工]　春、秋二季挖根，除去茎叶、须根及泥沙，晒干。

[药材鉴别]　性状鉴别　呈圆锥形或破裂成片块状，多扭曲，长短不一，完整者长10～30 cm，直径1～2.5 cm。表面灰褐色或暗棕色，粗糙，具纵沟及菱形的网状裂隙，时

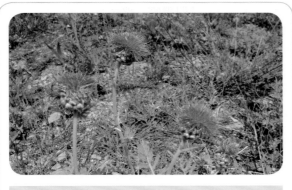

A. 植物

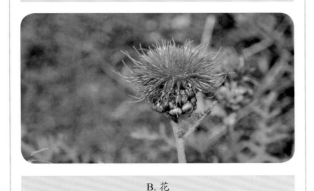

B. 花

图5-85-1 祁州漏芦植物

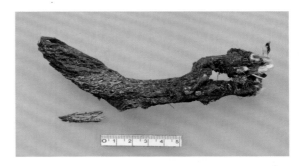

图5-85-2 漏芦药材

边缘的射线细胞壁常木栓化。⑥ 薄壁组织中有油室分布，油室周围的分泌细胞内含黄棕色分泌物。（图5-85-3）

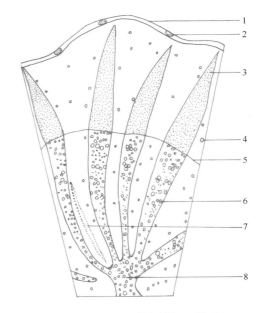

图5-85-3 漏芦根横切面简图

1.后生皮层 2.树脂道 3.韧皮部 4.油室
5.形成层 6.木质部 7.裂隙 8.原生木质部

有浮皮。根头部膨大，有残茎及鳞片状叶基，顶端有灰白色绒毛。体轻，质脆，易折断，断面不整齐，灰黄色，有裂隙和灰黄色放射状纹理，中心灰黑色或棕黑色，多糟朽。气特异，味微苦。（图5-85-2）

以粗条、色灰褐、质坚实、不裂者为佳。

传统鉴别 主产河北、山西等地。圆柱形或裂开成扭曲块状，表面灰褐色，粗糙，具网状裂纹，有浮皮，顶端有灰白色绒毛，习称"白头漏芦"。质轻脆，易折断，断面灰褐色。气微，味微苦。

显微鉴别 根横切面：① 表皮常已脱落。② 后生皮层为数层至20余层棕色细胞，壁稍厚，木化及木栓化；细根中可见长圆形树脂道排列略呈环状。③ 韧皮部较宽广，射线宽，韧皮束及射线有多数油室散在。④ 形成层成环。⑤ 木质部导管呈多股性排列，导管直径8～55（～90）μm，大小导管常间隔排列；木纤维数个至十余个成束；木射线常有纵向裂隙，裂隙

[成分] 主含挥发油约0.34%，挥发油中含有反式石竹烯（trans-caryophyllene）和α-香柠檬烯、α-柠檬烯（α-caryoph）等多种成分。尚含蜕皮甾酮（ecdysterone）、甾酮（turkesterone）、漏芦甾酮（rhapontisterone），以及牛蒡子醛（arctinal）、牛蒡子醇（arctinol）、棕榈酸（palmitic acid）、β-谷甾醇、硬脂酸乙酯（ethglstearate）等。

[贮藏保管] 置干燥阴凉处。本品易长霉，入夏前需检查晾晒。

［**功效**］ 性寒，味苦。清热解毒，消痈排脓，通乳，舒筋通脉。用于乳痈肿痛，痈疽发背，瘰疬疮毒，乳汁不通，湿痹拘挛。

［**用法用量**］ 5～9g。孕妇慎用。

［**论注**］ 漏芦花：为祁州漏芦 *Rhaponticum uniflorum*（L.）DC. 的干燥花。为蒙药，具清热、解毒、发表、止痛的功能。据报道，从漏芦花挥发油中鉴定出 β-毕澄茄烯、正十五烷、丁-十三烯、正二十烷、顺石竹烯和正十七烷等20种成分。这些成分主要为烃类化合物和倍半萜及其衍生物。

禹州漏芦

ECHINOPSIS RADIX

［**来源**］ 为菊科植物驴欺口 *Echinops latifolius* Tausch. 或华东蓝刺头 *Echinops grijisii* Hance 的干燥根。

［**植物形态**］ **驴欺口** 多年生草本，高达70cm，全株密被白色蛛丝状毡毛。茎直立。叶互生，下部者有刺，上部者无柄，叶片较祁州漏芦为小，椭圆形，羽状深裂，裂片三角形或卵状披针形，叶缘有尖刺。复头状花序顶生，由许多小头状花序组成。花天蓝色，外总苞刚毛状，内总苞外层匙形，内层长圆形；花冠筒状，先端5裂；雄蕊5，聚药。瘦果圆柱形，密生黄褐色毛。花期7—9月，果期10月。（图5-86-1）

华东蓝刺头 形似驴欺口，叶片羽状深裂，裂片通常4对，先端钝，具短刺，边缘具纤毛状细刺，叶上面无毛。头状花序的苞片多层，全部分离。

［**产地**］ 驴欺口主产于内蒙古、河南、江西等省区，华东蓝刺头主产于江苏、浙江、江西、安徽等省。

［**采收加工**］ 春、秋二季采挖，除去须根和泥沙，晒干。

［**药材鉴别**］ **性状鉴别** 驴欺口：呈类圆柱形，稍扭曲，长10～25cm，直径0.5～1.5cm。表面灰黄色或灰褐色，具纵皱纹，顶端有纤维状棕色硬毛。质硬，不易折断，断面皮部褐色，木部呈黄黑色相间的放射状纹理。

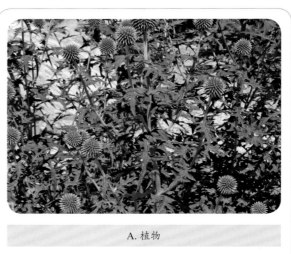

A. 植物

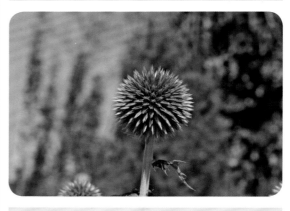

B. 花

图5-86-1 驴欺口植物

气微，味微涩。（图5-86-2）

以条粗、质硬、色灰黄者为佳。

华东蓝刺头：与驴欺口不同点——常不分枝。表面黄棕色，近根头部有细密的横环纹。断面粗纤维状，木质部显黄黑相间的花纹。

以枝条粗长、表面土棕色、质坚实、长短整齐者为佳。

传统鉴别 主产于河南、山东。呈圆柱形，表面灰褐色，有纵纹，顶端丛生棕色硬毛，习称"漏芦戴斗笠"。质坚，不易折断，断面有黄黑相间菊花纹。气微，味微涩。

显微鉴别 驴欺口根横切面：① 后生皮层2～5（～12）列细胞组成，黄棕色。② 皮层细胞4～5列，有长椭圆形树脂道散在，长径80～300（～600）μm，为裂生式，周围有压扁的分泌细胞，树脂道内含棕色树脂状物，内

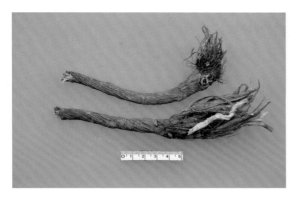

图5-86-2 禹州漏芦药材

皮层细胞单列整齐。③韧皮部有分泌腔散在，内含黄棕色物，偶见石细胞，韧皮纤维束众多，纤维的胞间隙内充满深棕色树脂状物，韧皮射线为2～5列薄壁细胞。④形成层成环。⑤木质部导管放射状排列，主要为具缘纹孔导管，纤维束与邻近薄壁细胞间隙内含有棕色树脂状物。（图5-86-3）

[成分] 含蓝刺头碱（echinopsine）约0.04%、蓝刺头宁碱（echinine）、蓝刺头扔碱（echinorine），并分出α-三联噻吩、卡多帕亭（cardopatine）、β-谷甾醇和胡萝卜苷。

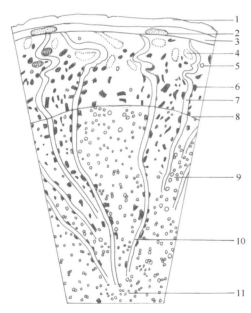

图5-86-3 驴欺口根横切面简图

1.后生皮层 2.树脂道 3.皮层 4.裂隙 5.油室
6.树脂纤维 7.韧皮射线 8.形成层 9.木质部
10.木射线 11.原生木质部

[贮藏保管] 置通风干燥处。

[功效] 性寒，味苦。清热解毒，消痈，下乳，舒筋通脉。用于乳痈肿痛，痈疽发背，瘰疬疮毒，乳汁不通，湿痹拘挛。

[用法用量] 5～10 g；孕妇慎用。

紫 菀

ASTERIS RADIX ET RHIZOMA

本品始载于《神农本草经》，列为中品。陶弘景曰："近道处处有之。其生布地，花紫色，本有白毛，根甚柔细。"李时珍曰："其根色紫而柔宛，故名。"

[别名] 软紫菀，辫紫菀，甜紫菀。

[来源] 为菊科植物紫菀 *Aster tataricus* L. f.的干燥根及根茎。

[植物形态] 多年生草本，高40～150 cm。根茎粗短，密生多数须根。茎直立，上部分枝，被糙毛。基生叶丛生，有长柄，叶片长椭圆形至椭圆状披针形，边缘有锐锯齿，两面粗糙，基部下延；茎生叶狭长椭圆形或披针形，互生，无柄。头状花序呈伞房状；花序边缘为舌状花，雌性，蓝紫色，中部为管状花，两性，黄色。瘦果扁平。花期8—9月，果期9—10月。（图5-87-1）

生于山地、河边草地。

[产地] 主产于河北、安徽、河南、黑龙江、山西等省。产于河北安国者，称为"祁紫菀"；产于安徽亳州者，称为"亳紫菀"。

[采收加工] 于秋季地上部分全部枯萎后或翌年春季发苗前采挖，去净泥土，除掉茎苗，晾晒1～2日须根变软后，有的编成辫状，再晒干或晾干。

[药材鉴别] 性状鉴别 根茎呈不规则块状，大小不一，顶端有多数茎基及叶柄残痕，底部常有未除尽的根茎，质稍硬。根茎簇生多数细根，形如马尾，长3～15 cm，直径0.1～0.3 cm，或编成辫状；表面紫红色或灰红色，有纵皱纹；质较柔韧，不易折断，断面灰白色，周边暗紫红色。气微香，味甜、微苦。（图5-87-2）

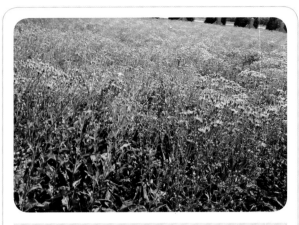

A. 植物

B. 花

图5-87-1　紫菀植物

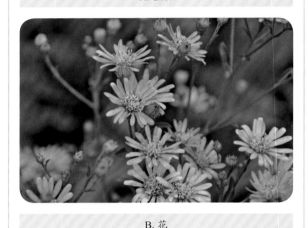

图5-87-2　紫菀药材

以根长、色紫红、质柔韧者为佳。

传统鉴别　亳紫菀：产安徽亳州，上部根头有多数茎基，下丛生多数须根。头大，须根

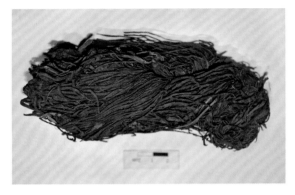

图5-87-3　祁紫菀药材

粗，色紫，质柔润，味甜，产量大。

祁紫菀：产河北安国（古祁州），采收时趁鲜时编成辫子状，晒干，习称"辫紫菀"，根长，质柔韧，紫褐色，品质优。（图5-87-3）

［成分］　主含紫菀皂苷（astersapnin）、紫菀酮（shionone）、无羁萜（木栓酮，friedelin）、表无羁萜醇（表木栓醇，epifriedelinol）及槲皮素（quercetin）；尚含少量挥发油，油中含毛叶醇（lachnophyllol）、乙酰毛叶醇（lachnophyllol acetate）、茴香醚（anethole）、烃、脂肪醇、芳香簇酸等。还含琥珀酸及环肽（cyclopetide）。紫菀皂苷水解可得紫菀次皂苷（aster-prosapogein）、继续水解可得常春藤皂苷元（hederasapogenin）和葡萄糖。

［贮藏保管］　用竹篓包装，置阴凉干燥处，防潮。

［功效］　性温，味辛、苦。润肺下气，祛痰止咳。用于痰多喘咳，新久咳嗽，劳嗽咳血。

［用法用量］　5～10 g。

［方例］　紫菀散（《张氏医通》）：紫菀，人参，麦冬，阿胶，川贝，桔梗，茯苓，五味子，炙甘草。主治咳唾有血，虚痨肺痿。

［论注］　黑龙江、吉林、内蒙古、山西、陕西、甘肃、四川等省区以同科植物肾叶橐吾 *Ligularia fischeri*（Ledeb.）Turcz.的根及根茎作紫菀入药，称"山紫菀"。药材根茎横生，上方有茎基痕及残存叶柄维管束，细根集成马尾状或扭曲成团块状，表面黄棕色或棕褐色；体轻质脆，易折断，断面中央有黄色木心；具特异香气，味微苦、辛、涩。

三 棱

SPARGANII RHIZOMA

本品始载于《本草拾遗》。陈藏器曰："三棱总有三四种，荆三棱黄色体重，状若鲫鱼而小。"李时珍曰："其根多黄黑须，削去须皮乃如鲫状，非根似鲫也。"

[别名] 荆三棱。

[来源] 为黑三棱科植物黑三棱 *Sparganium stoloniferum* Buch. -Ham. 削去外皮的干燥块茎。

[植物形态] 多年生沼生草本，高50～120 cm。根茎横走，下生粗而短的圆锥形块茎。茎单一，直立，圆柱形。叶丛生，广线形，中脉明显，基部成鞘。花单性，同株，花序头状，雄花序位于花枝上部，雌花序位于花枝下部；花被3～4片。核果倒卵形，外被干膜质的宿存花被，先端有突起的锐刺头。花期6—7月，果期7—8月。（图5-88-1）

[产地] 主产于江苏、河南、山东、江西、安徽等省。

[采收加工] 秋、冬二季采挖，除去残茎及须根，洗净泥土，削去外皮，晒干。

[药材鉴别] 性状鉴别 呈圆锥形，略扁，长2～6 cm，宽2～4 cm。表面黄白色或灰黄色，有刀削痕，小点状须根痕略呈横向环形状排列。体重，质坚实，极难折断，入水下沉，横切面中央有不太明显的筋脉小点。无臭，味淡，嚼之有麻辣感。（图5-88-2）

以体重、质坚实、去净外皮、表面黄色者为佳。

传统鉴别 药材已去皮，又称"光三棱"，卵形，稍扁，上圆下尖。外表黄白色，有刀削痕。坚实质重，入水下沉，不易折断，切断面黄白色，散有点状维管束。

显微鉴别 横切面：① 残存皮层为通气组织，有较大的细胞间隙，细胞中偶见草酸钙簇晶。② 内皮层细胞为1列径向延长的细胞，有的细胞内壁及侧壁增厚。③ 中柱薄壁细胞类圆形，壁略厚，维管束周木型或外韧型，散生，外有维管束鞘纤维，导管非木化。薄壁细胞含淀粉粒，并含有分泌细胞。（图5-88-3）

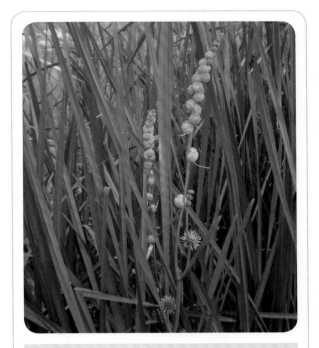

A. 花

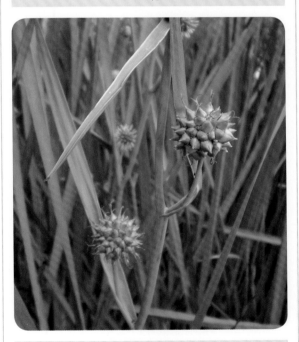

B. 果

图5-88-1 黑三棱植物

粉末：黄白色。① 淀粉粒甚多，单粒类圆形、类多角形或椭圆形，直径2～10 μm，脐点点状或裂缝状；复粒由2～4个分粒组成。② 厚壁细胞多单个散在，呈棱形，边缘微波状

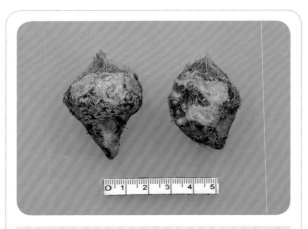

A. 药材

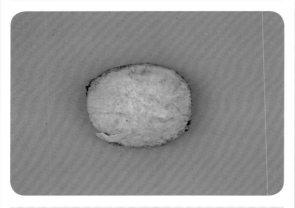

B. 切面

图5-88-2　三棱药材

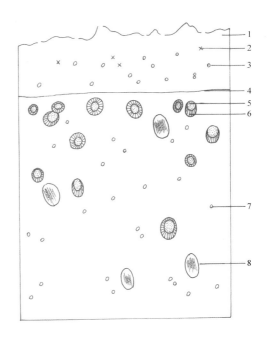

图5-88-3　三棱横切面简图

1. 残存的表皮　2. 草酸钙簇晶　3. 分泌细胞
4. 内皮细胞　5. 韧皮部　6. 木质部　7. 分泌细胞
8. 不规则走向的维管束

凹凸，壁略厚，孔沟细密。③ 木化薄壁细胞类长方形，长90～108 μm，直径22～234 μm，厚连珠状，微木化。④ 导管旁薄壁细胞类长方形，壁厚，连珠状，微木化，纹孔细密。⑤ 导管主要为梯状具缘纹孔导管，少数为梯纹导管及螺纹导管。⑥ 木纤维多成束，长梭形，两端尖或单截。⑦ 星状细胞偶见，淡黄色，呈不规则形，有长短不一分枝。（图5-88-4）

［**成分**］　含挥发油，油中为苯乙醇（phenethyl alcohol）、对苯二酚（hydroquinone）、去氢木香内酯（dehydrocostus lactone）等。还含苯丙素类、黄酮类、生物碱类等成分。

［**贮藏保管**］　置干燥通风处，防潮湿，防蛀。

［**功效**］　性平，味辛、苦。破血行气，消积止痛。用于血瘀气滞，腹部结块，肝脾肿大，

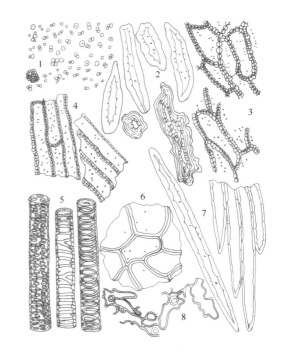

图5-88-4　三棱粉末图

1. 淀粉粒　2. 厚壁细胞　3. 木化薄壁细胞　4. 导管旁薄壁细胞　5. 导管　6. 薄壁细胞　7. 木纤维　8. 星状细胞

经闭腹痛，食积胀痛。

[**用法用量**] 5～10 g。

[**注意**] 孕妇禁用；不宜与芒硝、玄明粉同用。

[**方例**] 三棱丸（《经验良方》）：三棱，莪术，川芎，丹皮，牛膝，大黄，延胡索。治月滞经闭腹痛。

[**论注**]（1）目前商品药材有"荆三棱"和"黑三棱"两种，"荆三棱"系黑三棱科植物黑三棱的块茎；而"黑三棱"系莎草科植物荆三棱 *Scirpus yagara* Ohwi 的块茎。两者药材名称和植物名称恰相反。黑三棱药材仅在部分省区使用。黑三棱药材的主要特点为：近圆形或略呈锥形，多带有黑色外皮残存，根瘢痕极少；质坚硬而体轻，入水中多漂浮水面；断面有散在的棕色小点（维管束）。

（2）三棱以冬季采集为佳，有"敲冰挖三棱"之说。越冬后采者体轻，质量差，不堪入药。

泽 泻

ALISMATIS RHIZOMA

本品始载于《神农本草经》，列为上品。苏颂曰："春生苗，多在浅水中。叶似牛舌，独茎而长。秋时开白花，作丛似谷精草，秋末采根曝干。"李时珍曰："去水曰泻，如泽水之泻也。"《出产辨》载："以福建省建宁府为上。"

[**别名**] 建泽泻，川泽泻。

[**来源**] 为泽泻科植物东方泽泻 *Alisma orientale*（Sam.）Juzep. 或泽泻 *Alisma plantago-aquatica* Linn. 的干燥地下块茎。

[**植物形态**] 东方泽泻 多年生草本，高0.5～1 m。块茎球形。叶丛生，叶片椭圆形、卵状椭圆形至宽卵形，全缘，两面均光滑无毛，叶脉5～7条。花茎由叶丛中生出，花序通常有3～5轮分枝，集成大型的轮生状圆锥花序；花两性；外轮花被片3，萼片状广卵形，内轮花被片3，花瓣状，白色，边缘波状；雄蕊6；雌蕊多心皮，离生，子房倒卵形，花柱较子房短或等长，弯曲。瘦果椭圆形，背部具1～2条浅沟。花果期5—9月。（图5-89-1）

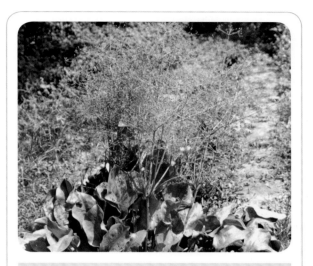

A. 植物

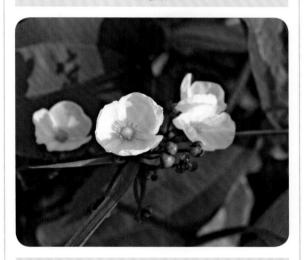

B. 花

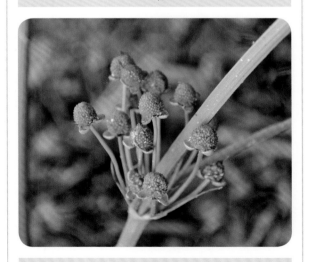

C. 果

图5-89-1 泽泻植物

泽泻 与东方泽泻的主要不同点为：花较大，内轮花被片边缘具不规则粗齿；花柱较长，可达7～15 mm，长于心皮。瘦果背部浅沟不明显。花果期5～10月。

[**产地**] 主产于福建、江西、四川等省，多系栽培。福建产者称"建泽泻"，四川产者称"川泽泻"。

[**采收加工**] 冬季茎叶开始枯萎时采挖，除去茎叶、须根，削去粗皮，洗净，炕干，装入竹筐中撞去须根及粗皮，晒干。

[**药材鉴别**] 性状鉴别 呈类圆形、长圆形或倒卵形，长2～7 cm，直径2～6 cm。表面黄白色，未去尽粗皮者显淡棕色，有不规则横向环状浅沟纹，并散有多数细小突起的须根痕，于块茎底部尤密。质坚实，破折面黄白色，颗粒性，有多数细孔。气微，味微苦。

传统鉴别 建泽泻：主产福建省建阳、建瓯，称"建泽泻"；江西广昌、宁都亦产。呈长卵形或扁球形，表面黄白色，有环状凹凸，有时具两个残留茎基，习称"双花"。质坚硬，切断面淡黄白色。气微香，味甘、微苦。品质较优。（图5-89-2）

川泽泻：产四川彭州、崇州。呈长圆形或类球形，表面常有乳头状突起，灰黄色，气味较淡。（图5-89-3）

显微鉴别 横切面：① 外皮多已除去，残留的皮层通气组织细胞间隙甚大。② 外皮内侧有1列细胞（内皮层）壁增厚，木化，有纹孔。③ 中柱通气组织中散有周木维管束和淡黄色油室，薄壁细胞中充满淀粉粒。（图5-89-4）

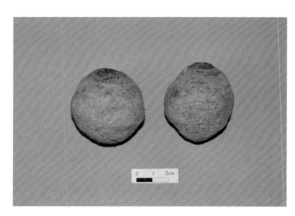

图5-89-2 建泽泻药材

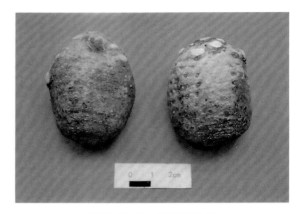

图5-89-3 川泽泻药材

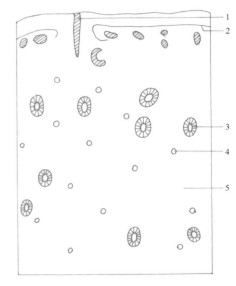

图5-89-4 泽泻横切面简图

1. 叶迹维管束　2. 内皮层　3. 维管束
4. 分泌腔　5. 通气组织

粉末：淡黄棕色。① 淀粉粒众多，单粒长卵形、类圆形或椭圆形，脐点人字形、三叉状、十字形、短缝状；复粒由2～3分粒组成。② 薄壁细胞呈多角形，侧壁有连珠状增厚，纹孔明显，有些薄壁细胞具椭圆形纹孔，或纹孔团。③ 内皮层细胞大，呈不规则形，垂周壁波状弯曲，木化，有明显的孔沟。④ 油室大多破碎，完整者类圆形，直径54～110 μm。⑤ 导管有螺纹导管、梯纹导管、网纹导管、单纹孔导管及具缘纹孔导管，直径10～24 μm。⑥ 纤维少见，直径16～24 μm，壁较厚，木化。（图5-89-5）

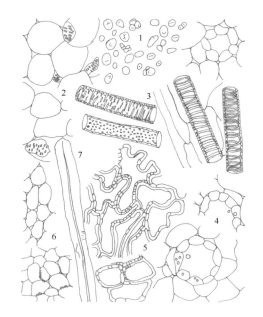

图5-89-5 泽泻粉末图

1.淀粉粒 2.中柱薄壁细胞 3.导管 4.油室 5.内皮层
细胞 6.皮层薄壁细胞 7.纤维

[成分] 含多种四环三萜酮类衍生物,包括泽泻醇(alisol)A/B/C及其乙酸酯,以及表泽泻醇A(epi-alisol A)、24-乙酰基泽泻醇A(24-acetyl alisol A)、23-乙酰基泽泻醇B(23-acetyl alsol B)、23-乙酰基泽泻醇C(23-acetyl alisol C),并含卵磷脂、磷脂和胆碱等。

[贮藏保管] 用麻袋包装,置干燥处,勿使受潮、发霉或虫蛀。发现虫蛀、发霉,可用微火炕,火力不能过猛,以免变质。与牡丹皮堆放在一起,则不会被虫蛀。

[功效] 性寒,味甘、淡。利水渗湿,泄热,化浊降脂。用于小便不利,水肿胀满,泄泻尿少,痰饮眩晕,热淋涩痛,高脂血症。

[用法用量] 6～10 g。

[方例] 泽泻汤(《金匮要略》):泽泻,白术。功能补脾渗湿,利水;主治心下有支饮,其人苦冒眩。

芦 根

PHRAGMITIS RHIZOMA

本品始载于《名医别录》,名芦。苏敬谓:

"芦根生下湿地,茎叶似竹,花若荻花,名蓬蕽,二月八月采根,日干用。"现在芦根药材都是芦苇的根茎。《本经疏证》载苇茎与芦根曰:"其根启水精上滋,治消渴客热,则其茎必系导痰下流而治肺痈矣,故《千金》所以有苇茎汤欤。"

[别名] 苇茎。

[来源] 为禾本科植物芦苇 *Phragmites communis* Trin.的新鲜或干燥根茎。

[植物形态] 多年生高大草本,具粗壮的匍匐地下茎,横走,芦上具芽,芦间中空,高2～5 m。茎中空,表面平滑,常有白粉。叶2列式互生,具抱茎的叶鞘;叶片线形,扁平,边缘粗糙。穗状花序组成为顶生的圆锥花序,小穗线状披针形,有小花3～7朵;花紫色或黄绿色。颖果椭圆形。花期7—8月,果期9—11月。(图5-90-1)

生长于河边、湖滩和池沼内。

[产地] 我国大多数省区均有产。

[采收加工] 春、夏、秋三季采收,挖取根茎,除去须根,洗净泥土,鲜用或晒干用。春季清明节挖取者,质嫩品佳;秋季产者较次;夏季挖取者有纵纹,发泡,质更次。

[药材鉴别] 性状鉴别 鲜芦根:呈长圆柱形,有的略扁,长短不一,直径1～2 cm。表面黄白色,有光泽,外皮疏松可剥离,节呈环状,有残根和芽痕。质轻而柔韧,切断面黄白色,中空,壁厚1～2 mm,有小孔排列成环。无臭,味甘。(图5-90-2)

芦根:呈扁圆柱形。节处较硬,节间有纵纹。(图5-90-3)

以条粗、质软、无须根、味甘淡而微甜者为佳。

显微鉴别 横切面:① 表皮由长细胞和短细胞构成,长细胞壁波状弯曲,短细胞成对;1个为硅质细胞,腔内含硅质体,另1个为六角形栓化细胞。② 表皮内为3～4层下皮纤维,微木化。③ 皮层宽广,有类方形气腔,排列成环状。④ 内皮层不明显。⑤ 中柱维管束3～4环列,最外列维管束较小,排列于气腔间,外环的维管束间和内环的维管束间均有纤维连成环带,维管束外韧型,周围有纤维束,原生木质部导管较小,后生木质部各有2个大型导管,

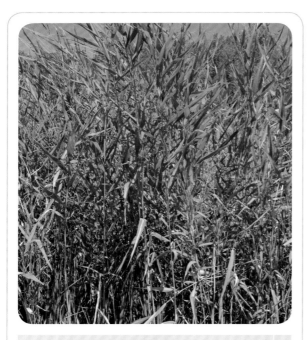

A. 植物

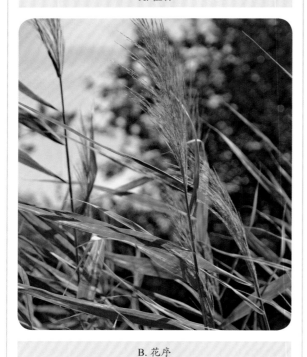

B. 花序

图5-90-1 芦苇植物

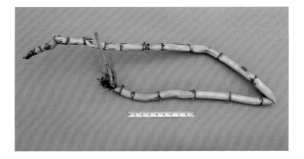

图5-90-2 鲜芦根药材

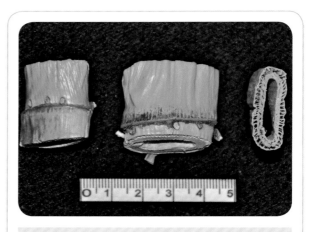

A. 药材

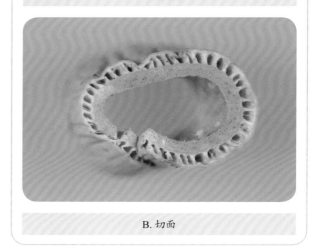

B. 切面

图5-90-3 芦根药材

韧皮部细胞较小。⑥ 中央髓部大，中空。（图5-90-4）

[成分] 含薏苡素（coixol）以及蛋白质5%、脂肪1%、碳水化合物51%、天门冬酰胺0.1%。

[贮藏保管] 存放干燥处，勿受潮湿。

[功效] 性寒，味甘。清热泻火，生津止渴，除烦，止呕，利小便。用于热病烦渴，口干咽燥，胃热呕吐，肺热咳嗽，肺痈吐脓，小便短赤。并解河豚鱼毒。

[用法用量] 15～30 g；鲜品用量加倍，或捣汁用。

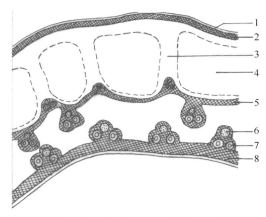

图 5-90-4 芦根横切面简图

1. 表皮 2. 下皮纤维 3. 皮层 4. 空腔 5. 外侧束间纤维
6. 韧皮束 7. 木质部 8. 内侧束间纤维

[**方例**] 生芦根饮（《备急千金要方》）：生芦根，青竹茹，粳米，生姜。功能清热生津，和胃降逆。主治伤寒后，哕，干呕，不下食。

[**论注**]（1）《千金方》中的"苇茎"为芦苇 *Phragmites communis* Trin. 的嫩茎。于夏秋采收，晒干或鲜用。药材呈长圆柱形，长约30 cm，直径0.4～0.6 cm；表面黄白色，光滑，具光泽，有一侧有纵凹纹。节间长10～17 cm，节部膨大，有残留叶鞘，下有3～5 mm的粉带；质硬，折断面中空；气微，味淡。能清肺解毒，止咳排脓；治肺痈吐脓，肺热咳嗽，痈疽。用量：15～30 g，鲜品60～120 g。

（2）广东有的地区以茭笋 *Zizania caduciflora* Hand. -Mazz. 的根茎代替芦根，称"苇茎"。外形与芦根相似，呈深黄色，质轻而柔软；切断面壁较薄，壁上小孔不明显；无臭，味淡。（图5-90-5）

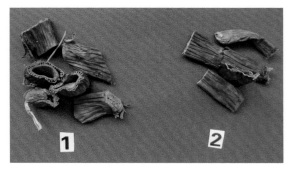

图 5-90-5 芦根（1）与茭笋根（2）

（3）四川地区习用大芦 *Phragmites karka*（Retz.）Trin. 的根茎。与芦根相似，但圆锥花较长，为40～60 cm，分枝广伸展，小穗长8～12 mm。质硬不易折断，断面中空；无臭，味甘。

白茅根

IMPERATAE RHIZOMA

白茅始载于《神农本草经》，列为中品。李时珍谓："茅有白茅、管茅、黄茅、香茅、芭茅数种，叶皆相似，白茅短小，三四月开白花成穗，结细实，其根甚长，白软如筋而有节，味甘，俗呼丝茅。"

[**别名**] 茅根，丝茅根。

[**来源**] 为禾本科植物白茅 *Imperata cylindrica* Beauv. var. *major*（Nees）C. E. Hubb. 的干燥根茎。

[**植物形态**] 多年生草本。根茎密生鳞片，高20～80 cm。秆丛生，直立，节具长4～10 mm的白色柔毛。单叶互生，集于基部；叶片扁平，条形或条状披针形，先端渐尖，基部渐窄，边缘及背面较粗糙，主脉明显。圆锥花序圆柱状，分枝密集，小穗具柄，基部密生白色丝状毛。颖果。花期夏、秋季。（图5-91-1）

[**产地**] 全国各地均产。

[**采收加工**] 春、秋二季当苗未出或枯萎时采挖。除去地上部分及泥土，洗净，晒干，压扎成捆。

[**药材鉴别**] 性状鉴别 呈细长圆柱形，有时分枝，通常长30～60 cm，直径2～4 mm。表面乳白色或黄白色，有浅棕黄色稍隆起的节，节间1.5～3 cm。质轻而韧，不易折断，断面纤维性，中心有1小孔。气微，味微甘。（图5-91-2）

以条粗、色白、无须根、味甜者为佳。

显微鉴别 横切面：① 表皮为1列类方形小细胞，有的含硅质块。② 皮层较宽，最外为1～4列纤维，壁厚，木化。③ 叶迹维管束10余个，环列，有限外韧型，具束鞘纤维，其旁常有裂隙。④ 内皮层细胞内壁增厚，粘连有硅质块。⑤ 中柱内散有多数维管束，有限外韧型，近中柱鞘的维管束小而密，由纤维相连成

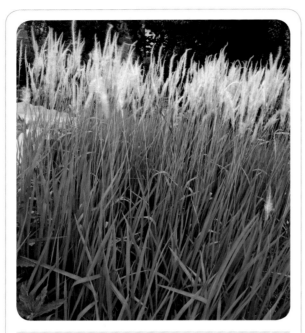

A. 植物

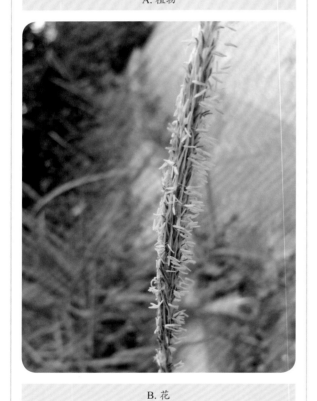

B. 花

图5-91-1 白茅植物

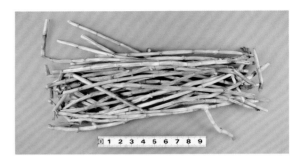

图5-91-2 白茅根药材

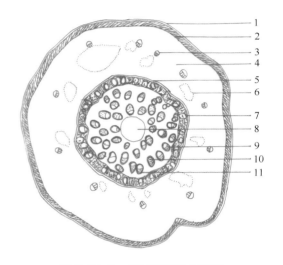

图5-91-3 白茅根横切面简图

1. 表皮　2. 下皮纤维　3. 叶迹维管束　4. 皮层　5. 内皮层
6. 气道　7. 中柱鞘　8. 髓腔　9. 韧皮部
10. 木质部（导管）　11. 维管束鞘

细胞及1个硅细胞）相间排列，偶见1个短细胞介于2长细胞之间。②内皮层细胞长方形，一侧壁甚薄，另一侧壁增厚，层纹及孔沟明显，壁上粘连有硅质块。③中柱鞘厚壁细胞类长方形；根茎茎节处中柱鞘细胞呈石细胞状。④下皮纤维常具横隔，木化。⑤可见木纤维。（图5-91-4）

[成分]　含三萜化合物芦竹素（aruncloin）、白茅素（cylindrin）、羊齿烯醇（fernenol）、西米杜鹃醇（simiarenlo）等，并含糖。

[贮藏保管]　本品易霉变，置干燥处，防潮湿。

[功效]　性寒，味甘。清热利尿，凉血止血。用于热病烦渴，肺热咳嗽，胃热呕吐，血热吐血，衄血，尿血，热淋涩痛，水肿，小便

环。⑥中央常成空洞。（图5-91-3）

粉末：黄白色。①表皮细胞平行排列，每纵行列多为1个长细胞与2个短细胞（1个木栓

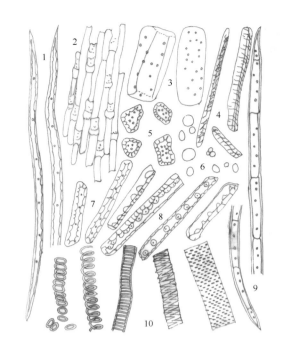

图5-91-4　白茅根粉末及解离组织图

1. 韧皮纤维　2. 表皮细胞　3. 薄壁细胞　4. 木纤维
5. 石细胞　6. 淀粉粒　7. 中柱鞘细胞　8. 内皮层细胞
9. 下皮细胞　10. 导管

不利，湿热黄疸。

[用法用量] 9～30 g。

[方例] 茅葛汤（《沈氏尊生方》）：茅根，葛根。治热呃。

[论注] 内蒙古赤峰市等地有以同科植物白草 *Penniselum flaccidum* Griseb 的干燥根茎作白茅根使用。其主要不同点为：质坚硬，断面中央有白色髓，有时中空；皮层较窄，无车轮状空隙，中心较大，不易与皮层剥离；味淡。

香　附

CYPERI RHIZOMA

本品原名莎草，始载于《名医别录》，列为中品。李时珍曰："莎叶如老韭叶而硬，光泽有剑脊棱，五六月中抽一茎三棱中空，茎端复出数叶，开青花成穗如黍，中有细子，有根有须，须下结子一二枚，转相延生，子上有细黑毛，大者如羊枣而两头尖。"《植物名实图考》有香附子附图。现今所用香附与历代本草所载相符。

[别名] 香附子，莎草根。

[来源] 为莎草科植物莎草 *Cyperus rotundus* L. 的干燥根茎。

[植物形态] 多年生草本。根茎匍匐，具椭圆形块茎。茎直立，三棱形，光滑无毛，绿色。叶丛生于茎基部，叶鞘闭合抱于茎上，叶片长线形。复穗状花序，顶生，3～10个排列成伞状；花深茶褐色，下有叶状花苞片2～3枚，鳞片2列，排列紧密，每鳞片着生1花；雄蕊3枚，柱头3裂呈丝状。小坚果长圆倒卵形，具3棱。花期6—8月，果期7—11月。（图5-92-1）

[产地] 我国大部分地区均产。主产于山东、浙江、湖南省。

[采收加工] 秋季采挖，燎去毛须，沸水略煮或蒸透后晒干，也可不经火燎或蒸煮直接晒干，均称"毛香附"；经撞擦去净毛须的称为"光香附"。

[药材鉴别] 性状鉴别　多呈纺锤形，有的略弯曲，长2～3.5 cm，直径0.5～1 cm。表面棕褐色或黑褐色，有纵皱纹，并残留根痕；"光香附"较光滑，环节不明显。质硬，经蒸煮者断面黄棕色或红棕色，角质样；直接晒干者断面色白而显粉性，内皮层环纹明显，中部色较深，维管束点清晰可见。气芳香，味微苦。（图5-92-2）

以个大、质坚实、红棕色、香气浓者为佳。

显微鉴别　横切面：① 表皮细胞棕黄色，下有2～3列下皮细胞，壁厚，并有多数下皮纤维束。② 皮层中分布有少数周木型叶迹维管束以及多数类圆形分泌细胞，内含黄色分泌物，周围有5～8个薄壁细胞呈放射状排列。③ 内皮层明显。④ 中柱中有多数周木型维管束，亦有分泌细胞。薄壁细胞中含淀粉粒。（图5-92-3）

粉末：棕色。① 淀粉粒呈类圆形、类三角形或类方形，直径3～27 μm，脐点偶见，显点状或缝状。② 下皮细胞多角形，常带有下皮纤维和厚壁细胞。③ 叶基纤维为红棕色或黄棕色，多成束，直径5～13 μm，壁厚，孔沟不明显，胞腔线形。④ 分泌细胞较多，呈类圆形或矩圆形，直径35～72 μm，胞腔内含淡黄棕

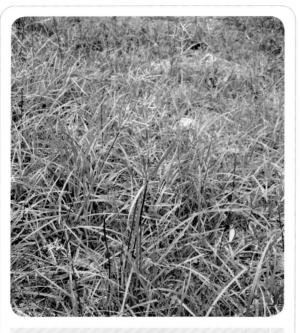

A. 植物

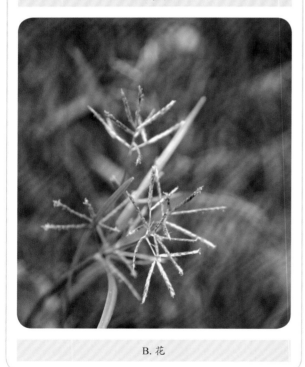

B. 花

图5-92-1　莎草植物

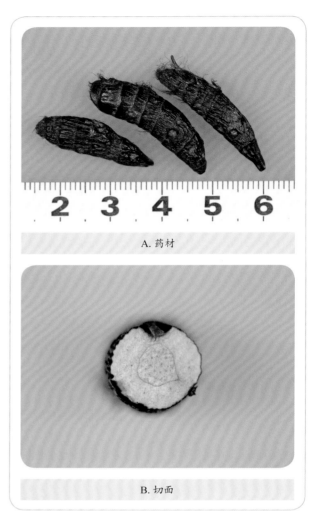

A. 药材

B. 切面

图5-92-2　香附药材

色或红棕色分泌物，其周围7～8个薄壁细胞呈放射状排列。⑤石细胞淡黄色或黄棕色，类方形、类多角形或梭形，壁较厚。⑥梯纹、孔纹、网纹、螺纹导管，直径10～18 μm。（图5-92-4）

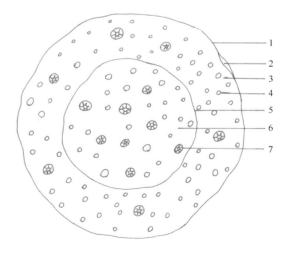

图5-92-3　香附横切面简图

1.表皮　2.下皮纤维　3.皮层　4.分泌细胞
5.内皮层　6.中柱　7.纤维束

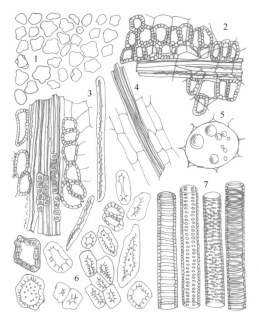

图5-92-4 香附粉末图

1. 淀粉粒 2. 下皮纤维 3. 下皮细胞 4. 叶基纤维
5. 分泌细胞 6. 石细胞 7. 导管

[成分] 含挥发油1%，油中含有多种倍半萜及其氧化物：香附烯（cyperene）、β-芹子烯（β-seliene）、α-香附酮（α-cyperone）、β-香附酮（β-cyperone）、广藿香酮（patchoulenone）。还有少量单萜化合物。

[贮藏保管] 本品易虫蛀，发现虫蛀可蒸热，再晒干。

[功效] 性平，味辛、微苦、甘。疏肝解郁，理气宽中，调经止痛。用于肝郁气滞，胸胁胀满，疝气疼痛，乳房胀痛，脾胃气滞，脘腹痞闷，胀满疼痛，月经不调，痛经。

[用法用量] 6 ～ 10 g。

[方例] 青囊丸（《韩氏医通》）：香附，乌药。治一切气痛。

[论注] 咸香附 为同属植物粗根茎莎草 Cyperus stoloniferus Retz.的根茎，商品又称咸水香附、海南大香附、大香附等。药材呈纺锤形、长椭圆形或类圆柱形，有的略弯曲，长 2 ～ 5 cm，直径0.5 ～ 1.5 cm，表面棕褐色或焦褐色，多具明显隆起的密集环节，环节常为6 ～ 12个，少数达3 ～ 5个；节上有众多棕色至深棕色的细长毛须；根茎中下部常残存细根；质地稍轻而硬，断面浅棕色或红棕色；气香，味苦微辛。主产广东沿海地区，近年销往四川、河南、湖北、广西等地。咸香附是香附的混淆品，不能作香附入药。

竹节香附（两头尖） 为毛茛科植物多被银莲花 Anemone raddeana Regel的干燥根茎。药材呈长纺锤形，略弯曲，一端较粗，长0.8 ～ 3 cm，直径2 ～ 7 mm；表面棕色至棕褐色，有节及略突起的分支；质硬而脆，易折断，断面略平坦，边缘棕黑色，中部黄白色，有粉性，或淡棕色角质状；无臭，味初淡、后微麻辣。有毒。本品只是名称上与香附相近，不能作为香附入药用。（图5-92-5）

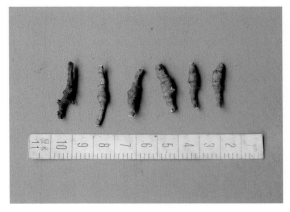

图5-92-5 竹节香附

菖蒲类

商品药材按来源不同，分为石菖蒲和藏菖蒲两种。

石菖蒲

ACORI TATARINOWII RHIZOMA

菖蒲始载于《神农本草经》，列为上品。陶弘景曰："生石碛上，概节为好。"又曰："真菖蒲，叶有脊，一如剑刃，四月、五月亦作小厘华也。"李时珍曰："菖蒲凡五种：……生于水石之间，叶有剑脊，瘦根密节，高尺余者，石菖蒲也；人家以砂栽之一年，至春剪洗，愈剪愈细，高四五寸，叶如韭，根如匙柄粗者，亦石菖蒲也；甚则根长二三分，叶长寸许，谓之钱蒲是矣。服食入药须用二种石菖蒲，余皆不堪。"还释其名曰："菖蒲，乃蒲类之昌盛者，故曰菖蒲。"

[别名] 昌蒲，九节昌蒲，建菖蒲，香菖蒲。

[来源] 为天南星科植物石菖蒲 Acorus tatarinowii Schott 的干燥根茎。

[植物形态] 多年生常绿草本。根茎横生，具分枝。有香气。叶基生，剑状线形，长 10～50 cm，宽 2～6 mm（罕达 1 cm），平行脉多数，无中肋，然中央有明显弧形隆起，质厚实，叶基鞘状，具窄膜质边缘。花茎扁三棱形，高（5～）10～30 cm；肉穗花序圆柱形，长 3～12 cm，直径 2～4（～6）mm；佛焰苞片叶状，长 5～20（～25）cm，宽 2～4 mm；花黄绿色，两性，花被片6，雄蕊6。浆果倒卵形。花期3—5月，果期5—7月。（图5-93-1）

生长于山涧溪流石上，少生于溪旁湿地。

[产地] 主产于四川、浙江、江西、江苏、福建等省。

[采收加工] 于秋、冬二季采集根茎。采集时，掀起溪流上方一侧附着于石上的须根，顺溪流方向拉起根茎，折去嫩根茎，并除去残留叶基，除去须根，洗净泥土，晒干。采集时，将折断弃去嫩根茎顺手栽于不易被水冲击的石块下方，使之继续生长，以保护药源。

[药材鉴别] 性状鉴别 呈扁圆柱形，多弯曲，常有分枝，长 3～20 cm，直径 0.3～1 cm。表面棕褐色，粗糙，有疏密不均的环节，节间长 0.2～0.8 cm，具细纵纹，一面残留须根或圆点状根痕；叶痕呈三角形，左右交互排列，有的其上有毛鳞状的叶基残余。质硬，断面纤维性，类白色或微红色，可见环状的内皮层及棕色的油点。气芳香，味苦、微辛。（图5-93-2）

以条粗、饱满、无抽皱、节密、表面色黄、断面色类白、香气浓者为佳。

显微鉴别 横切面：① 表皮细胞类方形，外壁增厚，棕色管有的含棕色物。② 皮层宽厚，散有纤维束及叶迹维管束；叶迹维管束外

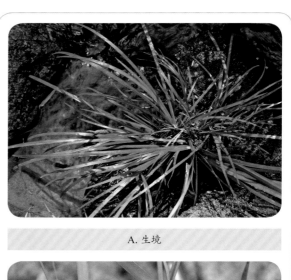

A. 生境

B. 果

图5-93-1 石菖蒲植物

韧型，维管束鞘纤维成环，木化；维管内皮层明显，间含小方晶；纤维束外有薄壁鞘，形成晶鞘纤维。③ 内皮层明显，细胞侧壁明显增厚，细胞中有时含淀粉粒。④ 中柱维管束为周木型，外韧型极少见；导管断续环列，与内皮层相接的维管束，接触处常无导管；维管内皮层仅内方明显，不成环；近中央的维管束，其内皮层成环，细胞中间有小方晶；维管束与维管内皮层之间有纤维，成环或不成环。⑤ 皮层中的油细胞与皮层薄壁细胞同形，散布于薄壁组织中；中柱油细胞细小，常分布在导管与导管、导管与韧皮部之间，内含黄色分泌物。⑥ 薄壁细胞含细小淀粉粒。

粉末：淡黄棕色。① 分泌细胞呈类圆形或长圆形，胞腔内充满黄绿色、橙红色或红色分泌物。② 纤维及晶鞘纤维常成束，少单个

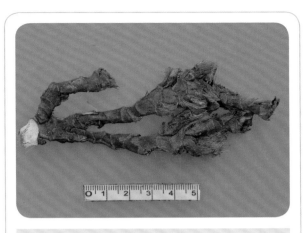

A. 药材

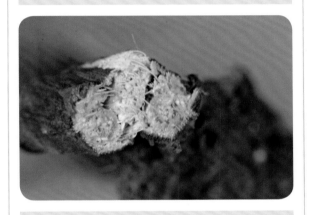

B. 断面

图5-93-2　石菖蒲药材

散在，纤维壁较厚，纹孔明显；含晶维管内皮层细胞或纤维内皮层细胞类长方或类方形。③ 表皮细胞为不规则多角形，红棕色或棕黄色，间含棕色物。④ 皮层薄壁细胞类圆形，直径35～60 μm；内皮层细胞类方形，均含淀粉粒。⑤ 油细胞类圆形，直径30～50 μm，内常有黄色或黄棕色油滴。⑥ 草酸钙方晶为菱状方晶或多面多角形，直径5～12（～15）μm。⑦ 导管多为螺纹导管或环纹导管，极少为梯纹导管。⑧ 淀粉粒类圆球形，多单粒，少为2～5（～8）分粒组成的复粒，脐点点状或飞鸟状，层纹不明显，直径2～12 μm。

[成分]　含挥发油1%～2.9%，油中主含β-细辛醚（β-asarone，高达62.38%）、1-烯丙基-2,4,5-三甲基苯（1-allyl-2,4,5-trimthoxybenzene）、石菖蒲醚（saikishone）、顺式-甲基异丁香油酚（cis-methyl-isoeugenol）、反式-甲基异丁香油酚（trans-methyl-isoeugen ol）、甲基丁香油酚（methyleugenol）、α-细辛醚（α-asaron）、γ-细辛醚（γ-asaron）等。另含细辛醛（asaronaldehyde）、欧细辛醛（euasaron）、二聚细辛醚（disasarin）等。此外尚含少量的黄樟醚（safrole）、榄香素（elemicicine）、α-葎草烯（α-humulene）、石竹烯（caryophyllene）及丁香油酚等。据报道，产地相同的根茎及叶挥发油组分基本相同，但叶含量较低。产地不同，挥发油含量及主成分不尽相同。

其他尚含氨基酸、有机酸及糖类等成分。

[贮藏保管]　置干燥阴凉处，防霉。

[功效]　性温，味辛、苦。开窍豁痰，化湿开胃，醒神益智。用于脘痞不饥，噤口下痢，神昏癫痫，健忘失眠，耳鸣耳聋。

[用法用量]　3～10 g。

[方例]　菖阳泻心汤（《随息居霍乱论》）：石菖蒲，黄芩，半夏，黄连，紫苏，厚朴，竹茹，枇杷叶，芦根。功能蠲痰泄热，和胃除痞；主治霍乱后，胸前痞塞，汤水碍下，或渴，或呃。

[论注]　（1）《本草纲目》载的"钱蒲"，可能是现在的金钱蒲Acorus gramineus Soland. var. pusillus Engl.的干燥根茎。该植物矮小，叶长6～20 cm，宽1.5～3 mm。根茎稍扁圆，直径1～3 mm，节距长2～3 mm，节明显，但三角形叶痕不明显，表面白色带红晕；气味与石菖蒲相似。药店用盆栽，临时配方作鲜菖蒲用。

（2）鲜石菖蒲具有芳香开窍、宁心安神、豁痰辟秽的功效。（图5-93-3）

（3）"九节菖蒲"之名始见于《千金方》，是指今日"石菖蒲"类植物节稠密的根茎，并非毛茛科植物阿尔泰银莲花Anemone altaica Fisch.的根茎。后者称为"九节菖蒲"，主要原因根茎细小而多节，被误认为是"一寸九节"的九节菖蒲；该品种的来源、化学成分与菖蒲类中药有很大区别，功效值得进一步研究。药材呈长纺锤形，稍弯曲，有时具短分枝，长1～6 cm，直径3～7 cm。表面淡棕色至暗棕色，具多数半环状突起的节，其上有鳞叶

第五章　植物类中药：根及根茎类

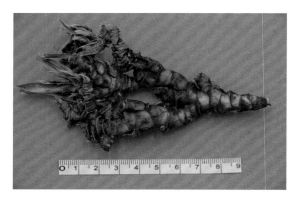

图5-93-3　鲜石菖蒲药材

痕，斜向交互排列，节上可见点状突起的小根痕；质坚脆，折断面显颗粒状，类白色，有粉性；气微，味微酸而稍麻舌。以表面淡棕黄色、断面白色者为佳。九节菖蒲主要成分含棕榈酸（palmitic acid）、琥珀酸（succinic acid）、5-羟基乙酰丙酸（5-hydroxy acetylpropanoic acid）、β-谷甾醇（β-sitosterol）、银莲花素（白头翁素anemonin）、皂苷、氨基酸等。主产于陕西太白、洛南、华县、华阴、宝鸡、蓝田等县。山西、河南亦产，以陕西产量最大，质量亦佳。（图5-93-4）

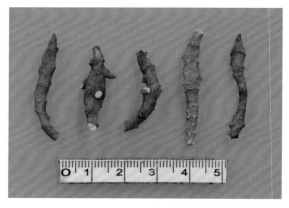

图5-93-4　九节菖蒲药材

藏菖蒲（水菖蒲）

ACORI CALAMI RHIZOMA

本品又名"白昌"，始载于《名医别录》，列为下品，曰："白昌……一名水昌，一名水宿，一名茎蒲。"陈藏器曰："白昌……生水畔，人亦呼为菖蒲，与石上菖蒲都别，大而臭者是，亦名水菖蒲，根色正白，去蚤虱。"李时珍曰："此即今池泽所生菖蒲，叶无剑脊。根肥白而节疏慢。故谓之白昌也。"又曰："俗谓之泥菖蒲。"

[别名]　白菖，泥菖蒲，臭菖蒲。

[来源]　为天南星科植物菖蒲Acorus calamus L.的干燥根茎。

[植物形态]　多年生草本。根茎粗壮。叶剑形，长50～150 cm，宽6～15 mm，草质，基部叶鞘套折，有膜质边缘，中肋在两面均明显凸起，侧脉3～5对，平行。花序柄三棱形，短于叶片，佛焰苞叶状，长30～40 cm，宽5～10 mm；肉穗花序长4～9 cm，直径6～12 mm；花淡黄绿色。浆果长椭圆形，红色。花期6—7月，果期8月。（图5-94-1）

[产地]　主产于湖北、湖南、辽宁、四川等省。

[采收加工]　秋、冬二季挖起根茎，洗净泥土，除去须根及残叶，晒干。

[药材鉴别]　性状鉴别　略呈扁圆柱形，少有分枝，长5～15 cm，直径1～1.5 cm。表面暗棕黄色或灰褐色，具环节，节间距离1～3 cm。上方有大型三角形的叶痕，左右交互排列，下方具多数凹陷的圆点状根痕。质硬，断面海绵样，灰白色或淡棕色，内皮层环明显，有多数小空洞及维管束小点。气较浓而特异，味辛，口嚼有较浓的腥气。（图5-94-2）

[成分]　含挥发油1.13%～3.5%，油中主含β-细辛醚、α-细辛醚（α-asarone），还含1-烯丙基-2,4,5-三甲基苯（1-allyl-2,4,5-trimethoxybenzene）、顺式/反式-甲基异丁香油酚（cis/trans-methyl-isoeugenol）、甲基丁香油酚（methyleugenol）等。此外，尚含菖蒲烯（calamenene）、菖蒲烯二醇（calamendiol）、菖蒲烯酮（acorerone）、水菖蒲酮（shyobunone）、异水菖蒲酮（isosyobunone）、表水菖蒲酮（epishyobunone）、菖蒲酮（acolamone）、水菖蒲素（acoradin）、芳樟醇（linalool）、β-古香烯（β-gurjunene）及α-杜松烯（α-cadinene）等成分。

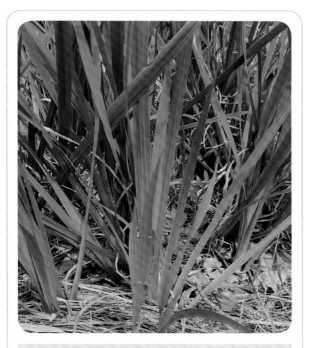

A. 植物

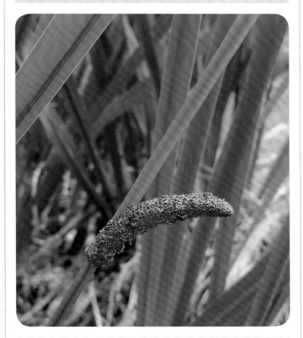

B. 果

图 5-94-1 菖蒲植物

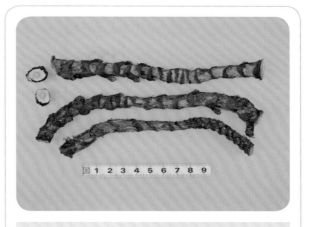

A. 药材

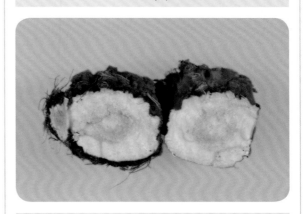

B. 断面

图 5-94-2 藏菖蒲药材

［**论注**］ 菖蒲，又称水菖蒲、大石菖蒲或泥菖蒲，藏药称藏菖蒲。功效与石菖蒲相似。南方有端午节将水菖蒲带根茎的地上全株和家艾的茎叶挂在门前的传统，认为洒雄黄酒、挂菖蒲和艾叶，能起到芳香驱邪、杀虫保健的作用。

半　夏

PINELLIAE RHIZOMA

本品始载于《神农本草经》，列为下品。李时珍曰："……五月半夏生。盖当夏之半也，故名。"并附有半夏图。《唐本草》苏敬曰："……然江南者大乃径寸，南人特重之。倾来互用，功状殊异。其苗似是由跋，误以为半夏也。"苏颂曰："以生齐州者为佳。二月生苗一茎，茎顶

［**贮藏保管**］ 同"石菖蒲"。

［**功效**］ 性温，味苦、辛。温胃，消炎止痛。用于消化不良，食物积滞，白喉，炭疽等。

［**用法用量**］ 3～6 g。

三叶，浅绿色，颇似竹叶，而生江南者似芍药叶。"《植物名实图考》载曰："有圆叶长叶二种，同生一处，夏亦开花，如南星而小，其梢上翘如蝎尾。"其叶形不同乃不同时期发育的变化。从本草的记载和附图与目前正品半夏品种一致。

[别名] 三叶半夏。

[来源] 为天南星科植物半夏 *Pinellia ternata* (Thunb.) Breit. 的干燥块茎。

[植物形态] 多年生草本，块茎近球形。叶基生；1年生者为单叶，卵状心形；2～3年为3小叶的复叶，小叶卵状椭圆，稀披针形，中间1片较大，全缘，下部有1株芽。花单性同株，肉穗花序，花葶长约30 cm，佛焰苞下部筒状，绿色，不张开；肉穗花序下部为雌花，贴生于佛焰苞，中部不育，上部为雄花，花序先端延伸呈鼠尾状附属物，伸出佛焰苞外。浆果卵圆形，成熟时红色。花期5—7月，果期8—9月。（图5-95-1）

[产地] 主产于四川、湖北、河南、贵州、云南、江西、山东、安徽、甘肃等省。

半夏道地产区，有山东历城县（古齐州）的"齐州半夏"和安徽阜阳县和颍上县（古颍州府）的"颍州半夏"。现甘肃陇西县与西和县产量大。

[采收加工] 夏、秋二季均可采挖，洗净泥土，除去外皮及须根，拌以石灰，堆成厚15 cm高的堆，使其发汗。3日后，放在竹筐内，用木棒在流水中反复推搓，除去外皮，冲洗干净；现用滚筒除去外皮，晒干或烘干。

[药材鉴别] 性状鉴别 呈类球形，有的稍扁斜，直径1～1.5 cm。表面白色或浅黄色，顶端有凹陷的茎痕，周围密布麻点状根痕，下面钝圆，较光滑。质坚实，断面洁白，富粉性。无臭，味辛辣、麻舌而刺喉。（图5-95-2）

传统鉴别 以四川、云南产量大。云南昭通所产者称为"珍珠半夏"，粒圆，两端平，有茎痕，周围有棕黄色麻点，色白而有光泽，质坚实而甚脆，轻打即碎；每0.5 kg 200～300粒的称为"贡夏"；每0.5 kg 100粒特大的称为"天鹅蛋"，主外销。

以个大、圆形、皮净、色白、质坚实、粉性足者为佳。

显微鉴别 粉末：类白色。① 淀粉粒

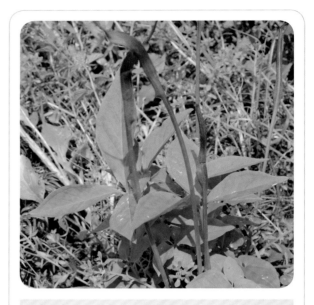

A. 植物

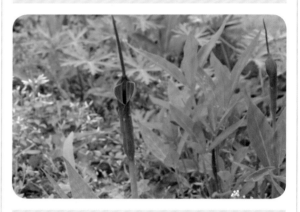

B. 佛焰苞

图5-95-1 半夏植物

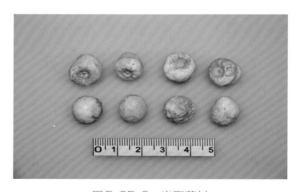

图5-95-2 半夏药材

众多，单粒类圆形、半圆形至多角形，直径2～20 μm，脐点呈裂缝状或星状稍偏心形；复粒由 2 ～ 6 粒组成。② 黏液细胞椭圆形，内含草酸钙针晶束，或散在，针晶长 25 ～ 150 μm。③ 导管具螺纹导管或环纹导管，直径 10 ～ 24 μm。（图 5-95-3）

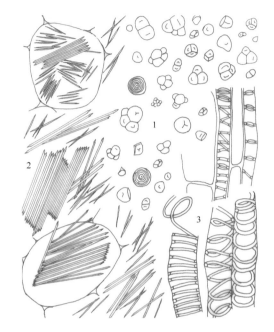

图 5-95-3　半夏粉末图

1. 淀粉粒　2. 草酸钙针晶　3. 导管

[成分]　含挥发油，其主成分为 3-乙酰氨基 -5- 甲基异噁唑（3-acetoamino-5-methylisooxazole）、丁基乙烯基醚（butyl-ethylene ether）、3-甲基二十烷（3-methyleicosane）、十六碳烯二酸（hexadecy lendioic acid），还有 2-氯丙烯酸甲酯（methyl-2-chloroprop enoate）、茴香脑（anethole）、苯甲醛（benzaldehyde）、1,5-戊二醇（1,5-pentadiol）、2-甲基吡嗪（2-methylpyrazine）、柠檬醛（ciTCMLIBal）、1-辛烯（1-octene）、β-榄香烯（β-elemene）、2-十一烷酮（2-undecanone）、9-十七烷醇（9-heptadecanol）、棕榈酸乙酯（ethylpalmitate）、戊醛肟（pentaldehyde oxime）等成分。还含左旋麻黄碱（ephedrine）、胆碱（choline）、β-谷甾醇（β-sitosterol）、胡萝卜苷（daucosterol）、尿黑酸（homogentisic acid）、原儿茶醛（protocatechualdehyde）、姜辣烯酮（shogaol）、黄芩苷（baicaline）、黄芩苷元（baicalein）、姜辣醇（gingerol）、1,2,3,4,6-五-O-没食子酰葡萄糖（1,2,3,4,6-penta-O-galloylglucose）、12,13- 环氧-9-羟基十九碳 -7,10-二烯酸（12,13-epoxy-9-hydroxynonadeca-7,10-dienoic acid）及其衍生物等。又含以 α/β-氨基丁酸（α/β-aminobutyric acid）、天冬氨酸（aspartic acid）为主成分的氨基酸，和以钙、铁、铝、镁、锰、铊、磷等为主的无机元素。另含多糖、直链淀粉、半夏蛋白（系 1 种植物凝集素）和胰蛋白酶抑制剂。

[贮藏保管]　置通风干燥处，防蛀。

[功效]　性温，味辛；有毒。燥湿化痰，降逆止呕，消痞散结。用于痰多咳喘，痰饮眩悸，风痰眩晕，痰厥头痛，呕吐反胃，胸满痞闷，梅核气症；生用外治痈肿痰核。

[用法用量]　内服一般炮制后使用，3 ～ 9 g；外用适量，磨汁涂或研末以酒调敷患处。

[注意]　不宜与乌头类药材同用；生品内服宜慎。

[方例]　小半夏汤（《金匮要略》）：半夏，生姜。功能和胃降逆，消痰蠲饮；主治痰饮，心下痞闷，呕吐不渴。

[论注]　（1）水半夏为同科植物鞭檐犁头尖 Typhonium flagelliforme（Lodd.）Blurne 的块茎。与半夏的主要区别：呈椭圆形、圆锥形或半圆形，上端有凸起的芽痕，下端略尖。本品与半夏不同，不可代半夏使用。（图 5-95-4）

（2）河北、河南、山西、江苏、四川等省的个别地区以掌叶半夏 Pinellia pedatisecta Schott 的小块茎作半夏使用，大块茎作天南星入药，称"虎掌南星"。原植物叶常 1 ～ 2

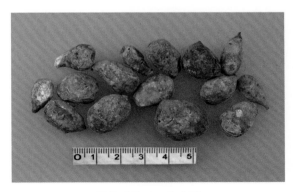

图 5-95-4　水半夏

片或更多, 成丛生状; 叶片趾状分裂, 裂片5～11。佛焰苞管部闭合, 雌雄同株, 雄花序在上, 雌花在下贴生于佛焰苞管内侧。药材块茎呈扁圆形, 周围附着多数小球状块茎, 类如虎的脚掌, 直径1.5～5 cm, 每一块茎中心都有一茎痕, 周围有麻点状根痕。商品药材认为虎掌南星是南星中的佳品。显微特征为草酸钙针晶长13～96 μm, 淀粉粒复粒由2～10分粒组成。含掌叶半夏碱甲/丙 (pedatisectine A/C)、β-咔啉 (β-carboline)、胡芦巴碱、3-羟基-2-甲基吡啶、胡萝卜苷 (daucosterol)。(图5-95-5、图5-95-6)

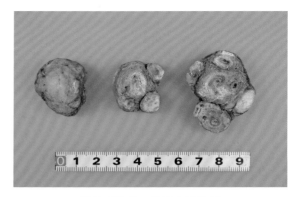

图5-95-6　虎掌南星药材

白附子

TYPHONII RHIZOMA

本品之名始载于《名医别录》, 列为下品。但古代本草记述的白附子不是近代多数地区使用的独角莲, 而是毛茛科植物黄花乌头的块根, 商品习称"关白附"。

[别名]　禹白附, 牛奶白附子。

[来源]　为天南星科植物独角莲 *Typhonium giganteum* Engl. 的干燥块茎。

[植物形态]　多年生草本。块茎卵圆形或卵状椭圆形, 每一块茎有6～8条环状节, 外被暗褐色小鳞片。叶基生, 通常1～2年生的只有1叶, 3～4年生的有3～4叶, 叶与花序同时抽出。叶大形, 戟状箭形, 具肉质叶柄, 基部鞘状; 叶片幼时内卷如角状, 故名。佛焰苞紫色, 花单性, 雌雄同株, 肉穗花序于佛焰苞内, 花序顶端延长成紫色棒状附属物, 不超出佛焰苞; 雄花位于花序上部, 雌花位于花序下部。浆果, 成熟时红色。花期6—8月, 果期7—8月。(图5-96-1)

[产地]　主产于河南、甘肃、湖北等省。

[采收加工]　秋季采挖, 除去须根及外皮, 晒干。

[药材鉴别]　性状鉴别　呈椭圆形或卵圆形, 长2～5 cm, 直径1～3 cm。表面白色至黄白色, 有环纹及根痕, 顶端显茎痕或芽痕。质坚硬, 难折断, 断面类白色, 富粉性。无臭, 味淡, 嚼之麻辣刺舌。(图5-96-2)

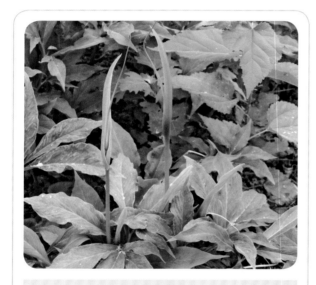

A. 植物

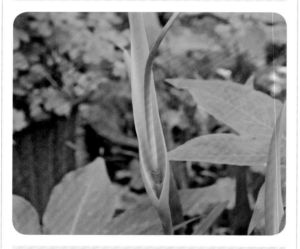

B. 佛焰苞

图5-95-5　掌叶半夏植物

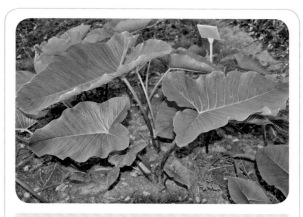

A. 植物

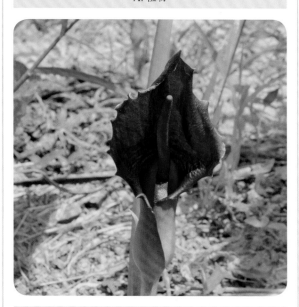

B. 佛焰苞

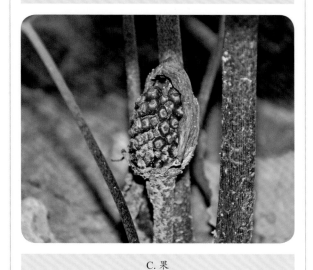

C. 果

图5-96-1 独角莲植物

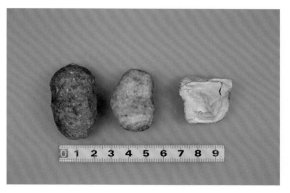

图5-96-2 白附子药材

以个大、质坚实、色白、粉性足者为佳。

[**成分**] 含 β-谷甾醇、β-谷甾醇-D-葡萄糖苷、胆碱、有机酸，并含白附子凝集素。

[**贮藏保管**] 置通风干燥处，防蛀。

[**功效**] 性温，味辛；有毒。祛风定惊，化痰，解毒散结，止痛。用于中风痰壅、口眼㖞斜、语言謇涩，痰厥头痛，偏正头痛，喉痹咽痛，破伤风；外治瘰疬痰核，毒蛇咬伤。

[**用法用量**] 3～6 g；外用生品适量捣烂，熬膏或研末以酒调敷患处。

[**方例**] 牵正散（《杨氏家藏方》）：白附子，白僵蚕，全蝎。功能祛风化痰，通络止痉；主治风痰阻于头面经络所致口眼㖞斜。

[**论注**]（1）根据本草的记述，古代使用的白附子，系指毛茛科植物黄花乌头 *Aconitum coreanum*（Lévl.）Raipaics的块根。商品药材称为"关白附"。（见"草乌"论注项下）

（2）白附子鲜品，即新鲜的独角莲的块茎对淋巴结核有良好的疗效。块茎加工干燥后，则无疗效。值得进一步研究。

天南星

ARISAEMATIS RHIZOMA

《神农本草经》载有虎掌，列为下品。苏颂曰："天南星即本经虎掌也。"《本草图经》载："天南星……方生平泽，今处处有之，二月生苗，似荷梗，茎高一尺以来。叶似蒟蒻，两枝粗抱，五月开花似蛇头，黄色，七月结子作穗，似石榴子，红色，根似芋而圆扁。二月、八月采根。"虎掌系指掌叶半夏而言。古代天南星包括天南星属植物和半夏属的掌叶半夏。近代天南星扩大到同属多种植物，掌叶半夏亦作天南星使用。

[**别名**] 南星。

[**来源**] 为天南星科植物天南星 *Arisaema erubescens* (Wall.) Schott、东北天南星 *Arisaema amurense* Maxim. 或异叶天南星 *Arisaema heterophyllum* Bl. 的干燥块茎。

[**植物形态**] 天南星　多年生草本，高 50 ～ 90 cm。块茎扁球形。叶1片，放射状分裂，裂片7 ～ 20，披针形，先端细丝状；叶柄长，肉质，常有褐色或赤色斑纹。雌雄异株，肉穗花序由叶柄鞘部抽出；佛焰苞由顶端张开，外面绿色，里面具有紫斑，先端细丝状；花序轴顶端附属物棒状；雄花具雄蕊2 ～ 4个；雌花密集，子房圆形。浆果鲜红色。花期5—7月，果期8—9月。（图5-97-1）

东北天南星　与天南星区别点为：叶片全裂3 ～ 5片，倒卵形或广卵形，花序顶端附属物呈棍棒状。（图5-97-2）

异叶天南星　与天南星区别点为：叶片鸟趾状全裂，倒披针形或窄长圆形，裂片11 ～ 19，花序顶端附属物呈鼠尾状。（图5-97-3）

生于阴湿林下。

[**产地**] 天南星与异叶天南星产于全国大部分地区；东北天南星主产于东北及内蒙古、河北等省区。

[**采收加工**] 秋、冬二季采挖，除去茎苗及须根，撞去外皮，晒干或烘干。

[**药材鉴别**]　性状鉴别　呈扁球形，高 1 ～ 2 cm，直径1.5 ～ 6.5 cm。表面类白色或淡棕色，较光滑，有皱缩，顶端有凹陷的茎痕，周围有麻点状根痕，有的块茎周边具球状侧芽。质坚硬，不易破碎，断面不平坦，色白，粉性，有的可见筋脉（维管束）。气微辛，味麻辣。（图5-97-4）

以个大、色白、粉性足者为佳。

传统鉴别　呈扁圆球形，顶端中央凹陷（茎残基），周围散有多数麻点（习称"棕眼"），周边有或无小侧芽。质坚实，断面粉质。味辣、

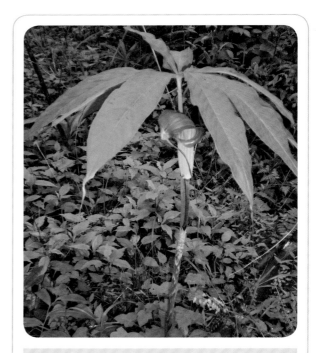

A. 植物

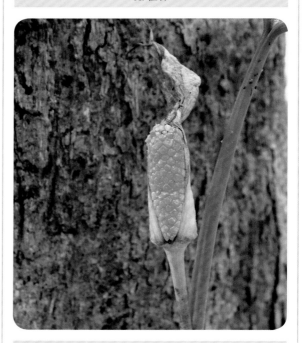

B. 果

图5-97-1　天南星植物

麻舌，有剧毒。误嚼唇舌即肿。

显微鉴别　粉末：淡黄白色。① 淀粉粒甚多，以单粒为多，类圆形、半圆形或不规则形，直径4 ～ 32 μm，脐点位于中央，点状、裂缝

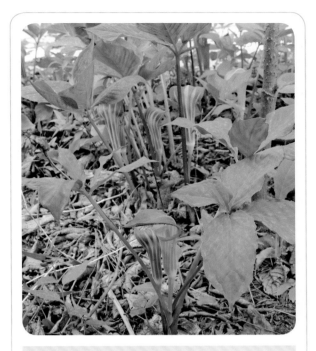

A. 植物

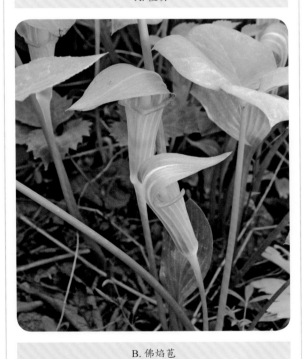

B. 佛焰苞

图 5-97-2　东北天南星植物

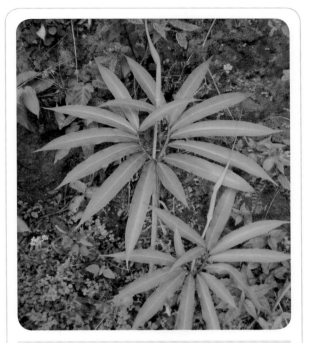

A. 植物

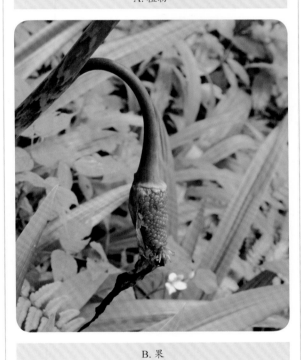

B. 果

图 5-97-3　异叶天南星植物

状、星状，有时可见层纹；复粒少，一般由 2～8分粒组成。② 草酸钙针晶单个或呈束状，存在黏液细胞中，长63～131 μm。③ 草酸钙方晶多见于导管旁的薄壁细胞中，直径3～20 μm。④ 导管为螺纹导管及环纹导管。⑤ 棕色块红棕色或金黄色，略呈长圆形或圆形，直径10～103 μm，长75～162 μm。（图 5-97-5）

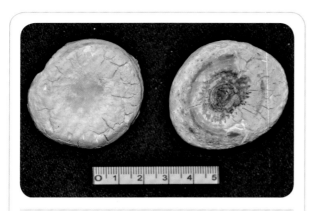

A. 类白色（去皮）

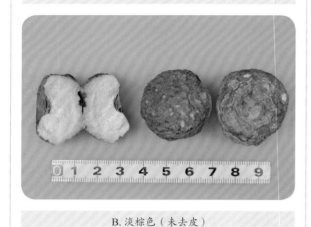

B. 淡棕色（未去皮）

图5-97-4　天南星药材

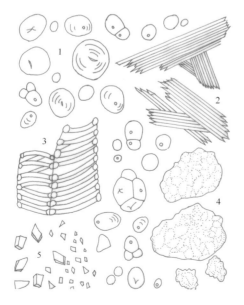

图5-97-5　天南星粉末图

1. 淀粉粒　2. 针晶　3. 导管　4. 黏液物质块　5. 棱晶

［成分］　含芹菜素（apigenin）和多种氨基酸。3种天南星块茎水解后，薄层色谱图谱上有原儿茶醛（protocatechualdehyde）及D-葡萄糖的斑点，定性检查有β-谷甾醇及其葡萄糖苷的斑点。

［贮藏保管］　置通风干燥处，防蛀。

［功效］　性温，味苦、辛；有毒。祛风定惊，化痰，散结消肿。用于中风，口眼㖞斜，半身不遂，癫痫，破伤风。生用外治痈肿，蛇虫咬伤。

［用法用量］　3～9 g，炮制后用；外用生品适量，研末以醋或酒调敷患处。

［方例］　玉真散（《本事方》）：天南星，防风。功能祛风化痰，定搐止痉；主治破伤风，跌扑损伤，项强口噤。

［论注］　（1）天南星药材原植物的来源除以上3种外，尚有天南星属（Arisaema）多种植物的块茎在不同地区作天南星使用。

（2）同科植物魔芋Amorphophallus rivieri Dur.的块茎，浙江、江西称"蛇六谷"。原植物茎多肉质，呈圆柱形，有褐色及紫色斑点；顶生肉穗花序，生于佛焰苞内。块茎扁球形，味麻，有毒。10—11月挖取，洗净，切片，晒干。药材呈圆形厚片，切面灰白色，有多数淡黄色小点（维管束），周边外皮呈暗红褐色，有圆点状根痕；质坚硬，粉性，有麻舌感。捣烂外搽，用于治蛇伤。（图5-97-6、图5-97-7）

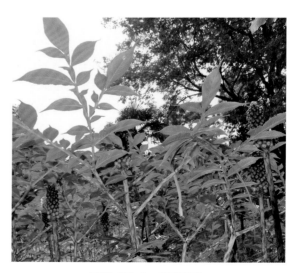

图5-97-6　魔芋植物

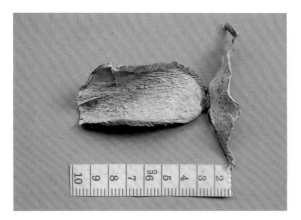

图 5-97-7 蛇六谷药材

千年健

HOMALOMENAE RHIZOMA

本品始载于《本草纲目拾遗》，列于草部，并引《柑园小识》云："千年健出交趾，近产于广西诸上郡，形如藤，长数尺，气极香烈。"

[别名] 一包针，千年见。

[来源] 为天南星科植物千年健 *Homalomena occulta*（Lour.）Schott 的干燥根茎。

[植物形态] 多年生草本。根茎匍匐，肉质。叶互生，具长柄，叶柄长 15 ～ 30 cm，肉质，上部圆柱形，基部扩大成淡黄色叶鞘；叶片近纸质，箭状心形或卵状心形，长 15 ～ 25 cm，宽 10 ～ 20 cm，全缘，干后呈有规则的皱缩。肉穗花序具梗，长达 10 cm，比佛焰苞长 1 倍；佛焰苞管部宿存，片部脱落；花单性同株，无花被；雄花生于花序上部，较密集，通常由 3 雄蕊组成 1 束，分离，花药纵裂；雌花在花序下部，紧密连接着雄花，雌花具棒状的退化雄蕊，雌蕊长圆形，子房 3 室，柱头盘状，具不明显的 3 裂。浆果。花期 5—6 月，果期 8—10 月。（图 5-98-1）

生于山谷溪边或密林下、阴湿地。

[产地] 主产于广西、云南等省区。

[采收加工] 春、秋二季采挖，洗净，除去外皮，晒干。

[药材鉴别] 性状鉴别 呈圆柱形，稍弯曲，有的略扁，长 15 ～ 40 cm，直径 0.8 ～

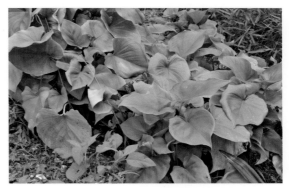

图 5-98-1 千年健植物

1.5 cm。表面黄棕色至红棕色，粗糙，有多数扭曲的纵沟纹，可见突起的圆形根痕及黄色针状纤维束。质硬而脆，断面红褐色，黄色针状纤维束多而明显，并可见圆形具光泽的油点。气香，味辛、微苦。（图 5-98-2）

以质硬、色红棕、香气浓者为佳。

显微鉴别 横切面（木栓层常已除去）：

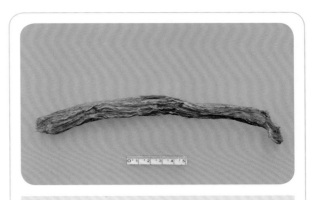

A. 药材

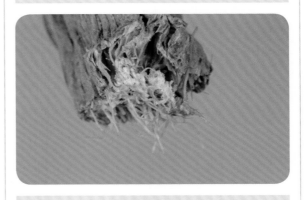

B. 断面

图 5-98-2 千年健药材

① 基本组织中散有大的分泌腔，内含黄色至棕色分泌物；黏液细胞较大，内含草酸钙针晶束；草酸钙簇晶散在。② 维管束外韧型及周木型，散列，维管束旁常伴有纤维束，纤维壁较厚，木化。

［成分］ 含芳香性挥发油等，油中主要有 α/β-蒎烯（α/β-pinene）、芳樟醇（linalool）等成分。

［贮藏保管］ 置阴凉干燥处。

［功效］ 性温，味苦、辛。祛风湿，壮筋骨。用于风寒湿痹，肢节酸痛，筋骨无力。

［用法用量］ 5 ～ 10 g。

百 部

STEMONAE RADIX

本品载于《名医别录》，列为中品。苏颂曰："春生苗，作藤蔓，叶大而尖长，颇似竹叶青色面光，根下一撮十五六枚，黄白色。"以上所述与蔓生百部相符。现在百部主要为蔓生百部、直立百部和对叶百部。

［别名］ 百部根。

［来源］ 为百部科植物直立百部 *Stemona sessilifolia*（Miq.）Franch. et Sav.、蔓生百部 *Stemona japonica*（Bl.）Miq. 或对叶百部 *Stemona tuberosa* Lour. 的干燥块根。

［植物形态］ 直立百部 多年生直立草本，一般不分枝。块根肉质，常呈纺锤形，数个或数十个簇生。叶多3 ～ 4片轮生，卵形或近椭圆形，全缘，弧形叶脉3 ～ 5条，中间3条明显，背面隆起，无柄或叶柄极短。花多数生于茎下部鳞状叶腋间，花梗向上斜生或直立；花被4片，卵状披针形，淡绿色，外列2片稍大。雄蕊4枚；子房三角形，柱头短，无花柱。蒴果卵形。花期4—5月，果期7月。（图5-99-1）

蔓生百部 区别于上种的特征为攀缘状多年生草本，叶常2 ～ 4（～ 5）片轮生，卵形或卵状披针形，具长柄。花梗着生在叶片中脉上。（图5-99-2）

对叶百部 不同于上述两种的主要特征，为茎缠绕；叶对生，较大，叶片宽卵形，长

10 ～ 20 cm，宽3 ～ 10 cm，基部心形，叶脉7 ～ 13条；花梗腋生，顶端着生1 ～ 3朵较大的花。（图5-99-3）

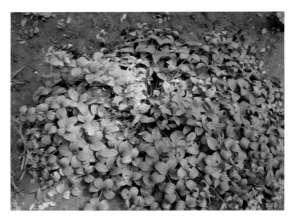

图5-99-1 直立百部植物

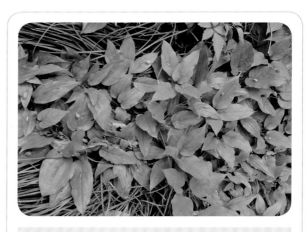

A. 植物

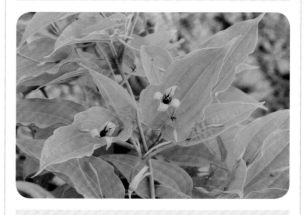

B. 花

图5-99-2 蔓生百部植物

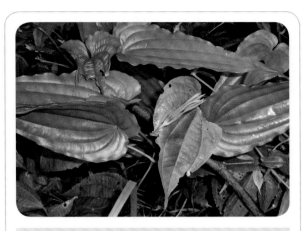

A. 植物

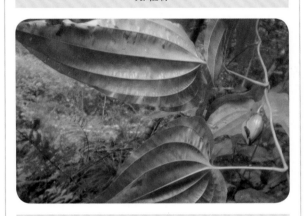

B. 果

图 5-99-3 对叶百部植物

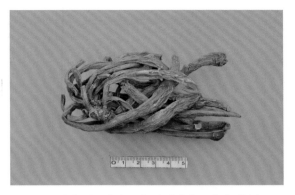

图 5-99-4 直立百部（或蔓生百部）药材

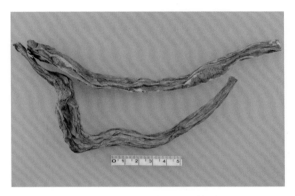

图 5-99-5 对叶百部药材

均以根粗壮、质坚实、色黄白者为佳。

传统鉴别 直立百部和蔓生百部：块根较细小，灰黄色，干缩，纵沟深。质硬而较轻虚。品质较次。

对叶百部：顶端未剪除芦头的，常10多条块根丛生于根茎下；剪除芦头的则为单条。灰黄色，肉质坚韧，微具糖性，习称"单枝足肉"，品质较优。

显微鉴别 直立百部根横切面：① 最外为根被，有3～4列细胞，细胞壁具细致的条纹状木化增厚。② 皮层宽广，内皮层明显。③ 中柱中韧皮束及木质束各19～27个，相间排列，韧皮束内侧有单个或2～3个成束的非木化纤维；偶有单个或2～3个并列的导管分布于髓部外缘，作二轮状排列；髓部散有单个或2～3成束细小纤维皮。④ 皮层薄壁细胞中偶见草酸钙针晶。（图5-99-6）

蔓生百部根横切面：① 根被为3～6列细胞。② 韧皮部纤维木化。③ 导管径向直径约

[产地] 直立百部和蔓生百部主产于安徽、江苏、浙江、湖北、山东等省；对叶百部主产于湖北、广东、四川。

[采收加工] 春、秋二季采挖，除去须根，蒸或在沸水中烫至无白心，取出，晒干。

[药材鉴别] 性状鉴别 直立百部和蔓生百部：块根单个或数个簇生，呈纺锤形，上端较细长，皱缩弯曲，长5～12 cm，直径0.5～1 cm。表面黄白色或淡棕黄色，有不规则的深纵沟，间有横皱纹。质脆，易吸潮变软，断面微带角质，淡黄棕色或黄白色，皮部宽广，中柱多扁缩。气微，味先甜后苦。（图5-99-4）

对叶百部：块根粗大，长8～24 cm，直径0.8～2 cm，称为"大百部"。表面浅棕色至灰棕色，皱纹较浅。质坚实，断面黄白色，中柱较大。（图5-99-5）

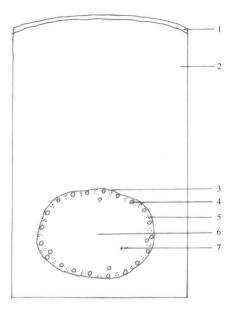

图5-99-6 直立百部根横切面简图

1. 根被 2. 皮层 3. 内皮层 4. 木质部束
5. 韧皮部束 6. 髓 7. 髓部纤维

至184 μm，通常深入至髓部，与外侧导管束呈2～3轮排列。

对叶百部根横切面：① 根被为3列细胞，细胞壁无细条纹，其最内层细胞的内壁特厚。② 皮层外侧散有纤维，类方形，壁微木化。③ 中柱韧皮部束与木质部束各32～40个；木质部束导管圆多角形，直径至107 μm，其内侧与木纤维和微木化的薄壁细胞连接成环层。

直立百部粉末：灰棕色。① 根被细胞表面观呈长方形或长多角形，壁具细致条纹状木化增厚。② 导管主要为具缘纹孔导管，直径16～80 μm，偶见孔纹、网纹及螺纹导管，另有具缘纹孔管胞。③ 内皮层细胞表面观呈长方形，壁稍厚，非木化或微木化。④ 木纤维较长，壁稍厚，木化。⑤ 草酸钙针晶少见，长约60 μm。⑥ 导管旁木薄壁细胞长方形，有较多大的类圆形单纹孔。（图5-99-7）

[成分] 直立百部 含直立百部碱（sessilistemonine）、霍多林碱（hordonine）等。

蔓生百部 含百部碱（stemonine）、百部次碱（stemonidine）、异百次碱（iso-stemonidine）及原百部碱。据报道，蔓生百部的叶和茎含有百部螺碱（stemospironine），具杀虫作用。

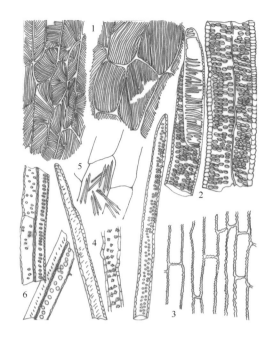

图5-99-7 直立百部根粉末图

1. 根被细胞 2. 导管及管胞 3. 内皮层细胞 4. 木纤维
5. 草酸钙针晶 6. 导管旁木薄壁细胞

对叶百部 除含对叶百部碱、异对叶百部碱外，尚含有次对叶百部碱（hypo-tuberostemonine）、氧化对叶百部碱（oxtuberostemoinine）、斯替明碱（stemine）等。

[贮藏保管] 置通风干燥处，勿使受潮。

[功效] 性微温，味甘、苦。润肺下气止咳，杀虫灭虱。用于新久咳嗽，肺痨咳嗽，百日咳；外用于头虱，体虱，蛲虫病，阴痒症。

[用法用量] 3～9 g；外用适量，水煎或酒浸。

[论注] （1）根被是百部显微特征之一。根被是多列表皮的一种结构，其细胞壁具细致条纹状木化增厚，是一种具有特殊吸收作用的生理组织。

（2）百部以上述3种植物为主。个别地区以百合科天门冬属Asparagus某些植物作百部使用，如云南及四川部分地区曾使用羊齿天门冬Asparagus filicinus D. Don的块根，药材名"小百部"；湖北有的地区使用肥厚石刁柏Asparagus officinalis L.var. altilis L.的块根，药材名"湖北大百部"。该属植物在科属、成分与百部均不相同，此种混乱情况应予以纠正。

藜 芦

VERATRI RADIX ET RHIZOMA

本品始载于《神农本草经》，列为下品。李时珍曰："黑色曰黎，其芦有黑皮裹之，故名。根际似葱，俗名葱管藜芦是矣。"韩保升曰："叶似郁金、秦艽、襄荷等，根若龙胆，茎下多毛。夏生冬凋，八月采根。"苏颂曰："三月生苗。叶青似出棕心，又似车前。茎似葱白，青紫色，高五六寸。上有黑皮裹茎，似棕皮。有花肉红色。根似马肠根，长四五寸许，黄白色。二月、三月采根阴干。"

[来源] 为百合科植物藜芦 Veratrum nigrum L.、黑紫藜芦 Veratrum japonicum（Baker）Loes. f. 或牯岭藜芦 Veratrum schindleri Loes. f. 的干燥带鳞茎或鳞茎盘的根。

[植物形态] 藜芦 多年生草本。根茎圆柱形而短，须根细柱状，肉质。茎基部被有黑褐色棕毛状的叶柄残基。叶互生，基生叶椭圆形、宽卵状椭圆形或卵状披针形，先端锐尖，基部渐狭，下延成鞘状，抱茎，全缘或微波状，表面青绿色，背面灰绿色，两面光滑无毛；叶初放时呈折扇状，后逐渐开展或有皱裙，无柄；茎生叶具短柄。圆锥花序顶生，总轴及枝轴均密被灰白色细绵毛；花多数，密生，花被6片，紫黑色。蒴果椭圆形；种子具翅。花期7—8月，果期9月。（图5-100-1）

黑紫藜芦 基生叶狭带状或狭长椭圆形，少为宽椭圆形，两面无毛，基部渐狭呈短柄。花黑紫色、深紫堇色或棕色，背面具白色短柔毛或无毛。

牯岭藜芦 基生叶长卵形至椭圆形，基部渐狭呈长柄；茎生叶披针形，无柄；两面均无毛。花淡紫色、绿白色或褐色。

[产地] 主产于山西、河北、河南、山东、辽宁、江西、浙江等省。

[采收加工] 5—6月未抽花茎前连同部分根茎采挖，除去地上部分的茎叶，洗净，晒干；或挖取全草，除去泥土，晒干。

[药材鉴别] 性状鉴别 藜芦及黑紫藜芦：鳞茎粗短，呈圆柱形，长2～4 cm，直

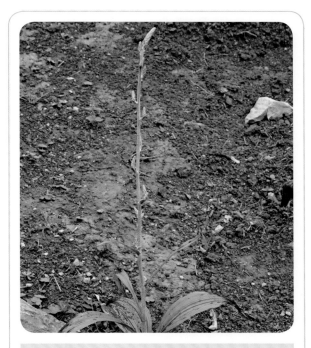

A. 植物

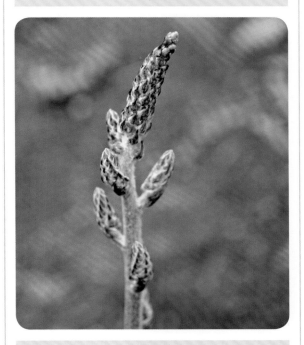

B. 花序轴

图5-100-1 藜芦植物

径0.7～1.5 cm，外披残留的棕色叶基维管束，下部簇生众多的须根。根细长圆柱形，长10～20 cm，直径约3 mm，表面土黄色或黄褐色，具细而密的横皱纹。质坚脆，易折断，断

面类白色。气微，味苦、辛，有刺喉感；粉末有强烈的催嚏性。（图5-100-2）

牡岭藜芦：味微苦，无明显催嚏性。

传统鉴别　根茎粗短，外周被残留的棕色叶基维管束，形似蓑衣（习称"藜芦穿蓑衣"），下簇生细长多数须根，表面灰褐色，根茎断面类白色。气微，味极苦。

以根粗壮、无杂质者为佳。

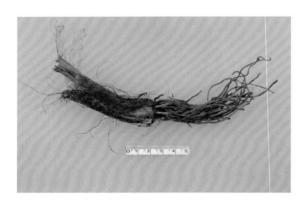

图5-100-2　藜芦药材

［成分］　含多种甾体生物碱藜芦碱（介芬胺，jervine）、伪藜芦碱（pseudojervine）、红藜芦碱（rubijervine）、计莫林碱（germerine）及藜芦酰棋盘花碱（veratroylzygadenine）等。以根部含量最高，总碱含量为1%～2%。还含吲哚生物碱刺孢麹霉碱（echinuline）等。

［贮藏保管］　用竹篓包装。置干燥处。

［功效］　性寒，味苦、辛；有毒。催吐，祛痰，杀虫疗疮。用于中风痰涌，喉痹，痫症之痰多胸闷，食物中毒；外治鼻生息肉，疥癣恶疮，杀蛊虱。

［用法用量］　0.3～0.6 g，或作丸散；外用适量，研末敷患处。

［注意］　本品毒性猛烈，用时宜慎；体虚气弱及孕妇忌服；反诸参、细辛及芍药。

［论注］　（1）陕西、山西、辽宁的一些地区以藜芦的根及地上部分的全草入药。

（2）华东地区以同科植物萱草Hemerocallis fulva L.的根混称藜芦入药。但根瘦瘪，有许多皱纹，质轻，体软，味淡，其断面在紫外光下现亮黄白色荧光，与藜芦有明显区别。在江苏、安徽一带有用萱草属植物根当藜芦入药而

产生毒性反应的。主要症状为头痛，甚至可使眼失明。本品含大黄酸、大黄酚、钝叶决明素（obtusifolin）等，并含有毒成分萱草根素（hemerocailin）。

知　母

ANEMARRHENAE RHIZOMA

本品始载于《神农本草经》，列入中品。陶弘景曰："形似菖蒲而柔润。叶至难死，掘出随生，须枯燥乃止。"苏颂曰："四月开青花如韭花，八月结实。"李时珍曰："宿根之旁，初生子根，状如蚔虻之状，故谓之蚔母，讹为知母。"现代应用的知母与古代沿用的品种基本一致。

［别名］　毛知母，知母肉。

［来源］　为百合科植物知母Anemarrhena asphodeloides Bge. 的干燥根茎。

［植物形态］　多年生草本。根茎横走，其上残留许多黄褐色纤维状的残叶基，下部生有多数肉质须根。叶基生，线形，基部常扩大成鞘状，具多条平行脉，而无明显中脉。花葶直立，其上生有尖尾状的苞片，花2～3朵成1簇，生于顶部集成穗状；花被6片，2轮，花粉红色、淡紫色至白色。蒴果长圆形，具6条纵棱。花期5—8月，果期8—9月。（图5-101-1）

［产地］　主产于河北省。山西、内蒙古、陕西、安徽，东北地区西部亦产。

［采收加工］　春、秋二季采挖，除去残茎及须根，去掉泥土，晒干者称"毛知母"；鲜时剥去外皮晒干者称"知母肉"或"光知母"。以生长3年以上者质量为佳。

［药材鉴别］　性状鉴别　毛知母：呈长条状，微弯曲，略扁，少有分枝，长3～15 cm，直径0.8～1.5 cm。顶端有残留的浅黄色的叶基，由两侧向根茎上方生长，下面较皱缩，并有凹陷或突起的点状根痕。质硬，断面黄白色，显筋脉细点。无臭，味微甘、略苦，嚼之带黏性。（图5-101-2）

知母肉：表面黄白色，有扭曲的纵沟，有的可见叶痕及根痕。以条肥大、质硬、断面黄

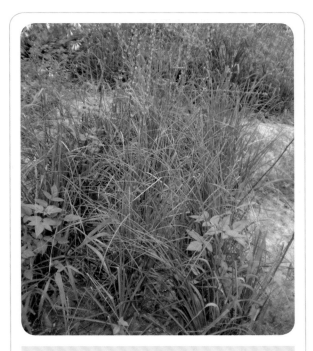

A. 植物

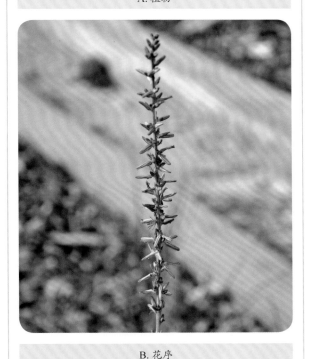

B. 花序

图5-101-1 知母植物

白色者为佳。（图5-101-3）

传统鉴别 产河北易县胥各庄、西陵者称"西知母"或"西陵知母"。① 毛知母：剪去茎基及须根，未除去外部皮毛，呈偏圆形条状，

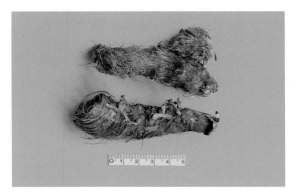

图5-101-2 毛知母药材

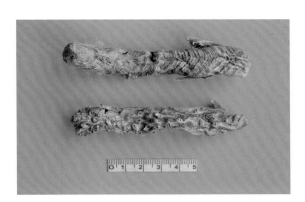

图5-101-3 光知母药材

披黄色茸毛，断面黄白色，具粉性。以条长、肥大为优。② 知母肉：去除外皮毛，以条粗、肉质柔、内外淡黄色为优。

黄河以北河南、山西、内蒙古及东北等地亦产，品质不如西知母。

[成分] 主要含甾体皂苷：知母皂苷（timosaponin）A-Ⅰ、A-Ⅱ、A-Ⅲ、A-Ⅳ、B-Ⅰ、B-Ⅱ，其中以A-Ⅲ含量最高，由菝葜皂苷元（sarsasapogenin）、马可苷元（markogeini）、新芰皂苷元（neogitogenin）与葡萄糖和半乳糖结合而成。又含新甾体皂苷26-O-β-D-吡喃葡萄糖基呋甾-20（22）-烯-3-β-2，6-二醇-3-O-β-O吡喃葡萄糖基（1→2）-β-D-吡喃半乳糖苷等。另外，尚含抗血小板聚集的活性成分洋菝葜皂苷元-3-O-β-O吡喃葡萄糖基（1→2）-β-吡喃半乳糖苷 [sarsasapogenin-3-O-β-D-glucopyranosyl（1→2）-β-glalactopyra-noside] 和马可皂苷元-3-O-β-D-吡喃葡萄糖基-（1→2）-β-D-吡喃半乳

糖苷〔markoenin-3-O-β-O-glucopyranosyl（1→2）-β-O-galactopyranosidel〕。

[贮藏保管] 用竹篓或麻袋包装，置干燥阴凉处。受潮湿易霉坏，发霉应立即翻晒。

[功效] 性寒，味苦、甘。清热泻火，滋阴润燥。用于外感热病，高热烦渴，肺热燥咳，骨蒸潮热，内热消渴，肠燥便秘。

[用法用量] 6～12 g。

[方例] 知柏地黄丸（《医宗金鉴》）：知母、黄柏、地黄、丹皮、山萸肉、山药、泽泻、茯苓。功能滋阴降火；主治阴虚火旺，骨蒸潮热，多梦遗精。

[论注] 西南及四川有用于造船工业，以知母粉作糊，填木船缝隙用。

百 合

LILII BULBUS

本品始载于《神农本草经》。苏敬曰："此有二种：一种叶大茎长，根粗花白者，宜入药；一种细叶，花红色。"苏颂曰："百合三月生苗，高二三尺，竿粗如箭……四五月开红白花，如石榴嘴而大，根如胡蒜，重叠在二三十瓣。又一种花红黄，有黑斑点，细叶，叶间有黑子者。"李时珍曰："叶短而阔，微似竹叶，白花四垂者，百合也。叶长而狭，尖如柳叶，红花不四垂者，山丹也。茎叶似山丹而高，红花带黄而四垂，上有黑斑点，其子先结在枝叶间者，卷丹也。"古代药用百合来源于多种植物，与现在商品近似。

[来源] 为百合科植物卷丹 *Lilium lancifolium* Thunb.、百合 *Lilium brownii* F. E. Brown var. *viridulum* Baker 或山丹（细叶百合）*Lilium pumilum* DC. 的干燥肉质鳞叶。

[植物形态] 卷丹 多年生草本，高1～1.5 m。鳞茎卵圆状扁球形，高4～7 cm，直径5～8 cm。茎直立，淡紫色，被白色绵毛。叶互生，无柄；叶片披针形，长5～20 cm，宽0.5～2 cm，上部叶腋内有紫黑色珠芽。花3～6朵，生于近顶端，花下垂，橘红色，花被片6，长5.7～10 cm，宽1.3～2 cm，向外反卷，内密生紫黑色斑点；雄蕊6，短于花被，花药紫色；子房长约1.5 cm，柱头3裂，紫色。蒴果长圆形，长3～4 cm；种子多数。花期6—7月，果期8—10月。（图5-102-1）

野生于林缘路旁及山坡草地。现全国各地均有栽培。

百合 与卷丹的区别点：鳞茎近球形，高3.5～5 cm，直径5 cm，其暴露部分带紫色，鳞叶广展如荷花状。茎无毛，常带紫色条纹。叶片倒披针形，宽1.5～4 cm。花1至数朵生于茎端。花乳白色微黄，花被片背面中肋带淡紫色，顶端向外张开。（图5-102-2）

野生于山坡或石缝中。也有栽培。

山丹（细叶百合） 与卷丹的区别点：植株高30～60 cm。鳞茎圆锥形，高2.5～4 cm，直径1.8～3.5 cm。叶线形，长3～10 cm，宽1～3 mm。花1～3朵，下垂，鲜红色或紫红色，花被片长3～4.5 cm，宽5～7 mm，反卷，无斑点或少数斑点；花药具红色花粉。蒴

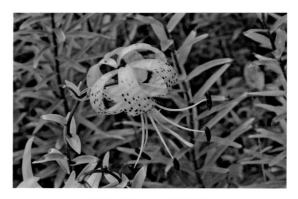

图5-102-1 卷丹植物

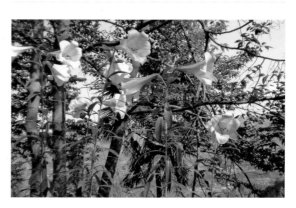

图5-102-2 百合植物

果近球形。（图5-102-3）

野生于向阳山坡。或有栽培。

[产地] 主产于湖南、江西、浙江、安徽、陕西等省。河南、青海、河北、湖北等省亦产。

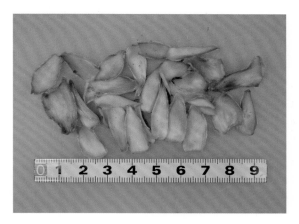

图5-102-4 卷丹药材

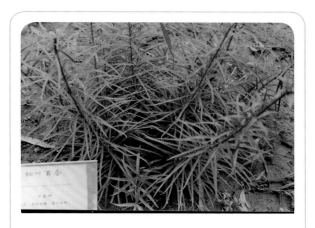

A. 植物

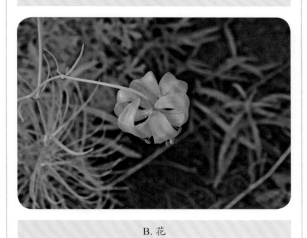

B. 花

图5-102-3 细叶百合植物

[采收加工] 7—9月地上部枯萎时，挖取鳞茎，除去地上部分，洗净，剥取鳞叶，置沸水中略烫，晒干或烘干。

[药材鉴别] 性状鉴别 卷丹：鳞叶长椭圆形，长2～5 cm，宽1～2 cm，中部厚1.3～4 mm。表面类白色、淡棕黄色或微带紫色，有数条纵直平行的白色维管束。顶端稍尖，基部较宽，边缘薄，微波状，略向内弯曲。质硬而脆，断面较平坦，角质样。无臭，味微苦。（图5-102-4）

百合：鳞叶长1.5～3 cm，宽0.5～1 cm，厚3～4 mm，有3～5条纵脉。（图5-102-5）

山丹：鳞叶长5～5.5 cm，宽2～2.5 cm，厚3～3.5 mm，色较暗，纵脉纹不明显。

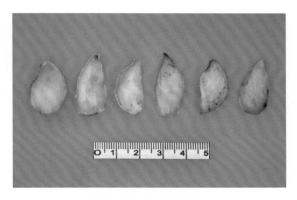

图5-102-5 百合药材

[成分] 含秋水仙碱（colchicine）等多种生物碱及淀粉、蛋白质、脂肪等。百合含甾体皂苷如百合苷（brownioside）、去酰基百合苷（deacylbrownioside），生物碱及其糖苷，酚酸甘油酯及丙酸酯衍生物。

[贮藏保管] 置通风干燥处。

[功效] 性寒，味甘。养阴润肺，清心安神。用于阴虚久咳，痰中带血，虚烦惊悸，失眠多梦，精神恍惚。

[用法用量] 6～12 g。

[方例] 百合知母汤（《金匮要略》）：百合，知母。功能清热养阴；主治百合病，发汗后，心烦口渴者。

薤 白

ALLII MACROSTEMONIS BULBUS

本品始载于《名医别录》，谓："生鲁山。"唐《新修本草》云："薤有赤、白二种；白者补而美；赤者主金创及风，苦而无味。"李时珍谓："薤叶中空，似细葱叶而有棱，气亦如葱。二月开细花，紫白色。根如小蒜，一本数颗，相依而生。五月叶青则掘之。否则肉不满也。"

[**别名**] 薤根，莜头，野蒜，小独蒜，薤白头。

[**来源**] 为百合科植物小根蒜*Allium macrostemon* Bge.或薤*Allium chinense* G. Don的干燥鳞茎。

[**植物形态**] 小根蒜 多年生草本，高30～60 cm。鳞茎近球形，外被白色膜质鳞被。叶互生，狭线形，长20～40 cm，宽2～4 mm，基部鞘状抱茎。花茎单一，伞形花序顶生，多数小花集成球形，下有膜质卵形苞片，花序有时部分或全部变成珠芽，珠芽外被淡紫色鳞片；花浅粉红色或淡紫色，花被6，长圆状披针形，长4～5 mm；雄蕊6，长于花被，花丝细长；雌蕊1，子房上位，3室，有3棱，花柱线形。蒴果倒卵形，先端凹入。花期5—6月，果期7—9月。（图5-103-1）

生于耕地杂草中及山坡草丛中。

薤 又称莜头。鳞茎数枚聚生，狭卵状，外皮白色或带紫红色，膜质。叶基生2～5枚，圆柱形，具3～5棱，中空，与花葶等长。伞形花序半球形，花梗为花被的2～4倍，具苞片，花淡紫色至蓝紫色，花被6，宽椭圆形。（图5-103-2）

长江流域广泛栽培，亦供食用。

[**产地**] 主产于吉林、辽宁、黑龙江、河北、江苏、湖北等省，以江苏徐州、邳州产者个头大、饱满，质量好。

[**采收加工**] 夏、秋二季采挖，洗净，除去须根，蒸透或置沸水中烫透，晒干。

[**药材鉴别**] 性状鉴别 小根蒜：呈不规则卵圆形，高0.5～1.5 cm，直径0.5～1.8 cm。表面黄白色或淡黄棕色，半透明，具

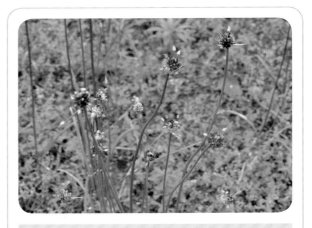

A. 植物

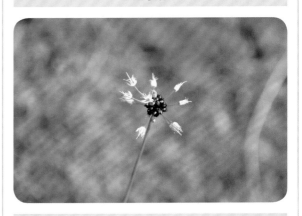

B. 花

图5-103-1 小根蒜植物

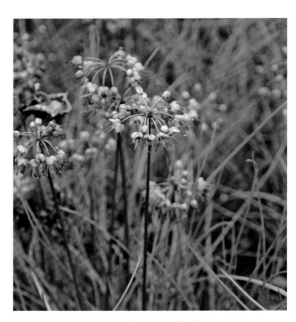

图5-103-2 薤植物

皱纹及纵沟，有类白色膜质鳞片包被，底部钝圆，有小而突起的鳞茎盘。质硬，角质样，断面黄白色。有蒜臭，味微辣。（图5-103-3）

薤（藠头）：狭卵状，高1～3 cm，直径0.3～1.2 cm，外皮白色或带红色，膜质，不破裂，底部有鳞茎盘，有蒜样臭气，味微辣。（图5-103-4）

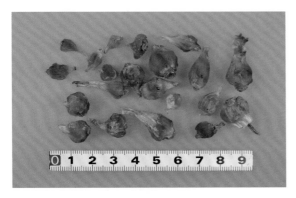

图5-103-3　薤白（小根蒜）药材

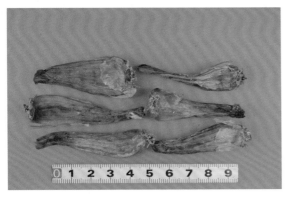

图5-103-4　薤白（薤）药材

以个大、质硬、饱满、色黄白、半透明者为佳。

显微鉴别　粉末黄白色。小根蒜：① 鳞叶表皮细胞多呈长方形，长60～260 µm，宽20～60 µm，少数呈多角形，无细胞间隙，部分细胞中可见细胞核；偶见气孔散在，圆形，直径10～16 µm，副卫细胞5～6个；较老的鳞叶表皮细胞中未见细胞核，只存在草酸钙方晶，多单个存在，但在少数细胞中有2～4个方晶。② 可见大小不等的草酸钙方晶散在。③ 导管主为螺纹导管，直径6～16 µm。

［成分］　含挥发油，油黄色，具特异臭气，内含多种有机硫化物，其中一种可能为甲基丙烯基三硫化物（methyl allyltrisulfide）。另含大蒜氨酸（alliin）、甲基大蒜氨酸、大蒜糖（scorodose）。

［贮藏保管］　置干燥处，防虫蛀。

［功效］　性温，味辛、苦。通阳散结，行气导滞。用于胸闷胸痛，痰饮咳嗽。

［用法用量］　5～10 g。

［方例］　瓜蒌薤白白酒汤（《金匮要略》）：瓜蒌，薤白，白酒。功能通阳散结，行气化痰；主治胸阳不振，气滞痰阻，胸痹。

［论注］　（1）薤，古代用药有赤、白二种；本草记载的"白者补而美"应是指小根蒜*Allium macrostemon* Bunge，"色赤"的则是指外皮带红色的藠头*Allium chinense* G. Don.的鳞茎。

（2）江西历来药用薤白是采用野生小根蒜的鳞茎，鲜的藠头鳞茎作蔬菜或作腌酱菜用，不作药用。

（3）江苏个别地区用同科植物绵枣儿*Scilla Sinensis*（Lour.）Merr.的鳞茎混充，其性状及功效与薤白不同，不能混用。

贝母类

商品药材按来源及产地不同，分为川贝母、彭泽贝母、浙贝母3种分别论述。

川贝母

FRITILLARIAE CIRRHOSAE BULBUS

贝母始载于《神农本草经》，列入中品。陶弘景曰："形如聚贝子，故名贝母。"苏敬曰："其叶似大蒜。四月蒜熟时，采之良……出润州、荆州、襄州者最佳，江南诸州亦有。"从产地和植物形态来看，唐宋以前的贝母来源于葫芦科与百合科两类植物。《本草纲目拾遗》将川贝与浙贝明确分开，谓川贝味甘而补肺，不若用象贝治风火痰嗽为佳；若虚寒咳嗽，以川贝为宜。

[别名] 青贝母，岷贝，松贝母，炉贝母。

[来源] 为百合科植物川贝母 *Fritillaria cirrhosa* D. Don、暗紫贝母 *Fritillaria unibracteata* Hsiao et K. C. Hsia、甘肃贝母 *Fritillaria przewalskii* Maxim.、梭砂贝母 *Fritillaria delavayi* Franch.、太白贝母 *Fritillaria taipaiensis* P. Y. Li 或瓦布贝母 *Fritillaria unibracteata* Hsiao et K. C. Hsia var. *wabuensis*（Y. Tang et S. C. Yue）Z. D. Liu, S. Wang et S. C. Chen 的干燥鳞茎。按产地及药材性状的不同可分为"松贝""青贝""炉贝"和"栽培贝母"。

[植物形态] 川贝母 多年生草本，植物形态变化较大。鳞茎卵圆形。叶常对生，少数在中部兼有互生或轮生，先端不卷曲或稍卷曲。花单生茎顶，紫色至黄绿色，通常有小方格。少数仅具斑点或条纹；叶状苞片3，先端稍卷曲；花被片6，长3～4 cm，外轮3片，宽1～1.4 cm，内轮3片，宽可达1.8 cm，蜜腺窝在背面明显凸出；柱头裂片长3～5 mm。蒴果棱上具宽1～1.5 mm的窄翅。花期5—7月，果期8—10月。常生于3 000～4 000 m林中、灌丛下、草地、河滩、山谷等湿地或岩缝中。（图5-104-1）

暗紫贝母 多年生草本，高15～25 cm。鳞茎球形或圆锥形。茎直立，绿色或深紫色。叶除最下部为对生外，均为互生或近于对生，无柄；叶片线形或线状披针形，长3.5～7 cm，宽3～8 mm，先端急尖。花单生于茎顶；深紫色，具黄褐色小方格，有叶状苞片1，花被片6，长2.5～2.7 cm，外轮3片近长圆形，宽6～9 mm，内轮3片倒卵状长圆形，宽10～13 mm，蜜腺窝不很明显；雄蕊6，花药近基着生，花丝有时密被小乳突；柱3裂，裂片外展，长0.5～1.5 mm。蒴果长圆形，具6棱，棱上有宽约1 mm的窄翅。花期6月，果期8月。常生于海拔3 200～4 500 m的草地上。（图5-104-2）

甘肃贝母 多年生草本，高20～30（～45）cm。鳞茎圆锥形。茎最下部的2片叶通常对生，向上渐为互生；叶线形，长3.5～7.5 cm，宽3～4 mm，先端通常不卷曲。单花顶生，稀为2花，浅黄色，有黑紫色斑点；

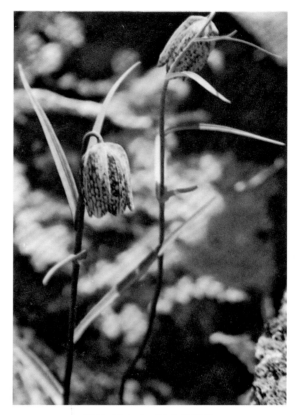

图5-104-1　川贝母植物

叶状苞片1，先端稍卷曲或不卷曲；花被片6，长2～3 cm。蜜腺窝不很明显；雄蕊6，花丝除顶端外密被乳头状突起；柱头裂片通常很短，长不到1 mm，极少达2 mm。蒴果棱上具宽约1 mm的窄翅。花期6—7月，果期8月。常生于海拔2 800～4 400 m的灌木丛中或草地上。

梭砂贝母 多年生草本，高20～30（～40）cm。鳞茎长卵圆形。叶互生，较紧密地生于植株中部或上部1/3处，叶片窄卵形至卵状椭圆形，长2～7 cm，宽1～3 cm，先端不卷曲。单花顶生，浅黄色，具红褐色斑点；外轮花被片长3.2～4.5 cm，宽1.2～1.5 cm，内轮花被片比外轮花被片稍长而宽；雄蕊6，柱头裂片长约1 mm。蒴果棱上的翅宽约1 mm，宿存花被常多少包住蒴果。花期6—7月，果期8—9月。常生于海拔3 000～4 700 m的流沙滩上的岩石缝隙中。

太白贝母 与川贝母主要区别点为：内花被片匙形，最宽处在上部4/5～5/6处，宽

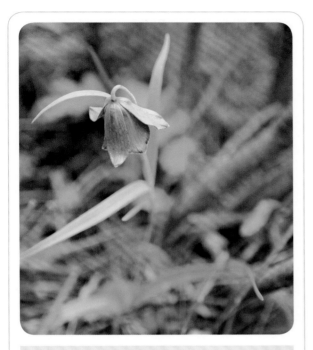

A. 花

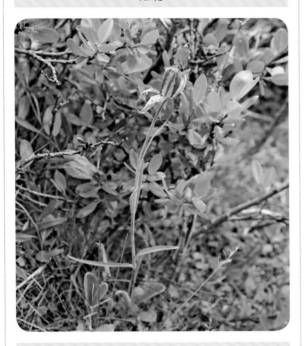

B. 果

图5-104-2 暗紫贝母植物

12～17 mm，近基部宽3～5 mm（川贝母则最宽在中部或上部2/3处，上部比下部宽度相差不超过1倍）；在先端两侧边缘有紫色斑带。分布于陕西（秦岭及其以南地区）、甘肃（东

南部）、四川（东北部）和湖北（西北部）。生于海拔2 400～3 150 m的山坡草丛中或水边。（图5-104-3）

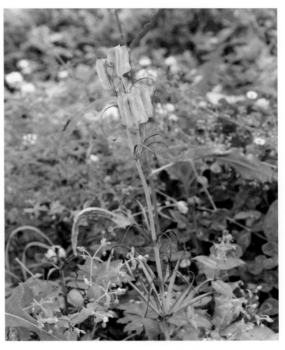

图5-104-3　太白贝母植物

瓦布贝母　植株茎高50～80（～115）cm，粗可达1.3 cm。最下面的叶常2枚对生，上面的轮生兼互生，略似镰形或狭披针形，长7～13 cm，宽9～20 cm。花1～2（～3）朵，初开时黄色或绿黄色，内面常具紫色斑点，偶见紫色或橙色晕；苞片叶状，1～4枚；花被片倒卵形至矩圆状倒卵形蜜腺窝长5～8 mm；雄蕊花丝长于花药；花柱裂片约3 mm。蒴果长3～5 cm。棱上翅宽约2 mm。花期5—6月；果期7—8月。分布于四川省阿坝州、甘孜州及相邻的青海、甘肃、西藏交界地区海拔2 600～4 500 m山坡草丛或阴湿的小灌丛中。

　　[**产地**]　川贝母主产于西藏南部至东部、云南西北部和四川西部，是商品川贝母的主要来源之一，主销华东、华南地区和部分出口。暗紫贝母主产于四川阿坝藏族自治州，是商品川贝母的主要来源，主销华东、华南地区并出口。甘肃贝母主产于甘肃南部、青海东部和南

部以及四川西部。梭砂贝母产于青海玉树、四川甘孜、德格等地者。太白贝母主产于陕西、甘肃，现陕西有栽培。瓦布贝母主产于四川西北部。

[采收加工] 川贝母种子发芽至开花结实有以下几个阶段：①"一根针"，1年生。②"鸡舌头"，2年生。③"一匹叶"，无明显的茎，通常1叶。④"双飘带"，3年生，2叶。⑤"树耳子"，4年生，地上茎已形成，但未开花。⑥"灯笼花"，4年或5年生，开花的植株，5年生具果实的植株称为"八卦锤"。贝母在生长期的各阶段大小不同，在④、⑤阶段鳞茎较小，亦可供药用，但以⑥为主要供药用的采收阶段。

采收时一般在6—7月，雪融后上山采挖，用弯形鸟喙状的药锄，轻轻插入土中，往上撬动，鳞茎即露出土面，挖取后常与泥土相混，摊开在烈日下暴晒或用微火烘炕，晒或炕至上粉，拣去泥土，装入麻袋中，轻轻撞击，撞去外表泥土，晒至全干，筛去泥沙即成原装货。用白矾水洗2次，滴尽水，晒至足干。在晒的过程中应以竹器轻轻翻动；烘炕时火候亦不宜过大，否则会发生"黄子"或"油子"。加工破碎的贝瓣、贝心称为"碎贝"，亦供药用。采挖季节因地而异，西北地区多在雪融后上山采挖；青海一带一般在7月采挖；四川、云南及甘肃地区约在5月间采挖。

[药材鉴别] 性状鉴别 松贝：呈圆锥形或近心脏形，高3～8 mm，直径3～9 mm，表面类白色。外鳞叶2枚，大小悬殊，大瓣紧抱小瓣，未抱部分呈新月形，习称"怀中抱月"；顶端闭合，钝圆或稍尖，内有类圆柱形、顶端稍尖的心芽和小鳞叶1～2枚；底部平，微凹入，中心有1灰褐色的鳞茎盘，偶有残存须根。质硬而脆，断面白色，富粉性。气微，味微苦。（图5-104-4）

青贝：呈扁球形或圆锥形，高4～14 mm，直径4～16 mm，外表白色或浅黄棕色。外层2瓣鳞叶大小相近，相对抱合；顶端多开口，内有芽、小鳞叶2～3枚及细圆柱形残茎。气微，味微苦。（图5-104-5）

炉贝：呈卵状圆锥形或长卵圆形，顶端稍尖，基部多凸出略呈锥形，有的鳞茎盘残留须

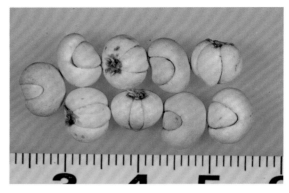

图5-104-4　松贝药材

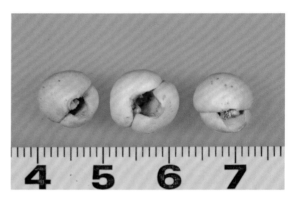

图5-104-5　青贝药材

根，高1.2～2 cm，直径0.8～1.3 cm。表面黄白色，稍粗糙，常有黄棕色斑块，习称"虎皮贝"，外层2枚鳞叶形状及大小相似，偶有大小悬殊的，顶端开裂，露出内部细小鳞叶或心芽。味微苦。（图5-104-6）

太白贝母、瓦布贝母：呈类扁球形或短圆柱形，直径1～2.5 cm，高0.5～2 cm，表面

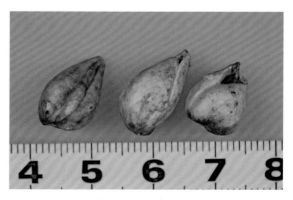

图5-104-6　炉贝药材

类白色或浅棕黄色，稍粗糙，有的具浅黄色斑点，外层2枚鳞叶大小相近，顶端多开裂而较平。（图5-104-7、图5-104-8）

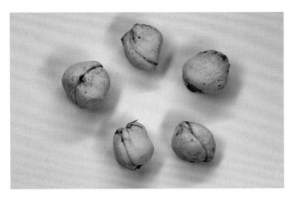

图5-104-7　太白贝母药材

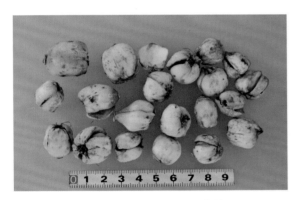

图5-104-8　瓦布贝母药材

均以鳞茎质坚实、粉性足、色白者为佳。

传统鉴别　正松贝：主产于以松潘草原，大渡河和刷经寺为中心的松潘、若尔盖、毛尔盖、茅汶、大金、小金等地；在松潘集散，故称"松贝"。圆粒均匀，大小如薏苡仁，外色白而有光泽，外2瓣鳞片大小相差悬殊，两瓣等高，大瓣紧抱小瓣，未抱部分呈新月形，小瓣表面靠下部微凹，习称"怀中抱月"。粒粒含苞，顶端闭口，尖而不锐，底部微凹，直立放置平稳而不倒，习称"观音坐莲"。质坚体重，断面白色，富粉性，味微苦。为川贝母中珍品。

冲松贝：为松潘外围产地所产，外观形似正松贝整齐，颗粒稍大，顶端常见有开口者，品质略次于正松贝。

青贝：主产于青海玉树、康藏草原，习称"青贝"。颗粒大小为中小形（大于松贝，小于炉贝），体重，外色白有光泽，外2鳞片大小相似，一高一低，少数闭口，大多数开口，习称"荷花瓣""开口笑"。品质次于松贝。

炉贝：产地与上2种贝母间生分布，以玉树、甘孜、昌都等地为主，产量较大，过去集散于打箭炉（今甘孜藏族自治州的康定市），故名"炉贝"。植物来源为梭砂贝母 *Fritillaria delavayi* Franch.。呈圆锥形，马牙状，开口可见贝芯；色白、质实、粒匀者，称"白炉贝"；黄色、粒大、质松者，称"黄炉贝"；常有黄色虎皮斑者，习称"虎皮贝"。品质次于松贝和青贝，但产量甚大。

显微鉴别　粉末类白色。暗紫贝母：① 淀粉粒单粒呈卵圆形、三角状卵形、贝壳形，有的中部或一端凸出略作分枝状，少数长圆形或类圆形，直径4～22～50（～60）μm，脐点明显，呈点状、短缝状，少数呈马蹄状，层纹细密；半复粒较多见，脐点2～4个；复粒少数，由2分粒组成，并有半复粒与分粒合成的颗粒；此外，较易察见具2～7个脐点的单粒。② 不定式气孔类圆形，直径40～52 μm，副卫细胞5～7个。③ 草酸钙结晶细小，呈类方形或簇状，存在于表皮细胞及薄壁细胞中。（图5-104-9）

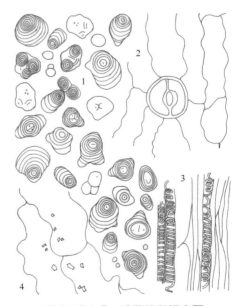

图5-104-9　暗紫贝母粉末图

1. 淀粉粒　2. 表皮细胞及气孔　3. 导管　4. 草酸钙结晶

川贝母：① 淀粉粒单粒大多圆三角形、三角状卵形、类贝壳形、类圆形、广卵形，少数椭圆形，形状均一，边缘平整，直径5～48（～56）μm，长约至51μm，脐点大多不明显，细点状或短缝状，位于较小端，层纹清晰，较粗，以近脐点为明显；复粒少数，由2～4分粒组成，一般较细小，也有2分粒组成的大形复粒，直径约34μm，长至74μm；半复粒稀少。② 不定式气孔长圆形，直径32～48μm，长约至61μm；少数扁圆形，直径48～63μm，长40～48μm；偶有类圆形，直径40μm；副卫细胞4～6个。此外还有螺纹导管，直径6～67μm。（图5-104-10）

甘肃贝母：① 淀粉粒单粒圆三角形、三角状卵形、类圆形、广卵形、灯泡形、类方形、类贝壳型或类盾牌形，多数稍扁，有的小端较平截或稍尖，边缘较平整，少数边缘微凹凸或一边稍隆起，直径4～35（～49）μm，长约至43（～56）μm，脐点较明显，人字状、马蹄状、大字状、十字状、星状、三叉状、点状或裂缝状，位于较小端，近中央或较大端，层纹隐约可见，有的明显；复粒偶见，由2（～3）分粒组成；半复粒较多，大小不一。② 不定式气孔长圆形，直径43～65μm，长51～70μm；也有类圆形，直径约45μm；副卫细胞4～5个。（图5-104-10）

梭砂贝母：① 淀粉粒单粒广卵形、灯泡形、类方形、盾牌形、三角状卵形、类贝壳形、类圆形、菱肉形、茄形或类葫芦形，边缘略凹凸不平，有的一边或两边角状突起，直径5～54μm，长约至66（～76）μm，脐点明显，每粒可见，人字形、弧线状、马蹄状、大字状、十字状、三叉状或星状，位于较小端、较大端或近中央，层纹隐约可见，少数明显；复粒少数，由2～3（～5）分粒组成，3分粒者有的一大二小；半复粒较多；也有半复粒与复粒相结合。② 不定式气孔长圆形者直径40～61μm，长约至69μm；类圆形者直径50～60μm；副卫细胞4～6个。③ 薄壁细胞所含淀粉粒溶化后，留下的类圆形网格样痕迹极为明显。（图5-104-10）

[成分] 商品"川贝"含多种甾体生物

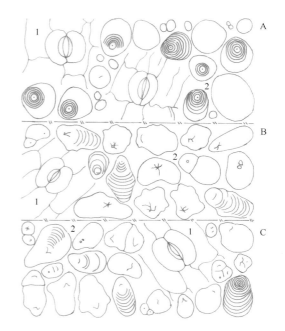

图5-104-10　3种贝母粉末图

A.川贝母　B.甘肃贝母　C.梭砂贝母
1.表皮细胞及气孔　2.淀粉粒

碱，如川贝碱（fritimine）、西贝碱（sipeimine）；从"青贝"中分出青贝碱（chinpeimine）；从"松贝"中分出松贝碱（sonpeimine）；从"炉贝"中分出炉贝碱（fritimine）与白炉贝碱（beilupeimine）；从岷贝中分离出岷贝碱甲（minpeimine）及岷贝碱乙（minpeiminine）；从梭砂贝母中分得西贝碱、梭砂贝母碱甲（delavine）及梭砂贝母碱乙（delavinone）；从暗紫贝母中分离出一种新的甾体生物碱——松贝辛（songbeisine）。

[贮藏保管] 用木箱包装，置阴凉干燥处，防霉、防蛀。

[功效] 性微寒，味苦、甘。清热润肺，化痰止咳，散结消痈。用于肺热燥咳，干咳少痰，阴虚劳嗽，痰中带血，瘰疬，乳痈，肺痈。

[用法用量] 3～10g；研粉冲服，一次1～2g。

[注意] 不宜与乌头类药材同用。

[方例] 二母散（《和剂局方》）：贝母，知母。主喘急咳嗽，痰涎壅盛。

[论注] 尚有川贝母类其他品种作川贝母用者。

伊贝母 《中国药典》2015年版收载为同属植物伊犁贝母 *Fritillaria pallidiflora* Schrenk 或新疆贝母 *Fritillaria walujewii* Rgl. 的干燥鳞茎。主产于新疆维吾尔自治区。药材新疆贝母呈扁球形或圆锥形，高0.5～1 cm，直径0.6～1.2 cm；表面类白色或淡黄棕色，外层2枚鳞叶大小近相等或1片稍大，顶端钝圆而开裂；质坚实，味苦。伊犁贝母鳞茎呈卵圆形、扁球形或卵状圆锥形，高0.8～1.8 cm，直径1～2.3 cm；表面淡黄色或类白色，稍粗糙，有时可见黄棕色斑点或斑块，外层2枚鳞叶心脏形或新月形，肥厚，近等大或1片较大，抱合，顶端稍尖，少有开裂；质稍松而脆，断面白色，粉性；气微，味微苦。（图5-104-11～图5-104-13）

平贝母 《中国药典》2015年版收载为同属植物平贝母 *Fritillaria ussuriensis* Maxim. 的干燥鳞茎。药材呈扁圆形，高0.5～1 cm，直径0.8～2 cm；表面乳白色或淡黄色，外层2枚鳞叶肥厚，大小相近或1片稍大，抱合，顶端略平或稍凹入，常稍开裂；中央的鳞片小；质实而脆，断面粉性；气微，味苦。市场有用1年生的平贝母（称为"小平贝"）充当松贝的，小平贝母大小瓣不等高，其结合部位有明显凹沟，小瓣圆柱状，或只有具凹沟的大瓣，注意鉴别。（图5-104-14、图5-104-15）

湖北贝母 《中国药典》2015年版收载为同属植物湖北贝母 *Fritillaria hupehensis* Hsiao et K.C. Hsia 的干燥鳞茎。药材扁圆球形或圆锥形，直径0.8～3.5 cm，高0.8～2 cm；表面淡黄白色或类白色，外层鳞叶2瓣，肥厚，略呈肾形，大小近等，偶见相差悬殊者，大瓣紧抱小瓣，顶端稍平闭合或张开，中央有2～6枚小鳞叶及干缩的残茎，内表面淡黄色至类白色；质坚脆，断面类白色，富粉性；气微，味苦。（图5-104-16、图5-104-17）

安徽贝母 同属植物安徽贝母 *Fritillaria anhuiensis* S. C. Chen et S. F. Yin 的干燥鳞茎。完整的鳞茎呈圆锥形、扁球形，直径0.6～1.7 cm，高0.8～2.5 cm，由多数鳞叶组成，外层两瓣大小悬殊；商品多分离为单瓣，单瓣鳞叶成纺锤形扁平块状，高0.8～2.5 cm，直径0.6～1.7 cm，表面黄白色，顶端钝圆或突起，基部微凹有残留须根；质脆，富粉性；气微，味苦。《中国药典》2015年版未收载。（图5-104-18、图5-104-19）

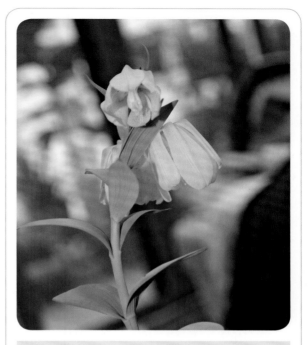

A. 花

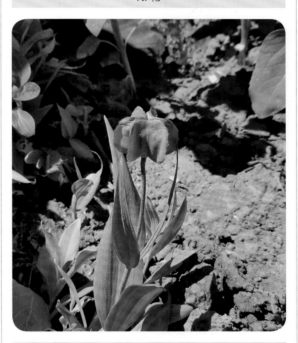

B. 果

图5-104-11 伊犁贝母植物

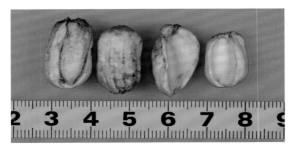

图5-104-12　伊犁贝母药材

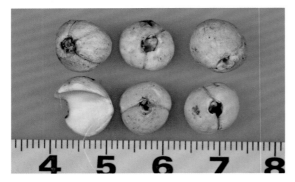

图5-104-13　新疆贝母药材

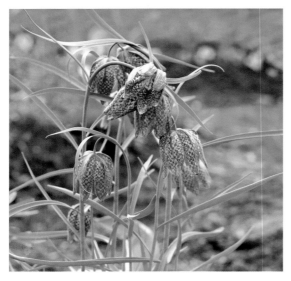

图5-104-14　平贝母植物

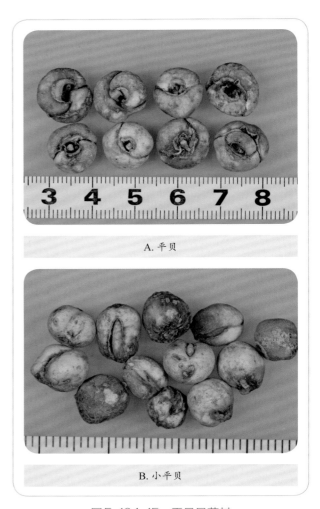

A. 平贝

B. 小平贝

图5-104-15　平贝母药材

米贝母　同属植物米贝母 *Fritillaria davidii* Franch. 的鳞茎，在四川部分地区作"川贝母"用。呈扁卵球形，通常由6～12枚卵圆形鳞叶组成，大小相近，周围尚有多数米粒状小鳞叶，集生成莲座状，直径1.2～1.7 cm，高0.6～0.9 cm，黄白色，味微甜。

伪品　各地冒充川贝母使用的种类主要有：① 百合科植物老鸦瓣（光慈菇）*Tulipa edulis*（Miq.）Baker，四川、广州、河北、山西等地发现以本品之鳞茎混充川贝，浙江寿昌称此为"土贝母"。② 百合科植物丽江山慈菇（益辟坚）*Iphigenia indica* Kunth ex Benth.，在云南丽江、四川西昌、凉山、攀枝花称其为土贝母或草贝母。上述两者均含有秋水仙碱，有毒，绝不可作贝母使用。③ 兰科杜鹃兰（山慈菇）*Cremastra appendiculata*（D. Don）Makino 的假鳞茎。④ 百合科轮叶贝母 *Fritillaria maximowiczii* Freyn（一轮贝母，《中药志》）的鳞茎，在华北、东北部分地区作"川贝"用。本品以东北地区产量大，因质量差，产区现作贝母的伪品处理。为便于鉴别区分，特制鉴别表。（表5-104-1）

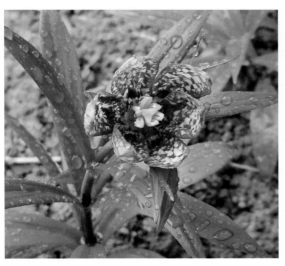

图5-104-16 湖北贝母植物

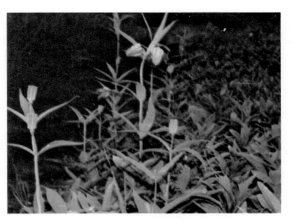

图5-104-18 安徽贝母植物

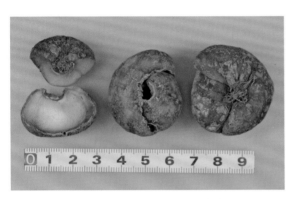

图5-104-17 湖北贝母药材

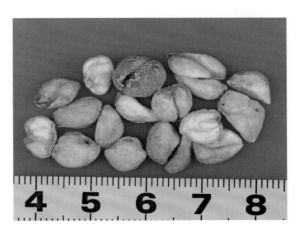

图5-104-19 安徽贝母药材

表5-104-1 川贝母与伪品鉴别表

品名	川贝母	光慈菇	益辟坚	山慈菇	一轮贝母
来源	百合科川贝母 *Fritillaria cirrhosa* 等同属植物的鳞茎	百合科老鸦瓣 *Tulipa edulis* 的鳞茎	百合科丽江山慈菇 *Iphigenia indica* 的鳞茎	兰科杜鹃兰 *Cremastra appendiculata* 的假鳞茎	百合科轮叶贝母 *Fritillaria maximowiczii* 的鳞茎
形状	卵圆形或近球形	卵圆锥形	不规则类圆锥形	圆锥形	卵状圆锥形或卵圆形
颜色	白色或类白色	粉白或黄白色	黄白或浅黄色	黄棕色	微黄色
外表特征	顶端开口或微露一线，全体可分为大小相等的2瓣（炉贝、青贝）；或为大瓣包裹小瓣，留一新月（松贝）	顶端尖，茎部圆，中央凹入；单个不分瓣、不呈鳞片状，形似独蒜，一侧有纵沟，表面光滑	顶端渐突，基部圆，中央多凹入；单个不分瓣；一侧有一纵沟；表面光滑	顶端渐突起，有残茎，腰部有2道微突起的环节，茎部脐状凹入	顶端尖，基部周围有米粒样小鳞片

品名	川贝母	光慈菇	益辟坚	山慈菇	一轮贝母
质地	硬而脆	硬而脆	坚硬	坚硬难折断	
断面	白色、粉性强	白色、粉性	类白色、角质或粉质	黄白或灰白色	破碎面胶质
气味	气微、味微苦	气无、味淡	气微、味极苦、有大毒	气无、味淡，略带黏性	味淡微苦

彭泽贝母

FRITILLARIAE MONANTHAE BULBUS

本品是药用贝母的一种，主产于江西省彭泽县，已有百余年历史，产地作川贝母供药用。在《江西中药》（1959年版）中有记载。

[别名]　江西贝母。

[来源]　为百合科植物彭泽贝母（天目贝母）*Fritillaria monantha* Migo 的干燥鳞茎。

[植物形态]　多年生草本，植株高40～75 cm，粗壮。鳞茎卵球形，直径0.7～2.5 cm，外鳞叶2～（3）枚，肥厚。叶7～18枚，3～5枚轮生、对生或散生，矩圆状披针形至披针形，长9～12 cm，宽0.5～2 cm。花1～4朵，顶生，俯垂，外面淡紫色、淡黄色或黄白色，略具紫色斑点，内面具紫红色方格斑点或网纹，叶状苞片3～5枚，先端卷曲；花梗长2～4.5 cm；外3枚花被片近矩圆形，长4～4.5 cm，宽1.5～1.7 cm，先端渐狭，内3枚花被片倒卵形或卵状椭圆形，长4.5～5.2 cm，宽2.2～2.5 cm，先端渐狭略圆，蜜腺窝在背面突起成直角，较狭小细长；雄蕊长约为花被片长的2/3，花丝秃净无小乳突，花药近基着生，长7～12 mm，子房长约1.3 cm，花柱长约2.3 cm，柱头3裂，裂片长约5 mm。蒴果长2～2.5 cm，宽2.5～3 cm，棱上的翅长8～9 mm。花期3月下旬至4月上旬，果熟期4月中旬至5月中旬。（图5-105-1）

常野生于200～800 m的山坡草地、林下。栽培于山地上。

[产地]　主产于江西九江地区，以彭泽县产量大，多自产自销。彭泽贝母以江西北部的彭泽、湖口、都昌、九江、瑞昌、修水等县为分布中心，东部扩展至安徽铜陵、浙江临安。

[采收加工]　5月下旬地上部枯萎时，去除枯茎，挖取3～4年生的鳞茎，洗去泥沙，用木炭火烘焙至干，然后再晒干。

[药材鉴别]　性状鉴别　呈卵球形、长球形或圆锥形，直径0.7～2 cm，高0.8～1.8 cm。表面黄白色或淡黄色，外层鳞叶2瓣，大小相近或一大抱一小；顶端钝圆或尖，开口，内常见1～3枚小鳞叶及干燥残基；基部平整或歪斜，有残留须根。质硬而脆，富粉性。气微，味苦。（图5-105-2）

以鳞茎大小均匀、饱满、色白、粉性足者为佳。

显微鉴别　横切面：① 表皮细胞1列，扁平的长方形，气孔少数，表皮细胞外被角质层，可见表皮非腺毛或表皮细胞向外突起形成的乳突。② 薄壁细胞类圆形，排列紧密，细胞间隙不明显，细胞内充满淀粉粒。③ 维管束有限外韧型，不规则散列，木质部由3～8个导管组成，微木化，韧皮部由小型薄壁细胞和筛管组成。

粉末：类白色。① 淀粉粒多为单粒，呈卵圆形、三角状卵形、卵状椭圆形或乌贼骨形，直径10～60 μm，脐点明显，位于较小一端，呈点状、裂缝状、飞鸟状、马蹄状，层纹明显；复粒偶见，由2分粒组成，大小悬殊或相近。② 表皮细胞类方形、类多角形，垂周壁平直或弯曲；角质栓粗颗粒状，疏密不一；不定式气孔扁圆形、类圆形、椭圆形，副卫细胞4～5（6）个。③ 草酸钙结晶方形、斜方形、

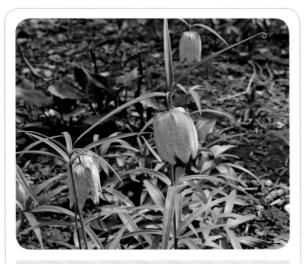

A. 植物

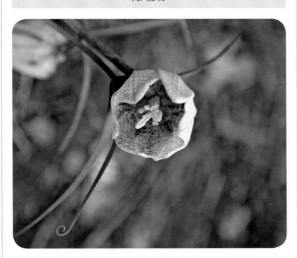

B. 花

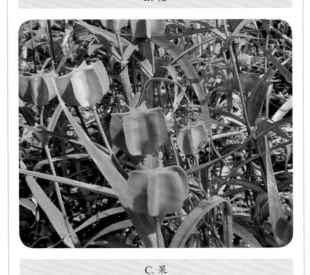

C. 果

图5-105-1 彭泽贝母植物

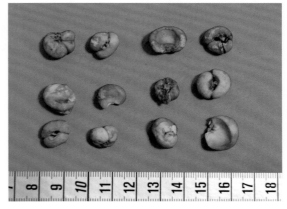

图5-105-2 彭泽贝母药材

细杆状，直径1.5 ～ 15 μm，散生于表皮细胞或薄壁细胞中。④ 导管细小，螺纹导管、环纹或网纹导管，直径10 ～ 27 μm。（图5-105-3）

[**成分**] 含有甾体类生物碱、甾醇、三萜、蛋白质、有机酸、糖类等成分。总碱含量（按浙贝乙素peiminine计）野生品为0.5654%，栽培品为0.4753% ～ 0.5933%。从鳞茎中分离得到贝母甲素（peimine）、贝母乙素（peiminine）、贝母辛（pemisine）、湖贝甲素（hupehenine）以及 β-谷甾醇。

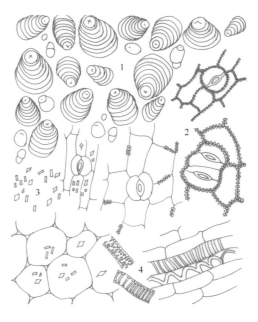

图5-105-3 彭泽贝母粉末图

1.淀粉粒 2.气孔及表皮细胞 3.草酸钙方晶 4.导管

[贮藏保管] 置通风干燥处，防潮湿，防虫蛀。

[功效] 性微寒，味微苦、甘。清热润肺，化痰止咳，开郁散结。用于热痰咳嗽，瘰疬，痈疮肿毒。

[论注]（1）彭泽贝母是分布于江西彭泽县浩山乡和天红乡的野生品种，经中国科学院植物研究所陈心启教授订名为 Fritillaria monantha Migo，是贝母属在江西的新分布，为贝母类药材的新品种。

（2）Fritillaria monantha Migo 是1930年由日本人御江久夫在浙江天目山采的模式标本拟订的，在浙江未见有商品药材收购的记录。

（3）据产地调查和九江地区医药公司历年收购药材品种名录记录，彭泽贝母应用历史至少在100年以上，最高年产量达10担，除销本地区外，还销至湖北和安徽等省。

（4）张治针、饶印保、范崔生等用酸性染料比色法测定了彭泽贝母等12种国产贝母总生物碱的含量，结果表明：产于四川、新疆等地的贝母总生物碱含量较低，而产于长江中下游地区的贝母总生物碱含量较高。彭泽贝母的总碱含量接近或高于同类贝母的总碱含量，该结果为彭泽贝母新资源开发利用提供了科学依据。

浙贝母

FRITILLARIAE THUNBERGII BULBUS

本品始载于《本草纲目拾遗》，据引《百草镜》云："浙贝出象山，俗呼象贝母。"又引叶暗斋云："宁波象山所出贝母，亦分两瓣，味苦而不甜，其顶平而不尖，不能如川贝之象荷花蕊也。"本品为浙江主产药材，为"浙八味"之一。

[别名] 象贝，大贝，珠贝，元宝贝。

[来源] 为百合科植物浙贝母 Fritillaria thunbergii Miq. 的干燥鳞茎。

[植物形态] 多年草本。鳞茎扁球形，由2～3片肥厚的鳞叶组成，直径2～6 cm。茎单一，直立，高30～90 cm，绿色或稍带红紫色。茎下部叶对生，中部3～5片轮生，上部互生或对生，茎顶端3～4枚叶状苞片轮生；叶无柄，叶片狭披针形至条形，长6～15（～20）cm，宽0.5～1.5 cm，茎中部以上叶片及叶状苞片先端卷曲或呈卷须状。花数朵于茎端排列成总状花序，稀单花，顶生或腋生，花下垂，钟状；花被片6，淡黄色或黄绿色，内具红紫色方格斑纹，基部上具蜜腺窝；雄蕊6，长约为花被片的1/2；子房上位，3室，中轴胎座，柱头3裂。蒴果卵状长椭圆形，具宽翅；种子多数，扁平，边缘有翅。花期3—4月，果期4—5月。（图5-106-1）

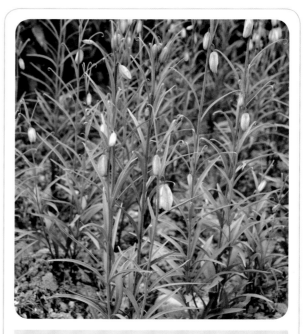

A. 植物

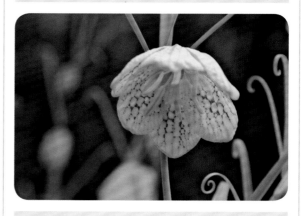

B. 花

图5-106-1 浙贝母植物

野生于山坡草丛、林下较荫处。栽培于田地。

[**产地**]　主产于浙江宁波鄞州、磐安等地，销往全国并出口。江苏、安徽也有栽培。

[**采收加工**]　初夏植株枯萎后采挖，洗净，按大小分2种规格：直径在3.5 cm以上者分成2瓣，摘除心芽加工成"大贝"，又称"元宝贝"；直径在3.5 cm以下者不分瓣，不摘除心芽加工成"珠贝"。

将采收的浙贝分别置于特制的木桶内，撞击表皮，每百斤加入熟石灰或贝壳粉1.5～2 kg，使均匀涂布于贝母表面吸去撞出的浆汁，晒干或烘干。或取鳞茎，大小分开，洗净，除去芯芽，趁鲜切成厚片，洗净，干燥，习称"浙贝片"。

[**药材鉴别**]　性状鉴别　珠贝：为完整的鳞茎。全体呈椭圆形，直径1～2.5 cm，高1～1.5 cm。表面类白色，外层鳞片2枚，较大而肥厚，略呈肾形，互相抱合，其内有2～3枚小鳞片及干缩的残茎。质脆而结实，易折断，断面白色，富粉性。气微，味苦。（图5-106-2）

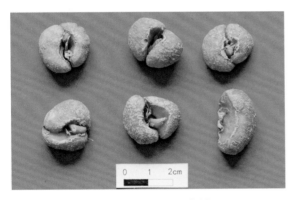

图5-106-2　珠贝药材

大贝：为鳞茎外层的单瓣鳞片，一面凹入，一面凸出，呈元宝状，直径2～3.5 cm，高1～2 cm，肥厚。外表面类白色或淡黄色，被白色粉末，内表面类白色至淡黄白色。质坚脆，易折断，断面白色，富粉性。气微，味苦。（图5-106-3）

浙贝片：为鳞茎外层的单瓣鳞叶切成的片。椭圆形或类圆形，直径1～2 cm，边缘表面皱

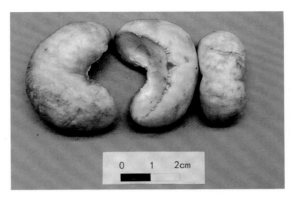

图5-106-3　大贝药材

缩淡黄色，切面平坦或微凸，黄白色。质脆，易折断，断面粉白色，富粉性。（图5-106-4）

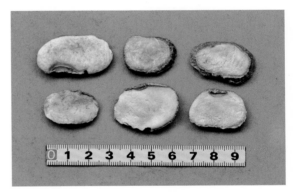

图5-106-4　浙贝片药材

传统鉴别　大贝：大者摘除心芽加工成"大贝"，为"浙八味"之一，为主流品种；鳞叶似翘宝状，习称"元宝贝"，大而肥厚，以体坚实而脆、断面色洁白、粉性强者为佳。

珠贝：小者不摘除新芽，为完整的鳞茎，如"算盘珠"，习称"珠贝"；呈扁圆形，表面白色或黄白色，质坚实，断面粉白色，味甘微苦，统货，大小不分。

显微鉴别　粉末：类白色。① 淀粉粒单粒长卵形、广卵形、三角状卵形、卵状椭圆形、贝状圆形、灯泡形或类圆形，边缘较平整，少数较小端尖突，直径5～50（～56）μm，长约至60 μm，脐点隐约可见，点状、短缝状、人字状或马蹄状，位于较小端，层纹明显而细密；复粒稀少，由2分粒组成，大小不一；半复粒稀少，脐点2个。② 表皮细胞类多角形

或长方形，垂周壁平直或微弯曲；角质栓粗颗粒状，排列紧密；气孔扁圆形，直径48～80 μm，副卫细胞4～6个。③ 草酸钙结晶方形、多面形，少数呈梭形、杆状或簇状，存在于表皮细胞及导管旁的薄壁细胞中。④ 导管主为螺纹导管，稀有环纹导管，直径约至18 μm。（图5-106-5）

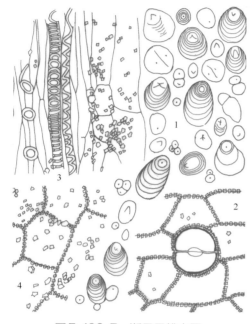

图5-106-5　浙贝母粉末图

1.淀粉粒　2.表皮细胞及气孔　3.导管　4.草酸钙结晶

[成分]　含甾体类生物碱：贝母素甲（peimine）、贝母素乙（peiminine）、贝母辛（peimisine）、贝母芬碱（peimphine）、贝母定碱（peimidine）、贝母替定碱（peimitidine）、异浙贝乙素（isopeiminine）、贝莫尼丁（baimonidine）、异贝莫尼丁（isobaimonidine）、贝母素甲氮氧化物（verticine N-oxide）、贝母素乙氮氧化物（verticinine N-oxide）、弗尼蒂拉嗪（fritillarizine）、浙贝宁（zhebeinine）、浙贝酮（zhebeinone）以及贝母碱苷（peiminoside）等。

此外，含一种甾醇类中性物质原贝母素（propeimin），反式-卡姆醇（trans-communol）及其甲酯、19-异海松醇（isopimaran-19-ol）及其甲酯等多种二萜类化合物，谷甾醇及其苷、豆甾醇等甾醇类化合物，以及微量生物碱噻咪碱（thymidine）。

[贮藏保管]　置阴凉干燥处，防潮湿，防虫蛀。

[功效]　性寒，味苦。清热化痰止咳，解毒散结消痈；用于风热咳嗽，痰火咳嗽，肺痈，乳痈，瘰疬，疮毒。

[用法用量]　5～10 g，或入丸散用。

[注意]　不宜与乌头类药材同用。

[论注]　（1）东贝母 *Fritillaria thunbergii* Miq. var. *chekiangensis* Hsiao et K. C. Hsia，主产于浙江磐安县（原属东阳）。本变种与原种不同点：花为白色。鳞茎大的作浙贝母用，1年生的称"子贝"，与松贝相似。子贝呈卵圆形，由1枚较大鳞叶及1～2枚较小鳞叶抱合，色洁白粉性，味苦。销广东当松贝使用。

（2）浙贝母在《中国药典》2015年版有3种性状描述，即"大贝""珠贝"和"浙贝片"，其中"珠贝"是带芯芽入药。现代化学成分研究表明，浙贝母芯芽中生物碱含量高于鳞叶，而生物碱是浙贝母药理作用有效成分，是否去芯值得进一步研究。

（3）浙贝母传统加工用到石灰或蚌壳灰（《中药大辞典》用石灰，《中华本草》用蚌壳灰），作用是吸去贝母撞击所渗出的浆液，以利于贝母的干燥。目前，浙贝母加工除了贝壳粉吸附传统加工法之外，还有鲜切片法、冷冻干燥法、微波干燥法、硫黄熏制法。传统粉吸加工的贝母质硬而脆，鲜贝折干率较高；鲜切片法加工及时，干燥较快，但需要一定设备，能耗较大；硫黄熏制法含硫量易超标，不利于药品安全，故《中国药典》不予收载；冷冻干燥法和微波干燥法是新型的加工技术，能够保证贝母外观形态和内在品质，如果在设备成本和能耗上有较好控制，有望成为主流加工方法。

（4）生物碱含量：肥大鳞叶约0.40%，鳞茎0.39%，鳞叶外皮0.81%，鳞茎盘0.49%，贝芯0.43%，鳞茎上须根0.30%；花蕾、花、花茎梢、地上茎叶生物碱含量分别为0.60%、0.35%、0.35%、0.15%。

（5）5种贝母类药材的鉴别比较见表5-106-1。

表5-106-1　5种贝母类药材的鉴别

项目	形　状	大小（cm）	颜色	顶端	基部	质地	气味
彭泽贝母	卵球形、长球形或圆锥形，外层两瓣鳞叶大，一大抱一小，大小相近，其内常见1～3枚小鳞叶干燥残茎	高0.8～1.8，直径0.7～2	白色或淡黄色	钝圆或尖，开口	平整或歪斜，有残留须根	质硬而脆，富粉性	气微味苦
浙贝母	完整鳞茎呈扁球形，外层两瓣鳞叶肥厚略呈肾形，相对抱合，其内有2～3枚小鳞叶及残茎，单瓣鳞叶呈元宝状	高1.0～2.0，直径1.5～3.5	类白色或黄白色	微尖有较大裂口	平整	质脆而富粉性	气微味苦
湖北贝母	扁球形、倒圆锥形，外层两瓣鳞叶肥厚，大小相近或悬殊，其内有2～3枚小鳞叶及残茎，外表粗糙	高1～2.5，直径1.5～3	黄白色或黄棕色	平，开口	凹陷，鳞茎盘大，须根多	质坚脆富粉性	气微味苦
安徽贝母	完整的鳞茎呈圆锥形、扁球形，由多数鳞叶组成，外层两瓣大小悬殊，商品多分离为单瓣，单瓣鳞叶呈块状，纺锤状	高0.8～2.5，直径0.6～1.7	类白色或黄白色	钝圆或突起	凹入，有残留须根	质脆富粉性	气微味苦
东贝母	卵圆形、圆锥形，由1枚较大鳞叶及1～2枚较小鳞叶抱合或外层两瓣鳞叶大小相近，其内常可见3枚小鳞叶及残茎	高0.7～1.5，直径0.7～1.2	类白色	钝圆，多闭合	不平整，有残留须根	坚脆富粉性	气微味苦而稍甜

黄　精

POLYGONATI RHIZOMA

本品始载于《名医别录》，列为上品。苏颂曰："三月生苗，高一二尺以来。叶如竹叶而短，两两相对。茎梗柔脆，颇似桃枝，本黄末赤。四月开细青白花，状如小豆花。结子白如黍粒，亦有无子者。根如嫩姜而黄色，二月采根，蒸过曝干用。"古今用药大体相同。

[来源]　为百合科植物黄精Polygonatum sibiricum Red.、多花黄精Polygonatum cyrtonema Hua或滇黄精Polygonatum kingianum Coll. et Hemsl.的干燥根茎。按药材形状不同，分别称"鸡头黄精""姜形黄精""大黄精"等。

[植物形态]　黄精　多年生草本。根茎横走，肉质，淡黄色，先端有时突出似鸡头状。茎直立，高50～90 cm。叶轮生，每轮4～6枚，线状披针形，先端卷曲。花腋生，常2～4朵小花，下垂；花被筒状，白色至淡黄色，先端6浅裂；雄蕊6枚，花丝较短，长0.5～1 mm；花柱长为子房的1.5～2倍。浆果球形，成熟时黑色。花期5—6月，果期7—9月。（图5-107-1）

多花黄精　主要特征为茎高0.6～1 m。叶互生，椭圆形、卵状披针形至长圆状披针形，叶脉3～5条。花梗着生花2～7（～14）朵，在总花梗上排列为伞形；花被黄绿色，长18～25 mm；花丝有小乳突或微毛，顶端膨大至具囊状突起。（图5-107-2）

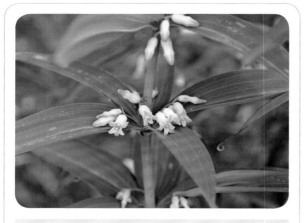

A. 花

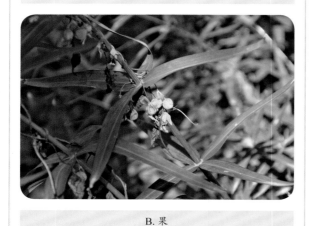

B. 果

图 5-107-1　黄精植物

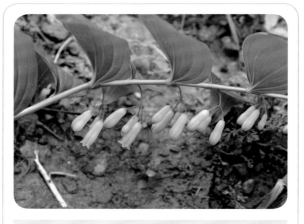

A. 花

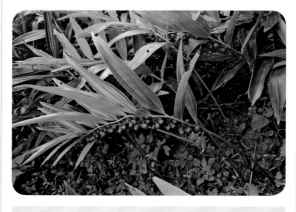

B. 果

图 5-107-2　多花黄精植物

滇黄精　主要特征为茎高 1 ～ 3 m。顶端常作缠绕状。叶轮生，每轮 4 ～ 8 枚，叶线形至线状披针形，长 6 ～ 20 cm，宽 3 ～ 30 mm，先端渐尖并拳卷。花梗着生花 2 ～ 3 朵，不成伞形；花被粉红色，长 18 ～ 25 mm。浆果成熟时红色。（图 5-107-3）

[**产地**]　黄精主产于河北、内蒙古、陕西等省区。多花黄精主产于贵州、云南、湖南、安徽、江西、浙江等省。滇黄精主产于贵州、广西、云南等省区。

[**采收加工**]　春、秋二季挖取根茎，除去地上茎及须根，洗净，置沸水中略烫或蒸至透心，晒干或烘干。

[**药材鉴别**]　性状鉴别　鸡头黄精：呈不规则圆锥形，头大尾细，形似鸡头，长 3 ～ 10 cm，直径 0.5 ～ 1.5 cm。表面黄白色或黄棕色，半透明，全体有细皱纹及稍隆起至波状的环节，地上茎痕呈圆盘状，中心常凹陷，根痕多呈点状突起。断面淡棕色，稍带角质，并有多数黄白色点状筋脉（维管束）。气微，味甜，有黏性。（图 5-107-4）

姜形黄精：呈结节状，分枝粗短，形似生姜，长 3 ～ 18 cm，宽 2 ～ 4 cm，厚 1 ～ 2.5 cm。表面较粗糙，有明显疣状突起的须根痕。茎痕呈凹陷的圆盘状。（图 5-107-5）

大黄精：呈肥厚块状或串珠状，长达 10 cm 以上，宽 3 ～ 6 cm，厚 2 ～ 3 cm。每一结节有茎基，呈凹陷的圆盘状。（图 5-107-6）

传统鉴别　鸡头黄精：来源于黄精，产于河北、内蒙古、山西等省区。呈结节状圆柱形，顶端茎痕圆盘状，常有分枝，呈鸡头状（习称"鸡头黄精"）。灰黄色。气微，味甜，嚼之

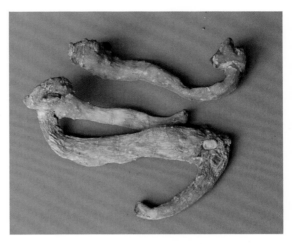

图5-107-4 鸡头黄精药材

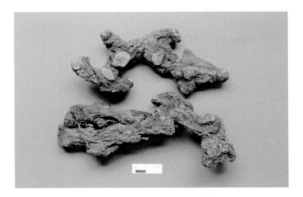

图5-107-5 姜形黄精药材

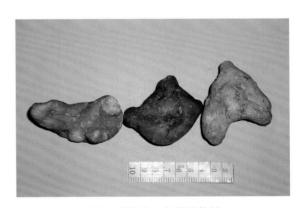

图5-107-6 大黄精药材

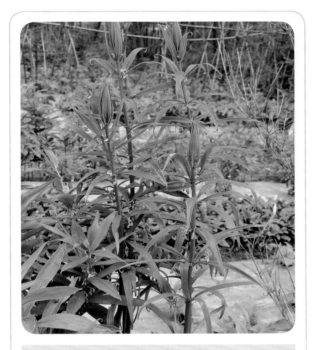

A. 植物

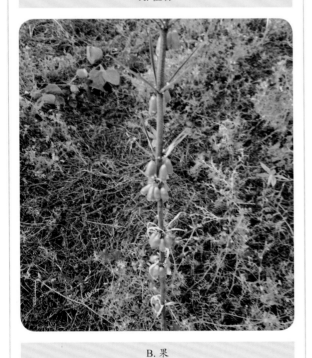

B. 果

图5-107-3 滇黄精植物（周石荣 摄）

发黏。

　　姜形黄精：来源于多花黄精，产于安徽、浙江、江西、湖南等省。呈长条结节状，稍扁，似生姜数个相连（习称"姜形黄精"），结节上

有圆盘状茎痕，表面光滑，黄褐色。气微，味甜，嚼之发黏。

　　大黄精：来源于滇黄精，产于广西、云南、贵州。肉质肥厚，呈结节块状或长形连珠状，宽3～6 cm，节上具圆盘状茎痕。黄色或黄棕色。具焦糖气，味甜，嚼之发黏。

以块大、肥润、色黄、断面透明者为佳。

[成分] 主要含有甾体皂苷，如薯蓣皂苷（dioscin）、毛地黄皂苷等，是主要活性物质。含黄精多糖甲、乙、丙和黄精低聚糖甲、乙、丙。尚含黄酮、木脂素。

[贮藏保管] 用木箱或竹篓包装，置通风干燥处。本品含糖质易回潮、发霉和虫蛀；若发现虫蛀，应及时处理。因发霉变黑及虫蛀会使药材变质。

[功效] 性平，味甘。补气养阴，健脾润肺，益肾。用于脾胃虚弱，体倦乏力，口干食少，肺虚咳嗽，精血不足，内热消渴。

[用法用量] 9～15 g。

[论注]（1）商品黄精主要有鸡头黄精、姜形黄精和大黄精，其中大黄精最为粗大，品质最佳。

（2）同属植物湖北黄精 *Polygonatum zanlanscianense* Pamp.、轮叶黄精 *Polygonatum verticillatum*（L.）All. 的根茎，味苦，称为"苦黄精"；其中湖北黄精为苦黄精的主要来源。根茎为连珠状或姜形块状，稍扁，直径1～4 cm；灰褐色，味苦。黄精属30多个种，不同地区作黄精入药用，很难做出准确判定，原则上味苦者不能作黄精入药，应注意鉴别。

玉 竹

POLYGONATI ODORATI RHIZOMA

本品原名萎蕤，始载于《神农本草经》，列为上品。《名医别录》称为玉竹。李时珍曰："处处山中有之。其根横生似黄精，差小，黄白色，性柔多须，最难燥。其叶如竹，两两相值。"

[别名] 萎蕤，竹根七。

[来源] 为百合科植物玉竹 *Polygonatum odoratum*（Mill.）Druce 的干燥根茎。

[植物形态] 多年生草本，高20～60 cm。地下根茎横走，肉质，淡黄白色，有结节，密生多数须根。茎单一，向一边倾斜。叶互生，椭圆形或狭椭圆形，先端钝尖或急尖，基部楔

形，全缘；叶面绿色，背面粉白色，叶下面脉上平滑或具乳头状粗糙。花腋生，着生花1～4朵（在栽培情况下，多至8朵）；总花梗长1～1.5 cm；花被筒状，黄绿色至白色，先端6裂；雄蕊6枚，花丝丝状，近平滑至具乳头状突起。浆果蓝黑色。花期5—6月，果期7—9月。（图5-108-1）

[产地] 主产于江苏、浙江、安徽、湖南、河南等省。

[采收加工] 秋季采挖，除去须根和泥土，蒸至透心，搓揉至透明，晒干。

[药材鉴别] 性状鉴别 呈长圆柱形，略扁，少有分枝，粗细均匀，长4～18 cm，直径0.3～1.6 cm。表面黄白色或淡黄棕色，半透明，具纵皱及微隆起的环节，节上残留白色圆点状须根痕，偶有圆盘状的地上茎痕。干时质硬而脆，受潮后复韧，易折断，断面不甚平。气微，味甘而有黏性。（图5-108-2）

以条长、肥壮、色黄白者为佳。

经验鉴别 产于江苏海门者，称"江北玉竹"。呈扁平圆柱形，条干，肥壮，色黄嫩，品质为优。

产于安徽安庆、铜陵者，称"安玉竹"。条细长，色黄嫩。产量较小。

[成分] 含玉竹多糖（odorata），由D-果糖、D-甘露糖、D-葡萄糖和D-半乳糖醛酸组成。另含槲皮醇（querictol）、吖丁啶-2-羟酸（azetidin-2-carboxylic acid）、异螺固烯二醇（spirost-5-en-3β，12-α-diol）等。

[贮藏保管] 置通风干燥处，防潮，防霉，防蛀。受潮后易发黑泛油。

[功效] 性微寒，味甘。养阴润燥，生津止渴。用于肺胃阴伤，燥热咳嗽，咽干口渴，内热消渴。

[用法用量] 6～12 g。

[方例] 玉竹麦门冬汤（《温病条辨》）：玉竹，麦冬，沙参，甘草。治燥伤胃阴，津液亏耗。

[论注] 同科植物竹根七属（假万寿竹属）深裂竹根七 *Disporopsis pernyi*（Hua）Diels 的根茎入药，西南地区称为"大玉竹"。根茎圆柱形，直径5～10 mm，略扁，稍弯曲，外棕黄

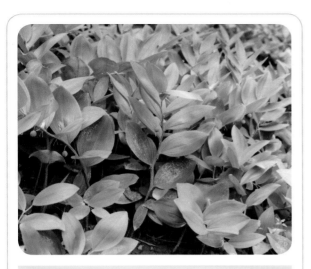

A.植物

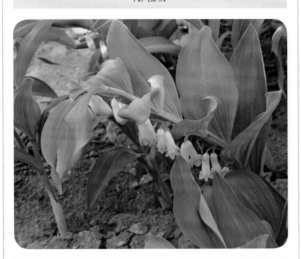

B.花

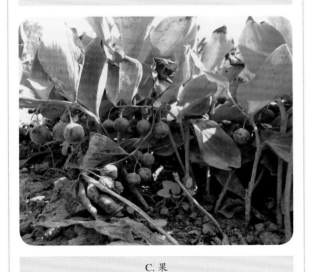

C.果

图 5-108-1 玉竹植物

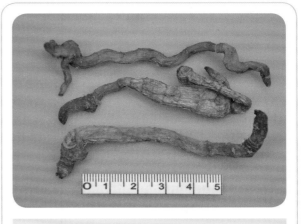

A.药材

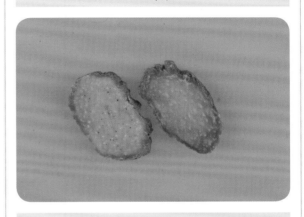

B.切面

图 5-108-2 玉竹药材

色，较玉竹更为坚硬。"大玉竹"根茎横切的内皮层明显，中柱维管束均为外韧型。

重 楼

PARIDIS RHIZOMA

本品原名蚤休，始载于《神农本草经》，列为下品。苏敬曰："今谓重楼者是也……一茎六七叶……叶有二三层。根如肥大菖蒲，细肌脆白。"《本草图经》载曰："蚤休即紫河车也。俗称重楼金钱。"《本草蒙筌》又称之为七叶一枝花。吴其濬曰："蚤休通呼为草河车，亦曰七叶一枝花。"

[别名] 七叶一枝花，蚤休，白蚤休。

[来源] 为百合科植物七叶一枝花（华重

楼）*Paris polyphylla* Smith var. *chinensis*（Franch.）Hara 或 云南重楼 *Paris polyphylla* Smith var. *yunnanensis*（Franch.）Hand.-Mazz.的干燥根茎。

[植物形态] 华重楼 多年生草本。地下有肥厚的横生根状茎，节上生纤维状须根。茎常带紫红色，基部有 1～3 片膜质叶鞘抱茎，叶 5～9 片，通常 7 片，轮生茎顶；叶片纸质或膜质，长倒披针形，先端锐尖，基部窄卵形或楔形，全缘；有柄。花梗由茎顶抽出，不分枝，顶端着生 1 花，两性；花被 2 轮，外轮被 5～6 片，绿色，倒卵状披针形或披针形；内轮花被与外轮同数，黄绿色，细线形；雄蕊 8～10，花药金黄色，线形，花丝很短，仅为花药的 1/3～1/4；药隔突出于花药之上，突出部分长 0.5～2 mm；子房近球形，具棱，顶端有 1 盘状花柱基，花柱短，具 4～5 分裂。蒴果球形。花期 5—7 月，果期 8—10 月。（图 5-109-1）

生于山坡林下荫处或沟谷边的草丛阴湿处。

云南重楼 根茎较粗壮，直径 2～3.5 cm，结节明显。叶 6～10 片轮生，叶柄长 5～20 mm；叶片厚纸质，披针形、卵状长圆形或倒卵状披针形，长 5～11 cm，宽 2～4.5 cm。外轮花被片披针形或长卵形，绿色，长 3～4.5 cm；内轮花被片 6～8（～12）枚，条形，中部以上宽达 3～6 mm，长为外轮花被的 1/2 或近等长；雄蕊 8～12 枚，花药长 1～1.5 cm，花丝极短，药隔突出部分长 1～2（～3）mm；子房球形，花柱粗短，上端具 5～6（～10）分枝。（图 5-109-2）

生于山地林下或路旁草丛的阴湿处。

[产地] 华重楼主产于江苏、浙江、安徽、江西、湖北等省；滇重楼主产于云南、四川、广西等省区。

[采收加工] 秋季挖取根茎，洗净泥土，晒干。

[药材鉴别] 性状鉴别 华重楼：呈结节状扁圆柱形，略弯曲，长 6～10 cm，直径 1～4 cm。外表黄褐色或灰棕色，有环节；一面有茎脱落后密集的半圆形深陷的瘢痕；另一面有多数须根痕，顶端具鳞叶或芽的残痕。质坚实，断面白色至黄白色，有粉性。气微，味微苦、麻。（图 5-109-3）

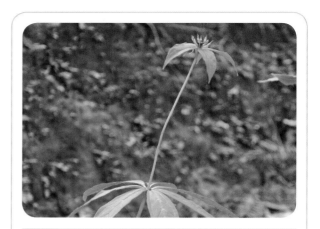

A. 植物

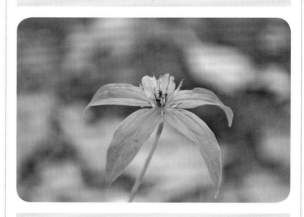

B. 花

图 5-109-1 华重楼植物

云南重楼：呈类圆柱形，多较平直，少数弯曲，直径 1.2～5（～6）cm，长 4.5～12 cm。表面红棕色，少数灰褐色，较平滑，节间长 0.5～6 cm；茎痕半圆形或扁圆形，直径 0.5～1.3 cm，不规则排列。质坚硬，不易折断，断面粉质，也有角质者。气微，味微苦。（图 5-109-4）

传统鉴别 呈结节状扁圆柱形，黄棕色，密生环纹，先端有茎痕；一面结节明显，上有茎痕；另一面不明显，有须根痕。质坚实，断面黄白色，具粉性，可见点状维管束。味微苦、辛。

[成分] 主要有效成分是甾体皂苷，按苷元分为 2 类：一类为薯蓣皂苷元（diosgenin）的糖苷，另一类为偏诺皂苷元（pennogenin）的糖苷。并含氨基酸、甾酮、β-脱皮激素、胡

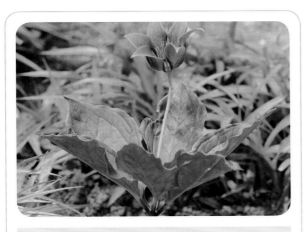

A. 植物

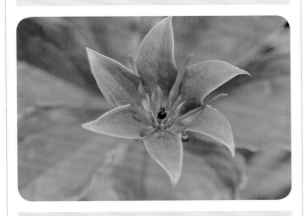

B. 花

图5-109-2　云南重楼植物

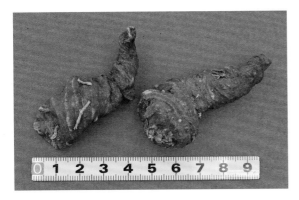

图5-109-3　华重楼药材

萝卜苷等化合物。

　　［贮藏保管］　用竹篓或麻袋包装。置阴凉干燥处，防虫蛀。

　　［功效］　性微寒，味苦；有小毒。清热解

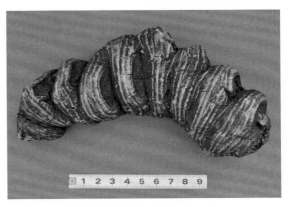

5-109-4　云南重楼药材

毒，消肿止痛，凉肝定惊。用于咽喉肿痛，痈疽肿毒，毒蛇咬伤，跌扑伤痛，惊风抽搐。

　　［用法用量］　3～9 g；外用适量，研末调敷。

　　［方例］　治毒蛇咬伤（《江西草药手册》）：七叶一枝花，青牛胆，炉甘石，青木香。研细末调匀，用时取半边莲嚼烂掺上药末敷患处。

　　［论注］　（1）重楼，《神农本草经》名蚤休，通称七叶一枝花。"蚤休"是以其能治蛇虫之毒而命名的。重楼是以其原植物形态而命名的，因其具有轮生叶和在花茎上轮生的花被片以及花蕊和花柱等构成二三层，故有重楼、重台、重楼金钱、金钱重楼诸名。

　　（2）重楼属品种众多，以粗根茎的南重楼组中的一些种类作重楼入药，均作为地区习惯用药：如多叶重楼 *Paris polyphylla* Sm.、粗梗重楼 *Paris polyphylla* Sm. var. *appendiculata* Hara（*Paris delavayi* Franch.）、狭叶重楼 *Paris polyphylla* Sm. var. *stenophylla* Franch.、宽叶重楼 *Paris polyphylla* Sm. var. *latifolia* Wang et Chang、长药隔重楼 *Paris polyphylla* Sm. var. *thibetica*（Franch.）、球药隔重楼 *Paris fargesii* Franch.、长柄重楼 *Paris fargesii* Franch. var. *petiolata*（Baker ex C. H. Wright）Wang et Tang 等，根茎性状与重楼相似，但均较肥厚。

　　（3）湖北有以同科植物万年青 *Rohdea japonica*（Thunb）Roth 或开口箭属（*Tupistra*）植物的根茎作重楼药用。呈圆柱形，直径1～2 cm，表面灰棕色或棕褐色，具密集的波状环节，并有圆点状根痕；质硬，略带韧性，断面类白色；味甜，微苦涩。

天 冬

ASPARAGI RADIX

本品始载于《神农本草经》，列为上品。《尔雅》称其为虋冬。李时珍曰："草之茂者为虋，俗作门，此草蔓茂，而功同麦门冬，故曰天门冬。"《桐君采药录》云："蔓生，叶有刺，五月花白，十月实黑，根连数十枚。"苏颂曰："春生藤蔓，大如叉股，高至丈余。叶如茴香，极尖细而粗滑，有遂刺者，其叶如丝杉而细散，皆名天门冬。"

[**别名**] 天门麦，明天冬。

[**来源**] 为百合科植物天门冬 *Asparagus cochinchinensis* (Lour.) Merr. 的干燥块根。

[**植物形态**] 多年生攀缘草本。块根纺锤形，肉质，簇生。茎细长，常扭曲多分枝。主茎呈鳞片状叶，顶端长尖，叶基部伸长为 2.5～5.5 cm 的硬刺，在分枝上的刺较短或不明显；叶状枝通常 3 枚簇生，扁有棱，镰刀状。花通常 2 朵腋生，淡绿色，单性，雌雄异株；雄花花被 6 片，雌花与雄花大小相似。浆果球形，熟时红色，有种子 1 粒。花期 5—6 月，果期 8—10 月。（图 5-110-1）

[**产地**] 主产于贵州、四川、重庆、广西等地。湖北、浙江、江西亦产。

[**采收加工**] 9 月至翌年春季萌芽前采挖，除去根头及须根，洗净后置沸水中煮约 12 分钟，至易剥去皮时即可，趁热剥去外皮，烘干至八成时，晒至全干。

[**药材鉴别**] 性状鉴别 呈长纺锤形，两端渐细，略弯曲，长 5～18 cm，直径 0.5～2 cm。表面黄白色至黄棕色，半透明，光滑或具细纵纹及纵沟，偶有残存的灰棕色外皮。对光透视，有 1 条不透明的细心。质硬或柔润，有黏性，断面角质样，中柱黄白色。气微，味甜、微苦。（图 5-110-2）

以条粗壮、色黄白、半透明者为佳。

传统鉴别 川天冬：主产于贵州遵义、赤水，四川叙永，重庆涪陵，在重庆集散，故称"川天冬"。富糖分，身柔软，常有黏液渗出。

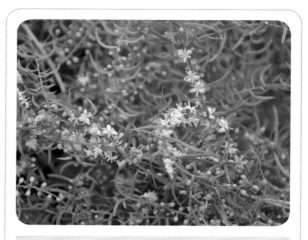

A. 花

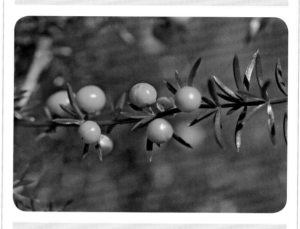

B. 果

图 5-110-1 天门冬植物

为天冬中优品。

湖天冬、温天冬：湖北咸宁产的称为"湖天冬"，浙江温州产的称"温天冬"；根条较小，色泽淡黄或黄褐。产量小，自产自销。

[**成分**] 含天冬酰胺（asparagine）、瓜氨酸（citrulline）、丝氨酸（serine）、苏氨酸（threonine）、脯氨酸（proline）等 19 种氨基酸。含 5- 甲氧基糠醛（5-methoxy methylfurfurod）、葡萄糖、果糖、β-谷甾醇、黏液质等。尚含天冬多糖 A/B/C/D（asparagus pdysaccharideA/B/C/D）。另含多种螺旋甾苷类化合物天冬苷 Ⅳ～Ⅶ。

[**贮藏保管**] 本品吸潮后易引起霉变，发黑。应置干燥通风处，防潮，防蛀，避免粘尘土。

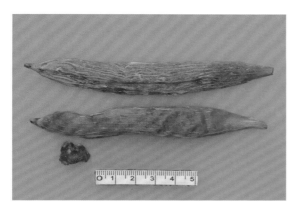

图5-110-2　天冬药材

[功效]　性寒，味甘、苦。养阴生津，润肺润燥。用于肺燥干咳，虚劳咳嗽，津伤口渴，腰膝酸痛，骨蒸潮热，内热消渴，肠燥便秘。

[用法用量]　6 ～ 12 g。

[方例]　二冬膏（《张氏医通》）：天门冬，麦门冬，白蜜。功能养阴润肺；主治肺胃燥热，咳嗽痰少。

[论注]　羊齿天门冬 Asparagus filicinus D. Don 的块根在云南等地作药用，称为"小天冬"。呈细长纺锤形，长4 ～ 10 cm，直径2 ～ 6 mm，两端渐尖，微弯曲。不能与天冬混用。

麦　冬

OPHIOPOGONIS RADIX

本品原名麦门冬，始载于《神农本草经》，列为上品。陈藏器曰："出江宁者小润，出新安者大白。其苗大者如鹿葱，小者如韭叶，大小有三四种，功用相似，其子圆碧。"李时珍曰："古人惟用野生者，后世所用多是种莳而成……浙中来者甚良，其叶如韭而多纵纹且坚韧为异。"自古麦冬品种不止一种，且有栽培和野生的，现在以四川和浙江栽培的麦冬为主。

[别名]　麦门冬，寸冬。

[来源]　为百合科植物麦冬 Ophiopogon japonicus（L. f.）Ker-Gawl. 的干燥块根。

[植物形态]　多年生草本。地下匍匐茎细长，须根前端或中部常膨大为纺锤形的块根。叶丛生，禾叶状，具3 ～ 7条脉。花葶长6 ～ 15 cm，通常比叶短；总状花序轴长2 ～ 5 cm，花1 ～ 3朵，生于苞片腋内，苞片披针形，花梗长3 ～ 4 mm；关节位于近中部或中部以上，花微下垂，花被片6枚，披针形，不展开，白色或淡紫色；雄蕊6枚，花丝很短；子房半下位。浆果球形，成熟时深绿色或蓝黑色。花期5—7月，果期7—10月。（图5-111-1）

[产地]　主产于四川、浙江、江苏等省。浙江杭州、余姚、萧山产者称为"杭麦冬"；四川绵阳地区产者称为"川麦冬"，产量较大。

[采收加工]　四川于栽培后第2年清明至谷雨采挖，浙江于栽培后第3年小满至夏至采挖。

浙江加工方法：将洗净的块根晾晒3 ～ 5日后，放在箩筐内闷放2 ～ 3日，使其"发

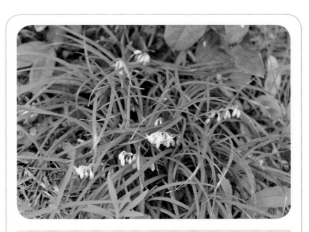

A. 植物

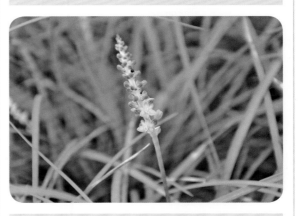

B. 花

图5-111-1　麦冬植物

汗",然后翻晒3～5日,再闷放3～4日,晒3至5日,如此反复3～4次,块根干燥度达70%,即可剪去须根,再晒至全干;或采用低温40～50℃微火烘干,先烘15～20小时,然后放几日,再烘至干燥。

四川绵阳地区加工方法:将洗净的麦冬暴晒,晒干水分后,轻搓,搓后又晒,晒后又搓,反复5～6次,除去须根晒干。现多用滚筒设备相互搓揉至光洁。

[**药材鉴别**] *性状鉴别* 呈纺锤形,两端略尖,长1.5～3 cm,中部直径3～6 mm。表面黄白色或淡黄色,半透明,具细纵纹。质柔韧,断面黄白色,中央有细小木心(中柱)。气微香,味微甘,嚼之发黏。

传统鉴别 杭麦冬:产杭州笕桥最有名,习称"笕桥麦冬",现泛指产于浙江者。栽培3年采挖,块根肥大,呈纺锤形长约1寸(2.5～3 cm),习称"杭寸冬"。表面黄白色,具不规则纵纹。干透时质坚硬,回潮后较柔韧,断面牙白色,角质状,具糖性,中央木质心较细,易抽出。气微香,味微甜,嚼之粘牙,质最佳。(图5-111-2)

川麦冬:四川绵阳地区为主产区。外形与杭麦冬相似,栽培2年采挖,块根较小,长1～2.5 cm。糖性少,甜味弱,嚼之不粘牙,质次于杭麦冬。(图5-111-3)

显微鉴别 横切面:① 表皮细胞1列,根被为3～5层木化细胞。② 皮层宽广,有含针晶束的黏液细胞散在,有的针晶直径至10 μm,内皮层细胞均匀增厚,木化,有通道细胞,外侧为1列石细胞,其内壁及侧壁增厚,纹孔细

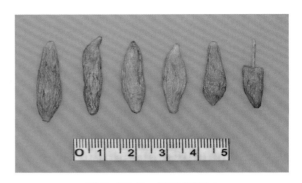

图5-111-3 川麦冬药材

密。③ 中柱甚小,韧皮部束16～22个,各位于木质部束的星角间,木质部由导管、管胞、木纤维及内侧的木化细胞连接成环层。④ 髓小,薄壁细胞类圆形。(图5-111-4)

粉末:淡黄棕色。① 草酸钙针晶成束或散在,长24～50 μm;有的粗大呈柱晶,长约88 μm,直径至13 μm。② 石细胞类方形或长方形,直径30～64 μm,壁厚至1.6 μm,有的一边甚薄,纹孔甚密,孔沟较粗。③ 内皮层细胞长方形或长条形,壁增厚,木化,孔沟明显。④ 木纤维细长,壁木化,壁孔呈稀疏点状,孔

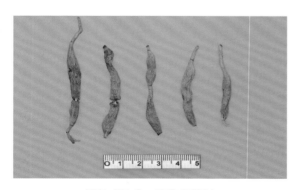

图5-111-2 杭麦冬药材

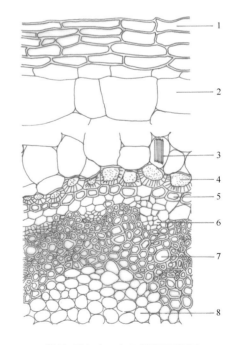

图5-111-4 麦冬横切面详图

1.根被 2.皮层 3.草酸钙针晶束 4.石细胞
5.内皮层(有通道细胞) 6.韧皮部 7.木后部 8.髓

沟明显。⑤ 导管及管胞多单纹孔及网纹，少数为具缘纹孔，直径可达35 μm，常与木纤维相连。（图5-111-5）

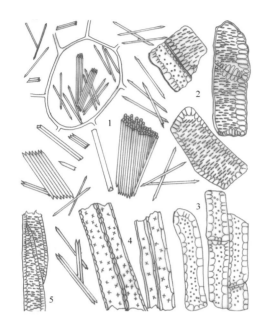

图5-111-5　麦冬粉末图

1. 草酸钙针晶及细柱状结晶　2. 石细胞
3. 内皮层细胞　4. 木纤维　5. 管胞

[成分]　含多种甾体皂苷，即麦冬皂苷（ophiopogonin）A、B、B′、C、C′、D、D′。麦冬皂苷A、B、C、D的苷元均为鲁斯可皂苷元（ruscogenin）。皂苷B′、C′、D′的苷元均为薯蓣皂苷元（diosgenin）。

含多种黄酮类化合物，如麦冬黄酮（ophiopogonone）A/B、甲基麦冬黄酮（methylophio-pogonone）A/B、二氢麦冬黄酮（ophipogonanone）A/B、甲基二氢麦冬黄酮（methylophiopogonanone）A/B。还含多种高异黄酮类成分，如6-醛基异麦冬黄烷酮A（6-AL-dehydo-isoophio-pogonan one）、6-醛基异麦冬黄烷酮B、6-醛基-7-甲氧基-异麦冬黄烷酮、沿阶草醛基二氢黄酮A/B等。

此外，尚含挥发油，油中主成分为长叶烯（longfolene）等。

[贮藏保管]　用木箱装，置阴凉干燥处，防潮。受潮后泛油变黑，发现后应及时翻晒。

[功效]　性微寒，味甘、微苦。养阴生津，润肺清心。用于肺燥干咳，虚劳咳嗽，津伤口渴，心烦失眠，内热消渴，肠燥便秘。

[用法用量]　6 ～ 12 g。

[方例]　益胃汤（《温病条辨》）：麦冬，沙参，生地，玉竹，冰糖。功能滋养胃阴；主治胃热津枯。

[论注]　商品中还有以下植物的块根也作麦冬用。

（1）山麦冬为百合科植物湖北麦冬 Liriope spicata (Thunb.) Lour. var. prolifera Y. T. Ma 的干燥块根。在湖北广为栽培，又称"湖北麦冬"。药材呈纺锤形，两端略尖，长1.2 ～ 3 cm，直径0.4 ～ 0.7 cm；表面淡黄色至棕黄色，半透明，具不规则纵皱纹；质硬脆，断面淡黄色至棕黄色，角质样，中柱细小；气微，味甘。其显微结构中横切面表皮为1列薄壁细胞；内皮层细胞壁增厚，木化，有通道细胞，外侧为1 ～ 2列石细胞；韧皮部束7 ～ 15个。该品种还有一个来源为短葶山麦冬 Liriope muscari (Decne.) Baily 的干燥块根。（图5-111-6、图5-111-7）

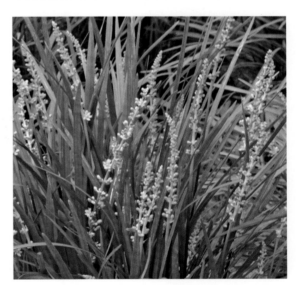

图5-111-6　湖北麦冬植物

（2）大麦冬为阔叶山麦冬 Liriope platyphylla Wang et Tang 的块根。原植物的叶革质，宽0.8 ～ 2.2 cm，具脉9 ～ 11条，易与其他种区别。块根较其他种麦冬大，两端钝圆，长2 ～ 5 cm，直径0.5 ～ 1.5 cm。干后坚硬。（图5-111-8）

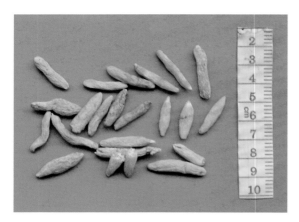

图5-111-7　湖北麦冬药材

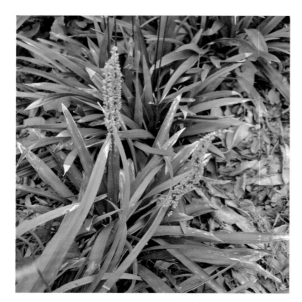

图5-111-8　阔叶山麦冬植物

土茯苓

SMILACIS GLABRAE RHIZOMA

本品始载于《名医别录》。李时珍曰："土茯苓，楚、蜀山箐中甚多。蔓生如莼，茎有细点。其叶不对，叶颇类大竹叶而质厚滑，如瑞香叶而长五六寸。其根状如菝葜而圆，其大若鸡鸭子，连缀而生，远者离尺许，近或数寸，其肉软，可生啖。有赤白二种，入药以白者良。"按上所述，与现在所用的土茯苓相同。

[**别名**]　冷饭团，仙遗粮。

[**来源**]　为百合科植物土茯苓（光叶菝葜）

Smilax glabra Roxb. 的干燥根茎。

[**植物形态**]　多年生攀缘状灌木。茎光滑无刺，地下根状茎长而粗厚，常由匍匐茎相连接。叶互生，长椭圆形或椭圆状披针形，先端尖，基部楔形或圆形，全缘，主脉显著，3条，上面深绿色，下面粉绿色，有时带苍白色，薄革质，叶鞘达柄中部，有2卷须（变态的托叶）或有时无。伞形花序腋生；花单性异株，花小，绿白色，六棱状球形，花被裂片6枚，外花被片近扁圆形，边缘有不规则的齿，雌花内轮花被边缘无齿。浆果球形，熟时红紫色。花期7—11月，果期11月至次年4月。（图5-112-1）

[**产地**]　主产于广东、湖南、湖北、浙江、江西等省。以广东韶关、肇庆产者质量较佳。

[**采收加工**]　秋、冬二季采挖地下根茎，洗净，除去须根及残茎，晒干。或趁晴天新鲜

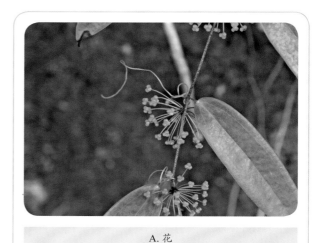

A. 花

B. 果

图5-112-1　土茯苓植物

时切成薄片，晒干。

[**药材鉴别**] 性状鉴别 呈不规则块状，多分枝，有结节状隆起，长5～22 cm，直径2～5 cm。表面黄棕色，粗糙，凹凸不平，突起的尖端有坚硬的须根残基，上端具茎痕。质坚硬，不易折断。切成薄片者，切面显类白色至红棕色，中间微见维管束点（外韧型），阳光下可见小亮点（黏液质）；质略韧，折断时有粉尘散出，以水温润有黏滑感。气微，味微甘、涩。（图5-112-2）

以筋脉少、断面淡棕色、粉性足者为佳。

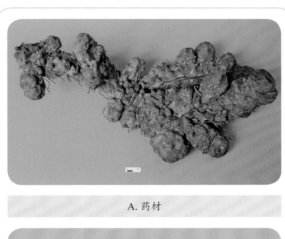

A. 药材

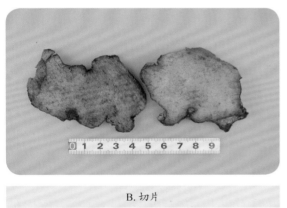

B. 切片

图5-112-2 土茯苓药材

显微鉴别 横切面：① 下皮为3～5列黄棕色细胞，排列紧密，壁较厚，木化，有的具壁孔。② 皮层中散有大形黏液细胞，内含草酸钙针晶束。③ 中柱薄壁细胞径向延长，散列有外韧维管束，中心分布较密，木质部有2个大导管及数个较小的导管；韧皮部有少量纤维。④ 薄壁细胞含有大量淀粉。

[**成分**] 含甾体皂苷，即菝葜皂苷类（smilax saponins），其中1种为薯蓣皂苷元与1分子葡萄糖和2分子鼠李糖结合而成，尚含提果皂苷元（tigogenin）、鞣质、树脂等。据报道，从土茯苓中分得6种结晶性成分，分别为落新妇苷（astilbin）、异黄杞苷（isoengeletin）、琥珀酸（succinic acid）、胡萝卜苷（daucosterol）、棕榈酸和β-谷甾醇。

[**贮藏保管**] 置通风干燥处，防潮湿、虫蛀。

[**功效**] 性平，味甘、淡。除湿，解毒，通利关节。用于湿热淋浊，带下，痈肿，瘰疬，疥癣；梅毒及汞中毒所致的肢体拘挛，筋骨疼痛。

[**用法用量**] 15～60 g。

[**方例**] 搜风解毒汤（《本草纲目》）：土茯苓，银花，防风，白鲜皮，苡仁，木通，皂角子。治梅毒骨筋挛痛。

[**论注**] 尚有不同地区采用以下植物根茎作土茯苓用。

（1）同属植物菝葜 Smilax china L.的根茎常相混。菝葜根茎呈扁圆柱形、结节状，膨大处有粗大的疙瘩刺；质较坚硬，断面红棕色，粉性少，木纤维多。（图5-112-3、图5-112-4）

（2）同科植物肖菝葜 Heterosmilax japonica Kunth，长江以南地区亦和土茯苓混用。肖菝葜的花被为3片，合生成筒状。根茎呈不规则块状，黄褐色，有坚硬的须根残基；横切面周边白色，中心黄色，粉性，可见维管束点（周木型），亦可见小亮点；质软，味淡。（图

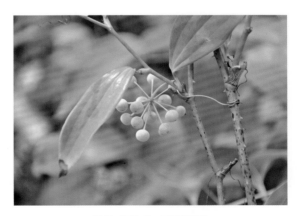

图5-112-3 菝葜植物

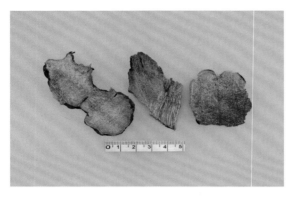

图 5-112-4　菝葜药材

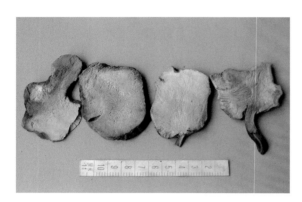

图 5-112-5　肖菝葜药材

5-112-5）

（3）土茯苓断面有红白之分，呈类白色者称"白土茯苓"，呈红棕色者称"红土茯苓"，为生态环境所引起的。土茯苓片贮藏日久，颜色会不断加深。

仙　茅

CURCULIGINIS RHIZOMA

本品始载于《开宝本草》："其叶似茅，久服轻身，故名仙茅。"又名独茅、婆罗门参。苏颂曰："叶青如茅而软，且略阔，面有纵纹，又似初生棕榈秧，高尺许。至冬尽枯，春初乃生。三月有花如栀子花，黄色，不结实。其根独茎而直，大如小指，下有短细肉根相附，外皮稍粗褐色，内肉黄白色，二月、八月采根曝干用。"以上描述，均与现在所用仙茅相符。

[别名]　独茅，地棕。

[来源]　为石蒜科植物仙茅Curculigo orchioides Gaertn.的干燥根茎。

[植物形态]　多年生草本，高约30 cm。根茎直，大小如小指，下有短细根，外皮稍粗，褐色，内黄白色。叶基生，3～6片，细长而尖，3～7纵脉，有纵折纹，基部扩大呈鞘状。花葶极短，隐藏于叶鞘内；苞片披针形，膜质；花黄色；花被有疏长毛，筒部线形；雄蕊6；子房下位，有长毛，花柱细长，柱头棒状。浆果长矩圆形，顶端宿存有细长的花被筒，呈喙状。（图5-113-1）

生于海拔1 600 m的林下草地或荒坡上。

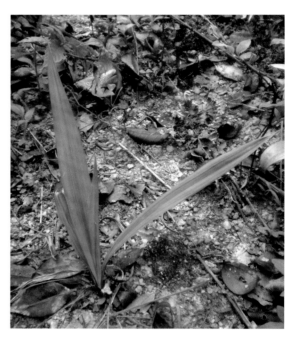

图 5-113-1　仙茅植物

[产地]　主产于四川省。此外，浙江、江西、云南、贵州、广东等省区亦产。

[采收加工]　秋、冬二季采挖，洗净，去须根，低温烘至足干或蒸后晒干。

[药材鉴别]　性状鉴别　呈圆柱形，稍弯曲，长3～10 cm，直径0.4～1.2 cm。表面棕色至褐色，皱缩，粗糙，有细密断续的横纹，并有凹下的根痕。质硬而脆，易折断，断面不平坦，粉性，灰白色至棕褐色，近中心处色较深。微有辛香气，味微苦、辛。（图5-113-2）

以条粗、质坚、外表黑褐色者为佳。

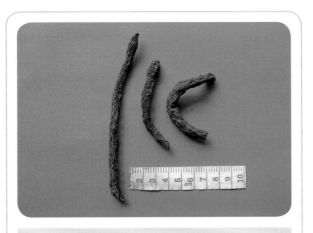

A. 药材

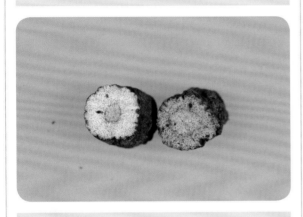

B. 切面

图 5-113-2 仙茅药材

[成分] 含鞣质约 4%，还含树脂、脂肪、淀粉及黏液质。黏液质由甘露糖、葡萄糖、葡萄糖醛酸（6：9：10）组成。

[贮藏保管] 置干燥处，防霉，防虫蛀。

[功效] 性热，味辛；有毒。补肾阳，强筋骨，散寒除湿。用于阳痿精冷，筋骨痿软，腰膝冷痹，阳虚冷泻。

[用法用量] 3～10 g。

[论注]（1）大叶仙茅 Curculigo capitulate（Lour）O. Kuntze 与仙茅的主要区别点为：根茎呈块状，花不藏在叶鞘内，花葶从叶腋发出，高 10～20 cm。

（2）毛茛科铁棒锤 Aconitum pedulum Busch. 和伏毛铁棒锤 Aconitum flavm Hand. -Mazz. 的根混充，其通体有粗细不等似"钉角"的支根，应注意鉴别。

萆薢类

商品药材根据来源不同，分为绵萆薢和粉萆薢 2 种。

粉萆薢

DIOSCOREAE HYPOGLAUCAE RHIZOMA

本品始载于《神农本草经》，列为中品。苏颂曰："作蔓生，苗叶俱青，叶作三叉，似山薯，又似绿豆叶。花有黄、红、白色数种，亦有无花结白子者，根黄白色，多节，三指许大，春、秋采根，暴干。"据考证历史本草所载萆薢多为薯蓣科和百合科菝葜属的植物。

[来源] 为薯蓣科植物粉背薯蓣 Dioscorea hypoglauca Palibin 的干燥根茎。

[植物形态] 多年生缠绕草本。根状茎横走，断面黄色，生许多细长须根。茎细左旋。叶三角状心形或卵状心形，中部以下边缘呈波状，中部以上急尖或长渐尖，基部心形，叶脉通常 7 条，下面常具白粉，干后上面变黑色，下面灰白色。花雌雄异株，雄花为向上的穗状花序，花被 6 裂，雌花为下垂的穗状花序。蒴果近圆形，有 3 翅，成熟时向上反曲；种子四周有膜状的翅，通常两面迭生于果实中轴的中部。花期 5—7 月，果期 6—9 月。（图 5-114-1）

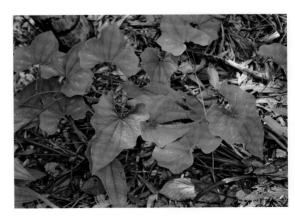

图 5-114-1 粉背薯蓣植物

［产地］ 主产于浙江、安徽、江西、湖南等省。

［采收加工］ 春、秋二季采挖，除去须根，去净泥土，切片，晒干。

［药材鉴别］ 性状鉴别 呈不规则薄片，边缘不整齐，厚约0.5 mm。外皮棕黑色或灰棕色。切面黄白色或淡灰棕色，平坦，细腻，有粉性及不规则的黄色筋脉花纹（维管束）散在，对光照视，极为显著。质松脆，有弹性，易折断。气微，味苦、微辛。（图5-114-2）

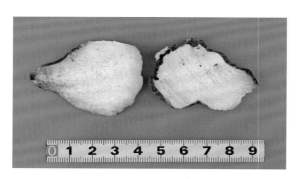

图5-114-2 粉萆薢药材

［成分］ 含薯蓣皂苷（dioscin）约2%。

［贮藏保管］ 置通风干燥处，勿受潮湿。

［功效］ 性平，味苦。利湿去浊，祛风通痹。用于淋病白浊，白带过多，湿热疮毒，关节不利，腰膝痹痛。

［用法用量］ 9～15 g。

［方例］ 萆薢分清饮（《丹溪心法》）：萆薢，益智仁，石菖蒲，乌药。功能温肾利湿，分清化浊；主治下焦虚寒之膏淋、白浊。

［论注］ 商品药材萆薢有粉萆薢、绵萆薢、红萆薢、白萆薢等。

（1）粉萆薢以粉背薯蓣为主要来源，为《中国药典》2015年版收载品种。浙江还用纤细薯蓣 Discorea gracillima Miq. 根茎作粉萆薢用，不同点为：叶边缘齿状，叶背面有白色粉状，叶干后不变黑色。

（2）红萆薢为百合科菝葜属（Smilax）植物根茎。陕西、四川、云南、贵州等省习用，称为"红萆薢"。主要有菝葜 Smilax china L. 和无刺菝葜 Smilax mairei Lévl.。药材多为规则的片状，边缘粗糙，带有坚硬突起的细根或根痕，表面棕褐色，内心黄色、红棕色或褐红色微带紫色。质坚韧，断面不具粉性，有黄色的粗纤维。味微苦。

（3）白萆薢为百合科菝葜属的马钱叶菝葜 Smilax lunglingensisi Wang et Tang、疣枝菝葜 Smilax aspericanlis Wall. ex A. DC.（云南称"白菝葜"）、肖菝葜 Heterosmilax japonica Kunth的根茎（《台湾植物名汇》称"白菝葜"）。药材根茎多呈不规则块状，粗大，质硬。菝葜属植物根茎，断面有红有白，有的鲜时色白，放置后逐渐变棕红色。

绵萆薢

DIOSCOREAE SPONGIOSAE RHIZOMA

［来源］ 为薯蓣科植物绵萆薢 Dioscorea sponqiosa J. Q. Xi，M. Mizuno et W.L. Zhao 或福州薯蓣 Dioscorea futschauensis Uline ex R. Kunth 的干燥根茎。

［植物形态］ 绵萆薢 多年生缠绕草质藤本。根茎横走，粗大，质地疏松，外皮灰黄色，生多数细长须根。茎圆柱形，单叶互生，叶纸质，卵形，先端渐尖，基部阔心形，边缘微波状；两面披白色粗毛，背面尤甚；主脉9条，叶干后不变黑色。花腋生，单性，雌雄异株；雄花序为直立圆锥花序，花橙黄色，花被6片，能育雄蕊6，其中3枚较大；雌花为下垂的圆锥花序。蒴果倒卵形，疏生，具3翅，干后棕褐色；种子四周具膜质翅，上端较宽，左右两侧较狭。（图5-115-1）

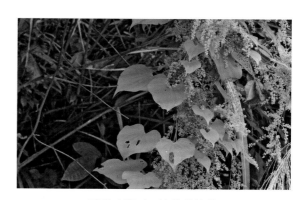

图5-115-1 绵萆薢植物

福州薯蓣 主要特征为：单叶互生，微革质，茎基部叶为掌状裂叶，7裂，大小不等，基部深心形，中部以上叶为卵状三角形，边缘波状或全缘，顶端渐尖，基部深心形或广心形，背面网脉明显，两面沿叶脉疏生白色刺毛。花单性，雌雄异株。雄花序总状，通常分枝呈圆锥花序，单生或2～3个簇生于叶腋；雄花有梗，花被新鲜时橙黄色，干后黑色，基部连合，顶端6裂，裂片卵圆形；雄蕊6枚，有时仅3枚发育，着生于花被管基部，有退化雌蕊；雌花序与雄花序相似，雌花花被6裂，退化雄蕊花药不完全或仅存有花丝。蒴果三棱形，每棱翅状，半圆形；种子扁圆形，着生于每室中轴中部，成熟时四周有薄膜状翅。花期6—7月，果期7—10月。（图5-115-2）

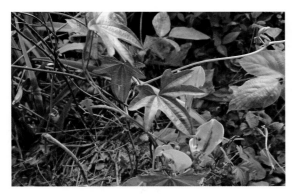

图5-115-2 福州薯蓣植物

[**产地**] 主产于浙江、福建、江西。

[**采收加工**] 秋、冬二季采挖，除去须根，洗净，晒干；或切片，晒干。

[**药材鉴别**] 性状鉴别 呈不规则长圆柱形，长6～16 cm。多纵切或斜切圆片，大小不等，厚约3 mm，直径1～4.5 cm。外皮灰黄色，周边多呈卷曲。表面浅黄色，粗糙而有须根痕或刺状突起。切面浅黄白色，粗糙，可见黄棕色点状维管束散在。质疏松，略呈海绵状。气微，味苦、微辛。（图5-115-3）

[**成分**] 绵萆薢根茎含薯蓣皂苷（dioscin）、纤细薯蓣皂苷（gracillin），后者含量高于前者。另含原薯蓣皂苷（protodioscin）、原纤细薯蓣皂苷（protogracillin）和甲基原纤细薯蓣皂苷（methyl protogracillin）。皂苷水解

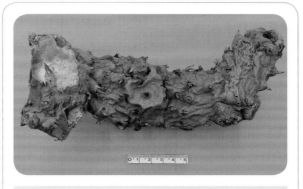

A. 药材

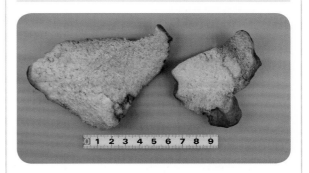

B. 切面

图5-115-3 绵萆薢药材

后，主要得薯蓣皂苷元（diosgenin），含量为0.22%～0.38%。福州薯蓣根茎含薯蓣皂苷元0.3%～0.5%。

[**贮藏保管**] 置通风干燥处。

[**功效**] 性平，味苦。利湿去浊，祛风通痹。用于淋病白浊，白带过多，湿热疮毒，关节不利，腰膝痹痛。

[**用法用量**] 9～15 g。

[**论注**] 粉萆薢和绵萆薢药材主要区别点为：前者切断面平坦，细腻，具粉性；后者切断面粗糙，质柔软，具绵性。两者药材名称即由此而来。

穿山龙

DIOSCOREAE NIPPONICAE RHIZOMA

[**来源**] 为薯蓣科植物穿龙薯蓣*Dioscorea nipponica* Makino的干燥根茎。

[**植物形态**] 多年生缠绕草本，根状茎横走，坚硬，呈稍弯曲的圆柱形，栓皮显著，呈片状脱落。地上茎细长，有纵沟纹，疏生细毛。叶互生，有长柄；叶形多变化，叶片卵形或宽卵形，掌状3～7浅裂，基部心形，顶端裂片有长尖，叶脉下面隆起，生多数细毛。雌雄异株，集成腋生疏穗状花序；花小，黄绿色，呈钟形，花被6片，椭圆形；雄花具雄蕊6个，比花被片短。蒴果倒卵状椭圆形，有3宽翅，着生于下垂的穗轴上；种子上边有长方形的翅，基部及两侧的翅很窄。花期6—8月。（图5-116-1）

野生于山坡、林下或草丛灌木林中。

[**产地**] 主产于东北、华北等地。华中及四川、陕西、甘肃也有分布。

[**采收加工**] 春、秋二季采挖，洗净泥土或刷去外皮，晒干。

[**药材鉴别**] 性状鉴别 呈圆柱形，弯曲，常有分枝，长15～20 cm，直径1～1.5 cm。表面黄白色或棕黄色，有纵沟，刺状残根及偏于一侧的突起茎痕，偶有膜状外皮和细根。质坚硬，断面平坦，白色或黄白色，有淡棕色的筋脉点（维管束）。气微，味微苦涩。（图5-116-2）

[**成分**] 含薯蓣皂苷（dioscin），水解后产生薯蓣皂苷元（diosgenin），含量1.5%～2.6%；还有延龄草苷（trillin）。此外，尚含尿囊素、树脂、甾醇、多糖类和淀粉等。

[**功效**] 性温，味甘、苦。祛风除湿，舒筋通络，活血止痛，止咳平喘。用于风湿痹病，关节肿胀，腰腿疼痛，筋骨麻木，跌打损伤，闪腰岔气，咳嗽喘息。

[**用法用量**] 9～15 g；也可制成酒剂用。

[**注意**] 粉碎加工时，注意防护，以免发生过敏反应。

[**论注**] 本品为合成可的松及激素的重要原料。

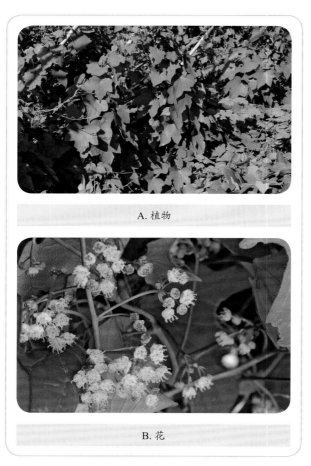

A. 植物

B. 花

图5-116-1 穿龙薯蓣植物

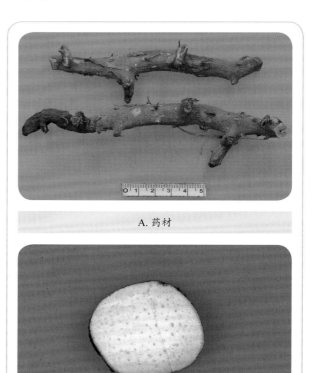

A. 药材

B. 切面

图5-116-2 穿山龙药材

黄药子

DIOSCOREAE BULBIFERAE RHIZOMA

本品始载于《开宝本草》。历代本草所记载的品种较为复杂。《本草原始》李中立曰："皮紫黑色多须，每须处有白眼，肉黄色。"所论述的品种与现在的黄药子相同。

[**别名**] 黄独，金钱吊蛤蟆。

[**来源**] 为薯蓣科植物黄独Dioscorea bulbifera L.的干燥块茎。

[**植物形态**] 多年生草质藤本。地下块茎单生，块茎顶端逐年增大，球形或圆锥形，少有分裂，具多数须根。茎圆柱形，长达5 m，光滑，无刺。叶腋内通常生有球形疣突的珠芽（零余子），叶互生，心状卵形，基部阔心形，先端锐尖，全缘，有纵脉7～9条。花黄绿色，单性异株；雄花为穗状花序，短而丛生。蒴果长椭圆形，有3个翼状硬膜质翅。花期6—7月，果期8—11月。（图5-117-1）

多生于河谷边、山谷阴沟或杂木林边缘。

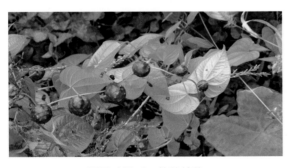

图5-117-1　黄独植物

[**产地**] 主产于我国东南部、南部至西南各省区。

[**采收加工**] 秋季采收，洗净泥土，除去须根，切片，晒干。

[**药材鉴别**] 性状鉴别　新鲜药材呈类球形，外皮灰黑色，具多数须根，内部鲜黄色。干者切面呈棕黄色，密布许多橙黄色的麻点。质硬而脆，易折断，有粉性。无臭，味苦。（图5-117-2）

[**成分**] 含皂苷，主要为甾体皂苷，水

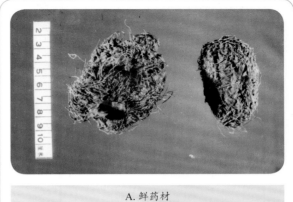

A. 鲜药材

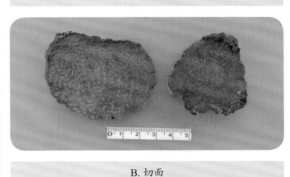

B. 切面

图5-117-2　黄药子药材

解后可产生3种皂苷元，以薯蓣皂苷元（diosgenin）为主要成分，并含少量雅姆皂苷元（yamogenin）及克里托皂苷元（kryptogenin）。另含黄药子乙素（diosbulbin）、鞣质、蔗糖、还原糖和淀粉。

[**贮藏保管**] 置干燥阴凉处，防霉，防虫蛀。

[**功效**] 性凉，味苦、辛；有小毒。清热，凉血，解毒，消瘿。用于咽喉肿痛，痈肿疮毒，蛇虫咬伤，甲状腺肿大。

[**用法用量**] 3～6 g；外用适量，捣烂敷或研末调敷。

[**论注**]（1）黄药子品种自古以来比较复杂，有些地区以虎耳草科植物老蛇盘Rodgersia aesculifolia Batal.的根状茎作黄药子应用，又名鬼灯擎、索骨丹。完整的根状茎为扁圆柱形或棒状，长约20 cm，直径3～5 cm，表面为棕褐色栓皮。药材多横切成片，厚0.3～0.5 cm，外皮棕褐色，可见黄色鳞毛；切面淡红棕色，粉性，可见数圈点状突起呈圆环状排列；质坚硬，破折面疏松而具多孔，呈红色，有时可见白

色细结晶；气微，味苦涩。本品陕西和宁夏少数地区因断面色红称为"红药子"，福建称为"黄药子"，据报道用以治甲状腺肿大有较好疗效。

（2）《证类本草》和《本草纲目》中都以蓼科植物虎杖 Polygonum cuspidadum Sieb. et Zucc. 的根茎作黄药子。《植物名实图考》除虎杖外，还将毛茛科植物锥花铁线莲 Clematis terniflora DC. 当黄药子。

山 药

DIOSCOREAE RHIZOMA

本品始载于《神农本草经》，列为上品。苏颂曰："春生苗，蔓延之，茎紫叶青，有三尖叶，似牵牛更厚而光泽，夏开细白花，大类枣花，秋生实于叶间，状如铃……二月八月采根。"现绝大多数是栽培的薯蓣的块状茎。

[别名] 怀山药，薯蓣。

[来源] 为薯蓣科植物薯蓣 Dioscorea opposita Thunb. 的干燥块茎。

[植物形态] 多年生缠绕草本。块茎长而粗壮，外皮灰褐色，有须根。茎常带紫色，右旋。单叶在茎下部互生，中部以上对生，少数为3叶轮生；叶片三角形至宽卵形或戟形，变异大，通常耳状3裂，中央裂片先端渐尖，侧裂片呈圆耳状，基部心形；叶脉7～9条，自叶柄连接外发出小脉网状，幼苗期叶一般不裂；叶腋内常有珠芽。花极小，单性，雌雄异株，穗状花序；雄花序直立，聚生于叶腋内，花被6；雌花序下垂。蒴果扁圆形，具三翅，表面常被白粉；种子扁圆形，四周有膜状宽翅。花期6—8月，果期7—11月。（图5-118-1）

[产地] 主产于河南、山西、河北、陕西等省。以河南温县、武陟、沁阳（古怀庆府）所产者为最有名，称为"怀山药"。

[采收加工] 冬季采挖，切去根头，除去外皮及须根，干燥，即为"毛山药"；或除去外皮，趁鲜切厚片，干燥，称为"山药片"；或选择肥大顺直的毛山药置清水中，浸至无干心，闷透，切齐两端，用木板搓成圆柱状，晒干，打光，称"光山药"。

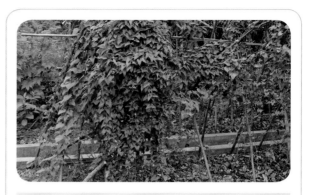

A. 植物

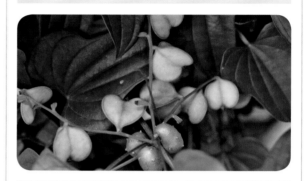

B. 果

图5-118-1　山药植物

[药材鉴别] 性状鉴别　毛山药：略呈圆柱形，弯曲而稍扁，长15～30 cm，直径1.5～6 cm。表面黄白色或淡黄色，未去尽外皮则显浅棕色斑点或须根痕，有纵沟及纵皱纹，两头不整齐。质脆易断，断面白色，颗粒状，粉性。气微，味淡、微酸，嚼之发黏。（图5-118-2）

光山药：呈圆柱形，两端齐平，长9～18 cm，直径1.5～3 cm，粗细均匀，挺直。全体洁白，圆而光滑，粉性足。（图5-118-3）

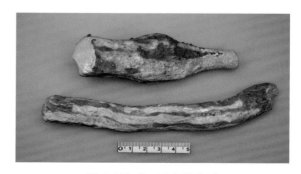

图1-118-2　毛山药药材

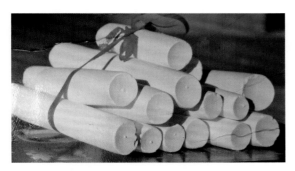

图1-118-3　光山药药材

山药片：为不规则的厚片，皱缩不平，切面白色或黄白色，可见凸起筋点。质坚脆，粉性。气微，味淡、微酸。（图5-118-4）

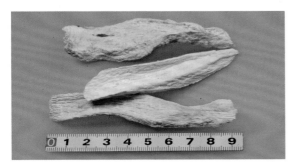

图1-118-4　山药片

传统鉴别　河南产的称"怀山药"。条粗、质坚实，粉性足，色白为山药中的优品。江西南城县产的山药质量与"怀山药"近似，品质亦佳。

显微鉴别　横切面：① 外皮已去，基本组织中黏液细胞类圆形，直径34～85 μm，长85～115 μm，内含草酸钙针晶束，长约25 μm。② 维管束外韧型。③ 树脂道分布在薄壁细胞间，充满黄褐色树脂状物。④ 淀粉粒众多，类圆形、长圆形或三角状卵形，直径6～17 μm，长17～31 μm，脐点点状、飞鸟状，位于较小端，大粒层纹明显。（图5-118-5）

粉末：白色或淡黄白色。① 淀粉粒，主为单粒，呈椭圆形、卵圆形或类圆形，直径8～35 μm，脐点清晰，呈马蹄状、飞鸟状、点状或裂缝状，大多位于较小的一端，层纹较明显；复粒少，由2～3分粒组成。② 草酸钙针晶束存在于黏液细胞中，针晶束甚大，长80～240 μm，粗2～5 μm。③ 导管主为具缘

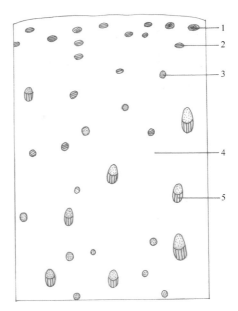

图5-118-5　山药横切面简图

1. 草酸钙针晶束　2. 黏液细胞　3. 树脂道
4. 薄壁组织　5. 维管束

纹孔及网纹导管，也有螺纹及环纹导管，直径一般12～48 μm；具缘纹孔呈卵圆形，多数延长成线形，且排列紧密，形似梯状；导管束旁的筛管分子复筛板上的筛域极为明显，排列成网状。④ 纤维少数，细长，直径约14 μm，壁甚厚，木化。（图5-118-6）

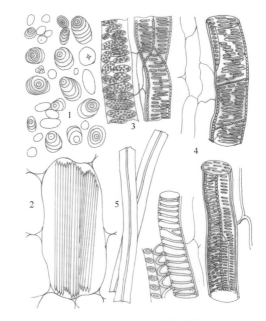

图5-118-6　山药粉末图

1. 淀粉粒　2. 草酸钙针晶束　3. 筛管　4. 导管　5. 纤维

［**成分**］ 含淀粉16%、薯蓣皂苷（dioscin）、黏液质、胆碱、糖蛋白、多酚氧化酶、维生素C。黏液质中含甘露聚糖（mannan）和植酸（phytic acid）、3,4-二羟基苯乙胺、氨基酸和尿囊素。在零余子中还含止权素（又称脱落素，d-abscisin）、多巴胺（dopamine）和另一种酚性化合物和山药素I（batatasin I）等。

［**贮藏保管**］ 置通风干燥处，防蛀。

［**功效**］ 性平，味甘。健脾养胃，生津益肺，补肾涩精。用于脾虚久泻，肺虚喘咳，肾虚遗精，带下，尿频，虚热消渴。

［**用法用量**］ 15～30g。

［**方例**］ 玉液汤（《医学衷中参西录》）：山药，黄芪，知母，生鸡内金，葛根，五味子，天花粉。功能益气滋阴，固肾止渴；主治消渴。

［**论注**］ （1）同属植物参薯 *Dioscorea alata* L.分布于长江以南地区。原植物茎有4棱，叶片卵形至卵圆形，顶端短渐尖，尾尖或凸尖，基部心形。其块茎变异大，有圆柱形、圆锥形、球形，外皮褐色或紫黑色。其根茎也作山药用。（图5-118-7、图5-118-8）

（2）同属植物日本薯蓣 *Dioscorea japonica* Thunb.野生于我国各地，称"野山药"。叶呈宽披针形至三角状狭卵形，基部心形，蒴果表面无白粉。其根茎也作山药入药，但质较逊。

（3）曾发现有将大戟科植物木薯 *Manihot esculenta* Crantz 的块根伪充山药。多切成段或

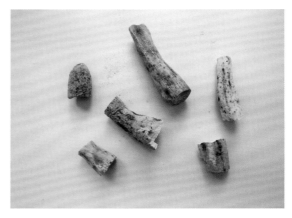

图5-118-8 参薯药材

片，外皮多已除去，表面类白色，残留外皮呈棕褐色或黑褐色；断面类白色，靠外侧有一明显黄白色或淡黄棕色的形成层环纹，向内可见淡黄色筋脉点成放射状稀疏散在，中央有一细小黄色木心，有的具裂隙。气微，味淡，嚼之有粉性。本品横切面，近木栓层处有石细胞群，薄壁细胞中含草酸钙簇晶。不能作山药用。（图5-118-9、图5-118-10）

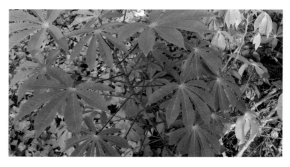

图5-118-9 木薯植物

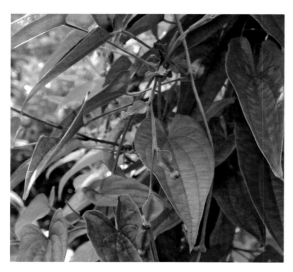

图5-118-7 参薯植物

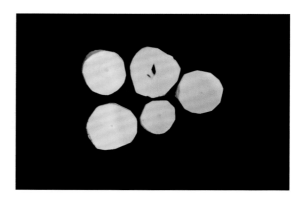

图5-118-10 木薯药材

射　干

BELAMCANDAE RHIZOMA

本品始载于《神农本草经》，列为下品。陈藏器曰："射干、鸢尾二物相似，人多不分。射干即人间所种花卉名凤翼者，叶如鸟翅，秋生红花，赤点。鸢尾亦人间所种，苗低下于射干，状如鸢尾，夏生紫碧花者是也。"苏颂曰："春生苗，高二三尺，叶似蛮姜，而狭长，横张疏如翅羽状，故一名乌姜。叶中抽茎，似萱草茎而强硬。六月开花，黄红色，瓣上有细文，秋结实作房，中子黑色。"历代本草所指花色红黄的即射干，色紫碧的即鸢尾。

[别名]　乌扇，寸干。

[来源]　为鸢尾科植物射干 *Belamcanda chinensis* (L.) DC. 的干燥根茎。

[植物形态]　多年生草本。根茎呈结节状，鲜黄色，生多数须根。叶2列，嵌迭状排列，剑形，扁平，绿色常带白粉，先端渐尖；基部抱茎，叶脉平行。伞房花序顶生，有2苞片；花被橘黄色，散生暗红色斑点。蒴果倒卵形至长椭圆形，种子黑色。花期7—9月，果期8—10月。（图5-119-1）

[产地]　主产于河南、河北、湖北、湖南、安徽、江苏等省。湖北产量大，在汉口集散，称"汉射干"，品质佳。

[采收加工]　春初或秋末采挖，除去茎叶，晒至半干，以火燎去须根，再晒干。

[药材鉴别]　性状鉴别　呈不规则结节状，有分枝，长3～10 cm，直径1～2 cm。外表棕褐色或黑棕色，皱缩，有排列较密的横向皱折环纹，上面有数个凹陷盘状的茎痕，下面有残留的细根及根痕。质硬，断面黄色，颗粒性。气微，味苦、微辛。（图5-119-2）

以粗壮、坚硬、横断面色黄者为佳。

显微鉴别　横切面：① 表皮细胞有时残存，内、外壁增厚角质化。木栓细胞多列，外侧2～3列细胞棕色，少数含棕色物质。② 皮层中稀有叶迹维管束，内皮层不明显。③ 中柱内散生维管束，周木型及外韧型，以外侧为多。薄壁细胞间隙有多数草酸钙柱晶，长40～

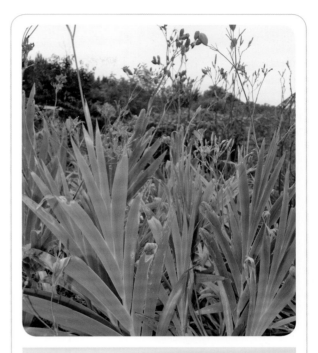

A. 植物

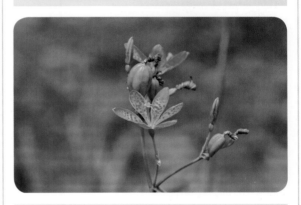

B. 花与果

图5-119-1　射干植物

150 μm，与根茎长轴平行存在。并含淀粉粒及油滴。（图5-119-3）

粉末：橙黄色。① 淀粉粒单粒圆形或椭圆形，直径2～17 μm，脐点点状；复粒少，由2～5分粒组成。② 草酸钙柱晶棱柱形，多已破碎，完整者长49～240（315）μm，直径约至49 μm。③ 木栓细胞棕色，垂周壁微波状弯曲，有的含棕色物。④ 下皮细胞成片或散离，细胞狭长，两端较平截，少数不规则形。⑤ 导管主为网纹、具缘纹孔导管，也可见螺纹导管。⑥ 纤维多成束，无色或淡黄色，较长，末端钝

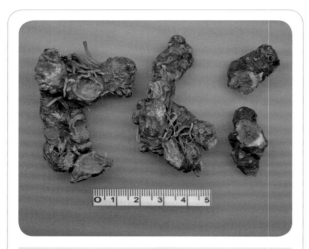

A. 药材

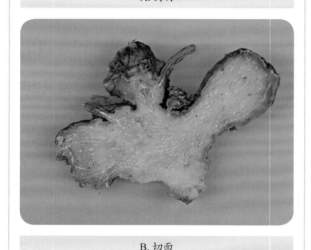

B. 切面

图 5-119-2　射干药材

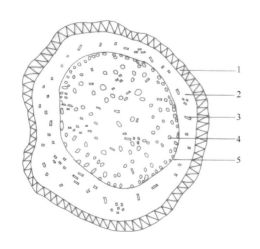

图 5-119-3　射干横切面简图

1. 木栓层　2. 皮层　3. 草酸钙柱晶　4. 维管束　5. 中柱鞘

圆或平截，壁厚，木化。⑦ 薄壁细胞类圆形或椭圆形，壁稍厚或连珠状增厚，有单纹孔。（图 5-119-4）

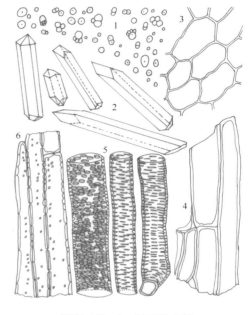

图 5-119-4　射干粉末图

1. 淀粉粒　2. 草酸钙柱晶　3. 木栓细胞
4. 下皮细胞　5. 导管　6. 纤维

[成分]　含野鸢尾苷（iridin），苷元为野鸢尾黄素（irigenin）；又分离出单独的野鸢尾黄素，证明其为有效成分之一。近又分离出洋鸢尾素（irisflorentin）、射干酮和茶叶花宁。

[贮藏保管]　置干燥处，勿使受潮，否则内心发黑点。

[功效]　性寒，味苦。清热解毒，利咽消痰。用于热毒痰火郁结，咽喉肿痛，痰涎壅盛，咳嗽气喘。

[用法用量]　3～10 g。

[方例]　射干麻黄汤（《金匮要略》）：射干，麻黄，细辛，半夏，五味子，紫菀，款冬，生姜，大枣。功能清热解毒，消肿利咽降气；主治咳而上气，喉中有水鸡声。

[论注]　（1）西南地区以同科植物鸢尾 Iris tectorum Maxim. 的根作射干用，称"川射干"，已被《中国药典》收载。植物花蓝紫色，外轮 3，花被近圆形或倒卵形，具深色网纹，中部有鸡冠状突起及白色髯毛，内轮 3，花被较小，

倒卵形，呈拱形直立。药材呈不规则结节状、扁长条形或扁块状，一端膨大，另一端渐细，节上常有分枝，长 3 ～ 9 cm，直径 1 ～ 2 cm；表面棕色至淡黄色，稍皱缩，有纵横纹及残留的须根及凹陷或突出圆点状根痕；质松脆，易折断，断面黄白色或黄棕色；气微，味甘、苦。（图 5-119-5、图 5-119-6）

从中提取出 3 种异黄酮：鸢尾苷（tectoridin）、鸢尾甲苷 A/B（iristectorin A/B），及 5 种结晶如草夹竹桃苷（androsin）、草夹竹桃双糖苷（tectoruside）等。

本品能清热解毒，祛痰，利咽。用于热毒痰火郁结，咽喉肿痛，痰涎壅盛，咳嗽气喘。其疗效与射干不同，不可充射干入药用。

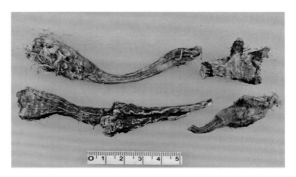

图 5-119-6 川射干药材

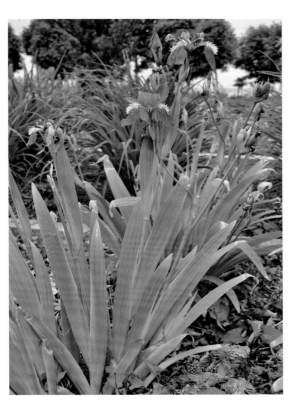

图 5-119-5 鸢尾植物

（2）广东和广西的南宁以射干之茎叶切成 3 ～ 4 cm 的段片，名"射干"或"射干苗"入药。

（3）湖北麻城野生一种无斑射干 *Belamcanda flabellata* Gray，其叶作紧密的覆瓦状排列而成扇形的叶簇，花色黄而无斑点。其根状茎在当地作射干药用，应注意鉴别。

莪 术

CURCUMAE RHIZOMA

本品又名蓬莪茂，始载于唐《药性论》。苏颂曰："今江浙或有之。三月生苗，在田野中。其茎如钱大，高二三尺。叶青白色，长一二尺，大五寸以来。颇类蘘荷，五月有花作穗，黄色，头微紫。根如生姜，而茂在根下，似鸡鸭卵，大小不常。九月采，削去粗皮，蒸熟曝干用。"古代莪术并非一种植物。

[别名] 蓬莪茂，文术。

[来源] 为姜科植物广西莪术 *Curcuma kwangsiensis* S. G. Lee et C. F. Liang、温郁金 *Curcuma wenyujin* Y. H. Chen et C. Ling 或蓬莪术 *Curcuma phaeocaulis* Val. 的干燥根茎。分别称为"桂莪术""温莪术""蓬莪术"。

[植物形态] 广西莪术 多年生草本，高 0.5 ～ 1 m。块根肉质纺锤状，断面白色。主根茎卵圆形至卵形，侧根茎指状，断面白色或微黄色。叶片 4 ～ 7，2 列，叶柄短；叶片长椭圆形，两面密被粗柔毛，有的类型沿中脉两侧有紫晕。穗状花序先叶或与叶同时从根茎抽出，或从叶鞘中抽出；上部苞片椭圆形至卵状披针形，先端粉红色至淡紫色，腋内无花，中下部苞片卵圆形，淡绿色，腋内有花 2 ～ 数朵；萼筒白色，先端具 3 齿；花冠近漏斗形，花瓣 3，粉红色，长圆形，上方 1 片较大，先端成兜状，两侧的稍狭；倒生退化雄蕊长圆形，与花瓣相似；唇瓣近圆形，淡黄色，先端微凹；花药基部有距，花柱丝状，子房被长柔毛。花期 5—7

月。（图5-120-1）

温郁金 根茎内部淡黄色；叶片全部绿色，中央无紫色带，两面均无毛；花冠裂片纯白而不染红。花期4—5月。（图5-120-2）

蓬莪术 根茎断面黄绿色至墨绿色，偶有灰蓝色或黄色；叶片上沿中脉的紫色晕宽1～2 cm；花瓣为淡红色至红色。（图5-120-3）

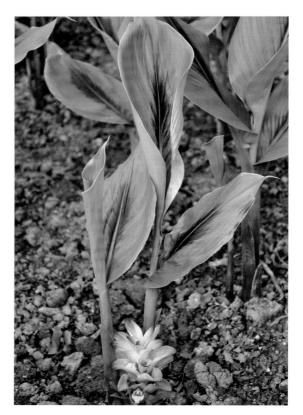

图5-120-3　蓬莪术植物

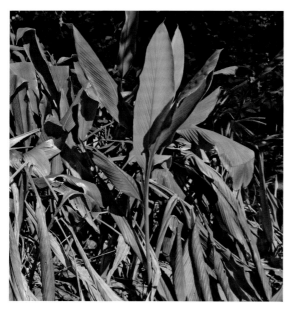

图5-120-1　广西莪术植物

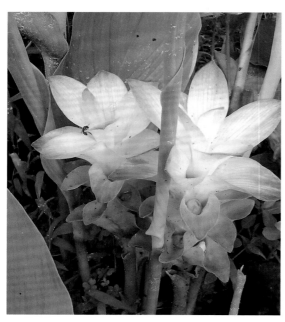

图5-120-2　温郁金植物

［**产地**］ 温莪术主产于浙江省瑞安；蓬莪术主产于四川（温江、乐山）、福建、广西等省区；桂莪术主产于广西。

［**采收加工**］ 冬末春初，挖取主根茎，除去地上部分和须根、鳞叶等，去净泥土，煮透，晒干。

［**药材鉴别**］ 性状鉴别　桂莪术：呈长圆形或长卵形，长3.5～7 cm，直径1.5～3 cm，基部圆钝，顶端钝尖。表面黄棕色至灰色，光滑，环节稍突起，有点状须根痕或残留须根，两侧各有1列下陷的芽痕和侧生根茎痕，侧生根茎痕较大，位于下部。质坚体重，不能折断，击破面黄棕色至棕色，常附有淡黄色粉末，内皮层环纹黄白色。气香，味微苦、辛。（图5-120-4）

温莪术：表面粗糙，上部环节凸起。破折面黄棕色至棕色，常附有淡黄色至黄棕色粉末；维管束点痕多而明显。气香，味辛凉、苦。（图5-120-5）

蓬莪术：呈长圆形至卵圆形，长2～

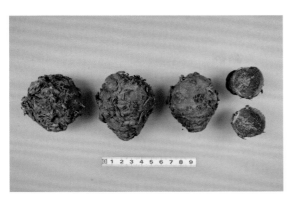

图5-120-4 桂莪术药材

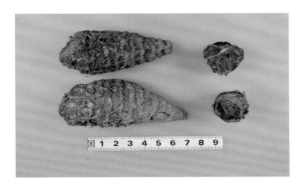

图5-120-5 温莪术药材

5.5 cm，直径1.5～2 cm，顶端钝尖，基部近圆形，稍平滑，环节明显。击破面深灰褐色至蓝褐色，蜡样，往往附有灰棕色粉末；皮层与中柱易分离，内皮层环纹棕褐色。气微香，味微苦而辛。（图5-120-6）

传统鉴别 广西莪术：主产于广西，习称"桂莪术"；表面光滑，环节明显或不显，断面浅棕色。

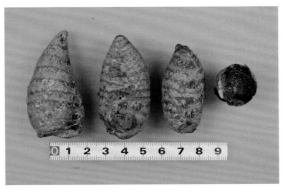

图5-120-6 蓬莪术药材

温莪术：温郁金的主根茎加工成片姜黄，侧生根茎加工为"莪术"，习称"温莪术"；表面粗糙，上部环节突起，断面黄灰色，大小不均匀，皮粗，质略松。产量大，行销全国。

蓬莪术：根茎呈锥形陀螺状，表面稍平，环节明显，断面深绿或蓝绿（习称"文术""绿姜""蓝心姜"），大小均匀，皮纹细，匀滑，体重结实，质优。

显微鉴别 蓬莪术根茎横切面：① 木栓细胞8～11列，有时附有表皮及非腺毛。② 皮层占半径的1/4，有分泌细胞，尖圆形，内含黄色油状分泌物。③ 中柱靠外侧有密集的维管束，排列成环状，亦有分泌细胞。④ 维管束有限外韧型，分散于皮层及中柱内。薄壁细胞中含糊化淀粉团。（图5-120-7）

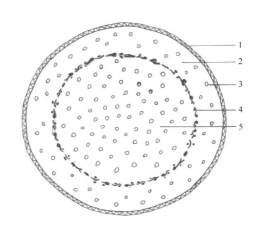

图5-120-7 蓬莪术横切面简图

1. 木栓层 2. 皮层 3. 维管束 4. 维管束环带 5. 中柱

粉末：淡黄色。① 油细胞多破碎，完整者直径62～110 μm，内含黄色油状分泌物。② 导管多为螺纹导管、梯纹导管，少数导管旁有纤维，纤维壁孔明显；导管及纤维均木化。③ 淀粉粒大多糊化成团块状，未糊化淀粉粒多为单粒，卵圆形、短杆状，有明显层纹，脐点偏心性，位于较狭的一端。④ 单细胞非腺毛，多碎裂。

[成分] 主含挥发油。油的组成为多种倍半萜衍生物和桉油精等，其中莪术醇（curcumol）、莪术二酮（curdione）为抗癌有效成分。倍半萜衍生物吉马酮（germacrone）能

镇咳、平喘。

广西莪术油中含 α/β-蒎烯（α/β-pinene）、樟烯（camphene）、1,8-桉叶素、姜黄酮、β/δ-榄香烯（β/δ-elemene）。另含锌、铁、钛、镍、锶、铅、镉、铜、铬、钼等微量元素。

温莪术油中含 α/β-蒎烯、姜黄烯、莪术呋喃烯酮、β-榄香烯。

蓬莪术油中尚含蒎烯、樟烯、樟脑、莪术酮（curzerenone）等。

[贮藏保管] 置干燥阴凉处，防潮湿、霉菌和虫蛀。

[功效] 性温，味苦、辛。行气破血，消积止痛。用于癥瘕痞块，瘀血经闭，胸痹心痛，食积胀痛。温莪术制剂用于早期宫颈癌。

[用法用量] 6～9g。

[注意] 孕妇禁用。

[方例] 莪术散（《证治准绳》）：莪术，当归，川芎，熟地，白芍，白芷。功能逐瘀；主治妇人气血结滞，经闭腹胀，癥瘕积聚。

[论注] 川莪术为川郁金 *Curcuma sichuanensis* X.X.Chen 的根茎，在四川也作莪术使用。主根茎呈陀螺形，新鲜时切面淡黄色，或近白色，习称"黄白姜"。

姜 黄

CURCUMAE LONGAE RHIZOMA

本品始载于《唐本草》。苏敬曰："姜黄根叶都似郁金，其花春生于根，与苗并出，入夏花烂无子。根有黄、青、白三色。"苏颂曰："今江、广、蜀川多有之。叶青绿，花一二尺许，阔三寸……花白色，至中秋渐凋。春来方生，其花先生，次方生叶，不结实。根盘屈黄色，类生姜而圆，有节。八月采根，切片暴干。"李时珍曰："……扁如干姜形者，为片子姜黄。圆如蝉腹形者，为蝉肚郁金，并可浸水染色。"姜黄自古以来有切片的"片姜黄"和染色的姜黄。现在以姜黄为主流的品种，部分地区亦用片姜黄。

[来源] 为姜科植物姜黄 *Curcuma longa* L.的干燥根茎。

[植物形态] 多年生草本，高达 1 m。主根茎卵形。叶两面均无毛。穗状花序自叶鞘内抽出，花稠密；苞片卵形，绿白色，上部无花的较狭，边缘染淡红晕；花萼具 3 齿裂；花冠漏斗状，黄色，管比花萼长 2 倍多，上部 3 裂，退化雄蕊花瓣状，黄色，其中 1 枚转化为大型唇瓣，能育雄蕊 1 枚；花丝短而扁平，与侧生退化雄蕊连生，基部具 2 角状的矩，子房下位。蒴果膜质，球形。花期 8 月。（图 5-121-1）

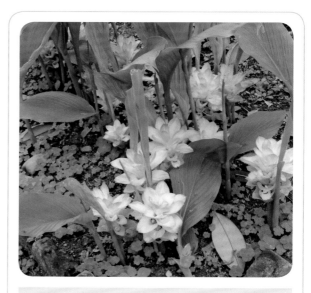

A. 植物

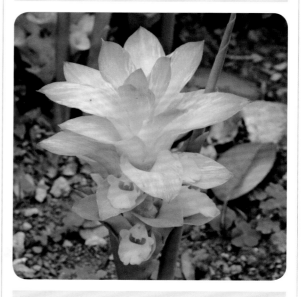

B. 花

图 5-121-1 姜黄植物

[**产地**] 主产于四川、福建等省。广东、广西、江西等省区亦产。

[**采收加工**] 冬季苗枯萎时，挖取根茎，去净泥土和茎叶，洗净，蒸或煮至透心，晒干，撞去须根。

[**药材鉴别**] 性状鉴别 呈不规则卵圆形、圆柱形或纺锤形，常弯曲，有的具短叉状分枝，长2～5 cm，直径1～3 cm。表面深黄色，粗糙，有皱缩纹理和明显环节，并有圆形分枝痕及须根痕。质坚体重，不易折断，断面棕黄色至金黄色，角质样，具蜡样光泽，内皮层环纹明显；维管束呈点状散在。气香特异，味辛、微苦。（图5-121-2）

以质坚实、断面金黄、香气浓厚者为佳。

传统鉴别 圆形姜黄：为主根茎，习称"姜黄母子"；呈卵圆形或纺锤形，有明显环节，

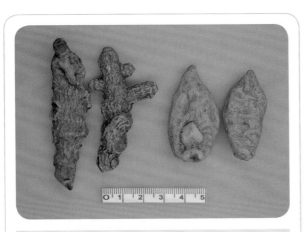

A. 长形姜黄（左）与圆形姜黄（右）

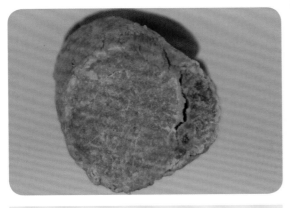

B. 断面

图5-121-2 姜黄药材

如蝉肚状（称"蝉肚姜黄"），断面黄棕色，以身结，体重为优。

长形姜黄：为侧根茎，习称"子姜"或"姜黄芽子"；呈圆柱形稍扁，常有短分枝，有纵皱纹及环节，断面金黄色，香气浓厚，皮细，体结实，一般比圆形姜黄质量更优。

显微鉴别 横切面：① 木栓层为4～10余列细胞组成，其外侧有时可见表皮及皮层薄壁细胞。② 皮层散有少数叶迹维管束，内皮层细胞多皱缩。③ 中柱有外韧型维管束散布，少数维管束有微木化的纤维。④ 薄壁组织中有油细胞散在，油细胞内含绿黄色油状物。⑤ 薄壁组织细胞充满糊化淀粉团块。

粉末：姜黄色。① 油细胞椭圆形或卵圆形，直径约88 μm，壁薄，内含绿黄色油状物。② 非腺毛黄色至深黄色，单细胞顶端尖，壁厚至8 μm。③ 草酸钙方晶细小，呈方形或杆状，长10 μm左右。④ 薄壁细胞类圆形或长方不规则形，内含糊化淀粉粒。⑤ 木栓细胞淡黄色，壁薄，常多层重叠。⑥ 导管为梯纹导管、螺纹导管及网纹导管，直径16～56（～82）μm。

理化鉴别 取姜黄粉末少许于滤纸上，滴加乙醇、乙醚各1滴，待干，除去粉末，滤纸染成黄，滴加热饱和硼酸液1滴，则渐变成橙红色，再加氨水1滴，则变成蓝黑色，后渐变为褐色，久置则又变成橙红色（姜黄素的特殊反应）。

[**成分**] 含挥发油4%～6%，油中主要成分有龙脑（borneol）、樟脑（camphor）、松油醇（terpineol）、姜黄烯（curcumene）、姜烯（zingiberene）、莪术酮（curzerenone）、莪术醇（curcumol）、姜黄酮（turmerone）等。黄色物质含姜黄素（curcumin）、脱甲氧基姜黄素（demethoxycurcumin）、双氢脱甲氧基姜黄素（bisdemethoxycurcumin）、二氢姜黄素（dihydrocurcumin）等。此外，尚含淀粉，少量脂肪油。

[**贮藏保管**] 置阴凉干燥处，防霉。

[**功效**] 性温，味苦、辛。破血行气，通经止痛。用于胸胁刺痛，闭经，癥瘕，风湿肩臂疼痛，跌扑肿痛。

[**用法用量**] 3～10 g；外用适量。

[**方例**] 五痹汤（《太平惠民和剂局方》）：姜黄，羌活，白术，防己，甘草。功能祛风寒湿邪，活血止痛；主治风寒湿邪，客留肌体，手足缓弱，麻痹不仁，或气血失调，痹滞不仁。

[**论注**] 同属植物温郁金 Curcuma wenyujin Y. H. Chen et C. Ling. 的根茎，鲜时纵切片后干燥而成称为"片姜黄"。主产于浙江温州、瑞安等地。药材为不整齐纵切薄片，长 3 ～ 7 cm，厚 1 ～ 4 mm；切面灰黄色，平滑，边缘皱缩；质脆，断面淡棕黄色；气香，味辛凉、微苦。（图5-121-3）

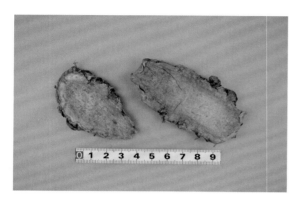

图5-121-3 片姜黄药材

郁 金

CURCUMAE RADIX

本品始载于《唐本草》。苏敬曰："郁金生蜀地及西戎。苗似苗姜黄，花白质红，末秋出茎心而无实。"李时珍曰："其苗如姜，其根小如指头，长者寸许，体圆有横纹如蝉腹状，外黄内赤。人以浸水染色，亦微有香气。"郁金古代就是姜黄属多种植物，与现在应用的品种基本相似。

[**别名**] 玉金。

[**来源**] 为姜科植物温郁金 Curcuma wenyujin Y. H. Chen et C. Ling、姜黄 Curcuma longa L.、蓬莪术 Curcuma phaeocaulis Val. 或广西莪术 Curcuma kwangsiensis S. G. Lee et C. F. Liang 等的干燥块根。药材商品因产地和品种不同，名称亦不相同，前两者称为"温郁金""黄丝郁金"，其余按其性状不同习称"绿丝郁金""桂郁金"。

[**植物形态**] 见"莪术""姜黄"项下。

[**采收加工**] 冬季茎叶枯萎后挖取块根，除去须根、泥土，蒸或煮至透心，取出晒干。

[**药材鉴别**] 性状鉴别 温郁金：呈长纺锤形，稍扁，长 3.5 ～ 7 cm，直径 1.2 ～ 2.5 cm。表面灰棕色，具不规则的纵皱纹。质坚硬，断面棕黑色，有蜡样光泽，内皮层明显。气微香，味微苦。（图5-122-1）

黄丝郁金：呈纺锤形，少数呈椭圆形或圆锥形，一端肥大，末梢有根的痕迹，长 2 ～ 4.5 cm，直径 1 ～ 1.5 cm。外皮黄灰色，有细皱纹。断面略呈透明状，外周深黄色，内心金黄色。气清香，味辛辣。（图5-122-2）

绿丝郁金：多呈长椭圆形，稍扁，长 1.5 ～ 3.5 cm，直径 1 ～ 1.5 cm。外表皱纹略粗，断面半角质，稍透明。味辛。（图5-122-3）

桂郁金：呈长圆锥形或长圆形，长 2 ～

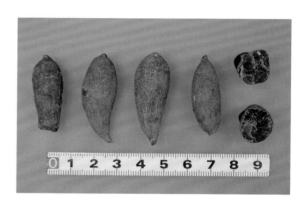

图5-122-1 温郁金药材

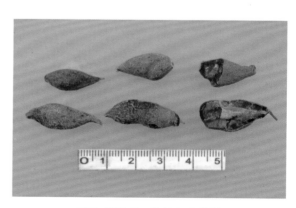

图5-122-2 黄丝郁金药材

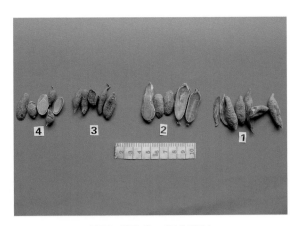

图5-122-3　郁金药材

1. 黄丝郁金　2. 绿丝郁金
3. 黑丝郁金　4. 桂郁金

6.5 cm，直径1～1.8 cm。表面浅棕黄色，具细纵皱纹。质较硬，断面颗粒状或角质状，浅灰棕色。气微，味淡。（图5-122-4）

均以质坚实、外皮皱纹细、断面色黄者为佳。一般认为黄丝郁金最优。

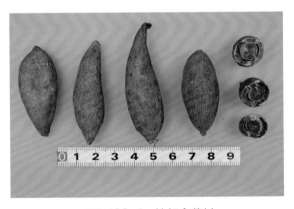

图5-122-4　桂郁金药材

　　传统鉴别　产浙江温州地区的瑞安，为郁金的大宗产品。呈长圆形，稍扁，表面灰褐色，断面棕黑色，故称"黑丝郁金"。体略轻而质松。气微香，味微辛苦。质较优。

黄丝郁金：主产于四川崇庆、犍为，为郁金药材道地品种，呈长卵圆形，表面棕色有皱纹，断面角质样，金黄色，故称"黄丝郁金"。体结身重。气清香，具辛辣味。质最优。

绿丝郁金：形似黄丝郁金，断面灰绿色，故称"绿丝郁金"。气微，味淡。质较次。

桂郁金：又称"莪苓"，断面灰棕色，大小相差悬殊，气味亦较淡。

　　理化鉴别　① 黄丝郁金在紫外灯下断面有黄色荧光，内皮层为明显的蓝色环。② 取郁金切片加乙醇及硫酸各1滴，含姜黄素细胞部分则呈明显紫色或紫红色反应。

　　[**成分**]　温郁金块根含挥发油约6%，油中主要成分为姜黄烯（1-curcumene）、倍半萜烯醇、樟脑、莰烯（camphene）。对肝细胞损害有抑制作用的成分为姜黄素、香豆素、阿魏酸、乙烷、二-对香豆酰甲烷（di-p-cumaroylmethane）。

　　[**贮藏保管**]　用麻袋包装。置干燥处，防虫蛀。

　　[**功效**]　性寒，味苦、辛。活血止痛，行气解郁，清心凉血，利胆退黄。用于胸胁刺痛，胸痹心痛，经闭痛经，乳房胀痛，热病神昏，癫痫发狂，血热吐衄，黄疸尿赤。

　　[**用法用量**]　3～10 g。

　　[**注意**]　不宜与丁香和母丁香药材同用。

　　[**方例**]　白金丸（《医方考》）：郁金，白矾。功能化痰开窍；主治失心癫狂。

　　[**论注**]　（1）莪术、姜黄、郁金其原植物为姜科姜属植物，药用部分互相交叉。

　　1）莪术过去文献拉丁学名多采用 *Curcuma zedoaria*（Berg.）Rosc。该种植物产于东南亚，我国不产，国产莪术订为 *Curcuma phaeocanlis* Val.。温郁金 *Curcuma wenyujin* Y. H. Chen et C. Ling 的小根茎称"温莪术"，大根茎切片称"片姜黄"。广西莪术是 *Curcuma kwangsiensis* S. G.Lee et C. F. Liang 的根茎。以上根茎形如陀螺状，与古本草记载一致，为现时莪术类商品药材的主流品种。

　　2）姜黄现在为 *Curcuma longa* L.的根茎，为姜黄大宗品种，行销国内外。称为"片姜黄"的即上述温郁金的大根茎切片，实际应用已较少。

　　（2）白丝郁金为川郁金 *Curcuma sichuanensis* X. X. Chen的块根。块根呈长圆锥形，长2～5 cm，直径0.7～1.5 cm；断面近白色，外围与内心之间有黄白色环状纹，角质样，不透明；气微，味辛。

姜

ZINGIBERIS RHIZOMA

本品始载于《神农本草经》，列为中品。《本草经集注》将生姜独立一项，此后干姜和生姜分别入药。《本草纲目拾遗》将干姜名为"川姜"，并曰："出川中，屈曲如枯枝，味最辛辣，绝不类姜形，并可入食料。"

[别名] 都姜，筠姜，鲜生姜。

[来源] 为姜科植物姜Zingiber officinale Rosc.的干燥或新鲜根茎。

[植物形态] 多年生草本。根茎横走，扁平肥厚，有分枝。叶无柄，叶片披针形至线状披针形。总花梗长达25 cm，穗状花序球果状，苞片卵形，浅绿色；花冠黄绿色，唇瓣大，3裂，两侧裂片边缘紫色。花期秋季。本种在栽培时很少开花。（图5-123-1）

[产地] 主产于四川、贵州等省，以四川犍为品质最佳。我国除东北外，大部分地区均有姜栽培。

[采收加工] 干姜和生姜是2种栽培品种，有各自的栽培方法，品质亦不同。干姜于冬至前采挖根茎，除去茎叶及须根，洗净晒干，或用火烘干；生姜大多于夏、秋季采挖。

[药材鉴别] 性状鉴别 干姜：呈不规则块状，略扁，具指状分枝，长3～7 cm，厚1～2 cm。表面灰棕色或浅黄棕色，粗糙，具纵皱纹及明显的环节。分枝处常有鳞叶残存，分枝顶部有茎痕或芽。质坚实，断面黄白色或灰白色，显粉性和颗粒性，内皮层环纹明显，维管束散在，可见黄色油点。气香特异，味辛辣。（图5-123-2）

以质坚实、断面色黄白、粉性足、气味浓者为佳。

生姜：形似干姜，但较大，长4～18 cm，厚1～3 cm。表面浅黄棕色，具明显的环节。折断时有液汁渗出，纤维性较强。具刺激性香气和辣味。（图5-123-3）

传统鉴别 筠姜：主产于四川犍为的麻柳场、建版场、龙华场，为道地产区。以块大、肥壮、皮细肉白、粉质多为优。经产地加工后

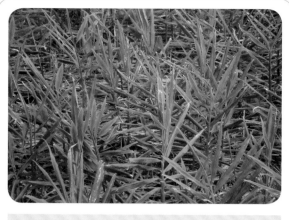

A. 植物

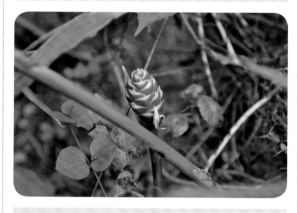

B. 花序

图5-123-1　姜植物

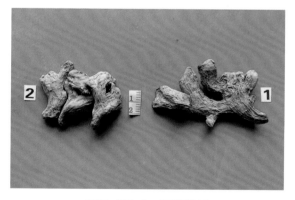

图5-123-2　干姜药材

1. 筠姜　2. 都姜

（蒸熟后炕干），质坚硬，断面深棕色至棕褐色，带玻璃样光泽（故又称"琥珀姜"），味辛辣。行销全国并出口。（图5-123-4）

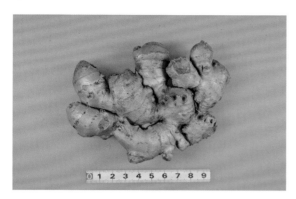

图 5-123-3　生姜药材

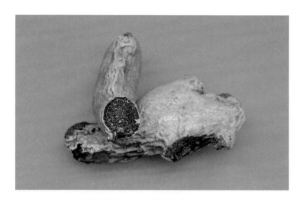

图 5-123-4　筠姜（琥珀姜）

都姜：产于成都双流、温江、什邡。不规则块状或切成片状，色白多筋。主销西北地区。（图 5-123-2）

［成分］　干姜含挥发油 1.2% ～ 2.8%，油中主要为姜醇（zingiberol）、姜烯（zingiberene）、没药烯（bisabolene）、α-姜黄烯（α-curcumene）、α/β-金合欢烯（α/β-amesene）、芳樟醇（linalool）、桉油素（cineole）、壬醛、α-龙脑等。

姜中的辣味成分是姜辣素（即姜酚 gingerol）以及分解产物姜酮（zingerone）、姜烯酚（shogaol）。此外，还含二氧姜酚（dihydroginerol）、六氢姜酚（hexahydrocurcumin）和 α-氨基丁酸、天门冬氨酸、谷氨酸、丝氨酸、甘氨酸以及六氢吡啶-α-羧酸（L-pipecolic acid）。

［贮藏保管］　干姜用麻袋包装，置干燥处，勿受潮湿。如虫蛀、发霉可用微火烧。生姜埋于湿沙中。

［功效］　干姜　性热，味辛。温中散寒，回阳通脉，温肺化饮。用于脘腹冷痛，呕吐泄泻，肢冷脉微，痰饮喘咳。

生姜　性微温，味辛。解表散寒，化痰止咳，温中止呕，解鱼蟹毒。用于风寒感冒，寒痰咳嗽，胃寒呕吐以及解生天南星、生半夏毒、鱼蟹毒等。

［用法用量］　干姜 3 ～ 10 g；生姜 3 ～ 10 g。

［论注］　（1）犍为县新民镇，古称"麻柳场"，筠姜集散地。经实地走访调研，得知"场"为集市，"麻柳场"之名源于该集市两边均为麻柳（枫杨树）。民国年间《犍为县志》载："县属产姜以麻柳场为囤积地，年均万担以上为出口大宗。"

（2）姜皮为生姜刮下的外皮。性凉，味辛。能利水消肿。用于水肿小便不利。用量 3 ～ 9 g。（图 5-123-5）

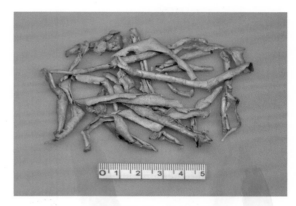

图 5-123-5　姜皮药材

高良姜

ALPINIAE OFFICINARI RHIZOMA

本品始载于《名医别录》，列为中品。苏颂曰："春生茎叶如姜苗而大，高一二尺许，花红紫色，如山姜花。"古今用药大体一致。

［别名］　良姜，海良姜。

［来源］　为姜科植物高良姜 Alpinia officinarum Hance 的干燥根茎。

［植物形态］　多年生草本，高 40 ～ 100 cm。根茎横走，圆柱形，棕红色或紫红色。叶互生，2 列；叶片为狭线状披针形，先端渐尖或尾状，基部渐狭，全缘，或具不明显的疏

钝齿，两面颓净；叶鞘开放抱茎，叶舌长达3 cm，膜质，棕色。总状花序顶生，花序轴被绒毛；小苞片极小，长不超过1 mm；花萼筒状，棕黄色，呈不规则3浅圆裂，外被短毛；花冠管漏斗状，长约1 cm，裂片3枚，长圆形，后方1枚兜状，唇瓣卵形，白色而有红色条纹；雄蕊1，子房密被绒毛。果球形，熟时红色。花期4—10月，果期5—11月。（图5-124-1）

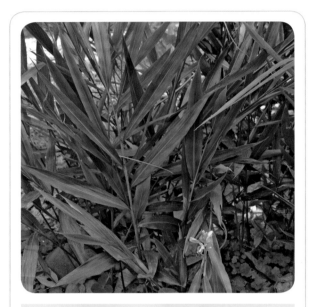

A. 植物

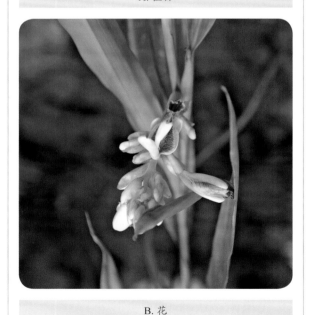

B. 花

图5-124-1 高良姜植物

［**产地**］ 主产于广东、海南、广西等省区。台湾及云南等省亦有栽培。

［**采收加工**］ 夏、秋间挖取根茎，除去须根及杂质，洗净，切成5～7 cm长的段，晒干。

［**药材鉴别**］ 性状鉴别 呈圆柱形，多弯曲，有分枝，长5～9 cm，直径1～1.5 cm。表面棕红色至暗褐色，有细密纵皱纹及灰棕色的波状环节，节间长0.5～1 cm，可见圆形的根痕。质坚实，不易折断，断面纤维性，灰棕色至红棕色，中心环（内皮层）明显。气芳香，味辛辣。（图5-124-2）

以色红棕、气香、味辣、分枝少者为佳。

［**成 分**］ 含挥发油0.5%～1.5%，主要成分为蒎烯、桉油精及桂皮酸甲酯（methycinamate）、高良姜酚（galangol）。此外，尚含黄酮类成分，如高良姜黄素（galangin）、山奈黄素

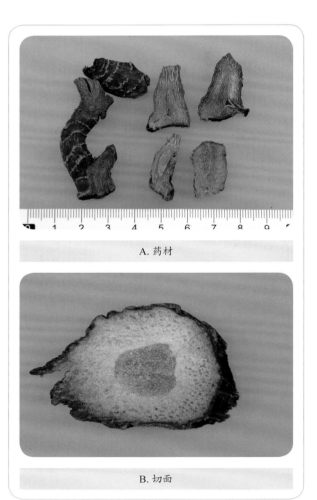

A. 药材

B. 切面

图5-124-2 高良姜药材

（kaempferol）、山柰甲黄素（kaempferide）、槲皮黄素和异鼠李黄素等。

[贮藏保管] 置干燥阴凉处。

[功效] 性热，味辛。温胃止痛，散寒止痛。用于脘腹冷痛，胃寒呕吐，嗳气吞酸。

[用法用量] 3～6 g。

[方例] 良附丸（《良方集腋》）：高良姜，香附。功能疏肝理气，温胃祛寒；主治肝郁气滞，胁痛，腹痛，胃脘作痛。

[论注] 同属植物大高良姜 *Alpinia galanga*（L.）Willd.，果实为中药"红豆蔻"，根茎在云南、广东、广西等省区作高良姜药用。药材根茎粗大（习称"大高良姜"），直径1.5～3 cm，表面色泽浅，环节疏，断面淡棕色，有辛辣味，可区别于上种。其所含挥发油较少，香气较淡。大高良姜的果实作红豆蔻使用，但高良姜的果实不能作红豆蔻使用，应注意鉴别。

白 及

BLETILLAE RHIZOMA

本品始载于《神农本草经》，列为下品。李时珍曰："其根白色，连及而生，故曰白及。"韩保升曰："叶似初生棕苗叶及藜芦。三四月抽出一薹，开紫花。七月实熟，黄黑色，冬凋。根似菱，有三角，白色，角头生芽。八月采根用。"苏颂曰："春生苗，长一尺许。叶似棕榈，两指大，青色。夏开紫花。二月七月采根。"以上论述与现在白及品种相似。

[来源] 为兰科植物白及 *Bletilla striata*（Thunb.）Reichb. f.的干燥块茎。

[植物形态] 多年生草本，高30～70 cm。地下块茎肥厚肉质，数个相连接。叶3～5片，广披针形，基部下延成鞘状。总状花序顶生，花3～8朵，疏生，淡紫红色；花被6片，外轮3片同形，内轮3片中位于最上的1片称为"唇瓣"，倒卵形，上部3裂，上面着生紫色斑点，内部有隆起纵线5条；雄蕊与雌蕊结合成合蕊柱，柱头顶端着生1雄蕊，花粉块4对；子房下位，扭曲。蒴果圆柱形。花期4—6月，果期7—9月。（图5-125-1）

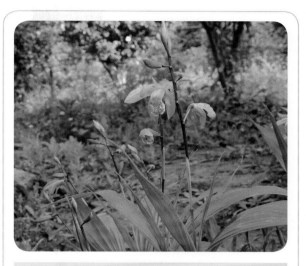

A. 植物

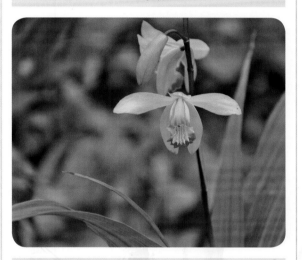

B. 花

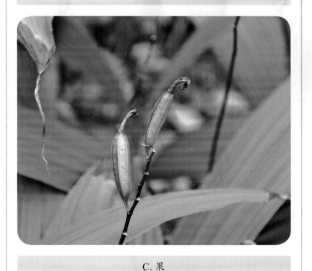

C. 果

图5-125-1 白及植物

生长于山野川谷较潮湿处。

[产地] 主产于贵州、四川、云南、湖北、湖南、江西、浙江等省。

[采收加工] 夏、秋二季采收，除去地上茎叶及须根，洗净，立即加工，否则易变黑色。置沸水中煮或蒸至无白心，取出，晒至半干，除去粗皮，晒干。

[药材鉴别] 性状鉴别 呈不规则扁圆形或菱形，有2～3个分枝似掌状，长1.5～5 cm，厚0.5～1.5 cm。表面灰白色或黄白色，有细皱纹，上面有凸起的茎痕；下面有连接另一块茎的痕迹，以茎痕为中心，有数个棕褐色同心环纹，环上残留棕色点状的须根痕。质坚硬，不易折断，断面类白色，半透明，角质样，可见散在的点状维管束。无臭，味微苦，嚼之有黏性。（图5-125-2）

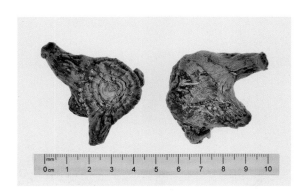

图5-125-2　白及药材

以个大、饱满、色白、半透明、质坚实者为佳。

显微鉴别 粉末：淡黄白色。① 表皮细胞淡黄绿色，垂周壁深波状弯曲，壁厚，木化或微木化，孔沟明显；侧面观呈类方形，被有较厚角质层。② 草酸钙针晶束存在于大的类圆形黏液细胞中，或随处散在，针晶长18～88 μm。③ 纤维多成束，细胞长梭形，壁木化，纤维周围常可见含硅质的类圆形或类方形小细胞。④ 下皮细胞类多角形，壁稍弯曲，略作连珠状增多。⑤ 导管为梯纹导管、具缘纹孔导管及螺纹导管，直径10～32 μm。

[成分] 含白及胶质（黏液质之一），为白及甘露聚糖（bletilla mannan），由4分子甘露糖和1分子葡萄糖组成的葡萄糖配甘露聚糖。并含抗菌活性化合物4,7-二羟基-1-对羟苄基-2-甲氧基-9,10-二氢菲。鲜块茎含葡萄糖及淀粉。

[贮藏保管] 用麻袋包装，置通风干燥处。

[功效] 性微寒，味苦、甘。收敛止血，消肿生肌。用于咳血吐血，外伤出血，疮疡肿毒，皮肤皲裂，肺结核吐血，溃疡病出血。

[用法用量] 6～15 g；研末吞服3～6 g。外用适量。

[注意] 不宜与乌头类药材同用。

[方例] 治刀伤方（《济急方》）：白及，煅石膏。治刀斧创伤，手足皲裂。

[论注] 四川、云南尚有"小白及"，来源于同属植物黄花白及 Bletilla ochracea Schltr. 及小白及 Bletilla yunnanensis Schltr. 的块茎。药材较瘦小，长不到3.5 cm，棕黄色，外皮皱缩。

天　麻

GASTRODIAE RHIZOMA

本品原名赤箭，始载于《神农本草经》，列为上品。陶弘景曰："其茎如箭杆，赤色。"苏颂曰："茎似箭杆，赤色，端有花，叶赤色……其根皮肉汁，大类天门冬，惟无心脉尔。"李时珍曰："赤箭以状而名……天麻即赤箭之根。"

[别名] 明天麻，赤箭。

[来源] 为兰科植物天麻 Gastrodia elata Bl. 的干燥块茎。

[植物形态] 多年生寄生植物，寄主为蜜环菌 Armillaria mellea (Vahl.ex Fr.) Quel，以蜜环菌的菌丝或菌丝的分泌物为营养来源。块茎横生，肉质肥厚，长圆形。茎单一，直立，圆柱形，黄红色。叶退化成膜质鳞片，互生，下部短鞘状抱茎。总状花序顶生，苞片呈披针形或狭披针形，膜质，具细脉；花黄绿色，花被片下部合生成歪壶状，顶端5，唇瓣高于花被管2/3；能育冠状雄蕊1枚，着生于雌蕊上端，子房柄扭转。蒴果长圆形；种子多数，细小，呈粉状。花期6—7月，果期7—8月。（图5-126-1）

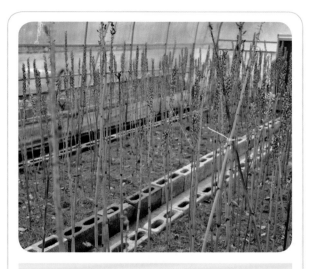

A. 植物

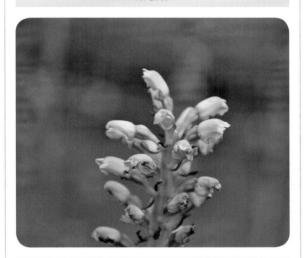

B. 花

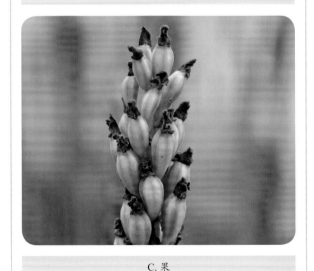

C. 果

图 5-126-1 天麻植物

生于湿润的林下及肥沃的土壤上。

［**产地**］ 主产于四川、云南、湖北、陕西、贵州等省。

［**采收加工**］ 冬、春二季采挖块茎，分别称为"冬麻"和"春麻"；除去地上留茎，洗净，除去粗皮，用清水漂洗，蒸透心，晒干或烘干。

［**药材鉴别**］ 性状鉴别 呈长椭圆形，扁缩而稍弯曲，长5～15 cm，宽1.5～6 cm，厚0.5～2 cm。一端有红棕色干枯芽苞，习称"鹦哥嘴"或"红小瓣"，或为残留茎基；另一端有自母麻脱落后的圆脐形瘢痕。外皮剥落或部分残存，表面黄白色或淡黄棕色，具环节，有点状退化的须根痕或膜质鳞叶，有纵皱纹。质坚实，半透明，不易折断，断面较平坦，角质样。气特异，味甘、微辛。（图5-126-2）

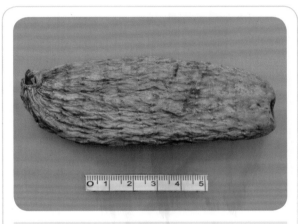

A. 药材

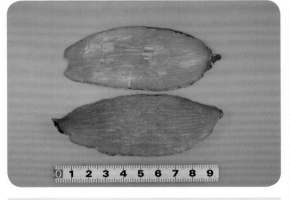

B. 纵切片

图 5-126-2 天麻药材

传统鉴别　冬麻：入冬后采。上有鹦哥嘴（芽苞），下有圆盘底（母麻脱落瘢痕），表面具环节，有点状突起，野生者偶见黑色丝状菌索。质坚实，断面牙白色，明亮，习称"明天麻"。半透明无空心的"冬麻"，质量最佳。

春麻：春天采。上有残留茎基，或有去除茎基的空洞，质地轻泡，断面空心，质量较次。

以质地坚实沉重，有鹦哥嘴，断面明亮，无空心的"冬麻"，质优。质地轻泡，有残留茎基，断面色晦暗，空心的"春麻"，质次。

显微鉴别　横切面：① 最外有残留的后生表皮组织，细胞切向排列。② 皮层靠外数层细胞壁增厚，可见稀疏壁孔。③ 中柱薄壁细胞较大，维管束为有限周韧式或外韧式，散在，导管2至数个成群。④ 薄壁细胞含多糖类团块物，遇碘液显暗棕色；有的薄壁细胞含草酸钙针晶。（图5-126-3）

粉末：黄白色至黄棕色。① 厚壁细胞椭圆形或类多角形，直径70～250 μm，壁厚，木化，纹孔明显。② 草酸钙针晶成束或散在，长25～75（93）μm。③ 薄壁细胞近无色，细胞壁薄，纹孔较明显，含糊化多糖类物质及黏液。④ 环纹导管或螺纹导管，直径10～25 μm。

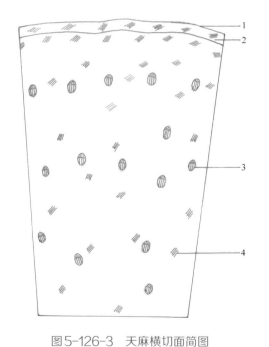

图5-126-3　天麻横切面简图

1.表皮　2.皮层　3.维管束　4.草酸钙针晶束

（图5-126-4）

[成分]　含量较高的主要成分是天麻素（gastrodin），即4-羟甲基苯基-β-D-吡喃葡萄糖苷（4-hydroxymethylphenyl-β-D-glucopyranoside）。尚含赤箭苷（gastrodioside）、对羟苄基甲醚、4-（4′-羟苄氧基）苄基甲醚、双（4-羟苄基）醚，以及对羟基苯甲基醛、对-羟基苯甲醇（天麻苷元）、派立新（parishin）、β-谷甾醇、柠檬酸及其单甲酯、棕榈酸、琥珀酸、胡萝卜苷等。

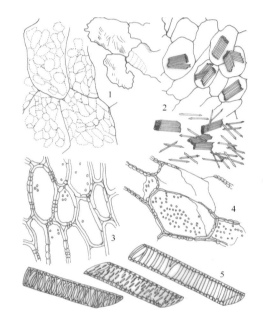

图5-126-4　天麻粉末图

1.含糊化多糖类物薄壁细胞　2.草酸钙针晶
3.木化厚壁细胞　4.具纹孔薄壁细胞　5.导管

[贮藏保管]　用木箱或麻袋包装，置干燥处。受潮湿易发霉，发霉可用清水加少许明矾洗，晒干。

[功效]　性平，味甘。息风止痉，平抑肝阳，祛风通络。用于头痛眩晕，破伤风，小儿惊风，癫痫抽搐，肢体麻木，手足不遂，风湿痹痛。

[用法用量]　3～10 g；研末吞服，每次1.5 g。

[方例]　天麻丸（《普济方》）：天麻，川芎。治偏正头痛，神昏目花。

[论注]　（1）天麻过去全为野生。野生天

麻药材有残留茎，现已野生变家种获得成功。市场天麻主要是栽培品种。最近有用蜜环菌的培养液做成的制剂，经药理和临床证明具有与天麻类似的疗效。（图5-126-5）

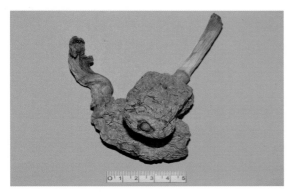

图5-126-5 野生天麻药材

（2）天麻较常见的伪品有：① 马铃薯 *Solanum tuberosum* L.。以马铃薯煮熟，制成。芦头为人工扎成；表面有细裂纹。含淀粉，加碘变成黄棕色。② 大丽菊 *Dahlia pinnata* Cav. 之根。呈纺锤形，顶端有纤维断头，中有木心。水浸液加碘液变成黄棕色。③ 紫茉莉科紫茉莉 *Mirabilis jalapa* L. 干燥根。呈长圆锥形，须根下陷呈小洞状，于两侧排成纵行。加碘变成黄棕色或红棕色。

山慈菇

CREMASTRAE PSEUDOBULBUS
PLEIONES PSEUDOBULBUS

本品始载于《本草拾遗》。陈藏器曰："山慈姑生山中湿地，叶似车前，根姆似慈姑。"李时珍曰："山慈姑处处有之，冬月生叶，如水仙花之叶而狭……四月初苗枯，即掘其根，状如慈姑及小蒜。"

[来源] 为兰科植物杜鹃兰 *Cremastra appendiculata*（D. Don）Makino、独蒜兰 *Pleione bulbocodioides*（Franch.）Rolfe 或云南独蒜兰 *Pleione yunnanensis* Rolfe 的干燥假鳞茎。前者习称"毛慈菇"，后二者习称"冰球子"。

[植物形态] 杜鹃兰 多年生草本。假球茎卵形，聚生，长约3 cm，中部有2～3条微突起的环节。叶通常1片，狭长圆形，下部渐狭成柄，有3条脉。花葶直立，高30～50 cm，下部疏生2枚筒状鞘抱葶。总状花序着生10～20朵花；花常向一侧下垂，玫瑰色至淡紫色；苞片膜质，披针形，萼片和花瓣近等长，倒披针形；唇瓣近匙形，前端3裂，倒裂片较小，中裂片长圆形，基部具1个紧贴或多个分离的附属物，合蕊柱纤细，略短于萼片。蒴果无梗，下垂。花期6—7月。（图5-127-1）

生于山坡林下阴湿处。

独蒜兰 半附生草本。假鳞茎卵形至卵状圆锥形，非聚生，上端有明显的颈，长1～2 cm，顶端具1枚叶。叶和花同时出现，叶片椭圆状披针形，基部收缩呈柄，抱花葶。花葶从无叶的老假鳞茎基部发出，直立，长7～20 cm，下半部包藏在3枚膜质的圆筒状鞘内，顶端具1（～2）花；花苞片长圆形，明显长于花梗和子房，先端钝；花粉红色至淡紫色，唇瓣上有深色斑；花瓣倒披针形，稍斜歪；唇瓣基部楔形，不明显3裂，侧裂片半卵形，顶端钝，中裂片半圆形或近楔形，顶端凹缺或几乎不凹缺，边缘具不整齐的锯齿，内面有3～5条波状或近直的褶片；蕊柱两侧具翅。蒴果近长圆形。花期4—6月。（图5-127-2）

生于常绿阔叶林下或灌木林缘腐殖质丰富的土壤上或苔藓覆盖的岩石上，海拔900～3 600 m。

云南独蒜兰 不同点为：假鳞茎亦呈瓶状，但顶有杯状环，长2～3.5 cm。花先生于叶；花苞片较子房（连花梗）短得多；萼片长圆状倒卵形，顶端稍钝；唇瓣基部阔楔形，明显3裂。

生于林下和林缘多石地上或苔藓覆盖的岩石上，也见于草坡稍荫蔽的砾石地上，海拔1 100～3 500 m。

[产地] 杜鹃兰主产于贵州及四川等省；独蒜兰产于华东、华中、华南及西南地区，主产于贵州；云南独蒜兰主产于云南、四川、贵州等省。

[采收加工] 夏季采挖，除去茎叶、泥沙，晒干，或蒸透后晒干或烘干。

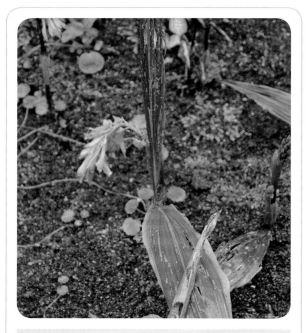

A. 植物

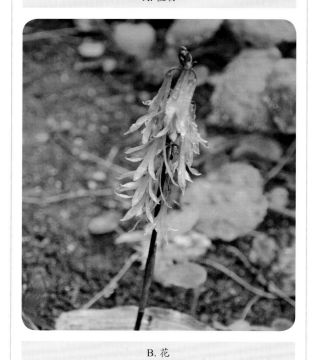

B. 花

图 5-127-1 杜鹃兰植物

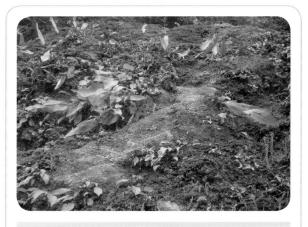

A. 植物

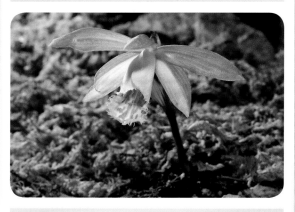

B. 花

图 5-127-2 独蒜兰植物

烂后留下的丝状纤维。质坚硬，难折断，断面灰白色或黄白色，略呈角质。气微，味淡，带黏性。（图 5-127-3）

冰球子：呈圆锥形、瓶颈状或不规则团块，直径 1～2 cm，高 1.5～2.5 cm。顶端渐尖，尖端断头处呈盘状，基部膨大且圆平，中央凹入，有 1～2 条环节，多偏向一侧。撞去外皮者表面黄白色，带表皮者浅棕色，光滑，有不规则皱纹。断面浅黄色，角质半透明。（图 5-127-4）

以个大、均匀、饱满者为佳。

传统鉴别　山慈菇：产贵州为道地。颗粒圆整，端底平，中部有 1～2 道（环节）"腰箍"，习称"玉带束腰"；节上有丝状毛须（习称"毛慈菇"），底部有多数须根。色泽明亮，玉白色。过去多分为天、地、金、玉 4 个规格。

[**药材鉴别**]　性状鉴别　毛慈菇：呈不规则扁球形或圆锥形，顶端渐突起，基部有须根痕，长 1.8～3 cm，膨大部直径 1～2 cm。表面黄棕色或棕褐色，有纵皱纹或纵沟，中部有 2～3 条微突起的环节，节上有鳞片叶干枯腐

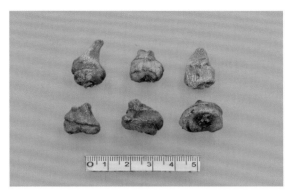

图5-127-3　毛慈菇药材

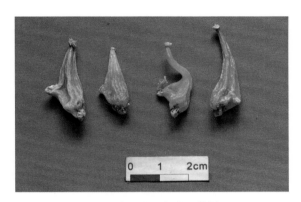

图5-127-4　冰球子药材

冰球子：又名"冰结长"。上细下粗，中部凹入，呈酒瓶状，色泽淡白，没有"腰箍"。味苦而微黏。

[成分]　含黏液，为葡萄糖配甘露糖（由甘露糖与葡萄糖2：1聚成）。

[贮藏保管]　置干燥处。

[功效]　性凉，味甘、微辛；有小毒。化痰散结，清热解毒。用于痈肿疔毒，瘰疬结核，蛇虫咬伤，癥瘕痞块。

[用法用量]　3～9g；外用适量。

[方例]　玉枢丹（《百一选方》）：山慈菇，麝香，千金子霜，雄黄，红芽大戟，朱砂，五倍子。功能解诸毒，疗诸疮；主治感受外邪，食物中毒等引起的恶心，呕吐，腹痛，腹泻。

[论注]　（1）防己科植物金果榄 Tinospora capilipes Gagnep. 及青牛胆 Tinospora sagittata（Oliv.）Gagnep. 的块根，在中南和西南部分地区作山慈菇使用，详见"金果榄"项下。

（2）近期有用兰科植物山兰 Oreorchis patens Lindl. 的假鳞茎充山慈菇使用。呈不规则扁球形或圆锥形，顶端渐突起，基部中央凹入，中央有2～3条凹入的环节。

光慈菇

TULIPAE BULBUS

老鸦瓣始载于《植物名实图考》。吴其濬谓："老鸦瓣生田野中，湖北谓之棉花包，固始呼为老鸦头。春初即生，长叶铺地，如萱草叶而屈曲索结，长至尺余。抽葶开五瓣尖白花，似海栀子而狭，背淡紫，绿心黄蕊，入夏即枯，根如独颗蒜。"

[别名]　老鸦瓣，老鸦头，棉花包，光菇，山蛋。

[来源]　为百合科植物老鸦瓣 Tulipa edulis（Miq.）Baker 的干燥鳞茎。

[植物形态]　多年生草本。鳞茎卵圆形，外包多层灰棕色膜质鳞片，每片内有多数细长的金褐色绒毛。叶片通常为1对，线形，长可达30 cm，宽0.5～1.2 cm，平展斜生或反卷，基部下延呈鞘状，具平行脉，两面平滑无毛，全缘，表面绿色，近基部略带淡红色。花葶1～3，从1对叶中生出，高12～20 cm，苞片2枚对生或3枚轮生，条形，长2～3 cm；花单生，花被片6枚，白色，背面有紫色纵条纹，长椭圆状披针形，长1.8～2.5 cm；雄蕊6，3长3短；雌蕊1，与雄蕊几等长；子房长椭圆形。蒴果近球形，具5棱。花期2～3月，果期3—4月。（图5-128-1）

生于阳光充足的山坡、路边或杂草丛中。

[产地]　主产于安徽、河南、山东、江苏等省。浙江、江西、湖南等省亦产。

[采收加工]　春、夏二季采挖，除去须根及外皮，洗净，晒干。

[药材鉴别]　性状鉴别　呈卵状圆锥形，高1～2 cm，直径0.5～1 cm。表面类白色、黄白色或浅棕色，光滑，顶端渐尖，基部圆平而凹陷，一侧有纵沟，自基部伸向顶端。质硬而脆，断面白色，富粉性，内有1枚圆锥形心芽。气微，味淡。（图5-128-2）

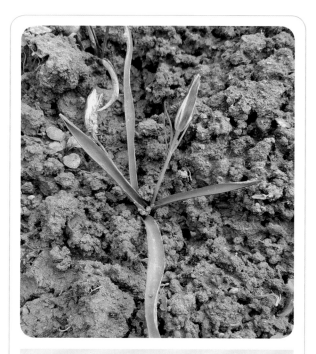

A. 植物

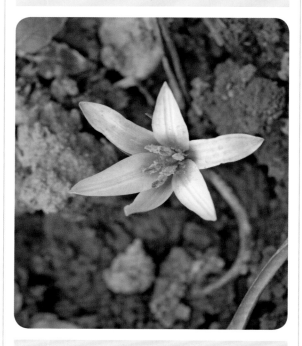

B. 花

图5-128-1 老鸦瓣植物

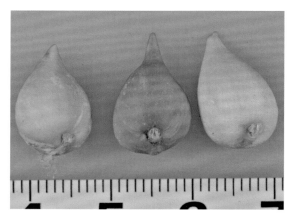

图5-128-2 光慈菇药材

人字形，位于较小端，层纹不明显。② 导管多为网纹导管，直径9～15 μm。

[成分] 含秋水仙碱（colchicine）等多种生物碱及淀粉。

[贮藏保管] 置干燥处。

[功效] 性寒，味辛、甘；有小毒。清热解毒，消肿散结。用于痈疽疔肿，瘰疬结核，蛇虫咬伤。

[用法用量] 3～9 g；外用适量，捣烂或醋磨涂患处。

[论注]（1）新疆地区所用的光慈菇为同属植物伊犁光慈菇 Tulipa iliensis Regel 的鳞茎。其形态与老鸦瓣的主要不同点在于：鳞茎外皮薄革质，黑褐色，里面近顶端和基部着生伏贴毛；叶3～4枚，近轮生，下部叶为条状披针形；花被片黄色，带有紫萝蓝斑点；蒴果长椭圆形至椭圆形，有3棱。

（2）同科植物丽江山慈菇 Iphigenia indica Kunth ex Benth. 的球茎也作药用。其药材形状、大小及组织特征与光慈菇相似，但味苦而麻；粉末中淀粉粒多呈不规则圆形或半截米形，直径4～35 μm；导管为环纹或网纹导管，直径9～45 μm。

以质硬、色白、粉性足者为佳。

显微鉴别　粉末：类白色。① 淀粉粒为单粒，卵形、椭圆形或不规则形，长15～75 μm，直径5～70 μm，脐点点状、裂缝状或

贯众类

商品按来源不同，分为绵马贯众和紫萁贯众2个类别，药材分别以绵马贯众和紫萁贯众为名。

绵马贯众

DRYOPTERIDIS CRASSIRHIZOMATIS
RHIZOMA

本品始载于《神农本草经》，列为下品。李时珍曰："数根丛生；一根数茎，茎大如箸，其涎滑；其叶两两对生，如狗脊之叶而无锯齿，青黄色，面深背浅；其根曲而有尖嘴，黑须丛生，亦似狗脊根而大，状如伏鸱。"古代本草论述的贯众原植物种类甚多，根据调查，贯众以绵马贯众和紫萁贯众使用较多。

[别名]　贯仲，管仲，东北贯众。

[来源]　为鳞毛蕨科植物粗茎鳞毛蕨 *Dryopteris crassirhizoma* Nakai 的干燥带叶柄残基的根茎，习称"绵马贯众"或"东北贯众"。

[植物形态]　多年生草本，高 0.5～1 m。根茎粗大，斜生，有叶柄残基及黑色细根，密被锈色或深褐色大鳞片。叶簇生于根茎顶端，具长柄，叶片宽倒披针形，二回羽状全裂或深裂；羽片 20～30 对无柄，披针形，羽片再深裂，小裂片密接，长圆形近全缘或先端有钝锯齿。叶同形，孢子囊群着生于叶中部以上的羽片上，沿中肋两侧排列，囊群盖肾形。（图 5-129-1）

生于林下沼泽地、湿地。

[产地]　主产于东北地区。

[采收加工]　夏、秋二季采挖，削去叶柄、须根，除净泥土，整个或剖成两半，晒干。

[药材鉴别]　性状鉴别　呈长倒卵形，略弯，有的纵剖为两半，长 7～20 cm，直径 4～8 cm。表面黄棕色至黑棕色，密生排列紧密的叶柄基部及鳞片，并有弯曲的须根。叶柄基部呈扁圆柱形，略弯曲。质硬，折断面淡棕色，有 5～13 个黄白色小点，排列成环。剥去叶柄基部，可见根茎，质坚硬，切断面深绿色至棕色，有黄白色长圆形小点 5～13 个。气特异，味初淡而微涩，后渐苦、辛。（图 5-129-2）

显微鉴别　叶柄基部横切面：① 表皮为 1 列外壁稍厚的小型细胞。② 下皮为数层棕色多角形的厚壁细胞。③ 内方为基本薄壁组织，细

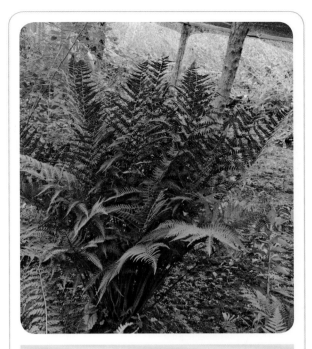

A. 植物

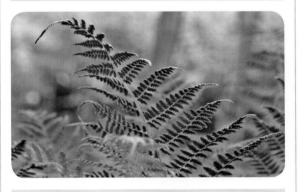

B. 孢子囊群

图 5-129-1　粗茎鳞毛蕨植物

胞排列疏松，内含棕色物质及椭圆形小淀粉粒，常有短柄的细胞间隙腺毛，腺头单细胞球形，内含棕色分泌物。④ 有环列的有限周韧型维管束 5～13 个，各维管束周围有 1 层略栓化的内皮层，木质部由多角形的管胞组成。

根茎横切面：构造与叶柄基部基本相同，但分体中柱略向外弯曲，排列呈环状。（图 5-129-3）

[成分]　含间苯三酚类化合物，为抗肿瘤及杀虫有效成分，有绵马酸类（filicic acids）、黄绵马酸类（flavaspidic acids）、白绵马素类

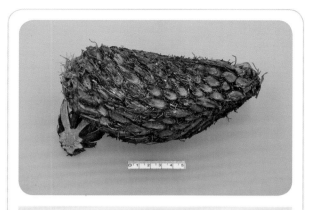

A. 药材

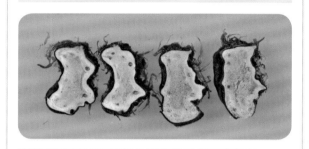

B. 叶柄基部切面

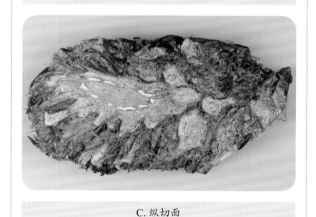

C. 纵切面

图 5-129-2　绵马贯众药材

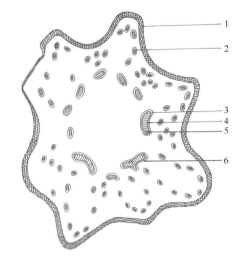

图 5-129-3　绵马贯众（根茎）横切面简图

1. 厚壁组织　2. 叶迹维管束　3. 分体中柱　4. 韧皮部
5. 木质部　6. 内皮层

［**方例**］　下虫丸（《证治准绳》）：贯众，楝根皮，槟榔，鹤风，使君子，干蛤蟆，芜荑，木香，桃仁，轻粉。治虫积腹痛。

［**论注**］　各地作贯众用的蕨类植物，种类复杂。常见的有如下品种。

（1）鳞毛蕨科植物贯众 *Cyrtomium fortunei* J. Sm.，主产于长江流域。药材呈倒卵形，下端尖而弯曲，呈鸟嘴状；叶柄略呈四棱状圆柱形，通常附生须根2条；横断面近角棱处有黄白色小点3～4（～5）个，内面1对稍大。

（2）乌毛蕨科植物单芽狗脊 *Woodwardia unigemmata*（Makino）Nakai 和狗脊 *Woodwardia japonica*（L. f.）Sm.，统称"狗脊贯众"，主产于湖南、云南、贵州及甘肃等省。药材呈长圆柱形或削成柱形，挺直或稍弯曲。表面红棕色至黑褐色，密被短而粗的叶柄基部及鳞片，并有棕黑色的须根；叶柄基部坚硬，折断面半圆形，有长圆形小点5～8个为单芽狗脊贯众、长圆形小点2～4个为狗脊蕨贯众。单芽狗脊含山柰酚-3,7-二鼠李糖及儿茶酚衍生物。狗脊蕨贯众含淀粉、鞣质等。

（3）乌毛蕨科植物乌毛蕨 *Blechnum orientale* L.，主产于中南、华南地区。药材呈圆柱形或棱柱形，上端稍大。叶柄残基扁圆柱形，表面密被黑褐色伏生的鳞片，脱落处呈小突

（albaspidins）、去甲绵马素类（desaspidins）、绵马酚（aspidinol）、绵马次酸（filicinic acid）、粗蕨素（dryocrassin）等。尚含挥发油、鞣质、羊齿三萜（fernene）、树脂等。

［**贮藏保管**］　置干燥避光处。贮藏1年以上，根茎和叶柄基部断面变棕黑色，不宜入药。

［**功效**］　性微寒，味苦；有小毒。清热解毒，驱虫，凉血止血。用于虫积腹痛，疮疡。

［**用法用量**］　4.5～9g。

起；横断面中央多呈空洞状，皮部薄，有13～17～21个黄白色小点，排列成环，内有2个稍大。含绿原酸（chlorogenic acid）、挥发油、鞣质等。

（4）蹄盖蕨科植物蛾眉蕨*Lunathyrium acrostichoides*（Sweet）Ching，主产于华北地区。药材呈长卵圆形。叶柄残基上部较宽而肩，向下渐细，两侧边缘具明显的刺状突起，基部较窄呈菱方形；横断面有黄白色线形维管束2个，排成人字形。

（5）球子蕨科植物荚果蕨*Matteuccia struthiopteris*（L.）Todaro，主产于东北地区。药材呈椭圆形、倒卵形或长卵形，微弯；表面棕褐色，密被叶柄基部及少数鳞片和须根。叶柄基上部扁平，下部较狭，背部微隆起，中央有1条纵棱，近上端有"V"或"M"形皱纹，腹面稍向内凹；折断面可见线形维管束2条，呈"八"字形排列。含羟基脱皮甾酮（ecdysterone），花生四烯酸（arachidonic acid）为主的脂肪酸，少量的丁酰基甲基间苯三酚衍生物，及黄酮类等。

（6）药材贮存期不得超过1年，否则疗效减弱。

紫萁贯众

OSMUNDAE RHIZOMA

[别名] 鸡心贯众。

[来源] 为紫萁科植物紫萁*Osmunda japonica* Thunb.的干燥带叶柄残基的根茎，习称"紫萁贯众"或"鸡心贯众"。

[植物形态] 多年生草本，高0.3～1 m。根茎粗壮，横卧或斜升，无鳞片。叶二型，幼时密被绒毛；营养叶有长柄，叶片呈三角状阔卵形，顶部以下二回羽状；小羽片长圆形或长圆状披针形，边缘有匀密的细钝锯齿。繁殖叶着生孢子囊的小羽片卷缩成条形，在孢子叶先端形成长大的深棕色孢子囊穗，成熟后枯萎。（图5-130-1）

生于林下、山脚或溪边的酸性土壤中。

[产地] 主产于华东、中南、西南地区。

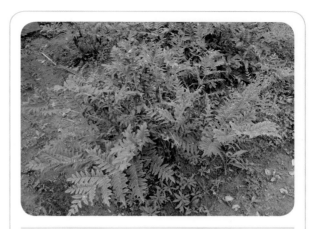
A. 植物

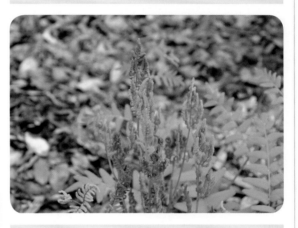
B. 孢子叶

图5-130-1　紫萁植物

[采收加工] 夏、秋二季采挖，削去叶柄、须根，除净泥土，整个或剖成两半，晒干。

[药材鉴别] 性状鉴别 呈棒状或圆锥状，稍弯曲。表面棕褐色，密被斜生的叶柄及黑色须根。叶柄基部呈扁圆柱形，中空，两边具有耳状翅，但翅易脱；折断面新月形或扁圆形，可见1条马蹄形筋脉纹，常与皮部分开。质硬，不易折断。气微而特异，味甘、微涩。（图5-130-2）

显微鉴别 叶柄基部横切面与绵马贯众相似，不同点是：维管束只有1个，呈"U"字形，无细胞间隙腺毛。

[成分] 含甾体化合物松甾酮A（ponasterone A）、羟基促脱皮甾酮（ecdysterone）及促脱皮甾酮（ecdysone）等。

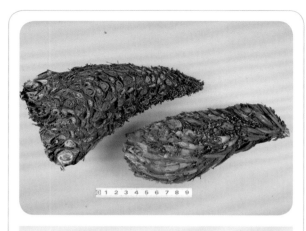

A. 药材

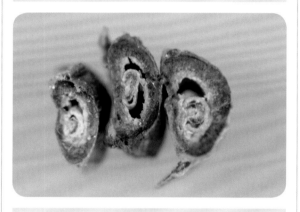

B. 叶柄基部横断面

图5-130-2　紫萁贯众药材

[贮藏保管]　置干燥处。

[功效]　性微寒，味苦；有小毒。清热解毒，止血，杀虫。用于疫毒感冒，热毒泻痢，痈疮肿毒，吐血，衄血，便血，崩漏，虫积腹痛。

[用法用量]　5～9g。

狗　脊

CIBOTII RHIZOMA

本品始载于《神农本草经》，列为中品。《本草纲目》中李时珍曰："狗脊有两种，一种根黑色，如狗脊骨，一种有金黄毛，如狗形，皆可入药。"前者为黑狗脊，仅少数地区使用；后者为金毛狗脊，为全国主流品种。

[别名]　金毛狗脊，金毛狗。

[来源]　为蚌壳蕨科植物金毛狗脊 *Cibotium barometz*（L.）J. Sm. 的干燥根茎。

[植物形态]　多年生大型蕨类植物，高达3 m。根茎粗壮，顶端连同叶柄基部密生金黄色长柔毛。叶簇生成冠状，叶柄长而粗壮，基部扁三角状，凹面密生鳞毛；叶片近革质，阔卵状三角形，三回羽裂；羽片互生，小羽片线状披针形，渐尖，羽状深裂至全裂，上面暗绿色，下面通常粉绿色，除小羽轴两面略有短毛外，其余光滑，侧脉单一，或在不育裂片上为2叉。孢子囊群生于裂片侧脉顶端，每裂片有1～6对，囊群盖2瓣，成熟时张开如蚌壳。（图5-131-1）

生于山脚沟边及林下阴处酸性土上。

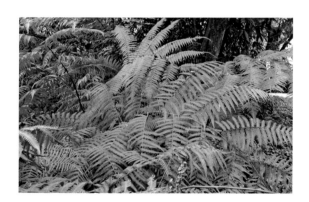

图5-131-1　金毛狗脊植物

[产地]　主产于浙江、江西、福建、四川等省。

[采收加工]　四季均可采挖，以秋末冬初采者为佳，挖起后除去泥沙，晒干；或削去苗茎、硬根及绒毛，切厚片，晒干，为"生狗脊片"；沸水煮或蒸后，再切片晒干者为"熟狗脊片"。

[药材鉴别]　性状鉴别　狗脊：呈不规则长块状，长10～30 cm，直径2～10 cm。外被金黄色长柔毛，根茎顶端有数个红棕色叶柄残基，叶柄背部有凸起棱脊，中部至末端丛生多数棕黑色细根。质坚硬，不易折断。无臭，味淡、微涩。（图5-131-2）

生狗脊片：呈不规则长圆形、圆形或长椭圆形，长5～20 cm，宽2～10 cm，厚1.5～

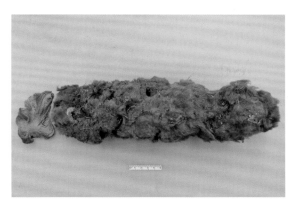

图5-131-2　狗脊药材

5 mm。切面黄白色或淡棕色，边缘不整齐，外皮有未除净的金黄色长柔毛，近外皮处有1条明显隆起的棕黄色环纹或条纹。质坚脆，易折断，具粉性。

熟狗脊片：黑棕色，质坚硬。

以体肥大、色黄、质坚实、无空心者为佳；狗脊片以厚薄均匀、坚实无毛、无空心者为佳。

显微鉴别　横切面：① 表皮细胞为1列，外被非腺毛，黄棕色。② 厚壁细胞黄棕色，10 ～ 20列，内含淀粉粒。③ 双韧管状中柱，木质部由数列管胞组成，其内外均有韧皮部和内皮层。④ 皮层及髓部较宽。薄壁细胞含淀粉粒或黄棕色的物质。

[成分]　含淀粉（约30%）及绵马酚（aspidinol）；毛茸含鞣质和色素。还含棕榈酸、棕榈酸甘酯、咖啡酸、原儿茶酸、原儿茶酚、胡萝卜苷、对羟基乙酰苯胺、香草醛、山柰素等。

[贮藏保管]　置通风干燥处；狗脊片置木箱中，防潮湿。

[功效]　性温，味苦、甘。补肝肾，强腰膝，祛风湿。用于腰膝酸软，下肢无力，风湿痹痛。

[用法用量]　6 ～ 12 g。

[方例]　四宝丹（《普济方》）：狗脊，制乌头，萆薢，苏木。治风湿痛。

骨碎补

DRYNARIAE RHIZOMA

本品始载于《开宝本草》，马志曰："骨碎补生江南，根寄树石上，形如庵闾。"

[别名]　石岩姜，猴姜，申姜，毛姜。

[来源]　为水龙骨科植物槲蕨Drynaria fortunei（Kunze）J.Sm.的干燥根茎。

[植物形态]　多年生附生草本，高20 ～ 40 cm。根茎肉质粗壮，长而横走，密被金黄色的卷曲狭长鳞片。叶2型；不育叶多数，灰褐色，圆卵形，无柄，彼此覆瓦状重叠，厚革质，边缘浅裂，叶脉网状显著；能育叶绿色，长椭圆形，叶柄短，有翼，厚纸质，两面光滑，羽状深裂，裂片7 ～ 13对，基部2 ～ 3对缩为耳状，边缘具浅疏缺刻。孢子囊群着生于上部叶片背面近上端，每二侧脉间有孢子囊群1 ～ 3个，成为1列，无囊群盖。（图5-132-1）

生于山林石壁、墙或树干上。

[产地]　主产于中南、西南地区及浙江、江西、福建、台湾等省。

[采收加工]　于秋末春初采收，去净泥土及附叶，生晒或蒸熟后晒干；或再用火燎去毛茸。

[药材鉴别]　性状鉴别　呈扁平长条状弯曲，多分枝，长4 ～ 20 cm，宽1 ～ 2 cm，厚2 ～ 5 mm。表面淡棕色至暗棕色，密被棕色细小鳞片，柔软如毛，有时鳞片大部已脱落，残存基部呈鱼鳞状，两侧及上面具突起的圆形叶痕，少数有叶柄残基，下面残留短的须根。质轻脆，易折断，断面红棕色，有多数黄色维管束小点排列成环状。气微弱，味淡、微涩。（图5-132-2）

以条粗大、色棕者为佳。

传统鉴别　扁平长条弯曲，多分枝，两侧可见圆形叶痕，表面棕色，密被棕色小鳞片，柔软多毛。质脆，断面黄色维管束小点排列成环。味微涩。以粗壮扁平者为优。

显微鉴别　根茎横切面：① 表皮细胞1列。② 表皮以内为基本薄壁组织，薄壁细胞壁呈波状弯曲，含少数淀粉粒。③ 维管束为周韧型，17 ～ 28个散列成环状；每个维管束的外周内皮层明显。鳞片着生处的表皮凹入，鳞片柄着生于凹入处的底部，鳞片基部呈盾形。

[成分]　主含柚皮苷（naringin），水解得柚皮苷元（naringenin）；另含橙皮苷

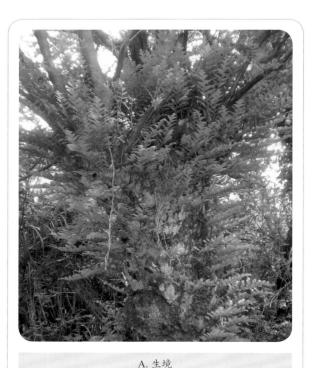

A. 生境

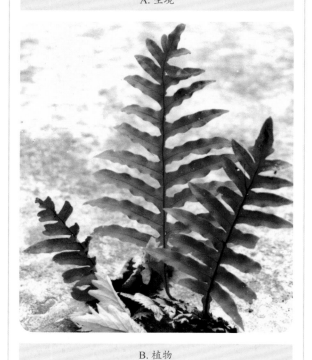

B. 植物

图5-132-1　槲蕨植物

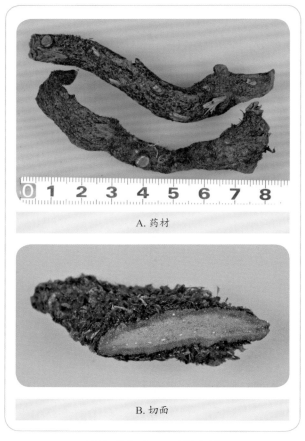

A. 药材

B. 切面

图5-132-2　骨碎补药材

痛；外用消风祛斑。用于肾虚腰痛，耳鸣耳聋，牙齿松动，跌扑闪挫，筋骨折伤；外治斑秃、白癜风。

[**用法用量**]　3～9g；外用鲜品适量。

[**方例**]　骨碎补丸（《和剂局方》）：骨碎补，荆芥，白附子，牛膝，肉苁蓉，威灵仙，砂仁，地龙，没药，自然铜，草乌，半夏。治肝肾风虚，筋脉拘挛，骨节疼痛。

[**论注**]　同科几种植物少数地区亦作骨碎补供药用。

（1）中华槲蕨 *Drynaria baronii*（Christ）Diels，产于西北、西南等地区。原植物与槲蕨主要不同点为：不育叶长圆状披针形，羽状深裂；能育叶阔披针形，深羽裂几达叶轴，钝尖头，基部具有狭翅的柄，具关节，叶脉显著；孢子囊群圆形，在主脉两侧各有1行无囊群盖。药材较平直而细长，长5～17cm；宽0.6～1cm；表面淡棕色，鳞片黄棕色，鳞片脱落处

（hesperidin）等。

[**贮藏保管**]　置干燥处。饮片忌在强烈阳光下暴晒，以保持片面红棕色泽。

[**功效**]　性温，味苦。补肾强骨，疗伤止

可见纵向的细纹理。显微结构与槲蕨的基本构造相似，不同点为：薄壁细胞壁不呈波状弯曲，鳞片着生处的表皮不凹入，鳞片的基部呈心形。（图5-132-3）

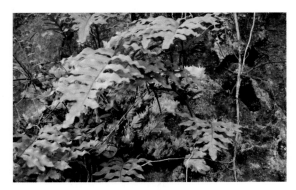

图5-132-3　中华槲蕨植物

（2）崖姜 *Pseudodrynaria coronans*（Wall.）Ching 的根茎，在广东、福建供药用，习称"大骨碎补"。药材呈扁平扭曲的长条状，不分枝，长7～15 cm，直径1～2 cm；表面黑棕色，凹凸不平，有纵皱纹，一侧有突起的圆形叶痕，其周围常有残存的棕色鳞片；质坚硬，不易折断，横断面呈类圆形，边缘波状弯曲，靠近边缘有黄白色小点排列成"山"字形，中部有2小圈黄白色小点；味微涩。

（3）大叶骨碎补 *Davallia orientalis* C. Chr. 的根茎，在广东、广西及上海等药用，习称"硬骨碎补"或"广骨碎补"。药材呈扭曲的圆柱形，长4～15 cm，直径约1 cm；表面棕红色至棕褐色，有明显的纵沟纹，具有突起的圆形叶基；质坚硬，不易折断，横断面呈椭圆形，红棕色，有黄白色小点14～20个，排列成环，中央2个较大呈弯月形维管束；味微涩。

锁 阳

CYNOMORII HERBA

本品始载于《本草衍义补遗》。李时珍曰："锁阳出肃州（即甘肃酒泉）。按陶九成辍耕录云：锁阳生鞑靼（今内蒙古及蒙古一带）田地，野马或与蛟龙遗精入地，久之发起如笋，上丰

下俭，鳞甲栉比，筋脉连络，绝类男阳，即肉苁蓉之类。土人掘取洗涤，去皮薄切晒干，以充药货，功力百倍于苁蓉也。"

[**来源**] 为锁阳科植物锁阳 *Cynomorium songaricum* Rupr. 的干燥肉质茎。

[**植物形态**] 多年生寄生草本，无叶绿素，高20～100 cm。茎圆柱状，暗紫红色，有散生鳞片；基部膨大，埋于沙中。叶鳞片状，三角形或三角状卵形，密集茎的基部。肉穗花序单生于茎顶，柱状、矩圆形或狭椭圆形，生密集的花和鳞片状苞片；花杂性，深紫色或暗褐色；雄蕊1，长于花被。坚果球形，很小。花期6—7月。（图5-133-1）

生长于干旱与含盐碱的沙地，常寄生在蒺藜科植物白刺 *Nitraria sibirica* Pall. 等植物根上。

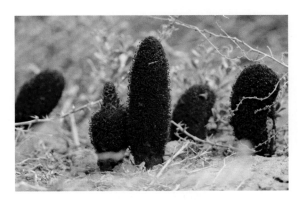

图5-133-1　锁阳植物

[**产地**] 主产于内蒙古、甘肃、新疆等省区。此外宁夏、青海等省区亦产。

[**采收加工**] 春季采挖，除去花序，置沙中半埋半露，晒干；少数地区趁鲜时切片，晒干。

[**药材鉴别**] 性状鉴别　呈扁圆柱形，微弯曲，长5～15 cm，直径1.5～5 cm。表面棕色或棕褐色，粗糙，具明显纵沟，有的残存三角形的黑棕色鳞片。体重，质硬，难折断，断面棕褐色，有黄色三角状维管束。气微，味微苦而涩。（图5-133-2）

以体肥大、色红、坚实、断面不显筋脉者为佳。

[**成分**] 含挥发性成分，主要为棕榈酸（palmatic acid）和油酸。含有吡嗪类成分三甲

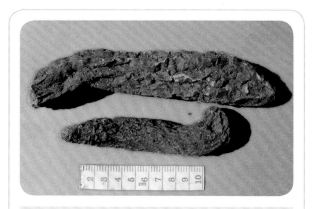

A. 药材

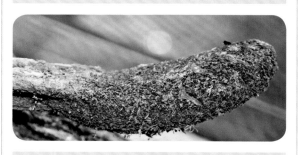

B. 残留花序

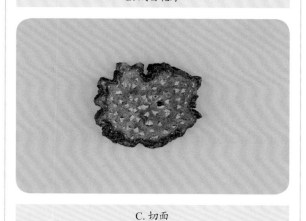

C. 切面

图 5-133-2　锁阳药材

基吡嗪（2,3,5-trimethyl-pyrazine）、四甲基吡嗪（tetramethyl-phrazine）。非挥发性油脂类有棕榈酸（palmatic acid），油酸（oleic acid）和亚油酸（linoleic acid）等的甘油酯。黄酮类成分有花色苷（anthocyanin）。含有油甾醇（campesten）、β-谷甾醇（β-sitosterol）、胡萝卜苷（daucosterol）、锁阳萜、熊果酸等三萜皂苷和甾醇类成分。还含原儿茶酸（protocatechuic acid）、没食子酸（gallic acid）以及门冬氨酸、脯氨酸、丝氨酸等氨基酸类成分。

［**贮藏保管**］　置通风干燥处，防虫蛀。

［**功效**］　性微温，味甘。补肝阳，益精血，润肠通便。用于肾阳不足，精血亏虚，腰膝痿软，阳痿滑精，肠燥便秘。

［**用法用量**］　5～10 g。

［**方例**］　锁阳丹（《沈氏尊生方》）：锁阳，桑螵蛸，龙骨，茯苓。治脱精滑泄。

［**论注**］　本草记载锁阳曾与肉苁蓉、列当相混淆，而在肉苁蓉类中，以管花肉苁蓉生药性状与其最为相似。管花肉苁蓉 *Cistanche tubulosa*（Scheuk）R. Wight，主产于新疆南部，常寄生于柽柳科柽柳属植物红柳等的根部，曾在新疆本地习惯作为肉苁蓉类药用，现已被《中国药典》收载。列当 *Orobanche coerulescens* Steph.，常寄生于菊科艾属植物的根部，我国北方大部分地区均有分布，其中以东北最多、最好。

肉苁蓉

CISTANCHES HERBA

本品始载于《神农本草经》，列为上品。《名医别录》载曰："肉苁蓉生河西山谷及代郡雁门，五月五日采，阴干。"陶弘景曰："生时似肉，以作羊肉羹补虚乏极佳，也可生啖。芮芮（我国古代北方民族）河南（今甘肃西南部黄河以南地区）间至多。"韩保升曰："三月、四月掘根，长尺余，切取中央好者三四寸，绳穿阴干，八月始好，皮有松子鳞甲。"李时珍释其名曰："此物补而不峻，故有从容之号。从容，和缓之貌。"

［**别名**］　大芸，苁蓉。

［**来源**］　为列当科植物肉苁蓉 *Cistanche deserticola* Y. C. Ma 或管花肉苁蓉 *Cistanche tubulosa*（Schenk）Wight 的干燥带鳞叶的肉质茎。

［**植物形态**］　**肉苁蓉**　多年生肉质寄生草本，高 80～150 cm。茎肉质肥厚扁平。叶肉质鳞片状，覆瓦状排列，黄色，无柄，上部叶三角状披针形，下部叶三角状卵形，背部被白

色短毛，边缘毛稍长。花紫褐色，穗状花序顶生圆柱状；苞片卵状披针形，与萼片近等长；花冠管状钟形，黄色；雄蕊4，花丝基部和花药被毛。蒴果椭圆形，2瓣裂；种子多数。花期5—6月，果期6—7月。（图5-134-1）

生于湖边、沙地，常寄生在藜科植物梭梭 *Haloxylon ammodendron* (C. A. Mey.) Bunge的根上。

管花肉苁蓉 与肉苁蓉主要区别点为：茎上部叶阔披针形，出土前茎叶黄白色，出土后鳞状叶变淡绿色。顶生总状花序，花冠漏斗状，紫色。（图5-134-2）

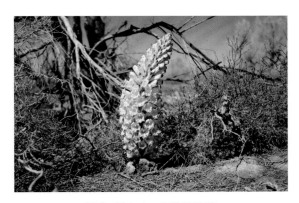

图5-134-1 肉苁蓉植物

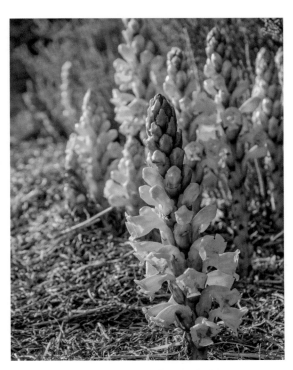

图5-134-2 管花肉苁蓉植物

寄生于多枝柽柳 *Tamanx ramosissima* Ledeb. 等沙漠植物根上。

[**产地**] 主产于内蒙古、新疆、甘肃、青海等省区。

[**采收加工**] 4—5月上旬，采收未出土或刚露地面的肉苁蓉，切断，晒干。春季鲜品埋于沙中晒干即为"甜大芸"（淡大芸），质较优。秋季采者含水太多，不易干燥，传统上将肥大者投入盐湖中，1～3年后入药称为"咸大芸"（盐大芸或咸苁蓉），现多晒干。

[**药材鉴别**] 性状鉴别 肉苁蓉：呈扁圆柱形，一端略细，多弯曲，长3～15 cm，直径2～8 cm。表面棕褐色至灰棕色，密被覆瓦状排列的肉质鳞叶，通常鳞叶先端已断。质坚实，微有韧性，肉质而带油性，不易折断，断面棕褐色，有淡棕色点状维管束，排列成波状环纹。气微，味甜、微苦。（图5-134-3）

管花肉苁蓉：呈纺锤形、扁纺锤形或扁圆形，稍弯曲，长5～25 cm，直径2.5～9 cm。表面棕褐色至黑褐色。质坚硬，断面颗粒状，灰棕色至灰褐色，散生点状维管束。（图5-134-4）

以肥大、肉质、密被鳞片、暗褐色、质柔润者为佳。

传统鉴别 肉苁蓉主产于内蒙古阿拉善，宁夏石嘴山，甘肃、高台、酒泉等地。

淡大芸（甜大芸）：春季采挖，置沙地上，半埋半露，连晒带烫，达到干燥。呈扁长柱形，肉质丰满，遍体鳞细，块大，色灰褐，品质最优。

盐大芸（咸大芸）：秋季采收油性大，不易干，投入盐湖中，产地盐池星罗棋布，腌1年即可，2年、3年更佳，取出后不再加工。呈粗条状，体圆而扁，质糯，断面呈芝麻点状。

显微鉴别 肉苁蓉茎横切面：① 表皮细胞1列，扁平，外被薄角质层。② 皮层细胞数十层，壁薄，外侧10～16层细胞内含黄色或淡黄色色素，细胞间隙小或无，散有叶迹维管束。③ 中柱维管束排列成星状弯曲的环；木质部导管多成群；髓射线明显，细胞较大。④ 髓部星状，细胞大、间隙小或不明显，中央细胞有时颓废破碎成空腔。⑤ 薄壁细胞中充满淀粉粒，淀粉粒多为单粒，球形或不规则长卵

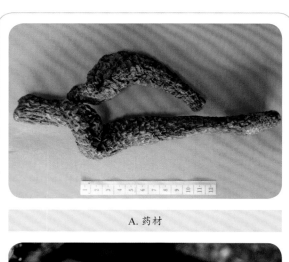

A. 药材

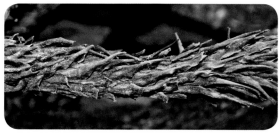

B. 鳞叶

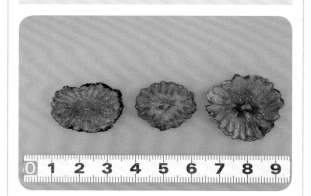

C. 切面

图 5-134-3　肉苁蓉药材

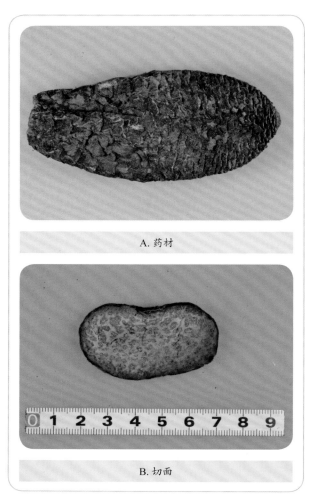

A. 药材

B. 切面

图 5-134-4　管花肉苁蓉药材

形,少为卵形或椭圆形,直径 5 ~ 45(~ 62)μm,脐点多为星点状、裂隙状,少为三叉状,较大者可见层纹;少为 2 分粒组成的复粒。(图 5-134-5)

肉苁蓉粉末:深棕色。① 表皮细胞淡黄色或无色,多呈类长方多角形,直径 15 ~ 40 μm,长 40 ~ 90 μm;侧面观,外壁常向外拱起。② 薄壁细胞淡黄或无色,呈长方或长椭圆多角形,壁略弯曲,内含淡棕色物。③ 导

管多为网纹导管,少为具缘纹孔导管,直径 10 ~ 55 μm,导管分子短,末端倾斜或拐曲。④ 纤维多成束,淡黄色;细胞长梭形,长者长达 500 μm,短者长达 100 μm,直径 10 ~ 20(~ 25)μm,腔小,壁厚。⑤ 淀粉多为单粒,类圆、矩圆或宽卵状球形,直径 5 ~ 45 μm,长 15 ~ 60 μm,层纹多明显,脐点点状、短缝状或飞鸟状;复粒少见,由 2 ~ 4 分粒组成。(图 5-134-6)

[成分]　含微量生物碱。据报道,从中分离出 24 种脂溶性成分,含量约 76%;其中 2(3H)-呋喃酮约 2.5%,6-甲基吲哚约 17.9%,3- 甲基 -3- 乙基己烷约 5.2%,2,6- 双(1.1- 二甲基乙基)-4- 甲基苯酚约 3.6%,双环 -〔2,2,2〕辛 -5- 烯 -2- 醇约 2.6%,十七烷约 13.7%,4,6- 二甲基十二烷约 2.3%,2- 甲基 -5-

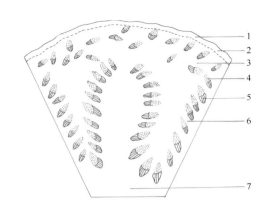

图5-134-5　肉苁蓉茎横切面简图

1.表皮　2.含色素细胞　3.皮层　4.韧皮部
5.木质部　6.射线　7.髓

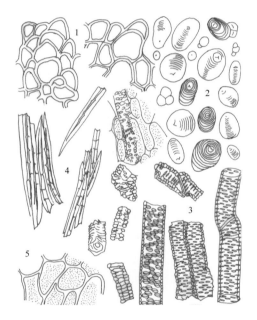

图5-134-6　肉苁蓉粉末图

1.表皮细胞　2.淀粉粒　3.导管　4.纤维　5.薄壁细胞

丙基壬烷约3.4%，3,6-二甲基十一烷约7.4%，十九烷约2.1%，二十烷约3.0%，二十一烷约4.1%；分出水溶性成分N，N-二甲基甘氨酸甲脂及甜菜碱。另有报道，尚分离得到2-二十九烷酮、二-（2-乙基-己基）-邻苯二甲酸盐、1-十三烷醇、三十烷酸、β-谷甾醇、β-甾醇β-D-葡萄糖苷、琥珀酸及D-甘露糖。

［**贮藏保管**］　置通风干燥处，防虫蛀。

［**功效**］　性温，味甘、咸。补肾阳，益精血，润肠通便。用于肾阳不足，精血亏虚，阳痿不孕，腰膝酸软，筋骨无力，小便频数，肠燥便秘。

［**用法用量**］　6～10 g。

［**方例**］　肉苁蓉丸（《证治准绳》）：肉苁蓉、熟地黄、怀山药、五味子、菟丝子。治肾虚小便频数。

［**论注**］　（1）同属植物盐生肉苁蓉 *Cistanche salsa*（C. A. Mey.）G. Beck：植株矮小，高15～40 cm，基部圆柱形；鳞片卵形至长圆状披针形，长1～2.5 cm，宽4～8 mm；花冠管白色，花冠裂瓣淡紫色。寄生于盐爪爪、红沙、白刺、珍珠柴等小灌木的根上。分布于内蒙古、陕西、甘肃、宁夏、新疆等省区。肉质茎维管束深波状。

（2）沙苁蓉 *Cistanche sinensis* G. Beck：植株高15～70 cm，茎圆柱形，下部鳞叶呈卵形，向上渐窄呈披针形，长5～20 mm，苞片长圆状披针形至条状披针形；花萼4深裂；花冠淡黄色，极少裂片带淡红色，干后常变黑蓝色。寄主有红沙 *Reaumuria soongarica*（Pall.）Maxim.、珍珠柴 *Salsola passerina* Bunge 等。分布于西北沙漠地区。

第六章

植物类中药：茎木类

油松节

PINI LIGNUM NODI

本品始载于《名医别录》，列为上品，载曰："松节，温。主治百节久风，风虚，脚痹，疼痛。"李时珍曰："松节，松之骨也。质坚气劲，久亦不朽，故筋骨间风湿诸病宜之。"

[**别名**] 松节。

[**来源**] 为松科植物油松 *Pinus tabulieformis* Carr. 或马尾松 *Pinus massoniana* Lamb. 的干燥瘤状节或分枝节。

[**植物形态**] 油松 常绿乔木。树皮灰褐色，呈鳞甲状裂，裂隙红褐色。枝轮生，小枝粗壮，淡橙黄或黄色；冬芽长椭圆形，棕褐色。针形叶，每束2针，稀3针，长10～15 cm，叶缘具细锯齿；叶鞘宿存，初为淡褐色，渐变为暗灰色，外表常被薄粉层。花单性，雌雄同株，均为球状花序；雌花序生于当年新枝顶端。松球果翌年成熟，卵形，长5～8 cm，直径3～5 cm，能宿存数年不落；鳞盾肥厚褐色，上部具翅，易与种子脱离；鳞突较隆起，鳞脐亦突出，呈钝尖形；种子椭圆形，紫褐色。花期4—5月，果期为翌年9月。（图6-1-1）

马尾松 主要特征为：冬芽红褐色，针叶2枚1束，细长柔韧，长10～20 cm。叶鞘为白色膜质。松球果卵状圆锥形，长4～7 cm，直径2.5～4.5 cm；鳞盾菱形，鳞突较平坦，微具脊，鳞脐微凹或微凸，无刺尖。花期4—5月，果期翌年10月。（图6-1-2）

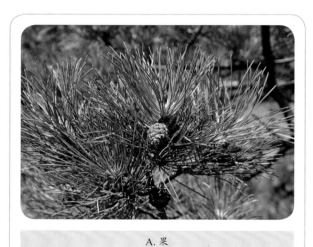

A. 果

B. 瘤状节

图6-1-1 油松植物

栽培或野生于山地及丘陵山坡。

[**产地**] 全国有松树分布地区皆有产。

[**采收加工**] 可结合伐木或木器加工采集。锯取个大、含油多者，修整除去不含或少含油

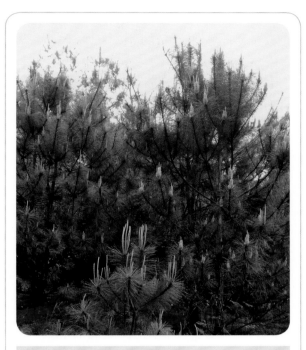

A. 植物

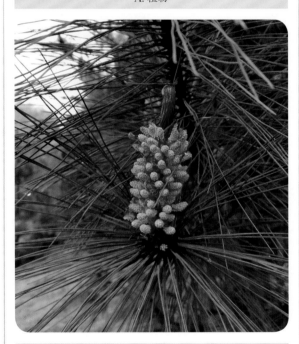

B. 花序

图6-1-2 马尾松植物

之木材，晒干或阴干。

[**药材鉴别**] 性状鉴别 为不规则块状或结节状，大小不等。表面黄棕色至红棕色，常有锯、削痕迹。质坚体重，刀劈破面呈刺状，

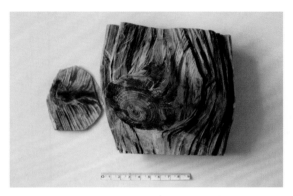

图6-1-3 油松节药材

淡棕色至深棕色，时有年轮色纹，具油亮光泽。有松节油气，味微苦。易燃，燃烧时有油渗出，并产生浓烟。（图6-1-3）

以个大、棕红色或深棕色、含油多者为佳。

[**成分**] 含挥发油及树脂。油中主含α-蒎烯及β-蒎烯，约在90%以上；尚含少量L-茨烯及二戊烯等。树脂主含松香酸酐（abieticanhydride）及松香酸（abietic acid），此外尚含树脂烃等。

[**贮藏保管**] 以竹篓贮存，置阴凉干燥处。

[**功效**] 性温，味苦、辛。祛风除湿，通络止痛。用于风寒湿痹，历节风痛，转筋挛急，跌打伤痛。

[**用法用量**] 9～15 g。

[**论注**]（1）云南松 Pinus yunnanensis Franch.的干燥瘤状节或分枝节在部分地区也入药用。原植物主要特征为：冬芽粗壮，红褐色；针叶3枚，少2枚1束；长15～30 cm，边缘及中肋均有细锯齿。松球果锥状卵形，长4.5～11 cm，直径4.5～7 cm；鳞盾肥厚，鳞脐微凹。花期3—4月，果期11—12月。

（2）松叶为油松、马尾松等同属植物的针形叶。全年均可采收，尤以腊月采者为优。性温，味苦；有祛风燥湿、杀虫止痒等功效。

（3）松球为油松、马尾松及云南松等同属植物的干燥球果。性温，味苦；有祛风、润肠等功效。（图6-1-4）

（4）松节油、松香为马尾松或同属植物树干经割采收的油树脂，加水蒸馏，所得的挥发

油即松节油，有活络消肿止痛等功效；蒸取松节油后所剩残渣即松香，有祛风燥湿、排脓、生肌、消肿止痛等功效。（图6-1-5）

（5）松花粉为马尾松、油松或同属数种植物的干燥花粉。为淡黄色的细粉；体轻，易飞扬，手捻有滑润感；气微，味淡。具燥湿收敛、止血之功效。

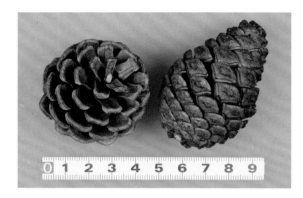

图6-1-4　松球药材

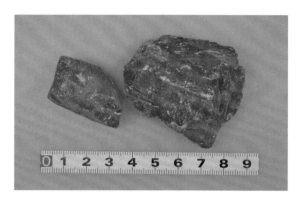

图6-1-5　松香药材

海风藤

PIPERIS KADSURAE CAULIS

本品始见于《本草再新》。叶天士曰："海风藤行经络，和血脉，宽中理气，下湿除风，理腰脚气，治疝，安胎。"

［别名］　风藤，巴岩香。

［来源］　为胡椒科植物风藤 Piper kadsura（Choisy）Ohwi 的干燥藤茎。

［植物形态］　常绿木质藤本。茎有纵棱，

幼时被疏毛。叶近革质，攀缘于树上或岩石上的叶呈卵形或卵状披针形，长6～12 cm，宽3.5～7 cm，叶背被毛或无毛；叶脉7条，最上1对离基1～3 cm从中脉发出，余从叶基发出，叶柄长1～1.8 cm；匍匐于地上的营养枝上的叶多呈心圆形，叶背被毛，叶脉全部基出，叶柄长2.5～8 cm，常有毛。花单性，雌雄异株，穗状花序与叶对生；雄花序长2.5～11 cm，总花梗与叶柄等长或略长，花序轴被毛，苞片圆形，盾状，雄蕊3枚；雌花序长1～3 cm，总花梗长短不一，常比叶柄长，子房球形，离生，柱头3～5裂，裂片条形，被短柔毛。浆果球形，褐黄色。花期5—8月。（图6-2-1）

生于低海拔林中，攀缘于树上或石上。

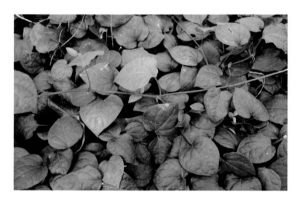

图6-2-1　风藤植物

［产地］　主产于福建、浙江等省。广东、四川等省亦产。

［采收加工］　夏、秋二季采割，除去根、叶，晒干。

［药材鉴别］　**性状鉴别**　呈扁圆柱形，微弯曲，长15～60 cm，直径0.3～2 cm，表面灰褐色或褐色，粗糙，有纵向棱状纹理及明显的节；节间长3～12 cm，节部膨大，上生不定根。体轻，质脆，易折断，断面不平整，皮部窄，木部宽广，有灰黄色与灰白色相间排列的放射状纹理及多数小孔，皮部与木部交界处常有裂隙，中心有灰褐色髓。气香，味微苦、辛。（图6-2-2）

以茎条粗壮、均匀、香气浓者为佳。

显微鉴别　茎横切面：① 表皮细胞小型，角质层突起呈浅齿状。② 表皮下为2～3层厚

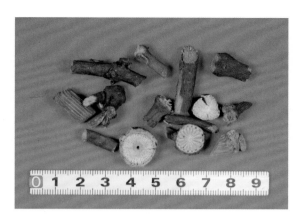

图6-2-2　海风藤药材

角细胞，内侧有2～3层纤维排列成断续的环。③皮层细胞3～6层，石细胞偶见，内皮层凯氏带明显。④正常维管束20～30个；韧皮部外方有1～5层纤维排列成冠状，与束间部位的石细胞连接成环；木质部导管大。⑤髓由4～6层纤维形成波状的长圆形，髓中维管束4～9个排列成1轮，髓中央有时具黏液道。薄壁细胞中随处可见淀粉粒及草酸钙砂晶和小方晶。（图6-2-3）

茎解离组织：① 分泌细胞棕色，类圆形或长圆形，长径40～80 μm，直径20～40 μm。② 石细胞类圆形、类方形、圆多角形或长条形，直径20～50 μm，孔沟明显，有的胞腔含暗棕色物。③ 皮层纤维单个或10余个成群散在，直径约20 μm，厚约4 μm；木纤维长700～1 400 μm，直径18～30 μm。④ 导管主要为网纹导管，含少量螺纹导管，直径24～140（～240）μm。⑤ 网纹管胞长200～280（～560）μm，直径18～28 μm。（图6-2-4）

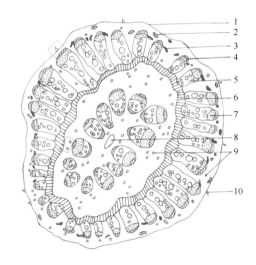

图6-2-3　海风藤茎横切面简图

1.表皮　2.纤维　3.石细胞　4.纤维及厚壁组织
5.木质部　6.髓鞘　7.韧皮部　8.黏液道
9.分泌细胞　10.外腺毛

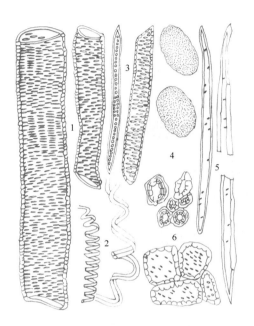

图6-2-4　海风藤茎解离组织图

1.网纹导管　2.螺纹导管　3.管胞
4.分泌细胞　5.纤维　6.石细胞

［成分］ 含细叶青蒌藤素（futoxide）、细叶青蒌藤烯酮（futoenone）、细叶青蒌藤醌醇（futoquinol）、细叶青蒌藤酰胺（futoamide），尚含β-谷甾醇、豆甾醇及挥发油。挥发油主成分为α/β-蒎烯（α/β-pinene）、柠檬烯（limonene）、香桧烯（sabinene）、莰烯（camphene）、异细辛醚（isoasarone）等。

［贮藏保管］ 置通风干燥处。

［功效］ 性微温，味辛、苦。祛风湿，通经络，止痹痛。用于风寒湿痹，肢节疼痛，筋脉拘挛，屈伸不利。

［用法用量］ 6～12 g。

［论注］ （1）据报道，在海风藤主产区的闽南一带有用腺鳞胡椒 *Piper squamiglanduferum*

Fan. 入药。其主要形态特征为柱头 3～4 短裂，裂片圆形；叶表面具腺鳞。腺鳞胡椒是闽南海风藤的主要来源，药材茎呈扁圆柱形，直径 0.2～1.3 cm，表面有明显纵纹，节间长 3～8 cm，皮部与木部易剥离，中心有类白色髓，髓部有 1 波状褐色环。

（2）有些地区尚用同属数种植物的藤茎作海风藤入药。

1）山蒟 *Piper hancei* Maxim.（浙江、福建、湖南）：木质藤本，长数米，枝圆柱形，稍有棱，无毛，节上常生不定根；叶纸质或近革质，长圆形，两面均无毛。花期 4—7 月，浆果黄绿色。福建以茎粗者为海风藤，带叶细茎藤作石南藤。

2）毛蒟 *Piper puberulum*（Benth.）Maxim.（浙江、广东、广西、四川、云南）：攀缘近木质藤本，茎和分枝密生短柔毛；叶纸质，卵圆状披针形，茎部歪斜有毛，嚼碎有较浓香气；花单性，雌雄同株，无花被。花期 6 月。造成这种情况，有其历史原因，因为本草记载的海风藤即系胡椒属多种植物。

（3）广东、广西等地用木兰科植物异型南五味子 *Kadsura heteroclita*（Roxb.）Craib 的藤茎作海风藤入药。其为木质藤本，茎有松而厚的软木塞样栓皮，除去外皮显红色，横断面有梅花状环纹，具多数小孔，气清香。虽有祛风湿作用，但作为海风藤药用并无本草记载的依据。

（4）四川、湖北、湖南、江西、广西、云南等地还用松萝科植物松萝 *Usnea diffracta* Vain. 及长松萝 *Usnea longissina* Ach. 的干燥地衣体作海风藤入药。

1）松萝又称节松萝，生于深山树枝或石壁上。丝状地衣体呈淡黄绿色，二歧分枝，顶端分枝多而细，长 10～40 cm，基部分枝较粗，枝干表面有环状沟裂，呈节状短筒形。

2）长松萝又称蜈蚣松萝，为丝状地衣体，主轴单一，不呈二歧分枝，两侧密生细而短的侧枝，形似蜈蚣。灰绿色，质软。本品作为海风藤药用，既无本草记载，又无海风藤的祛风通络、治疗腰腿关节酸痛的功效，实属误用。

（5）江苏用木通科植物五叶木通 *Akebia quinata*（Thunb.）Dcene. 的藤茎、四川成都用白木通 *Akebia trifoliata*（Thunb.）Koidz var. *australis*（Diels）Rehd. 的藤茎作为海风藤入药，均属误用。浙江一些地区以大血藤科植物大血藤 *Sargentodoxa cuneata*（Oliv.）Rehd.et Wils. 的藤茎作海风藤使用，亦系误用。

（6）海风藤药材与其混淆品鉴别如表 6-2-1。

表 6-2-1　海风藤药材与其混淆品的鉴别

项目	海风藤	山蒟	异型南五味子	五叶木通	松萝	长松萝
形状	扁圆柱形，直径 0.3～2 cm	直径 1～5 cm	圆柱形，直径 2～3 cm	圆柱形，直径 1.2～3 cm	丝状，成团	丝状，成团
表面	节明显，膨大，上生不定根	同海风藤，但茎枝带叶	有海绵状栓皮，易剥落	具不规则裂纹，侧根痕及突起皮孔	主枝下呈二叉状分枝，有环裂纹，手拉能伸长	不分枝，两侧生，侧枝形似蜈蚣，手拉不能伸长
断面	有许多排成环状小孔及射线	似海风藤	有梅花状花纹及许多小麻点	有车轮纹	有中轴	有中轴
气味	有胡椒样清香，味苦辛	有胡椒样清香，味辛辣	具樟木气味，味淡，微涩	味苦	有枯草样气味，味酸	有枯草样气味，味苦涩

檀 香

SANTALI ALBI LIGNUM

本品始载于《名医别录》，列为下品。陈藏器曰："白檀出海南。树如檀。"苏颂曰："檀香有数种，黄、白、紫之异，今人盛用之。"李时珍曰："按《大明一统志》云：檀香出广东、云南，及占城、真腊、爪哇、渤泥、暹罗、三佛齐、回回等国，今岭南诸地也皆有之。树、叶皆似荔枝，皮青色而滑泽。叶廷珪《香谱》云：皮实而色黄者为黄檀，皮洁而色白者为白檀，皮腐而色紫者为紫檀。其木并坚重清香，而白檀尤良……俱可作带胯、扇骨等物。"并释其名曰："檀，善木也，故字从亶，善也。"

[**别名**]　白檀，檀香木。

[**来源**]　为檀香科植物檀香 *Santalum album* L.的干燥心材。

[**植物形态**]　常绿乔木，高6～9 m，具寄生根，树皮灰棕色，粗糙或有纵裂，多分枝，枝柔软，开展，幼枝圆形，光滑无毛。单叶对生，柄长0.7～1 cm，革质，椭圆状卵形或卵状披针形，长3.5～5 cm，宽2～2.5 cm，先端渐尖，基部楔形，全缘，上表面绿色，下表面苍白色。三歧或聚散状圆锥花序，花梗约与花被管等长，花小，初为淡黄色后变为紫黄色；花被钟形，先端4裂，裂片卵圆形，蜜腺4枚，略呈圆形，着生于花管的中部与花被片互生；雄蕊4枚，略与雌蕊等长，花药2室，纵裂，花丝线形；子房半下位，花柱柱状，柱头3裂。核果球形，大小似樱桃核，成熟时黑色，肉质多汁，内果皮坚硬，具3短棱；种子圆形，光滑无毛。花期5—6月，果期7—9月。（图6-3-1）

[**产地**]　主产于印度、印度尼西亚等地。现药材多收集制造檀香木器具时剩下之碎材。

[**药材鉴别**]　性状鉴别　多呈圆柱形或稍扁圆柱形；加工檀香木器剩下碎材，多呈方柱或方块长条形。表面淡黄棕色，光滑细腻。质致密坚实，不易折断，断面呈刺状。具特异香气，燃时更为浓烈，味淡，嚼之微有辛辣感。（图6-3-2）

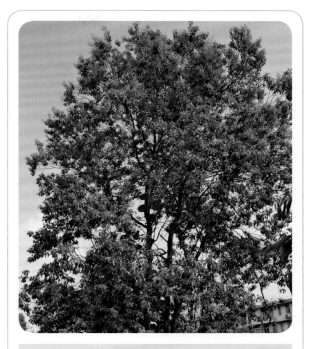

A. 植物

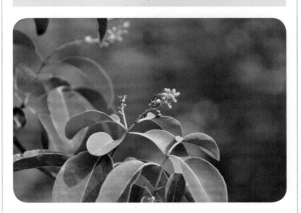

B. 花

图6-3-1　檀香植物

以色黄白、质致密坚实而重、油性足、香气浓厚者为佳。

[**成分**]　主含挥发油3%～5%。油中主含α/β-檀香醇（α/β-santalol）90%以上；此外尚含檀萜烯（santene）、α/β-檀香萜烯（α/β-santalene）、檀萜烯酮醇（santenonealcohol）、檀萜烯酮（santenone）、檀香萜酸（santalic acid）、檀香酸（teresantalic acid）及紫檀萜醛（santalaldehyde）、荷叶醇（nuciferol）、喇叭醇（ledol）等。

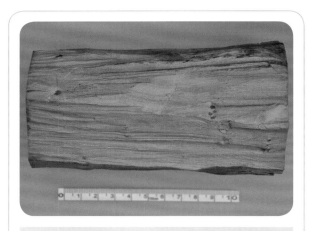

A. 药材

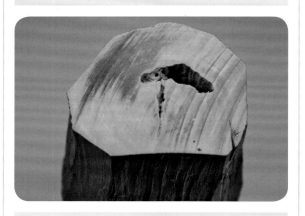

B. 切面

图6-3-2　檀香药材

[贮藏保管]　以木箱或袋盛装，置阴凉干燥处保存。

[功效]　性温，味辛。行气温中，开胃止痛。用于寒凝气滞，胸膈不舒，胸痹心痛，脘腹疼痛，呕吐食少。

[用法用量]　2～5 g，入丸、散用。

桑寄生

TAXILLI HERBA

本品原名桑上寄生，始载于《神农本草经》，列为上品。陶弘景曰："桑上者名桑上寄生尔……方家亦有用杨上、枫上者，则名随其树名之。"李时珍曰："寄生高者二三尺。其叶圆而微尖，厚而柔，面青而光滑，背淡紫而有茸。"

[别名]　桑上寄生，广寄生。

[来源]　为桑寄生科植物桑寄生 *Taxillus chinensis*（DC.）Danser的干燥带叶茎枝。

[植物形态]　常绿寄生小灌木，枝无毛或小枝略有短毛。叶互生或近对生，革质，卵圆形或长卵圆形，全缘，幼时披星状毛，后渐无毛。花两性，紫红色，1～3朵形成腋生的聚伞花序。浆果椭圆形，有小疣状突起。花期8—9月，果期9—10月。（图6-4-1）

常寄生于桑、柿、柚、梅、槐、枫、龙眼、荔枝、沙梨等植物上。

[产地]　主产于广东、广西等省区。云南、贵州、四川、江西等省亦产。

[采收加工]　冬季至春季采收，去粗茎，切成3～4 cm长的段，晒干或蒸后晒干；或去

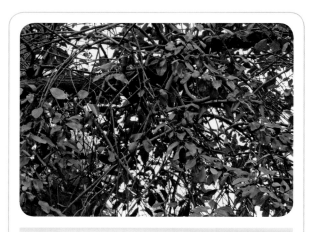

A. 植物

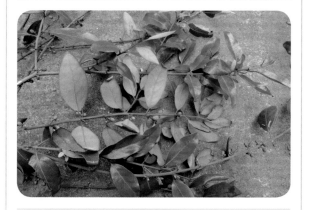

B. 果

图6-4-1　桑寄生植物

粗茎后扎成小把晒干，也可至沸水中略焯一下再晒干。

[**药材鉴别**] **性状鉴别** 为有分枝的整枝或切成长3～4 cm、直径0.2～1 cm的短圆柱形之小段。表面灰褐色或红褐色，有多数小点状的棕色皮孔及纵向细皱纹，有的嫩枝梢间被棕色的茸毛。质坚硬，木质，断面不整齐，皮部薄，棕褐色；木部淡红棕色，中央有小形的髓。单叶对生或近于对生，多已脱落，似革质，完整叶片卵形或椭圆形，长3～8 cm，宽2～5 cm，先端钝圆，基部圆形或宽楔形，表面黄褐色；幼叶被细茸毛，具短柄。无臭，味涩。（图6-4-2）

以枝细嫩、色红褐、叶多者为佳。

显微特征 茎横切面：① 木栓层为10余列细胞，外部木栓细胞内含棕色物质；表皮细胞有时残存。② 皮层窄，4～7列细胞，内含棕色物质及淀粉粒，石细胞众多，与中柱鞘纤维束几乎连成环带。③ 韧皮部窄，射线内散有石细胞或石细胞群。④ 束内形成层明显。⑤ 木射线狭窄，1～5列细胞；导管单个或2～3个相聚，周围由大量木纤维和木薄壁细胞包围。⑥ 髓部有石细胞群，薄壁细胞含淀粉粒和棕色物；石细胞含草酸钙方晶或棕色物。（图6-4-3）

粉末：淡黄棕色。① 石细胞甚多，类方形、类圆形，偶有分枝，有的壁三面厚，一面薄，胞腔内含草酸钙方晶或棕色物质。② 叠生星状毛大多断碎，黄色，完整者3～5叠生，每叠3～5出分枝，分枝多弯曲，末端尖细，有的末端又二叉分枝。③ 草酸钙方晶散在或在石细胞中，呈方形或多面体，直径3～30 μm，长达40 μm；草酸钙簇晶散在或含叶肉组织中，类圆形，直径约16 μm，棱角多短钝。④ 气孔平轴式，副卫细胞有放射状纹理。⑤ 中柱鞘纤维细长，先端尖，长250～915 μm，直径13～33 μm，壁极厚，胞腔狭小或不明显，具少数纹孔；少数中柱鞘纤维壁薄，胞腔大。⑥ 木纤维较长，两端锐尖，偶在顶端分歧。⑦ 木薄壁细胞长条形，壁稍增厚，木化，纹孔稀少；髓部薄壁细胞类圆形，壁增厚，木化，纹孔大小不一。⑧ 导管主要为具缘纹孔导管，

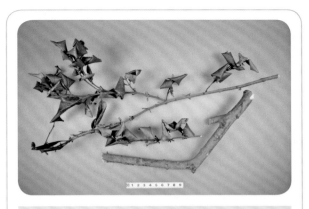

A. 药材

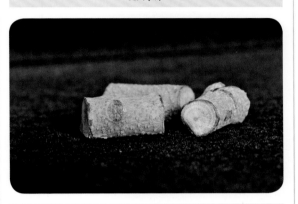

B. 表面与切面

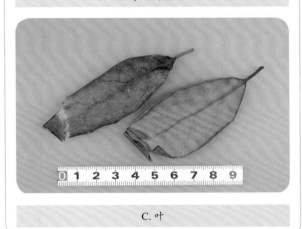

C. 叶

图6-4-2 桑寄生药材

导管分子长33～100 μm，直径21～35 μm，具缘纹孔导管多角形，排列紧密，有的形成纹孔场，偶有具网纹三生增厚；另有梯纹导管、网纹导管及螺纹导管。⑨ 木栓细胞表面观呈类长方形或多角形，腔内含棕色物质。⑩ 淀粉粒单粒类圆形，直径5～13 μm，脐点点状或飞鸟状，层纹不明显；复粒较少，由2分粒组成。

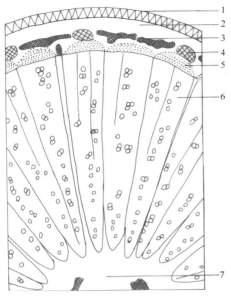

图6-4-3　桑寄生茎横切面简图

1. 木栓层　2. 皮层　3. 石细胞群　4. 纤维束
5. 韧皮部　6. 木质部　7. 髓

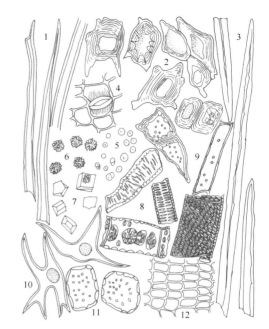

图6-4-4　桑寄生粉末及解离组织图

1. 木纤维　2. 石细胞　3. 中柱鞘纤维　4. 气孔　5. 淀粉粒
6. 草酸钙簇晶　7. 草酸钙方晶　8. 导管　9. 木薄壁细胞
10. 星状毛　11. 髓部薄壁细胞　12. 木栓细胞

（图6-4-4）

［**成分**］　含黄酮类成分，如槲皮素（quercetin）及其阿拉伯糖苷，萹蓄苷（广寄生苷，avicularin）等。萹蓄苷为利尿、降压有效成分。尚含桑寄生毒蛋白、桑寄生凝集素、d-儿茶素等。据报道，从中尚分得磷脂胆碱、磷脂酰乙醇胺及磷脂酸等6种磷脂类化合物，认为是补益功效的主要物质基础。

［**贮藏保管**］　置干燥处，防虫蛀。饮片宜置木箱内。

［**功效**］　性平，味苦、甘。祛风湿，补肝肾，强筋骨，安胎元。用于风湿痹痛，腰膝酸软，筋骨无力，崩漏经多，妊娠漏血，胎动不安，头晕目眩。

［**用法用量**］　9～15 g。

［**方例**］　寿胎丸（《医学衷中参西录》）：桑寄生、菟丝子、续断、阿胶。主治滑胎。

［**论注**］　（1）桑寄生的原植物来源较为复杂。据本草考证，古代用的桑寄生原植物有多种。在江西、福建、云南等省用毛叶桑寄生 *Taxillus nigrans*（Hance）Danser作桑寄生入药。植物形态与桑寄生相似，但小枝和叶下面密被红棕色星状短柔毛；叶片椭圆形或卵形；浆果被毛。

（2）寄主为马桑 *Coriaria nepalensis* Wall.的桑寄生不可药用，会引起中毒，发生惊厥甚至休克死亡。因此，在使用桑寄生时应注意鉴别和品质评价。

槲寄生

VISCI HERBA

《神农本草经》所载系"桑上寄生"，然历代所用则有多种来源。苏敬曰："桑上寄生，寄生槲、榉、柳、水杨、枫等树上……叶无阴阳，如细柳叶，厚肌。茎粗短。"苏颂曰："叶似龙胆，而厚阔，茎短似鸡脚，作树形，三月、四月花黄赤色，六月、七月结子，黄绿色，如小豆，以汁稠者良也。"

［**别名**］　北寄生，黄寄生。

［**来源**］　为桑寄生科植物槲寄生 *Viscum coloratum*（Kom.）Nakai的干燥带叶茎枝。

［**植物形态**］　常绿寄生小灌木。茎枝圆柱

形，黄绿色或绿色，2～5叉状分枝，分枝处膨大成节。叶对生于枝端，无柄；叶片肥厚，革质，椭圆状披针形至倒披针形，全缘，基出脉3～5条，光滑无毛。花黄色，单性异株，3～5朵簇生于枝顶或分叉处。浆果卵圆形。花期4—5月，果期9—10月。（图6-5-1）

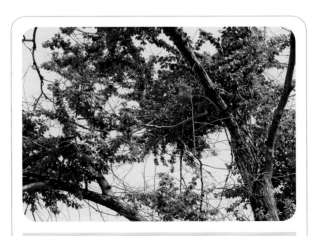

A. 植物

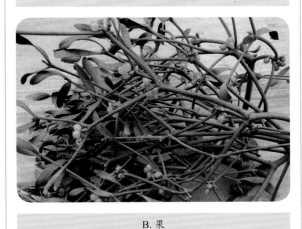

B. 果

图6-5-1 槲寄生植物

常寄生于梨、榆、桦、槲、枫杨、枫香等树上。

[**产地**] 主产于河北、辽宁、吉林、内蒙古、安徽等省区。

[**采收加工**] 冬季至春季采割，去粗茎，切成长30 cm左右的段，晒干或蒸后直接晒干。也可去粗茎后扎成小把晒干，或至沸水中略燀一下再晒干。

[**药材鉴别**] 性状鉴别 茎枝呈圆柱形，长约30 cm，直径0.3～1 cm，常有2～5叉状分枝；表面黄绿色、黄棕色或金黄色，光滑无毛，有明显纵皱纹；节膨大，常由节处断落；质轻脆，易折断，折时有粉状物飞出，断面不平坦，皮部黄色，木部色浅，有放射状纹理，髓部常偏向一边。叶对生于枝梢，多已脱落；叶片呈长椭圆状披针形，具3条明显的弧形脉，稍厚而有光泽，似革质而略柔，黄棕色，皱纹明显。浆果球形，皱缩。无臭，味微苦，嚼之有黏性。（图6-5-2）

以枝嫩、色黄绿、叶多者为佳。

显微特征 茎横切面：① 表皮为1列切向延长的细胞，外被黄绿色角质层，厚19～80 μm。② 皮层宽度不一，最宽处30列细胞，最狭处10列细胞，排列疏松，老茎散有石细胞。③ 韧皮部外方有纤维束，木质部占大部分，导管周围有少数异形细胞，细胞形状不规则，壁较厚，微木化；射线散有纤维束。④ 髓部外方有纤维束，与皮层纤维束相对应。薄壁细胞含草酸钙簇晶和少数方晶。（图6-5-3）

粉末：淡黄绿色。① 石细胞单个或数个成群，无色、淡黄色或金黄色，类方形、类三角形或不规则形，直径38～106 μm，长60～205 μm，壁厚3～35 μm，层纹细密，有的不甚明显，有纹孔。② 表皮细胞断面观细胞扁平，角质层极厚（25～60 μm），黄绿色或金黄色；表面观呈多角形或长多角形，气孔平轴式。③ 异形细胞胞腔大，一端钝尖，另一端平截，壁较厚，微木化。④ 草酸钙簇晶甚多，散在或1～2个存在于薄壁细胞中，有的中央凹陷，直径14～54 μm，棱角短钝；草酸钙方晶较少，扁方形、长方形或细柱形，长达50 μm，直径8～30 μm。⑤ 中柱鞘纤维细长，长600～205 μm，直径10～30 μm，两端锐尖。⑥ 木纤维长110～620 μm，直径8～16（～28）μm，形状不规则。⑦ 导管主要为双螺纹导管，另有螺纹导管及网纹导管，直径8～50 μm，网纹导管分子短，网孔细密，有的双螺纹导管及螺纹导管具三生增厚。⑧ 淀粉粒稀少，单粒类球形，直径3～10 μm，层纹不明显。（图6-5-4）

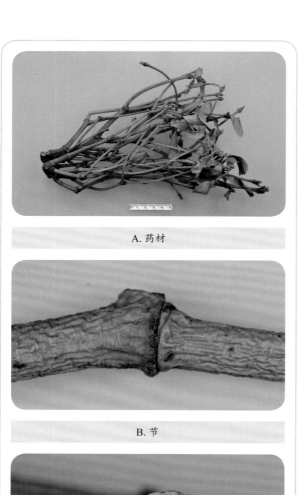

A. 药材

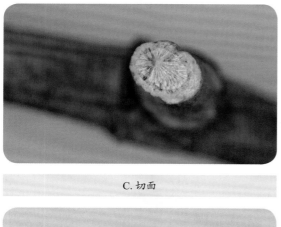

B. 节

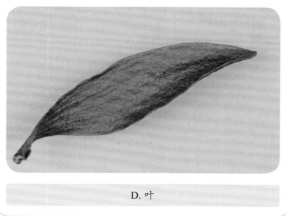

C. 切面

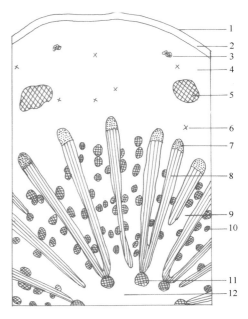

图6-5-3　槲寄生茎横切面简图

1. 角质层　2. 表皮　3. 石细胞　4. 皮层　5. 纤维束
6. 草酸钙簇晶　7. 韧皮部　8. 木质部　9. 射线　10. 纤维
11. 环髓纤维　12. 髓

D. 叶

图6-5-2　槲寄生药材

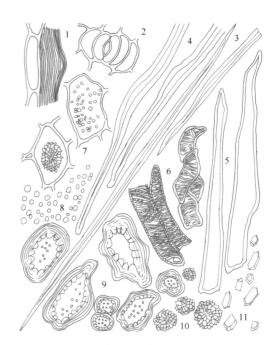

图6-5-4　槲寄生粉末及解离组织图

1. 表皮细胞及角质层　2. 气孔　3. 中柱鞘纤维
4. 木纤维　5. 异形细胞　6. 导管
7. 含草酸钙簇晶、含淀粉粒的薄壁细胞　8. 淀粉粒
9. 石细胞　10. 草酸钙簇晶　11. 草酸钙方晶

［成分］ 茎叶含齐墩果酸（oleanolic acid）、β-香树脂醇（β-amyrin acetate）、内消旋肌醇（mesoinositol）及黄酮类化合物；叶尚含黄槲寄生苷（flavoyadorinin）A/B、高黄槲寄生苷B（homoflavoyadorinin B）等黄酮类成分，以及羽扇豆醇（lupeol）、肉豆蔻酸（myristic acid）。据报道，从茎叶中分得异鼠李素-3-0-β-D-葡萄糖苷、异鼠李素-7-O-β-D-葡萄糖苷、高圣草素-7-O-β-D-（6-乙酰）-葡萄糖苷及槲寄生新苷（viscumneoside）Ⅲ/Ⅳ/Ⅴ/Ⅵ等多种黄酮类成分。此外尚含磷脂胆碱、磷脂酰乙醇胺及磷脂酸等6种磷脂类化合物，并被认为是其补益功效的主要物质基础；其茎、叶、果中均分离得到由半乳糖醛酸、半乳糖、阿拉伯糖、木糖、葡萄糖和鼠李糖等组成的果胶。

［贮藏保管］ 置干燥处，防虫蛀。饮片宜用木箱或瓦罐贮存。

［功效］ 性平，味苦。祛风湿，补肝肾，强筋骨，安胎元。用于风湿痹痛，腰膝酸软，筋骨无力，崩漏经多，妊娠漏血，胎动不安，头晕目眩。

［用法用量］ 9～15 g。

［论注］ 扁枝槲寄生 Viscum articulatum Burm. f.在广东称"枫香寄生"，广西称"枫树寄生"，四川称"桐树寄生"，陕西汉中称"栗寄生"，全株入药。植物特征为茎枝扁平，节部膨大，节下缢缩；叶退化成小鳞片状，花常3朵簇生于节上。功能祛风利湿，舒筋活血。（图6-5-5）

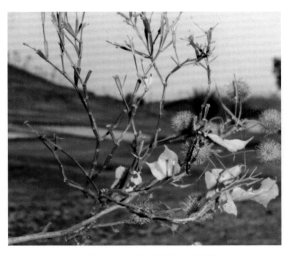

图6-5-5 扁枝槲寄生植物

川木通

CLEMATIDIS ARMANDII CAULIS

川木通为现今市售药材"木通"之一。

［别名］ 花木通，油木通，山木通。

［来源］ 为毛茛科植物小木通 Clematis armandii Franch.或 绣 球 藤 Clematis montana Buch. -Ham.的干燥藤茎。

［植物形态］ 小木通 常绿攀缘性灌木，茎红紫色或黄褐色，有条纹。叶对生，为三出复叶；小叶革质，狭卵形至披针形，全缘，主脉3出，无毛。圆锥花序顶生或腋生，腋生花序基部具多数鳞片，花萼白色，无花瓣。瘦果扁，椭圆形，有羽状毛，宿存花柱羽毛状。花期3—4月，果期5—6月。（图6-6-1）

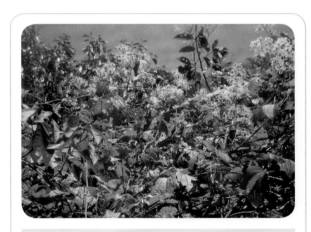

A. 植物

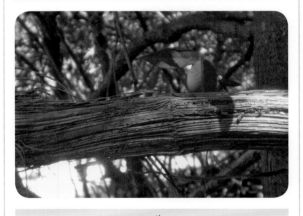

B. 茎

图6-6-1 小木通植物

绣球藤 与小木通主要区别点为：落叶攀缘性灌木，小叶先端3浅裂，边缘有锯齿，两面疏生短柔毛。芽生于上年枝条，与芽同时生出数叶和2～5朵花。瘦果无毛。花期6—7月。（图6-6-2）

[**产地**] 主产于四川、陕西、湖北、贵州等省。

[**采收加工**] 春、秋采收，割取较老的茎，截成长段，刮去外皮，晒干；或趁鲜切薄片，晒干。

[**药材鉴别**] 性状鉴别 呈长圆柱形，略弯曲，长50～100 cm，直径2～3.5 cm。表面黄棕色或黄褐色，有纵向凹沟及棱线；节处多膨大，有叶痕及侧枝痕。残存皮部易撕裂。质坚硬，不易折断。切片厚2～4 mm，边缘不整齐，残存皮部黄棕色；木部浅黄棕色或浅黄色，有黄白色放射状纹理及裂隙，其间布满小孔；髓部较小，类白色或黄棕色，偶有空腔。无臭，味淡。（图6-6-3）

以断面色黄白、无黑心者为佳。

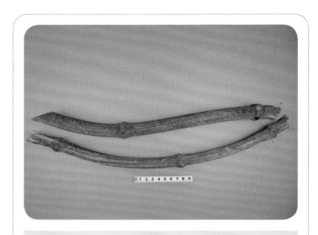

A. 药材

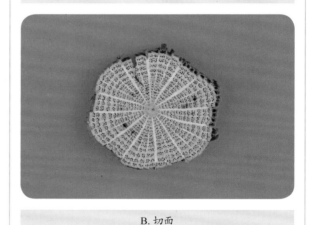

B. 切面

图6-6-3 川木通药材

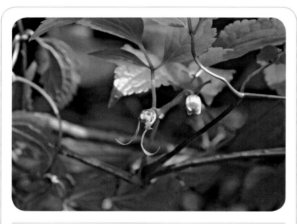

A. 植物

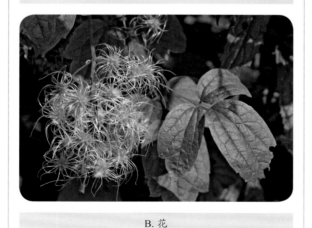

B. 花

图6-6-2 绣球藤植物

[**成分**] 小木通含有双氢黄酮苷、2,7-二甲氧基-5-甲基色原酮、β-谷甾醇、勾儿茶内酯等，另含多种木脂素成分。绣球藤含以齐墩果酸为苷元的绣球藤皂苷（clematoside）A/B，还含无羁萜（friedilin）、β-香树脂醇（β-amyrtin）、β-谷甾醇-β-D-葡萄糖苷等。

[**贮藏保管**] 本品受潮易变色发霉，应置通风干燥处，防潮。饮片宜置木箱内贮存。

[**功效**] 性寒，味苦。利尿通淋，清心除烦，通经下乳。用于淋证，水肿，心烦尿赤，口舌生疮，经闭乳少，湿热痹痛。

[**用法用量**] 3～6g。

[**论注**] （1）川木通的品种来源大都为毛茛科铁线莲属植物的茎。药材横切片有的直径较大。在不同地区以"小木通""土木通""山木通"等名称供药用。

（2）关木通为马兜铃科东北马兜铃 *Aristolochia manshuriensis* Kom.的藤茎。呈长圆柱形，长达1m，直径1.5～3cm，表面灰黄色，有膨大的节，节上有枝痕；体坚而质轻，切面木质部具针孔状排列蜘蛛网状的导管；气微，味苦。因含马兜铃酸，已停止全国使用。（图6-6-4、图6-6-5）

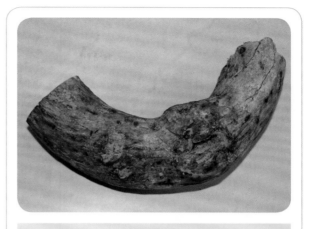

A. 藤茎

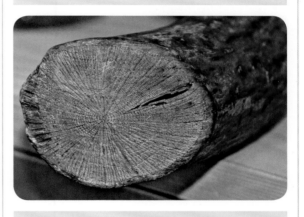

B. 切面

图6-6-5 关木通

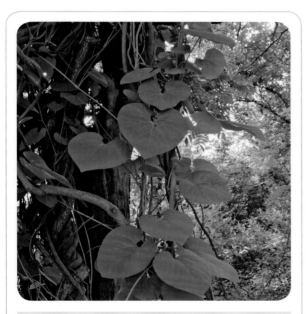

A. 植物

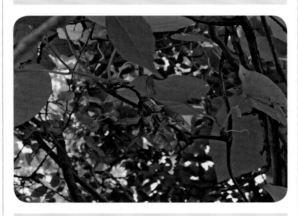

B. 果

图6-6-4 东北马兜铃植物

青风藤

SINOMENII CAULIS

本品在日本作"汉防己"用。《中国药典》1977年版收载了本品。

[**别名**] 清风藤，大风藤。

[**来源**] 为防己科植物青藤 *Sinomenium acutum*（Thunb.）Rehd. et Wils.及毛青藤 *Sinomenium acutum*（Thunb.）Rehd. et Wils. var. *cinereum* Rehd. et Wils.的干燥藤茎。

[**植物形态**] 青藤 落叶缠绕藤本。茎带木质，枝绿色，光滑，有纵直条纹。单叶互生，革质，阔卵形或近圆形，全缘或5～7浅裂，上面绿色光滑，下面苍白色，近无毛。花小，单性，雌雄异株，圆锥花序腋生。核果扁球形，

蓝黑色。花期6—7月，果期8—9月。（图6-7-1）

毛青藤　与青藤主要区别点为：叶上面被短绒毛，下面灰色，密被绒毛。

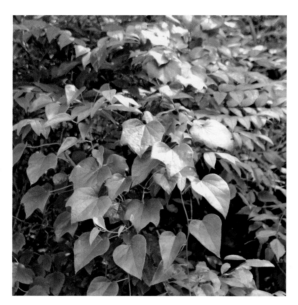

图6-7-1　青藤植物

[产地]　主产于江苏、浙江、湖北、陕西、河南等省。

[采收加工]　秋末冬初时采割，晒干。

[药材鉴别]　性状鉴别　呈细长圆柱形，长20～70 cm，直径0.5～2 cm。表面灰褐色或棕褐色，有纵皱纹及横向皮孔，茎上有节，节处稍膨大，并有分枝或分枝痕。体轻，质坚而脆，易折断，断面灰黄色或淡灰棕色，不平坦，皮部窄，木部有放射状纹理，习称"车轮纹"，其间具多数小孔（导管），中央为圆形灰白色的髓。气微，味微苦。（图6-7-2）

以条匀、外皮色绿褐者为佳。

[成分]　青藤茎及根均含青藤碱（防己碱，sinomenine）、异青藤碱（isosinomenine）、青风藤碱（sinoacutine）、四氢表小檗碱（sinactine）、双青藤碱（disinomenine）、青藤防己碱（尖防己碱，acutumine）、N-去甲青藤防己碱（N-acutumidine）、地勿辛碱（diversine）、土杜拉宁碱（tuduranine）、含笑碱（michelabine）、千金藤碱（stephanine）、木兰碱（magnoflorine）及微量的dl-丁香树脂醇（dl-syringaresinol）、棕榈酸甲酯（methyl palmitate），此外尚含β-

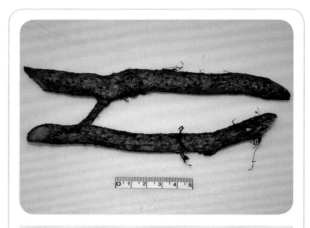

A. 药材

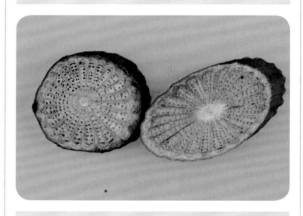

B. 切面

图6-7-2　青风藤药材

谷甾醇、豆甾醇等。其中青藤碱有良好止痛作用和抗炎作用，总碱有快速降压作用。据分析，青藤碱主要存在于青藤的韧皮部，木质部含量较少。

[贮藏保管]　置干燥处，防潮。

[功效]　性平，味辛、苦。祛风湿，通络，止痛，利小便。用于风湿痹痛，鹤膝风，肢体疼痛，麻痹瘙痒。

[用法用量]　6～12 g，煎汤或浸酒内服。

[论注]　（1）广西、湖南、江西、浙江、江苏等部分地区尚用青风藤科植物清风藤 *Sabia japonica* Maxim.的茎藤作青风藤药用。药材呈圆柱形；外表有纵皱纹及叶柄残基，叶柄先端常呈双刺状，表面灰黑色；横断面皮部灰黑色，木部黄白色，具放射纹理；气弱，味微苦。常以宿存叶柄的特殊形态作为鉴别的主要依据。

（2）《中国植物志》将青藤、毛青藤合并为一种，有研究发现两者所含青藤碱的量并没有差别。目前青藤碱主要用于治疗风湿及类风湿性关节炎，近年药理研究显示青藤碱在心血管和戒毒方面具有较好的作用，应加强开发利用。

苏 木

SAPPAN LIGNUM

本品原名苏枋，载于《南方草木状》。《唐本草》称为苏方木。苏敬曰："苏方木自南海、昆仑来，而交州、爱州亦有之。树似庵罗，叶若榆叶而无涩，抽条长丈许，花黄，子生青熟黑。其木，人用染绛色。"李时珍曰："海岛有苏方国，其地产此木，故名。今人省呼为苏木尔。"

[**别名**] 苏枋，苏方，苏方木。

[**来源**] 为豆科植物苏木 *Caesalpinia sappan* L.的干燥心材。

[**植物形态**] 落叶小乔木或灌木。树干有小刺，小枝灰绿色，具圆形凸出的皮孔，新枝被微柔毛，后脱落。叶互生，二回偶数羽状复叶；小叶片长圆形，全缘，两面近无毛，有腺点，无柄；具锥刺状托叶。花黄色，圆锥花序顶生或腋生，宽大多花，与叶等长。荚果扁斜状倒卵形，顶端有喙，红棕色。花期5—6月，果期9—10月。（图6-8-1）

[**产地**] 产于广西、广东、云南、台湾、四川等省区。

[**采收加工**] 全年均可采收，一般多在5—7月，将树砍下，除去粗皮及边材，取其黄红色或红棕色的心材，晒干。

[**药材鉴别**] 性状鉴别　呈圆柱形，有的连接根部则呈不规则稍弯曲的长条状或疙瘩状，长8～100 cm。表面暗红棕色或黄棕色，可见红黄相间的纵向条纹，有刀削痕及细小的凹入油孔。质坚硬沉重，致密，断面强纤维性，横断面具显著的类圆形同心环纹（年轮），有的中央具黄白色的髓，并有点状的闪光结晶物。气微香，味微涩。（图6-8-2）

取碎片投于热水，水染成红色，加酸变成

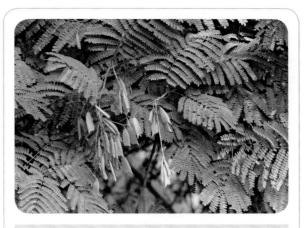

A. 植物

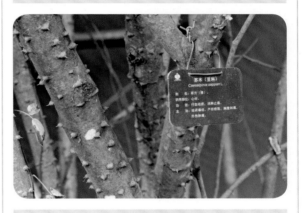

B. 树干

图6-8-1　苏木植物

黄色，再加碱液，又变成红色。

以粗壮坚实、色红黄者为佳。

[**成分**] 含高异黄酮类成分巴西苏木素（brasilin）约2%，含苏木酚（sappain）及挥发油。其中巴西苏木素在空气中易氧化成巴西苏木色素（brasilein），即苏木的红色色素成分；苏木酚可用作试剂，检查铅离子；挥发油是苏木的香气成分，主含d-α-菲兰烃（d-α-phenllandrene）及罗勒烯（ocimene）。此外尚含鞣质、原苏木素B（protosappanin B）、胡桃醌（juglone）、苏木查耳酮、槲皮素等。

[**贮藏保管**] 置阴凉干燥处，密闭保存。

[**功效**] 性平，味甘、咸。活血祛瘀，消肿止痛。用于跌打损伤，骨折筋伤，瘀滞肿痛，经闭痛经，产后瘀阻，胸腹刺痛，痈疽肿痛。

[**用法用量**] 3～9 g。

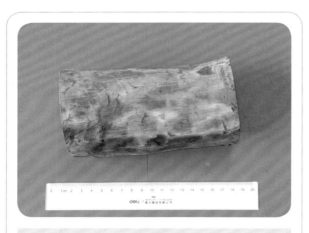

A. 药材

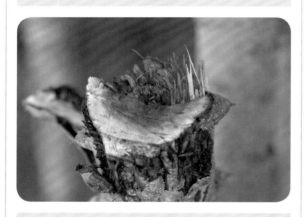

B. 断面

图6-8-2 苏木药材

[方例] 八厘散（《医宗金鉴》）：苏木、乳香、没药、血竭、红花、煅自然铜、制马钱子、丁香、麝香。功能接骨散瘀；主治跌打损伤，眼胞伤损而瞳神不碎者；被坠堕打伤震动盖顶骨缝，以致脑筋转拧疼痛，昏迷不省人事，少时或明者。

降 香

DALBERGIAE ODORIFERAE LIGNUM

本品始载于《海药本草》，名降真。李珣曰："生南海山中及大秦国，其香似苏方木，烧之初不甚香，得诸香和之则特美。入药以番降紫而润者为良。"唐慎微曰："降真香出黔南。"李时珍曰："俗呼舶上来者为番降，亦名鸡骨，与沉香同名。"并引朱辅《溪蛮丛笑》："鸡骨香即降香，本出海南。今溪峒僻处所出者，似是而非，劲瘦不甚香。"

[别名] 降真香，降真，紫降香。

[来源] 为豆科植物降香檀*Dalbergia odorifera* T. Chen树干和根的干燥心材。

[植物形态] 乔木。树皮褐色，小枝有密集白色的小皮孔，除幼嫩部分略被短柔毛外，其余无毛。叶互生，奇数羽状复叶，小叶9～13片，近革质，卵形或椭圆形。花小，淡黄色或乳白色，圆锥花序腋生。荚果舌状长椭圆形。花期4—6月，果期6月至翌年春。（图6-9-1）

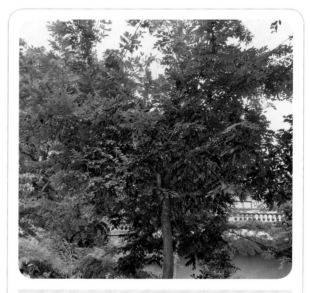

A. 植物

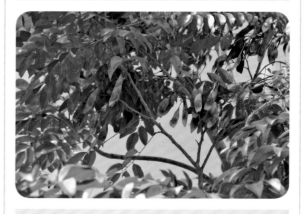

B. 果

图6-9-1 降香檀植物

［产地］ 主产于广东、海南岛。

［采收加工］ 全年均可采收，除去边材，锯段，阴干，或取作木材用剩余的碎料。

［药材鉴别］ 性状鉴别 呈扭曲枝条形或不规则块状，大小不一。表面紫红色或红褐色，有致密纹理。质坚硬，富油性。火烧有黑烟及油冒出，残留白色灰烬。气微香，味微苦。（图6-9-2）

以色紫红、质坚实、富油性、香气浓者为佳。

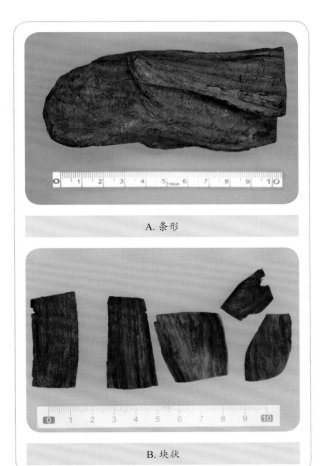

A. 条形

B. 块状

图6-9-2 降香药材

［成分］ 含挥发油，油中主要含β-甜没药烯（β-bisabolene）和α-白檀油醇（α-santalol）、香叶基丙酮（geranylacetone）等。含黄酮类，主要有芒柄花素（formononetin）、3′-甲基黄豆苷元、甘草素、黄檀素（dalbergin）、去甲黄檀素（nordalbergin）、异黄檀素（isodalbergin）、黄檀素甲醚（O-methyldalbergin）、黄檀酮（dalbergenone）、黄檀色烯（dalbergichrbmene）等。

［贮藏保管］ 置阴凉干燥处，密闭贮存。

［功效］ 性温，味辛。化瘀止血，理气止痛。用于吐血，衄血，外伤出血，肝郁胁痛，胸痹刺痛，跌扑伤痛，呕吐腹痛。

［用法用量］ 9～15 g；后下。外用适量，研细末敷患处。

［论注］ 由于降香檀资源有限，目前市场上降香的主流品种除降香檀的干燥心材外，还混有其他来源品种。

（1）进口降香药材来源同属植物印度黄檀 *Dalbergia sisso* Roxb.。此药原产印度，现广东、海南有栽培。药材呈褐色而具暗色条纹，质硬而重，入水下沉。

（2）芸香科植物降真香 *Acronychia pedunculata*（L.）Miq.树干的心材亦作降香用。小乔木，叶对生，叶片长椭圆形，全缘，有透明油点；聚伞花序；核果近球形，熟时黄色，味甜。药材为削成扁圆的长条状，表面暗红紫色，较光滑，并有纵直细槽纹及小凹点；质坚硬而重；微有香气，点燃时香气浓烈并有油流出。主产广东、广西、云南省区。该植物心材含β-谷甾醇；茎枝含三萜类成分鲍尔烯醇（bauerenol）及草酸钾；茎皮含acrovestone；叶含α-蒎烯及柠檬烯；此外，该植物各部均含挥发油及有抗癌活性的山油柑碱（acronycine）。

（3）同科同属植物海南檀 *Dalbergia hainanensis* Merr et Chun，又名"花梨公"，其树干无红紫色或红褐色心材，不能作降香入药，应注意鉴别。

鸡血藤类

商品药材根据来源及地方用药习惯不同，可分为鸡血藤和丰城鸡血藤2种。

鸡血藤
（附：鸡血藤膏）

SPATHOLOBI CAULIS

《顺宁府志》（1725年）所载的"鸡血藤

膏"（胶）的原植物，据考证为木兰科南五味子属植物。《本草纲目拾遗》除对"鸡血藤胶"及其原植物所记外，还曰："五杭龚太守官滇，带有鸡血藤回里……切开中心起六角棱，如菊花样，色红……。"可能是指大血藤。现代应用的鸡血藤药材为豆科植物密花豆，《中国药典》1977年版及以后药典收载的即为此种。但民间以"鸡血藤"为名的药材十分复杂，据统计有6个科30余种之多。

[别名] 血风藤，血藤。

[来源] 为豆科植物密花豆（三叶鸡血藤）*Spatholobus suberectus* Dunn 的干燥藤茎。

[植物形态] 攀缘木质大藤本。茎呈扁圆柱形，砍断面有红褐色液汁呈偏心半圆形环状流出。羽状复叶，互生，小叶3枚，宽椭圆形，长12～20 cm，宽7～15 cm，先端锐尖，基部圆形或近心形，上面疏被短硬毛，下面沿叶脉疏被短硬毛，背脉腋间常有黄色簇毛；小托叶针状。花多数，排列成大型圆锥花序，腋生，长约10 mm；萼筒状，两面被白色短硬毛，萼齿5，上面2齿近合生；花冠蝶形，白色；药2型，5个大，5个稍小；子房被白色短硬毛。荚果刀状，被绒毛。花期6—9月，果期8—12月。（图6-10-1）

生于林中或灌木丛中。

[产地] 主产于广西、云南等省区。

[采收加工] 秋、冬二季采收，除去枝叶，切成短柱状或斜厚片，晒干。

[药材鉴别] 性状鉴别 呈椭圆形、长矩圆形或不规则的切片，厚0.3～1 cm。表面灰棕色，栓皮脱落处呈红褐色，有明显纵沟。切面可见髓部偏向一侧；木部红棕色或棕色，小孔洞（导管）不规则排列，皮部内侧有树脂状分泌物呈红褐色或黑棕色，与木部相间排列呈偏心性半圆形的环3～8个，木部完全被皮部（韧皮部）隔开，各环皮部相连接。质坚实，难折断，折断面呈不整齐的裂片状。气微，味涩。（图6-10-2）

以树脂状分泌物多者为佳。

[成分] 主含黄酮类成分刺芒柄花素（formononetin）、芒柄花苷（ononin）、樱黄素（prunetin）、阿夫罗摩辛（afrormosin）、卡亚宁

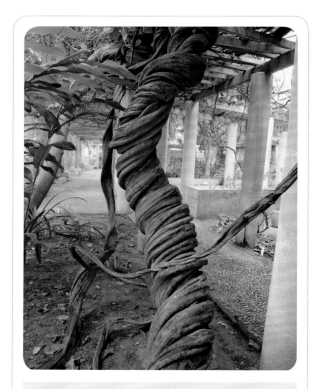

A. 茎

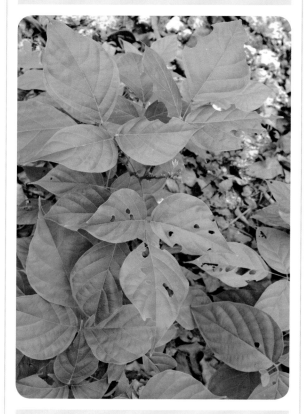

B. 叶

图6-10-1 密花豆植物

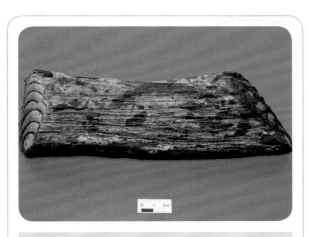

A. 药材

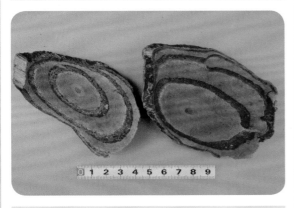

B. 切片

图 6-10-2　鸡血藤药材

（cajinin）、甘草查耳酮 A（licochalcone A）、异甘草素（iso-liquiritigeni）、四羟基查耳酮（2,4-tetrahydroxychalcone）、大豆黄素（daidzein）等；香豆素类成分含苜蓿内酯（medicagol）、9-甲氧基香豆雌酚（9-methoxycoumestrol）等。含蒽醌类成分大黄素甲醚、大黄酚等。含三萜类成分羽扇豆醇、白桦脂酸等。另含有机酸类成分琥珀酸、香草酸等。还含挥发油，主成分为 α-红没药醇（α-bisabolol）。

［贮藏保管］　置通风干燥处，防霉，防虫蛀。

［功效］　性温，味苦、甘。活血补血，调经止痛，舒筋活络。用于月经不调，痛经，经闭，风湿痹痛，麻木瘫痪，血虚萎黄。

［用法用量］　9～15g。

［论注］　常见的伪品有如下品种。

（1）豆科植物白花油麻藤 *Mucuna birdwoodiana* Tutcher 的干燥藤茎：在广西、广东等地区也作鸡血藤入药。药材呈扁柱形，稍弯曲，长约 40cm 或为斜片，长径约 4.5cm，短径约 3cm；表面灰棕色，有明显纵沟及横向皮孔，节处微突起，有时有分枝痕；切面有小髓，偏于一侧，位于中心者极少，木部淡红棕色，与赤褐色至棕黑色树脂样分泌物的皮部相间排列成同心半圆环；质坚硬，折断面呈裂片状；气微，味涩。

（2）豆科植物常春油麻藤 *Mucuna sempervirens* Hemsl. 的藤茎：在福建省也作鸡血藤入药。药材呈圆柱形，直径 3～15cm；表面灰褐色，粗糙，具纵向陷沟，横纹及疣状凸起的皮孔，时有瘤状凸起的侧枝痕。横切面皮薄，髓小，稍偏于一侧，有棕褐色树脂样分泌物的皮部与灰黄色木部相间排列成数层同心性环，木部有整齐致密的放射状纹理；质坚体重，难折断，断面呈纤维状；气微弱，味涩而微甜。（图 6-10-3）

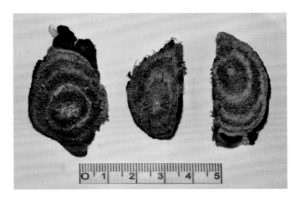

图 6-10-3　常春油麻藤药材

（3）木通科植物大血藤 *Sargentodoxa cuneata*（Oliv.）Rehd. et Wils. 的茎藤：在东北、西北、中南各省亦有作鸡血藤用。呈圆柱形，略弯曲，长 30～60cm，直径 1～3cm；表面灰棕色，粗糙，外皮常呈鳞片状剥落，剥落处显暗红棕色，有的可见膨大的节和略凹陷的枝痕或叶痕；质硬，断面皮部红棕色，有数处向内嵌入木部，木部黄白色，有多数细孔状导管，射线呈放射状排列；气微，味微涩。（图 6-10-4、图 6-10-5）

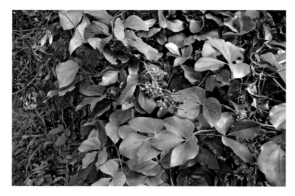

图6-10-4　大血藤植物

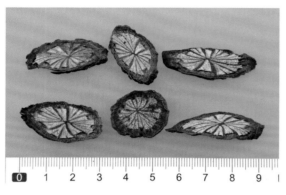

图6-10-5　大血藤药材

"凤庆鸡血藤膏"。

[产地]　主产于云南。

[采收加工]　凤庆鸡血藤膏　取药材茎藤切片，煮取汁液，浓缩成原膏；用糯米、麦芽做成糖浆；再以红花、续断、牛膝、黑豆煮成药液；三者混合，浓缩至膏状，倾入笋叶盒内即成。（图6-10-6）

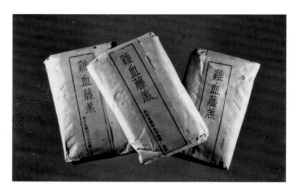

图6-10-6　凤庆鸡血藤膏

[功效]　与鸡血藤相似，而补益作用较好。

[用法用量]　5～10 g，用酒或水煎烊化后服。

附：鸡血藤膏

　　本品始见于《顺宁府志》（1725年）。《本草纲目拾遗》载曰："乃藤汁也，土人取其汁，如割漆然，滤之殷红，似鸡血，作胶最良。"又曰："其藤长亘蔓地上或山崖，一茎长数十里，土人得之，以刀斫断，则汁出如血，每得一茎，可得汁数升……干者极似山羊血，取药少许，投入滚汤中，有一线如鸡血走散者真。"还转引《云南志》言："顺宁府出鸡血藤，熬膏可治血症。"

　　[别名]　云南鸡血藤膏，凤庆鸡血藤膏，禄劝鸡血藤膏。

　　[来源]　为豆科植物巴豆藤（铁藤）*Craspedolobium schochii* Harms茎藤熬成的膏或用木兰科植物异型南五味子 *Kadsura heteroclita*（Roxb.）Craib 及凤庆南五味子 *Kadsura interior* A. C. Smith的茎藤熬制而成的膏。前者称为"禄劝鸡血藤膏"，后两者为原料所制的膏称为

丰城鸡血藤

MILLETTIAE CAULIS

载于《江西省中药材标准》。

[别名]　山鸡血藤。

[来源]　为豆科植物香花崖豆藤 *Millettia dielsiana* Harms 或丰城崖豆藤（丰城鸡血藤）*Millettia nitida* Benth. var. *hirsutissima* Z. Wei的干燥茎藤。

[植物形态]　香花崖豆藤　木质藤本，长2～6 m。茎砍断面在韧皮部有红色液汁流出；小枝具细沟纹，被锈色柔毛。羽状复叶，互生，小叶3～5枚，小叶柄长约3 mm；叶片革质，顶端1枚较大，向下渐小，长椭圆形、披针形或卵形，长5～15 cm，宽2.5～5 cm；下面脉上被黄色短柔毛或无毛，网脉明显。圆锥花序顶生，长达15 cm，密被黄棕色绒毛，花多数，排列紧密；萼针状，密被锈色毛，蝶形

花冠红紫色，芳香，长1.2～2 cm；旗瓣白色，被毛。荚果条形，近木质，长7～12 cm，先端具短喙，密被锈色绒毛；种子3～5粒，长圆形，长约1.5 cm，紫棕色。花期8月，果期9月。（图6-11-1）

髓部小，在皮部内侧可见因新鲜砍断后渗出的红棕色树脂状物。气弱，味苦、涩。（图6-11-2）

丰城崖豆藤不同点：表面青黄色，有须根，无髓。

均以树脂样分泌物多者为佳。

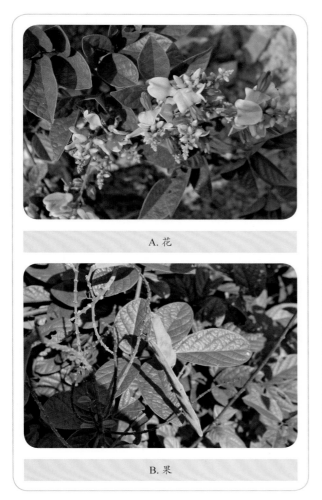

A. 花

B. 果

图6-11-1 香花崖豆藤植物

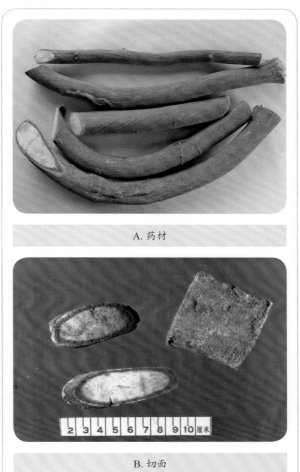

A. 药材

B. 切面

图6-11-2 丰城鸡血藤药材

丰城崖豆藤 与香花崖豆藤主要区别点为：小叶卵形，叶背面密生红褐色硬毛。

生于石隙、岩边、林缘、灌丛及丘陵山地。

[产地] 主产于浙江、江西、福建、广东、广西、贵州、云南、四川、湖北、湖南等省区。

[采收加工] 秋、冬二季采收，除去小枝及叶，洗净，趁鲜切段或切片，晒干；或鲜用。

[药材鉴别] 性状鉴别 香花崖豆藤：呈圆柱形，或类圆形、椭圆形，表面灰黑色。质坚实，横断面木部淡黄色，有多数细孔（导管），

[成分] 香花岩豆藤含刺芒柄花素（formononetin）、阿弗洛莫辛（afromosin）、奥刀拉亭（odoratin）、毛蕊异黄酮（calycosin）、大豆黄素（daidzein）、8-甲雷杜辛（8-O-methylretusin）、鸡血藤醇（milletol）、无羁萜（friedelin）、3-β-无羁萜醇（3-β-friedelanol）、蒲公英赛酮（taraxerone）及多种甾醇。还分离出iso-sativan、iso-mucromatol、pendulone、vestitol、野靛黄素（pseudobaptgenin）、美皂异黄酮（biochanin）、异甘草素（iso-liquiritigenin）、

染料木素（gonistein）。

[**贮藏保管**] 置通风干燥处，防霉，防虫蛀。

[**功效**] 性温，味苦、甘。补血，活血，通络。用于麻木瘫痪，风湿痹痛，月经不调及血虚萎黄。

[**用法用量**] 9～15 g；浸酒服。

鬼箭羽

EUONYMI ALATI RAMULUS

卫矛始载于《神农本草经》，列为中品。陶弘景曰："山野处处有之。削取皮、羽入药，为用甚稀。"苏颂曰："今江淮州郡亦或有之。三月以后生茎，茎长四五尺许。其干有三羽，状如箭翎羽。叶似山茶，色青。八月、十一月、十二月采条茎，阴干。"李时珍曰："鬼箭生山石间，小株成丛。春长嫩条，条上四面有羽如箭羽，视之若三羽尔。青叶状似野茶，对生，味酸涩。三四月开碎花，黄绿色。结实大如冬青子。"又释其名曰："此物干有直羽，如箭羽、矛刃自卫之状，故名。"

[**别名**] 卫矛，鬼箭。

[**来源**] 为卫矛科植物卫矛 *Euonymus alatus*（Thunb.）Sieb. 的干燥带翅枝条或木栓翅。

[**植物形态**] 落叶灌木，高可达 3 m，全体光滑无毛。小枝常四棱形，绿色，上有 2～4 片棕褐色硬木栓质羽翅，宽约达 1 cm；老枝（干）灰白色。单叶对生，叶片菱状倒卵形或椭圆形，长 2～8 cm，宽 1～4 cm，先端具凸尖或渐尖，基部楔形，边缘具细锯齿；叶柄短。聚伞花序，腋生，花淡黄绿色，直径约 6 mm，4 基数，花盘肥厚，雄蕊着生花盘边缘；子房4深裂，与花盘愈合。蒴果4深裂，成熟后由基部裂开。花期5—6月，果期7—8月。（图6-12-1）

生于阔叶混交林中、林缘及山坡灌丛、草地。

[**产地**] 主产于东北、华北及西南等地。华东各省也产。

[**采收加工**] 全年均可采集。剪取带木栓

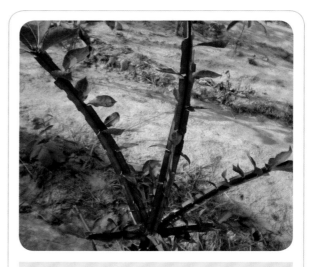

A. 植物

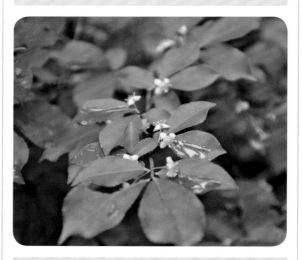

B. 花

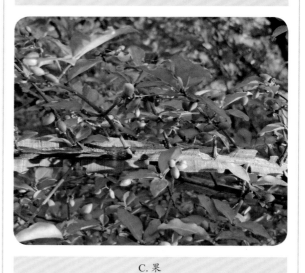

C. 果

图6-12-1 卫矛植物

翅的枝条，除去不带翅的枝条及叶，如遇分枝则修剪整顺直，晒干；或净取木栓翅，晒干。

[药材鉴别]　性状鉴别　枝条呈细长圆柱形或长类圆柱形，长短不一，一般为30 cm左右，直径0.3～1 cm，时有分枝；表面灰绿或黑褐色，有纵棱，4面或2面有灰褐色或棕褐色条片状翅。枝条坚实而韧，断面显柴性，黄白色；翅质轻而脆，极易折断，断面平坦，微呈细颗粒性，暗红棕或灰褐色。气微，味苦、涩。（图6-12-2）

以枝条粗细均匀、木栓质翅多而齐全者为佳。

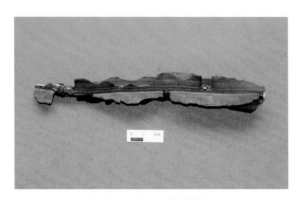

图6-12-2　鬼箭羽药材

[成分]　以黄酮类、三萜类、生物碱等为主。其中黄酮类成分含量以叶、翅居多，有香橙素（aromadendrin）、d-儿茶素（d-catechin）、去氢双儿茶素A、5,7,4'-四羟基二氢黄酮及山奈酚（kaempferol）等。枝翅中尚含有豆甾-4-烯-3-酮、豆甾-4-烯-3,6-二酮、6-β-羟豆甾-4-烯-3-酮、Δ^4-β-谷甾烯酮、β-谷甾醇等甾体类成分。含强心苷类化合物如3-O-α-L-鼠李吡喃糖基-1β,3β,14β-三羟基-$\Delta^{20(22)}$强心甾烯等。还含表无羁萜醇和无羁萜两个三萜类化合物以及表木栓醇、羽扇豆醇、3β-羟基-30-降羽扇豆烷-20-酮三个三萜类化合物。萜类及其衍生物大多数为倍半萜及倍半萜型生物碱、倍半萜型聚酯，主要有鬼箭羽碱、雷公藤碱等。酚酸类成分如对羟基苯甲酸、3,4-二羟基苯甲酸、3-甲氧基-4-羟基苯甲酸、3,5-二甲氧基-4-羟基苯甲酸等。

[贮藏保管]　置通风干燥处；净翅注意防尘。

[功效]　性寒，味苦。破血通经，解毒消肿，杀虫。用于妇人经闭，产后瘀血腹痛，虫积腹痛，癥瘕，肿痛。

[用法用量]　4～9 g；入丸散或煎服。

[注意]　孕妇禁用。

[方例]　当归散（《和剂局方》）：当归、鬼箭羽、红花，治产后瘀血。

[论注]　目前药材商品流通中常可见以大果榆的茎冒充鬼箭羽药材。大果榆为榆科植物大果榆 Ulmus macrocarpa Hance. 的干燥茎，具有祛痰、利尿、杀虫之功效。二者来源不同，但其茎亦为圆柱状，具不规则木栓翅，枝坚硬而韧，要注意鉴别。

沉　香

AQUILARIAE LIGNUM RESINATUM

本品始载于《名医别录》，列为上品。苏敬曰："沉香、青桂、鸡骨、马蹄、煎香，同是一树，出天竺诸国。木似榉柳，树皮青色。叶似橘叶，经冬不凋。夏生花，白而圆。秋结实似槟榔，大如桑椹，紫而味辛。"苏颂曰："沉香、青桂等香，出海南诸国及交、广、崖州。"李时珍曰："木之心节置水则沉，故名沉水，亦曰水沉。半沉者为栈香，不沉者为黄熟香。"

[别名]　蜜香，沉水香，白木香，海南沉香，国产沉香。

[来源]　为瑞香科植物白木香 Aquilaria sinensis（Lour.）Gilg 含有树脂的心材。

[植物形态]　常绿乔木。树皮灰褐色，小枝被柔毛，芽密被长柔毛。单叶互生，革质，叶片卵形或倒卵形至长圆形，全缘，两面被疏毛，后渐脱落而光滑。花黄绿色，伞形花序顶生或腋生。蒴果木质，倒卵形，扁平，密被灰色绒毛。花期3—5月，果期6—7月。（图6-13-1）

[产地]　主产于海南、广东，广西、福建等省区亦产。为广东十大道地药材之一。

[采收加工]　全年均可采收。将老树树干凿小孔，经真菌感染而凝结树脂部分的木质部锯下，用刀尽量雕挖白色木质及朽木，取黑色

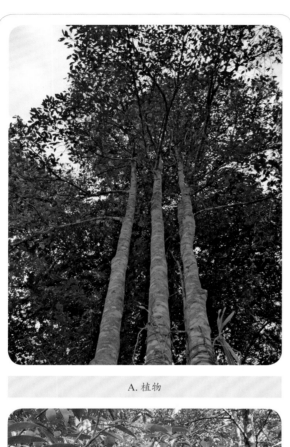

A. 植物

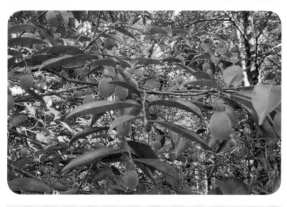

B. 果

图6-13-1　白木香植物

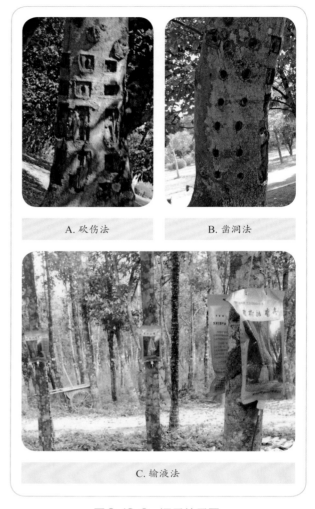

A. 砍伤法　　　　　　B. 凿洞法

C. 输液法

图6-13-2　沉香结香图

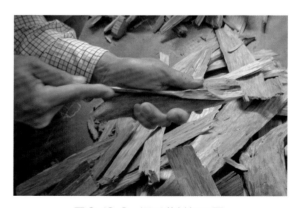

图6-13-3　沉香药材加工图

坚实的木质部，加工成块状、片状或盔状。碎末为沉香末或沉香粉。（图6-13-2、图6-13-3）

[**药材鉴别**]　性状鉴别　呈不规则块片状或盔帽状，一般长10～30 cm，宽5～8 cm，有的为小碎块。表面凹凸不平，有加工的刀痕，偶有孔洞，可见黑褐色含树脂部分与黄白色不含树脂部分相间形成的斑纹；孔洞及凹窝部分表面多呈朽木状。质较坚实，折断面刺状。气芳香，味苦。（图6-13-4）

以体重、色棕黑油润、燃之有油渗出、香气浓烈者为佳。

显微鉴别　横切面：① 木射线由1～2列细胞组成，呈径向延长，有的壁微木化，具壁

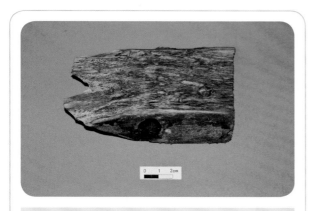

A. 块状

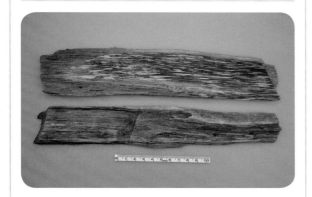

B. 片状

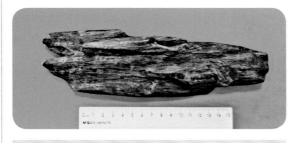

C. 不规则块状

图6-13-4 沉香药材

孔，腔内含棕色树脂状物质。② 木薄壁细胞多存在导管周围，壁非木化，内含棕色树脂状物或含草酸钙柱晶。③ 木纤维多角形，直径20～45 μm，壁稍厚，木化。④ 内涵韧皮部薄壁组织常呈长椭圆形或条带状，且常与射线相交，壁薄，非木化，内含树脂状物及丝状物（菌丝）。⑤ 导管呈圆形或多角形，直径42～130 μm，2～10个成群或单个散在，有的含树脂状物质。（图6-13-5）

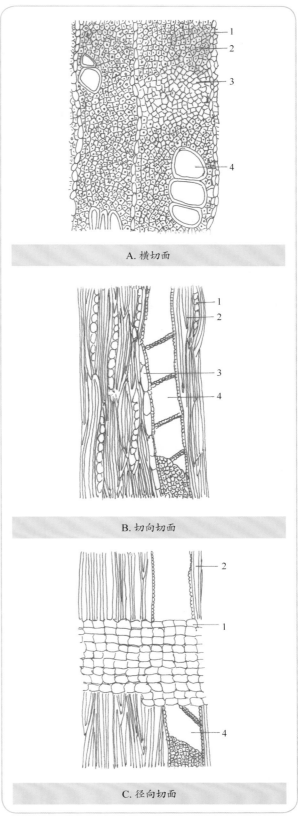

A. 横切面

B. 切向切面

C. 径向切面

图6-13-5 沉香（白木香心材）三切面详图

1.射线　2.木纤维　3.内涵韧皮薄壁细胞　4.导管

切向切面：① 木射线宽 1 ～ 2 个细胞，高 4 ～ 20 个细胞。② 韧型纤维细长，直径 20 ～ 30 μm，壁较薄，有壁孔。③ 内涵韧皮部薄壁细胞长方形。④ 具缘纹孔导管，长短不一，多为短节状，平端平截，直径 128 μm，纹孔紧密，互列。（图 6-13-5）

径向切面：① 木射线为横向带状，细胞方形或略呈长方形。② 有时可见韧型纤维，壁有单纹孔，其余同切向纵切面。（图 6-13-5）

粉末：黑棕色。① 纤维状管胞长梭形，多成束，直径 20 ～ 30 μm，壁较薄，有具缘纹孔。② 韧型纤维较少见，多散离，直径 25 ～ 45 μm，具单斜纹孔。③ 内涵韧皮部细胞壁薄，非木化，时可见纵斜交错纹理及菌丝。④ 草酸钙柱晶，长 68 μm，直径 9 ～ 15 μm。⑤ 木射线细胞具较密单纹孔。⑥ 具缘纹孔导管多见，直径约 128 μm，纹孔互列，紧密，内含棕色树脂状团块常破碎脱出。

[成分] 含挥发油及树脂。挥发油中含沉香螺萜醇（agarospirol）、白木香酸（baimuxinic acid）、白木香醛（baimuxinal）等沉香螺旋类倍半萜成分，白木香醇（bairnuxinol）、去氢白木香醇（dehydrobaimuxinol）、异白木香醇（isobaimuxinol）等沉香呋喃类倍半萜成分，此外尚含沉香艾里醇（jinkoheremol）、苦素醇（kusunol）及二氢卡拉酮（dihydrokararone）；其中白木香酸和白木香醛已证明有镇静作用，白木香醛含量达 18.2% ～ 20.6%。还含色酮类化合物如 6-氧基-2-（2-苯乙基）色酮、6,7-二甲氧基-2-（2-苯乙基）色酮等，其他类成分如苄基丙酮、对甲氧基苄基丙酮等。

[贮藏保管] 置阴凉干燥处，密闭保存。

[功效] 性微温，味辛、苦。行气止痛，温中止呕，纳气平喘。用于胸腹胀闷疼痛，胃寒呕吐呃逆，肾虚气逆喘急。

[用法用量] 1 ～ 5 g，入煎宜后下；磨汁、研末冲服。

[方例] 沉香化痰丸（《张氏医通》）：沉香、木香、半夏曲、黄连。治胸中积年痰热。

[论注]（1）进口沉香又称伽偂香（梵语"黑色"之意），为同属植物沉香 Aquilaria agallocha Roxb. 含有树脂的心材。主产于印度尼西亚、马来西亚、柬埔寨、新加坡及越南等国。我国台湾、广东、广西有栽培。药材呈圆柱形或为不规则棒状，或雕琢成各种形状。呈凹凸起伏状者称"沉香山"，削段者称"沉香节"；形似武士盔者称"盔沉香"，绿褐色者称"绿油伽偂香"，以上 2 种能沉水，浓郁雅香，以刀刮屑能捻成丸，品质最优，为名贵中药材之一。《本草逢原》载曰："落水者专于化诸气郁结不伸者宜之。"沉、檀、龙（龙涎香）、麝，为中药四大香药。

沉香含油树脂。其醇溶性浸出物达 48%，经皂化后通水蒸气蒸馏得挥发油约 13%。油中含有苄基丙酮（benzylacetone）、对甲氧基苄基丙酮、倍半萜烯醇等；蒸馏后残渣中有氢化桂皮酸（hydrocinnamic acid）、对甲氧基氢化桂皮酸。

受曲霉菌感染的沉香挥发油中含沉香螺萜醇、沉香萜醇（agarol）、α/β-沉香萜呋喃（α/β-agarofuran）、去甲基沉香萜呋喃酮（norketoagarofuran）、4-羟基二氢沉香萜呋喃（4-hydroxydihydroagaro furan）及 3,4-二羟基二氢沉香萜呋喃（3,4-dihydoxydihydroagarofuran）。未受霉菌感染的沉香挥发油除含沉香萜醇外，尚含芹子烷（selinane）等萜类化合物以及葵烯的异构物。

（2）最近研究从沉香中分出沉香醇 II（jinkohol II）、沉香油醇（jinkohcrmol）、苦苏素（kusunol）、（-）-10-表桉醇 [（-）-10-epi-r-eudesmol]、氧化沉香螺醇（白木香醛，oxo-agarospirol）、沉香艾里醇（jinkoheremol）、二氢卡拉酮（dihydrokaranone）、沉香四醇（agarotetrol）、异沉香四醇（iso-agarotetrol）及 20 余种 2-（2-苯乙基）色原酮类化合物。认为等级高的沉香多含沉香醇及沉香醇 II。新加坡及苏门答腊所产的沉香，明显含有这 2 种成分；印度及马来西亚所产的沉香无或不明显含此 2 种成分；越南及邻国所产的沉香完全无此 2 种成分；中国沉香与越南沉香极接近。（图 6-13-6）

（3）沉香价值高，市场需求极大，资源非常紧张。近年，《濒危野生动植物种国际贸易公约》（CITES）已经将沉香属全部物种列入附录

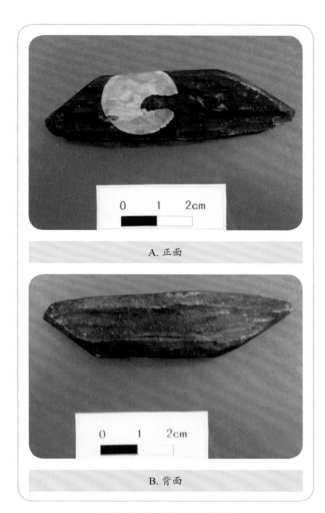

A. 正面

B. 背面

图6-13-6　进口沉香药材

Ⅱ。在自然界中，只有当沉香属植物受到刺激或者损伤时，才会产生沉香。古人将自然结香分为4种，即熟结、生结、脱落、虫漏（又名蛊漏），但自然结香周期很长，远远不能满足沉香市场的需要。现常用的快速结香技术大体可分为物理伤害结香法（砍伤法、凿洞法、半断干法、断枝法、打钉法）、接菌结香法、化学伤害结香法和通体结香技术，这些结香技术大大改善了沉香的需求紧张局面。自然结香与人工结香间的差异需更深入研究。

络石藤

TRACHELOSPERMI CAULIS

"落石"一名，始载于《神农本草经》，列

为上品。历代本草多有记载，早期本草所载多似指薜荔，如苏敬曰："此物生阴湿处，冬夏常青，实黑而圆，其茎蔓延绕树石侧。若在石间者，叶细厚而圆短；绕树生者，叶大而薄。人家亦种之为饰。"《本草纲目》所载似指薜荔及络石，李时珍曰："络石贴石而生。其蔓折之有白汁。其叶小于指头，厚实木强，面青背淡，涩而不光。有尖叶、圆叶二种，功用相同，盖一物也。"

[别名]　络石。

[来源]　为夹竹桃科植物络石 *Trachelospermum jasminoides* (Lindl.) Lem. 的干燥带叶茎枝。

[植物形态]　常绿缠绕性藤本。嫩枝被灰褐色柔毛，老枝上有气生根。叶对生，革质，有光泽，通常卵状椭圆形，基部阔楔形或圆形，先端短尖或钝圆，全缘，上面深绿色，无毛，下面淡绿色，被细柔毛。花白色，聚伞花序腋生。蓇葖果长圆柱形。花期4—5月，果期6—8月。（图6-14-1）

攀缘附生于树木或墙壁上。

[产地]　主产于华东、华中、华南及西南地区。

[采收加工]　秋末冬初叶未落时采割，除去杂质，鲜用或晒干用。

[药材鉴别]　性状鉴别　茎呈圆柱形，弯曲，多分枝，长短不一，直径1～5 mm；表面红褐色，有点状皮孔及不定根；质硬，断面淡黄白色，常中空。叶对生，有短柄；展平后叶片呈椭圆形或卵状披针形，长1～8 cm，宽0.7～3.5 cm；全缘，略反卷，上表面暗绿色或棕绿色，下表面色较淡，革质。气微，味微苦。（图6-14-2）

以叶多而色绿者为佳。

[成分]　茎含木脂素类成分如牛蒡苷（arctiin）、去甲络石藤苷元（nortrachelogenin）、络石藤苷（tracheloside）、罗汉松酯素（matairesinol）、去甲络石藤苷（nortracheloside）等；黄酮类成分如芹菜素（apigenin）、木犀草素（luteoin）等；三萜类成分如络石苷B-1、D-1、E-1、F（tracheloperosides B-1、D-1、E-1、F）等。

[贮藏保管]　置干燥处，防潮。饮片宜置

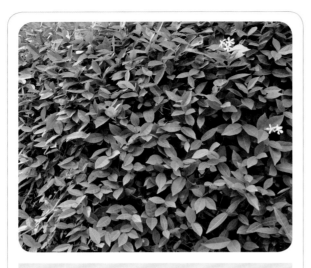

A. 植物

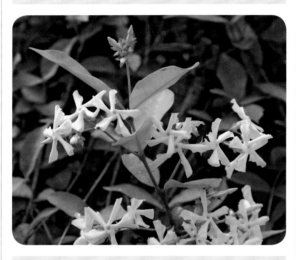

B. 花

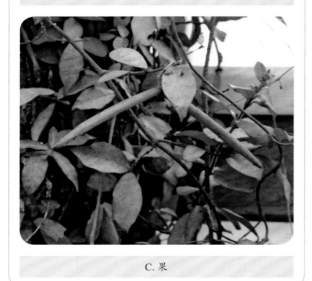

C. 果

图 6-14-1　络石植物

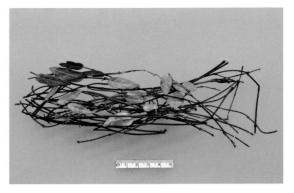

图 6-14-2　络石藤药材

木箱内保存。

［**功效**］ 性微寒，味苦。祛风通络，凉血消肿。用于风湿热痹，筋脉拘挛，腰膝酸痛，喉痹，痈肿，跌扑损伤。

［**用法用量**］ 6～12 g；外用适量研末，调敷或捣汁洗。

［**论注**］ 在东北、华北、华东地区使用的络石藤，为桑科植物薜荔 *Ficus pumila* L. 的干燥茎叶。药材呈圆柱形，节处有成簇的攀缘根及点状突起的根痕。叶互生，椭圆形，全缘，革质，上面光滑，下面有显著突起的网状叶脉，形成许多小凹窝，被细毛。茎质脆或坚韧，断面可见髓部呈圆点状，偏于一侧。气微，味淡。（图 6-14-3）

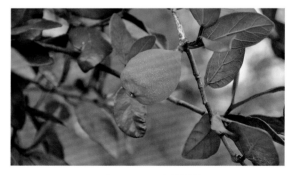

图 6-14-3　薜荔植物

通　草

TETRAPANACIS MEDULLA

本品之名始见于《神农本草经》，据考证系

指木通科植物，非今药用之通草。今市售通草乃古代"通脱木"。以通脱木为通草始于《本草拾遗》，陈藏器曰："通脱木生山侧。叶似蓖麻。其茎空心，心中有瓤，轻白可爱，女工取以饰物，俗名通草。"苏颂曰："俗间所谓通草，乃通脱木也。"陈嘉谟曰："白瓤中藏，脱木得之，故名通脱。"李时珍曰："今之通草，乃古之通脱木也。"

[别名] 白通草，通花，泡通，大通草，空心通草。

[来源] 为五加科植物通脱木 *Tetrapanax papyriferus*（Hook.）K. Koch 的干燥茎髓。

[植物形态] 灌木或小乔木。茎直立，分枝少，幼时被星状毛，或灰黄色绒毛。叶大，互生，集生于茎的上部，掌状 5～11 裂，全缘或有粗齿，上面无毛，下面有星状绒毛；叶柄粗壮而长；托叶膜质，锥形。花小，白色；复伞形花序排列成圆锥花丛。浆果核果状，紫黑色。花期 8 月，果期 9 月。（图 6-15-1）

[产地] 主产于贵州、云南、台湾、四川、广西、湖北、湖南等省区。

[采收加工] 夏、秋二季砍取 2～3 年生植株的茎，截成段，趁鲜时将髓部通出，理直，晒干。

[药材鉴别] 性状鉴别 呈圆柱形，长短、粗细不等，一般长 20～40 cm，直径 1～2.5 cm。表面洁白色或微带黄色，有浅纵沟纹。体轻，柔软，有弹性易折断，断面平坦，边缘处银白色，髓心具白色半透明薄膜，纵剖时可见薄膜呈梯状排列。无臭，味淡。（图 6-15-2）

以色洁白、心空、有弹性者为佳。

[成分] 含肌醇（inositol）、脂肪、蛋白质、多聚戊糖、多聚甲基戊糖以及阿拉伯糖、果糖。尚含糖醛酸及溶于 NaOH 溶液的多糖；多糖水解产物中含半乳糖醛酸、半乳糖、葡萄糖和木糖。

[贮藏保管] 本品易沾染灰尘，受潮后易变色，应置干燥处，防尘，防潮。

[功效] 性微寒，味甘、淡。清热利尿，通气下乳。用于湿热淋证，水肿尿少，乳汁不下。

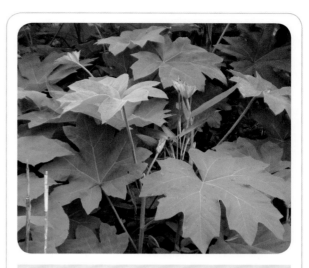

A. 植物

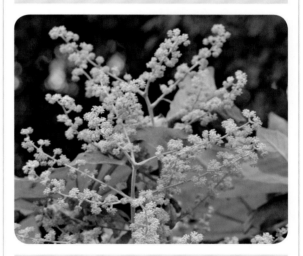

B. 花

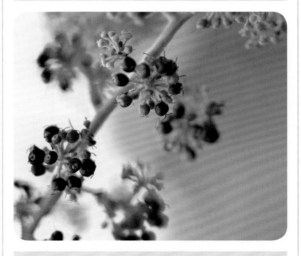

C. 果

图 6-15-1 通脱木植物

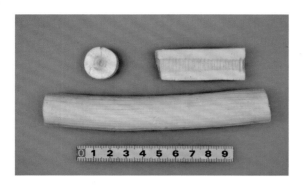

图6-15-2　通草药材

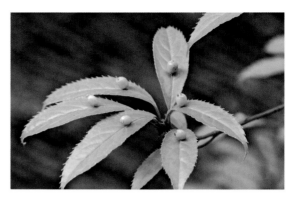

图6-15-4　青荚叶植物

[用法用量]　3～5 g。

[方例]　通草汤（《沈氏尊生方》）：通草、桔梗、瞿麦、天花粉、柴胡、木通、青皮、白芷、赤芍、连翘、甘草。治诸淋。

[论注]　（1）通草有的加工成方形薄片，习称"方通草"，微透明，平薄洁白，形似纸质而软；加工时修下的边条丝称为"丝通草"，为不整齐的细长条片，细且透明，平薄洁白；细枝茎髓加工成"通花"。

（2）小通草：为旌节花科植物喜马山旌节花 *Stachyurus himalai-cus* Hook. f. et Thoms.、中国旌节花 *Stachyurus chinensis* Franch.或山茱萸科植物青荚叶 *Helwingia japonica*（Thunb.）Dietr.的干燥茎髓。秋季割取茎，截成段，趁鲜取出髓部，理直，晒干。药材表面白色，体轻，断面平坦，无空心。以色白、无斑点者为佳。（图6-15-3～图6-15-6）

（3）在云南、贵州、四川等省的商品药材中尚有"实心大通草"，为同科植物八角金盘柏那参 *Brassaiopsis fatsioides* Harmus.的茎髓。主

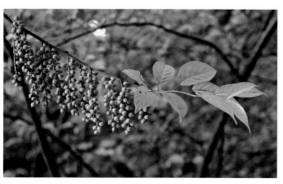

图6-15-3　中国旌节花植物

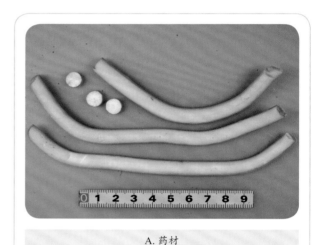

A. 药材

B. 断面

图6-15-5　小通草（旌节花）药材

要特点为：表面黄白色，粗糙，质地坚硬，断面实心。在江苏、浙江、江西有"梗通草"，为豆科植物合萌 *Aeschynomene indica* L.的茎中木质部。主要特征为：表面平滑，有纵纹及支根，折断面中心有小孔。

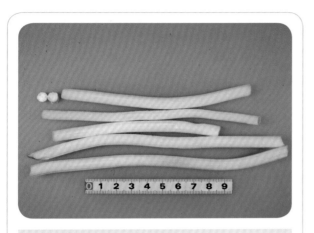

A. 药材

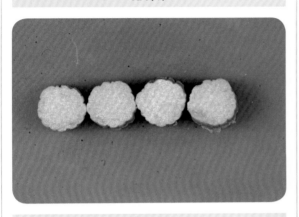

B. 断面

图6-15-6　小通草（青荚叶）药材

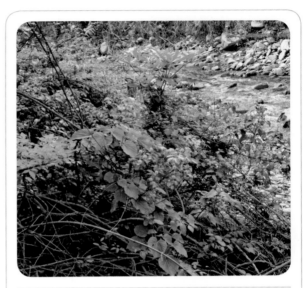

A. 生境

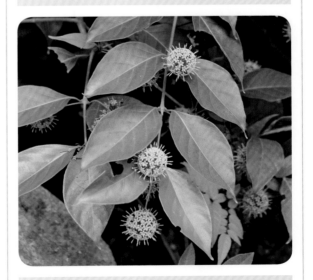

B. 花

图6-16-1　钩藤植物

钩　藤

UNCARIAE RAMULUS CUM UNCIS

　　本品始载于《名医别录》，原名"钓藤"。苏敬曰"钓藤出梁州，叶细长，其茎间有刺，若钓钩。"李时珍曰："其刺曲如钓钩，故名。"又曰："状如葡萄藤而有钩，紫色，古方多用皮，后世多用钩，取其力锐尔。"

　　[别名]　钩丁，倒挂金钩，双钩藤，鹰爪风。

　　[来源]　为茜草科植物钩藤*Uncaria rhynchophylla*（Miq.）Miq. ex Havil.、大叶钩藤*Uncaria macrophylla* Wall.、毛钩藤*Uncaria hirsuta* Havil.、华钩藤*Uncaria sinensis*（Oliv.）Havil.或无柄果钩藤*Uncaria sessilifructus* Roxb.

的干燥带钩茎枝。

　　[植物形态]　钩藤　常绿攀缘状灌木。小枝方圆形，光滑无毛，嫩枝具白色粉霜。通常在叶腋处着生呈钩状而弧形向下弯曲的变态枝，钩对生或单生，光滑无毛。叶对生，椭圆形，长6～10 cm，宽3～6 cm，两端均狭，全缘，表面光亮，无毛，下面脉腋有短毛；托叶1对，2深裂，裂片线形。花黄色，顶生球形头状花序。蒴果倒卵状椭圆形，被疏柔毛。花期6—7月，果期10—11月。（图6-16-1）

大叶钩藤　与钩藤的主要区别点：小枝扁平状，具褐色粗毛。叶片宽椭圆形；托叶2裂。花冠淡黄色；蒴果纺锤形，有长柄。本种茎枝髓部中空，是其特征。

毛钩藤　与钩藤的主要区别点：小枝四棱柱形或圆柱形，茎与钩初期被粗毛，后逐渐脱落；叶革质，椭圆形或卵状披针形，上面近无毛，下面被疏长粗毛；花冠淡黄色或淡红色；蒴果纺锤形，被粗毛。（图6-16-2）

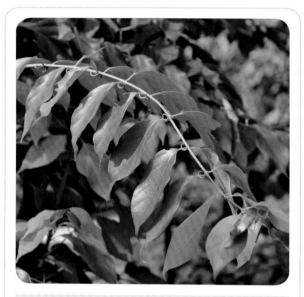

A. 植物

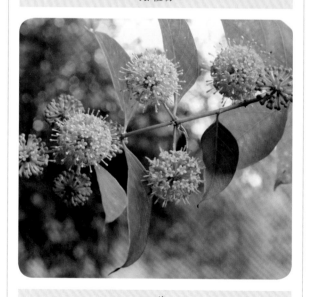

B. 花

图6-16-2　毛钩藤植物

华钩藤　与钩藤的主要区别点为：叶较大，长10～17 cm，托叶较大，半圆形不裂，反卷。蒴果无柄，棒状。

无柄果钩藤　与钩藤的主要区别点为：叶椭圆形至倒卵状矩圆形，上面光滑，下面稍带粉白色；托叶2裂，头状花序腋生或顶生的总状花序，总花梗中部或中下部着生4～6枚苞片，花冠白色或淡黄色。蒴果纺锤形。

［产地］　钩藤主产于广西、广东、湖北、湖南、浙江、江西等省区。大叶钩藤主产于广西、广东、云南等省区。华钩藤主产于广西、贵州、湖南、湖北等省区。毛钩藤主产于福建、广东、广西、台湾等省区。无柄果钩藤主产于广西、广东、云南等省区。

［采收加工］　春、秋二季采收，除去叶片，切段，晒干。

［药材鉴别］　性状鉴别　钩藤：茎类方柱形，表面紫红色或棕红色，光滑无毛；或表面为黄绿色至灰褐色者，被黄褐色柔毛。茎上有环状茎节，色浅而微突起，节上对生2个向下弯曲的钩，形似船锚，或仅一侧有钩，另一侧为突起的疤痕；通体有细纵皱纹，微显光泽，有少数色浅的小斑点。质轻而坚，不易折断，断面中间有髓，呈黄白色，松软似海绵，外圈坚硬，棕黄色。无臭，味淡。（图6-16-3、图6-16-4）

大叶钩藤不同点：小枝两侧有纵棱，具突起的黄白色小疣点状皮孔。钩枝密被褐色长柔毛，钩表面灰棕色，钩端有的膨大如珠，折断面有髓或中空。

毛钩藤不同点：枝或钩表面灰白或灰棕色，粗糙，有疣状突起，被褐色粗毛。

华钩藤不同点：小枝方柱形，表面黄绿色，钩端渐尖，常留萎缩苞痕，基部扁阔，常有宿存托叶，全缘。

无柄果钩藤不同点：钩枝四面有浅纵沟，具稀疏的褐色柔毛，叶痕明显，钩表面棕黄色或棕褐色，折断面髓部浅黄白色。

以双钩、梗细、钩结实，光滑、色紫红、无枯枝钩者为佳。

传统鉴别　以茎圆、色紫红有光泽、质嫩、钩形健壮、双钩且茎枝两端切齐（习称"上与

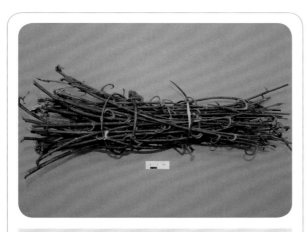

A. 药材（整枝）

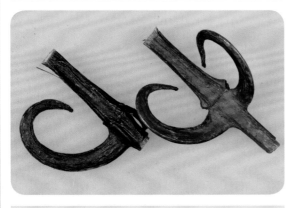

B. 药材（单钩与双钩）

图6-16-3　钩藤药材

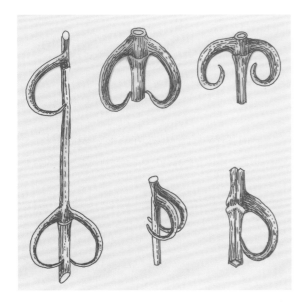

图6-16-4　钩藤（钩及茎）外形图

钩平，下与钩齐"，又称"双平钩"）、无枯枝者品质为优。双钩藤以净双钩、无单钩及枝梗者为优。混钩藤为次。

显微鉴别　粉末淡黄棕色至红棕色。钩藤：① 韧皮薄壁细胞成片，细胞延长，界限不明显，次生壁常与初生壁脱离，呈螺旋状或不规则扭曲状。② 韧皮纤维众多，大多成束，直径16～42 μm，壁厚，非木化或微木化，具明显的单斜纹孔。③ 导管为螺纹导管、网纹导管、梯纹导管及具缘纹孔导管，直径可达56 μm，纹孔排列较密。④ 木化薄壁细胞众多，成片存在，呈类方形、类圆形、不规则形或细长方形，壁稍增厚，微木化，孔沟大多明显。⑤ 草酸钙砂晶较多见，常存于韧皮薄壁组织中，密集，有的含砂晶细胞连接成行。⑥ 表皮细胞棕黄色，表面观类方形或类多角形，壁稍增厚，细胞内含有油滴，断面观可见较厚的角质层。⑦ 纤维管胞较少见，大多与韧型纤维成束存在，壁木化，有明显的具缘纹孔。

华钩藤与钩藤相似。

大叶钩藤不同点：单细胞非腺毛多见，多细胞非腺毛2～15细胞。

毛钩藤不同点：非腺毛1～5细胞。

无柄果钩藤不同点：少见非腺毛，1～7细胞。可见厚壁细胞，类长方形，长41～121 μm，直径17～32 μm。

［成分］含多种吲哚类生物碱，如钩藤碱（rhynchophylline）、异钩藤碱（isorhynchophylline）、去氢钩藤碱（corynoxeine）、异去氢钩藤碱（isocorynoxeine）、柯楠因碱（corynantheine）、二氢柯楠因碱（dihydrocorynantheine）、毛钩藤碱（hirsutine）、去氢毛钩藤碱（hirsuteine）等；其中钩藤碱和异钩藤碱均为降压有效成分。此外，尚含卡达宾碱（cadambine）、3α-二氢卡达宾碱（3α-dihydrocadambine）及3β-异二氢卡达宾碱（3β-isodihydrocadmbine），后二者有强而持久的降压作用。还含三萜类成分如钩藤苷元A/B/C（uncargenins A/B/C）、常春藤苷元（hederagenin）等。

［贮藏保管］置干燥处。

［功效］性凉，味甘。息风定惊，清热平肝。用于肝风内动，惊痫抽搐，高热惊厥，感

冒夹惊，小儿惊啼，妊娠子痫，头痛眩晕。

[**用法用量**] 3～12 g；入煎剂宜后下。

[**方例**] 钩藤饮（《本事方》）：钩藤、菊花、防风、人参、茯苓、半夏、陈皮、麦冬、石膏、甘草。治肝厥头晕。

[**论注**] （1）由于同属植物带钩之茎几乎都供药用，大致可分为2类：一类是药材为紫红色、无毛者称"光钩藤"；另一类是为黄褐色、有毛者，称为"毛钩藤"。

（2）习惯上规定茎枝"上与钩齐，下与钩平"。现在往往茎枝都留得较长，还把不带钩的嫩枝也入药用。据报道不带钩的嫩枝总生物碱含量与带钩的茎相似，也有降压作用。

（3）据研究，钩藤不宜久煎，煎煮20分钟以上，降压有效成分遭到破坏。中医传统处方钩藤注的"后下"，是有科学依据的。

第七章

植物类中药：皮类

牡丹皮

MOUTAN CORTEX

本品始载于《神农本草经》，列为中品。《名医别录》载曰："牡丹生巴郡山谷及汉中，二月、八月采根阴干。"陶弘景曰："今东间亦有，色赤者为好。"苏敬曰："根似芍药，内白皮丹。"大明曰："此便是牡丹花根也。"李时珍曰："牡丹色以丹者为上，虽结子而根上生苗，故谓之牡丹。"

［**别名**］ 丹皮，粉丹皮，原丹皮，刮丹皮。

［**来源**］ 为毛茛科植物牡丹*Paeonia suffruticosa* Andr. 的干燥根皮。

［**植物形态**］ 落叶亚灌木。主根粗而长，外皮灰褐色或棕色，有香气。茎分枝短而粗。叶互生，纸质，为不规则的二回羽状复叶，顶生小叶常呈3深裂，顶端裂片常具2～3粗齿牙，两侧全缘，侧生小叶常呈卵形，作掌状3～5裂或具同数齿牙；上表面深绿色，无毛，背面淡绿色披白霜，下表面主脉上疏披白色长毛。花单生于枝顶，粉红色、白色或黄色；雄蕊多数，心皮5，密生柔毛。蓇葖果卵圆形，密生褐黄色毛。花期5—7月，果期7—月。（图7-1-1）

［**产地**］ 主产于安徽、四川、湖南、陕西、山东、湖北、甘肃、贵州等省，各地均有栽培，道地产地为安徽铜陵凤凰山。

［**采收加工**］ 秋季采挖栽培3～5年后的植株，挖出根后洗净，去须根，用刀纵剖，去

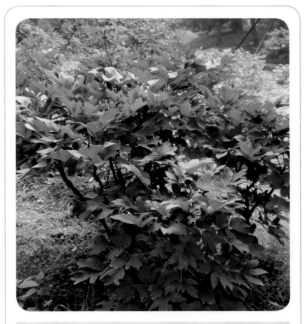

A. 植物

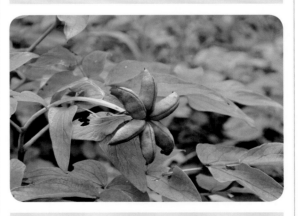

B. 果

图7-1-1　牡丹植物

木部晒干，为"原丹皮"；若用竹刀或碗片刮去外皮，抽去木部，晒干，为"刮丹皮""粉丹皮"。

[**药材鉴别**] **性状鉴别** 呈圆筒状或半圆筒状，两边多向内卷曲，长 5～20 cm，直径 0.5～1.2 cm，厚 0.1～0.4 cm。"原丹皮"外表面灰褐色或紫褐色，有微突起的长圆形横生瘤痕及须根痕；"刮丹皮"外表面则显粉红色。内表面棕色或淡灰黄色，有细纵纹，并常有多数亮银星。质硬而脆，易折断，断面显粉性，外层灰褐色或粉红色。有特殊香气，味微苦而涩，稍有麻舌感。（图7-1-2～图7-1-4）

传统鉴别 凤丹皮：主产安徽铜陵凤凰山，故名"凤丹皮"；外皮刮去，习称"刮丹皮"。纵剖筒状，外粉红色，皮肉厚，卷筒内有晶状"亮星"，两端剪平，缝口紧闭，条干圆直，断面粉红色，具粉性，香气浓。品质优。

垫丹皮：主产四川垫江，称"垫丹皮"；外皮多未刮去，习称"原丹皮"。皮较薄，卷筒

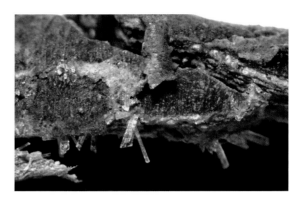

图7-1-4 亮银星（丹皮酚结晶）

内"银星"少见，粉性亦弱。

安徽凤丹皮：产地为简化加工，亦有加工为原丹皮规格，皮细肉厚，无木心，"银星"多，断面粉白色，粉性强，香气浓厚。品质亦优。

显微鉴别 横切面：① 木栓层为多列木栓细胞，壁浅红色。② 皮层菲薄，为数列切向延长的薄壁细胞。③ 韧皮部占绝大部分，射线宽1～3列细胞。④ 韧皮部、皮层薄壁细胞以及细胞间隙中含草酸钙簇晶。薄壁细胞并含淀粉粒。（图7-1-5）

粉末：淡红棕色。① 淀粉粒甚多，单粒

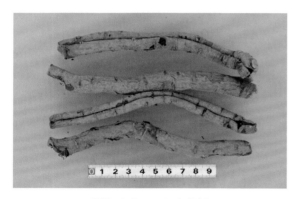

图7-1-2 原丹皮药材

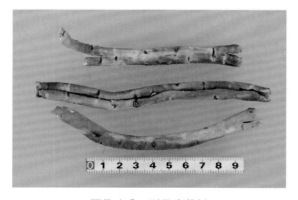

图7-1-3 刮丹皮药材

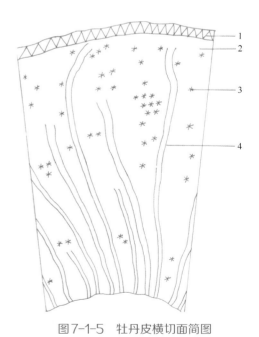

图7-1-5 牡丹皮横切面简图

1. 木栓层　2. 皮层　3. 草酸钙簇晶　4. 射线

类圆形或多角形，直径 3 ～ 16 μm，脐点明显，呈三叉状、星状或裂缝状；复粒由 2 ～ 6 粒组成。② 草酸钙簇晶甚多，直径 9 ～ 45 μm，含晶薄壁细胞有时数个连接，簇晶排列成行，或一个细胞含数个簇晶。③ 连丹皮可见木栓细胞长方形，壁稍厚，浅红色。④ 草酸钙方晶稀少，直径 8 ～ 15 μm。（图 7-1-6）

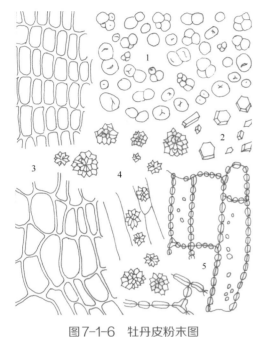

图 7-1-6　牡丹皮粉末图

1. 淀粉粒　2. 草酸钙方晶　3. 木栓细胞
4. 草酸钙簇晶　5. 薄壁细胞

［成分］　鲜皮中含牡丹酚原苷（paeonolide），但易被自身酶水解成丹皮苷（paeonoside）。根皮含牡丹酚（paeonol）、芍药苷（paeoniflorin）、挥发油及植物甾醇等。

［贮藏保管］　本品受潮或受热后易发霉变色，走失香气，应置阴凉干燥处，密封贮存。传统经验以丹皮和泽泻层层相间堆放，丹皮可免变色，泽泻可免生虫。

［功效］　性微寒，味苦、辛。清热凉血，活血化瘀。用于热入营血，温毒发斑，吐血衄血，夜热早凉，无汗骨蒸，经闭痛经，痈疮肿毒，跌扑伤痛。

［用法用量］　6 ～ 12 g。

［方例］　牡丹皮散（《证治准绳》）：丹皮，赤芍，生地，当归，桃仁，川芎，乳香，没药，骨碎补，续断。治跌扑损伤，瘀血疼痛。

［论注］　（1）牡丹拉丁文学名是英国植物学家 H. C. Andrew 根据我国栽培品拟定的。洛阳栽培品种最有名，有"洛阳牡丹甲天下""天姿国色"等美称。清朝定为国花。原产于陕西、甘肃，秦岭山区仍有野生。

（2）药用丹皮是经过长期栽培优化而成。安徽铜陵凤凰山有 500 多年栽培历史，为道地产区，药材称为"凤丹皮"。观赏用的栽培品不可入药，明李时珍曰："世谓牡丹为花王。""不可以观赏牡丹入药。""性味失本，气味不纯，药用不可用此。"

（3）据报道，凤丹皮原植物定为凤丹 *Paeonia suffruticosa* Andr. cv *Fengtan*。其特征为：株高 50 cm，花单瓣，白色，主根粗壮。

（4）下列同属植物的根皮在不同地区也作牡丹皮入药。

1）矮牡丹 *Paeonia suffruticosa* Andr. var. *spontanea* Rehd.：近前种，但植株更矮小；小叶片较短，近于圆形，长约 25 mm，宽 20 ～ 25 mm。分布于山西、陕西及甘肃。也作牡丹皮药用。

2）粉牡丹 *Paeonia suffruticosa* Andr. var. *papaveracea*（Andr.）Kerner：近正种，但花直径约 14 cm，花瓣中央有 1 块明显的黑斑。在四川广元栽培的粉丹皮和陕西太白山一带栽培的丹皮植物中均有本品。

3）黄牡丹 *Paeonia lutea* Franch.：近似牡丹，但花盘发育成肉质盘状，花黄色。分布于四川、云南及西藏。在产地也有作牡丹皮药用的。

4）川丹皮 *Paeonia szechuanica* Fang：极近牡丹，但心皮无毛，仅下半部为花盘所包围；小叶片的形状较小，无毛。分布于四川。根皮产地也有作丹皮用。

厚　朴
（附：厚朴花）

MAGNOLIAE OFFICINALIS CORTEX

本品始载于《神农本草经》，列为中品。《名医别录》曰："厚朴生交趾，宛句。三月、九月、十月采皮，阴干。"苏颂谓："皮极鳞皱而厚，紫色多润者佳，薄而白者不堪。"李时珍曰："其木质朴而皮厚，味辛烈而色紫赤，故有厚朴、裂、赤诸名。"

[**别名**] 川朴，紫油厚朴。

[**来源**] 为木兰科植物厚朴 *Magnolia officinalis* Rehd. et Wils. 或凹叶厚朴 *Magnolia officinalis* Rehd. et Wils. var. *biloba* Rehd. et Wils. 的干、枝和根的干燥皮。

[**植物形态**] 厚朴 落叶乔木。树皮紫褐色，皮厚，皮孔大而显著，圆形或椭圆形，枝上叶痕大，半圆形或广椭圆形，有明显环状托叶痕。单叶互生，倒卵形或倒卵状椭圆形，全缘或微波状，革质，叶背粉白色，有短粗柄，叶片大，密集小枝顶端；叶中脉明显凸出。花与叶同时开放，花白色，有芳香，单生枝顶；

花被9～12或更多，外轮3片，淡绿色，内轮乳白色；雄蕊多数，花丝红色；雌蕊心皮多数，分离。聚合蓇葖果卵状椭圆形，蓇葖木质。花期4—5月，果期9—10月。（图7-2-1）

凹叶厚朴 与厚朴的主要区别点为：叶先端凹陷，形成二圆裂。但幼苗之叶，先端钝圆，不凹缺。（图7-2-2）

生于温暖、湿润、土壤肥沃的山坡地。

[**产地**] 厚朴主产于四川、湖北、浙江、江西等省。产于浙江温州者称"温厚朴"，产于四川广元者称"川厚朴"。凹叶厚朴在庐山、九江地区星子县（现庐山市）栽培较多，称"庐山厚朴"或"星子厚朴"。

[**采收加工**] 选取15年以上植株，4—6月剥取根皮及枝皮直接阴干；干皮入沸水中微煮，取出堆放使"发汗"，待内表面变紫褐色或棕褐

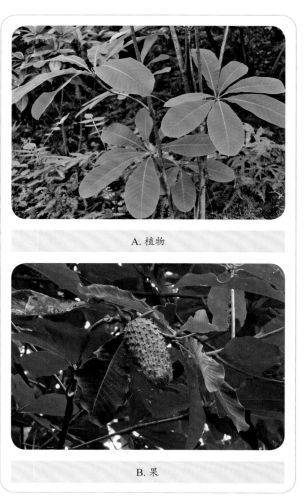

A. 植物

B. 果

图7-2-1 厚朴植物

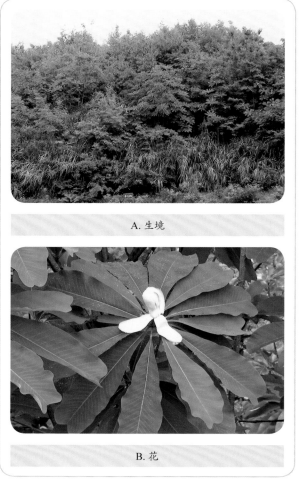

A. 生境

B. 花

图7-2-2 凹叶厚朴植物

色时，再蒸软，卷成筒状，晒干或炕干。

[**药材鉴别**] 性状鉴别 干皮：呈卷筒状或双卷筒状，长30～35 cm，厚0.2～0.7 cm，习称"筒朴"；近根部的干皮一端展开如喇叭口，长13～25 cm，厚0.3～0.8 cm，习称"靴筒朴"。外表面灰棕色或灰褐色，粗糙，有时呈鳞片状，较易剥落，有明显椭圆形皮孔和纵皱纹，刮去粗皮者显黄棕色。内表面紫棕色或深紫褐色，较平滑，具细密纵纹，划之显油痕。质坚硬，不易折断，断面颗粒性，外层灰棕色，内层紫褐色或棕色，有油性，有的可见多数小亮星。气香，味辛辣、微苦。

根皮（根朴）：呈单筒状或不规则块片；有的弯曲似鸡肠，习称"鸡肠朴"。质硬，较易折断，断面纤维性。

枝皮（枝朴）：呈单筒状，长10～20 cm，厚0.1～0.2 cm。质脆，易折断，断面纤维性。

传统鉴别 厚朴以厚为优。产于川东大巴山及湖北恩施为中心的称"川朴"，产于浙江龙泉、松阳等地的称"温朴"。

靴筒朴：主干与主根相连的皮，形似靴脚，又名"靴脚朴"或"兜朴"。皮厚，常刮去外皮，外表黄棕色，有刀刮痕；内皮光滑，深紫色，以指甲刻画，显油痕，习称"紫油厚朴"。断面可见"亮银星"（厚朴酚）。香气浓厚，味微苦，辛辣。嚼之无渣。品质最优。

筒朴：① 双筒朴：为老树主干皮，加工形似如意，故称"如意朴"；外皮刮去，内显棕紫色，划之显油痕，断面亦有"亮银星"，气味与靴筒朴同，嚼有极少渣。品质较优。② 单筒朴：为粗枝皮，皮较薄，外皮常未刮去，不具油痕及"亮银星"，气味淡，品质为次。

根朴：为根皮，有双卷或单卷，表面粗糙，灰棕色，有纵裂隙及支根痕，往往附有泥土。香气特别浓烈。粗根朴品质更优。

枝朴：为枝皮，性状与筒朴略同，较薄，外表面灰褐色，内表面黄棕色。易折断，断面呈纤维状。气味淡，品质较次。

以皮厚、肉细、油性大、气味浓厚、断面有亮银星、咀嚼时残渣少者为佳，其中靴脚朴皮较厚，质最优。（图7-2-3）

显微鉴别 干皮横切面：① 木栓层为10余

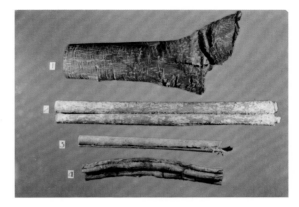

图7-2-3 厚朴药材

1. 靴筒朴 2. 双筒朴 3. 单筒朴 4. 根朴

列细胞；木栓形成层中含黄棕色物质；栓内层为石细胞环层。② 皮层较宽厚，散有多数油细胞及石细胞群。③ 韧皮部占绝大部分，韧皮射线宽1～3列细胞；纤维束众多，亦有油细胞散在。薄壁细胞中含有黄棕色物质，并含淀粉粒，多已糊化。（图7-2-4）

粉末：棕色。① 纤维甚多，直径15～32 μm，壁甚厚，有的呈波浪形或一边呈锯齿状，木化，孔沟不明显。② 石细胞众多，类方形、椭圆形、卵圆形或不规则分枝状，直径11～

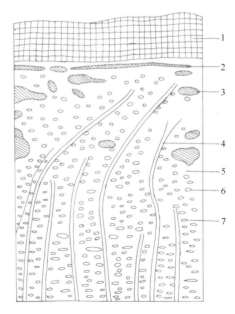

图7-2-4 厚朴（干皮）横切面简图

1. 木栓层 2. 栓内层 3. 石细胞群 4. 射线
5. 韧皮部 6. 油细胞 7. 纤维

65 cm，有时可见层纹。③ 油细胞椭圆形或类圆形，直径50 ～ 80 μm，含黄棕色油状物。（图7-2-5）

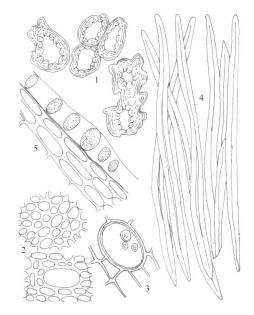

图7-2-5 厚朴（干皮）粉末图

1. 石细胞 2. 木栓细胞 3. 油细胞 4. 纤维 5. 筛管分子

［成分］ 含挥发油，油中主要含 β-桉叶醇（eudesmol），含总油量的95%以上；另含厚朴酚（magnolol，约5%）、和厚朴酚（honokiol）等酚类成分。此外还含季胺碱类成分，如木兰箭毒碱（magnocurarine）、木兰花碱、氧化黄心树宁碱等。药材内表面的小亮星为厚朴酚、和厚朴酚的结晶。

［贮藏保管］ 置通风干燥处，防止失润变枯。饮片宜置缸、瓮内盖紧贮存，以防香气走失。

［功效］ 性温，味苦、辛。燥湿消痰，下气除满。用于湿滞伤中，脘痞吐泻，食积气滞，腹胀便秘，痰饮喘咳。

［用法用量］ 3 ～ 10 g。

［方例］ 连朴饮（《霍乱论》）：厚朴，川连，石菖蒲，制半夏，香豉，山栀，芦根。治湿热蕴伏而成霍乱，兼能行食涤痰。

［论注］ （1）《日本药局方》收载的厚朴，为和厚朴 Magnolia obovata Thunb. 的皮部。含油约1%，主要为 α/β/γ-桉油醇、厚朴酚与和厚朴酚。

（2）四川产的"川姜朴"，作地方品种入药，来源为威氏木兰 Magnolia wilsonii Rehd.、湖北木兰 Magnolia sprengeri Pamp. 和凹叶木兰 Magnolia sargentiana Rehd. et Wils. 的树皮。这3种药材性状的主要特征如下。

威氏木兰：皮薄，厚1 ～ 3 mm，外表面灰黄色，光滑，栓皮薄，脱落处呈紫褐色。质硬脆，折断面整齐。气香，味苦、微辛。

湖北木兰：皮较厚，厚1.5 ～ 5 mm，外表面灰褐色或暗棕色，粗糙，栓皮厚，呈块状脱落，常残留浅棕色至黄棕色斑痕。质硬，折断面外侧呈颗粒状，内侧呈纤维状。气芳香，味辛辣、微苦。

凹叶木兰：与湖北木兰皮相似，不同的特征是栓皮片块状脱落处色较深，多显紫褐色。气弱，味淡。

（3）樟科润楠属（Machilus）植物的枝皮，与本品混用。主要区别特征是：形似厚朴，唯肉厚，折断面略平坦，红棕色，嵌有白色蜡状斑点，具樟脑样香味。

附: 厚朴花

MAGNOLIAE OFFICINALIS FLOS

［来源］ 为木兰科植物厚朴 Magnolia officinalis Rehd. et Wils. 或 凹叶厚朴 Magnolia officinalis Rehd. et Wils. var. biloba Rehd. et Wils. 的干燥花蕾。

［采收加工］ 春末夏初当花蕾未开或稍开时采摘，放蒸笼中蒸至上气后约10分钟取出，晒干或用小火烘干。亦有不蒸而直接将花焙干或烘干。

［药材鉴别］ 性状鉴别 形似毛笔头或呈长圆锥形，长4 ～ 7 cm，基部直径1.5 ～ 2.5 cm，棕褐色，花被12枚，雄蕊多数；心皮多数，成螺旋状排列于伸长的花托上。质脆，易碎。气香，味淡而带酸。（图7-2-6）

以含苞未开、身干、完整、柄短、色棕、香气浓者为佳。

［功效］ 性微温，味苦。芳香化湿，理气

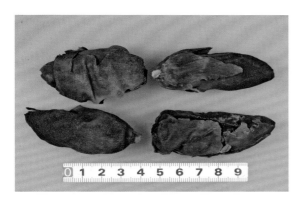

图7-2-6 厚朴花药材

宽中。用于脾胃湿阻气滞，胸脘痞闷胀满，纳谷不香。

[**用法用量**] 3～9 g。

紫荆皮

KADSURAE CORTEX

紫荆，始载于《开宝本草》。苏颂曰："紫荆处处有之，人多种于庭院间……花深紫可爱。"可能是指千屈菜科紫薇。李时珍曰："树高柔条，其花甚繁，岁二三次。其皮入药，以川中厚而紫色味苦如胆者为胜。"《本草纲目拾遗》载其根皮名为"紫金皮"。古本草记载"紫荆"并非一种。

[**来源**] 为木兰科植物长梗南五味子 *Kadsura longipedunculata* Finet et Gagn. 的干燥根皮。

[**植物形态**] 常绿木质藤本，全株无毛。小枝圆柱形，褐色或紫褐色，表皮有时剥裂。叶互生，革质或近纸质，椭圆形或椭圆状披针形，顶端渐尖，基部楔形，叶缘疏生小齿，有光泽。花单性，雌雄异株，单生叶腋，花被黄色；雄蕊群密集成近球形；雌蕊群成椭圆形，花托随果实的发育而延长。小浆果集生成近球形的聚合果，紫褐色，下垂。花期6—7月，果期7—8月。（图7-3-1）

[**产地**] 主产于浙江、安徽、江西、福建、广东、云南等省。

[**采收加工**] 夏、秋二季挖取根部，剥取

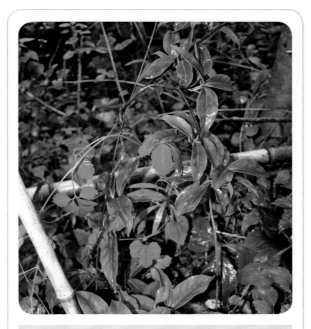

A. 植物

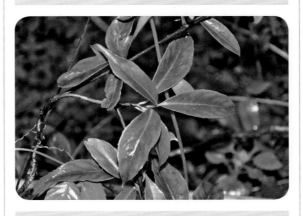

B. 叶

图7-3-1 长梗南五味子植物

根皮，晒干。

[**药材鉴别**] 性状鉴别 呈卷筒状或不规则块片状，大小不一，厚1～4 mm。外表面灰棕色或灰黄色，栓皮疏松或软木状，有时栓皮剥落而露出棕褐色的皮层；内表面暗棕色，具纵向的细纤维。体轻易折断，折断面纤维甚长，呈睫毛状。气香，味苦、涩而有辛凉感。（图7-3-2）

以条长、皮厚、松脆、棕褐色、具香气者为佳。

[**成分**] 含有棕榈酸（palmitic acid）、挥发油、生物碱、鞣质等成分。

445

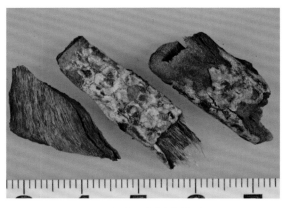

图7-3-2 紫荆皮药材

[贮藏保管] 置通风干燥处，防霉，防虫蛀。

[功效] 性平，味苦。活血通络，消肿解毒。用于风寒湿痹，妇女经闭，喉痹，淋疾，痈疽，癣疥，跌打损伤，蛇虫咬伤。

[用法用量] 6～12g；外用研末调敷。

[论注] 全国各地区尚有下列品种作紫荆皮用。

（1）大戟科植物余甘子Phyllanthus emblica L.：东北及北京、广东、广西等地将其树皮作紫荆皮使用。药材呈筒状或槽状，长6～12cm，宽1.5～3cm，厚2～4mm；外表面灰褐色，或生有白斑，具纵皱；内表皮紫棕色，有细纵纹理；质坚实，难折断，断面颗粒状，紫棕色；对光可见细小亮点；无臭，味淡而涩。（图7-3-3）

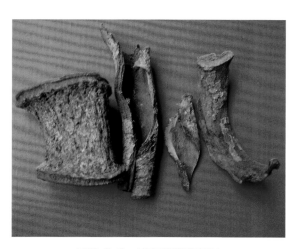

图7-3-3 广东紫荆皮药材

（2）豆科植物紫荆Cercis chinensis Bunge：天津、河南、陕西等地将其树皮作紫荆皮使用。药材呈长筒状，向内卷曲；外表面红棕色，有明显纵纹；内表面棕色，有细纹理；质坚硬，断面不平坦，呈灰红色；无臭，味涩。

肉 桂
（附：桂枝，桂子）

CINNAMOMI CORTEX

本品始载于《神农本草经》，列为上品，称为"菌桂"与"杜桂"。苏敬谓："菌者竹名。此桂嫩而易卷如筒，即古所用菌桂也。筒似菌字，后人误书为菌，习而成俗，亦复因循也。"《本草图经》称："树皮青黄，落卷如筒，亦名筒桂，厚硬味薄者称板桂。"《药性赋》曰："其在下最厚者曰肉桂，去其粗皮为桂心……其在嫩枝四发者曰桂枝。"李时珍谓："叶似柿叶者为菌桂，叶似枇杷叶者为牡桂。"又曰："桂即肉桂也。"

[来源] 为樟科植物肉桂Cinnamomum cassia Presl的干燥树皮。

[植物形态] 常绿乔木。树皮灰褐色，含芳香挥发油。幼枝略呈不规则四棱形，被褐色茸毛。叶互生或近对生，革质，长椭圆形或近于披针形，离基三出脉，全缘；上表面绿色，无毛，有光泽；下表面灰绿色，披细柔毛。花被黄绿色，腋生或顶生圆锥花序；花被6，能育雄蕊9，花药4室。浆果状核果椭圆形或倒卵形，熟时暗紫色，果托浅杯状。花期6—7月，果期至次年2—3月。（图7-4-1）

[产地] 主产于广西、广东、云南等省区，广西玉林、钦州、梧州以及广东肇庆、高要、湛江为道地产区，尤以广西为多。

[采收加工] 选6～10年树，每年分两期采收。第一期于4—5月间，第二期于9—10月间；以第二期产量大，香气浓，质量佳。采收时选取适龄树，按一定的长、宽度剥下树皮，置阴凉处；再按各种规格修整，或置于木制的"桂夹"内压制成型，阴干或先放置阴凉处2～3日后，于弱光下晒干。根据采收加工方法不同，有如下加工品。

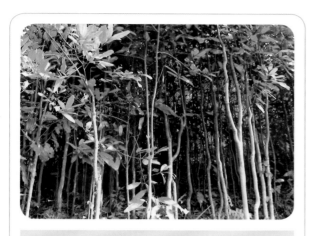

A. 植物

B. 果

图7-4-1 肉桂植物

用指甲刻画时可显油痕。质硬而脆，易折断，断面不平坦，皮肉交接处有1层黄色线纹。有浓烈的特殊香气，味甜、辣。（图7-4-2）

传统鉴别 肉桂主产于广西东兴、平南，广东高要、罗定。越南主产于北圻的清化和中圻的会安，清化的净挽山、冷精山野生多年生的称"清化桂"。一般15年栽培可剥皮。

桂通：为枝干皮加工而成。自然卷曲，呈卷筒状。香气及甜辛辣味均较淡，嚼之有渣。品质较次。（图7-4-3）

企边桂：主干离地面1.2米至分叉处加工而成，似双卷槽形，两侧向内卷曲，习称"企边"；两端斜削去栓皮，外表灰棕色，有细皱纹、皮孔及灰白色花斑。内面红棕色，肉厚，油性大，指甲刻画，可见油痕，习称"紫油肉桂"。香气浓烈，味甜、微辛辣，嚼之渣少。品质甚佳。

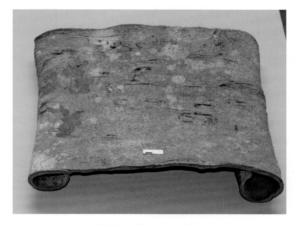

图7-4-2 肉桂药材

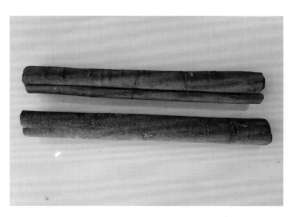

图7-4-3 桂通药材

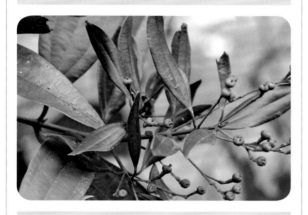

桂通 为剥取栽培5～6年生幼树的干皮和粗枝皮，或者树枝皮，不经压制，自然卷曲成筒状，长约30 cm，直径2～3 cm。

企边桂 为剥取10年生以上的干皮，将两端削成斜面，突出桂心，夹在木制的凹凸板中间，压成两侧向内卷曲的浅槽状，长约40 cm，宽6～10 cm。

板桂 剥取老年树最下部近地面的干皮，夹在木制的"桂夹"内，晒至九成干，经纵横堆叠、加压，约1个月完全干燥，成为扁平板状。

桂碎 在桂皮加工过程中的碎块，多供香料用。

［药材鉴别］ 性状鉴别 呈两侧内卷的槽状或卷成圆筒状，两端常斜向削平。外面灰棕色，有横行突起的小疤。内表面红棕色，平滑，

板桂：为离地面1.2米以下老厚肉桂树皮制成。板块状，但栓皮较厚，表面粗糙，内面常凹凸不平。质较坚硬。香气浓，味甜、辛辣，嚼之渣少。品质佳。（图7-4-4）

清化肉桂：产于越南，也称"西贡肉桂"，有卷筒、平板和企边等规格。栓皮薄，皮纹较细，而体轻，有青白色花斑，皮肉交接处有白线迹，富含紫油，香气浓郁，辛而甜润，肉腻滑如玉，又称"清化玉桂"。为肉桂中之优品。（图7-4-5）

以不破碎、外皮细、肉厚、断面紫红色、油性大、香气浓厚、甜味重而辣味轻、嚼之无渣者为佳。板桂和企边桂质较优，桂通较次。

显微鉴别　横切面：① 木栓细胞数列，最内1层木栓细胞的外壁特厚，木化。② 皮层散有石细胞及分泌细胞。③ 中柱鞘部位有石细胞群，断续排列成环。外侧伴有纤维束，石细胞通常外壁较薄。④ 韧皮部射线宽

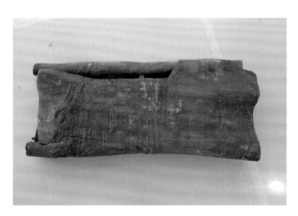

图7-4-4　板桂药材

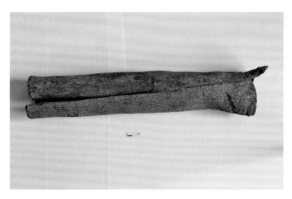

图7-4-5　清化肉桂药材

1～2列细胞，含细小草酸钙针晶；纤维常单个稀疏散在或2～3个成束。⑤ 油细胞随处可见。薄壁细胞含淀粉粒，直径10～20 μm。（图7-4-6）

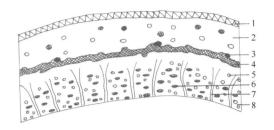

图7-4-6　肉桂横切面简图

1. 木栓层　2. 皮层　3. 纤维束　4. 石细胞群　5. 油细胞
6. 纤维　7. 韧皮射线　8. 韧皮部

粉末：红棕色。① 纤维大多单个散在，长梭形，长195～920 μm，直径约至50 μm，壁厚，木化，纹孔不明显。② 石细胞类方形或类圆形，直径32～88 μm，壁厚，有的一面菲薄。③ 油细胞类圆形或长圆形，直径45～108 μm。④ 草酸钙针晶细小，多散在于射线细胞中。⑤ 木栓细胞多角形，含红棕色物。（图7-4-7）

[成分]　含挥发油1%～2%，油中主要成分含桂皮醛（cinnamic aldehyde，约85%）及醋酸桂皮醛（cinnamyl acetate）。水溶性成分有辛卡西醇A/B/C_2/C_3/D_1/D_2/D_3（cinncassiol A/B/C_2/C_3/D_1/D_2/D_3）。另含香豆素、β-谷甾醇、胆碱等。

[贮藏保管]　本品易碎断，易失润变枯，走失香气，应置阴凉干燥处，密闭保存。少数可用铁皮盒或缸、甏贮存。

[功效]　性大热，味辛、甘。补火助阳，引火归元，散寒止痛，温通经脉。用于阳痿宫冷，腰膝冷痛，肾虚作喘，阳虚眩晕，心腹冷痛，虚寒吐泻，寒疝腹痛，经闭，痛经。

[用法用量]　1～5 g。

[方例]　桂苓丸（《三因方》）：肉桂，附子，干姜，木香，豆蔻，丁香，茯苓。治脾胃虚寒，泻利清谷。

[论注]　（1）肉桂主产于广西，桂枝集散

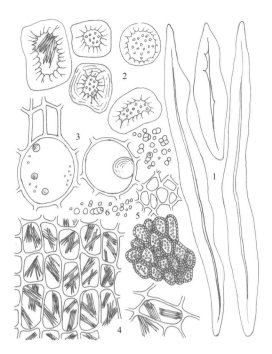

图 7-4-7 肉桂粉末图

1.纤维　2.石细胞　3.油细胞　4.草酸钙针晶束
5.木栓细胞　6.淀粉粒

地为桂林。广西简称"桂"，也是此含意。

（2）同属植物斯里兰卡肉桂 *Cinnamomum zeylanicum* Blume 的树皮，药材皮较薄，棕红色，常卷成筒状。产于斯里兰卡、越南及印度，我国广东有栽培品。

（3）商品"官桂"有异物同名品存在。两广产的官桂即为正品肉桂6～7年的幼树所削取的树皮加工成为卷筒状，或称"桂尔通""桂通"。四川官桂与此不同，其原植物有银叶樟 *Cinnamomum argenteum* Gamble 和三条筋树 *Cinnamomum tamala* Nees et Eberm. 等。

（4）市场上作调料用的"桂皮"系指同属植物天竺桂 *Cinnamomum japonicum* Sieb.（*C. pedunculatum* Nees）、阴香 *Cinnamomum burmanni*（Nees）Blume、川桂皮 *Cinnamomum mairei* Lévl.、细叶香桂（菖桂）*Cinnamomum subavenium* Miq（*C. chingii* Metcalf）、浙樟 *Cinnamomum chekiangense* Nakai 及柴桂 *Cinnamomum wilsonii* Gamble 等的树皮，树皮较薄，一般供香料或调味品用，质地坚硬，无甜味，远不及肉桂为佳。

附：桂枝

CINAMOMI RAMULUS

［**来源**］　为樟科植物肉桂 *Cinnamomum cassia* Presl 的干燥嫩枝。

［**采收加工**］　3—7月间剪下嫩枝，新鲜时切成圆斜薄片，晒干；或剪下嫩枝，截成长30～100 cm 或15 cm 左右，晒干。

［**药材鉴别**］　*性状鉴别*　呈圆柱形或椭圆形，外皮棕红色或紫红色，存久则发黑，有小疙瘩、纵棱线及顺纹，并常有横纹。质硬而脆，易折断，断面外边棕红色，中心棕黄色，髓部略呈方形；粗枝断面黄白色，木质状。有特殊清香气，味甜、微辛，皮部味较浓。（图7-4-8）

传统鉴别　以枝条顶部带顶芽的嫩枝条，尖如眉形，称"嫩桂枝"或"眉尖桂枝"。品质最优。

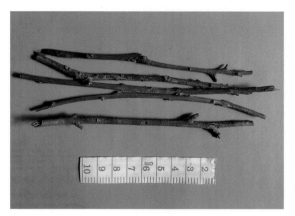

图7-4-8　桂枝药材

［**成分**］　含挥发油0.2%～0.9%，油中主含桂皮醛70%～80%。5～6年的植株含油量高。

［**贮藏保管**］　置阴凉干燥处。

［**功效**］　性温，味辛、甘。发汗解肌，温通经脉，助阳化气，平冲降气。用于风寒表证，肩背肢节酸痛，胸痹痰饮，经闭癥瘕。

［**用法用量**］　3～10 g。

［**方例**］　桂枝汤（《伤寒论》）：桂枝，芍药，甘草，生姜，大枣。治外感风寒，头痛发

热,汗出恶风,口不渴等。

附:桂子

CINNAMOMI CASSIAE FRUCTUS

[来源] 为樟科植物肉桂 Cinnamomum cassia Presl 的干燥幼嫩果实。

[采收加工] 于9—10月采摘幼嫩的果实干燥而得。

[药材鉴别] 性状鉴别 呈扁球形,幼嫩的果实外有宿存的杯状花被管,形如丁香,长5～11 mm,直径约4 mm。表面深灰褐色,粗糙,有不规则的皱纹,花被管先端向略下陷。存有花柱脱落的残留部分,略突起;基部有短柄,长3～4 mm,呈深灰褐色。花被管质稍硬,内有1细小未成熟的果实,扁圆形,直径约2 mm,表面褐棕色。有特殊香气。(图7-4-9)

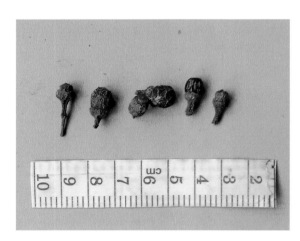

图7-4-9 桂子药材

[功效] 性温,味辛、甘。温中散寒,止痛。用于胃腹冷痛,肺寒咳喘。

[用法用量] 3～6 g;或研粉冲服。

杜 仲

EUCOMMIAE CORTEX

本品始载于《神农本草经》,列为上品。

《名医别录》载有:"杜仲生上虞山谷及上党、汉中。二月、五月、六月、九月采皮。"陶弘景曰:"……状如厚朴,折之多白丝者为佳。"

[别名] 扯丝皮,丝绵皮,玉丝皮。

[来源] 为杜仲科植物杜仲 Eucommia ulmoides Oliv. 的干燥树皮。

[植物形态] 落叶乔木。树皮棕灰色,粗糙。树皮、叶及果实均含有硬树胶,折断拉伸有银白色细丝。叶互生,长椭圆形或椭圆状卵形,边缘具锯齿;幼叶表面疏披浅棕色柔毛,背面毛较密;老叶表面光滑,背面叶脉处疏披毛。花白色,单性,雌雄异株,腋生聚伞花序,无花被,雄花具短柄,雄蕊5～10,花丝极短,花药条形;雌花子房狭长,顶端有二叉状花柱。翅果扁平长椭圆形,顶端二叉状;种子1枚。花期4—5月,果期9—10月。(图7-5-1)

[产地] 主产于湖北、四川、贵州、云南、陕西等省,产于四川绵阳者称为"川杜仲"。

[采收加工] 春、夏二季剥取树皮,刮去粗皮,堆置"发汗"至内皮呈紫褐色,晒干。

[药材鉴别] 性状鉴别 呈板片状,少数两边稍向内卷曲。外皮平坦或粗糙,呈淡棕色或灰棕色,具有明显的纵皱纹及纵裂槽。内表面暗紫色,光滑。质脆,易折断,断面有银白色丝状物相连,细密,略有伸缩性。微臭,味稍苦,嚼之有胶状残余物。(图7-5-2)

传统鉴别 板杜仲:四川大巴山、巴中、广元、达川为主产地,称"川杜仲"。张大,皮厚,板块状,称"板仲"。栓皮纹细,内皮暗紫色,折断银丝浓密。为杜仲优品。(图7-5-3)

捆杜仲:产于陕西、湖北,向汉口集散,习称"汉杜仲"。常打成大捆,内衬碎张,习称"捆仲"。皮厚薄不均,外皮粗糙,折断银丝较稀。

以皮厚、块大、断面丝多、内表面暗紫者为佳。

显微鉴别 横切面:① 木栓组织有2～7个层带,每层带多为2～5列内壁特别增厚且木化的木栓细胞组成。② 韧皮部极厚,有断续的石细胞层5～7条,每层为3～5列木化的石细胞,并偶伴有少数纤维;射线为2～3列细胞,近栓内层时向一方偏斜。③ 白色橡胶质

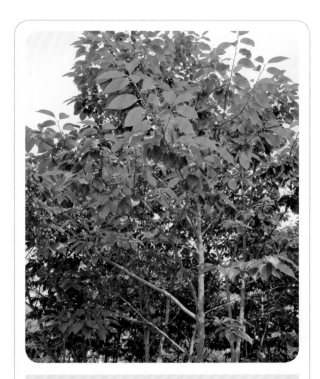

A. 植物

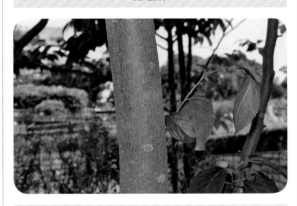

B. 树皮

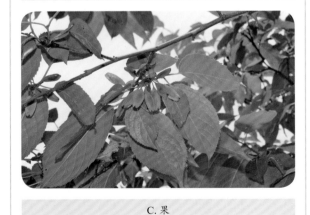

C. 果

图7-5-1　杜仲植物

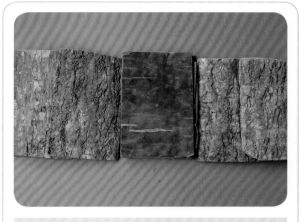

A. 药材

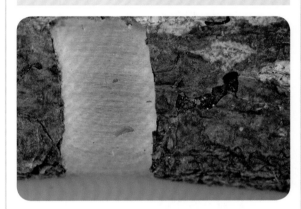

B. 断面

图7-5-2　杜仲药材

（丝状或团块状）随处可见，以韧皮部为多，此橡胶丝存在于乳汁细胞内。（图7-5-4）

　　粉末：棕色。① 橡胶丝呈成条或扭曲成团，表面显颗粒性。② 石细胞甚多，大多成群，类长方形、类圆形，长条形或不规则状，直径20 ～ 80 μm，长约至180 μm，壁厚，有的胞腔内含橡胶团块。③ 木栓细胞表面观呈多角形，直径15 ～ 40 μm，壁不均匀增厚，木化，有细小纹孔；侧面观长方形，壁三面增厚，一面薄，孔沟明显。（图7-5-5）

　　［成分］　含杜仲胶（gutta-percha），为一种硬质橡胶。另含有桃叶珊瑚苷（aucubin）、松脂醇二葡萄糖苷（降压成分）、β-谷甾醇、白桦脂醇等。杜仲胶含量因树龄和厚薄不同而有差异，陈杜仲约含20%，厚杜仲皮约为14.3%，薄杜仲皮约为11.4%，老细枝约18.1%，干嫩

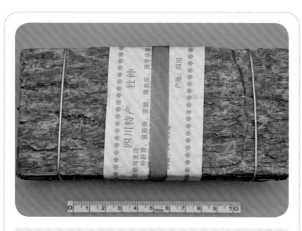

A. 药材

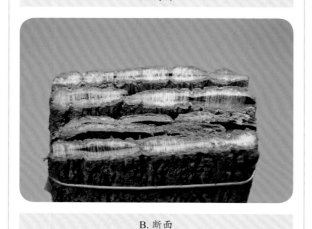

B. 断面

图7-5-3　板杜仲药材

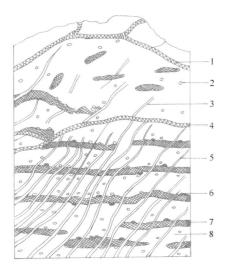

图7-5-4　杜仲（树皮）横切面简图

1./4. 木栓层　2. 橡胶质　3./5. 射线　6. 纤维束
7. 石细胞层　8. 韧皮部

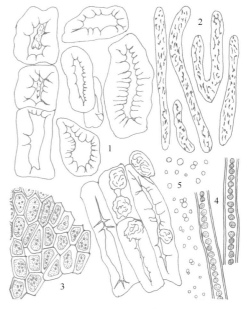

图7-5-5　杜仲树皮粉末图

1. 石细胞　2. 橡胶丝　3. 木栓细胞　4. 筛管　5. 淀粉粒

枝约4.7%。此外，尚含有树脂、鞣质、还原糖等。

[**贮藏保管**]　置通风干燥处，防潮。饮片宜置木箱或瓦缸中贮存。

[**功效**]　性温，味甘。补肝肾，强筋骨，安胎，降血压。用于肾虚腰痛，筋骨无力，妊娠漏血，胎动不安；高血压症。

[**用法用量**]　6～10 g。

[**方例**]　杜仲丸（《证治准绳》）：杜仲，续断。治妊娠胎动，腰痛欲坠。

[**论注**]　（1）杜仲原植物按分类学，为单科、单属、单种的植物，是第三世纪留下的古生树种，为我国特产保护植物，也是世界珍稀濒危物种。因其树皮供药用，现已广泛种植。栽培8年以上的，可剥其树皮供药用。据研究杜仲叶制成杜仲茶，用作保健饮料有类似皮的成分和功效，值得开发利用研究。

（2）杜仲的伪品常见有夹竹桃科的红杜仲藤 *Parbarium micranthum*（A. DC.）Pierre、毛杜仲藤 *Parbarium huaitingii* Chun et Tsiang等。树皮呈卷筒状，外皮多刮去，呈红棕色，质硬脆，折断有白丝相连，但拉之即断。卫矛科白杜仲藤 *Euonymus bungeanus* Maxim.树皮外表灰黄色，板块状，折断有白胶丝，但拉之即断。均属伪品，应注意鉴别。

合欢皮
（附：合欢花）

ALBIZIAE CORTEX

本品始载于《神农本草经》，列为中品。《唐本草》释名合昏。陈藏器曰："其叶至暮即合，故云合昏。"苏敬曰："此树叶似皂荚及槐，极细。五月花发，红白色，上有丝茸。秋实作荚，子极薄细。"

[**别名**] 夜合皮。

[**来源**] 为豆科植物合欢 *Albizia julibrissin* Durazz. 的干燥树皮。

[**植物形态**] 落叶乔木。树干灰黑色，其上有黄褐色皮孔，小枝上有棱角。叶互生，偶数二回羽状复叶，羽片4～12对，小叶10～30对；小叶片镰状长方形，先端急尖，基部圆楔形，昼开夜合。头状花序集生成伞房状，腋生或顶生；花淡红色，具短花梗。荚果扁平条形，黄褐色，幼时有毛。花期6—7月，果期9—10月。（图7-6-1）

[**产地**] 我国大部分地区均有野生或栽培。

[**药材鉴别**] 性状鉴别 呈筒状或浅槽状，粗细不等。外表面灰棕色，密生红棕色的疙瘩，习称"珍珠疙瘩"，有纵皱纹及片状黑色花斑。内表面黄白色，平滑有细纵纹。质硬而脆，断面黄白色，呈纤维性刺片状。微有香气，味涩，嚼之有刺舌感。（图7-6-2）

以皮嫩、光滑者为佳。

显微鉴别 横切面：① 木栓细胞10数层至20余层，细胞内含棕色物。② 皮层窄，有

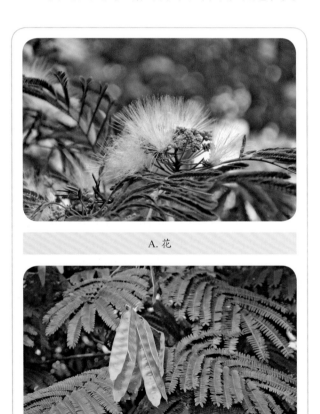

A. 花

B. 果

图7-6-1 合欢植物

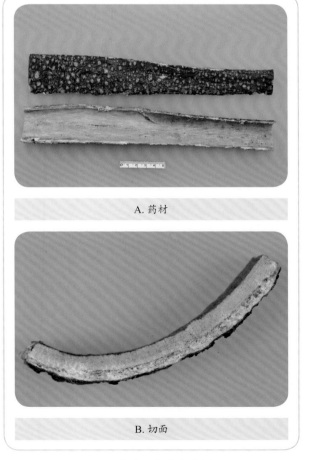

A. 药材

B. 切面

图7-6-2 合欢皮药材

石细胞群及草酸钙方晶散在，结晶多存在于石细胞群周围。③ 中柱鞘部位有 2～5 列石细胞组成的断续环带。④ 韧皮部宽广，外侧散有多数石细胞群，周围有含晶细胞；韧皮纤维束与韧皮薄壁细胞相同排列成层，偶见有石细胞；纤维束周围的薄壁细胞中含草酸钙方晶，形成晶鞘纤维；射线常弯曲，宽 1～5 列细胞。（图 7-6-3）

粉末：米黄色。① 石细胞多成群，少数单个散在，黄色，呈卵圆形、类方形、类长圆形或多角形，直径 15～60 μm，壁极厚，木化，孔沟明显。② 纤维多数，大多成束，常碎断，淡黄色，直径 10～25 μm，壁极厚，木化，胞腔窄，有时可见孔沟，纤维束周围有含晶细胞，形成晶鞘纤维。③ 含晶细胞近方形或长方形，直径 15～25 μm，壁不均匀增厚，微木化，胞腔内含草酸钙方晶。④ 草酸钙方晶大多呈多面形，少数正立方形或扁方形，直径约至 16 μm。⑤ 薄壁细胞中偶见淀粉粒。⑥ 木栓细胞表面观呈多边形。（图 7-6-4）

[成分] 含皂苷，如金合欢皂苷元 B、美基豆酸内酯（machaerinic acid lactone）、美基豆酸等。还含 3',4',7'-三羟基黄酮、菠菜甾醇葡萄

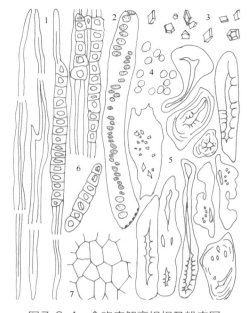

图 7-6-4 合欢皮解离组织及粉末图

1. 纤维　2. 筛管分子　3. 草酸钙方晶　4. 淀粉粒
5. 石细胞　6. 含晶细胞　7. 木栓细胞

糖苷及鞣质。

[贮藏保管] 置通风干燥处。

[功效] 性平，味甘。解郁安神，活血消肿。用于心神不安，忧郁失眠，肺痈疮肿，跌扑伤痛。

[用法用量] 6～12 g；外用适量，研末调敷。

[论注] 在四川、湖北、浙江部分地区及上海等地，还以同属植物山合欢 Albizia kalkora（Roxb.）Prain 的树皮作合欢皮药用。药材外表面较粗糙，有细密皱纹及不规则纵向棱纹，老皮不易见到皮孔，极粗糙，有不规则纵裂口，粗皮不易剥落，剥落处显棕色。（图 7-6-5）

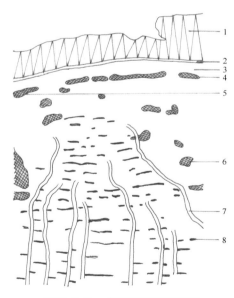

图 7-6-3 合欢皮横切面简图

1. 木栓层　2. 栓内层　3. 皮层　4. 中柱鞘纤维
5. 中柱鞘石细胞　6. 韧皮部石细胞
7. 韧皮射线　8. 韧皮纤维

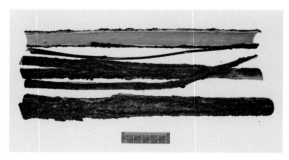

图 7-6-5 山合欢皮药材

附：合欢花

ALBIZIAE FLOS

[来源] 为豆科植物合欢 *Albizia julibrissin* Durazz.的干燥花序。

[采收加工] 夏季开放时择晴天采收，及时晒干。

[药材鉴别] 性状鉴别 为头状花序，皱缩成团。花略呈棒槌状，形细长而弯曲，淡黄褐色。花萼筒状，先端有小齿5个。花冠长约为萼筒的2倍，先端5裂，裂片披针形，外表披有细柔毛。雄蕊多数，花丝细长，伸出花冠筒外。气微香，味淡。（图7-6-6）

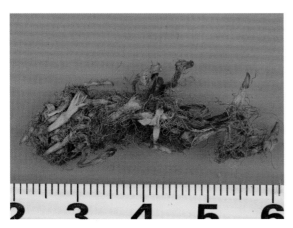

图7-6-6 合欢花药材

[贮藏保管] 置通风干燥处。

[功效] 性平，味甘。解郁安神。用于心神不安，忧郁失眠。

[用法用量] 5～10 g。

[论注] 东北及河北、山东等地将卫矛科植物南蛇藤 *Celastrus orbiculatus* Thunb.的果实称"合欢花"。药材（蒴果）圆球形或呈三瓣裂散落成片状，表面橙黄色或黄绿色；果皮革质，每瓣内有种子1～2枚；无臭，味淡。河北、甘肃等省还以卫矛科植物白杜 *Euonymus bungeanus* Maxim.的果实作"合欢花"药用。药材（蒴果）深裂成四棱形，表面淡黄色；每室含种子1枚；无臭，味淡。

海桐皮

ERYTHRINAE CORTEX

本品始载于《开宝本草》。《海药本草》载："树似桐而皮黄白色，有刺，故以名之。"苏颂曰："岭南有刺桐，叶如梧桐。其花附干而生，侧敷如掌，形若金凤，枝干有刺，花色深红。"李时珍曰："海桐皮有巨刺，如鼋甲之刺，或云即刺桐皮也。"此描述与豆科刺桐相似。

[别名] 钉桐皮。

[来源] 为豆科植物刺桐（龙芽花）*Erythrina variegate* L. var. *orientalis* (L.) Merr.或乔木刺桐 *Erythrina arborescens* Roxb.的干燥茎皮。

[植物形态] 刺桐 乔木，树皮有圆锥形皮刺。三出复叶互生，常密集枝端；小叶宽卵形至斜方卵形，顶端1枚常宽大于长，顶生和侧生小叶柄的基部有腺点2个；顶生小叶柄长，侧生小叶柄短。春季花先开，总状花序顶生，花密集，成对着生；花萼佛焰苞状，萼齿3～5，旗瓣倒卵状披针形，翼瓣与龙骨瓣近等长，短于萼；花冠鲜红色。荚果念珠状；种子4～8枚，暗红色，球形。花期8—9月，果期10月。（图7-7-1）

乔木刺桐 与刺桐的主要区别点为：小叶肾状扁圆形；花萼二唇形；荚果梭形，种子1～2枚，黑色，肾形。

生于山沟或草坡上。

[产地] 刺桐产于广东、广西、云南及贵州等省区。乔木刺桐产于云南、四川及贵州等省。

[采收加工] 夏、秋二季剥取带钉刺的树皮，晒干。

[药材鉴别] 性状鉴别 呈板片状，厚0.3～1 cm。外表面淡棕色，常有宽窄不同的纵凹纹，有的散布钉刺；钉刺长圆锥形，高0.5～0.8 cm，顶端锐尖，刺尖稍弯。内表面黄棕色，较平坦，有细密网纹。质硬而韧，断面裂片状。气微香，味微苦。（图7-7-2）

以皮薄、带钉刺者为佳。

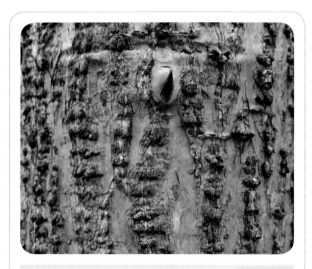

A. 皮刺

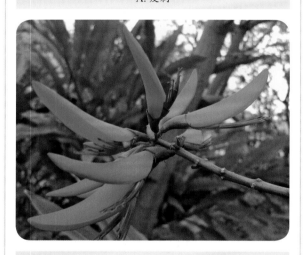

B. 花

图 7-7-1　刺桐植物

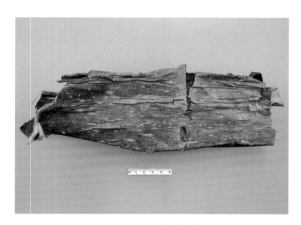

图 7-7-2　海桐皮药材

［成分］　含绿刺桐碱（erythraline）、海帕刺桐碱（hypaphorine）、甜菜碱（betaine）、胆碱（choline）和有机酸等。

［贮藏保管］　置通风干燥处。

［功效］　性平，味苦。祛风湿，通络，止痛。用于风湿痹痛，痢疾，牙痛，疥癣。

［用法用量］　6 ～ 12 g；外用适量，研末调敷。

［方例］　海桐皮散（《证治准绳》）：海桐皮，熟地黄，牡丹皮，牛膝，山茱萸，补骨脂。治手足拘挛。

［论注］　尚有以下品种在不同地区作海桐皮用。

（1）贵州、四川、江苏、浙江等省使用的"川桐皮"，为五加科植物刺楸 *Kalopanax septemlobus*（Thunb.）Koidz. 的干燥茎皮。药材性状主要特征为钉刺呈纵向扁长乳头状，味苦。（图 7-7-3、图 7-7-4）

（2）广东、广西、四川等省区还使用木棉科植物木棉 *Gassampinus malabarica*（DC.）Merr. 的树皮作海桐皮用，其性状及主要特征为钉刺乳头状，具环纹；味淡，嚼之有黏性。（图 7-7-5）

（3）芸香科花椒属植物椆叶花椒 *Zanthoxylum ailanthoides* Sieb. et Zucc. 和朵椒 *Zanthoxylum molle*

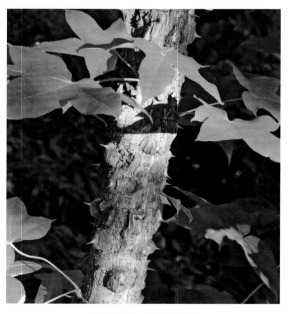

图 7-7-3　刺楸植物

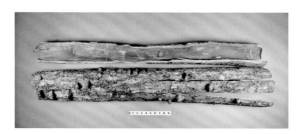

图7-7-4　川桐皮药材

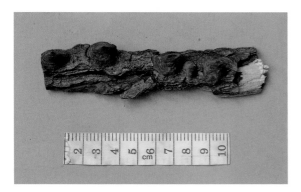

图7-7-5　木棉皮药材

Rehd.，二者树皮亦有圆钉，钉端生刺；味麻辣而有窜透性。浙江和福建部分地区以此为"丁桐皮"。在浙江则称二者为"浙桐皮"。（图7-7-6）

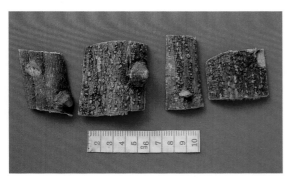

图7-7-6　浙桐皮药材

白鲜皮

DICTAMNI CORTEX

本品始载于《神农本草经》，列为中品。《名医别录》载曰："白鲜皮生上谷川谷及冤句，

四月、五月采根阴干。"苏颂曰："今河中、江宁府、滁州、润州皆有之。苗高尺余，茎青，叶稍白，如槐亦似茱萸。四月开花淡紫色，似小蜀葵花。根似小蔓菁，皮黄白而心实。"李时珍曰："鲜者，羊之气也。此草根白色，作羊膻气，其子累累如椒，故有诸名。"

[别名]　北鲜皮。

[来源]　为芸香科植物白鲜 *Dictamnus dasycarpus* Turcz. 的干燥根皮。

[植物形态]　多年生草本，高可达1 m，全株有强烈香气。根数条丛生，长圆柱形。茎直立，基部常呈灌木状，上部多分枝。叶互生，为奇数羽状复叶，小叶通常9～11片，在叶轴上对生，无柄，纸质或厚纸质；小叶片卵形至椭圆形，顶端渐尖，基部宽楔形，透光观察，有密布明亮的油点。总状花序顶生，花大型，花轴、花梗、苞片及萼片均密被柔毛和腺体；花瓣5，淡红色或白色；雄蕊10，着生于花环状花盘的基部；子房上位，具短柄，5室。蒴果5裂，裂瓣顶端呈锐尖的喙，密被棕黑色腺点及白色柔毛。花期4—7月，果期6—8月。（图7-8-1）

[产地]　主产于辽宁、河北、山东等省。

[采收加工]　春、秋二季将根挖出后，洗净泥土，除去细根及外面糙皮，纵向割开，抽去木心，晒干。

[药材鉴别]　性状鉴别　呈卷筒状，长5～15 cm，直径1～2 cm，厚0.2～0.5 cm。表面淡黄白色，有细小麻点和纵皱纹及除去细根后的痕迹；内表面类白色，较平滑，有细纵纹。质脆，易折断，断面不平，略呈层片状，淡黄白色，略疏松。有羊膻气，味微苦。（图7-8-2）

以条大、皮厚、色灰白者为佳。

显微鉴别　横切面：① 残留的木栓层为3～10余列切向扁平的长方形或长圆状木栓细胞。② 木栓形成层不明显。③ 皮层狭窄，为10余列切向排列的长圆形薄壁细胞，常可见有的薄壁细胞含有油滴，有横长的大形裂隙散在。④ 韧皮部宽广，占横切面的大部分，细胞扁圆形或类圆形，排列疏松，也有大型裂隙。⑤ 韧皮射线稍弯曲，宽1～3列细胞。⑥ 皮层和韧

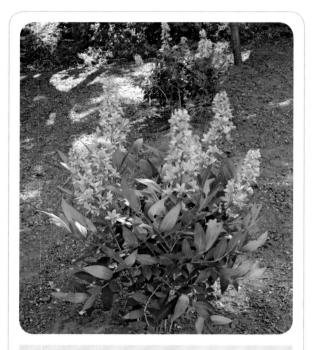

A. 植物

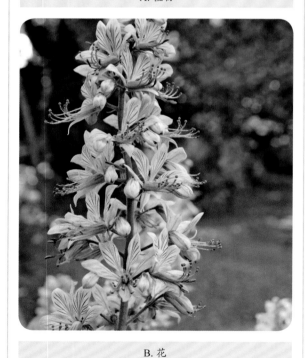

B. 花

图7-8-1 白鲜植物

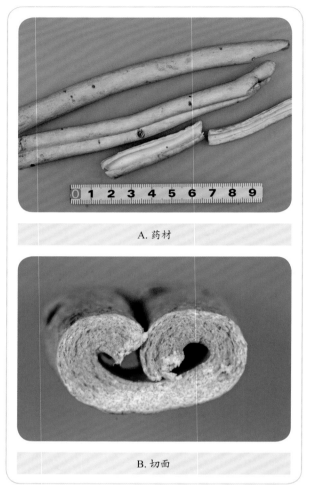

A. 药材

B. 切面

图7-8-2 白鲜皮药材

粉末：灰白色。① 纤维较多，常单个散在，罕2个成束，多碎断，完整者多呈梭形，稀呈狭长纺锤形，长325～870 μm，直径20～145 μm，壁极厚，木化，层纹细密明显，孔沟疏密不等，胞腔常为狭缝状；有的纤维壁上嵌有草酸钙簇晶。② 草酸钙簇晶多含于薄壁细胞中，直径10～32 μm。③ 淀粉粒多为单粒，类球形，直径2.5～10 μm，脐点及层纹不明显；稀为2至数个分粒组成的复粒。④ 木栓层碎片较少见，木栓细胞表面观呈方形或多角形（图7-8-4）。

[成分] 含白鲜碱（dictamnine）、茵芋碱（skimmianine）、崖椒碱（γ-fagarine）、前茵芋碱（preskimmianine）、柠檬苦素（limonin）、葫芦巴碱（trigonelline）、白鲜明碱（dasycarpamine）、黄柏酮（obakunone）、梣酮（fraxinellone），以及

皮部均分布有纤维，多单个散在，呈长多角形或类方形，壁极厚，石细胞状，木化，具强折光性；薄壁细胞含小型淀粉粒和草酸钙簇晶。（图7-8-3）

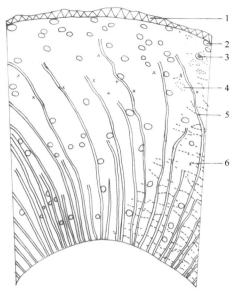

图7-8-3 白鲜皮横切面简图

1. 周皮　2. 分泌细胞　3. 纤维　4. 薄壁细胞
5. 射线　6. 簇晶

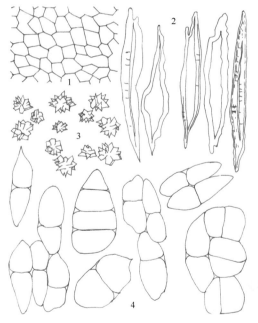

图7-8-4 白鲜皮解离组织图

1. 木栓细胞　2. 纤维　3. 草酸钙簇晶　4. 薄壁细胞

谷甾醇、酸性物质和皂苷等。

[**贮藏保管**]　本品易受潮起霉点，使药材
表面产生黑斑。应置通风干燥处，防潮。

[**功效**]　性寒，味苦。清热除燥，祛风解

毒，杀虫。用于湿热疮毒，黄水淋漓，湿疹，
风疹，疥癣疮癞，风湿热痹，黄疸尿赤。

[**用法用量**]　5～10 g；外用适量，煎汤
洗或研末调敷。

[**方例**]　白鲜皮汤（《沈氏尊生书》）：白鲜
皮，茵陈蒿各等分。治痫黄。

[**论注**]　同属植物狭叶白鲜*Dictamnus
angustifolius* G. Don ex Sweet.，极似前种，但
小叶通常9片，较前种为窄长，功能主治相
同。分布于新疆地区，当地以根皮作白鲜皮入
药。本品根皮中含6种柠檬苦素类（limonoids）
及其降解产物。其中5种鉴定为梣酮、黄柏
内酯、柠檬苦素（limonin）、柠檬苦素地噢酚
（limonindiosphenol）和白鲜三醇（dictamdiol）。

黄柏类

商品药材根据来源及产地不同，分为黄柏
和关黄柏2种。

黄　柏

PHELLODENDRI CHINENSIS CORTEX

本品始载于《神农本草经》，列为中品。
《名医别录》称之为黄檗。掌禹锡曰："按蜀本
图经云：黄檗树高数丈，叶似吴茱萸，亦如紫
椿，经冬不凋。皮外白，里深黄色……皮紧，
厚二三分，鲜黄者上。二月、五月采皮，日
干。"苏颂谓："处处有之，以蜀中出者内厚色
深为佳。"

[**别名**]　黄檗。

[**来源**]　为芸香科植物黄皮树*Phellodendron
chinense* Schneid.的干燥树皮。习称"川黄柏"。

[**植物形态**]　落叶乔木。树皮灰褐色，薄，
开裂，无加厚的木栓层，内层黄色，有黏性；
小枝紫褐色，光滑无毛。叶对生，奇数羽状复
叶，小叶7～15枚，有短柄；小叶片长圆状披
针形至长圆状卵形，基部通常两侧不等，上表
面仅中脉密被短毛，下表面全部密被长柔毛。
花单性异株，顶生成簇的圆锥花序，花序轴密

1　2　3
4
5
6

1
2
3
4

被短毛；萼片5，花瓣5～8；雄花有雄蕊5～6，长于花瓣；雌花有退化雄蕊5～6，子房上位，有短柄，5室，花柱短，柱头5浅裂。浆果状核果圆球形，密集，成熟后紫黑色，常有5～6核。花期5—6月，果期7—9月。（图7-9-1）

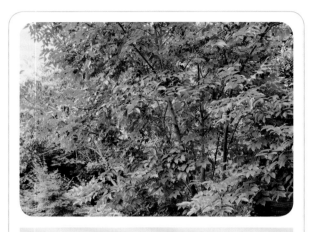

A. 植物

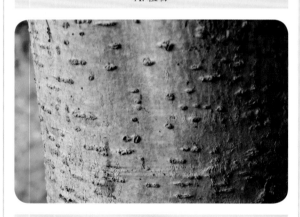

B. 树皮

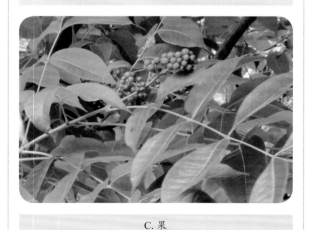

C. 果

图7-9-1　黄皮树植物

[产地]　主产于四川、重庆、贵州等省市，四川灌县（现都江堰市）、重庆为道地产区，陕西、湖北、云南、湖南、甘肃、广西等省区亦产。

[采收加工]　4—7月间将树皮剥下，刮去外面的粗皮，晒干，即得。

[药材鉴别]　性状鉴别　呈板片状或浅槽状，长宽不一，厚3～7 mm。外表面黄棕色或黄褐色，较平坦，皮孔横生，嫩皮较明显，有不规则的纵向浅裂纹，偶有残存的灰褐色粗皮。内表面暗黄色或棕黄色。体轻，质硬脆，断面鲜黄色，呈裂片状分层，纤维性。气微，味苦，黏液性，可使唾液染成黄色。（图7-9-2）

传统鉴别　主产于四川峨眉、通江等地，呈板块或槽状，皮张均匀，皮纹细，内金黄色，微绿。体结硬，断面深黄色，纤维性，入水浸湿黏性强。品质为优。

以皮厚、断面色黄者为佳，故商品药材以川黄柏为优。

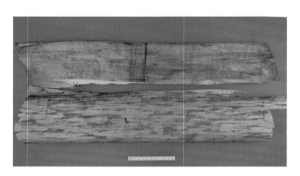

图7-9-2　黄柏药材

显微鉴别　横切面：① 可见残存的木栓层，由多列长方形细胞组成，内含棕色物质。② 皮层宽广，散有众多石细胞及纤维束。③ 韧皮部占树皮绝大部分，外侧有少数石细胞；纤维束切向排列呈断续的带，纤维束周围薄壁细胞常含草酸钙方晶；射线常弯曲而细长。④ 薄壁细胞中含有细小淀粉粒，黏液细胞随处可见。

粉末：黄色或绿黄色。① 纤维鲜黄色，直径16～38 μm，常成束，周围细胞含草酸钙方晶，形成晶纤维。② 石细胞鲜黄色，类圆形或纺锤形，直径35～128 μm，有的呈分枝状，枝端锐尖，壁厚，层纹明显。③ 草酸钙方晶众多，直径约至 24 μm。④ 淀粉粒呈球形，直径不超过 10 μm。

［成分］ 川黄柏成分与关黄柏相似，含有小檗碱、黄柏碱、木兰碱等，但几乎不含掌叶防己碱。

［贮藏保管］ 本品含黏液质，雨淋或受潮易发黏及发霉，应置通风干燥处，防潮及防虫蛀。

［功效］ 性寒，味苦。清热燥湿，泻火除蒸，解毒疗疮。用于湿热泻痢，黄疸尿赤，热淋涩痛，带下阴痒，脚气痿躄，骨蒸劳热，盗汗遗精，疮疡肿毒，湿疹瘙痒。

［用法用量］ 3～12 g；外用适量。

［方例］ 栀子柏皮汤（《伤寒论》）：黄柏，栀子，甘草。治伤寒身黄发热。

［论注］ 黄皮树的变种秃叶黄皮树 *Phellodendron chinense* Schneid. var. *glabriusculum* Schneid. 的干燥树皮也供药用。其形态特征与黄皮树相似，主要区别为：叶轴、叶柄及小叶柄几无毛或仅在腹面被疏稍的短柔毛；小叶片仅在两面的中脉上被稀疏的柔毛，小叶片下面常为青灰色。分布于湖北、四川及陕西南部地区。本变种在产地为商品川黄柏的主流品种之一。

关黄柏

PHELLODENDRI AMURENSIS CORTEX

［来源］ 为芸香科植物黄檗 *Phellodendron amurens* Rupr. 的干燥树皮。习称"关黄柏"。

［植物形态］ 与黄皮树类似，但树皮的木栓层厚，成长的小叶片表面无毛，背面也仅在中脉的基部密被长柔毛。（图7-10-1）

［产地］ 主产于吉林、辽宁等省，黑龙江尚志、伊春、五常，吉林永吉、抚松、珲春，辽宁本溪、凤城为道地产区，内蒙古、河北等省区亦产。

［采收加工］ 3—6月间采收，选10年左右的树，剥取树皮，晒至半干，压平，刮净粗皮至显黄色，不可伤及内皮，刷净晒干。

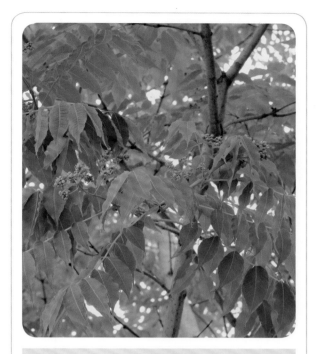

A. 植物

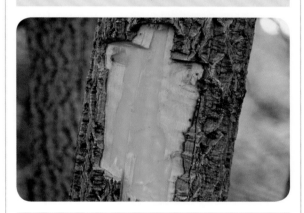

B. 树皮

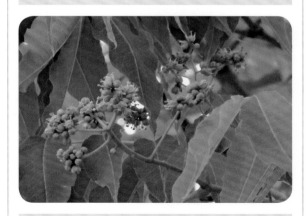

C. 花序

图 7-10-1 黄檗植物

[**药材鉴别**] 性状鉴别 呈板片状或浅槽状，厚2～4 mm。外表面深黄棕色，具不规则的纵裂纹，时有暗灰色的栓皮残留，栓皮厚，有弹性，皮孔小而少见。内表面黄绿色或黄棕色。体轻，质硬，断面鲜黄色或黄绿色，纤维性，有的呈裂片状分层。气微，味极苦，嚼之有黏性，可将唾液染成黄色。（图7-10-2）

传统鉴别 呈大形板块状，外表浅黄色，间有未除去的灰色栓皮残留，有纵裂纹，内黄绿色。质粗脆，断面黄色，色淡少黏性。品质稍次。

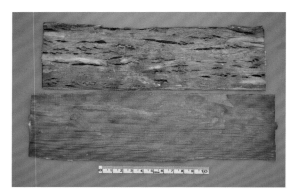

图7-10-2 关黄柏药材

显微鉴别 横切面：与川黄柏不同点在于木栓细胞呈方形，皮层较狭窄，石细胞较少，射线较平直。

[**成分**] 含多种生物碱，主要为小檗碱（berberine），其次为掌叶防己碱（palmatine）、木兰碱（magnoflorine），并含少量黄柏碱（phellodendrine）等。另含苦味质黄柏酮（obacunone）、黄柏内酯（limonin）和白鲜交酯（dictamnolide）、青荧光酸（lumicaeruleic acid）等。

[**贮藏保管**] [**功效**] [**用法用量**] 同"黄柏"。

椿 皮

AILANTHI CORTEX

椿樗始载于《新修本草》，李时珍曰："香者名椿，臭者名樗。"

[**别名**] 椿白皮，椿根皮，椿樗皮。

[**来源**] 为苦木科植物臭椿 Ailanthus altissima （Mill.）Swingle 的干燥根皮或干皮。

[**植物形态**] 落叶乔木，枝条向上，树皮灰白色，平滑有直的浅裂纹。幼枝黄褐色，无毛或有毛，叶痕明显，倒心脏形。叶互生，为奇数羽状复叶，小叶通常13～25片，卵状披针形，稍不对称，边缘上部全缘，近基部两边各具1～3锯齿，背面齿端有大腺点，叶面深绿色，叶背灰绿色微带粉白色。花白色带绿，杂性，顶生或腋生圆锥花序；雄花有雄蕊10，子房为5心皮，柱头5裂。翅果长椭圆形；种子扁平。花期5—6月，果期9—10月。（图7-11-1）

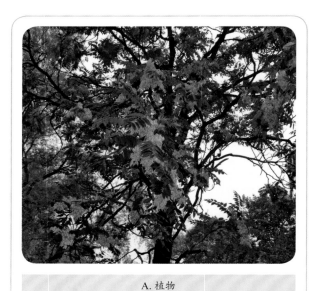

A. 植物

B. 果

图7-11-1 臭椿植物

［产地］ 主产于我国北部至南部各省。

［采收加工］ 夏、秋二季剥取根皮或干皮，晒干；或刮去粗皮晒干。

［药材鉴别］ 性状鉴别 根皮：呈扁平的块片状或向内卷曲呈瓦片状、卷筒状。外表面灰黄色或黄白色，粗糙，已除去粗皮的则显黄白色皮层。内表面淡黄色，较平坦，密布排列整齐的点状突起或小孔。质硬而脆，断面粗糙，呈颗粒状。臭微，味苦。（图7-11-2）

干皮：多呈不规则的板片状，外表面暗灰色，极粗糙，有深纵裂，除去粗皮的露出淡黄色皮层。

以肉厚、无粗皮、色黄白者为佳。

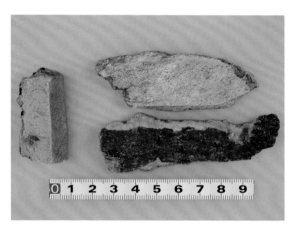

图7-11-2 椿皮药材

［成分］ 含有樗木酮（ailanthone）、川楝素和甾醇、鞣质等。

［贮藏保管］ 置通风干燥处，防潮，防虫蛀。

［功效］ 性寒，味苦、涩。清热燥湿，收涩止带，止泻止血。用于赤白带下，湿热下痢，久泻，久痢，肠风便血，崩漏，遗精，白浊，疳积，蛔虫，疮癣。

［用法用量］ 6～9g；外用适量。

［论注］ 楝科植物香椿 Toona sinensis（A. Juss.）Roem.的根皮或干皮，习称"香椿皮"。根皮外表面红棕色，断面棕红色，纤维性，可成条片状层层剥离；干皮长条片状，外表面红棕色，有顺纹及裂隙，内表面黄棕色，有细纵纹。质坚，断面呈纤维性。稍有香气，味淡。

苦楝皮

MELIAE CORTEX

本品始载于《神农本草经》，列为下品。《本草图经》称苦楝。苏颂曰："楝实以蜀川者为佳，木高丈余，叶密如槐而长，三四月开花红紫色，芬香满庭，实如弹丸，生青熟黄，十二月采之，根采无时。"

［别名］ 楝木皮，楝皮。

［来源］ 为楝科植物川楝 Melia toosendan Sieb.et Zucc.和楝 Melia azedarach L.的干燥树皮和根皮。

［植物形态］ 川楝 落叶乔木。树皮灰褐色，幼嫩部分密被星状鳞片。二回单数羽状复叶，互生，小叶2～5对，卵形或窄卵形，全缘或少有疏锯齿。聚伞圆锥花序腋生，密被短毛及星状毛，花萼灰绿色，萼片5～6，花淡紫色，花瓣5～6。核果近球形，内果皮为坚硬木质，果核具6～8棱；种子长椭圆形，扁平。花期3—4月，果期9—11月。（图7-12-1）

楝 与川楝的主要区别点：小叶片边缘多有明显圆齿，幼时被星状毛，稀近于全缘。花序较疏，阔宽而大，几无毛，花紫色或淡紫色。核果长圆形，果核4～5棱。（图7-12-2）

生于平坝及丘陵地带或栽培。

［产地］ 川楝主产于四川、云南、贵州、甘肃、湖南、湖北等省。楝树主产于山西、甘肃、山东、江苏、浙江、湖南等省。

［采收加工］ 四季可采，川楝以冬季采最

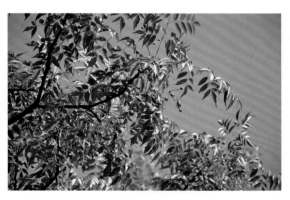

图7-12-1 川楝植物

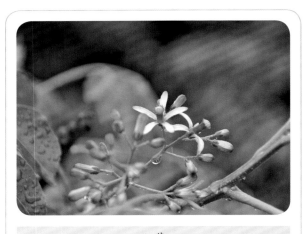

A. 花

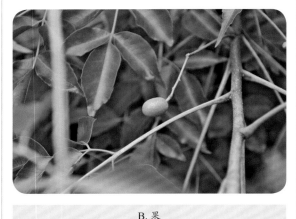

B. 果

图 7-12-2　楝植物

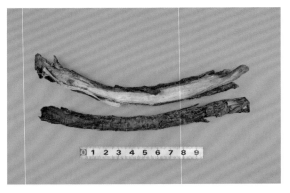

图 7-12-3　苦楝皮药材（根皮）

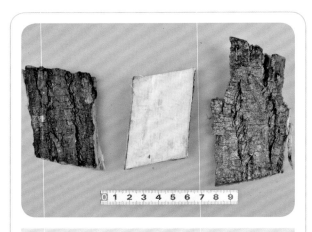

A. 药材

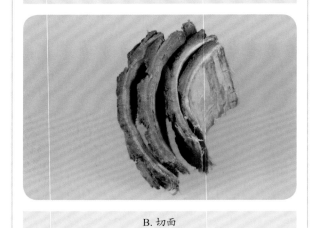

B. 切面

图 7-12-4　苦楝皮药材（干皮）

好（川楝素含量高），楝树以春、夏季采为宜（川楝素含量高）。采收时，先刮去粗皮再剥皮，晒干或低温烘干。

[**药材鉴别**]　**性状鉴别**　根皮：呈不规则的片状或槽状，长短宽窄不一。外表面灰褐色或灰棕褐色，粗糙，常破裂，似鱼鳞状。内表面淡黄色，有细纵纹。质轻而韧，断面纤维成层，作薄片状，可层层剥出，剥下的薄片有极细的网纹。无臭，味苦。（图 7-12-3）

以皮厚、条大、无槽朽者为佳。

干皮：呈槽形的片状或长卷筒状。外表面灰褐色或灰棕色，较平坦而有棕色小麻点及细裂纹或皱纹。内表面为白色或淡黄色。质脆，易折断，断面显纤维性层片状。无臭，味苦。（图 7-12-4）

以外表皮光滑、可见多数麻点的幼嫩树皮为佳。

显微鉴别　粉末：红棕色。① 纤维多成束，周围薄壁细胞含草酸钙方晶，形成晶鞘纤维。② 草酸钙方晶较多，呈正方形、多面形或类双锥形，直径 14～25 μm。③ 木栓细胞多角形，内含红棕色物。

[成分] 川楝皮中含川楝素（chuanliansu），为驱虫的有效成分，以根皮中含量最高。苦楝皮亦含川楝素，并分离出苦楝萜酮内酯（kulactone）、苦楝萜醇内酯（kulolactone）、苦楝皮萜酮（kulinone）、苦楝萜酸甲酯（methyl kulonate）等。

[贮藏保管] 置通风干燥处，防潮湿。

[功效] 性寒，味苦；有小毒。杀虫，疗癣，清热燥湿。用于蛔蛲虫病，虫积腹痛，外治疥癣瘙痒。

[用法用量] 3～6 g；外用适量，研末，用猪脂调敷患处。

[注意] 孕妇及肝肾功能不全者慎用。

五加皮

ACANTHOPANACIS CORTEX

本品始载于《神农本草经》，列为上品。《名医别录》载曰："五加皮五叶者良，生汉中及冤句。五月、七月采茎，十月采根，阴干。"苏颂曰："叶生五叉作簇者良，四叶、三叶者最多，为次，每一叶下生一刺。三四月开白花，结细青子，至六月渐黑色。"经考证，《名医别录》"五叶者良"为细柱五加，苏颂"四叶、三叶者最多"多为白簕。

[别名] 南五加皮，刺五加皮。

[来源] 为五加科植物细柱五加 Acanthopanax gracilistylus W. W. Smith 的干燥根皮。

[植物形态] 落叶灌木，枝有明显的皮孔，分枝无刺或有外曲刺，通常刺单生于叶柄的基部。叶互生，具长柄，掌状复叶，小叶 5 片，稀 3～4 片；小叶倒卵形，上半部有锯齿，顶端尖锐。花黄绿色，单性异株，顶生伞形花序。浆果球形，黑色。花期 5—7 月，果期 7—10 月。（图 7-13-1）

[产地] 主产于湖北、湖南、河南、四川等省。安徽、浙江、辽宁、河北等省亦产。

[采收加工] 夏、秋二季采挖根部，洗净，剥取根皮，晒干。

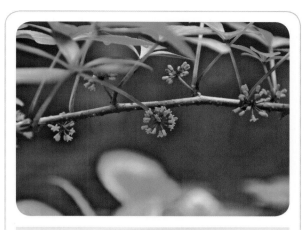

A. 花

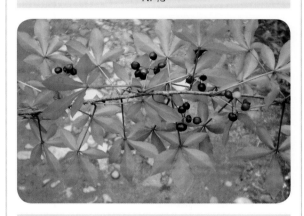

B. 果

图 7-13-1 细柱五加植物

[药材鉴别] 性状鉴别 呈长筒状，多为双卷，长 5～15 cm，直径 0.4～1.4 cm，厚约 0.2 cm。外表面灰褐色，有纵向稍扭曲的纵沟及横向长圆形皮孔。内表面呈黄色，有纵纹。质轻而脆，易折断，断面不整齐，灰白色。微有香气，味微辣而苦。（图 7-13-2）

以肉厚、气香、断面色灰白者为佳。

显微鉴别 横切面：① 木栓层为数列细胞。② 栓内层窄，有少数分泌道散在。③ 韧皮部宽广，外侧有裂隙，射线宽 1～5 列细胞；分泌道较多，周围分泌细胞 4～11 个。④ 薄壁细胞含草酸钙簇晶及细小淀粉粒。（图 7-12-3）

粉末：灰白色。① 草酸钙簇晶直径 8～64 mm，有时含晶细胞连接，簇晶排列成行。② 分泌道碎片含无色或淡黄色分泌物。③ 木栓细胞长方形或多角形，壁薄；老根皮的木栓细

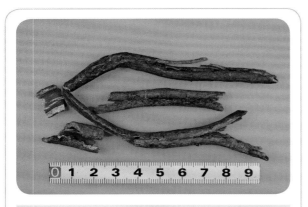

A. 药材

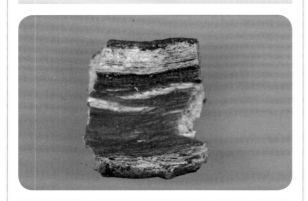

B. 内表面

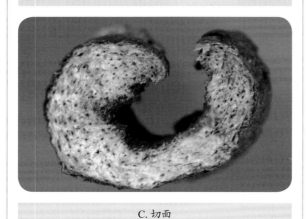

C. 切面

图7-13-2　五加皮药材

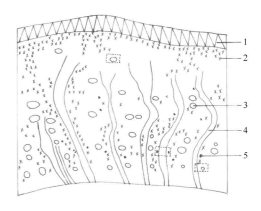

图7-13-3　五加皮横切面简图

1. 木栓层　2. 草酸钙结晶　3. 分泌道
4. 韧皮射线　5. 韧皮纤维

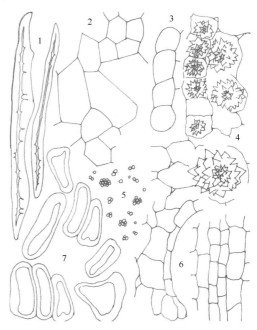

图7-13-4　五加皮解离组织及粉末图

1. 韧皮纤维　2. 木栓细胞　3. 韧皮射线细胞　4. 草酸钙簇晶
5. 淀粉粒　6. 分泌细胞碎片　7. 厚壁细胞

胞有时壁不均匀增厚，有少数纹孔。④ 淀粉粒甚多，单粒多角形或类球形，直径 $2 \sim 8\ \mu m$；复粒由2分粒至数十分粒组成。（图7-13-4）

[**成分**]　含硬脂酸（stearic acid）、芝麻素（dsesamin）、β-谷甾醇（β-sitosterol）、紫丁香苷（syringin）、β-谷甾醇葡萄糖苷（β-sitosterol glucoside）、eleutheroside B_1、异贝壳杉烯酸。还含挥发油及树脂，油中主成分为4-甲基水杨醛等。

[**贮藏保管**]　本品受潮后易变色，应置通风干燥处，防霉，防虫蛀。少量药材或饮片宜置木箱或瓦罐内，以防潮和走失香气。

[**功效**]　性温，味苦、辛。祛风除湿，补益肝肾，强筋壮骨，利水消肿。用于风湿痹痛，

筋骨痿软，小儿行迟，体虚乏力，水肿，脚气。

[用法用量] 5～10 g。

[方例] 五加皮酒（《圣惠方》）：五加皮，熟地，丹参，杜仲，蛇床子，干姜，地骨皮，天门冬，钟乳石。治小便余沥，妇人阴冷，腰膝时痛及瘫痪拘挛等症。

[论注]（1）白簕 Acanthopanax trifoliatus L. Merr. 的根皮，古代本草即为五加皮的来源之一，现在湖南、湖北、江西与细柱五加相互混合采收。原植物高 1～6 cm，在灌木林中常依附其他植物上升；小叶 3（～4～5），叶柄上常有刺，小叶片上有刚毛。伞形花序 3～30 个组成圆锥花序；花萼边缘有 5 个三角形小齿，花黄绿色；果实球形，成熟时黑色。花期 8—11 月，果期 9—12 月。根皮卷筒状，厚 0.5～1.5 mm，外表粗糙，栓皮剥裂状，灰红棕色，皮孔圆形或略横向延长，内表面灰褐色；味淡。如混有茎皮，可表面有下向的刺，刺基部扁平。

（2）在吉林、辽宁、河北及北京等地使用的五加皮，尚有无梗五加 Acanthopanax sessiliflorus（Rupr. et Maxim.）Seem.，植物形态与上种相似，唯复叶多为 3 小叶，叶较大，花序密集成头状，花暗紫褐色；刺五加 Acanthopanax senticosus（Rupr. et Maxim.）Harms，其植物的主要特征为：茎枝密生刺，伞形花序集成球形，花紫黄色。

（3）在湖南、广东、广西、四川使用的"红毛五加""川五加"，系同属植物藤五加（纪氏五加）Acanthopanax giraldii Harms 的茎皮。药材呈细长筒状；外表面黄色，密被褐色或淡黄棕色刺毛，有的略带红棕色，多向一边倾倒，具少数凸起的芽痕；内表面黄绿色或黄棕色，光滑。皮薄质脆，易折断。略有香气，味辛。

（4）香加皮来源于萝藦科杠柳 Periploca sepium Bge. 的干燥根皮，又名北五加皮，曾与五加皮同等入药，于《中国药典》2005 年版开始单列。为落叶小藤本，全体含白色乳汁，多为野生。药材呈卷筒状或槽状，少数呈不规则的块片状，长 3～10 cm，直径 1～2 cm，厚 0.2～0.4 cm；外表面灰棕色或黄棕色，栓皮松软，常呈鳞片状，易剥落；内表面淡黄色或淡黄棕色，较平滑，有细纵纹；体轻，质脆，易折断，断面不整齐，黄白色；具浓厚特异香气，味苦，后有刺激感。有毒，不能作五加皮入药用，应注意鉴别。

秦 皮

FRAXINI CORTEX

本品始载于《神农本草经》，列为中品。陶弘景曰："俗云是樊槐皮，而水渍以和墨书，色不脱，微青。"唐以前应用的主要为小叶白蜡树 Fraxinus bumgeana DC. 的皮，以后逐渐扩大至同属植物。苏颂曰："今陕西州郡及河阳亦有之。其木大都似檀，枝干皆青绿色。叶如匙头许大而不光……。"苏敬曰："此树似檀，叶细，皮有白点而不粗错，取皮渍水便碧色，书纸看之皆青色者，是真。俗因味苦，呼为苦树。亦用木，疗眼有效。"其中"水渍使碧色"是古代运用荧光鉴定秦皮的经验方法。

[别名] 梣皮，蜡树皮。

[来源] 为木犀科植物苦枥白蜡树 Fraxinus rhynchophylla Hance、白蜡树 Fraxinus chinensis Roxb.、尖叶白蜡树 Fraxinus szaboana Lingelsh. 或宿柱白蜡树 Fraxinus stylosa Lingelsh. 的干燥枝皮或干皮。

[植物形态] 苦枥白蜡树 落叶乔木。树皮褐灰色，较平滑，老时浅裂；小枝平滑，皮孔稀疏，阔椭圆形。叶对生，奇数羽状复叶，叶轴光滑无毛；小叶通常 5 片，稀 3～7 片，顶端小叶柄较长，小叶片卵形，稀为长卵形或阔卵形，尾状渐尖或少有圆钝，有钝粗锯齿或近全缘，上表面光滑，下表面中脉下部两侧具棕色柔毛。花白色，与叶同时开放，顶生圆锥花序，花轴节上常有淡褐色短柔毛。翅果倒长披针形，先端窄圆或窄尖。花期 5—6 月，果期 8—9 月。（图 7-14-1）

白蜡树 与苦枥白蜡树的主要区别为：小叶 5～9 枚（以 7 枚为多），椭圆形或椭圆状卵形，顶端渐尖或钝。花轴无毛。雌雄异株。（图 7-14-2）

尖叶白蜡树 与苦枥白蜡树的主要区别

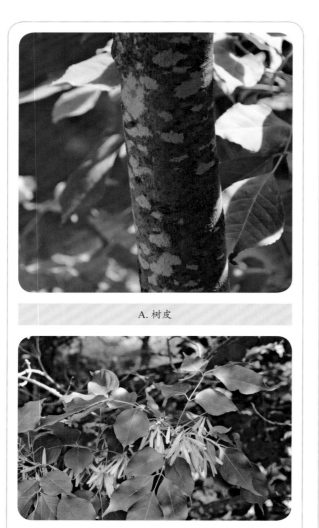

A. 树皮

B. 果

图 7-14-1　苦枥白蜡树植物

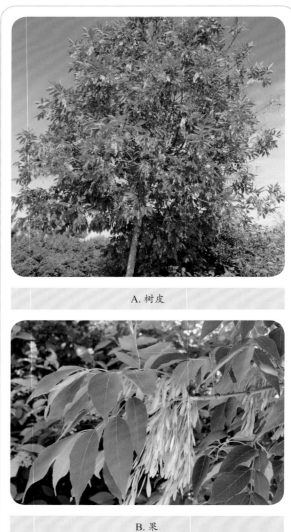

A. 树皮

B. 果

图 7-14-2　白蜡树植物

为：幼枝具毛茸。小叶通常5，叶片卵形，先端尾尖，基部广楔形，稍不对称。雄性花与两性花异株，柱头2深裂，钳形内弯。

宿柱白蜡树　与苦枥白蜡树的主要区别为：幼枝无毛。小叶3～5，披针形，边缘具细锯齿。雄性花与两性花异株，花柱细长，柱头2浅裂。

[**产地**]　苦枥白蜡树主产于东北三省。白蜡树主产于四川。尖叶白蜡树、宿柱白蜡树主产于陕西。

[**采收加工**]　春、秋二季砍伐树时，剥取干皮和枝皮，晒干。

[**药材鉴别**]　性状鉴别　枝皮：呈单卷筒或槽状长条形，长10～60 cm，厚1.5～3 mm。外表面灰褐色或灰黑色，往往相杂不匀，不平滑，有浅色斑点。内面黄白色或棕色，有光泽。质硬，易折断，断面黄白色，纤维性。气微，味苦。（图7-14-3）

干皮：为长条状块片，不成卷，厚3～6 mm。外皮灰棕色，有棕红色斑点间成为不规则的斑纹，外皮剥离后，可见棕红色的内皮。内面浅棕红色，平滑。断面纤维性强，易成层状剥离。无臭，味苦。（图7-14-4）

热水浸液呈黄绿色，日光下显碧蓝色荧光。

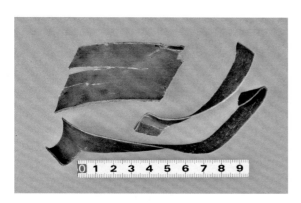

图7-14-3 秦皮（枝皮）药材

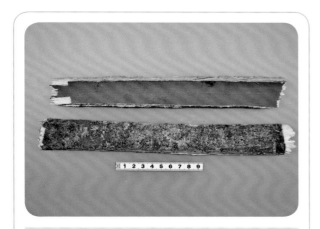

A. 药材

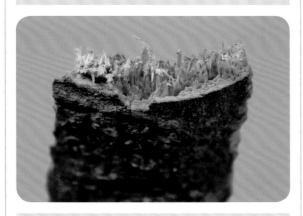

B. 断面

图7-14-4 秦皮（干皮）药材

生产虫白蜡，其树皮称"川秦皮"。有干皮和枝皮之别，干皮为长条形块状，枝皮为卷筒或槽状。外表平滑，色灰褐，具白色斑点，内浅黄棕色，折断内层白色，可以层状剥离，置杯中沸水泡之，显碧蓝色荧光于水面。

以条长呈筒状、外皮薄而光滑者为佳。

显微鉴别　苦枥白蜡树横切面：① 木栓层为5～10余列细胞；栓内层为数列多角形厚角细胞。② 皮层较宽，纤维及石细胞单个散在或成群。③ 中柱鞘部位有石细胞及纤维束组成的环带，偶有间断。④ 韧皮部射线宽1～3列细胞；纤维束及少数石细胞层状排列，中间贯穿射线，形成"井"字形。⑤ 薄壁细胞含草酸钙砂晶。（图7-14-5）

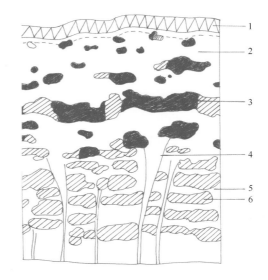

图7-14-5 秦皮（苦枥白蜡树）横切面简图

1. 木栓层　2. 皮层　3. 石细胞群　4. 射线
5. 韧皮薄壁细胞　6. 纤维束

［成分］ 苦枥白蜡树树皮含有秦皮乙素（七叶树素 aesculetin，在碱液中显蓝色荧光）及秦皮甲素（七叶树苷 aesculin，在pH大于5.8的水液中呈蓝色荧光）等香豆精类成分，尚含鞣质、甘露醇及生物碱。宿柱白蜡树尚含丁香苷、宿柱白蜡苷。

［贮藏保管］ 置通风干燥处，防潮。

［功效］ 性微寒，味苦。清热燥湿，止痢。用于热痢，泄泻，带下，目赤肿痛，目生翳膜。

［用法用量］ 6～12 g；外用适量，煎洗

传统鉴别　主产于河南伏牛山和陕西、甘肃秦岭地区者，以尖叶白蜡为主，称为"陕西秦皮"；东北辽宁产量最大者，称"东北秦皮"；四川及西南地区，在白蜡树上养白蜡虫，

患处。

[方例] 秦皮散(《证治准绳》):秦皮,滑石,黄连。治风毒赤眼,痛痒涩目,昏暗羞明。

[论注] 有些地区用胡桃科植物核桃楸 *Juglans mandshurica* Maxim.的树皮作秦皮用。主产河南、陕西等地。树皮呈扭曲状,长短不一,长可达1 m以上,厚1～2 mm;外表灰棕色,有大形叶柄脱落痕迹,为猴脸形;内面平滑,暗棕色;不易折断,易纵裂。水浸液浅黄色,无荧光。过去历史上,南方上海、江西、广东等地过去习用的秦皮为核桃楸皮,现都已改正用秦皮。

地骨皮

LYCII CORTEX

本品始载于《神农本草经》,列为上品。苏颂曰:"今处处有之,春生苗叶,如石榴叶而软薄,堪食,俗称呼为甜菜,其茎干高三五尺,作丛,六月、七月生小红紫花,随便结红实,形微长如枣核,其根名地骨。"

[别名] 枸杞根皮。

[来源] 为茄科植物枸杞 *Lycium chinense* Mill.或宁夏枸杞 *Lycium barbarum* L.的干燥根皮。

[植物形态] **枸杞** 落叶灌木。茎匍匐或下垂,有刺,小枝淡黄色或淡灰黄色,有棱或狭翅状,无毛。叶互生,或簇生于短枝上,卵形至卵状披针形,全缘。花紫色,常1～4朵簇生于叶腋;花萼钟状;花冠漏斗状,筒部稍宽但短于檐部裂片,裂片有缘毛。浆果卵圆形或长圆形,熟时红色或黄色;种子肾形,黄色。花期6—9月,果期7—10月。(图7-15-1)

宁夏枸杞 与枸杞的主要区别为:粗壮灌木,高达2.5 m。花粉红色或淡紫红色,花冠裂片无缘毛。浆果较大。

[产地] 枸杞主产于河北,河南、山西、陕西、四川等省亦产。宁夏枸杞主产于宁夏、甘肃等省区。

[采收加工] 春、秋二季采收,将根挖出,洗净泥土,剥取根皮,晒干。

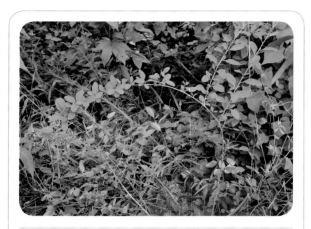

A. 植物

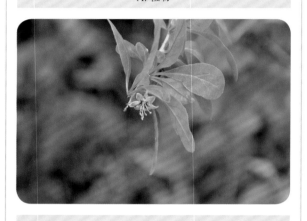

B. 花

图7-15-1　枸杞植物

[药材鉴别] 性状鉴别 为短小的筒状或槽状卷片,长3～10 cm,宽0.5～1.5 cm,厚0.1～0.3 cm。外表面灰黄色或黄棕色,粗糙,有纵裂纹,易剥落。内表面黄白色,较平坦,有细纵纹。质较脆,易折断,断面不平坦,外层棕黄色,内层灰白色。气微,味微甘而后苦。(图7-15-2)

传统鉴别 根皮半筒状,外粗、内平、里白、无香气,"糙皮白肉"为地骨皮的鉴定特征。以块大肉厚、无木心与杂质者为佳。

显微鉴别 横切面:① 木栓层为4～10余列细胞,其外有较厚的落皮层。② 韧皮射线大多宽1列细胞;纤维单个散在或2至数个成束。③ 薄壁细胞含草酸钙砂晶,并含多数淀粉粒。

[成分] 含桂皮酸(cinnamic acid)和多量酚性物质。尚含β-谷甾醇、亚油酸、亚麻酸、

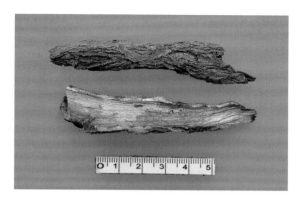

图7-15-2　地骨皮药材

蜂花酸、枸杞酰胺（lyciumamide）、苦柯胺A、东莨菪内酯、甜菜碱（betaine）、维生素B等。

　　[贮藏保管]　置干燥处，防潮。

　　[功效]　性寒，味淡。凉血除蒸，清肺降火。用于阴虚潮热，骨蒸盗汗，肺热咳嗽，咯血，衄血，内热消渴。

　　[用法用量]　9～15 g。

　　[方例]　地骨皮汤（《圣济总录》）：地骨皮，鳖甲，知母，银柴胡，秦艽，贝母，当归。治虚劳骨蒸潮热。

第八章

植物类中药：叶类

侧柏叶

（附：柏子仁）

PLATYCLADI CACUMEN

柏子仁以"柏实"药用之名，始载于《神农本草经》，列为上品。侧柏叶以"柏叶"药用之名始见于《名医别录》，收载于"柏实"项下。苏颂谓："三月开花，九月结子成熟，取采蒸曝，春播取仁用，其叶名侧柏。"李时珍谓："柏有数种，入药惟取叶扁而侧生者，故曰侧柏。"

[来源] 为柏科植物侧柏 *Platycladus orientalis*（L.）Franco 的干燥枝梢及叶。

[植物形态] 常绿小乔木。小枝扁平，排成一平面，直展。叶细小，全为鳞片状，交互对生，贴生于小枝上。花单性同株；雄花球圆筒形，生于头年的枝顶上；雌花球形，单生于短枝顶端，由 6～8 枚鳞片组成，每鳞片基部生 1～2 胚珠。花期 4—5 月，果期 10—11 月。

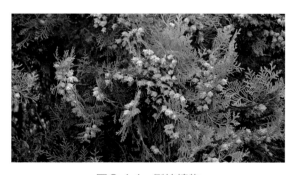

图 8-1-1　侧柏植物

（图 8-1-1）

[产地] 全国各地均有栽培。

[采收加工] 多在夏、秋二季采收，阴干。

[药材鉴别] 性状鉴别　带叶枝梢，长短不一，分枝密而扁平。叶鳞片状，贴生于小枝上交互对生，青绿色。气微香，味苦涩、微辛。（图 8-1-2）

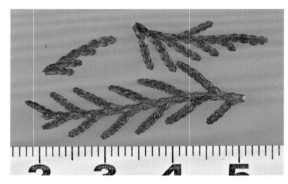

图 8-1-2　侧柏叶药材

显微鉴别　粉末：黄绿色。① 叶上表皮细胞长方形，壁略厚。② 下表皮细胞类方形；气孔甚多，凹陷型，保卫细胞较大，侧面观呈哑铃状。③ 薄壁细胞含油滴。④ 纤维细长，直径约 18 μm。⑤ 具缘纹孔管胞有时可见。

[成分] 主含挥发油，挥发油中主成分含雪松烯、雪松醇（cedrol）、侧柏烯、侧柏酮、小茴香酮、蒎烯。含黄酮类化合物，有槲皮素（quercetin）、山柰酚（kaempferol）、杨梅树素（myricetin）、扁柏双黄酮（hinokiflavone）、新柳杉双黄酮（neocryptomerin）、穗花杉双黄酮

（amentoflavone）等。含二萜类成分，有海松酸（pimaric acid）、松内酯（pinusolide）、松脂酸（pinusolidic acid）等。含木脂素类成分，有去氧鬼臼毒素（deoxypodophyllotoxin）。尚含缩合型鞣质、二十九烷醇、乙酸龙脑酯等。

[贮藏保管] 置干燥处。

[功效] 性寒，味苦、涩。凉血止血，化痰止咳，生发乌发。用于吐血，衄血，咯血，便血，崩漏下血，肺热咳嗽，血热脱发，须发早白。

[用法用量] 6～12 g；外用适量。

[方例] 四生丸（《妇人大全良方》）：生侧柏叶，生地黄，生艾叶，生荷叶。功能凉血止血；主治血热妄行所致吐血、衄血，血色鲜红，口干咽燥，舌红或绛，脉弦数。

附：柏子仁

PLATYCLADI SEMEN

[来源] 为柏科植物侧柏*Platycladus orientalis*（L.）Franco 的干燥成熟种仁。

[采收加工] 冬初种子成熟采收，晒干除去外壳及种皮，收集净仁，阴干，即得。

[药材鉴别] 性状鉴别 呈长卵形或长椭圆形，长4～7 mm，直径1.5～3 mm。新鲜时，表面黄白色或淡黄色，久置呈黄棕色，平滑，外包有薄膜，尖端呈深褐色。质软，油润，断面黄白色，富有油性。微臭，味淡。（图8-1-3）

以颗粒充实、黄白色、油性大而不泛油、无皮壳及杂质者为佳。

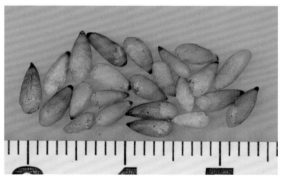

图8-1-3 柏子仁药材

[成分] 含柏木醇（cedrol）、谷甾醇和双萜类成分。又含脂肪油约14%，并含少量挥发油、皂苷、维生素和蛋白质等。脂肪油的主要成分为不饱和脂肪酸，含量为总脂肪酸的62.39%，其成分主要含有软脂酸（0.18%）、棕榈酸（7.32%）、碳十七酸（0.41%）等。

[贮藏保管] 本品易走油变色，不宜暴晒。用竹篓垫纸包装或放缸内，置阴凉干燥处保存，防霉，防热，防虫蛀，防走油变色。

[功效] 性平，味甘。养心安神，润肠通便，止汗。用于阴血不足，虚烦失眠，心悸怔忡，肠燥便秘，阴虚盗汗。

[用法用量] 3～10 g。

[方例] 养心汤（《证治准绳》）：柏子仁，酸枣仁，远志，五味子，当归，川芎，人参，茯苓，黄芪，茯神，肉桂，半夏曲，甘草。功能补益气血，养心安神；主治心血不足，怔忡惊悸。

大青叶类

商品药材按来源不同，可分为大青叶、马蓝叶、蓼大青叶、木大青叶4种。

大青叶

ISATIDIS FOLIUM

蓝实始载于《神农本草经》，列为上品。陶弘景曰："此即今染襟碧所用者……尖叶者为胜。"李时珍曰："蓝凡五种，各有主治，惟蓝实专取蓼者……菘蓝，叶如白菘。马蓝，叶如苦荬……俗中所谓板蓝者……吴蓝，长茎如蒿而花白，吴人种之。木蓝，长茎如决明……。"大青之名，最早见于《名医别录》，列中品。《本草纲目》曰："大青处处有之，高二三尺，茎圆，叶长三四寸，面青背淡，处处有之，对节而生。八月开小花，红色成簇，结青实，大如椒颗，九月色赤。"《植物名实图考》载曰："今江西、湖南山坡，叶长四五寸，开五瓣圆紫花，结实生青熟黑。"并附有图，即是马鞭草科路边青*Clerodendrum cyrtophyllum* Turcz.。现在菘蓝、蓼蓝、马蓝和大青的叶在全国不同地区均作大青叶用。

[来源] 为十字花科植物菘蓝 *Isatis indigotica* Fort.的干燥叶。

[植物形态] 见"板蓝根"项下。

[产地] 主产于河北、河南、安徽、江苏、黑龙江等省，现全国大部地区均已有栽培。

[采收加工] 夏、秋二季叶茂时采叶，晒干。

[药材鉴别] 性状鉴别 仅为基生叶，叶片极皱缩，呈不规则团块状，有的叶片破碎仅剩下叶柄，外表暗灰绿色。用温水泡开，完整的叶片呈长圆形或长圆状披针形，长5～20 cm，宽2～6 cm，全缘或微波状，先端钝尖，基部渐窄与叶柄合生成翼状；背面主脉明显。质脆。气特，味微酸、苦涩。（图8-2-1）

传统鉴别 以叶片完整、灰紫色或略带紫色为优（靛玉红含量最高）。叶片绿色、灰绿色为佳；黄叶、烂叶不能入药。

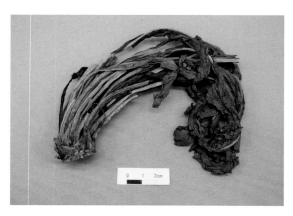

图8-2-1 大青叶药材

显微鉴别 横切面：① 上表皮细胞外被角质层。② 叶肉中栅栏组织细胞不显著，略呈长圆形。③ 主脉维管束4～9个，外韧型。④ 主脉及叶肉的薄壁组织中有含芥子酶（myrosin）的分泌细胞，呈类圆形，较其周围薄壁细胞为小，直径10～40 μm，内含棕黑色颗粒状物质。（图8-2-2）

粉末：绿褐色。① 靛蓝结晶，蓝色，于叶肉细胞中多见，呈细小颗粒状或片状，多聚集成堆。② 橙皮苷样结晶，在叶肉或表皮细胞中，呈淡黄绿色或无色，类圆形或不规则形，

有的呈针簇状，直径3～32 μm。③ 下表皮细胞垂周壁稍弯曲，略呈连珠状增厚；气孔不等式，副卫细胞3～4个。④ 厚角细胞较多，纵断面观呈长条形，直径14～45 μm，角隅处壁厚14 μm。⑤ 导管主为网纹导管及螺纹导管，直径7～36（54）μm。（图8-2-3）

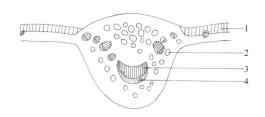

图8-2-2 大青叶横切面简图

1. 栅栏组织 2. 细胞间隙 3. 木质部 4. 韧皮部

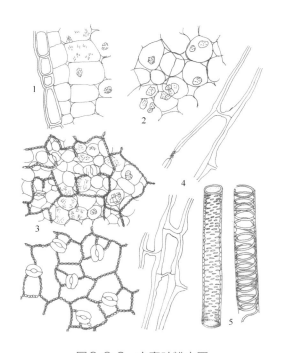

图8-2-3 大青叶粉末图

1. 靛蓝结晶 2. 橙皮苷样结晶 3. 上、下表皮细胞 4. 厚角细胞 5 导管

[成分] 含生物碱、有机酸、苷类。生物碱类成分，主要是吲哚类生物碱靛蓝（indigotin）和靛玉红（indirubin）。大青叶鲜品中尚含游离吲哚醇等和喹唑酮类生物碱，包括6-吲羟-吲哚并［2,1-b］喹唑啉酮-12（青黛酮，qingdainone）、色胺酮（tryptanthrin）、

4（3H）-喹唑酮［4（3H）-quinazolinedione］。
4（3H）-喹唑酮目前被认为是大青叶的抗病毒
有效成分。

有机酸类主要包括水杨酸（salicylic acid）、
丁香酸（syringic acid）、苯甲酸（benzoic acid）、
3-（2-羧苯基）-4（3H）-喹唑酮［3-（2-
carboxy-phenyl）-4（3H）-quin-azolinone］、邻
氨基苯甲酸（anthranilic acid）、棕榈酸（palmitic
acid），该类成分为大青叶抗内毒素的活性
成分。

苷类主要是靛红烷B（菘蓝苷，isatan B，
即吲哚醇和D-果糖酮酸的酯），该物质水解氧
化后变成靛蓝和呋喃木糖酮酸。

此外，还含有葡萄糖芸苔素-1-磺酸酯、葡
萄糖芸苔素、新葡萄糖芸苔素、腺苷、胞苷、
尿苷、鸟苷等。无机元素含有铁、钛、锰等元
素。其他化学成分还包括甾醇类化合物（β-谷
甾醇、γ-谷甾醇、1-硫氰酸-2-羟基-3-丁烯）、
蔗糖、氨基酸类以及少量挥发性成分和芥苷、
新芥苷等。

［**贮藏保管**］ 置通风干燥处。

［**功效**］ 性寒，味苦。清热解毒，凉血消
斑。用于温病高热，神昏，发斑发疹，痄腮，
喉痹，丹毒，痈肿。

［**用法用量**］ 9～15 g。

［**方例**］ 大青汤（《沈氏尊生方》）：大青，
玄参，知母，山栀子，石膏，木通，升麻，桔
梗。治热毒内陷。

马蓝叶

BAPHICACANTHI CUSIAE FOLIUM

［**来源**］ 为爵床科植物马蓝 *Baphicacanthus
cusia*（Nees）Bremek. 的干燥叶。

［**植物形态**］ 多年生亚灌木状草本。茎多
分枝，高约1 m，节明显膨大，嫩枝被褐色柔
毛。叶对生，叶片倒卵状长圆形至卵状长圆形，
长4.5～20 cm，宽2.5～7.2 cm，先端渐尖，
基部较窄，叶缘具浅锯齿，侧脉4～8对。穗
状花序，苞片叶状，早落；花萼裂片5，有4片
呈线形，1片较大，外面均被短柔毛；花冠淡
紫色，筒状漏斗形，先端5裂，裂片短阔，顶
端微凹；雄蕊4，2强，着生于花冠管上方；子
房上位。蒴果，种子4枚。花期9—11月。（图
8-3-1）

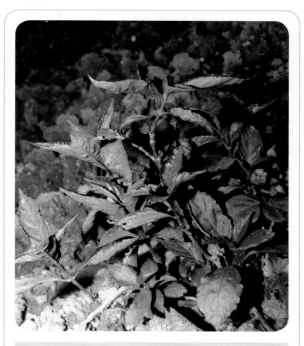

A. 植物

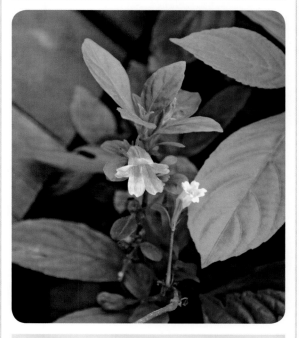

B. 花

图8-3-1 马蓝植物

［**产地**］ 主产于福建、浙江、广东、广西、四川等省区。为江西传统用大青叶。

［**采收加工**］ 夏、秋叶茂时采集，晒干。

［**药材鉴别**］ 性状鉴别 叶多皱缩，叶柄长1～4 cm。叶片长椭圆形，长4.5～14 cm，宽3～6.2 cm；叶先端急尖，叶基楔形，叶缘具细小端锯齿，上面墨绿色，下面浅黑绿色，羽状网脉。叶纸质，易碎。气微，味涩、微苦。（图8-3-2）

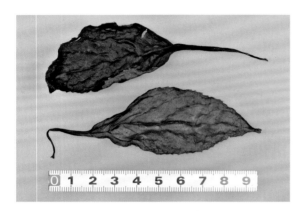

图8-3-2 马蓝叶药材

显微鉴别 粉末：墨绿色。① 表皮细胞垂周壁平直或微弯曲，气孔直轴式或不等式。② 异型细胞长椭圆形，内含钟乳体。③ 非腺毛4～8个细胞，有壁疣；腺毛头部4～8个细胞，柄为单细胞。

［**成分**］ 叶含靛苷（indican）及色胺酮等。

［**贮藏保管**］ 置通风干燥处，防压。

［**功效**］［**用法用量**］ 同"大青叶"。

蓼大青叶

POLYGONI TINCTORII FOLIUM

［**来源**］ 为蓼科植物蓼蓝 *Polygonum tinctorium* Ait.的干燥叶。

［**植物形态**］ 一年生草本，高45～80 cm。茎直立，棱和节均明显。单叶互生，有柄，托叶鞘圆筒状，具长睫毛；叶片卵形至宽椭圆形，长3～8.2 cm，宽2～4.8 cm，先端圆钝，基部近圆形或平截，全缘。穗状花序顶生或腋生，苞片膜质，具纤毛；花被5，卵形；雄蕊6～8。瘦果，包于宿存的膜质花被内，棕色，有光泽。花期5—7月。

［**产地**］ 主产于黑龙江、河北等省。

［**采收加工**］ 6—7月或9—10月间分2次采收叶片，晒干。

［**药材鉴别**］ 性状鉴别 多皱缩或有破碎，叶片展开呈卵形或长椭圆形，长3.5～9.2 cm，宽2.5～4 cm。叶端钝圆，叶基楔形，全缘，有白色细刺状纤毛，叶两面呈蓝绿色，无毛；羽状网脉，侧脉约7对。叶柄扁平，长0.5～2 cm。托叶成鞘状，白色，膜质，有刺毛缘。叶纸质，易碎。气微，味微苦、涩。（图8-4-1）

显微鉴别 粉末：蓝绿色。① 表皮细胞垂周壁微弯曲或平直，气孔平轴式。② 草酸钙簇晶多见，直径20～70 μm。③ 非腺毛多列式，

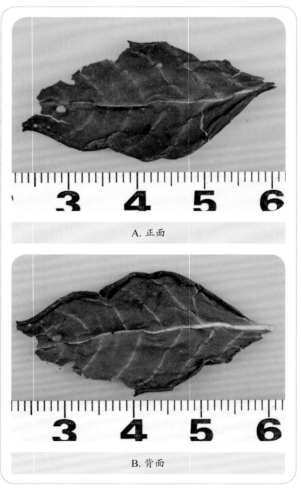

A. 正面

B. 背面

图8-4-1 蓼大青叶药材

壁厚，木化，有纹孔，长 200 ～ 500 μm。④ 腺毛少见，头部由 2 ～ 4（～ 8）个细胞组成，柄为 2 个并列细胞。

［**成分**］ 新鲜全草含靛青苷（indican），酸水解生成吲哚酚（indolol），在空气中氧化成靛蓝（indigo）。尚含靛玉红（indirubin）、N-苯基-2-萘胺、β-谷甾醇等。

［**贮藏保管**］ 置干燥处，防潮、防压。

［**功效**］ 同"大青叶"。

木大青叶

CLERODENDRI FOLIOM

大青始载于《名医别录》，《新修本草》《本草图经》等古代本草均有记载。在形态描述方面，仍推《本草纲目》与《植物名实图考》的记述较为详细。《本草纲目》云："大青，处处有之。高二三尺，茎圆，叶长三四寸，面青背紫，对节而生。八月开小花，红色成簇，结青实，大如椒颗，九月色赤。"《植物名实图考》云："今江西、湖南山坡多有之。叶长四五寸，开五瓣圆紫花，结实生青熟黑，唯实成时，花瓣尚在，宛似托盘……"所述形态、产地及附图与今马鞭草科植物路边青 *Clerodendron cryrtophyllum* Turcz. 较一致，为本草中最早记载的大青植物。

［**别名**］ 木本大青，山大青，臭大青。

［**来源**］ 为马鞭草科植物路边青 *Clerodendron cryrtophyllum* Turcz. 的干燥叶。

［**植物形态**］ 落叶小灌木，高达 3 m。树皮灰白色，幼枝被柔毛。叶对生，叶椭圆形至椭圆状披针形，长 4.5 ～ 15 cm，宽 2.4 ～ 6 cm，先端渐尖或急尖，基部圆形或渐窄，全缘，两面疏生白色短毛。圆锥状聚伞花序，苞片条形；花萼钟状，外被短毛和腺点，先端 5 齿裂；花冠管细长，白色，外被短毛和腺点，裂片 5；雄蕊 4，稍 2 强，伸出花冠外；子房上位。果实卵圆形，熟时紫红色，外有宿萼。花期 6—7 月，果期 8—11 月。（图 8-5-1）

生于山野、丘陵、草地、路旁或灌木丛中。

［**产地**］ 主产于陕西、甘肃、江西、湖南

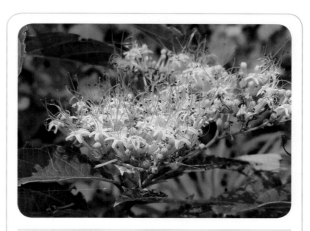

A. 花

B. 果

图 8-5-1 路边青植物

等省。

［**采收加工**］ 9—10 月间采叶，晒干。

［**药材鉴别**］ 性状鉴别 叶片长卵圆形或狭长卵圆形，长 4.5 ～ 15 cm，宽 2.5 ～ 7 cm，先端渐尖，基部钝圆，全缘或有微波状齿。上表面棕黄色至棕黄绿色，下表面色较浅，仅脉上疏被毛，羽状网脉。叶柄近圆柱形，长 0.2 ～ 0.6 cm。纸质而脆。气微，味微苦、微涩。（图 8-5-2）

显微鉴别 粉末：黄绿色或棕黄色。① 表皮细胞垂周壁波状弯曲，气孔不定式。② 非腺毛由 1 ～ 2（～ 4）个细胞组成，长 30 ～ 135 μm，壁上有疣点。③ 腺毛偶见，头部为 8 个细胞，柄为单细胞。④ 草酸钙棱晶的晶鞘纤维束碎片较多，纤维壁厚而木化。

［**成分**］ 含山大青苷（cyrtophyllin，5-羟

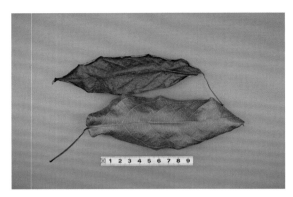

图8-5-2　木大青叶药材

基-3,6,3-三甲氧基黄酮-4′-0-半乳糖苷），为抗炎利尿活性成分。另含蜂花醇、正二十五烷、γ-谷甾醇、异戊二烯聚合体、半乳糖醇、豆甾醇、鞣质及黄酮。

［贮藏保管］　置通风干燥处。

［功效］　同"大青叶"。

［论注］　（1）大青叶在全国较为常用的有4科4种。除《中国药典》收载的2科2种外，还有爵床科植物马蓝和马鞭草科植物路边青，比较鉴别如表8-5-1、表8-5-2。

表8-5-1　4种大青叶性状比较

药　材	科别	颜　色	叶　形	叶质地	其他差异
菘蓝叶	十字花科	暗绿色	呈长椭圆形针形，先端钝尖	皱缩质软	叶子基部狭，与叶柄合成翼状
蓼蓝叶	蓼　科	蓝绿色	呈卵形或长椭圆，叶端钝圆，叶基楔形。全缘	纸质易碎	叶柄扁平，有托叶，托叶成鞘状，白色，有刺毛缘
马蓝叶	爵床科	黑绿色至暗棕黑色	呈椭圆形或倒卵状长圆形，浅锯齿，先端渐尖	质脆易碎	叶片经水浸展开后对光用放大镜透视可见黑色小条纹分布于叶肉组织中
木大青叶	马鞭草科	棕黄色至棕黄绿色，下表面色较浅	长卵圆形或狭长卵圆形	纸质而脆	叶柄近圆柱形

表8-5-2　4种大青叶显微特征比较

项　目	蓼蓝叶	马蓝叶	菘蓝叶	木大青叶
结晶	簇晶	钟乳体	靛蓝结晶	晶纤维
气孔	平轴式	直轴式或不等式	不等式	不定式
表皮细胞	表皮细胞垂周壁微弯曲或平直	表皮细胞垂周壁平直或微弯曲	下表皮细胞垂周壁稍弯曲，略呈连珠状增厚	表皮细胞垂周壁波状弯曲
非腺毛	多列式，壁厚	4～8个细胞，有壁疣	—	由1～2（～4）个细胞组成，壁上有疣点
腺毛	头部由2～4（～8）个细胞组成，柄为2个并列细胞	头部4～8个细胞，柄为单细胞	—	头部为8个细胞，柄为单细胞

（2）在历代本草记载中，均称大青与蓝均可染青，蓝即染青之草，并有"青取之于蓝而青于蓝"之说，因此误认为青取于蓝，两者可取代之。清代后的本草，确有将大青和蓝混为一物，如《本草述钩元》："凡证宜用大青者，如无，即以大蓝叶代之。"此处明确提出大叶蓝

可代用大青，以致目前在不同地区均以诸蓝叶代替大青叶使用。而在《本草纲目》和《植物名实图考》中的大青其原植物为马鞭草科植物路边青，值得深入研究使其更好发挥作用。

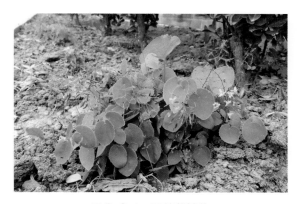

图 8-6-1　淫羊藿植物

淫羊藿

EPIMEDII FOLIUM

本品始载于《神农本草经》，列为中品。《名医别录》载曰："淫羊藿生上郡（今陕西北部）阳山山谷。"苏颂曰："……茎如粟秆，叶青似杏，叶上有刺，根紫色有须。四月开白花，亦有紫花者。碎小，独头子。五月采叶呼为三枝九叶草，苗高一二尺许，根叶俱堪用。"李时珍曰："生大山中。一根数茎，茎粗如线，高一二尺。一茎三桠、一桠三叶。叶长二三寸，如杏叶及豆藿，面光背淡，甚薄而细齿，有微刺。"

[别名]　仙灵脾，三枝九叶草。

[来源]　为小檗科植物淫羊藿 *Epimedium brevicornum* Maxim.、箭叶淫羊藿 *Epimedium sagittatum*（Sieb. et Zucc.）Maxim.、柔毛淫羊藿 *Epimedium pubescens* Maxim. 或朝鲜淫羊藿 *Epimedium koreanum* Nakai 的干燥叶。

[植物形态]　淫羊藿　多年生草本，茎高 15～30 cm，数茎丛生，基部包有鳞片。根状茎横生，质硬，多须根。叶为二回三出复叶，基生叶有长叶柄；小叶卵形，边缘有刺毛状细锯齿。总状花序顶生，花 4～6；萼片 8，排列成内外 2 轮，花瓣状，红紫色；花瓣 4；雄蕊 4。蓇葖果卵形。（图 8-6-1）

箭叶淫羊藿　多年生草本，高 30～50 cm。根状茎质硬，多须根。叶为一回三出复叶，具长柄，叶片卵状披针形，基部呈不对称浅心形，边缘有细刺毛，上表面无毛，下表面被短粗伏毛。圆锥花序或总状花序顶生，花多数；萼片 8，排列为 2 轮；花瓣 4，黄色；雄蕊 4；心皮 1。蓇葖果卵圆形，种子数粒。花期 2—3 月，果期 5 月。（图 8-6-2）

柔毛淫羊藿　花茎具 2 叶，叶一回三出，小叶卵形或卵状披针形，叶背面密披细柔毛，

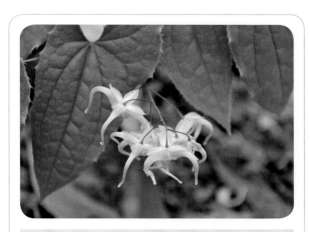

A. 花

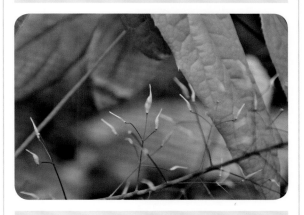

B. 果

图 8-6-2　箭叶淫羊藿植物

叶脉两侧密生整齐的长毛。

朝鲜淫羊藿　花茎具 1 叶，二回三出复叶，小叶长卵状心形，叶片最大，长 4～9.5 cm，宽 3～8.5 cm，叶柄有关节，花较大，花黄白

色或乳白色，花轴具关节。

[产地] 淫羊藿主产于陕西、甘肃、山西、河南、广西。箭叶淫羊藿主产于湖北、四川、浙江。柔毛淫羊藿产四川、贵州、陕西。朝鲜淫羊藿主产于东北地区。

[采收加工] 夏、秋间叶呈鲜绿色时采割，除去粗梗及杂质，晒干或阴干。

[药材鉴别] 性状鉴别 淫羊藿：二回三出复叶，每一复叶有9片小叶，常对生茎顶，中央抽出圆锥花序。小叶片卵形，长3～8 cm，宽2～6 cm，叶基深心形，叶脉基部有稀疏长毛。薄革质，较易破碎。（图8-6-3）

箭叶淫羊藿：三出复叶，具长柄，小叶片箭状长卵形，长4～12 cm，宽2.5～5 cm。表面黄绿色，光滑，背面灰绿色被有白粉。叶革质，不易破碎。无臭，味微苦而涩。（图8-6-4）

柔毛淫羊藿：叶下表面及叶柄均被绒毛状柔毛。

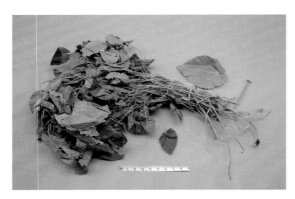

图8-6-3　淫羊藿药材

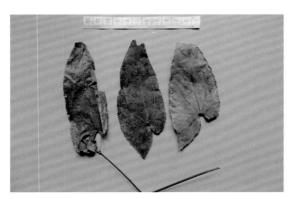

图8-6-4　箭叶淫羊藿药材

朝鲜淫羊藿：小叶较大，长4～10 cm，宽3.5～7 cm，先端长尖。叶片较薄。

均以梗少、叶多、色黄绿、不破碎者为佳。

[成分] 淫羊藿含淫羊藿苷（icariin）、淫羊藿次苷（icariside）I/II及淫羊藿新苷A（epimedoside A）。尚含挥发油、蜡醇、三十一烷、植物甾醇等。

箭叶淫羊藿含淫羊藿苷、淫羊藿次苷、异槲皮素、淫羊藿3-O-α-鼠李糖苷（icaritin-3-O-α-rhamnoside）、金丝桃苷（hyperin）及箭叶淫羊藿苷A/B/C（sagittatoside A/B/C）和箭叶淫羊藿A/B（sagittatin A/B）。

柔毛淫羊藿含淫羊藿苷、淫羊藿次苷、淫羊藿新苷C（epimedoside C）、宝藿苷（baohuoside）I/VI、柔藿苷（rouhuoside）和金丝桃苷等。

朝鲜淫羊藿含淫羊藿苷、淫羊藿新苷A/B/C（epimedoside A/B/C）、朝鲜淫羊藿苷（epimedokoreanoside）I/II和槲皮素。

[贮藏保管] 贮存于通风干燥处。

[功效] 性温，味辛、甘。补肾阳，强筋骨，祛风除湿。用于阳痿遗精，筋骨痿软，风湿痹痛，麻木拘挛；更年期高血压。

[用法用量] 6～10 g。

[方例] 淫羊藿酒（《食医心镜》）：淫羊藿500 g，酒5 kg，口服适量。治阳痿，腰膝无力或半身不遂。

[论注]（1）《中国药典》2015年版单独收载巫山淫羊藿Epimedium wushanense T. S. Ying，的叶药用，称"巫山淫羊藿"。本品为一回三出复叶，小叶卵形或卵状披针形，长度可大于宽度的5～6倍，叶背灰白色。主产于陕西、四川。（图8-6-5、图8-6-6）

（2）本属品种复杂，40多种，分布广泛。《中华本草》记载淫羊藿Epimedium brevicornum Maxim.、粗毛淫羊藿Epimedium acuminatum Franch.等的根及根茎入药用，称"淫羊藿根"，又称"仙灵脾"。本品呈不规则结节块状或圆柱形，多具分枝；表面棕褐色或黑褐色；多具瘤状突起，有须根、须根痕及残留茎基；质坚硬，不易折断，断面黄白色至黄棕色；气微，味微苦。（图8-6-7）

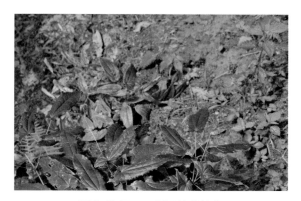

图8-6-5 巫山淫羊藿植物

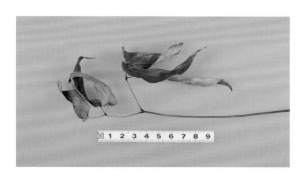

图8-6-6 巫山淫羊藿药材

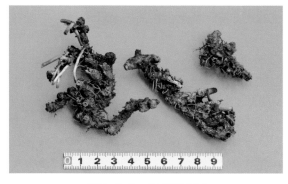

图8-6-7 仙灵脾药材

石楠叶

PHOTINIAE SERRULATAE FOLIUM

本品始载于《神农本草经》，列为下品。陶弘景曰："今东间皆有之。叶如枇杷叶。方用亦稀。"李时珍曰："生于石间向阳之处，故名石南。桂阳呼为风阳，充茗及浸酒饮能愈头风，故名。"

［ **来源** ］ 为蔷薇科植物石楠 *Photinia serrulata* Lindl. 的干燥叶。

［ **植物形态** ］ 常绿灌木或小乔木，高达12 m。树冠圆形，多分枝。叶互生，叶片革质，长椭圆形或长倒卵形，长8 ～ 16 cm，宽3 ～ 6 cm，先端短尖，基部阔楔形或圆形，边缘有细密而尖锐的锯齿，上面深绿色，有光泽；下面黄绿色，主脉突起，两面常被有白粉；叶柄长2 ～ 3 cm。圆锥花序顶生，花萼钟状，5裂；花瓣5，广卵圆形，白色；雄蕊多数；子房半下位，花柱2，基部合生。梨果红色，近球形。花期4—5月，果期10月。（图8-7-1）

野生于旷野山坡杂木林中或为人工栽培。

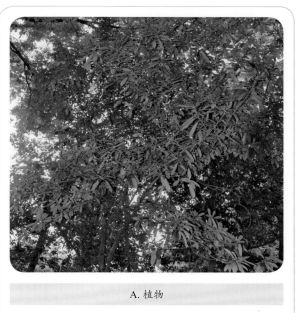

A. 植物

B. 果

图8-7-1 石楠植物

［产地］　主产于江苏、浙江等省。

［采收加工］　全年可采，采摘后，晒干，扎成小把。

［药材鉴别］　**性状鉴别**　呈长椭圆形或倒卵形，长8～16 cm，宽3～6 cm。先端短尖，基部近圆形或宽楔形，边缘有细密尖锐的锯齿。上表面浅绿棕色至紫棕色，较光滑；下表面色较浅，主脉突起。革质而脆。气微，味苦、涩。（图8-7-2）

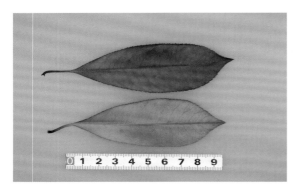

图8-7-2　石楠叶药材

［成分］　含叶绿素（chlorophyll）a/b、类胡萝卜素、鞣质、樱花苷（sakuranin）、山梨醇、正烷烃、氢氰酸、苯甲醛、野樱皮苷（prunasin）、扁桃腈葡萄糖苷（momdelonitrile-d-glucoside）及黄酮类成分。

［贮藏保管］　置干燥处。

［功效］　性平，味辛、苦；有小毒。祛风，通络，益肾。用于风湿痹痛，腰背酸痛，足膝无力，偏头痛。

［用法用量］　4.5～9 g。

枇杷叶

ERIOBOTRYAE FOLIUM

本品始载于《名医别录》。苏颂曰："木高丈余，肥枝长叶，大如驴耳，背有黄毛，阴密婆娑可爱，四时不凋。盛冬开白花，至三四月成实作株，生大如弹丸，熟时色如黄杏……四月采叶，曝干用。"

［来源］　为蔷薇科植物枇杷 *Eriobotrya japonica*（Thunb.）Lindl. 的干燥叶。

［植物形态］　常绿小乔木，小枝密披锈褐色绒毛。叶互生，革质，长倒卵形或长椭圆形，基部楔形，并下延成叶柄，先端短尖或渐尖。表面深绿色，有光泽，背面密披锈褐色绒毛，边缘具稀疏锯齿。花淡黄白色，顶生圆锥花序。浆果状梨果，卵形或近圆形。花期9—11月，果期翌年4—5月。（图8-8-1）

［产地］　产于长江流域及南部各省。江苏产量大，通称"苏杷叶"；广东质量佳，通称"广杷叶"。

［采收加工］　全年均可采摘，摘后晒至七八成干，扎成小把，晒干。

［药材鉴别］　**性状鉴别**　呈长倒卵形，长12～30 cm，宽3～9 cm，先端尖，基部楔形，边缘有疏齿，红棕色、黄棕色或灰绿色，上面有光泽，下面密披锈褐色绒毛。主脉于下表面突起，侧脉羽状。叶革质而脆，易破碎。无臭，味微苦。（图8-8-2）

以完整、灰绿色、片厚者为佳。

［成分］　含三萜酸类化合物，以乌苏烷型和齐墩果烷型五环三萜酸类为多，为主要活性成分，如熊果酸（ursolic acid）、齐墩果酸（oleanic acid）、2 α－羟基齐墩果酸甲酯（methylmaslinate）、科罗索酸（corosolic acid）、委陵菜酸（tormentic acid）、蔷薇酸（euscaphic acid）等。挥发油主要成分为橙花叔醇（trans-nerolidol）和金合欢醇（trans-farnesol），还有醇蒎烯、莰烯、月桂烯、对聚伞花素芳樟醇及其氧化物等。尚含橙花叔醇-3-O-{α-L-吡喃鼠李糖基（1-4）-α-L-吡喃鼠李糖基（1-2）-[-α-L-吡喃鼠李糖基（1-6）]-β-D-吡喃葡萄糖苷}等。富含黄酮类成分，其苷元主要为山奈酚、槲皮素，糖苷由1～3个单糖组成，常见的为葡萄糖、鼠李糖、半乳糖、阿拉伯糖，连接位置多为3-位，如山奈酚-3-O-α-L-（2″，4″-二-E-阿魏酰）鼠李糖苷等。尚含苦杏仁苷（amygdalin）、酒石酸、柠檬酸、枇杷苷（eriobotroside）等成分。

［贮藏保管］　用竹片压捆包装，置干燥处。

［功效］　性微寒，味苦。清肺止咳，降逆止呕。用于肺热咳嗽，气逆喘急，胃热呕逆，

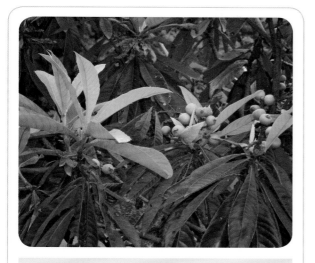

A. 植物

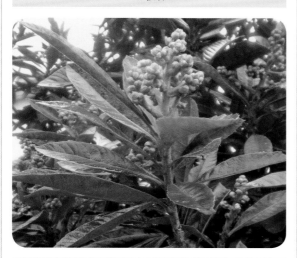

B. 花

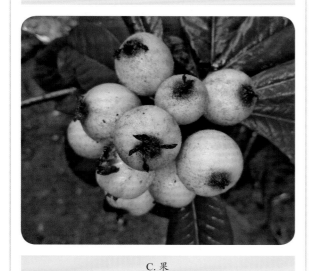

C. 果

图8-8-1 枇杷植物

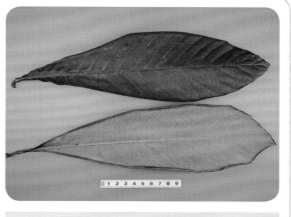

A. 药材

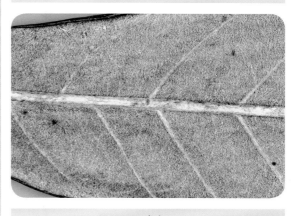

B. 绒毛

图8-8-2 枇杷叶药材

烦热口渴。

[**用法用量**] 6～10 g。

[**方例**] 枇杷清肺饮（《医宗金鉴》）：枇杷叶，黄连，黄柏，山栀，桑白皮，沙参，甘草。治肺热喘咳。

番泻叶

SENNAE FOLIUM

本品最早见于 *Paprus*（《纸本草》），其后在欧洲各国广泛应用，清代传入我国，《饮片新参》《药物出产辨》收载为进口药材，用于泄热通便。

[**来源**] 为豆科植物狭叶番泻 *Cassia angustifolia* Vahl 及尖叶番泻 *Cassia acutifolia*

Delile 的干燥小叶。

[**植物形态**] 狭叶番泻 矮小灌木，高约 1 m。叶互生，双数羽状复叶，具小叶4～8 对，卵状披针形至线状披针形，长2～4.5 cm，宽0.3～1.6 cm，先端急尖，基部稍不对称，几无毛。总状花序腋生，花略不整齐，萼片5，长卵形，略不等大；花瓣5，倒卵形，黄色。荚果扁平长方形，长4～6 cm，宽1～1.7 cm，背缝顶端有清楚的尖突；含种子8枚。花期9—12月，果期次年3月。

尖叶番泻 与上种相似，但小叶多为长卵形，先端急尖或有棘尖，叶基不对称，叶背灰绿色。荚果宽2～2.5 cm。

[**产地**] 狭叶番泻主产于印度、埃及、苏丹亦产。尖叶番泻主产于埃及，我国广东、海南岛及云南有栽培。

[**采收加工**] 狭叶番泻叶于开花前采下叶片，阴干后用水压机打包。尖叶番泻于9月间果实将成熟时，剪下枝条，摘取叶片，晒干，按全叶和碎叶分别包装。

[**药材鉴别**] 性状鉴别 狭叶番泻叶：小叶片多完整平坦，呈长卵形、卵状披针形，长1.5～5 cm，宽0.4～2 cm，全缘，叶端急尖，或有短刺，基部略不对称。上表面黄绿色，下表面浅黄绿色，无毛或近无毛，叶脉稍隆起。叶片革质，有叶脉及叶片压迭线纹（加压打包所成）。气微弱特异，味微苦，稍有黏性。

尖叶番泻叶：小叶片呈广披针形或长卵形，长2～4 cm，宽0.6～1 cm；叶端尖或微凸，叶基不对称，两面均有细短毛茸。质地较薄脆，无压迭线纹。（图8-9-1）

显微鉴别 横切面：① 表皮细胞多角形，细胞中含黏液，上下表皮各1列，均有气孔，平轴式；非腺毛单细胞，壁厚，具疣状突起，基部稍弯曲。② 叶肉组织为等面型，上下均有1层栅栏组织；上面栅栏细胞较长，下面栅栏细胞较短，海绵组织的细胞中常含草酸钙簇晶。③ 主脉维管束有微木化的晶鞘纤维；主脉上方表皮细胞下有栅栏细胞通过。（图8-9-2）

粉末：淡绿色或黄绿色。① 非腺毛单细胞，长66～280 μm，直径12～25 μm，壁厚，

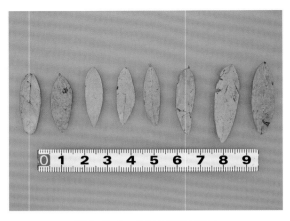

图8-9-1 尖叶番泻叶药材

有疣状突起。② 晶纤维多，草酸钙方晶直径12～16 μm。③ 草酸钙簇晶存在于叶肉薄壁细胞中，直径9～20 μm。④ 上、下表皮细胞表面观呈多角形，垂周壁平直；上、下表皮均有气孔，主为平轴式。（图8-9-3）

[**成分**] 狭叶番泻叶含番泻苷A/B（sennoside A/B，两者互为立体异构）、番泻苷C/D（sennoside C/D，两者互为立体异构）、芦荟大黄素双蒽醌苷、大黄酸葡萄糖苷、芦荟大黄素-8-葡萄糖苷、大黄酸、芦荟大黄素。此外，尚含山奈素、番泻叶山奈苷（kaempferitrin）、蜂花醇（myricyl alcohol）、水杨酸、棕榈酸、植物甾醇及其苷等。

尖叶番泻叶含蒽醌衍生物0.85%～2.86%，其中有番泻苷A/B/C/D及芦荟大黄素-8-葡萄糖苷、大黄酸-1-葡萄糖苷、大黄酸-8-葡萄糖苷、芦荟大黄素、大黄酸、异鼠李素、山奈素，以

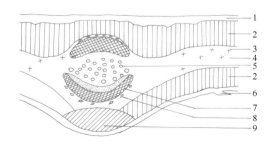

图8-9-2 狭叶番泻叶横切面简图

1.表皮 2.栅栏组织 3.草酸钙簇晶 4.海绵组织
5.导管 6.非腺毛 7.中柱鞘纤维
8.草酸钙棱晶 9.厚角组织

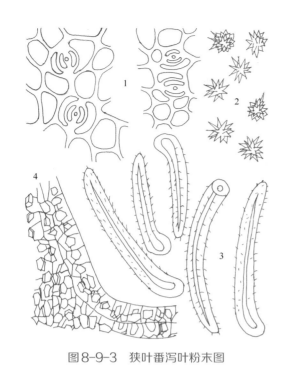

图 8-9-3　狭叶番泻叶粉末图

1. 气孔　2. 草酸钙簇晶　3. 非腺毛　4. 晶纤维

及植物甾醇及其苷等。

[贮藏保管]　避光，置通风干燥处。

[功效]　性寒，味甘、苦。泻热行滞，通便，利水。用于热结积滞，便秘腹痛，水肿胀满。

[用法用量]　2～6 g，后下，或开水泡服。

[论注]　番泻叶近年来用量越来越大。市场上有以耳叶番泻叶 Cassia auriculata L、卵叶番泻叶 Cassia obovata Colladon 等的叶为最常见。鉴别比较见表 8-9-1。

猴耳环

PITHECELLOBII CLYPEARIAE FOLIUM

本品始载于《本草纲目》。《陆川本草》中提到猴耳环叶："性味寒凉，其叶能凉血，消炎生肌。治烫伤，溃疡。"《广西药用植物名录》中描述："猴耳环消肿；治风湿痛，跌打损伤，火烫伤。"《广东中药》载："治疗子宫肌瘤。"《全国中草药汇编》载："清热解毒，凉血消肿。外用治烧烫伤，疮痈疔肿。"《广东中药志》载："近有用于慢性胃炎，溃疡病，上呼吸道感染，急性胃肠炎。"《广东省中药材标准》载："本品为广东地区常用中草药。"其小枝起棱且扭转，又名蛟龙木；民间用其枝叶煮水洗头，有洁发、乌发、去头屑、消炎等功效，故又称洗头木、洗头树，是治疗多种热毒证候独特的南方药材。

[别名]　围涎树，蛟龙木，洗头木，落地

表 8-9-1　4 种番泻叶的鉴别比较

药　材	形状、大小	叶端、基部	表　面	质地及气味
狭叶番泻叶	呈长卵形、卵状披针形，长 1.5～2.5～4 cm，宽 0.4～1 cm	先端圆，有急尖，基部大都不对称，全缘	上表面黄绿色，下表面浅黄绿色，无毛或近无毛	革质，有叶脉及叶片压迭线纹（加压打包所成），气微弱特异，味微苦，稍有黏性
尖叶番泻叶	呈广披针形或长卵形，略卷曲	先端短尖或微突。叶基不对称。全缘	两面均有细短毛茸	质地较薄脆，无压迭线纹
耳叶番泻叶	长椭圆形，长 1.3～2.4 cm，宽 0.7～1.1 cm	先端钝圆或微凹下并具短刺，叶基对称或不对称	密被灰白色长茸毛	气微，味微苦，稍有黏性
卵叶番泻叶	倒卵圆形，长 0.9～1.5 cm	先端宽 0.6～1.3 cm，基部宽 0.3～0.6 cm，急尖，叶基不对称，全缘	上下表面均有毛茸	

金钱。

[来源] 为豆科植物猴耳环 *Pithecellobium clypearia* (Jack) Benth. 的干燥略带小枝的叶。

[植物形态] 乔木,高3~10 m。嫩枝具棱,密被黄褐色柔毛,叶托早落,小枝有明显的棱角,疏生黄色短细柔毛。二回羽状复叶互生,叶柄近基部具1个腺体,羽片3~8对,通常4~5对,每对羽片间的叶轴上具1个腺体,小叶轴上面通常在3~5对小叶间具1个腺体;小叶6~16对,近斜菱形,长1~7 cm,宽0.3~3 cm;先端的小叶最大,略呈椭圆形,长1.3~8.5 cm,宽7~32 mm,先端渐尖或急尖,基部近截形,偏斜;向下各对小叶则逐渐变小,革质,有光泽,两面均被褐色短柔毛,无叶柄。花朵组合呈头状或排列呈腋生的复总状或圆锥花序,花萼钟状,萼齿5;花冠白色或淡黄色,长0.4~0.5 cm,中部以下合生,裂片披针形;雄蕊长约为花冠2倍,基部合生;子房被毛,具短柄长约1.5 cm;萼与花瓣有柔毛。荚果条形,旋卷呈环状,宽1~1.5 cm,外缘呈波状,种间缢缩,种子4~10个,椭圆形或圆形,长约1 cm,种皮皱缩。花期2—6月,果期4—8月。(图8-10-1)。

[产地] 主产于浙江、福建、台湾、四川、云南、广东、广西、海南等省区。

[采收加工] 全年可采收,除去粗枝茎等杂质,晒干。

[药材鉴别] 性状鉴别 为略带小枝的羽状复叶。小枝有明显的纵棱,表面黄褐色至棕褐色,被短细绒毛。叶互生,略皱缩,展平后呈二回羽状复叶;小叶片呈近不等的平行四边形或斜菱形,长1~9 cm,宽0.7~3 cm,先端渐尖或急尖,基部近截形,偏斜,上表面棕褐色或黄绿色,下表面灰褐色。薄革质,极易脱落。气微,味微苦涩。(图8-10-2)

显微鉴别 叶横切面:①上表皮细胞1列,类方形或略切向延长,单细胞非腺毛较细长,壁具疣状突起。②下表皮细胞角质状增厚,多呈乳状突起,非腺毛稍多,栅栏细胞1列,海绵组织疏松。③主脉维管束外韧型近环状,中柱鞘纤维连接成环;主脉下表皮内侧有厚角

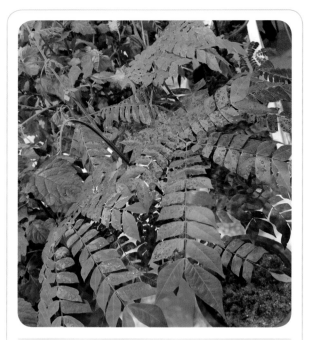

A. 植物

B. 果

图8-10-1 猴耳环植物

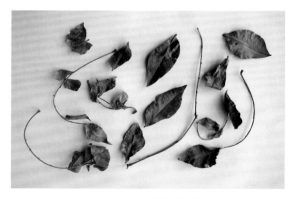

图8-10-2 猴耳环药材

组织。

叶表面观：① 上、下表皮细胞垂周壁均波状弯曲。② 非腺毛单细胞或2～3细胞组成，壁具疣状突起。③ 下表皮气孔众多，平轴式。④ 草酸钙方晶众多，存在于纤维束周围细胞中，形成晶纤维。⑤ 可见分泌细胞。

[成分] 含黄酮类、苯丙素类、有机酚酸类、三萜和甾体类成分。黄酮类如7,3′/7,4′-二-O-没食子酰基特利色黄烷、7-O-galloylplumbocatechin A；苯丙素类如绿原酸乙酯（chlorogenic acid ethyl ester）、松脂素（pinoresinol）；有机酚酸类含量最高，如没食子酸（gallic acid）、原儿茶酸甲酯（protocatechuic acid methy ester）、没食子酸甲酯（methyl gallate）、没食子酸乙酯（ethyl gallate）；三萜和甾体类如齐墩果酸（oleanolic acid）、α-香树脂醇（α-amyrin）、熊果酸（ursolic acid）。

[贮藏保管] 置干燥处，防霉。

[功效] 性微寒，味微苦、涩。清热解毒，凉血消肿，止泻。用于乳蛾，胃痛，湿热泄泻。

[用法用量] 6～10 g，水煎服。外用治水火烫伤，疮痈疖肿。

[论注] 同属植物亮叶猴耳环 *Archidendron lucidum*（Benth.）Nielsen.，与猴耳环外貌相似，但其幼枝无锐角，叶具羽片1～2对，小叶斜卵形，上面光亮，花序被褐色短绒毛，与猴耳环叶较易区别。亮叶猴耳环又称亮叶围涎树、三角果、尿桶弓，在江西省各地有分布，以枝叶入药。外用适量煎水洗患处，能消肿祛湿，治风湿痛。取干叶研末调茶油涂患处，治跌打肿痛，火烫伤。木材用作薪炭。果有毒。

枸骨叶

ILICIS CORNUTAE FOLIUM

"枸骨"药用之名，始载于《神农本草经》，列于女贞项下。陈藏器曰："此木肌白，如狗之骨。"《本草纲目》将其从女贞条分出。李时珍曰："叶有五刺，如猫之形，故名。"又曰："狗骨树如女贞，肌理甚白。叶长二三寸，青翠而厚硬，有五刺角，四时不凋。五月开细白花。

结实如女贞及菝葜子，九月熟时，绯红色，皮薄味甘，核有四瓣。"

[别名] 功劳叶，猫儿刺。

[来源] 为冬青科植物枸骨 *Ilex cornuta* Lindl.ex Paxt.的干燥叶。

[植物形态] 常绿灌木或小乔木。单叶互生，具短柄，硬革质，矩圆状四方形，顶端具3个等大的硬尖刺，叶基每边各有1尖刺，有时中间左右亦生刺，暗绿色有光泽；老枝上的叶椭圆形无刺。花杂性，雄花与两性花同株，花白色，萼杯状，4裂；花冠、雄蕊均为4数。核果球形，鲜红色。花期4—5月，果期9—10月。（图8-11-1）

生于丘陵山坡，林缘路旁。

[产地] 产于长江中下游各省。

[采收加工] 7—9月剪叶，晒干。

[药材鉴别] 性状鉴别 矩圆状四方形，长3～8 cm，宽1～4 cm，硬革质，卷曲，顶端具3个硬尖刺，基部亦有同样的尖刺1～2个。上表面黄绿色或绿褐色，具光泽；背面灰黄色或灰绿色，羽脉明显。气微，味微苦。（图8-11-2）

以完整、色绿者为佳。

显微鉴别 横切面：① 上、下表皮细胞类方形，外被极厚的角质层；下表皮可见稍突起的气孔。② 叶肉颇厚，栅栏细胞2～4列，海绵组织占大部分；上表皮下方栅栏细胞通过主脉。③ 主脉维管束木质部呈新月形，木质部上方及韧皮部下方均有较多的纤维束，上表皮下方有数层厚角组织。④ 薄壁细胞中含草酸钙簇晶。⑤ 叶缘表皮内依次为厚角细胞、石细胞半环带及纤维群。（图8-11-3）

表面观及粉末：① 上表皮细胞表面观多角形，垂周壁平直；下表皮细胞垂周壁略弯曲；气孔不定式，副卫细胞5～6个。② 表皮细胞断面观可见外被厚的角质层，栅栏细胞多为3层，海绵组织疏松，叶肉薄壁细胞内含有草酸钙簇晶，但较少见，多破碎。③ 石细胞稀少，类长圆形，一端稍尖，类方形、纺锤形或略呈分枝状。④ 纤维多成束存在，较平直或弯曲。⑤ 导管细小，多为螺纹导管。（图8-11-4）

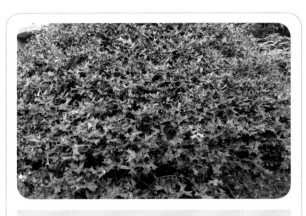

A. 植物

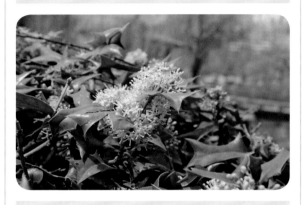

B. 花

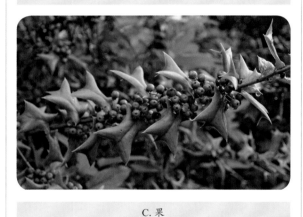

C. 果

图8-11-1　枸骨植物

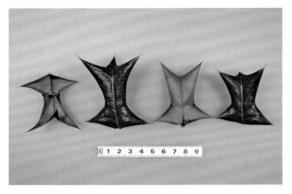

图8-11-2　枸骨叶药材

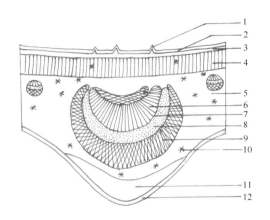

图8-11-3　枸骨叶片中部横切面简图

1. 非腺毛　2. 角质层　3. 上表皮　4. 栅栏组织
5. 海绵组织　6. 木质部　7. 形成层　8. 韧皮部
9. 维管束鞘纤维　10. 草酸钙簇晶
11. 厚角组织　12. 下表皮

［成分］含咖啡碱、皂苷、鞣质及苦味质等。嫩叶中含冬青苷Ⅰ甲酯、冬青苷Ⅱ、羽扁豆醇（lupeol）、乌索酸（ursolic acid）、胡萝卜苷（daucosterol）、地榆苷Ⅰ/Ⅱ（zigu-gluc-side Ⅰ/Ⅱ）及苦丁茶苷甲/乙/丙/丁（cornutaside A/B/C/D）等，并分得苦丁茶糖脂素甲/乙（cornuta-glucolipide A/B）及3,4-二咖啡鸡纳酸（3,4-dicaffeoylguinic acid）、3,5-二咖啡酰鸡纳酸（3,5-dicaffeoylguinic acid），此外尚含腺苷（adenosine）。

含三萜及其苷类成分如3-羟基乌索酸-3-O-α-L-阿拉伯吡喃糖（1→2）β-D-葡萄糖醛酸-28-O-β-D-葡萄糖苷、熊果酸（ursolic acid）、羽扁豆醇（lupeol）、11-酮基-α-香树脂醇棕榈酸酯、α-香树脂醇棕榈酸酯、3,28-乌索酸二醇、30-醛基羽扇豆醇、30-酮基降羽扇豆醇、冬青苷Ⅰ甲酯、冬青苷Ⅱ、乌索酸（ursolic acid）、胡萝卜苷（daucosterol）、地榆苷Ⅰ/Ⅱ（zigu-glucside Ⅰ/Ⅱ）及苦丁茶苷A/B/C/D（cornutaside A/B/C/D）等。黄酮及其苷类成分如槲皮素、异鼠李素、金丝桃苷等及其苷，以及山奈酚-3-O-β-D-葡萄糖苷、槲

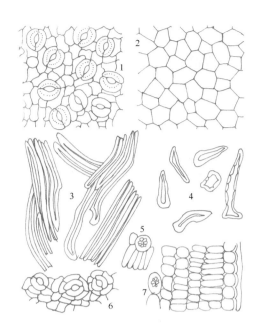

图8-11-4 枸骨叶片表面观及粉末图

1. 叶片下表皮细胞 2. 叶片上表皮细胞
3. 纤维 4. 石细胞 5. 叶肉细胞及草酸钙簇晶
6. 下表皮细胞及气孔 7. 叶片断面

皮苷-3-O-β-D-葡萄糖苷、异鼠李素-3-O-β-D-葡萄糖苷。甾醇类成分如胡萝卜苷、β-谷甾醇。脂肪酸类成分如正二十二烷酸、正二十六烷。香豆素类成分如七叶内酯。含有人体必需的多种微量元素，其中钙、镁、钾、锌、铁、锰等元素含量较高，有害元素铅、镉、汞含量很低。

[贮藏保管] 置干燥处。

[功效] 性凉，味苦。清热养阴，益肾，平肝。用于肺痨咯血，骨蒸潮热，头晕目眩。

[用法用量] 9～15 g；外用适量。

[论注]（1）功劳子为枸骨 *Ilex cornuta* Lindl. ex Paxt. 的果实。呈球形或长圆形，直径6～8 mm；表面灰棕色或暗红色，微有光泽，具深浅不等的网状皱纹，顶端有微凸起的花柱基，基部有细小宿萼及果柄痕；内有棕色坚硬的核；味微涩。果实含生物碱、皂苷、鞣质及强心苷；种子含脂肪油。性微温，味苦涩；具补肝肾及止血的功能。

（2）全国大部分地区的功劳叶为冬青科的枸骨叶，而南方有的地区有用小檗科阔叶十大功劳 *Mahonia bealei*（Fort.）Carr. 的叶作功劳叶

用。历史上，枸骨叶曾被误用为十大功劳并载于《本经逢原》《本草纲目拾遗》等书。其原植物叶为单数羽状复叶。药材为单独小叶，小叶为卵形，基部心形或圆形，先端渐尖成刺，每侧有2～7刺状齿，上面紫绿色，有光泽，下面黄绿色；质硬而脆；气微弱，味淡。应区别使用。（图8-11-5）

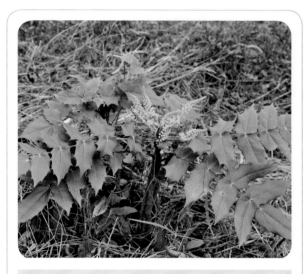

A. 植物

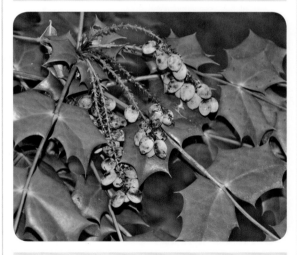

B. 果

图8-11-5 阔叶十大功劳原植物

（3）浙江、江西一些地区的苦丁茶为枸骨 *Ilex cornuta* Lindl.ex Paxt. 及冬青科植物大叶冬青 *Ilex latifolia* Thunb. 的嫩叶。具散风热、清头目、除烦渴等作用。

紫苏叶

（附：紫苏梗，紫苏子）

PERILLAE FOLIUM

本品原名"苏"，始载于《名医别录》，列为中品。陶弘景曰："苏叶下紫色而气甚香，其无紫色不香似荏者，名野苏，不堪用。"苏颂曰："苏，紫苏也……今处处有之，以背面皆紫者佳。夏采茎叶，秋采子。"李时珍曰："紫苏、白苏皆以二三月下种，或宿子在地自生。其茎方，其叶团而有尖，四围有巨齿，肥地者面背皆紫，瘠地者面青背紫，其面背皆白者即白苏，乃荏也。"

[别名] 苏叶。

[来源] 为唇形科植物紫苏*Perilla frutescens*（L.）Britt.的干燥叶（或带嫩枝）。

[植物形态] 一年生直立草本，具特异香气。茎钝四棱形，绿色或绿紫色，密被长柔毛。叶对生，有长柄，卵形至宽卵形，边缘具粗锯齿；两面绿色或紫色或仅下面紫色，具柔毛并有细腺点。轮伞花序组成偏向一侧的顶生及腋生总状花序，密被长柔毛；花萼钟状，有黄色腺点；花冠白色至紫红色，二唇形；雄蕊4，2强，花柱基底着生，柱头2裂。小坚果近球形形，具网纹。花期6—7月，果期8—9月。（图8-12-1）

[产地] 主产于江苏、浙江、河北等省。多为栽培。

[采收加工] 夏季，茎叶茂盛（开花时），剪取其叶及带叶的嫩枝，晒干；或趁新鲜时切成长约1 cm的短段，在通风处晾干。

[药材鉴别] 性状鉴别 茎呈方柱形，有4棱，直径2～5 mm。表面棕紫色至紫绿色，有稀疏白毛，节明显，其上有对生小枝或叶。叶多皱缩，展平后呈卵圆形，长4～11 cm，宽2.5～9 cm，先端尖，两面紫色或上表面绿色，下表面紫色，疏生灰白色毛，有多数凹腺点；叶柄长2～7 cm。气芳香，味微辛。（图8-12-2、图8-12-3）

显微鉴别 叶表面观：① 上表皮细胞垂周壁波状弯曲，外壁有角质层纹，呈断续

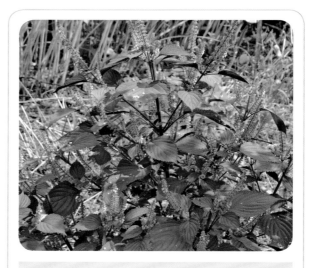

A. 植物

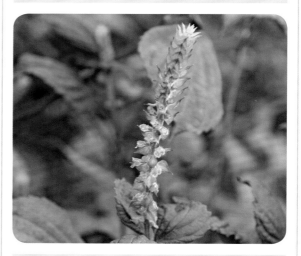

B. 花

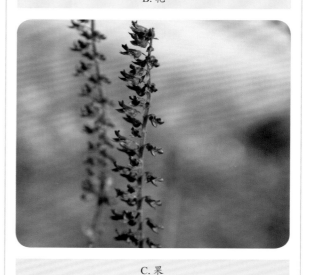

C. 果

图8-12-1 紫苏植物

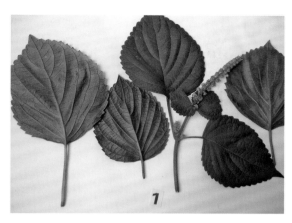

图 8-12-2　紫苏叶（鲜品）

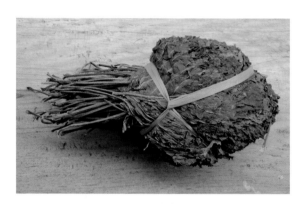

图 8-12-3　紫苏叶药材

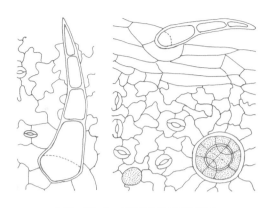

图 8-12-4　紫苏叶表面观简图

（左为下表面，右为上表面）

叶中含红色色素（perillanin），为花青素-3-（6-对香豆酰-β-D-葡萄糖）-5-β-D-葡萄糖苷。

[**贮藏保管**]　置阴凉干燥处。

[**功效**]　性温，味辛。解表散寒，行气和胃。用于风寒感冒，咳嗽，胸腹胀满，恶心呕吐，鱼蟹中毒。

[**用法用量**]　5～10 g。

[**方例**]　香苏散（《和剂局方》）：香附，紫苏，陈皮，甘草。治外感风寒，内有气滞，头痛无汗，胸膈满闷，嗳气恶食。

[**论注**]　（1）本植物变异极大，古籍记载叶全绿的为白苏，叶两面紫色或面青背紫的为紫苏。白苏除叶为绿色外，各部分被毛较密，花通常白色。植物分类学上将两者合订为一个种，拉丁文学名为 *Perilla frutescens*（L.）Britt.。

（2）尚有2种紫苏，在全国各地区使用较广泛。

1）野紫苏 *Perilla frutescens*（L.）Britt. var. *purpurascens*（Hayata）H. W. Li：叶较小，长4～5.5 cm，宽2.8～5 cm，叶下紫色淡，多为背青面紫；果萼小，坚果亦较小，长4～4.5 mm。分布于全国各地，多自产自销。

2）鸡冠紫苏（回回苏）*Perilla frutescens*（L.）Britt. var. *crispa*（Thunb.）Hand. -Mazz：植物全部深紫色，被短柔毛。叶边缘流苏状，形似鸡冠。各地多有栽培，多自产自销。（图8-12-5）

波状。②下表皮细胞与上表皮相似，但细胞较小，角质层纹不显著。③上、下表面均有腺鳞和腺毛；腺鳞的腺头扁圆形，由8个细胞组成，内贮黄色油滴，直径42～104 μm，柄为单细胞；腺毛的腺头为1～2个细胞，柄为单细胞。④两面均有非腺毛，尤以叶脉处为多，由2～5个细胞组成，中部细胞有时缢缩，长78～340（～892）μm，基部直径30～97 μm。⑤气孔直轴式。（图8-12-4）

[**成分**]　茎叶含挥发油0.1%～0.2%，油中主成分为紫苏醛（perillaldehyde）占40%～55%，具特殊香气，具防腐作用。还含左旋柠檬烯（l-limonene）、α-蒎烯（α-pinene）、榄香素（elemicin）、紫苏酮（perilla ketone）、异白苏烯酮（isoegomaketone）、紫苏醇（perilla-alcohol）、丁香油酚等。另含非挥发性成分精氨酸、枯酸（cumic acid）等。

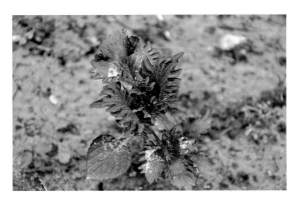

图8-12-5 鸡冠紫苏植物

附：紫苏梗

PERILLAE CAULIS

［**别名**］ 苏梗。

［**来源**］ 为唇形科植物紫苏 *Perilla frutescens* (L.) Britt. 的干燥茎。

［**植物形态**］ 同"紫苏叶"。

［**产地**］ 同"紫苏叶"。

［**采收加工**］ 夏季割下的主茎商品称"嫩苏梗"；秋季果实成熟后采割的商品称"冬苏梗"。

［**药材鉴别**］ 性状鉴别 呈方柱形，四棱钝圆，长短不一，直径0.5～1.5 cm。表面紫棕色或暗紫色，四面有纵沟和细纵纹，节部稍膨大，有对生的枝痕和叶痕。体轻，质硬，断面裂片状。切片厚2～5 mm，常呈斜长方形，木部黄白色，射线细密，呈放射状，髓白色，疏松或脱落。气微香，味淡。（图8-12-6）

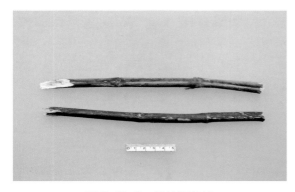

图8-12-6 紫苏梗药材

显微鉴别 茎横切面：① 表皮细胞外缘被角质层，有腺毛、腺鳞及非腺毛；腺毛的腺头有1～2个细胞，非腺毛由4～8个细胞组成。② 表皮下的四角隅为厚角组织。③ 中柱鞘纤维排列断续成环。④ 形成层不甚明显。⑤ 木质部宽阔，由木纤维、木薄壁细胞及导管组成。⑥ 射线细胞1至多列，有壁孔，壁木化。⑦ 髓大。（图8-12-7）

粉末：黄白色至灰绿色。① 木纤维众多，多成束，直径8～45 μm。② 中柱鞘纤维淡黄色或黄棕色，长梭形，直径10～46 μm，有的孔沟明显。③ 表皮细胞棕黄色，表面观呈多角形或类方形，垂周壁连珠状增厚。④ 草酸钙针晶细小，充塞于薄壁细胞中。

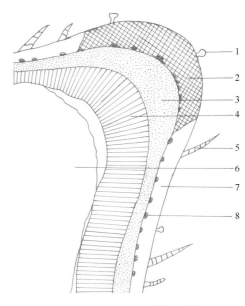

图8-12-7 紫苏茎横切面简图

1. 腺毛 2. 厚角组织 3. 韧皮部 4. 木质部
5. 非腺毛 6. 髓 7. 皮层 8. 纤维

［**成分**］ 含迷迭香酸（rosmarinic acid）不低于0.1%。

［**功效**］ 性温，味辛。理气宽中，止痛，安胎。用于胸膈痞闷，胃脘疼痛，嗳气呕吐，胎动不安。

［**用法用量**］ 5～10 g。

［**论注**］ 有些地区用同属植物白苏 *Perilla frutescens* (L.) Britt. 的梗入药，也称为"苏梗"。

附: 紫苏子

PERILLAE FRUCTUS

［**来源**］ 为唇形科植物紫苏 *Perilla frutescens*（L.）Britt.的干燥成熟果实。

［**植物形态**］ 同"紫苏叶"。

［**产地**］ 同"紫苏叶"。

［**采收加工**］ 7—8月果实成熟时，割取全草或果穗，阴干，打落果实，除去杂质，洗净，晒干。

［**药材鉴别**］ 性状鉴别 呈卵形或类球形，直径约1.5 mm，表面棕褐色，有隆起的网纹。果皮薄、脆，易压碎，种子黄白色；种皮膜质，内有2片类白色的子叶，富油性，捻之有香气。味微辛。（图8-12-8）

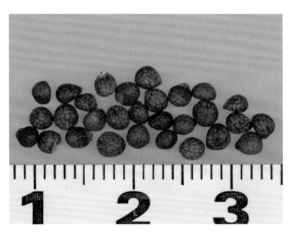

图8-12-8 紫苏子药材

［**成分**］ 含脂肪油45% ～ 30%，维生素B₁。

［**贮藏保管**］ 置通风干燥处，防虫蛀。

［**功效**］ 性温，味辛。降气化痰，止咳平喘，润肠通便。用于痰壅气逆，咳嗽气喘，肠燥便秘。

［**用法用量**］ 3 ～ 10 g。

［**论注**］ 有些地区尚有用同属植物白苏 *Perilla frutescens*（L.）Britt.的果实也称苏子入药，称为"白苏子"或"玉苏子"。本品较紫苏子略大，长径2.5 ～ 3.5 mm，短径2 ～ 2.5 mm。表面灰白色，有网纹。质脆，易压碎，油性较大。现主要供出口。

艾 叶

ARTEMISIAE ARGYI FOLIUM

本品始载于《名医别录》，列为中品。陶弘景曰："艾叶生田野，三月三日采，暴干。"苏颂曰："初春布地生苗，茎类蒿而叶背白，以苗短者为良，三月三日，五月五日，采叶暴干，经陈久方可用。"

［**别名**］ 家艾叶，蕲艾，香艾。

［**来源**］ 为菊科植物艾 *Artemisia argyi* Lévl. et Vant.的干燥叶。

［**植物形态**］ 多年生草本，茎直立有沟棱，被白色绵毛。叶互生，叶片卵状椭圆形，羽状深裂；上面深绿色，密布小腺点，疏被白色绒毛；下面灰绿色，密被白色绒毛。头状花序多数，排列成复总状；总苞4 ～ 5层，密被白色绒毛；花全为管状，红色。瘦果长圆形，无冠毛。花期7—10月。（图8-13-1）

［**产地**］ 主产于湖北、山东、安徽等省。全国大部分地区均有分布。湖北蕲春为道地产区。

［**采收加工**］ 叶茂盛时未开花之前采摘，晒干或阴干。

［**药材鉴别**］ 性状鉴别 多皱缩、卷曲、破碎，有短柄。叶片羽状分裂，裂片边缘具不规则的粗锯齿；上表面灰绿色，具疏绒毛并密布白色腺点；下表面密被白色绒毛。质柔软。气清香，味苦。（图8-13-2）

以色青、叶厚、香气浓者为佳。

显微鉴别 叶柄横切面：① 表皮细胞1列，排列紧密，角质层薄，外有大量腺毛和非腺毛，上、下表皮内侧各有3 ～ 4层厚角细胞。② 维管束5 ～ 9，外韧型，中间1束最大，两侧渐小，上、下两侧有纤维群，纤维2 ～ 5层，纤维壁较薄。（图8-13-3）

粉末：黄绿色或绿褐色。① 有2种非腺毛：一种为丁字形，顶端细胞长而弯曲，长达170 μm，两臂不等长，柄部有1 ～ 4细胞；另一种为单列性非腺毛，由3 ～ 5个细胞组成，顶端细胞特大而扭曲，常断落。② 草酸钙簇晶，直径3 ～ 7 μm，存在于叶肉细胞；还可见

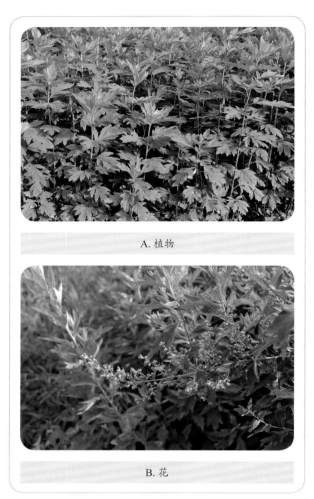

A. 植物

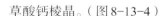

B. 花

图 8-13-1　艾植物

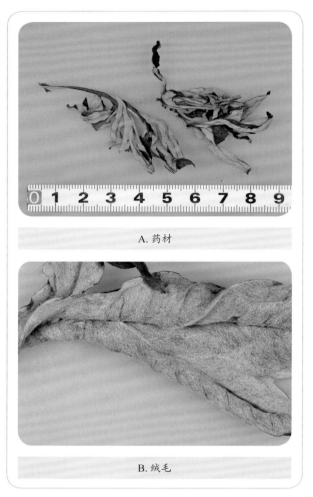

A. 药材

B. 绒毛

图 8-13-2　艾叶药材

草酸钙棱晶。（图 8-13-4）

[**成分**]　主含挥发油成分、黄酮类成分、三萜类成分和微量元素等。挥发油类成分可分为以下几种：① 单萜类：以莰烯、α-蒎烯、3-蒈烯等为代表。② 单萜类衍生物：以桉树脑（桉油精，cineol）、松油醇、1,8-桉叶素、3,3,6-三甲基-1,5-庚二烯-4-醇、莰酮、紫苏醛等为代表，是挥发油的主要组成部分。③ 倍半萜类及其衍生物：主要有石竹烯、柏木烯、异戊酸冰片酯等，也有少量的醛、酮、酚化合物。富含黄酮类化合物如 5,7-二羟基-6,3′,4′-三甲氧基黄酮（异泽兰黄素，eupatilin）和 5-羟基-6,7,3′,4′-四甲氧基黄酮等。三萜类成分有 α-香树脂、β-香树脂、α/β-香树脂的乙酸酯、羽扇烯酮、黏霉烯酮、羊齿烯酮、24-亚甲基环木菠萝烷酮、西米杜鹃醇、3β-甲氧基-9β,19-

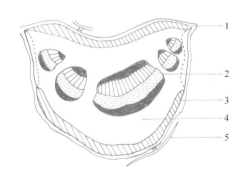

图 8-13-3　艾叶叶柄横切面简图

1. 表皮　2. 维管束　3. 厚角组织　4. 薄壁细胞　5. 非腺毛

环羊毛甾-23（E）烯-25,26-二醇、无羁萜等。还含有鞣质类、多糖类成分，含有微量元素镍、钴等。

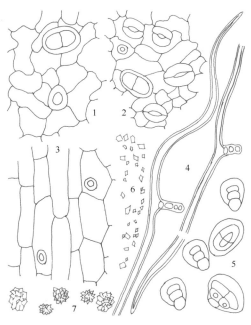

图8-13-4 艾叶粉末图

1. 表皮细胞及腺毛和非腺毛　2. 下表皮细胞
3. 近叶脉处上表皮细胞　4. 非腺毛　5. 腺毛
6. 草酸钙棱晶　7. 草酸钙簇晶

[贮藏保管] 置阴凉、通风、干燥处。

[功效] 性温，味苦、辛；有小毒。温经止血，散寒止痛；外用祛湿止痒。用于吐血，衄血，崩漏，月经过多，胎漏下血，少腹冷痛，经寒不调，宫冷不孕；外治皮肤瘙痒。

[用法用量] 3～9 g；外用适量，供灸治或熏洗用，打绒制艾条灸用不限量。

[方例] 胶艾汤（《金匮要略》）：艾叶，阿胶，当归，川芎，芍药，地黄，甘草。功能养血止血，调经安胎；主治妇人冲任虚损，血虚有寒证。

[论注]（1）艾叶为栽培的艾 Artemisia argyi H. Levl. et Vant. 的叶片。湖北蕲春县栽培的艾，称为"蕲艾"，为道地药材。据报道，蕲艾学名订为 Artemisia agryi Lévl. et Vant cv. Qiai. 栽培变型。特征为：蕲艾挥发油得率较高，同时植株高大，叶片宽大肥厚，被密厚而长的毛，香气浓郁。品质甚佳。

（2）《孟子》曰："犹七年之病，求三年之艾。"《本草图经》曰："艾叶……初春布地生苗，茎类蒿而叶背白，以苗短者为佳，三月三日，五月五日，采叶暴干，经陈久方可用。"说明艾应用以陈艾为好。

（3）同属植物野艾 Artemisia lavandulaefolia DC. 的叶，在内蒙古、宁夏、东北、河南、福建等地也作艾叶入药。与艾叶不同点为：叶为二回羽状深裂，裂片条状披针形或线形，边缘通常卷曲，叶基分裂为托叶状，叶片表面绿色，上面有腺点；花序总苞片密被毛茸；花红褐色。叶含挥发油0.2%～0.35%，油中主含桉油精（cineol），并含 α/β-蒎烯、侧柏酮等。此外尚含谷甾醇、豆甾醇及1-肌醇等。

（4）据报道，山东崂山野生品含挥发油0.50%，油中含柠檬烯14.64%，其次含香叶烯、乙酸龙脑酯、β-蒎烯、龙脑及桧烯等；也有研究认为主含乙酸乙酯；又有报道艾叶主含香叶烯、乙酸乙酯、α/β-蒎烯等。艾叶挥发油的含量及油中主要成分可能与产地、生长环境及气候等有密切关系。

棕 榈

TRACHYCARPI PETIOLUS

本品始载于《嘉祐本草》。苏颂曰："棕榈出岭南，西川，今江南亦有之。木高一二丈，无枝条。叶大而圆，有如车轮。萃于树杪。其下有皮重叠裹之，每皮一匝，为一节。二旬一采，皮转复生上。六七月生黄白花，八九月结实，作房如鱼子，黑色。九月、十月采其皮用。"李时珍曰："棕灰性涩，若失血去多，瘀滞已尽者，用之切当，所谓涩可去脱也。与乱发同用更良。年久败棕入药尤妙。"

[别名] 棕榈皮，棕毛，棕皮，棕板。

[来源] 为棕榈科植物棕榈 Trachycarpus fortunei（Hook.f.）H. Wendl. 的干燥鞘状叶柄或叶鞘纤维。

[植物形态] 多年生常绿乔木，高达15 m。干圆柱形，直立不分枝，直径约20 cm，有环纹。叶丛生茎顶，向外展开，扇形或近圆扇形，长约70 cm，掌状深裂，各裂片均具1主脉，先端呈2尖裂，裂片末端时下垂；叶柄坚硬，长达1 m以上，基部叶鞘，裂成纤维的苞

毛；叶脱落后，干上呈环状痕迹节。肉穗状圆锥花序从叶丛中生出，雌雄异株；花小，多数，淡黄色；佛焰苞革质，多数，有茸毛。核果球形或近肾形，直径约1cm；种子1粒，灰蓝色。花期4—5月，果期11—12月。（图8-14-1）

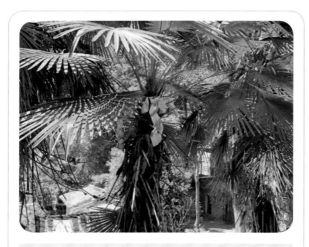

A. 植物

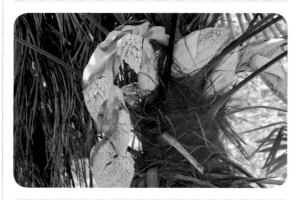

B. 花

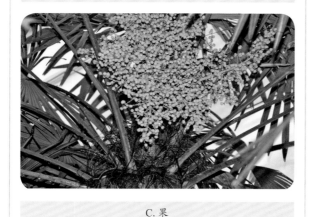

C. 果

图8-14-1　棕榈植物

生于向阳山坡及林间，常栽培于村庄、庭院或地头。

[**产地**]　产于西南、华南、华东各省区及湖南、湖北、河南等省。

[**采收加工**]　剥取棕皮时，割取叶柄下沿部分及鞘片，除去纤维状棕毛，晒干。

[**药材鉴别**]　性状鉴别　呈长条板块状，上端较窄而厚，下端较宽而稍薄，大小不一。表面红棕色，粗糙，有纵直皱纹；背面明显的隆起筋脉，筋脉两侧平坦，具多数棕色茸毛；腹面平坦或略向内凹，有左右交错的细纹理。质硬而韧，极不易折断，断面纤维性，撕打均可见韧性强的纤维状棕毛。无臭，味淡。（图8-14-2）

以色红棕、片大、质厚、陈久者为佳。

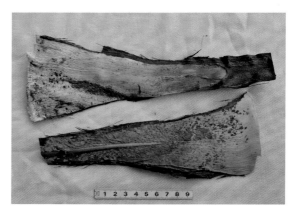

图8-14-2　棕榈药材

显微鉴别　粉末：红棕色至褐棕色。① 纤维多成束，细长，直径12～15 μm，外侧薄壁细胞内含细小的草酸钙簇晶，形成晶纤维。② 气孔直轴式或不定式，副卫细胞5～6个。③ 导管主为网纹导管、螺纹导管及梯纹管胞。

[**成分**]　主含鞣质。

[**贮藏保管**]　置干燥处。

[**功效**]　性平，味苦、涩。收敛止血。用于吐血，衄血，便血，尿血，崩漏。

[**用法用量**]　3～9 g，一般炮制后用。

[**论注**]　南方各省用民间陈旧蓑衣、废旧棕绳等，名为"陈棕"。棕黑色，呈丝状或网状，质韧。置锅内闷煅至透，称"陈棕炭"。

茶 叶
（附：咖啡，可可）

CAMELLIAE FOLIUM

本品原名茗，始载于《唐本草》。《本草纲目》载于果部味类。苏颂曰："早采为茶，晚采为茗"。李时珍曰："即古茶字。"又陆羽茶经云："茶者，南方嘉木，自一尺二尺至数十尺。木如瓜芦，叶如栀子，花如白蔷薇，实如栟榈，蒂如丁香，根如胡桃。"再据《植物名实图考》所附茶图，均与现今使用的茶叶品种山茶科植物茶 Camellia sinensis（L.）O.Ktze 一致。

[别名] 茗。

[来源] 为山茶科植物茶 Camellia sinensis（L.）O. Ktze 的嫩叶或嫩芽经加工制成的干燥品。

[植物形态] 灌木或小乔木，嫩枝无毛。叶革质，长圆形或椭圆形，长 4～12 cm，宽 2～5 cm，先端钝或尖锐，基部楔形，上面发亮，下面无毛或初时有柔毛，侧脉 5～7 对，边缘有锯齿；叶柄长 3～8 mm，无毛。花 1～3 朵腋生，白色，花柄长 4～6 mm，有时稍长；苞片 2 片，早落；萼片 5 片，阔卵形至圆形，长 3～4 mm，无毛，宿存；花瓣 5～6 片，阔卵形，长 1～1.6 cm，基部略连合，背面无毛，有时有短柔毛；雄蕊长 8～13 mm，基部连生 1～2 mm；子房密生白毛；花柱无毛，先端 3 裂，裂片长 2～4 mm。蒴果 3 球形或 1～2 球形，高 1.1～1.5 cm，每球有种子 1～2 粒。花期 10 月至翌年 2 月。（图 8-15-1）

[产地] 野生种遍见于长江以南各省的山区，为小乔木状，叶片较大，常超过 10 cm 长。长期以来，经广泛栽培，叶型变化很大。

[采收加工] 茶树通常种植 3 年以上即可采摘，以清明前后采摘其嫩芽最佳；经 1 个月后，可第 2 次采收嫩叶；再经 1 个月可第 3 次采收，亦有在秋后第 4 次采收者，唯采摘时间愈迟，品质愈次。

[药材鉴别] 性状鉴别 呈皱缩或呈卷曲状细条形。完整叶片展平后呈椭圆形或倒卵状披针形，长 2～6 cm，宽 0.5～2.4 cm，先端渐尖或稍钝，基部楔形，边缘有锯齿，齿尖带角质样爪状体；上表面深绿色，平滑无毛；下表面淡绿色或淡黄绿色，具短柔毛；叶柄短。质脆。气清香，味微苦、涩。（图 8-15-2、图 8-15-3）

显微鉴别 粉末：淡绿色或红棕色。① 非腺毛为单细胞，较平直，有的基部稍弯曲，完

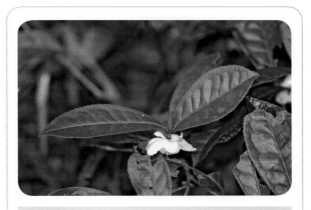

A. 叶

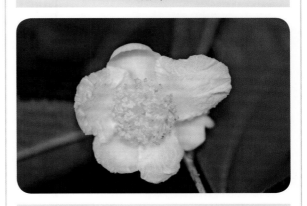

B. 花

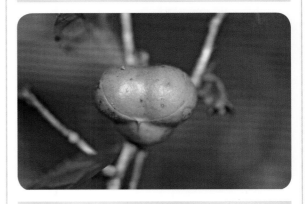

C. 果

图 8-15-1 茶植物

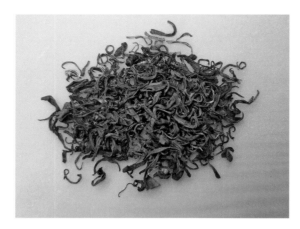

图8-15-2　茶叶药材

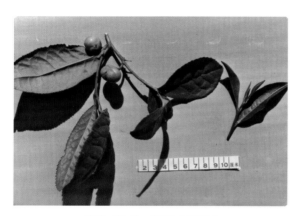

图8-15-3　茶叶（鲜品）

整的长150～670 μm，有的可达1 mm以上，直径10～30 μm。②草酸钙簇晶较多，散在或存在薄壁细胞中，直径8～36 μm。③分枝状石细胞呈长条形或不规则分枝，长至350 μm，直径18～90 μm，胞腔明显。④下表皮细胞表面观呈不规则多角形。⑤气孔类圆形，直径27～40 μm，副卫细胞3～5个，环式。

[成分]　含嘌呤类生物碱，以咖啡碱为主，2%～4%；并含鞣质3%～13%；挥发油约0.6%，是茶叶的香气成分；另含三萜皂苷及苷元等。

茶多酚是茶叶中多酚类物质的总称，为茶叶干重的18%～36%。它主要是由儿茶素类、花黄素类（黄酮和黄酮醇类）、花色素类（花白素和花青素）及酚酸类化合物组成。其中，最主要的是以儿茶素为主的黄烷醇类，其含量占多酚类总量的70%～80%，是茶树次

生物质代谢的重要成分，也是茶叶药效的主要活性组分。生物碱以嘌呤碱为主，而嘌呤碱又以咖啡碱（caffeina）为主体成分，一般含量为70%～80%，并且含有少量的可可碱、茶碱和黄嘌呤。多糖一般为水溶性多糖，含量为0.5%～1.5%，在粗老茶中含量较高，主要为木糖、岩藻糖、葡萄糖、半乳糖等组成的复合多糖。茶叶中含有丰富的维生素类。氨基酸种类有65种，其中茶氨酸含量最高，占氨基酸种类的50%以上。还含茶色素、食物纤维素等物质。

[贮藏保管]　置阴凉干燥处，防霉。

[功效]　性凉，味苦、甘。清头目，除烦渴，化痰，消食，利尿，解毒。用于头痛目昏，精疲心烦，口渴，食积痰滞，痢疾肠炎，小便不利。

[用法用量]　3～10 g；外用适量，研末调敷。

[论注]　作为饮料用的茶，可分为红茶（发酵茶）、绿茶（不发酵茶）及乌龙茶三大类。

红茶　通过摊晾、搓滚、发酵、干燥、过筛、分级、包装等过程使叶色由绿变黄至铜红色最后成红棕色。此种变化是由叶内所含的一种氧化酵素（茶酶），使鞣酸变为不溶性、红棕色的鞣酸红所致。

绿茶　将鲜茶叶入锅中加热迅速拌炒至软化后，取出搓揉，然后烘干。由于叶中所含酵素受热破坏，故鞣酸不起变化，茶叶保持其原有的绿色。

乌龙茶　为不完全发酵制成，介于红茶与绿茶之间，是华南乌龙地方的名产。

附：咖啡

COFFEAE SEMEN

[别名]　咖啡豆。

[来源]　为茜草科植物小果咖啡 *Coffea arabica* L.、中果咖啡 *Coffea canephora* Pierre ex Froehn. 及大果咖啡 *Coffea liberica* Bull. ex Hien 的干燥种子。

[**植物形态**] 小果咖啡　灌木或小乔木，高4～7 m。老枝灰白色，节膨大；枝对生，稀3枝轮生。叶对生；叶柄长8～15 mm；托叶阔三角形，生于幼枝上部的顶端钻状长尖，生于老枝上的顶端突尖，长3～6 mm；叶片薄革质，卵状披针形或披针形，长6～14 cm，宽3.5～5 cm，先端长渐尖，基部楔形或略尖，边缘波状或浅波状，两面无毛。聚伞花序数个簇生于叶腋；总花梗无或极短；苞片基部合生；花梗长0.5～1.5 mm；萼筒管形，长2.5～3 mm，先端截平或5小齿；花冠白色，长度因品种而异，常为10～18 mm，先端5裂，少4或6裂，裂片长于花冠筒；花药长6～8 mm，外露；花柱长12～14 mm，柱头2裂。浆果椭圆形，长12～16 mm；种子背面突起，长8～10 mm。花期3—4月，果熟期9—11月。

中果咖啡　与小果咖啡的主要区别为：叶长15～30 cm，宽6～12 cm，先端急尖或阔急尖。果卵状球形，长和宽近相等，均为10～12 mm。（图8-15-4）

大果咖啡　与小果咖啡的主要区别为：叶较大，长15～30 cm，宽6～12 cm，先端阔急尖，叶背面脉腋内的窝孔常具短丛毛。果阔椭圆形，长19～21 m，直径15～17 mm。

[**产地**] 原产于非洲。我国海南及华南、西南等地有引种栽培。

[**采收加工**] 果皮开始变红即可采收。采果期因种类而异，小粒种9—11月采，9—10月为盛果期；中粒种11月至次年6月采，2—4月为盛果期。加工方法有2种：① 干制法：鲜果晒干或烘干后，用脱壳机脱去果皮和种皮，筛去杂质即成。② 湿制法：此法用于大规模生产。将鲜果用脱皮机脱皮，分开豆粒与果皮，再将脱去皮的豆粒在水中浸泡脱胶，洗净，干燥，再脱去种皮即得商品咖啡豆。

[**药材鉴别**] 性状鉴别　小果咖啡：种子已除去种皮，呈椭圆形或卵形，长8～10 mm，直径5～7 mm，中间部厚3～4 mm，背面隆起，腹面平坦，有稍弯曲的纵沟及纸样种皮痕迹。生品类黄色或暗绿色；焙焦品暗棕色。有特异香气，味微苦、涩。

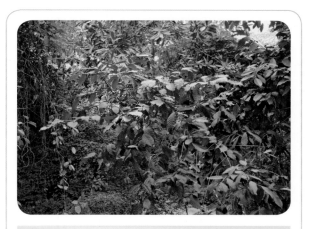

A. 植物

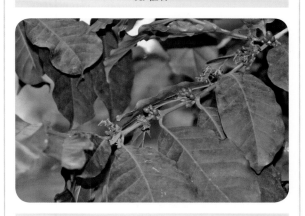

B. 果

图8-15-4　中果咖啡植物

中果咖啡：种子稍大，卵球形，长9～11 mm，直径7～9 mm，背面隆起，腹面平坦。（图8-15-5）

大果咖啡：种子长圆形，长约15 mm，直

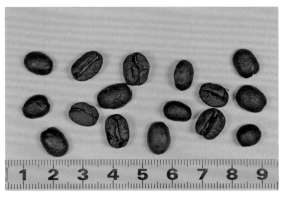

图8-15-5　中果咖啡药材

径约10 mm，平滑。

显微鉴别 粉末：小果咖啡种子生品为淡黄绿色，焙焦品为棕色。① 石细胞类长方形、类圆形，长可达200 μm，直径20～40 μm，孔沟明显。② 胚乳细胞壁厚，纹孔可见，含蛋白质粒及脂肪。③ 棕色块状物众多，大小不一。④ 纤维细长。

[成分] 小果咖啡 果实含生物碱，其中最主要的是咖啡碱（caffeine），其次是可可豆碱（theobromine）和茶碱（theophylline）。种子含油，其中甾醇成分有 β-谷甾醇（β-sitosterol）、豆甾醇（stigillasterol）、菜油甾醇（campesterol）、胆甾醇（cholesterol）、Δ^5-燕麦甾烯醇（Δ^5-avenasterol）、Δ^7-燕麦甾烯醇（Δ^7-avenasterol）、Δ^7-豆甾烯醇（Δ^7-stigmasterol）；又含类脂，其中脂肪酸成分有肉豆蔻酸（myristic acid）、棕榈酸（palmitic acid）、硬脂酸（stearic acid）、油酸（oleic acid）、亚油酸（linoleic acid）、花生酸（arachidic acid）。

中果咖啡 果实含生物碱如咖啡碱、可可豆碱、茶碱。种子油中甾醇成分有 β-谷甾醇、24-亚甲基环木菠萝烷醇（24-methylenecycloartanol）、5-燕麦甾烯醇等。种子还含咖啡酸、阿魏酸、3-O/4-O/5-O-咖啡酰奎宁酸（caffeoylquinic acid）、3,4-O/3,5-O/4,5-O- 二咖啡酰奎宁酸（dicaffeoylquinic acid）、3-O-阿魏酰奎宁酸（3-O-feruloylquinic acid）、3-O- 阿魏酰-4-O-咖啡酰奎宁酸（3-O-feruloyl-4-O-caffeoylquinic acid）、3-O-咖啡酰-4-O-阿魏酰奎宁酸（3-O-caffeoyl-4-O-feruloylquinic acid）。

大果咖啡 果实含咖啡酸。

[功效] 性平，微苦、涩。醒神，利尿，健胃。主精神倦怠，食欲不振。

[用法用量] 内服，研末煎汤，6～10 g。

附：可可

CACAO SEMEN

[别名] 可可豆。

[来源] 为梧桐科植物可可树 *Theobroma cacao* L.的焙焦种仁。

[植物形态] 常绿乔木。树皮厚，暗灰褐色；嫩枝褐色，被短柔毛。叶具短柄，卵状长椭圆形至倒卵状长椭圆形，顶端长渐尖，基部圆形、近心形或钝，两面均无毛或在叶脉上略有稀疏的星状短柔毛；托叶条形，早落。花排成聚伞花序；萼粉红色，萼片5枚，长披针形，宿存，边缘有毛；花瓣5片，淡黄色，略比萼长，顶端急尖；退化雄蕊线状，发育雄蕊与花瓣对生；子房倒卵形，稍有5棱，5室，每室有胚珠14～16个，排成2列，花柱圆柱状。核果椭圆形或长椭圆形，表面有10条纵沟，干燥后内侧5条纵沟不明显，初为淡绿色，后变为深黄色或近于红色，干燥后为褐色；果皮厚，肉质，干燥后硬如木质，每室有种子12～14个；种子卵形，稍呈压扁状，子叶肥厚，无胚乳。花期几乎全年。（图8-15-6）

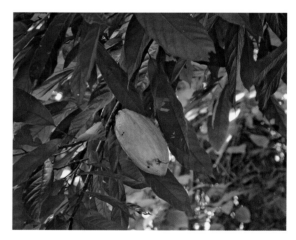

图8-15-6 可可树植物

[产地] 海南和云南南部有栽培。原产美洲中部及南部，现广泛栽培于全世界的热带地区。

[采收加工] 采摘豆荚，劈开木质外壳，取出乳白色的种子，堆积起来，发酵至表面为深棕色时，摊开，晒干或烘干。

[药材鉴别] 呈不规则的椭圆形或卵圆形，略扁平，长2～3 cm，宽1.5 cm，红棕色至暗棕色。胚包藏在菲薄的内胚乳中，子叶不规则折叠。气芳香而特异。味淡。（图8-15-7）

[成分] 主含可可碱、多酚类化合物儿茶

针形，长 5 ～ 14 cm，宽 2 ～ 6 cm，基部歪斜，阔楔形至近圆形，顶端钝或急尖、稀渐尖；顶生小叶基部楔形，顶端钝或急尖；叶缘具锐锯齿，侧脉 10 ～ 16 对，叶片两面被有腺体，沿中脉及侧脉有短柔毛，下面网脉明显凸起。雄性柔荑花序自1年生枝条的叶痕腋内生出；雄花具长约1 mm的花梗；雌性柔荑花序单独顶生。果序轴长 25 ～ 30 cm，无毛或被柔毛；果实扁球形，密被短柔毛，果实中部围有水平方向的径达2.5 ～ 6 cm的革质圆盘状翅，顶端具4枚宿存的花被片及花柱。花期4—5月，果期7—9月。（图 8-16-1）

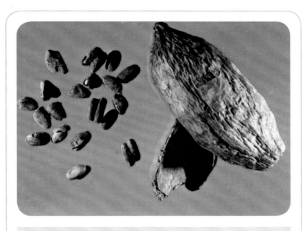

A. 豆荚

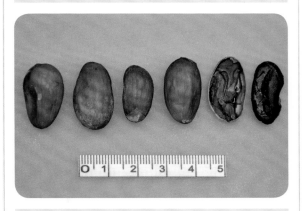

B. 药材

图 8-15-7 可可豆药材

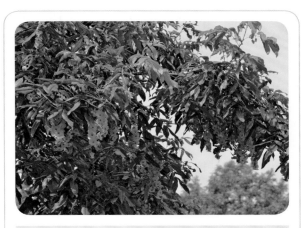

A. 植物

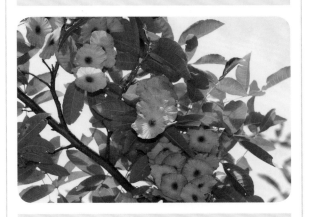

B. 果

图 8-16-1 青钱柳植物

素及表儿茶素；还含油酸、亚油酸、硬脂酸、软脂酸，蛋白质，维生素，钙、镁、铜、钾、钠、铁、锌等矿物质及纤维素。

青钱柳

CYCLOCARYAE POLIURI FOLIUM

[别名] 青钱李，甜茶树。

[来源] 为胡桃科植物青钱柳 Cyclocarya paliurus (Batal.) Iljinsk. 的干燥叶片。

[植物形态] 乔木，高达 10 ～ 30 m。奇数羽状复叶长约20 cm（有时达25 cm以上），具 7 ～ 9（稀5或11）小叶；叶轴与小叶叶柄密被短柔毛或逐渐脱落而无毛；小叶纸质；侧生小叶近于对生或互生，长椭圆状卵形至阔披

[产地] 主产于江西、湖南、贵州、广东、广西、四川、浙江、福建、安徽等省区。

[采收加工] 春、夏二季采收小叶片，洗

净，鲜用或干燥。

[**药材鉴别**] 性状鉴别 叶片多破碎，完整者宽披针形，长5～14 cm，宽2～6 cm。先端渐尖，基部偏斜，边缘有锯齿，上面灰绿色，下面黄绿色或褐色，有盾状腺体。革质。气清香，味淡。

以叶多、色绿、气清香者为佳。（图8-16-2）

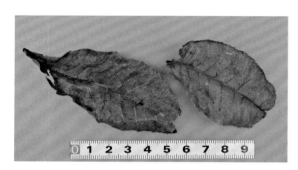

图8-16-2 青钱柳药材

显微鉴别 横切面：① 表皮细胞不规则形，栅栏组织1列细胞。② 主脉维管束外韧型，中柱鞘纤维呈环状排列，主脉处上、下表皮内方有3～4列厚角组织。③ 薄壁细胞中含草酸钙结晶。

粉末：绿褐色。① 纤维状石细胞红棕色，直径21～23 μm，壁厚7.8～10 μm。② 单细胞非腺毛，直径约26 μm，壁厚5.2～7.8 μm。③ 上表皮细胞不规则形，壁微波状弯曲，直径26～52 μm，壁厚约2.6 μm。④ 下表皮细胞长多角形，壁平直，厚2.6～3.9 μm；气孔不定式，副卫细胞4～5个。⑤ 草酸钙簇晶直径2.6～26 μm。⑥ 纤维直径7.8～18.2 μm，壁厚2.6～5.2 μm。⑦ 梯纹导管及网纹导管直径13～52 μm。

[**成分**] 含黄酮类、萜类、甾体类、鞣质、有机酸、生物碱、多糖等。黄酮类主要为山柰酚（kaempferol）、槲皮素（quercetin）、异槲皮素（isoquercitrin）及其苷类；三萜类成分主要是甜茶树苷A（cyclocarioside A，其甜度约为蔗糖的200倍）、青钱柳苷Ⅰ/Ⅱ/Ⅲ（cyclocarioside Ⅰ/Ⅱ/Ⅲ）、青钱柳酸A/B（cyclocaric acid A/B）、2α-羟基乌苏酸（2α-hydroxyursolic acid）。

[**储藏保管**] 置干燥处。

[**功效**] 性平，味辛、微苦。清热消渴，祛风止痒，解毒。用于消渴病，皮肤癣疾。

[**用法用量**] 3～12 g；外用适量，鲜品捣烂取汁涂搽。

[**论注**] 青钱柳是第四纪冰川幸存下来的珍稀树种，被称"植物界的大熊猫""医学界的第三棵树"；仅存于中国，是国家二级保护树种。